Martin Reifferscheid

Chirurgie

Ein kurzgefaßtes Lehrbuch mit 391 Prüfungsfragen

Mit Beiträgen von
Günter Kalff und Hansjörg Melchior

Unter redaktioneller Mitarbeit von
Klaus Griesenbeck

3., überarbeitete Auflage
222 meist zweifarbige Abbildungen, 80 Tabellen

GTV Georg Thieme Verlag Stuttgart 1974

Prof. Dr. M. Reifferscheid, Vorstand der Abteilung Chirurgie der Rheinisch-Westfälischen Technischen Hochschule, Aachen

Prof. Dr. G. Kalff, Anästhesieabteilung der Med. Fakultät der Rheinisch-Westfälischen Hochschule, Aachen

Priv.-Doz. Dr. H. Melchior, Abteilung Urologie der Med. Fakultät der RWTH, Aachen

Dr. med. K. Griesenbeck, Abteilung Chirurgie der Med. Fakultät der Rheinisch-Westfälischen Technischen Hochschule, Aachen

1. Auflage 1970

1. Auflage, 1. Nachdruck 1971

1. Auflage, 2. Nachdruck 1971

2. Auflage 1972

2. Auflage, 1. Nachdruck 1974

Printed in Germany

Satz und Umbruch: Druckhaus Dörr, Inhaber Adam Götz, Ludwigsburg

Druck: E. Schwend GmbH, Schwäbisch Hall

ISBN 3 13 455703 7

Vorwort zur 3. Auflage

Da auch trotz Anfertigung von Nachdrucken die 2. Auflage rasch vergriffen war, erscheint nun nach weiterer Überarbeitung des bisherigen Textes in kurzer Folge die 3. Auflage. Einfügungen neuer klinisch gesicherter und bedeutsamer Erkenntnisse, Ersatz ganzer Abschnitte und Bilder sowie Streichungen gewährleisten die dem Buche eigene Konzeption einer aktuellen, gestrafften und einprägsamen Darstellung der gesamten Chirurgie. So konnte auch der bisherige Umfang beibehalten werden, wobei uns der Thieme-Verlag in dankenswerter Weise unterstützte.

Aachen, im August 1974 M. REIFFERSCHEID

Vorwort zur 2. Auflage

Daß die 1. Auflage nach einem Jahr vergriffen war, bestätigte die Richtigkeit der Grundkonzeption, den Wissensstoff der Chirurgie in Kurzform zu vermitteln und hat mich dazu bewogen, auch in der 2. Auflage den eingeschlagenen Weg weiter zu verfolgen. Kritische Zuschriften von Kollegen und Studierenden — denen an dieser Stelle gedankt sei — waren mir eine wertvolle Hilfe bei der Überarbeitung. Sie umfaßt eine nahezu komplette Neugestaltung des gesamten Stoffes. Fehler und Unklarheiten wurden dabei ausgemerzt, viele Kapitel neu gegliedert und Ergänzungen eingefügt, wie sie die ständige Fortentwicklung der Chirurgie erforderlich macht. Großer Wert wurde darauf gelegt, der Abhandlung einzelner Krankheitsbilder drucktechnisch hervorgehobene Kurzdefinitionen voranzustellen und komplexe Gebiete in der Kurzform synoptischer Übersichten zu veranschaulichen. Dies ermöglichte die Streichung von Textseiten und die Beschränkung auf einen Band. Der größte Teil der Abbildungen wurde erneuert und zahlreiche schematische Skizzen einprägsamer gestaltet. Auf die Einbeziehung der Anästhesie- und Urologiekapitel wurde nicht verzichtet, akademische Lehrer dieser Fachgebiete haben in dankenswerter Weise die Bearbeitung übernommen. Schließlich wurde ein Anhang mit einem seitenbezogenen „Multiple-Choice"-Fragenkatalog angefügt, der dem Studierenden die Kontrolle des erlernten Wissensstoffes erleichtern soll. Ermöglicht wurde die vorliegende Neubearbeitung durch das Entgegenkommen des Georg Thieme Verlags, Stuttgart, dem hierfür besonderer Dank gebührt.

Aachen, im Februar 1972 M. REIFFERSCHEID

Inhaltsverzeichnis

Vorwort III

ALLGEMEINE CHIRURGIE 1

Nichtoperative Behandlungsmaßnahmen chirurgischer Erkrankungen 1

1. Die Lehre von der Wunde 1

Mechanische Wunde 1
Wundheilung 3
Störfaktoren der Wundheilung 4
Wundbehandlung 5
Tetanusprophylaxe 7
Tierbisse 10
Hunde- und Rattenbisse . . 10
Schlangenbisse 10
Insektenstiche 10
Allgemeines zur Operationswunde 11
Pathologische Wunde 11
Die Versorgung von Nerven-, Sehnen- und Gefäßverletzungen 11
Nervenläsion, iatrogene Schädigung 11
Sehnenverletzung 12
Richtlinien zur Versorung der Handverletzung . . . 13
Arterienverletzung 15
Die thermische Wunde (Verbrennung) 17
Schweregrad 17
Pathophysiologie der Verbrennungskrankheit . . . 17
Behandlung der Verbrennung 18
Unterkühlung und Erfrierung 21
Unterkühlung 21
Erfrierung 22
Elektrische Stromverletzung . 22
Entstehungsmechanismus . 23
Therapie 23
Verätzungen 24
Therapie 26
Gewebsschäden durch Strahlungsenergie 26
Therapie der Röntgenschäden 27
Atomexplosion 27
Allgemeine Hitzeschäden . . 28
Hitzekrämpfe 28
Hitzekollaps Hitzschlag . . 28
Dekompressionskrankheit (Taucherkrankheit) 28

2. Chirurgische Infektionen 29

Sterilisation 29
Desinfektion 30
Allgemeines über chirurgische Infektionen 31
Verlaufsformen des Wundinfektes 31
Unspezifische Infektionen . . 32
Furunkel 33
Karbunkel 32
Zellulitis, Lymphangitis, Lymphadenitis 34
Erysipel, Wund- oder Gesichtsrose 34
Spezifische chirurgische Wundinfektionen 36
Gasbildende Infektionen . . 39
Rotlauf (Erysipeloid) . . . 37
Anthrax (Milzbrand) . . . 37
Aktinomykose (Strahlenpilzerkrankung) 38
Tetanuserkrankung 40
Lyssa 42
Tuberkulose 43

3. Schock 43

Geschichte des Schocks . . . 43
Schockinterpretation 44
Schockformen 45
Pathophysiologie des Schocks 45
Organveränderungen im Schock 46
Gerinnungssystem 47
Der Säure-Basen-Haushalt 48
Schockdiagnostik 48
Allgemeine Schockbehandlung 48
Typische Schockformen . . 49
Crushniere 52

4. Koma 52

Allgemeine Behandlungsgrundsätze 52
Ursachen des Komas 52
Exogen 52
Endokrin 52
Stoffwechsel 52
Zerebral 53
Allgemein 53
Symptomatologie der häufigsten Komaformen . . . 54

5. Klinische Unfall-Erstversorgung 56

Behandlungsgrundsätze . . . 56
Erstmaßnahmen 58
Befunderhebung 58
Weitere Behandlung der Atemstörung 59
Weitere Behandlung der Blutung 59
Maßnahmen der Schockbekämpfung 59
Schmerzbekämpfung 60

Anästhesie 61

6. Allgemeinanästhesie 61

Krankenvisite und Prämedikation 61
Anästhesie 61

7. Lokalanästhesie 64

Leitungsanästhesie 64
Allergische Reaktion . . . 66
Therapie bei Zwischenfällen 66
Kontraindikationen der Lokalanästhesie 66
Wichtigste Formen der Lokalanästhesie 66

8. Infusion und Transfusion 74

Indikation und Infusionslösungen 74
Indikation 74

9. Wasser-, Elektrolyt- und Säurebasenhaushalt 75

Wasser- und Elektrolythaushalt 75
Physiologie 75
Pathologie 76
Säurebasenhaushalt 77
Eiweißverlust, Ursachen . . . 80
Ödeme 80

Blutgruppenbestimmung und Kreuzprobe 81
Komplikationen der Transfusion 82
Transfusions- oder Serumhepatitis: (Virus B) 82
Pyrogene Reaktionen . . . 83
Allergische Reaktionen . . 83

10. Prä- und postoperative Behandlung 83

Allgemeine Diagnostik . . . 83
Operationsvorbereitung . . . 84
Spezielle Befunde und deren Diagnostik 84
Erkrankungen der Luftwege . 84
Akute Infekte 84
Chronischer Infekt 85
Eingeschränkte Atemkapazität 85
Nierenerkrankungen 86
Diagnostik 86
Therapie von Nierenstörungen 86
Extrarenale Azotämie . . . 87
Stoffwechsel 87
Diabetes mellitus 87
Lebererkrankungen 88
Höheres Alter 90
Adipositas 90
Schwangerschaft 90
Prä- und postoperative Anweisungen 90
Vor der Operation 90
Maßnahmen nach der Operation 91

11. Postoperative Komplikationen 91

Fieber 91
Komplikationen der Operationswunde 93
Wundinfektion 93
Blutung 93
Platzbauch 93

12. Kardiale Komplikationen 94

Herzstillstand 94
Behandlung 95
Pulmonale Komplikationen . 98
Atelektase 98
Hämorrhagische Diathese . 102
Blutgerinnungsstörungen . . 102
Thrombose 105
Thromboembolie 107
Postoperativer Singultus . . . 110
Die postoperative Magenatonie 111
Postoperative Darmträgheit 112
Subphrenischer und subhepatischer Abszeß 112
Komplikationen der ableitenden Harnwege 113
Akute Parotitis 113
Dekubitalulkus 114

13. Geschwülste 114

Definition 114
Pathogenese der bösartigen Tumoren 116
Malignitätsnachweis 117
Diagnostik 119
Allgemeine Behandlungsziele und -verfahren 119

14. Plastik und Transplantation 120

Systematik 120
Konservierungsverfahren . . 123
Maßnahmen zur Hemmung der Antigen-Antikörper-Reaktion 124
Auswahl der Spender 124

15. Parasiten 124

Bandwürmer 124
Hundebandwurm 124
Spulwurm 125
Madenwurm 125

16. Endokrinologie 126

Hypophyse 126
Tumoren 127
Nebenniere 128
Nebennierenrinde 128
Cushing-Syndrom 128
Conn-Syndrom (primärer Hyperaldosteronismus) . 129
Adrenogenitales Syndrom (AGS) 129
Rindenunterfunktion 130
Addison und Sheehan 130
Nebennierenmark 131
Überfunktion des Nebennierenmarks 131
Andere Nebennierenbefunde 132
Schilddrüse 133
Physiologie 133
Struma 133
Hyperthyreose 137
Myxödem, Hypothyreose . . . 140
Strumitis 140
Malignome 141
Nebenschilddrüsen 142
Adenom der Nebenschilddrüse, Hypoparathyreoidismus 142
Hyperparathyreoidismus . . . 144

SPEZIELLE CHIRURGIE 145

17. Skelettbefunde 145

Systemerkrankungen von Knochen und Knorpel . . . 145
Übersicht 145
Durchblutungsstörungen und vegetative Fehlsteuerungen 146
Endokrine Wachstumsstörungen des Knochens . 148
Erbliche bzw. angeborene Knorpel- und Knochenaufbaustörungen 150
Störungen des Vitaminhaushaltes 152
Stoffwechsel- und Speichererkrankungen des RES . 153
Mineralstoffwechselstörungen 154
Knochen- und Knorpelgeschwülste 154
Gutartige Blastome 154
Semimaligne Blastome . . 155
Bösartige Blastome 155
Gutartige osteogene Tumoren 155
Fibrome 155
Chondrome 155

Osteochondrome 160
Osteome 160
Semimaligne Geschwülste . 160
Maligne Blastome 162
Myelogene Malignome . . 163

Entzündliche Knochenerkrankungen 164
Osteomyelitis 164
Primäre Osteomyelitis . . 165
Chronische Osteomyelitis . 168
Spezielle Osteomyelitisformen 168
Spondylitis 169

Gelenkkrankheiten 171
Degenerative Erkrankungen 171
Entzündliche Gelenkerkrankungen 176
Gelenktumoren 179
Erkrankungen der Venen . . . 182

18. Gefäße 180

Erkrankungen des Lymphsystems 180
Lymphangitis und Lymphadenitis 180
Lymphadenitis abscedens, Lymphknoteneinschmelzung 180
Chronische Lymphbahnerkrankungen, Lymphstauung, sklerosierendes Lymphödem, Elephantiasis 181

Blutgefäße 181
Angeborene Gefäßmißbildungen 181
Erkrankungen der Venen . . 182
Arterien 188

Das pulsierende Hämatom . . 190
Aneurysma 190
Die arteriovenöse Fistel . . 193

Verschlußkrankheiten der Arterien 195
Angioorganopathien . . . 195
Chronische Arterienverschlüsse 196
Besondere Formen der peripheren chronischen Arterienverschlüssen . . 199
Akute Arterienverschlüsse . 200

19. Kopf 204

Mißbildungen 204
Gesichtsmißbildungen . . 204
Kosmetische Gesichtschirurgie 206

Gesichtsverletzungen 206
Weichteilverletzungen . . 206
Brüche und Verrenkungen des Gesichtsschädels . . . 208
Spätfolgen nach Gesichts- und Kopfverletzungen . . 210

Entzündungen im Gesichtsbereich 210
Wangenphlegmone 210
Kopfschwartenphlegmone . 211
Temporal- und Orbitalphlegmone 211
Mundbodenphlegmone (Angina Ludovici) 211
Noma 212
Schädeldachosteomyelitis . 212
Kieferosteomyelitis 212
Empyem des Kiefergelenkes 212
Parulis 213

Schleimhautentzündungen . . 213

Gutartige Tumoren und Zysten im Kopf und Mundbereich 214
Kieferzysten 214

Geschwülste der Kiefer-Mund-Region 214
Odontom 214
Adamantinom 215
Gutartige Schleimhauttumoren der Mundhöhle . 215
Zungenstruma 215
Epulis 215
Gutartige Lippentumoren . 215

Gutartige Tumoren des Schädels 216
Maligne Tumoren des Kopf-, Mund-, Kiefer-, Gaumenbereiches 216
Maligne Schleimhauttumoren 216
Hauttumoren 218
Gutartige Tumoren 218
Bösartige Hautgeschwülste . 219
Erkrankungen der Speicheldrüsen 220
Entzündungen 220
Tumoren der Speicheldrüse 221

20. Hals 223

Mißbildungen 223
Mediane Halszyste und -fistel 223
Laterale Halszyste und -fistel 223
Schiefhals 223
Halsrippe 223
Entzündungen der Halsregion 225
Nackenkarbunkel 225
Lymphadenitis 225
Phlegmone 226
Halslymphknotentuberkulose 227
Lymphogranulomatose . . 227
Halstumoren 228
Gutartige Tumoren 228
Karotisglomustumor, Chemodektom 229
Malignome 229
Verletzungen des Halses . . 230
Verletzung der Arteria carotis communis 230
Verletzung des Truncus brachiocephalicus 230
Venenverletzungen 230
Nervenverletzungen . . . 231
Kehlkopfverletzung . . . 231
Fremdkörperaspiration . . 231

21. Mamma 232

Anatomische Veränderungen der Brust 232
Entzündliche Veränderungen — Mastitis 233
Tumoren 235
Maligne Tumoren 235
Benigne Tumoren 240

22. Thorax 242

Thoraxnotfälle (traumatisch und spontan) 242
Untersuchungstechnik beim Thoraxnotfall 242
Notfälle bei geschlossenem Thorax 242
Notfälle bei offenem Thorax 245
Hämatothorax 250
Aortenrupturen 251
Chylothorax 252
Herztrauma 252
Lunge 253
Funktionsdiagnostik 253
Zystenlunge 256
Wabenlunge 256
Bronchiektasen 258
Lungen-Abszeß 259
Lungengangrän 260
Tuberkulose 261
Morbus Boeck 262
Chronische Pneumonie oder Pneumonitis 262
Lungen- und Bronchialtumoren 263
Erkrankungen der Pleura . 268
Mediastinum 271
Allgemeines 271
Struma 273
Gastrointestinale und bronchogene Zysten 273

Thymome 274
Teratome 275
Lymphome 275
Neurogene Tumoren 275
Perikardzysten 276
Granulome 276
Mediastinitis 276

Herz 277
Diagnostische Maßnahmen 277
Perikarditis 279

Herzfehler 279
Erworbene Herzfehler . . . 279
Myokard 295

Zwerchfell 298
Angeborene Hernien 298
Erworbene Hernien 298

Speiseröhre 302
Mißbildungen 302
Fremdkörper 304
Verätzungen 304
Traumatische und spontane Perforation . . . 305
Kardiainsuffizienz 306
Refluxösophagitis 307
Mallory-Weiss-Syndrom . . 307
Kardiospasmus, Achalasie . 307
Megaösophagus 308
Ösophagusdivertikel 308

23. Abdomen 312

Magen 312
Allgemeines, Untersuchungstechnik 312
Benignes Ulcus pepticum ventriculi et duodeni . . . 316
Perforation 320
Penetration 320
Pylorusstenose 320
Blutungen 321
Therapie 321
Folgezustände nach Magenresektion 324
Frühstörungen 324
Spätstörungen des operierten Magens 325
Stumpf- und Anastomosenkarzinom 330
Magenkarzinom 330
Lympho-, Retothel-, Leiomyo- und Fibrosarkom 333
Gutartige Tumoren 334
Weitere Veränderungen . . 334
Divertikel 334
Volvulus 334
Thoraxmagen 335
Mißbildungen 335
Pylorospasmus 336
Verätzungen 336
Magenruptur 336
Gastrose oder Ménétrier-Syndrom 336
Phlegmonöse Gastritis . . . 337
Chronische atrophische Gastritis 337
Leber 337
Abszeß 338
Leberverletzung 339
Zysten 340
Tumoren 341

Portale Hypertension 341
Leberzirrhose 343

Galle 346
Mißbildungen 346
Gallensteine 347
Akute Cholezystitis 348
Chronische Cholezystitis . . 352
Gallengangsstein 354
Gallengangsstriktur 356
Papillenstenose 356
Gallenwegskrebs 356
Stauungsikterus 357

Pankreas 360
Mißbildungen 360
Akute Pankreatitis 361
Komplikationen der akuten Pankreatitis 363
Chronische Pankreatitis . . 365
Pankreasverletzungen . . . 367
Pankreastumoren 367

Milz 371
Trauma 371
Splenomegalie 371
Abszeß 373
Zysten 373

Darmerkrankungen 373

Duodenum 373
Mißbildungen 373
Verletzungen 375

Tumoren 376
Dünn- und Dickdarm 376
Jejunum und Ileum 376
Mißbildungen 376
Mesenterialgefäßverschluß 381
Blindsacksyndrom 382
Dünndarmdivertikel 382
Entzündungen und Degenerationen des Dünndarms . 382
Dünndarmverletzung 388
Verschluckte Fremdkörper . 391
Darmfistel 391
Tumoren des Dünndarms . 392
Appendizitis 393
Allgemeines 393
Spezielle Formen 394
Kolon 399
Fehlbildungen 400
Tumoren 400
Adenome 400
Kolonkarzinom 403
Entzündungen 406
Rektum 411
Tumoren 411
Analkarzinom 413
Weitere Malignome des Anorektums 413
Mißbildungen 414
Entzündungen 416
Hämorrhoiden 417
Analabszeß 420
Prolaps 421
Pruritus ani 422
Kondylome 422
Strikturen 423
Verletzungen des Ano-Rektums 423
Rektoanalinkontinenz . . . 423
Steißbeinzyste 424
Steißbeinfistel 424
Akutes Abdomen 428
Bauchtrauma 429
Peritonitis 432
Gastrointestinalblutung . . 436
Darmverschluß (Ileus) . . . 440
Hernien 448
Allgemeines 448
Leistenhernie 450
Femoral- oder Schenkelhernie 453
Nabelhernie 454
Nabelschnurbruch oder Omphalozele 454
Epigastrische Hernie 455
Rektusdiastase 455
Narbenhernie 456
Seltenere Hernien 456
Besondere Hernienformen . 457
Innere Hernien 457

24. Urogenitaltrakt 457

Diagnostik 457
Symptome 457
Klinische Untersuchung . . 460
Laboruntersuchungen . . . 461
Röntgenuntersuchungen . . 462
Instrumentelle Untersuchungsmethoden . 463
Mißbildungen 464
Embryologie 464
Mißbildungen der Niere . . 465
Mißbildungen der Ureteren 468
Mißbildungen der unteren Harnwege und des männlichen Genitale . . . 471
Blasenextrophie 471
Phimose, Paraphimose 472
Störungen des Harntransportes und des Harnabflusses . 473
Störungen des peristaltischen Harntransportes . . 473
Vesikoureteraler Reflux (VUR) 474
Störungen der Blasenentleerung und des Blasenverschlusses 476
Urolithiasis 479
Unspezifische Entzündungen . 482
Die akute Pyelonephritis . . 483
Die chronische Pyelonephritis 484
Zystitis 486
Prostatitis 487
Orchidoepididymitis 487
Urethritis 488
Spezifische Entzündungen . . 488
Urogenitaltuberkulose . . . 488
Venerische Erkrankungen . 490
Parasitäre Erkrankungen . 491

Tumoren 491
Tumoren des Nierenparenchyms 491
Tumoren der oberen Harnwege (Pyelon, Ureter) . . . 493
Blasentumoren 494
Prostatatumoren 495
Harnröhrentumoren 498
Penistumoren 498
Hodentumoren 498
Spermatozele, Varikozele . . . 499
Verletzungen 499
Nierenverletzungen 499
Blasenverletzungen 501
Harnröhrenverletzungen . . 501
Hodentorsion 502
Störungen der Vita Sexualis . 503
Hypertonie 503

25. Spezielle Extremitätenbefunde 504

Schulterregion 504
Schulterarmsyndrom 504
Neurovaskuläres Kompressionssyndrom . . 504
Axilla und Thoraxwand . . . 505
Schmerzhafte Rippenbefunde 505
Tietze-Syndrom 506
Oberarm 506
Knochen 506
Sehnen 506
Ellbogen, Unterarm und Hand 507
Gelenke 507
Knochen-Periostbefunde . . 508
Sehnen 508
Peritenonitis oder Paratenonitis crepitans . . 508
Tendovaginitis stenosans . 508
Karpaltunnelsyndrom . . . 508
Sehnenscheidenhygrom . . 509
Xanthome der Sehnenscheide 509
Dupuytren-Kontraktur . . . 509
Muskel 510
Myositis ossificans 510
Ischämische Muskelkontraktur 510
Schleimbeutel (Bursa olecrani) 511
Bursahygrom 511
Bursitis purulenta, Bursaempyem 511
Verletzung der Hand 511
Traumatisches Handrückenödem 511
Weichteile 512
Ganglion oder Überbein . . 512
Glomustumoren 512
Epithelzysten der Fingerkuppe 512
Hautkarzinome der Hand . 513
Weichteilsarkome 513
Subunguale Melanome der Finger 513
Hand und Unterarm 513
Madelungdeformität 513
Syndaktylie 513
Panaritium 514
Besondere Verletzungen . . 519
Untere Extremität 520
Knochen und Gelenke . . . 520
Sehnen 524
Muskel 525
Weichteile 525
Erkrankungen der Schleimbeutel 526
Arthritis urica (Gicht) . . . 528
Wirbelsäule 529
Sakralisation und Lumbalisation 530
Spondylolisthesis 531
Klippel-Feil-Syndrom 531
Chordareste 531
Kyphose 531
Skoliose 531
Spondylosis deformans . . . 532
Nukleusprolaps 532
Kümmell-Erkrankung . . . 533
Osteoporose 533
Wirbelosteomyelitis typhosa 533
Morbus Paget 534
Morbus Bechterew-Strümpell-Marie 534

26. Frakturen und Luxationen 535

Allgemeines 535
Fraktureinteilung 537
Schädeltrauma 547
Schädelbruch (ohne Hirnschädigung) . . 548
Hirnverletzung oder -schädigung 549
Wirbelsäule 555
Wirbelbrüche 555
Allgemeines 556
Halswirbelsäulenbrüche . . 558
Frakturen der mittleren Halswirbelsäule 559
Isolierte Bogenbrüche . . . 559
Gelenkfortsatzbrüche 559
Querfortsatzbruch 559
Dornfortsatzbrüche 559
Kreuzbein- und Steißbeinbrüche 559
Pathologische Wirbelbrüche 560
Wirbelverrenkungen 560
Distorsionen 561
Rippen 561
Rippenfrakturen 561
Brustbein 562
Sternumfraktur 562
Schlüsselbein 562
Klavikulafraktur 562
Klavikulaluxation 564
Schulter 564
Schulterblattbruch 564
Schulterblatthalsbruch . . . 565
Schulterluxation 565
Oberarm 566
Brüche des proximalen Humerus 566
Humerusschaftfraktur . . . 568
Suprakondyläre Fraktur . . 569
Ellbogen 570
Ellbogenluxation 570
Olekranonbrüche 571
Bruch des Kronenfortsatzes 571
Unterarm 571
Schaftbrüche der Elle 571
Biegung der Elle 571
Radiusköpfchenfraktur . . . 572
Doppelte Unterarm- oder Vorderarmschaftbrüche . . 573
Distaler Radiusbruch loco typico 574
Hand 575
Kahnbeinbruch 575
Verrenkungen im Handgelenk 576
Mittelhandfraktur 576
Fingerfraktur 577
Fingerluxation 578
Strecksehnenabriß an den Endgliedern 2—5 579
Hüfte 579
Beckenbruch 579
Hüftgelenks- oder Pfannenbruch 581
Traumatische Hüftluxation 582
Oberschenkel 583
Schenkelhalsbruch 583
Oberschenkelfraktur . . . 587
Kondylenbrüche des Femurs 590
Kniegelenk 591
Kontusion 591
Rezidivierender posttraumatischer Kniegelenkerguß 591
Bandverletzungen 592
Meniskusläsion 593
Luxationen 594
Patellafraktur 594
Unterschenkel 595
Tibiakopffraktur, Tibiakondylenfraktur und Fraktur der Eminentia intercondylaris 595
Infrakondyläre Tibiafraktur 597
Knöchel-, Malleolar- oder Sprunggelenkfraktur . . . 599
Fuß 601
Talusfraktur 601
Kalkaneusfraktur 602
Mittelfußfraktur 603
Zehenfrakturen 604

27. Versicherungswesen 605

Versicherungen 605
Pflichtversicherung 605
Privatversicherung 606
Berufsgenossenschaftliche Versicherung 606
Private Unfallversicherung 607
Gutachtertätigkeit 607
Gutachten 607

Fragenkatalog 609

Auflösung der Fragen 641

Weiterführende Literatur 643

Sachverzeichnis 644

Allgemeine Chirurgie

Nichtoperative Behandlungsmaßnahmen chirurgischer Erkrankungen

1. *Ruhigstellung* (Schiene, Drahtextension, Gips).
2. *Thermische Behandlungsmethoden* (zur Erzeugung einer lokalen Hyperämie und Entzündungshemmung).

   a) *Wärme:* Feuchter Verband, Rotlicht, Kurzwelle, Lichtbogen, Wärmebeutel, Heizkissen (zur Resorption).

   b) *Kälte:* Eisblase (bei Entzündungen), Kühlschlangentherapie (bei Gangrän der Extremitäten), Gastric cooling (bei Ulcus ventriculi), Allgemeine Unterkühlung (Hypothermie) bei kardialen und anderen zerebralgefährdenden Eingriffen.
3. *Medikomechanische Behandlung:* Aktive Bewegungsübungen, isometrische Übungen, passive Bewegungsübungen einschließlich Quengelbehandlung, Massagebehandlung, spezielle Gefäßmassage (z. B. Syncardon).
4. *Strahlentherapie:* Entzündungshemmende Dosierung (chronisch therapieresistente Entzündungen), gewebszerstörende Dosierung (Tumoren, Keloid), gewebsreduzierende Dosierung (Schilddrüse usw.).
5. *Mitosehemmende Medikamente:* Zytostatika bei Karzinomen, Sarkomen und Bluterkrankungen (s. S. 120).

1. Die Lehre von der Wunde

Unfall- oder iatrogen (Operation) bedingte, umschriebene oder flächenhafte Gewebszerstörung.

Wunden werden ihrer *Entstehungsart* nach unterteilt in *mechanische* Wunden, *thermische* Wunden, mit gewebsschädigenden *Strahlen* gesetzte Wunden und *chemische* Wunden.

Mechanische Wunde

Zu unterscheiden sind die *geschlossene* Wunde, die *oberflächliche* Wunde, die *perforierende* Wunde und die *komplizierte* Wunde.

a) Geschlossene Wunden sind z. B. die gedeckte Hirnverletzung mit Gehirnerschütterung und -quetschung, Erschütterung und Quetschung des Thorax, der Wirbelsäule und der Knochen sowie die geschlossenen Frakturen, die Distorsionen und Luxationen der Gelenke.

b) Oberflächliche Wunde. Als solche bezeichnen wir Verletzungen der Haut, die die Lederhaut nicht durchtrennen (Erosionen, Schürfungen). (Sie sind kein Gegenstand operativer Behandlung, werden nur jodiert, steril verbunden und mit Tetanusprophylaxe versorgt).

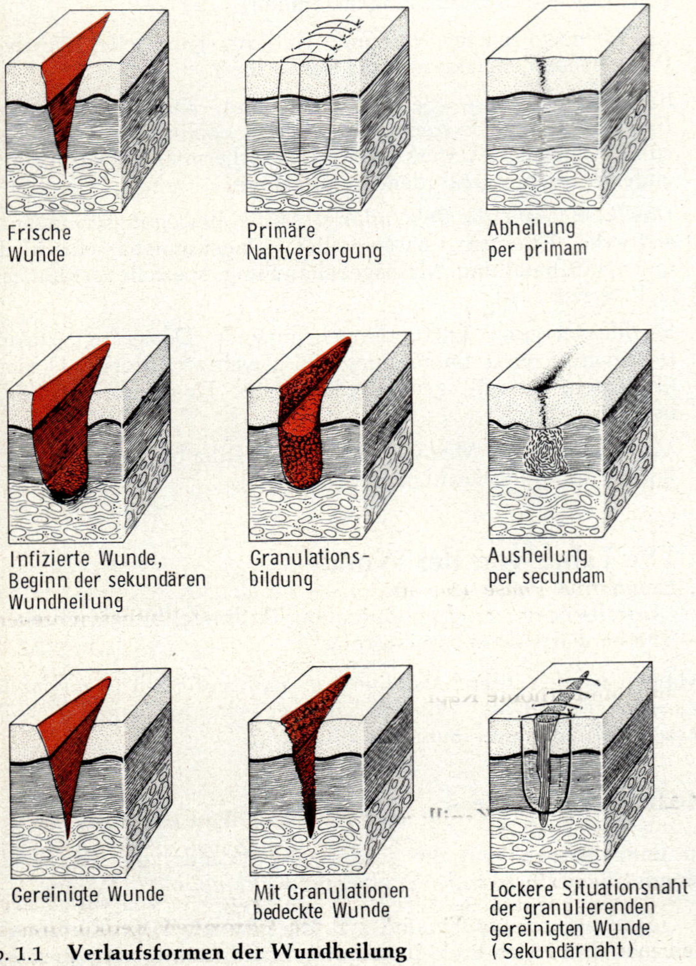

Abb. 1.1 **Verlaufsformen der Wundheilung**

c) Perforierende Wunde. Am häufigsten sind die hautdurchtrennenden, (perforierenden) Wunden. Wir unterscheiden sie nach verschiedenen Gesichtspunkten, z. B. nach ihrer *Entstehungsart:* Schnitt-, Riß- und Schußwunden usw.

d) Komplizierte Wunde. Eine mehrschichtige Verletzung, bei der z. B. sowohl Weichteile als auch Knochen oder die von diesen eingeschlossenen Körperhöhlen betroffen sind.

Wundheilung

- Spezielle Form der Entzündung zur Reparation eines Gewebsdefekts.

Die Wundheilung kann *per primam intentionem* oder *per secundam intentionem* erfolgen. Eine weitere Form der Wundheilung ist die relativ aseptische *Heilung unter dem Schorf.*

Per primam heißt, das Gewebe adaptiert sich ohne größere Zwischengewebsnarbe. Wir erzielen dies mit Naht-, Klebe- oder Klammerverschluß der Wunde (Abb. 1.1).

Per secundam. Die Wundheilung (Spontanverlauf) geht über einen klaffenden Wundspalt, der sich zunächst reinigt, dann ausgranuliert und darüber epithelisiert. Die ausgranulierte Wunde kann, wenn sie von Nekrosen frei ist, mit Sekundärnaht verschlossen werden.

Beim Epithel kommt es zu einer Regenerationsheilung, während bei allen anderen spezifischen Geweben nur eine Reparationsheilung möglich ist.

Der *Ablauf der Wundheilung* erfolgt in 3 Phasen:

1. *Exsudative Phase* (Substratphase). Dauer ca. 5 Tage. Schneller Wundverschluß durch Austritt von Blut und Blutbestandteilen → Blutstillung → Blutgerinnung unter Freisetzung von Gewebsthrombokinase → in der unmittelbaren Wundumgebung Hyperämie und erhöhte Kapillarpermeabilität (Kinin- und Histaminfreisetzung). → Auflösung und Vernichtung in die Wunde gelangter Fremdkörper und Keime (Mikro- und Makrophagen).

2. *Proliferationsphase* (Kollagenphase).
Einsprossen von Kapillaren in das Wundbett (zunächst aus Endothel-, ab dem 7. Tag aus Adventitiazellen), → Auftreten von Mono- und Lymphozyten sowie Fibroblasten → Abscheidung von spezifischen Eiweißmolekülen und Mukopolysachariden in die Grundsubstanz → unter Einwirkung der Fibrozyten Retikulinfaserbildung (ab 6. Tag) → Umformung in Kollagenfasern.

3. *Narbenbildung* (Differenzierungsphase).
   Der Defekt wird ausgefüllt mit schrumpfendem Bindegewebe. Die Reißfestigkeit der Wunde ist abhängig vom Kollagengehalt. Sie setzt am 6. Tag ein und steigt bis zum Ende der 2. Woche.

Störfaktoren der Wundheilung

Wir kennen *lokale* und *allgemeine* Störungseinflüsse.

Lokale Einflüsse gehen aus von:

1. Infektion, Bakterientoxineinschwemmungen und Thrombosierungen.
2. Nekrosen und Fremdkörpern im Bereich des Wundrandes und des Wundgrundes wie Glas, Metall, Holz oder Nahtmaterial.
3. Der Wundbeschaffenheit selbst: Hohlräume, Taschenbildung mit Flüssigkeits- und Blutansammlung verhindern die Heilung; sie erfordern die Drainage.
4. Dem Wundödem. Es gibt ödemdisponierte Gewebe wie Gesicht und Genitale. Hier empfiehlt sich Hochlagerung.
5. Zugspannung auf die Wundränder (Zirkulationsstörung).
6. Mangelnder Ruhigstellung.

Allgemeine Störungseinflüsse sind:

1. Arteriosklerose (Alter)
2. Kachexie (z. B. Eiweißmangel)
3. Bluterkrankungen (z. B. Anämie, Leukopenie)
4. Stoffwechselleiden (z. B. Diabetes)
5. Medikamente (z. B. Kortison, Sulfonamide, Antibiotika, Phenothiazinkörper)
6. Vitamin C-Mangel
7. Infektionskrankheiten (Tuberkulose und Lues)
8. Innervationsstörungen

Wundbehandlung

Erzielung der frühestmöglichen funktionsgerechten Regeneration des zerstörten Gewebes.

Der Behandlungsweg besteht

1. in der Beseitigung der Keimbesiedlung und der sie begünstigenden Faktoren (mechanische Wundantiseptik) sowie
2. im Wundverschluß.

Die Keimbesiedlung der Gelegenheitswunde besteht aus

20 % anaeroben Keimen (Gasbrand und Tetanus),

15 % Koli, Proteus und Pyozyaneus,

8 % Staphylokokken und

6 % Streptokokken.

Meist sind die Keime, wenn sie in die Wunde gelangen (Infektion), *avirulent* – die frische, glattrandige Wunde kann deshalb nach Ausschneidung sofort vernäht werden. Erst in den nachfolgenden Stunden werden die Erreger virulent. Die Zeit, bis die volle Virulenz erreicht ist, bezeichnen wir als Inkubationszeit. An ihrem Ende steht der virulente Infekt mit allen Zeichen der Wundentzündung; er ist Ausdruck der Abwehr und Abriegelung durch den Organismus. Solche Wunden mit ausgebildeter Wundentzündung sehen wir heute nur noch selten, z. B. im Krieg, wo bis zum Erreichen ärztlicher Behandlung die Wundkeime im allgemeinen schon virulent geworden sind. Wunden, deren Erreger bei Eintritt *avirulent* sind, riegelt also der Organismus mit den als Entzündung bezeichneten Abwehrmaßnahmen ab, so daß der Infekt lokal bleibt.

Anders bei der Wunde, in die virulente Keime (Eiter) eingedrungen sind (Ärzte, Pfleger, Schwestern): Hier hat der Organismus keine Zeit mehr zur Abschirmung. Deshalb sind Infektionen mit bereits *vorgebrüteten, hochvirulenten Erregern* lebensgefährlich. Sie lassen dem Körper keine Zeit, seine Abwehr aufzubauen.

Der *Grad* der Wundinfektion hängt ab von

1. Keimart,
2. Keimzahl,
3. Keimvirulenz,
4. Wundbeschaffenheit und
5. Abwehrlage.

Wundverschluß. Voraussetzungen für den primären Wundverschluß und die *primäre* Wundheilung sind:

1. Die Wunde darf nicht älter als 10 Stunden sein (die Keimbesiedlung ist dann virulent).
2. Sie darf nicht voruntersucht sein.

3. Sie darf nicht durch Biß erzeugt sein.

4. Sie darf nicht mit menschlichem oder tierischem Eiter in Berührung gekommen sein.

Wir fassen zusammen: Die *Kenntnis des Infektionsgrades* ist also Voraussetzung für die *Wahl der Wundbehandlung.* Welche Versorgung wir vornehmen, hängt somit ab von der Art der Entstehung, der anatomischen Situation, der Wundtiefe, der Wundbeschaffenheit und dem Alter der Wunde bei Beginn der ärztlichen Behandlung.

Die *Technik* der Wundbehandlung besteht neben der Tetanusprophylaxe in folgenden Maßnahmen:

1. Bei umfangreichen und schweren Verletzungen vorausgeschickte Schockbehandlung, steriler Wundverband und spätere operative Wundversorgung (aufgeschobene Primärversorgung).

2. Nach örtlicher oder Allgemeinbetäubung und Desinfektion der Wundumgebung erfolgt die Wundexzision der mit der Pinzette angespannten Hautränder mit dem Messer Abb. 1.2. (Ausnahme: Finger- und Gesichtsverletzung.)

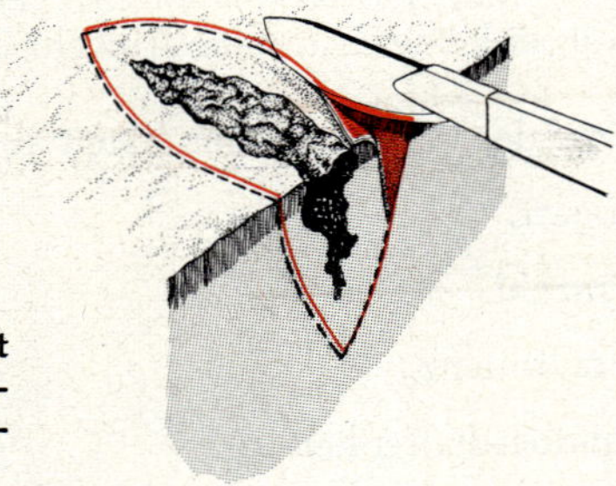

Abb. 1.2 **Wundversorgung.** Mit dem scharfen Messer Ausschneidung der mit der Pinzette angespannten Wundränder.

3. Daran schließt sich die mit ausgewechselten frischen Instrumenten ausgeführte Revision der tieferen Wundbereiche und die Exzision des Wundgrundes sowie das Suchen und Entfernen von Fremdkörpern an.

4. Hierzu gehört auch die Versorgung von verletzten, differenzierten Geweben und Organen (Gefäße, Nerven, Gelenkkapseln, Sehnen, Knochen usw.).

5. Ist die Wunde weniger als 10 Stunden alt, so werden nach der Exzision die Wundränder mit Nähten, Klammern, Klebstoff oder Klebestreifen spannungsfrei adaptiert. Lockerer Wundverband bei Ambulanten. Nach 24 Stunden Kontrolle.

6. Ist die Wunde älter als 10 Stunden, wird sie nur exzidiert, offen gelassen und antiphlogistisch behandelt (Antibiogramm vom Abstrich) und erst dann, wenn Granulationen ausgebildet sind, vernäht (Sekundärnaht).

Die kardinale heilunterstützende Maßnahme der Wundheilung ist die Ruhigstellung. Nicht unterstützt wird die Wundheilung durch die lokale Einbringung von Antibiotika.

Die Infektionsquote der versorgten Gelegenheitswunde beträgt etwa 3–6 %.

Eine besondere Art der Wundbehandlung ist die „aufgeschobene Primärversorgung“. Sie ist angezeigt bei schockiertem Verletzten und bei komplizierten Sehnenverletzungen, besonders der Hand. Die Wunde wird in L. A. oder Allgemeinbetäubung gereinigt und mit sterilem, feuchtem Verband (Chlorina etc.) abgedeckt und ruhiggestellt, dann parenteral Antibiotika gegeben (1 Mega Penicillin tgl. für 6–8 Tage). Je nach Allgemeinindikation kann dann die endgültige Versorgung erfolgen.

Grenzindikationen. Eine primäre Naht erlauben Wunden, die zwar älter als 12 Stunden sind, deren Beschaffenheit jedoch günstig ist. Ferner nicht entzündlich veränderte, gut zu reinigende oder ölverschmierte Wunden.

Kontraindikation. Kontraindiziert ist die primäre Naht – auch vor Ablauf von 12 Stunden – bei Bißwunden, fremdkörperhaltigen Wunden, verschmutzten, taschenreichen Wunden sowie Wunden mit Entzündungszeichen und virulent infizierten Wunden.

Die infizierte, genähte Wunde. Die Behandlung der infizierten genähten Wunde besteht in folgenden Maßnahmen: Lösen der Fäden; Spreizen der gesamten Wunde; Einbringen von Drainagen; feuchter Verband mit Alkohol, Rivanol, Chlorina usw.; Ruhigstellung der Gliedmaße; Unterstützung der Nekroseabstoßung mit andauenden Präparaten (Trypure, Fibrolan, Zucker); Förderung der Granulationsbildung mit BILLROTH-Salbe (Vaseline, Perubalsam und Argentum nitricum); Abätzen oder Abtragen des Granulationsgewebes.

Tetanusprophylaxe

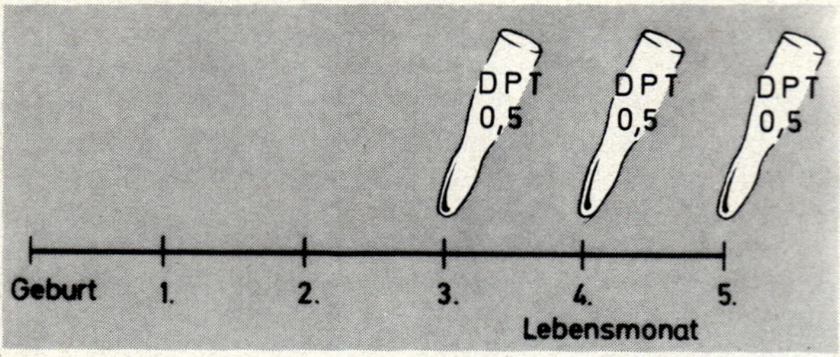

Abb. 1.3 a **Präventiv(mehrfach)impfung (Grundimmunisierung)** im 1. Lebensjahr mit DPT (**D**iphtherie, **P**ertussis, **T**etanus) -Impfstoff

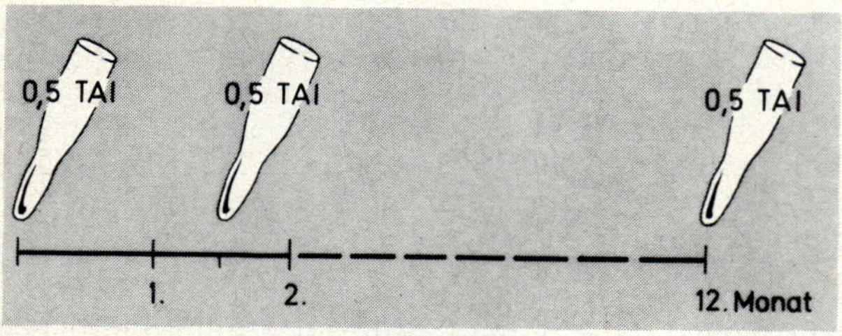

Abb. 1.3 b **Präventivimpfung (Grundimmunisierung)** im jugendlichen oder Erwachsenenalter (TAI = Tetanus-Adsorbat-Impfstoff)

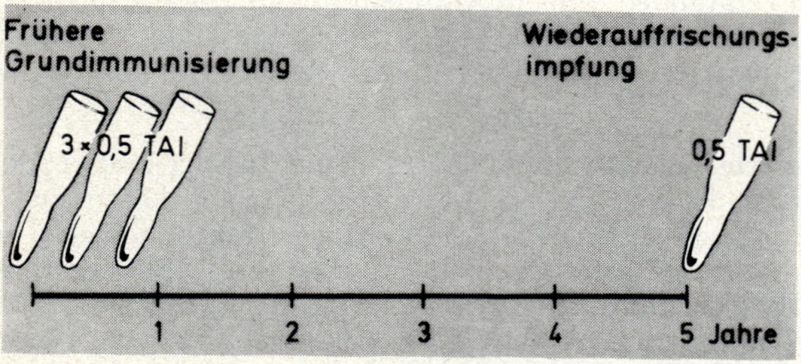

Abb. 1.3 c **Routineauffrischung** (ohne Verletzung) nach vorausgegangener Impfung (Grundimmunsierung)

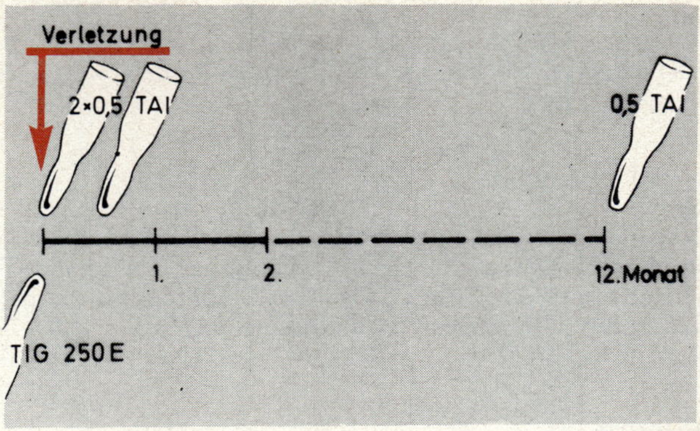

Abb. 1.3 d **Verletzungsfall bei Nichtgeimpften (Nichtgrundimmunisierten): Simultanimpfung** mit TAI = Tetanus-Adsorbat-Impfstoff und TIG = Tetanus-Immun-Globulin

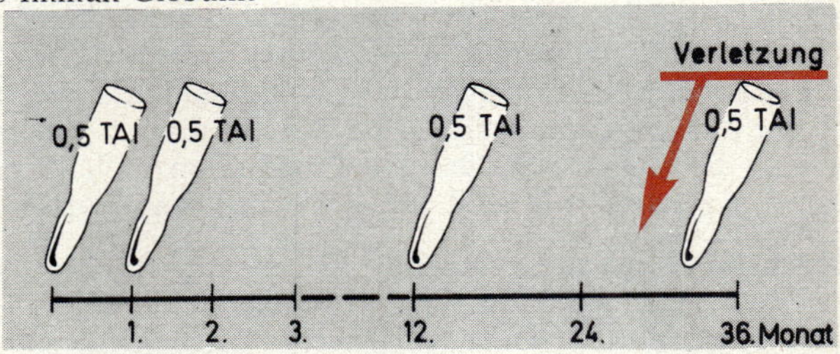

Abb. 1.3 e **Leichter Verletzungsfall** ab 24. Monat nach vorausgegangener Grundimmunisierung: **Auffrischung**

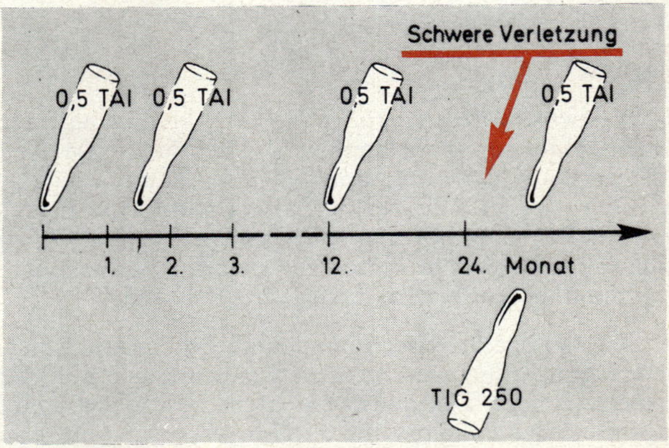

Abb. 1.3 f **Schwerer Verletzungsfall** ab 24. Monat nach vorausgegangener Grundimmunisierung: **Simultanimpfung**

Tierbisse

- Tiefgreifende, mit virulenten Erregern und Toxinen kontaminierte Wunden.

Hunde- und Rattenbisse

Die *Behandlung* besteht in der offenen Wundbehandlung, d. h. Wundexzision ohne Nahtverschluß, Ruhigstellung der Gliedmaße, Tetanusprophylaxe; ferner Antibiotika. Größere Defekte können später nach Granulation mit Sekundärnaht verschlossen werden.

Schlangenbisse

Die Giftwirkung erfolgt durch *Neuro-* und *Kardiotoxine.* Die Wunde ist neben der Bißmarke am hämorrhagischen Ödem zu erkennen. Bei Nichtbehandlung erfolgt der Exitus an Atemlähmung und Bulbärparalyse. Die *Behandlung* besteht in *lokalen* und *allgemeinen* Maßnahmen. Lokal empfiehlt sich die Anlage einer Staubinde proximal der Wunde (der Kompressionsdruck sollte dem venösen Druck entsprechen); ferner die Kälteapplikation. Die Frage, ob man die Wunde aussaugen oder exzidieren soll, wird unterschiedlich beantwortet.

Die Allgemeinbehandlung besteht in Gaben von Antibiotika, Bluttransfusionen, Tetanusprophylaxe und Schmerzlinderung (10—15 mg Morphin. hydrochloric.), Gabe von polyvalenten Gegengiften und Dauerüberwachung. Bei Unklarheiten empfiehlt sich die Einholung von Auskünften bei einer der Vergiftungszentralen (s. S. 53).

Insektenstiche

Bienen-, Wespen-, Hornissenstiche. Die Gifte beinhalten einen hämolysierenden Faktor sowie Histamine. Die Reaktionsweise des menschlichen Körpers auf das Gift kann bis zur Anaphylaxie reichen. In solchen Fällen sind zur Desensibilisierung spezifische Insektenstichantigenextrakte erforderlich. *Erstbehandlung:* Applikation von 10%igem Haushaltsalmiak, bei später eintretenden Erscheinungen einer Sekundärinfektion Antibiotika und feuchte Verbände.

Zecken. Die Waldzecke verursacht lokale Schmerzen, später durch Virusübertragung allgemeine toxische Erscheinungen mit Hämorrhagien, insbesondere im Zentralnervensystem. Spätfolgen sind Zeckenlähmungen, die der Poliomyelitis ähnlich sehen. Die Entfernung der Zecke erfolgt durch Aufgeben von Öl auf ihren Körper. Der dadurch atemblockierte Parasit läßt sich damit leicht ablösen.

Allgemeines zur Operationswunde

Die Asepsis (Keimfreihaltung) ist Voraussetzung für die primäre Heilung der Operationswunde. Sie ist gewährleistet

1. durch die Desinfektion des Operationsfeldes, der Hände des Operateurs, der Instrumente, des Naht- und Verbandsmaterials;
2. durch die Noninfektion beim Gebrauch des Materials bei der Operation selbst, ferner durch Nasen- und Mundschutz und durch Verhinderung der Berührung unsteriler Gegenstände;
3. durch gewebsschonendes Vorgehen: Vermeiden von Nekrosen und Thrombosierungen. Die Fremdkörpereinbringung (Nahtmaterial, Nägel usw.) muß auf das notwendigste Maß beschränkt werden. Es dürfen keine Hohlräume belassen werden (mehrschichtige Subkutannaht, andernfalls Saugdrainage).

Der Wundverband muß für 24 Stunden trocken und luftdurchlässig sein. Nach 24 Stunden wird ein luftdichter Wundspray aufgesprüht. Lokale Ursachen der Heilungsstörung der Operationswunde sind: Fremdkörper (Nahtreste, Tupfer usw.); Gewebsnekrosen und Sequester; Hohlraumbildung mit Sekretansammlung; Tumorreste; Zirkulationsstörung (Thrombose, Arterienverschluß usw.); Infektionen mit spezifischen (Tbc, Diphtherie, Pilze, Lues) und unspezifischen Erregern.

Pathologische Wunde

Als *pathologische* Wunden mit besonders schlechter Wundheilung gelten das trophische Ulkus bei neurogener Störung (bevorzugte Lokalisation: Füße, Kreuzbein), die Druckischämie, das Dekubitalgeschwür, das Strahlenulkus und das Narbenulkus.

Die Versorgung von Nerven-, Sehnen- und Gefäßverletzungen

Nervenläsion, Iatrogene Schädigung

- Traumatische Durchtrennung, Zerreißung, Quetschung und Dehnung.

Nur wichtige Nervenstämme müssen operativ versorgt werden. Bei Durchtrennung frischt man die zerfetzten Enden mit dem scharfen Messer glatt an, bevor man das Epineurium mit feinster atraumatischer Kunststoff- oder monofiler Drahtnaht locker adaptiert. Wichtig ist dabei das Sortieren von sensiblen und motorischen Anteilen. Prüfung der Fasern in Lokalanästhesie mit Lupenbrille oder Operationsmikroskop. Die Versorgung kann sofort (primär) oder aufgeschoben erfolgen. – Die Gliedmaße muß ruhiggestellt werden. Nach der

Wundheilung wird mit der Elektrisierungs- und Übungsbehandlung begonnen. Sie muß, da der Nerv nur 1 mm pro Tag in den distalen Nerventeil hineinwächst, 1 Jahr andauern.

Spätschäden nach Quetschung wie Stumpfneurome u. a. werden mit Dekompression (Aushülsung) und Nachresektion behandelt.

Sehnenverletzung

- Abrisse, offene und geschlossene Durchtrennung.

Behandlung: der Abriß wird neu eingepflanzt (oder s. S. 579). Bei der Durchtrennung wird das zurückgewichene proximale Ende mit gesonderter Inzision aufgesucht, beide Enden angefrischt und mit atraumatischer Drahtnaht (nach BUNNELL) adaptiert. Die Naht kann als versenkte oder als Ausziehnaht gelegt werden.

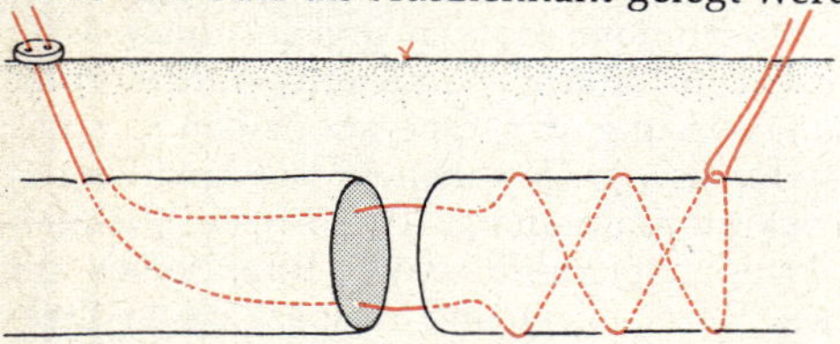

Abb. 1.4 **Sehnennaht,** Ausziehnaht mit gezwirntem Draht oder monofilem Kunststoffaden nach BUNNELL.

Besondere Probleme der Sehnennaht sind die langsame Heilung mit Kallus und Adhäsionen (bradytrophes Gewebe), die Infektionsgefährdung und die beengte Lage im Sehnenscheidenfach. Deshalb ist es ratsam, bei großen Weichteilwunden zuerst die Wundversorgung der Haut und Unterhaut vorzunehmen und deren Abheilung abzuwarten, bevor man nach 3 bis 4 Wochen in zweiter Sitzung die Sehnennaht durchführt.

Versorgung der Handbeugesehnenverletzung (Abb. 1.5)

1. Die distal von der Mittelgelenkbeugefalte liegende periphere Läsion der tiefen Beugesehne wird nach Anfrischung genäht. Bei ihrer Läsion über dem Mittelgelenk Anheftung des distalen Endes am Mittelglied (Draht-Ausziehnaht).
2. Läsion im sog. Niemandsland, das vom Mittelglied bis zur distalen Handbeugefalte reicht: Sehnenplastik, d. h. Neueinziehen einer Sehne mit Naht in Hohlhand oder Unterarm.
3. Läsion der oberflächlichen und tiefen Beugesehnen in proximaler Hohlhand und Unterarm: Nach Exstirpation der oberflächlichen Sehnenstümpfe Naht der tiefen Sehnen.
4. Ruhigstellungsdauer in Unterarm-Fingerbeugegips bei Anheftung: 5 Wochen, bei Plastik 3 Wochen.

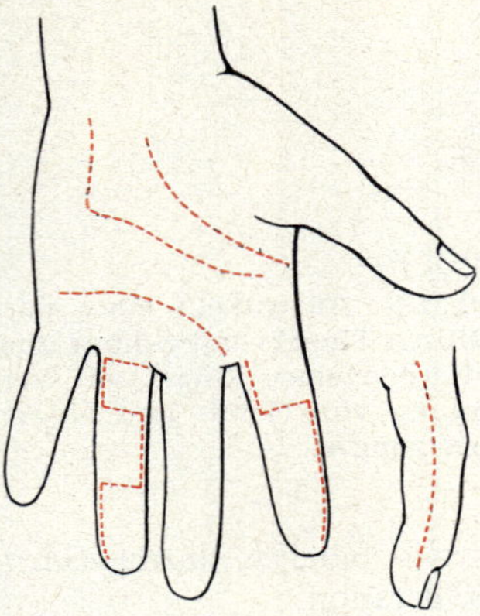

Abb. 1.5 a **Schnittführung** zur präparativen Freilegung der Fingerbeugesehnen und der Fascia palmaris.

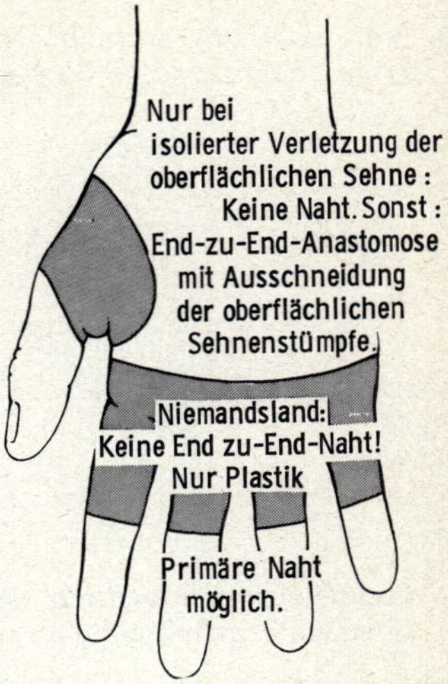

Abb. 1.5 b Einteilung der **Fingersehnenbereiche** zur differenzierten Versorgung der Sehnenverletzung.

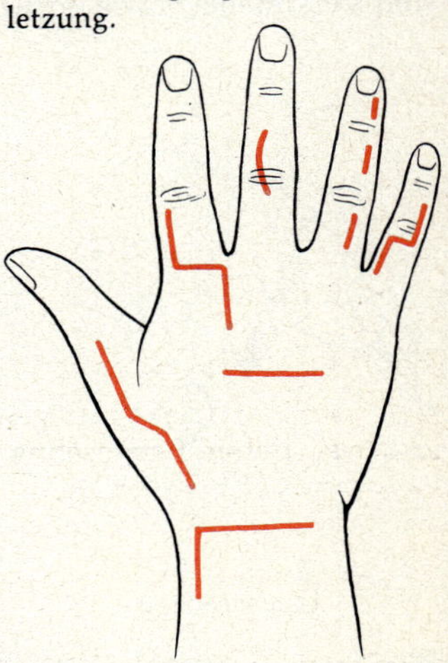

Abb. 1.5 c **Dorsale Schnittführung**

Richtlinien zur Versorgung der Handverletzung (s. auch S. 519)

1. Die Handverletzung ist keine Notfalloperation; sie verlangt die geplante Frühversorgung unter aseptischen Verhältnissen.
2. Die Handversorgung erfolgt in Allgemein- oder Plexusanästhesie, nachdem Ringe vom Finger entfernt sind (Abb. 1.6).

3. Voraussetzung zur subtilen operativen Versorgung ist die Anlage einer pneumatischen Blutleere.

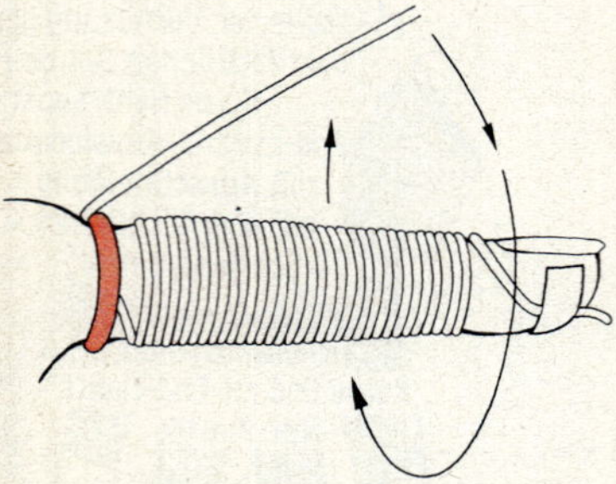

Abb. 1.6 Auswickeln eines ödematösen Fingers mit Schnur zum Entfernen eines Ringes vor Versorgung von Hand- und Fingerverletzungen.

4. Hautexzisionen werden so sparsam wie möglich durchgeführt; oberstes Prinzip ist die atraumatische Operation.

5. Hautnähte müssen ohne Spannung erfolgen; dies setzt meist eine plastische Erweiterung der Längswunden im Sinne des Z-Schnittes und eine plastische Deckung durch Entlastungsschnitte oder Dreh- und Verschiebe- sowie Schwenklappen voraus (Abb. 1.7).

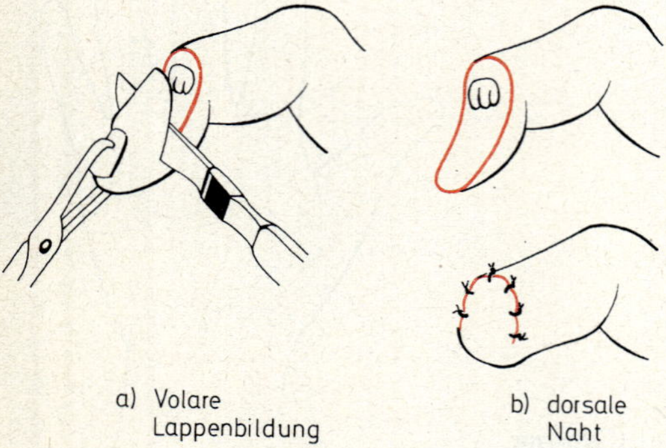

Abb. 1.7

Exartikulation des Fingerendgliedes.

6. Primäre Sehnennähte erfordern die Beachtung folgender Grundregeln. Sie sind nur erlaubt: Erstens bei nicht infizierter Wunde und zweitens bei Strecksehnenverletzungen und auf der Beugeseite außerhalb des sog. Niemandslandes. Bei über 8 Stunden alten Wunden, bei Wundinfektion und bei Läsionen im Niemandsland ist die sekundäre Sehnennaht erforderlich.

7. Ruhigstellung in Fingerbeugehaltung.

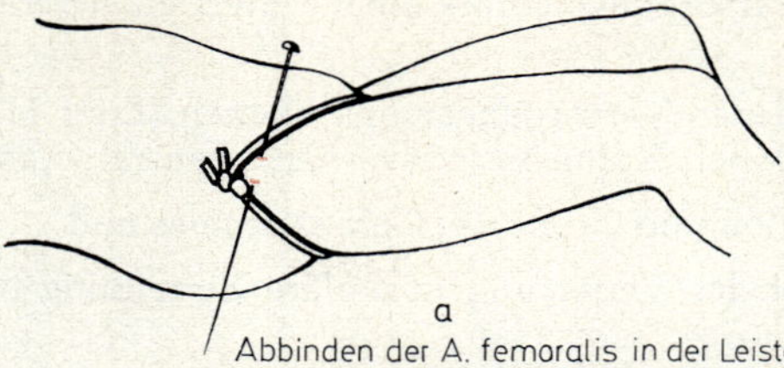

a
Abbinden der A. femoralis in der Leiste.
Fixation des Unterbindungsschlauches mit perkutan durchstochener Nadel.

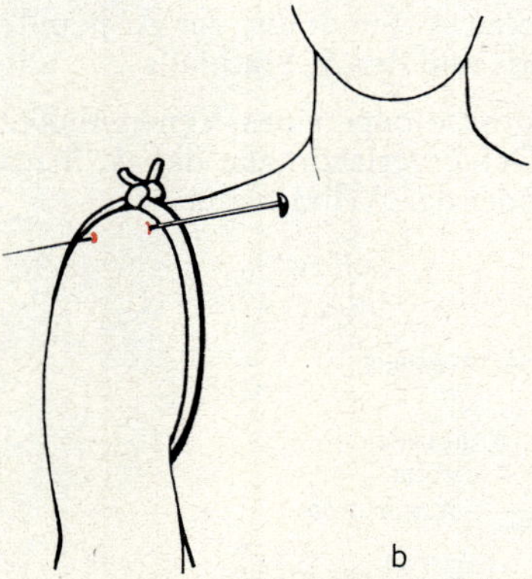

b
Abbinden der A. axillaris.
Fixation des Abbindeschlauches mit perkutan durchstochener Nadel.

Abb. 1.8 **Arterielle Blutung, Erste Hilfe**

Arterienverletzung (s. S. 188)

- Partielle oder komplette Durchtrennung der Schlagadern.

Symptome der äußeren oder Extremitätenarterienverletzung sind die lokale arterielle Blutung oder die peripher aufgehobene Durchblutung. Die der inneren oder Körperhöhlenarterienverletzung sind die Anämie und Lokalphänomene wie Abdomen-, Thorax- und Schädelsymptome.

Diagnostik

Tasten des peripheren Pulses,
Prüfung der Gewebszirkulation. Sie erfolgt durch i. v. Gabe von Disulphinblau (0,25 ml/kgKG).

Arteriographie.

Die Wahl der Versorgungstechnik einer verletzten Arterie richtet sich nach

a) den vorhandenen Versorgungsmöglichkeiten (Erste Hilfe Abb. 1.8 und 1.9: Peripher: Kompressionsverband, zentral: Abschnürung)

b) der Lokalisation und Größe des Gefäßstammes und

c) nach der Art der Verletzung (zirkuläre Zerreißung oder seitliche Öffnung).

Die *Wandnaht* (mit atraumatischem 5 × 0 Mersilene) erfolgt bei Verletzungen der Aorta, der A. iliaca und der proximalen A. femoralis.

Die *Einpflanzung eines Patch* in die Verletzung ist notwendig bei seitlicher Verletzung der distalen A. femoralis, der A. poplitea sowie der A. subclavia, der A. axillaris und der A. brachialis.

Das *Einschalten einer Prothese* oder eines Venenstückes (Interposition) ist erforderlich bei *Defekt*verletzungen der A. iliaca, der A. femoralis, der A. subclavia oder der A. brachialis.

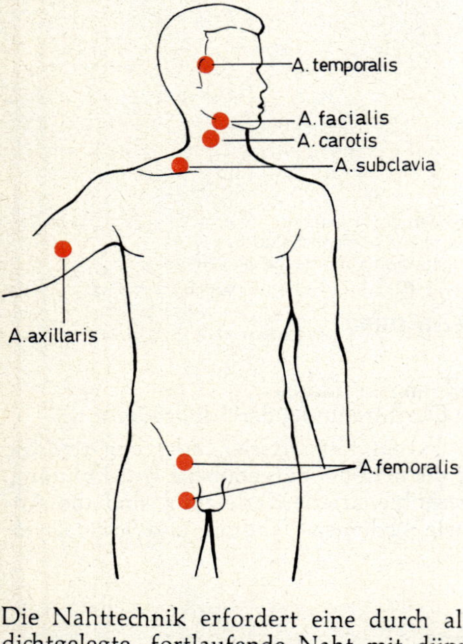

Abb. 1.9 **Arterielle Blutung, Erste Hilfe.** Typische Punkte für die digitale Kompression der Schlagadern.

Die Nahttechnik erfordert eine durch alle Wandschichten gehende, dichtgelegte, fortlaufende Naht mit dünnstem Nahtmaterial, ferner das Abzupfen aller Intimafasern unter Vermeidung einer Intimaablederung. Die traumatisch abgelöste Intima wird mit transmuraler Naht an die Media gesteppt.

Die thermische Wunde (Verbrennung)

- Hyperthermisch bedingte Gewebszerstörung unterschiedlicher Ausdehnung und Tiefengrade. Sie kommt durch Wärmestrahlung oder direkte Berührung mit heißen Medien (z. B. Flüssigkeiten und Inhalation heißer Dämpfe) zustande.

Schweregrad

Die Einteilung in *Schweregrade* sowie die *Abmessung der verbrannten Oberfläche* dienen der prognostischen Beurteilung.

Schweregrad I: Das Erythem: Verbrennung des Stratum corneum. Die Heilung erfolgt spontan ohne Therapie und Narbe.

Schweregrad II: Die bullöse Verbrennung: Nekrose der gesamten Epidermis ohne Hautanhangsgebilde. Die Heilung erfolgt durch Epithelisierung vom Rand und von erhaltenen Hautanhangsgebilden aus. Wir unterstützen die Heilung durch Nekroseentfernung und Salbenverbände.

Schweregrad III: Die Nekrose: Epidermis und Korium einschließlich der epithelialen Hautanhänge sind verbrannt. Die Haut sieht weiß, braun oder schwarz aus und fühlt sich an wie Leder. Sie ist analgetisch (Nadelprobe) und zeigt keine Farbstoffanreicherung mit Disulfinblau i. v. 0,25 ml/kg KG. Die Heilung erfolgt nach Abstoßen oder Abtragen der Nekrosen durch Epithelwanderung vom Rand (spontan) oder durch Deckung mit Hauttransplantaten (operativ).

Schweregrad IV: Verkohlung, Nekrose aller Gewebsschichten.

Die verbrannte Körperoberfläche schätzen wir nach der Neunerregel (Wallace) (s. Abb. 1.10).

Ab 15 % Verbrennung dritten Grades beim Erwachsenen, ab 5 bis 10 % beim Kind tritt die *Verbrennungskrankheit* ein. Wir sprechen von einer schweren Verbrennung.

Pathophysiologie der Verbrennungskrankheit

Sie ist gekennzeichnet durch die 3 Vorgänge

a) Schock (24–48 Stunden)

b) Intoxikation (3 Wochen)

c) Wundheilungskomplikationen (Monate)

Verbrennungsschock

Infolge initialer Kapillarpermeabilitätsstörung kommt es im Organismus zu einer „Albuminurie“ ins Gewebe; daraus entsteht sowohl die *Wundexsudation* als auch die *generalisierte Ödembildung*, insbesondere der Parenchyme. Diese eiweiß-(onkotisch) bedingte Wasseranreicherung der Gewebe führt zu einem Flüssigkeits-, Mineral-

und Eiweißdefizit im Serum, das bis zu 50 % erreichen kann. Es ist Ursache des Volumenmangelschocks, der sich mit dem primären verbrennungsbedingten neurovaskulären Schock potenziert. Die Bluteindickung larviert die initiale verbrennungsbedingte Erythrozytenzerstörung (Anämie). Weitere Charakteristika sind die Natriumretention und die erhöhte Kaliumausscheidung (sekundäre Hypokaliämie). Eine besondere Gefahr ist die Schockniere, Oligurie (s. S. 47). Nach 3 bis 4 Tagen erfolgt der Rückstrom des Ödems in die Blutbahn und die Diurese setzt ein. Erst dann manifestieren sich in den Serumwerten die realen Verluste von Eiweiß, Blut usw. Spätere Gefahrenphasen sind die Entstehung der bislang noch nicht voll gesicherten Verbrennungstoxine, der toxische Nierenschaden (Schock, Myoglobin), der Wund- und Allgemeininfekt und die eiweißmangelbedingte Wundkachexie (Sekrete der granulierenden Wundflächen).

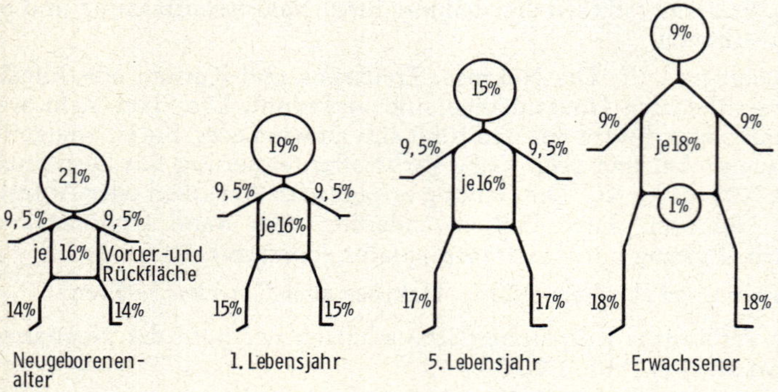

Abb. 1.10 Abschätzen der verbrannten Köperoberfläche (Neunerregel) in den verschiedenen Altersklassen.

Behandlung der Verbrennung

Sie hat sich zu richten

a) gegen den Schock und die Intoxikation (Allgemeinbehandlung)

b) gegen die Verbrennungswunde (Lokalbehandlung).

Die Allgemeinbehandlung hat den Schock, seine Azidose und die ihn bedingenden neurovaskulären Reflexe zu kupieren, in erster Linie aber die sekundären Kreislaufstörungen zu kompensieren. Hierzu gehört der gezielte Volumenersatz, die Pufferung, die i. v. nach Wirkung dosierte Schmerzbekämpfung mit Alkaloiden.

Tabelle 1.1 **Schwere Verbrennungen (allgemeine und lokale Schäden)**

Allgemeinschäden des Organismus

Verbrennungsschock infolge Volumen-Sequestrierung in Gewebsödeme mit Retention von Natrium und Verlust von Kalium infolge Nierenfunktionsstörung

Parenchymschäden: Leber, Niere, Gehirn, Lunge

Infektion der Wundfläche: Streptokokken, Staphylokokken, E. coli, Pyocyaneus

Tetanus, Wundscharlach, Wunddiphtherie, Allgemeininfektion, Resorption von Bakterien und Toxinen, Wundkachexie
Streßulkus

Lokalschäden

Störung der Gefäß-Nervenversorgung

Narben, Kontrakturen, Keloide, Geschwüre, Morbus Sudeck, Gelenkversteifungen, Osteoporose, Spätkrebs

Tabelle 1.2 **Sofortmaßnahmen bei schwerer Verbrennung**

1. Schmerzbekämpfung: Morphin i. v. bis zu 15 mg, Dolantin 50–100 mg
2. Blutentnahme für: Blutgruppe, Hämoglobin, Hämatokrit, Rest-Stickstoff, Alkalireserve, Totalbasen, Kalium, Natrium
3. Einlegen eines zentralen Venenkatheters zur Venendruckmessung
4. Tetanusprophylaxe (s. S. 7)
5. Plasmainfusion, dazu 0,9 % NaCl-Lösung, Digitalisierung, Vitamin B, C, D
6. Chemotherapie: 1 Mega oder mehr Penicillin, bei Verbrennung der unteren Körperhälfte pro die 6 g Cephalotin oder 6–30 g Carbenicillin oder 80–240 mg Gentamycin
7. Heparin
8. Dauerkatheter, Mindesturinmenge 25–40 ml pro Stunde
9. Festlegen eines Infusionsplanes, Entscheidung ob offene oder geschlossene Behandlung
10. Tracheotomie (bei Glottisödem oder pulmonaler Insuffizienz)
11. Aseptische Behandlung (Alu-Folie)
12. Trinkenlassen hypotoner Salzlösungen (bis zu 4 l/24 Std.)
13. Gewicht feststellen

Der Volumenersatz erfolgt nach der EVANS-Formel:

Infusionsmenge für die ersten 48 Stunden:

$$\boxed{\begin{array}{c}\text{\% verbrannte}\\ \text{Körper-}\\ \text{oberfläche}\end{array}} \times \boxed{\begin{array}{c}\text{kg}\\ \text{Körper-}\\ \text{gewicht}\end{array}} \quad \left\{\begin{array}{l}1{,}5\text{ ml Elektrolytlösung}\\ 0{,}5\text{ ml Plasma, Kolloide, Blut}\end{array}\right. \\ + 2000\text{ ml } 5\,\%\text{ige Lävulose}$$

Davon $^{1}/_{3}$ der Menge in den ersten 8, 16 und 24 Stunden.

Die Trispufferung richtet sich nach dem Blut-pH.

Ab 2. Tag wird nur noch die Hälfte der am 1. Tag gegebenen Menge infundiert.

Über den *Schock- und Kreislaufzustand* im einzelnen informieren uns die Parameter (s. S. 47 u. 75). Der nach Korrektur der Kreislaufverhältnisse verbleibende Mangel an Diurese spricht für eine Salzverarmung im Interstitium. Sie ist klinisch erkennbar an Kopfschmerz und Benommenheit (Hirnödem). Wenn am 3. und 4. Tag die Ödeme aus dem Gewebe rückresorbiert werden, setzt die Harnflut ein. Die Infusionstherapie muß dann eingeschränkt werden. Blut-, Serum- und Hämatokritbestimmungen geben erst jetzt das reale Ausmaß des Eiweißmangels, der Bluteindickung und der Blutzerstörung (Anämie) zu erkennen.

Mit 25 g Eiweiß i. v./die, Anabolika (Dianabol 10 mg, Durabolin 50 mg), einer oralen Tagesration von 2500 Kalorien sowie reichlicher oraler Flüssigkeitszufuhr, Gaben von Vitamin B und C und von 500 ml Blut jeden 3. Tag ist der Blut-, Eiweiß- und Flüssigkeitsausgleich weitgehend gewährleistet.

Die Lokalbehandlung der Verbrennung II. und III. Grades besteht in der primären Schockphase nur in der Infektionsverhütung. Voraussetzung jeder Lokalbehandlung ist die Entfernung des Verbrennungsmediums, z. B. Teerentfernung mit ölhaltigen Substanzen oder Butter. Danach bieten sich folgende Alternativverfahren an:

a) die *offene Trockenbehandlung* mit Fön oder Bepinseln mit 0,5 %igem $AgNO_3$ (gram-negative Keimprophylaxe)

(*Cave!* Kontrakturen.) Immer Lagerung auf sterilen Tüchern bei 18 °C Zimmertemperatur.

Dazu Antibiotika- und Tetanusprophylaxe (s. S. 7). Nach 3 Tagen entsteht ein fester lederartiger Schorf. Der Vorteil dieser Behandlung ist die Verhütung der Infektion, die Erleichterung der Pflege und die Ersparnis von Verbandsmaterial. Verbrennungen II. Grades heilen damit in 3 Wochen ab.

b) *Verband- und Einschmierbehandlung*
Kontraindiziert bei zirkulären Verbrennungen an Rumpf und Gliedmaßen.

Die Nekrosen der Verbrennung III. Grades müssen, nachdem der Schock beherrscht ist, möglichst innerhalb von 8—10 Tagen steril, d. h. bevor ein Sekundärinfekt eintreten kann, abgetragen werden. An Rumpf und Gliedmaßen werden die Nekrosen in Narkose entfernt, an Kopf, Hals und Fußsohlen dagegen mit feuchten Verbänden und an den Händen nur mit Bädern und peptischen Fermenten (Trypure) abgelöst. Die von den Nekrosen befreiten Wundflächen müssen plastisch gedeckt werden, bevor es zur Schmierinfektion kommt. Bei begrenzten Flächen werden dünne Thiersch-Transplantate lückenlos aufgetragen. Bei größerer Ausdehnung können nur die wichtigsten Funktionsbereiche, die Beugefalten usw. primär gedeckt werden. Bei ausgedehnter Verbrennung und schlechtem Allgemeinzustand ist zur Infektionsprophylaxe die Interimsdeckung mit biologischem Wundverband (Fremdhaut oder Amnion) einzuschalten, bevor wir schrittweise mit Eigenhaut decken können. Wegen des großen Eiweißverlustes müssen größere Granulationsflächen vermieden werden.

Komplikationen der Verbrennung sind Sekundärinfektion und hochgradiger Eiweißverlust: sie führen zur Wundkachexie und Anorexie. Ferner Nierenversagen (Dialyse), Pneumonie, Streßulkus, Thromboembolie u. a.

Die Prognose der Verbrennung hängt ab von

a) der Fläche

b) der Tiefe

c) dem Alter des Patienten

d) der Gefährdung der Parenchyme.

Bei zweit- und drittgradiger Verbrennung mit einem 35—40 %igen Oberflächendefekt jenseits des 60. Lebensjahres liegt die Letalität bei etwa 50 %.

Unterkühlung und Erfrierung

Unterkühlung

- Meist irreversible, hypothermische Schädigung des Gesamtorganismus.

Sie wird verursacht durch tiefe Außentemperatur und erhöhte Leitfähigkeit des Temperaturüberträgers (feuchte Bekleidung, Metallteile). Außerdem ist die Dauer der Einwirkung von Bedeutung.

Bei Sturz der Kerntemperatur auf 35 °C kommt es als Ausdruck des Abwehrmechanismus zur Vasokonstriktion und zum Muskelzittern. Bei weiterem Absinken tritt infolge Minimalfunktion des Herzens und des Kreislaufs (Bradykardie) zunächst Bewußtlosigkeit (Scheintod) ein. Dann geht die Herzaktion unmerklich in Kammerflimmern über.

Die Vorschläge zur Behandlung sind unterschiedlich. Sie können im Aufwärmen im Bad von 34 °C mit heißem Zulauf bis auf 40 °C bestehen. Gefahren dabei sind die Vasodilatation und der Kollaps, deshalb sind die gleichzeitige Auffüllung des Kreislaufs mit warmem Blut und Blutersatzmitteln sowie Kortisongaben, heiße Klysmen und Sauerstoffbeatmung erforderlich. Ein anderer Behandlungsweg ist die sukzessive Erwärmung im Zulaufbad, das mit tieferen Temperaturen beginnt. Weitere Maßnahmen sind die Azidosebekämpfung und Gaben von Nikotinsäurepräparaten.

Erfrierung

- Lokale, kältebedingte Vitalitätsschädigung einzelner Gewebsbezirke und -abschnitte, z. B. der Extremitäten.

Begünstigend wirken sich feuchte Kälte besonders bei Windeinflüssen und Minderdurchblutung infolge Abschnürung z. B. durch strangulierendes Schuhwerk (Gamaschen etc.) aus. Hier sind die gleichen vier Stadien wie bei der Verbrennung zu unterscheiden. Wir nennen sie

Grad I: Congelatio erythematosa,
Grad II: Congelatio bullosa,
Grad III: Congelatio escharotica,
Grad IV: Thrombenbildung, Gefäßverschlüsse.

Therapieziel ist die Aufhebung der Ischämie mit gefäßerweiternden Mitteln. In erster Linie gilt es, die lokale Wiedererwärmung zu erzielen.

Zielrichtungen der Behandlung sind:

1. Steigerung der Kerntemperatur (heiße Infusionen, Klysmen und Getränke),
2. Gleichzeitiges Kalthalten der Peripherie mit Eisbeuteln oder Eisbad,
3. Vasodilatation (Eupaverin forte 5 ml langsam i. v., Complamin 2–4 ml langsam i. v., Ronicol 500 mg in 250 ml phys. NaCl-Lösung in 1–3 Std., Sympathikolytika [Hydergin] 1 ml),
4. Schrittweise millimeterweises Zurückziehen der erfrorenen Extremität aus dem kalten Bad.
5. Lokal: Akrotherm- oder Pernioninsalbe.

Elektrische Stromverletzung

- Von Spannung, Stärke und Frequenz abhängige strombedingte Krampfbildung der Muskulatur, besonders des Herzens, sowie elektrothermische Gewebszerstörung oder Verbrennung.

Entstehungsmechanismus

Obgleich immer kombiniert – ist zu unterscheiden zwischen *rein elektrischen* Niederspannungs-Elektrokrampfeinwirkungen (ab 100 mA) und *elektrothermischen*, widerstandsabhängigen Hochspannungs-Verbrennungs-Einwirkungen (Joule-Wärme). Die Stromleitung im Körper erfolgt in den Muskeln. Der arteriosklerotische und ältere Patient ist mehr gefährdet als der jüngere.

Die *elektrische Einwirkung* (Elektrokrampf) (Abb. 1.11 a) macht Muskelkrämpfe mit Atemstillstand, Frakturen und Luxationen, sichtbare Strommarken, Herzrhythmusstörungen, Kammerflimmern und Asystolie, periphere Lähmungen, über mehrere Tage progredienten Herzschaden (EKG!) und Thrombosen. Die Einwirkungsfolgen hängen ab von Stromstärke, Spannung, Stromweg, Dauer der Einwirkung und bei Wechselstrom von dessen Phasenfrequenz.

Die *elektrothermische Schädigung* (Hochspannungsverletzung (Abb. 1.11 b) besteht in Flammenbogen- oder Kontaktverbrennungen III. und IV. Grades und schwerem Verbrennungsschock.

Die Tiefe der Verbrennung hängt ab

1. von Spannung und Stromstärke,
2. von der Hautleitfähigkeit (Feuchtigkeit) und
3. vom erdenden Schuhwerk und Bodenbelag.

Therapie

Die *Erste Hilfe bei der elektrischen Verletzung* hat

1. die Befreiung von der stromleitenden Masse und
2. die Behandlung des Atem- und Kreislaufstillstandes zum Ziel. Als erstes wird die *Mund-zu-Mund-Beatmung* durchgeführt. Wenn nach 6 bis 7 Atemstößen keine Besserung des peripheren Kreislaufs eintritt, wird mit *Herzmassage* bei gleichzeitigem Sauerstoffangebot begonnen. Dazu wird intrakardial 1 Ampulle (0,5 mg) Alupent mit 2- bis 3maliger Wiederholung injiziert. Wenn ein EKG nicht durchführbar ist, gilt die ausbleibende Pulswiederkehr trotz einer über 15–20 Minuten fortgesetzten Massage als Beweis dafür, daß ein Kammerflimmern vorliegt. Bei Flimmern muß defibrilliert werden. Wenn kein Defibrillator verfügbar ist, werden bis zu 15 ml Kaliumchlorid (10 %) intrakardial gegeben (s. S. 96).

Das (gesamte) *Therapieschema* sieht folgende Maßnahmen vor:

– künstliche Beatmung,

– Herzmassage,

– Alupent 1 Amp. (0,5 mg) intrakardial (i. k.),

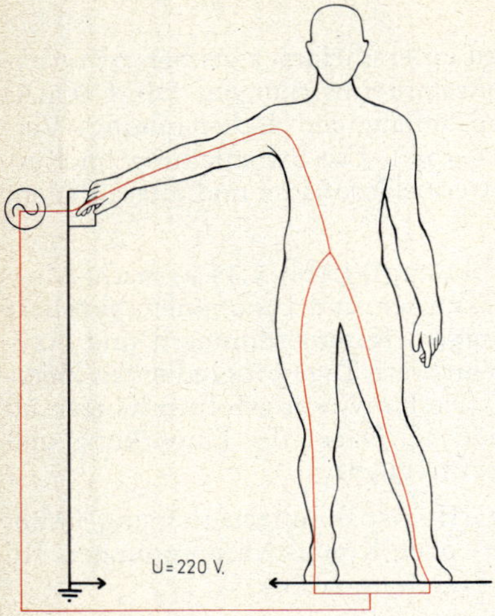

Abb. 1.11 a **Elektrischer Unfall.** Niederspannungsverletzung bei Einwirken von und bis zu 220 V Spannungen, **niedrige** Stromgröße = mA mit **langer** Einwirkungsdauer. Der 0-Leiter des Drehstromnetzes ist geerdet. Der Körper wird mit etwa 190 mA Körperstrom verletzt (bis 100 mA sind tolerabel).

$$\frac{220\ \text{V}}{1000 + 100 + 50} = 190\ \text{mA}$$

Die Formel erklärt sich aus folgenden Einzelgrößen:

1000 Ohm = Körper
100 Ohm = nasses Schuhwerk
50 Ohm = Boden

– Ekg-Diagnose und Kontrolle,
– (bei Kammerflimmern) Defibrillieren oder Kaliumchlorid i. k. bis zu 15 ml,
– pH-Kontrolle, Azidoseausgleich mit Tris-Puffer oder Na-bicarbonat (8,4 %, molare Lösung),
– Volumenersatz, Elektrolyte, Eiweiß und Flüssigkeit,
– Diureseanregung, bei Anurie Dialyse,
– Wundexzision oder Trockenbehandlung.

Verätzungen

- Innere und äußere durch Säuren oder Laugen hervorgerufene Koagulations- oder Kolliquationsnekrose.

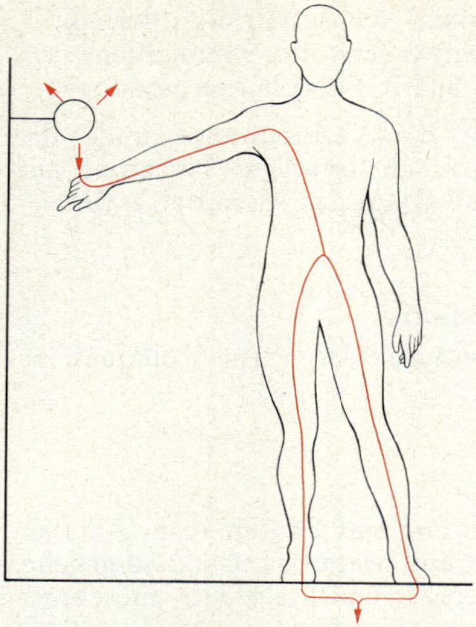

Abb. 1.11 b **Elektrischer Unfall.** Hochspannungsverletzung bei Einwirkung von mehr als 1000 V, **hoher** Stromstärke (bis 30 000 A) mit **kurzer** Einwirkungsdauer (Ausschaltautomatik). Hohe lokale Wärmewirkung, dazu Lichtbogenverbrennung (20 000 °C) mit Blendung und evtl. Metallregen.

Tabelle 1.3 **Die Einteilung der Stromverletzung nach der Stromstärke (Koeppen)**

Bereiche:	*Herzwirkung:*	
bis 25 mA, 110–380 V, 50 Hz	keine	Niederspannung
bis 80 mA, 110–380 V	Extrasystolie, Stillstand, Kammerflimmern	Niederspannung
über 80 mA, bis 8 A, 110–380 V	Kammerflimmern	Niederspannung
über 8 A, 2000–3000 V	Extrasystolie – Herzstillstand	Hochspannung

Agenzien, die Verätzungen setzen, sind

1. *Alkalien:* Ätzkalk, Ätznatrium, Ätzkali, u. a.
2. *Säuren:* Salz-, Salpeter-, Karbol-, Schwefel-, Milch-, Chrom-, Phosphor-, konzentrierte Essigsäure u. a.

3. *Metallsalze:* Silbernitrat (Höllenstein), Kupfervitriol, Chlorkalk.
4. *Organische* Verbindungen: Kohlenwasserstoffe, Steinkohlenteer.
5. *Kampfstoffe:* Lost, Stickstofflost, Sperit, Phosphorverbindungen.

Die Ätzwunde weist ebenso wie die Verbrennungswunde drei Schweregrade auf. Die Farbe des nach drittgradiger Verätzung auftretenden Ätzschorfes ist charakteristisch für das Ätzmittel, z. B.:
— HCl: grauweißer Schorf,
— Salpeter: hellbrauner Schorf,
— Schwefelsäure: schwarzbrauner Schorf.

Säuren führen zur Koagulationsnekrose, Basen zur Kolliquationsnekrose.

Therapie

Erste Hilfe: Im Prinzip Neutralisierung mit Säuren resp. Alkalien. Bei Säureverätzungen werden Milch und Magnesia usta 20,0 gegeben und bei Laugenverätzungen Zitronensaft und Essigsäure aufgebracht oder zu trinken gegeben.

Die Weiterbehandlung der Verätzung erfolgt wie die der Verbrennungswunde. Spezielle Verätzungen sind die der Schleimhäute (Mund, Rachen, Ösophagus, Augen).

Die *Kalkspritzverätzung des Auges* wird durch Ausspülung mit physiol. Kochsalzlösung und Auswischen des Bindehautsackes behandelt.

Die *Phosphorverätzung des Auges* erfordert die Ausspülung mit 8,4 %igem Natriumbikarbonat, Wasser und alkalischer Augensalbe. Die Phosphorverätzung der *Haut* macht wegen der Gefahr der Selbstentzündung die Entfernung aller Phosphorreste notwendig. Dann wird mit Alkali, Natriumbikarbonat und Wasser sowie mit schwefelfreiem Tetrachlorkohlenstoff (pro analysi) neutralisiert.

Die Fluorsäure (Fluorwasserstoff)verätzung verlangt die Blaseneröffnung, Exzision und Umspritzung mit 20 % Calciumgluconat.

Gewebsschäden durch Strahlungsenergie

- Durch ionisierende Strahlen hervorgerufene Schädigung.

Als Strahlenquelle kommen in Frage: Röntgenstrahlen und Freiwerden von β- und γ-Strahlen (Kernreaktorzwischenfall, Atombombenexplosion). Der Wirkungsmechanismus ist kumulativ. Es kommt zu einer biologischen Strahlenreaktion der Zelle. Die Reaktion des Gewebes hängt ab von der individuellen Disposition, von der Zell- und Gewebsart und von der Strahlungsdosis. Die Heilungstendenz von Röntgenschäden ist infolge degenerativer Veränderungen am Binde-

Tabelle 1.4 **Hautschädigung bei Feldgröße von wenigen cm² (nach Viethen)**

Oberflächen-Dosis *1000–1500 R*	Oberflächen-Dosis *1500–2000 R*	Oberflächen-Dosis *> 2000 R*
Bläuliches Erythem Follikelschwellung Rötung in der Umgebung	Rasche Ausbildung eines hochgradigen Erythems. Schmerzhafte Epitheliolyse	Rasche Ausbildung eines hochgradigen Erythems. Sehr schmerzhafte Geschwürsbildung. (Akute Röntgenverbrennung.)

gewebe und an den Gefäßen grundsätzlich schlecht. Haut und Talgdrüsen gehen zugrunde. Besonders strahlenempfindlich sind keimbildende Gewebe, Epiphysenfugen und Lymphgewebe, sowie Magen-Darm-Kanal, Blase, Bindehäute, Hornhaut und der Larynx.

Nach längerer Röntgenbestrahlung kommt es zu Abgeschlagenheit, Tachykardie, Kopfschmerzen, Müdigkeit, Inappetenz, Durchfall und Erbrechen, als Röntgenkater bezeichnet. Bei Dauer- und Ganzkörperbestrahlung besteht die Gefahr des Übergangs in die Strahlenkachexie. Weitere Röntgenschäden sind Störungen des blutbildenden Systems mit Leuko-, Erythrozyto- und Thrombopenie.

Therapie der Röntgenschäden

Beim Röntgenkater werden Chlorpromazin, Vitaminpräparate (Vitamin B und C) gegeben und roborierende Maßnahmen (Infusionen) durchgeführt. Beim Hautödem und -erythem empfehlen sich Puder- oder Salbenverbände. *Cave:* Seife und Wasser! Das Röntgenulkus erfordert die weite Exzision im Gesunden und die plastische Deckung. Die Schädigung des Blutbildungssystems macht strengste Asepsis, Cortison, Thrombozyten- und Frischbluttransfusionen, Antibiotika und Actihaemyl notwendig.

Atomexplosion

Der Druckstoß macht Lungenrupturen und setzt perforierende Wunden. Der Hitzeblitz von mehreren 1000 °C führt zu Verbrennungen sämtlicher Schweregrade. Letztlich kommt es infolge der äußeren Strahlung (Neutronen- und Gammastrahlen) und auch durch radioaktive Asche (fall out) zum Schock und zur Knochenmark- und Lymphschädigung. Bei hoher primär tolerierter Ganzkörperbestrahlung entsteht ein septisch hämorrhagisches Krankheitsbild, das in wenigen Tagen zum Tode führt. Bei weniger hoher Dosis kommt es zu Anämie, Agranulozytose, Leukopenie und Thrombopenie. Der Patient kann dies überleben.

Spätfolgen sind: Lymphschäden, Sterilität, Darmepithelzerstörung und allgemeine Kanzerisierung.

Allgemeine Hitzeschäden

Hitzekrämpfe (Heizerkrampf)

- Hitzebedingtes (extreme Schweißsekretion), akutes Wasser- und Salzmangel (Krampf)-Syndrom.

Beginn der Krämpfe bei 2 bis 3 l Schweißverlust. Das Kochsalzdefizit stört die Muskelerregungsabläufe. *Symptome* sind Zuckungen und Krämpfe der Beinmuskulatur. Die *Behandlung* besteht in Infusionen von 0,9 %iger Kochsalzlösung bis 3 l, ferner Trinken von kochsalzhaltigem (1 bis 2 g/l) Wasser und Lagerung in kühler Umgebung.

Hitzekollaps, Hitzschlag

- Exogen durch Einwirkung extrem hoher Außentemperaturen ausgelöste Wärmeregulationsstörung mit extremer peripherer Gefäßweitstellung, die zum Kreislaufzusammenbruch führt (z.B. Soldaten, die in dicker Uniform in der Sonne stehen müssen, Hochofenarbeiter).

Symptome sind Ohrensausen, Schwindel, Sehstörungen, Atemnot, gesteigerte Pulsfrequenz, Kollaps und nachlassende Schweißsekretion. Die Körpertemperatur steigt auf 40 bis 41 °C, die Prognose ist ernst bei Krämpfen, Koma, weiten Pupillen, Erbrechen, Kollaps und Temperaturen über 41 °C. Die *Behandlung* besteht in Lagerung in kühler Umgebung: kaltem Bad oder nassen Tüchern (*Cave* Hypothermie), im Öffnen der Kleider und in der Verabreichung von vasokonstriktorischen Medikamenten wie 0,3 ml Epinephrin 1 : 1000 und Hautmassage. Bei anhaltendem Kollaps: Infusion mit 1500 ml Dextran und Elektrolytlösungen.

Dekompressionskrankheit (Taucherkrankheit)

- *Stickstoffembolie* des Interstitiums bei Tauchern und Caissonarbeitern.

Nach Entlassung des Organismus aus hohen Wasserdruckumgebungen, die zu einem plötzlichen Druckabfall von mehr als der Hälfte des Atmosphärendrucks führt, bildet der physikalisch im Blut und in Geweben gelöste Stickstoff im Körper Blasen (Schaum). Prädilektionsstelle der Blasenschädigung ist das Zentralnervensystem. Muskeltätigkeit und Adipositas wirken begünstigend.

Klinische Anzeichen sind: Schmerzen der Extremitätengelenke, Bauchschmerzen, Oppressionsgefühl hinter dem Brustbein, Atemnot und Husten, psychische Alteration, motorische Lähmung, sensorische Störung und Schwindel. An der Haut sind fleckiges Erythem, Ödeme und Knistern feststellbar. Differentialdiagnostisch kommen in Frage: die beim Taucher durch Lungenruptur und Eintritt von Luft in die Pulmonalvenen mögliche Luftembolie der Hirnarterien, die Sauerstoffvergiftung infolge zu hoher O_2-Druckatmung, die Hypoxie und CO_2-Vergiftung und die Schnorchelkrankheit.

Behandlung: Sofortige Rekompression mit kontrollierten Drucken, anschließend behutsame Dekompression in normale atmosphärische Druckverhältnisse, 100 % O_2-Atmung und gegen Schmerzen Analgetika.

2. Chirurgische Infektionen

Sterilisation

- Erzielung maximaler Keimarmut als Voraussetzung für aseptische Operationen.

Sie ist nur bei nicht lebender Materie durchführbar. Wege der Sterilisation sind:

a) Erhitzen und Druck.

b) Chemische Behandlung.

Die *Hitzesterilisation* erfolgt im Autoklav mit Dampfdruck von 2,5 Atü und einer Temperatur von 134 °C. Im Autoklav werden sterilisiert: Wäschetrommeln, Instrumente und Gummiwaren. Durch ein Hochleistungsvakuum wird der Dampf im Autoklav zur gleichmäßigen Verteilung gebracht. Dies geschieht mittels einer speziellen Absaugvorrichtung. Bei der 15 Minuten dauernden Autoklavierung werden alle Bakterien und Sporenträger zerstört.

Mit *Heißluft* von 200 °C können nur Metallinstrumente und Glaswaren sterilisiert werden.

Ein zweiter Weg ist die Sterilisation mit *chemischen Mitteln,* in erster Linie in Gasform. Die *Gassterilisation* (Äthylen-Kohlensäuregemisch) ist geeignet für Kunststoffe und alle übrigen hitzeempfindlichen Gegenstände wie Optiken usw.

Das einfache Auskochen von Instrumenten ist keine Sterilisation, sie läßt Gasbrand-, Milzbrand- und Tetanuserreger unberührt!

Desinfektion

Relative Sterilisation lebender Gewebe.

Der Sterilisation gegenüberzustellen ist die *Desinfektion.* Hierzu benutzen wir folgende als Antiseptika bezeichnete Lösungen:

1. Seifenlösung,
2. Alkohollösung,
3. Formaldehyde, quarternäre Ammoniumbasen, Phenole, Synthetika (Karbol, Lysol, Zephirol, Rapidosept, Phisohex, Oxyzyanat).
4. Quecksilberlösungen (Sublimat),
5. Jodhaltige und bromhaltige Lösungen.

Händedesinfektion

5 Minuten mit Seife unter fließendem warmem Wasser mit der Handbürste waschen. Nach 2 bis 3 Minuten zwischenzeitlich mit einem sterilen Nagelreiniger die Nägel reinigen. Anschließend 3 Minuten mit einem synthetischen Mittel (Rapidosept, Phisohex, Satina-Sept usw.) nachwaschen.

Tabelle 2.1 **Wundantiseptika nach v. Redwitz**

(aus: Eufinger, Klinische Chirurgie für die Praxis. Hrsg. v. O. Diebold, H. Junghanns, L. Zukschwerdt. Thieme, Stuttgart 1961)

a) *Jod- und Hg-haltige Mittel:* Tinctura jodi 5 %ig, Pregel-Lösung, Lugol-Lösung (Jodi puri 1, Jodkalium 2, Wasser 30), Dijozol, Jodoform, Vioform, Yatren, Isoform, Merfen, Mercurochrom, Oxyzyanat

b) *Chlorhaltige Mittel:* Carrel-Dakin-Lösung (200 g Chlorkalk, 10 Liter Wasser, 140 g Natriumkarbonat, stets frisch bereitet), Natriumhypochlorid, Chloraminlösung 0,2 %ig

c) *Chinolinderivate und Akridinderivate:* Eucupin (Isomylhydrokuprein), Vuzin (Isophenylhydrokupreiol) $^1/_2$–1 %ige Lösung, Rivanol 2 %iges Pulver, $^1/_2$–2 %ige Lösung, Trypaflavin $^1/_2$–2 %ige Lösung

d) *Farbstoffmittel:* Pyoktanin, Methylviolett-Methylenblau

e) Perubalsam (antitoxische Wirkung), Halogenlösung (nach Albrecht), Harnstoff, Argentum nitr. 1 %ige Lösung, Kaliumpermanganat

f) Optochin gegen Pneumokokkenulzera der Hornhaut, Wasserstoffsuperoxyd, Ozon (O_3) gegen Anaerobier, Blattsilber

Reinigung des Operationsfeldes

Sie erfolgt im Vorbereitungsraum. Der Patient befindet sich auf dem Operationstisch. Das Operationsfeld wird mit einem sterilen Waschlappen 10 Minuten mit Seife und Wasser gewaschen. Dabei werden die Nabelgrube und die Körperfalten besonders gereinigt. Dann wird der gewaschene Bezirk mit einem sterilen Tuch abgedeckt. Im Operationssaal erfolgt nunmehr die weitere Reinigung: Mit einer sterilen Mullkompresse erneutes Abwaschen mit synthetischen Seifen (Rapidosept), Abwaschen mit Desinfizienzien, z. B. Jodersatzlösungen Dijozol, Merfen, und das Abdecken mit steriler Klebefolie.

Allgemeines über chirurgische Infektionen

Primäre Infektion: Direkte Keimverschmutzung (Kontaktinfektion) der Wunde. *Sekundäre Infektion:* Spätere Keimverschmutzung der Wunde. *Toxische Infektion:* Wundverschmutzung mit Giftstoffen. *Monoinfektion:* Infektion mit einem Erregerstamm. *Mischinfektion:* Infektion mit multiplen Erregerarten. *Virulenz:* Grad der Pathogenität der Erreger (Vermehrung, Toxinbildungsvermögen usw.). *Inkubation:* Klinischer Zeitraum von Infektion bis zur Erreichung der Virulenz, d. h. klinischer Manifestation der Erkrankung.

Der Wirkungsmechanismus der Bakterien basiert auf der Ekto- und Endotoxinfreisetzung. Der lebende Erreger produziert Ektotoxin, nach seinem Absterben werden Endotoxine freigesetzt. Das Ausmaß der Entzündung wird von der Toxizität der Erreger des Wundinfektes und der Abwehr des Organismus bestimmt. Die lokale Abwehr spielt sich in der Wunde, die allgemeine Abwehr im Gesamtorganismus, d. h. im RES ab. Sie kann spezifisch und unspezifisch verlaufen.

Anzeichen der Infektion sind alle typischen Entzündungszeichen wie Calor, Tumor, Dolor, Rubor und Functio laesa.

Verlaufsformen des Wundinfektes

a) *Sekundärheilung.* Die Wunde heilt unter Selbstreinigung aus.

b) *Abszeß.* Der abgeriegelte Infektionsherd schmilzt zu einem Abszeß ein.

c) *Phlegmone.* Gelingt der Wunde und dem Organismus diese Abwehr nicht, so schreitet die Infektion fort. Die Erreger werden in ihrer Ausbreitung durch die vom Körper aufgerichtete Barriere nicht aufgehalten, brechen in die Nachbarschaft ein und entwickeln eine diffuse Entzündung.

d) *Empyem.* Entsteht die Infektion in präformierten anatomischen Höhlen oder bricht sie darin ein, so sprechen wir von einem *Empyem.*

e) *Schwere allgemeine Infektionen, Sepsis und Endotoxinschock.* Alle über die Wunde hinausgehenden Infektionen stimulieren das RES und machen *Allgemeinerscheinungen.* Klinisch ist die *schwere Infektion* auch an der Mitbeteiligung von Lymph- und Blutbahnen erkennbar. Bei Fieberschüben mit Schüttelfrost und raschem Verfall des Allgemeinzustandes hat sich infolge Erregereinstroms in das Blut eine *Sepsis* entwickelt. (Staphylo-, Strepto-, Pneumo-, Meningokokken, Koli, Proteus, Pyozyaneus) (Endotoxinschock s. S. 50).

Lokale Symptome der Ausbreitung auf dem Lymphweg sind der rote Streifen, die Lymphangitis und die Lymphknotenschwellung. Die Ausbreitung auf dem Blutweg macht die Thrombophlebitis und metastatische Herde in Lunge, Leber, Knochen, Gehirn.

Allgemeine Symptome und Befunde sind Schüttelfrost und Fieber, allgemeines Krankheitsgefühl, Inappetenz, Tachypnoe, Dyspnoe, Milzschwellung Parenchymschäden der Niere, Leber und des Gehirns sowie pathologische Laborbefunde wie Eiweißmangel, Leukozytose und Anämie.

Unspezifische Infektionen

Furunkel, Karbunkel, Zellulitis, Lymphangitis und Lymphadenitis.

Furunkel (Abb. 2.1)

- Staphylokokkeninfizierte Haarwurzelnekrose bei lokaler und allgemeiner Abwehrschwäche.

(Diabetes, deshalb immer Urin- und Blutzucker!). Nach Durchbruch der Haarwurzelscheide erfolgt die Ausbreitung der Lokalnekrose.

Die *Behandlung* ist primär *konservativ* mit Rotlicht, feuchten Verbänden. Ist die Nekrose gelb, d. h. „reif" geworden, wird sie mit der Pinzette entnommen.

Cave: Ausdrücken der Nekrose!

Die *Exzision* des Furunkels ist angezeigt bei lokaler Ausbreitung oder konservativ nicht zur „Reife" zu bringender Nekrose.

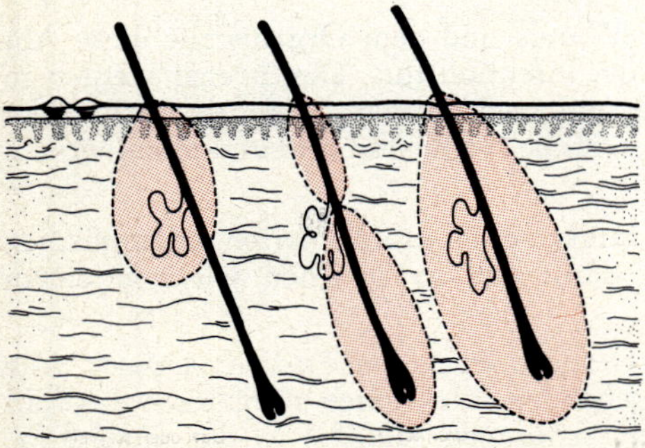

Abb. 2.1 **Stadien der Furunkelentstehung**

Grundsätzlich ist die *konservative Behandlung* anzustreben beim Gesichts-, insbesondere beim Oberlippenfurunkel. Hier besteht die Behandlung in Bettruhe, Antibiotikagabe (1 Mega Penicillin tgl.), Kauverbot (Trinkröhrchen)! Die Komplikationen des Gesichtsfurunkels sind ernst, sie bestehen in septischer bis zum Sinus venosus reichender Thrombose der Vena angularis und der Vena ophthalmica.

Die generalisierte Furunkelbildung *(Furunkulose)* beruht auf einer tiefgreifenden Abwehrschwäche des Organismus gegen Staphylokokken. Wir sehen sie auch bei mangelnder Körperflege, chronischer Follikulitis und häufig beim Diabetiker. Die Behandlung besteht im Vollbad mit Hexachlorophen zweimal täglich, in aseptischen Verbänden zur Vermeidung der Superinfektion und nach Austestung in der gezielten Antibiotikabehandlung sowie Gaben von Autovakzine.

Karbunkel (Abb. 2.2)

- Multiple, epifasziale Nekrosen, die von traumatisierter Follikulitis oder Furunkeln ausgehen und im subkutanen Gewebe konfluieren.

Hauptlokalisationen sind Nacken und Rücken, disponiert sind Diabetiker.

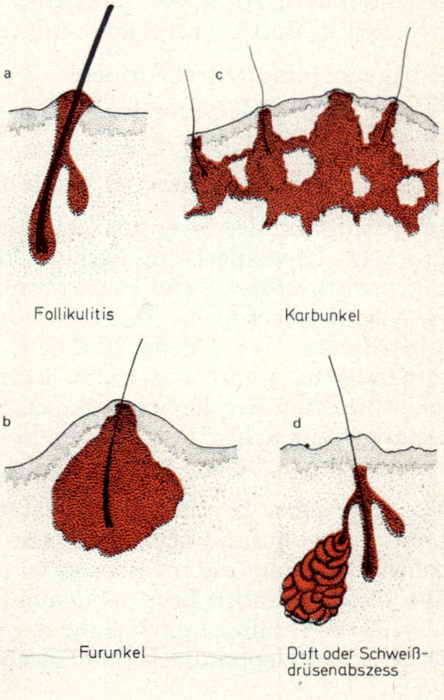

Abb. 2.2 Typische chirurgische **Infekte der Hautanhangsgebilde**

Die *Behandlung* besteht bei initialem Infiltrat im konservativen Therapieversuch: Einstellung des Diabetes, Antibiotikagaben, heiße Packungen oder Rotlichtbestrahlung, bei fortschreitendem Befund Hautspaltung bis auf die Faszie, Exzision aller Nekrosen bis auf die gesunde Faszie und später Transplantatdeckung der granulierenden Wunde.

Zellulitis, Lymphangitis, Lymphadenitis

- Vorwiegend durch Staphylokokken und Streptokokken hervorgerufene Infektion der Lymphspalten, Lymphbahnen und Lymphknoten.

Ausgangspunkte sind subkutane Wundinfektionen mit Anaerobiern und Aerobiern. *Symptome* sind Rötung im Verlauf der Lymphbahnen, Vergrößerung der Lymphknoten und deren spätere Einschmelzung. Die *Behandlung* besteht in der Eröffnung des Ausgangsherdes, der Ruhigstellung der Gliedmaße, dem Aufgeben feuchter Verbände (Rivanollösung 1 : 1000, NaCl-Lösung oder H_2O_2) auf den Ausgangsherd, die Lymphangitis und Lymphadenitis. Bei Fieber und Schüttelfrost Bettruhe und nach Keimtestung gezielte Antibiotika- und Sulfonamidgaben.

Erysipel, Wund- oder Gesichtsrose

- Besondere Form der Zellulitis, der Lymphangitis und Lymphadenitis durch Streptokokkeninfektion.

Sie begegnet uns in drei Formen:

mit Rötung (E. rubeosum)
mit Blasenbildung (E. bullosum)
mit Nekrosenbildung (E. gangraenosum)

Eintrittspforten des Streptokokkus sind Mundrhagaden oder Narbenaufbrüche. Disponiert sind kachektische oder geschwächte Individuen. *Allgemeinsymptome* sind Fieber, Schüttelfrost und hochgradig gestörtes Allgemeinbefinden; beim Gesichtserysipel (Schmetterlingsform) Kopfschmerz, Somnolenz und Delir. *Lokale* Anzeichen sind die schmerzhafte, scharf begrenzte, flammende Rötung. Als *Komplikationen* fürchten wir die Streptokokkensepsis, die Endokarditis und die Rezidivneigung. Die *Behandlung* besteht in Bettruhe, feuchten Umschlägen und Gabe von 1 Mega Penicillin tgl.

Das *gangränöse* Erysipel muß operativ bis auf die Faszie — und bei subfaszialem Befund auch die Faszie selbst — gespalten werden. Anschließend erfolgt die Instillation von getesteten Antibiotikalösungen. Zum *rezidivierenden* Erysipel disponiert ist besonders die Elephantiasis. Hieraus resultiert die Gefahr der Ausbildung eines Circulus vitiosus zwischen Elephantiasis und Erysipel.

Tabelle 2.2 **Wirkungsspektren der Sulfonamide und verschiedener Antibiotika**

		Sulfonamide	Penicilline	Ampicillin	Streptomycine	Tetracycline	Chloramphenicol	Zephalosporine	Gentamycin	Polymyxin B + E (Colistin)	Erythromycin-Gruppe
große Viren		□	□	□	□	■	■	□	□	□	░
Rickettsien		□	□	□	□	■	■	□	□	□	░
gramnegative Bakterien	Klebsiella pneumoniae	░	□	□	■	■	■	□	░	■	□
	Shigellen	■	□	░	■	■	■	░	■	■	□
	Salmonellen	□	□	■	░	░	■	░	■	░	□
	Proteus vulgaris	■	□	■	■	□	■	■	░	□	□
	Pseudomonas aeruginosa (pyocyaneus)	□	□	□	□	░	□	□	░	■	□
	Escherichia coli	■	□	░	■	■	■	■	░	■	□
	Aerobacter aerogenes	□	□	□	■	■	■	░	■	■	□
	Bruzellen	□	□	□	■	■	■	■	■	░	□
	Bord. pertussis Haemophilus influenzae	□	□	■	░	■	■	■	░	░	■
gramnegative Kokken	Neisseria meningitidis	■	■	░	░	■	■	■	░	□	■
	Neisseria gonorrhoeae	░	■	░	■	■	■	■	■	□	■
grampositive Kokken	Staphylococcus aureus et albus (penicillin-sensibel)	□	■	■	□	■	■	■	░	□	■
	Staphylococcus aureus et albus (penicillin-resistent)	□	□	□	□	■	■	■	░	□	■
	Streptococcus faecalis	□	░	■	□	■	■	░	░	□	░
	Streptococcus pyogenes	■	■	■	□	■	■	■	░	□	■
	Diplococcus pneumoniae	■	■	■	□	■	■	■	░	□	■
grampositive Bakterien	Corynebacterium diphtheriae	□	■	■	□	■	░	■	■	□	■
	Clostridien	□	■	░	□	■	░	■	░	□	■
	Aktinomyceten	■	■	░	□	■	■	■	□	□	■
Spirochäten	Treponema pallidum	□	■	░	□	■	□	■	□	□	□
Mykobakterien	Mycobacterium tuberculosis	□	□	□	■	□	□	□	□	□	□

■ sehr gute Wirkung ░ gute Wirkung □ keine Wirkung

Tabelle 2.3 **Nebenerscheinungen bei Antibiotika- und Sulfonamidbehandlung**

Pilzerkrankungen (Soor): Glossitis, Pharyngitis, Ösophagitis, Enterokolitis, Proktitis, Vaginitis, Tracheobronchitis
Überwucherung von Pyocyaneus und Proteus (Stomatitis, Zystitis)
Pharyngitis infolge Haemophilus influenzae
Superinfektion von *Staphylokokkus aureus* (nach Tetracyclin und Penicillinen) Lokalisation: Enterokolitis mit 3 Schweregraden
Behandlung: Antibiotika absetzen, nur noch Erythromycin 2 g/die geben, ferner penicillinaseresistentes Methicillin und Cloxacillin. Infusionen mit Elektrolytersatz bis zu 8 l am Tage
Vitaminmangelerkrankungen (Stomatitis, Glossitis)
Therapie: Parenterale Gaben von Vitamin B
Allergie gegen Antibiotika (5–10 % aller Menschen), vor allem gegen Penicillin
Hinweise ergibt die Anamnese
Symptome sind: anaphylaktischer Schock, Hirnödem, Diapedeseblutung, Hautexantheme, Periarteriitis nodosa, Agranulozytose
Bei Schock wird Penicillinase 800 000 E i.m. oder i.v. (Penicillinase Riker) gegeben, ferner Hydrocortison 250 mg i.v. Bei Kollaps Adrenalin ½ mg i.v., Noradrenalin im Tropf 10 mg/500 ml i.v. und Antihistaminika
Drug fever
Toxische Schäden
Neuritis: Streptomycin, Neomycin, Polymyxin, Kanamycin
Nephrotoxisch: Viomycin, Neomycin, Polymyxin, Bacitracin, Streptomycin, Kanamycin, Sulfonamide und Gentamycin
Hämolyse: Polymyxin, Thyrotricin
Lebertoxisch: Tetracyclin, Viomycin
Knochenmarkschädigend: Chloramphenicol, Sulfonamide
Vestibularis- und *Akustikusatrophie* (nur bei langdauernder Anwendung von Streptomycin, Gentamycin)
Kardiovaskulärer Kollaps (nach Langzeitanwendung von Chloramphenicol) bei Lebergeschädigten

Spezifische chirurgische Wundinfektionen

Pyozyaneusinfektion (Erreger: Pseudomonas aeruginosa)

- Postoperativ häufige Wundinfektion mit typischer Blaugrünfärbung des Verbandes.

Tabellle 2.4 **Chirurgische Komplikationen der Kortisontherapie (gleichzeitig Kontraindikationen)**

Thrombose	
Diabetes	
Ulcus ventriculi	(mit freier Perforation, dabei Fehlen jeglicher Allgemeinreaktionen)
Ulcus duodeni	
Ulcus intestini	
Osteoporose (pathologische Frakturen)	
Intoleranz von Unfall- und Operationsschock (relativer Addisonismus)	
Erhöhte Infektionsneigung (vor allem bei intraartikulären Injektionen und bei Pilzinfekten)	

Die *Symptome* sind charakteristisch: Die Wunde entleert wäßriges Sekret, das den Verbandsstoff türkisblau anfärbt. Es entsteht ein süßlicher Wundgeruch. Dabei ist die Granulationsbildung nicht beeinträchtigt. Die *Behandlung* besteht in Gaben von Polymyxin B, Gentamycin (Refobacin) oder Colistin.

Rotlauf (Erysipeloid) (Erysipelothrix rhusiopathiae)

- Auf Infekt beruhende, erysipelähnliche, schmerzhafte, bläulichrötliche Schwellung der Finger, Hände und angrenzenden Gelenke.

Die *Entstehung* basiert auf einer Kontaktverletzung mit Rotlauferregern. Diese finden sich in vergehendem tierischen Eiweiß (Fleisch, Fisch). Der gefährdete Personenkreis sind Hausfrauen, Fischer, Abdecker, Tierärzte, Metzger, Köche. Die Inkubationszeit beträgt 1 bis 7 Tage. Die *Symptome* sind eine relativ scharf begrenzte Rötung und Schwellung proximal der Verletzung. Die Gelenke sind schmerzhaft und geschwollen, und es kann zu leichtem Fieber mit Krankheitsgefühl kommen. Die regionären Lymphknoten schwellen erst nach einem Intervall an. *Komplikationen* sind die Konjunktivitis und selten die Endokarditis.

Die *Behandlung* besteht in Wunderöffnung und lokalem Aufgeben von Rivanol- oder Sulfonamidverbänden sowie der Ruhigstellung der Gliedmaße und Gabe von Rotlaufserum und Tetracyclinen (2 g tgl.).

Anthrax (Milzbrand) (Bacillus anthracis)

- Vom Haustier auf Menschen übertragene, hochakute Infektion von Haut, Lungen oder Darm, die unbehandelt in 20 % der Fälle tödlich verläuft.

Der gefährdete Personenkreis sind Fleischer, Tierhalter, Abdecker. Der Erreger findet sich bei Rind, Ziege, Pferd und Schwein. Als Eintrittspforten kommen Wunden, die Luft- und Verdauungswege, seltener Insektenstiche in Frage.

Manifestationsorte der Erkrankung sind bei direkter Kontaktinfektion die Haut, bei Inhalation der Sporen die Lunge und beim Essen erregerhaltigen Fleisches die Darmschleimhaut.

Symptome sind die typische Milzbrandpustel, die juckt und ein zentrales Bläschen hat, das in wenigen Tagen eintrocknet und dann dunkel bis schwarz wird. Um diese Nekrose herum bildet sich ein roter Kranz kleiner Bläschen. Bald entwickelt sich eine Lymphangitis und Lymphadenitis. Nach 14 Tagen ist die Spontanheilung möglich. Durchbricht jedoch der Infekt den Sperriegel der Lymphadenitis, so generalisiert sich die Erkrankung in die Parenchyme unter den Anzeichen einer Septikopyämie. Die Letalität beträgt dann 50 bis 80 %.

Die *Diagnose* läßt sich mit Nachweis der Erreger durch Abstrich aus dem Bläschenkranz stellen.

Die *Behandlung* besteht in Ruhigstellung, Salbenverbänden, Verhütung von Juckdefekten und anderen mechanischen Irritationen sowie in der Gabe von Penicillin in Dosen von 5—10 Mega tgl. oder Tetracyclin 3 g tgl. über 7 Tage.

Aktinomykose (Strahlenpilzerkrankung)

- Vom Mund ausgehende, sich in den Gewebsspalten ausbreitende, oft unaufhaltsame Strahlenpilzinfektion von Haut, Lunge, Darm oder Knochen.

Der Erreger ist der Actinomyces Wolff-Israel. Er kommt ubiquitär in der Mundhöhle vor. Wenn er veränderte Lebensbedingungen antrifft und sich auf ihn eine pathogene Bakterienflora aufpfropft, z. B. bei Eintritt in mischinfizierte Wundtaschen, wird er pathogen.

Symptome sind brettharte, hochrote oder livid verfärbte Infiltrate in der Kutis ohne Beteiligung des regionären Lymphsystems. Dann folgt der Aufbruch und die Fistelung der Abszesse, der gelbe Eiter ist mit grünen Körnchen durchsetzt. Hierin sind unter dem Mikroskop Drusen erkennbar. Die Ausbreitung erfolgt nicht in Blut- und Lymphbahnen, sondern intrakutan in Gewebsspalten.

Bevorzugte *Lokalisation* sind der Halsbereich (zervikofasziale Form), die Thoraxwand (Durchwanderung aus der Lunge) und der rechte Unterbauch (abdominelle Form). Hier entstehen meist Zökumfisteln, vor allem nach fehlindizierter Appendektomie.

Als *Komplikationen* erkennen wir das Aufsteigen der zervikofaszialen Infektion zu den Meningen und das Absteigen ins Mediastinum. Der thorakale Infekt kann Hilustumoren und Rippenherde machen. Der abdominelle Infekt kann auf portalem Wege zu Leberabszessen führen.

Die *Behandlung* besteht in der kombinierten Dauermedikation mit Dosen von Penicillin (3—4 Mega tgl.) oder Tetracyclinen (2 g tgl.) und Sulfonamiden bis 12 Monate, in der Spaltung oberflächlicher Infiltrate sowie der Röntgen-Entzündungsbestrahlung und Gabe von Jodkali 2—3 Teelöffel (10 % Lösung). Die Effektivität dieser Behandlung ist zweifelhaft.

Gasbildende Infektionen

a) *Nicht maligne Form*

- Durch fäulnis- und gasbildende, epifaszial lokalisierte, nicht tödlich verlaufende Infektion mit fakultativen oder obligaten Anaerobiern (Bacillus sporogenes, Streptococcus anaerobius und putridicus sowie Mischinfekte mit Proteus und E. coli).

Der *klinische Befund* der putriden Phlegmone ist charakteristisch: bräunliche Nekrosen im subkutanen Gewebe mit relativ trockenen Herden und fehlender Eiterbildung. Aus den Nekrosen entleeren sich kleine Gasbläschen. Typisch ist die epifasziale Lage der Herde, der süßlich-faulige Geruch und das Fehlen entzündlicher Abriegelungsgrenzen. Die Allgemeinreaktion des Organismus ist spärlich. Zu echten Krankheitserscheinungen kommt es nur bei ausgedehnten Formen. Differentialdiagnose: Gasbrand.

Die *Behandlung* besteht in der breiten Spaltung der Phlegmone, dem Herauspräparieren der Nekrosen, dem Einbringen von Sauerstoff (H_2O_2-getränkte Mullstreifen) und der Abschirmung des Organismus mit Sulfonamiden und getesteten Antibiotika.

b) *maligne Form*

(Gasbrand, Gasödem, Gasgangrän, malignes Ödem)

- Rasant und meist tödlich verlaufende, meist subfaszial lokalisierte Infektion durch obligate Anaerobier:

1. Clostridium perfringens (Fraenkel-Welch)
2. Clostridium Novyi (Bazillus oedematicus)
3. Clostridium septicum (Pararauschbrand, Vibrion septique, Pasteur)
4. Clostridium gigas (-haemolyticum)
5. Clostridium histolyticum

Diese Erreger kommen im Erdreich, vor allem im Straßenstaub vor. Zur Gasbrandbildung *disponierte Wunden* sind: Kontaktwunden mit Erdreich und Straßenstaub, Wunden mit Gewebstaschen und Nekrosen, mangeldurchblutetes Gewebe und Wunden, die primär nicht versorgt, d. h. exzidiert wurden oder solche, die infolge tiefer Zerstörung von Muskeln, Knochen usw. nicht total exzidiert werden konnten.

Charakteristisch ist das Erregerverhalten: Es kommt zur raschen Virulenzzunahme. Die Ekto- und Endotoxine wirken gewebsauflösend und gasbildend und schaffen mit neuen anaeroben Gewebsbezirken günstige Voraussetzungen für Infektionsausbreitung. Bereits 6 Stunden nach eingetretener Virulenz ist das Allgemeinbefinden gestört (Tachykardie, Fieber) und die Wunde auffallend schmerzhaft. Sie zeigt blaß-livide Ränder, der Wundgrund erscheint trocken und zundrig. Die Farbe der sichtbaren Muskulatur entspricht der des „gekochten Schinkens". Bei Druck auf das Nachbargewebe treten aus der Muskulatur kleine Gasbläschen aus. Das Beklopfen der Wunde ergibt das charakteristische Knistern zerplatzender Gasbläschen. Allmählich stellt sich ein schwerer Schockzustand ein. Im Röntgenbild „gefiederte" Muskulatur.

Differentialdiagnose: Epifasziale Gasphlegmone, Gasabszeß, hämolytische Phlegmone, putrider Infekt.

Die *Behandlung* besteht in Längsspaltung von Haut, Muskel und Faszie in weiter Ausdehnung, Drainage mit Perfusion (H_2O_2 und Antibiotika), Offenlassen der Wunden!, Exzision gangränöser Gewebspartien und Behandlung in der hyperbaren Kammer. Parenteral hochdosiert Antibiotika und Sulfonamide (Reverin 3 × tgl. 275 mg i. v. oder 100 Mega Penicillin/24 h, Dosulfin, Gantrisin-Bepanthen etwa 3 g tgl.), 60 000 E Antitoxin am 1. Tag, ab 2. Tag 30 000 E tgl. i. v. Dazu Tetanusprophylaxe (vgl. S. 7). Bei Fortschreiten: *offene* Amputation.

Tetanuserkrankung (Intoxikation)

- Durch Neurotoxine des Tetanusbazillus hervorgerufene Lähmung der Vorderhörner, die mehr oder weniger rasch zu Krämpfen aller Körpermuskeln führt.

Erreger ist der Tetanusbazillus (Clostridium tetani), ein obligater Anaerobier (Stäbchen mit Sporen), der außerordentlich widerstandsfähig ist. Er besiedelt den Darm als harmloser Erreger und wird mit dem Kot in Garten-, Feld- und Wiesenerde sowie Straßenstaub verbreitet. Kulturerde ist bis zu 40 % tetanusverseucht. Holz und verfaulendes Holz begünstigen die Lebensbedingungen des Erregers. Auf eine Million Verletzter kommen 15 Fälle von Tetanuserkrankungen. Die *Letalität* liegt auch heute noch bei 50 %.

Gefährdete Wunden sind nicht ordnungsgemäß versorgte Wunden (s. S. 7) und zerfetzte Gewebe, die mit den oben beschriebenen Medien verschmutzt sind. Die Mischinfektion mit Aerobiern begünstigt das anaerobe Milieu. Die Keime selbst bleiben im Wundbereich liegen. Ihre Ektotoxine aszendieren von den Nervenendplatten durch die Achsenzylinder oder Nervenscheiden oder auf dem Lymph- oder Blutweg zu den motorischen Ganglien des Rückenmarkes und der Medulla oblongata. Das Toxin blockiert alle an die Vorderhornzellen gelangenden hemmenden Impulse. Folgeerscheinung sind die tonische Starre und erhöhte Krampfbereitschaft. Bei Reizen wie Licht, Geräusch, Wärme bzw. Kälteeinflüssen kommt es zum klonischen Krampf. Die Krampflähmung steigt kranio-kaudal ab. Die *Inkubationszeit* beträgt 7 bis 14 Tage. Kürzere und längere Extreme sind möglich.

Sonderformen sind der seltene, *lokale* Tetanus, ferner der ebenfalls seltene *Spättetanus* mit einer Inkubationszeit von 8 Monaten.

Symptome

Der Tetanusinfekt beginnt mit Kopfschmerz, Schwindel, Schwitzen, Schlaflosigkeit, Muskelschmerz, Risus sardonicus (Grinsen), Trismus, Nacken-, Extremitäten- und Rückenkrämpfen mit Übergang auf den Gesamtkörper und schließlich auch auf die Zwerchfellmuskulatur; Pyramidenbahnreflexe (Babinski) sind immer positiv; Hyperhidrosis, Hyperthermie nur bei schwerem Tetanus vorhanden. Im Krampf: Hypoxie mit Azidose.

Differentialdiagnostisch ist an dentale und orale Infekte, zerebrale Krämpfe, Lyssa und Strychninvergiftung zu denken.

Schweregrade und Indikation. Wir kennen 3 Schweregrade:

1. Die *leichteste Form*, die keine oder nur flüchtige Krämpfe zeigt. Hier genügt die Sedierung, Tetanusimpfung und Hyperimmunglobulin-Behandlung.
2. Die *mittelschwere Form:* Bei ihr bestehen ein Trismus, wenig ausgeprägte Schluckstörungen und nicht sehr schwere, aber generalisierte Krämpfe. Die natürliche Nahrungsaufnahme ist noch möglich. Eine Temperaturerhöhung besteht nicht, Intubation oder Kurarisierung sind nicht notwendig. Sedierung und Immunisierung wie bei der leichten Form.
3. Die *schwere Form* geht mit Fieber bis zu 42 °C, Schweißausbrüchen, generalisierten Spasmen, Kreislaufgefährdung, Dyspnoe einher. Sie erfordert neben der Immunisierung die Tracheotomie oder Intubation, Kurarisierung bei maschineller Beatmung, allgemeine Hypothermie, Nahrungszufuhr intravenös und durch Magensonde, Thromboseprophylaxe und u. U. Dauernarkose.

Als *Komplikationen* fürchten wir Pneumonie und Herzversagen.

Behandlungsziele sind:

a) die Eliminierung der endotoxinproduzierenden Erreger mit Exzision der Wunde,
b) die Bindung der zirkulierenden, noch nicht fixierten Endotoxine mit der Hyperimmunglobulin- und Serumbehandlung,

c) die Krampfprophylaxe und -kupierung mit Sedierung, Kurarisierung und Narkose,
d) die Prophylaxe der Atem- und Kreislaufkomplikationen mit Ausgleich der metabolischen und respiratorischen Azidose,
e) die Thromboseprophylaxe und
f) die allgemeine Infektprophylaxe mit 3 × tgl. 1 Mega Penicillin.

Die *Immunbehandlung* besteht

1. in der primären Tetanushyperimmunglobulingabe von 10 000 E, in den folgenden Tagen je 3000 E bis zu einer Gesamtmenge von 35 000 E.
2. Ob dazu noch Toxoid (abgeschwächte Toxine) 4–5mal 0,5 ml s. c. in 48 Stunden gegeben werden sollen, wird unterschiedlich beurteilt. Die Abwehr des Körpers ist schon durch die Infektion stimuliert.

Die *Krampfprophylaxe und -kupierung* wird mit Betäubungs- und Sedierungsmitteln im Wechsel durchgeführt (Luminal, Valium, Librium, lytischer Cocktail: Chlorpromazin 25 mg — Megaphen, Promethazin 25 mg — Atosil, Dolantin 50 mg dreistündlich 1 ml. Bei erhöhter Krampfbereitschaft ist die intravenöse Trapanal- oder Evipangabe im Tropf notwendig. Andernfalls ist die Dauerkurarisierung vorzuziehen. Voraussetzung hierfür ist die *Tracheotomie* mit Dauerintubation und ständiger Bronchialtoilette. Die Bronchialtoilette erfolgt in halbstündlichen Abständen. Kreislaufmittel und Antibiotika dienen der Pneumonieprophylaxe. Die Vollkurarisierung erfordert die Mastdarm- und Blasenkontrolle. Zur Erzielung der Hypothermie wird die Temperatur auf 36 °C gesenkt. Die eiweißreiche Magenschlauch- und Parenteralernährung (3000–4000 Kal tgl.) hat die Krampf-Verluste von Schweiß und Glykogen (3000 ml) sowie die Azidose zu berücksichtigen. Kortisongaben (Prednison 1 mg/kg/die) können die Toxinwirkung auf die Nervenzellen dämpfen. Die Thromboseprophylaxe richtet sich nach den Quickwerten.

Die *Prognose* hängt ab von der Inkubationszeit — je kürzer desto maligner —, ferner von der Schwere der Krämpfe und der vegetativen Allgemeinsymptome. Überlebt der Patient den 5. Tag, verbessern sich die Heilungschancen.

Lyssa (Tollwut)

- Durch Speichel- und Wundsekrete übertragbare Virusinfektion des Menschen und Säugetieres, die über eine Schädigung des ZNS zu Totalparese und Exitus letalis führt.

Das Tollwutvirus wird von Fuchs, Dachs, Katze, Hund und anderen streunenden Tieren, besonders auch durch Nagetiere (Eichhörnchen,

Ratten, Mäuse), beim Biß mit dem infizierten Speichel auf den Menschen übertragen. Die Wunde ist bis zum Ausbruch der Erkrankung unauffällig. Die Inkubationszeit liegt bei 30—50 Tagen. Ist die Krankheit manifest, was am Schmerz der bereits verheilten Wunde, an der Wesensveränderung des Kranken mit Reizbarkeit, Depression, Speichelfluß und Schluckstörungen erkennbar ist, kommt die Behandlung meist zu spät. Allein die im Anschluß an die Kontamination durchgeführte Prophylaxe kann die Krankheit ausheilen. Die *Indikation zur Präventivbehandlung* stützt sich auf die Annahmediagnose, sie ist begründet in der Charakteristik des beißenden Tieres: Streunendes Wesen, Reizbarkeit, Speichelfluß, abnorme Verhaltensweise, partielle Lähmungen und schließlich nach dem Töten des Tieres der Nachweis der Negrikörper im Gehirn oder der positive Fluoreszenztest im Hirnquetschpräparat.

Die *präventive Behandlung* besteht im Auswaschen der Wunde mit Merfen und H_2O_2, ferner der sofortigen Wundversorgung mit weitgreifender Exzision ohne Naht und der aktiven Immunisierung mit Lyssaserum. Die Impfkomplikationsrate liegt bei 1 : 5000.

Tuberkulose

- Spezifischer, generalisierter Infekt mit dem Koch-Tuberkelbakterium.

Primär ist die Tuberkulose eine Domäne der medikamentösen internen Rotationstherapie mit Streptomycin, INH und PAS usw. (s. S. 385). Nur lokalisierte Zerstörungen machen chirurgische Intervention erforderlich. Als solche kennen wir Lymphknoten, Kavernen in Lunge und Niere, die Osteomyelitis, verkäsende Nekrosen in Gelenken, Hoden und Nebenhoden, das Hygrom in den Sehnenscheiden, Ulzera und Geschwüre sowie tumoröse Stenosen im Darm (vgl. S. 385).

3. Schock

Geschichte des Schocks

1743 wurde die erste Symptombeschreibung eines Schocks durch Ledran gegeben: Hypotone, kalte, nasse Tachykardie. Theorien waren der Vagusreflex (Goltz) und die durch toxische Stoffe der Histaminreihe entstandene Vasomotorenlähmung (Fischer und Crile).

1919 wurde die Rolle der Verminderung der zirkulierenden Blutmenge erkannt. Sie komplettierte die bis dahin als Gesamtursache angenommenen Einzelphänomene zur heutigen

Schockinterpretation

- *Kreislaufreaktion* auf eine den Organismus treffende Schädigung mit defizitärer Gewebsperfusion als Folge eines durch absoluten oder relativen Blut- und Flüssigkeitsverlust herabgesetzten Herz-Zeit-Volumens.

Als *Kollaps* (Vasomotorenkollaps) bezeichnen wir ein

- temporäres, isoliertes Kreislaufversagen, das bei flüchtigem Verlauf nicht unbedingt mit einem Schock einhergehen muß.

Der Kollaps ist meist neuroplegischer Natur (Ganglienblocker, Antihypertonika, Sympathikolytika) oder orthostatisch bedingt.

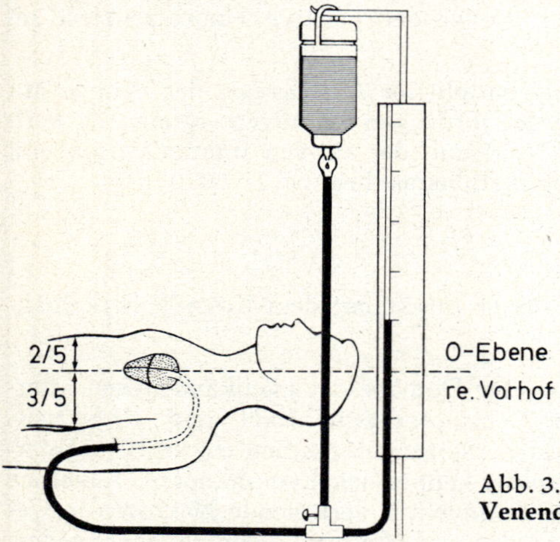

Abb. 3.1 **Messung des zentralen Venendrucks**

Technik: Mit Infusionsflüssigkeit gefüllten, mit T-Stück armierten, langen Venenkatheter durch (Ellbeugen) Vene in obere Hohlvene an Vorhof legen.
Normvolumen: + 6 bis + 12 cm H_2O

Mangelvolumen:	(bis 20 %)	unter 6 cm H_2O
	(bis 40 %)	unter 3 cm
Überfüllung:		über 15 cm

Wesentlich ist Verlaufskurve

Fehlerquellen: Abdominelle Druckerhöhung (Meteorismus, Darmparalyse, Aszites), pulmonale Stauung (Vasokonstriktion, Asthma, mechanische Beatmung).

Die *allgemeinen Symptome* des Schocks sind: Abfall (selten vorübergehend Anstieg) von arteriellem und zentralvenösem Blutdruck, Pulsanstieg, verminderter Kapillarpuls (Nagelbett), Schweißausbruch, kalte, nasse, weiße Haut, Kältegefühl, Tachypnoe, Übelkeit, Erbrechen, Durstgefühl, gestörtes Sensorium, abgeschwächte Reflexe, Oligurie.

Schockformen

Volumenverlust

Hämorrhagie:
Mit Blutverlust einhergehendes Trauma
Offene und geschlossene Gefäßverletzungen
Knochenbrüche
Herzverletzungen
Arrosionsblutungen
Gastro-intestinale Blutungen
Extrauterine Blutung

Flüssigkeitsverlust
Verbrennung
Enterokolitis
Magen-Darm-Fisteln
Pankreatitis
Peritonitis
Paralytischer Ileus
} Erbrechen, Durchfall, Sonde

Volumenverschiebung (Sequestration)

Primär

Akute Thrombose (Phlegmasia)
Septischer Schock (gramnegative Erreger)
Anaphylaktischer Schock (Serumkrankheit, Urtikaria, Insektenstich, Medikament)
Neurogener Schock (Intoxikationen, Schädel-, Hirn- und Spinaltraumen, Meningitiden)
Neuroreflektorisch (inkarzerierte Hernien, Strangulationen, mechanischer Ileus, Ergüsse, Peritonitis, Pleuritis, Pankreatitis, Stumpfes Bauchtrauma)

Sekundär

Kardiovaskulärer Schock (Herzinfarkt, Herzinsuffizienz, Endokarditis, Myokarditis, Herzbeuteltamponade, Lungenembolie)
Endokriner Schock (Thyreotoxikose, Diabetes, Koma, Parathyreotoxikose, akuter Addison)

Pathophysiologie des Schocks

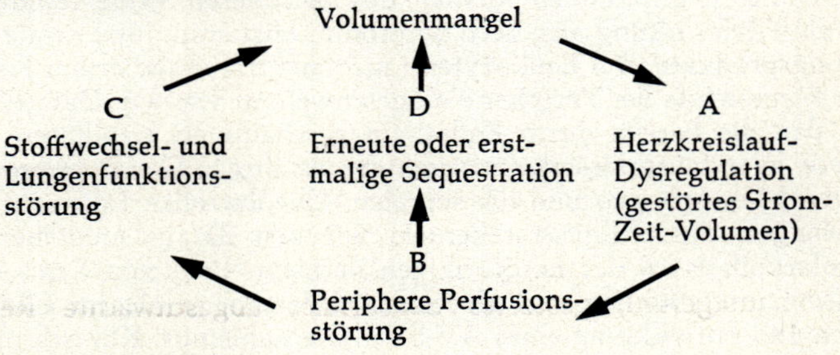

Stadium I (weiß)

1. Verminderter Rückstrom zum Herzen
2. Vermindertes Herzminutenvolumen
3. Kompensatorische periphere Vasokonstriktion (sympathikoadrenale Stimulation)
4. Anstieg des peripheren Widerstands

Stadium II (zyanotisch)

1. Mikrozirkulationsstörung
2. Kapillare Mikrothrombosierung
3. Verbrauchskoagulopathie
4. Blutungsdiathese
5. Organ- und Gewebshypoxie

Stadium III (grau)

1. Gestörter anaerober Stoffwechsel: KH (anaerobe Glykolyse) Eiweißabbau (Ammoniak und Reststickstoffanstieg), Fettstoffwechselstörung (Ketonkörper)
2. Brenztraubensäure- und Laktatstau
3. Alveolarkollaps der Lunge, herdförmige Pneumonie, gestörte Arterialisation, respiratorische Azidose
4. A.T.P.-Produktionshemmung
5. Zellödem und Membranruptur
6. Negative Katecholaminwirkung
7. Gefäßparalyse (wirkt als Volumenschwamm)

Finalstadium

1. Postkapilläre Venolenkonstriktion
2. Sequestration in viszerale und andere Kapillargebiete

Organveränderungen im Schock

Schocklunge

Die Lunge besitzt infolge ihrer empfindlichen stoffwechselaktiven Strukturen eine Filtrierfähigkeit für Toxine. Bei Schädigung dieser Strukturen durch die vasokonstriktorische Perfusionsstörung — auch hier manifestiert sich der Anstieg des peripheren Widerstandes — fällt die Filterwirkung aus. Fett, Serotonin, Histamin, intravasale Gerinnungsprodukte und Leukozyten (auch aus transfundiertem Frischblut) können aus der Peripherie eingeschwemmt werden. Daraus folgert, daß die bereits durch Endotoxin geschädigten Kapillaren eine weitere Wanddurchlässigkeitssteigerung erfahren. Die stoffwechselaktiven Makrophagen und die septalen Alveolarzellen fallen infolge O_2-Mangels aus. Klinisch erkennen wir den daraus entstehenden Alveolarkollaps an der herdförmigen fleckigen Pneumonie mit Atelektasen, interstitiellen und alveolären Ödemen, gestörtem Gasaustausch und Entwicklung eines AV-Shuntmechanismus. Klinisch manifestiert sich dies in den ersten 24 Stunden im PO_2-Abfall auf 70 mm Hg, später auf 40—50 mm Hg, während der PCO_2-Anstieg erst im Endstadium eintritt. Die Störung der alveolären Ventilation ist also ein sekundäres Phänomen.

Die *Behandlung* dieser meist respiratorischen Ateminsuffizienz besteht neben der allgemeinen und kausalen Schocktherapie in der Tracheotomie und der volumengesteuerten Respiratorbeatmung mit O_2-reichem Gasgemisch.

Leber

In der Leber kommt es zu einer kapillarbedingten hypoxischen zentrolobulären Parenchymschädigung mit deutlichem Anstieg des Serum-GPT infolge zentrolobulärer Verfettung und Nekrose. Die Entgiftungsfunktion des RES fällt aus.

Niere

In der Niere sinkt infolge der Kontraktion der Vasa afferentia der glomeruläre Filtrationsdruck. Die präglomerulären Arteriolen erfahren eine selektive Endotoxinschädigung. Hinzu kommt ein ischämischer Tubulusschaden (Nekrosen), Oligurie und Anurie sind die Folgen. Objektivierbar ist die Nierensperre am Diuresetest: 100—200 ml 10 %ige Mannitlösung (20 min) i. v. bringen die Sekretion nicht mehr in Gang. Weiteren Aufschluß kann die Osmolarität in Plasma und Urin geben.

Herz

Die Ursachen der schockbedingten Herzinsuffizienz sind Strukturschäden des Myokards infolge der forcierten Kontraktion bei ungenügender Füllung. Wir erkennen die Herzmuskelreaktion am gestörten Enzymmuster. Hauptursache der Herzinsuffizienz ist die nutzlose Mehrarbeit infolge peripherer Kurzschlüsse; ferner die respiratorische Mehrarbeit, der fieberbedingte erhöhte O_2-Bedarf der Peripherie. Beim *hyperdynamen Schock* ist das Herzminutenvolumen dreimal höher als normal. Trotz hoher venöser O_2-Sättigung wird — wie die Azidose beweist — wegen der AV-Shunts (niedriger peripherer Widerstand) der O_2-Bedarf nicht ausreichend gedeckt. Unser *Therapieziel* muß es sein, das Gleichgewicht von zentraler und peripherer Gefäßfüllung wieder herzustellen, einmal durch Steigerung der Herzleistung mit Volumenzufuhr und Strophanthingaben, zum anderen durch die Senkung des O_2-Bedarfs mit Infektbekämpfung und Respiratorbehandlung.

Gerinnungssystem

Aus traumatisiertem oder toxisch geschädigtem Gewebe stammende gerinnungsaktive Substanzen erhöhen das Gerinnungspotential. Hinzu kommt die Verlangsamung des Kapillarstroms. Die Folge davon ist die intravasale Mikrothrombenbildung im Kapillarbereich. Sie absorbiert die Gerinnungsfaktoren und Thrombozyten und verursacht so die Ausbildung einer Verbrauchskoagulopathie mit erhöhter allgemeiner Blutungsneigung. *Diagnostisch* ist sie mit der Gerinnungsanalyse und Messung der Thrombozytenanzahl erfaßbar. Dabei ist ein wechselhaftes Verhalten der Gerinnungswerte typisch. Die *Behandlung* erfolgt mit Heparindauerinfusion: 5000—10 000 E initial, später 20 000—30 000 E/24 Std. Nach Heparingabe Fibrinogen (2 bis 4 g), evtl. Frischblut, Cohnfraktion I und Trasylol.

Der Säure-Basen-Haushalt

Aus den sauerstoffverarmten Geweben gelangen die Säuren, Brenztrauben- und Milchsäure, in das Serum: Laktatstau. Dies ist am Standard-Bikarbonatschwund ablesbar. Das Standard-Bikarbonat muß im arteriellen oder zentralvenösen Blut bestimmt werden. Im septischen Schock entwickelt sich die Azidose gewöhnlich erst in der 2. Phase, da sie bei diesem Schock anfangs noch respiratorisch kompensiert wird.

Schockdiagnostik (Tab. 3.1)

Einfach ist die Messung der Hauttemperaturwerte. An der Planta pedis gemessene Werte unter 27 ° sind prognostisch ungünstig. Die Zehentemperatur korreliert signifikant mit dem Herzminutenvolumen (*Lundgard-Hansen*). Die arteriell-venöse Hämatokritdifferenz erlaubt Rückschlüsse auf die Volumenverschiebung. Sie korreliert mit dem hämodynamischen Defizit. Ein verminderter zentralvenöser Druck ist durch Volumenzufuhr auf Werte von 10 cm H_2O anzuheben. Bleiben trotz erfolgter Anhebung die Schockanzeichen unverändert, so beweist dies nunmehr das Vorliegen einer kardialen Insuffizienz.

Der Objektivierung des Herzminutenvolumens dient die Farbstoffverdünnungsmethode, sowie die arterielle und venöse O_2-Bestimmung.

Allgemeine Schockbehandlung (Tab. 3.1)

Die ersten therapeutischen Maßnahmen sind die Flachlagerung des Kranken, Freimachen seiner Luftwege, Sauerstoff, Dauerkatheter, Magensonde, Antibiotika, Strophanthin, Glukokortikoide: 20 bis 50 mg/kg Körpergewicht Hydrocortison oder 20—40 mg/kg Körpergewicht Prednison oder 2—8 mg/kg Dexamethason.

Nur zur Notfallsanhebung des Blutdrucks werden die herkömmlichen Vasopressoren verabreicht, am besten in Kombination mit Isoproterenol (alpha- und beta-Wirkung). Besser ist es immer, den Kreislauf mit der Volumenzufuhr anzuheben. Dies geschieht unter Venendruckkontrolle (zentralvenös), u. U. auch unter intraarterieller Druckmessung. Das substituierte Blut darf nicht zu alt und muß warm sein. Blutersatzpräparate sind PPL, Plasmaexpander u. a., zur Osmotherapie: Elektrolyt- und Mannitlösungen. Das beste kreislaufwirksame

Tabelle 3.1 **Sofortmaßnahmen beim Schock**

Diagnostische Sofortmaßnahmen	*Therapeutische Sofortmaßnahmen*
1. Sensorium (Unruhe, relative Schmerzunempfindlichkeit, Übelkeit) 2. Atmung 3. Reflexe 4. Haut (kalt, naß), Differenz zwischen Kern- und Hauttemperatur (Mikrozirkulation) 5. Puls, Blutdruck (Schockindex) 6. Blutbild, Thrombozyten, Kreuzblut, Hämatokrit: AV-Differenz 7. ZVD (Zentraler Venendruck) 8. Dauerkatheter, Harnzeitvolumen 9. Klärung der Ursache	1. Atemwege freimachen, O_2-Atmung 2. Volumenersatz a) Trinken lassen (Haldanelösung b) i. v. Plasmaexpander, Blut 3. Verhütung von Mikrozirkulationsstörungen (Heparinisierung) 4. Störungen der NNR-Funktion (Gabe von Kortikoiden) 5. Verhütung weiterer Schockvertiefung, z. B. präliminare Blutstillung 6. Kardio-Therapie (Strophantin) 7. Verhütung von Wärmeverlust (keine Wärmeapplikation!) 8. Kopftieflagerung 9. Infektionsprophylaxe (Antibiotika) 10. Aspirationsverhütung (Magensonde)

Medikament ist der Alphablocker Dibenzylen, der besonders bei fixierter und peripherer Vasokonstriktion wirkt. (Beim kardiogenen Schock kontraindiziert!).

Der Korrektur des Säure-Basen-Haushaltes (s. S. 75) (Bekämpfung der Azidose) dient die Gabe von Natriumbikarbonat sowie von THAM. Bei septischem Schock wird Isoproterenol in einer Menge von etwa 5 γ/min. gegeben. Dabei sind Blutdruck und EKG-Kontrolle erforderlich. Der systolische Blutdruck darf nicht über den Normwert steigen.

Typische Schockformen (Allg. Behandlung s. S. 48)

Hämorrhagischer Schock (Blutungsursachen s. Tabelle):
Die Soforttherapie des oligaemischen Schocks besteht in Kopftieflagerung, Freimachen der Atemwege, maximalem Blutersatz, wenn möglich frühem initialen Verschluß der Blutungsquelle (gezielte oder

ungezielte Blutstillung), Sauerstoffgaben, Auswickeln der Extremitäten, Schutz vor Unterkühlung und Schmerzbekämpfung, evtl. Tracheotomie, Respiratorbehandlung.

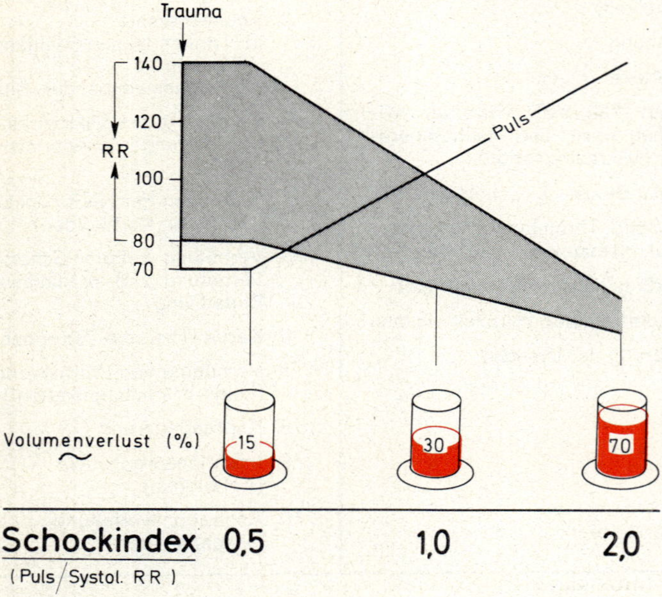

Endotoxinschock

Ursachen sind Infektionen mit endotoxinbildenden gramnegativen Bakterien, z. B. E. coli, Proteus, Pseudomonas, Aerobacter aerogenes aber auch Pneumokokken, Staphylokokken, Klostridien, (vor allem beim älteren oder vorgeschädigten Organismus, meist Operierten). Charakteristisch ist die neben den allgemeinen Schocksymptomen zu beobachtende, in den ersten 24—48 Stunden warmbleibende Peripherie (hyperdynames Syndrom). Die spezielle Behandlung besteht in hochdosierten bakteriostatischen Antibiotikagaben (Breitbandantibiotika), hochdosierten Kortikosteroidgaben (1 g Prednison) und der chirurgischen Elimination des septischen Herdes. Typische Komplikationen sind das Leber- und Nierenversagen.

Kardiogener Schock

Die **Ursachen** sind Herzinfarkt, Herztamponade, extreme Brady- und Tachykardie, Pulmonalembolie, Myokarditis und Endokarditis.

Die *Behandlung* besteht in der Schmerzbekämpfung (Dilaudid-Atropin 1 Amp. i. m.), Sauerstoffzufuhr und Strophanthin $^1/_4$ mg u. U. mehrfach i. v. und Depot-Novadral 1 Amp. i. m. Eventuell vorsichtige Gabe von Angiotensin (Hypertensin).

Bei Koronarspasmen Koronardilatation mit Theophyllin 2 × tgl. 0,3–0,5 g, Nitrokapseln oder Spasmolytika (Avafortan i. v.).

Bei Rhythmusstörungen mit ventrikulärer Extrassystolie: Novocamid 0,5 g i. m. alle 4–6 Stunden, Valium 20 mg 3 × tgl., Xylocain 2 % 2,5–5 ml i. v., evtl. im Abstand von 20 Minuten.

Bei ventrikulärer Tachykardie und Kammerflimmern: Elektrische Defibrillation, dann Xylocain-Tropf.

Bei Vorhofflimmern: 0,4 g Chinidin, dann nach 20 Min. Kardioversion (50 – 200 – 400 Watt Sec.). Bei Erfolg weiter Chinidin oral, evtl. zusätzlich Digitalis.

Bei Sinusbradykardie:

Evtl. Atropin sulfur. 0,3–1,2 mg langsam i. v. oder i. m. Alupent 5 mg/500 ml in 5 %iger Glucose.

Bei AV-Block:

Alupent 3–5 × 10 mg (Tabl.) oder Alupent-Dauertropf.

Neurogener Schock

Ein längere Zeit anhaltender, durch vegetative Irritationen und Schmerzsensationen hervorgerufener Vasomotorenkollaps kann zum neurogenen Schock führen. Andere Ursachen des neurogenen Schocks sind Intoxikationen, Schädel-, Hirn- und Spinaltraumen, Meningitiden und Hirnblutungen. Neben den allgemeinen Schocksymptomen kann sich bei zentralnervösen Ursachen ein komatöses Zustandsbild einstellen.

Die *Behandlung* des Vasomotorenkollaps geschieht mit Novadral. Der neurogene Schock erfordert die allgemeine Schocktherapie (s. o.).

Anaphylaktischer Schock

Er beruht auf einer hyperergischen Reaktion und geht neben den üblichen Schocksymptomen mit Urtikaria und Ödemen einher. Die Ursache ist meistens eine Überempfindlichkeit gegenüber Fremdeiweißen (Serum, Insektenstich), auch eine Überempfindlichkeit gegenüber Medikamenten.

Die *Therapie* hat für ausreichende Sauerstoffbeatmung zu sorgen. Ferner werden Hydrocortison 100–250 mg i. v., Suprarenin i. v.: 0,1–0,4 ml der 1 : 1000-Lösung, Calcium i. v., Benadryl i. v. 10–20 mg und Aminophyllin gegeben.

Crushniere

- Schwere akute, interstitielle Nephritis, 1. durch Schock, 2. durch Einschwemmung von Chromoproteinen (Hämo- und/oder Myoglobin) in die Nierentubuli bedingt.

Behandlung

Allein mit Bekämpfung des ersten Entstehungsfaktors, nämlich der schockbedingten Minderdurchblutung, also durch Beseitigung der Zentralisation mit intensivem Volumenersatz gelingt es, die Crushniere zu verhüten.

4. Koma

- Tiefe, lang anhaltende mit Kreislauf- und Weckmittel nicht beeinflußbare Bewußtlosigkeit unterschiedlicher Ursache.

(Streckreflexe sind meist erhalten.)

Allgemeine Behandlungsgrundsätze

1. Für ausreichende Beatmung sorgen (Intubation, evtl. Tracheotomie).
2. Den Kranken laufend überwachen.
3. Kreislaufdepression bekämpfen (Volumenersatz, evtl. Novadral-Dauertropf).
4. Keine gezielte Medikation, bis die Ursache bekannt.
5. Sonden- oder parenterale Ernährung.
6. Blasenentleerung (Dauerkatheter).
7. Pneumonieprophylaxe (häufig Lagewechsel und Antibiotika).

Ursachen des Komas

Exogen

Vergiftungen (Alkohol, akzidentelle)

Endokrin

Hyperglykämie
Hypoglykämie
Tetanie
Myxödem
Morbus Basedow
Morbus Addison
Hypophysenunterfunktion

Stoffwechsel

Leber
Niere

Zerebral

Meningitis (Pachymeningitis haemorrhagica)
Enzephalitis
Epilepsie
Apoplexie
Sinusthrombose
Schädelverletzungen (Commotio, Contusio, Blutung)

Hitzschlag
Sonnenstich
Elektrischer Strom
Tetanus
Lyssa
Botulismus

Allgemein

Kreislaufzusammenbruch (Schock – Embolie)
Kardiale Ursachen (Myokardinfarkt)
Respiratorisches Koma (Anoxämie)
Toxisches Koma (Pneumonie)
Finales Koma

Tabelle 4.1 **Schnelle Hilfe bei Vergiftungen**

Zentralstellen, bei denen im Bedarfsfalle eine telefonische Auskunft eingeholt werden kann:

1. I. Medizinische Universitätsklinik im Städtischen Krankenhaus Westend *1 Berlin 19* Spandauer Damm 130 Reanimationszentrum	Tel.: Vorwahl: 0 30 Zentrale: 3 03 51
2. Städtische *Kinderklinik* Charlottenburg *1 Berlin 19* Platanenallee 23/25	Tel.: Vorwahl: 0 30 Zentrale: 3 04 87 97
3. Universitäts-*Kinderklinik* *53 Bonn* Adenauerallee 119	Tel.: Vorwahl: 0 22 21 Zentrale: 22 01 08
4. Universitäts-*Kinderklinik* *78 Freiburg* Mathildenstraße 1	Tel.: Vorwahl: 07 61 Durchwahl: 2 01 43 61
5. II. Medizinische Abteilung des Krankenhauses Barmbeck *2 Hamburg 33* Rübenkamp 140	Tel.: Vorwahl: 0 40 Zentrale: 6 38 51
6. Universitäts-*Kinderklinik* im Landeskrankenhaus *665 Homburg (Saar)*	Tel.: Vorwahl: 0 68 41 Durchwahl: 16 28 46 Zentrale: 1 61

Fortsetzung Tabelle 4.1

7.	Städtische Krankenanstalten Kemperhof *54 Koblenz-Moselweiß* Moselweißer Straße 115–155	Tel.: Vorwahl: 02 61 Zentrale: 4 60 21 App. 4 69 und 4 70
	US-Entgiftungszentrum *679 Landstuhl*	Tel.: Vorwahl: 0 63 71 86 Tag: 82 33 Nacht: 81 18
8.	Entgiftungszentrale der Medizinischen Klinik der Städtischen Krankenanstalten *67 Ludwigshafen (Rhein)* Bergmannstraße 1	Tel.: Vorwahl: 06 21 Zentrale: 50 34 31
9.	II. Medizinische Universitätsklinik *65 Mainz* Langenbeckstraße 1	Tel.: Vorwahl: 0 61 31 Durchwahl: 19 24 18 Zentrale: 1 91
10.	Städtisches Krankenhaus rechts der Isar *8 München 8* Ismaninger Straße 22 Toxikologische Station	Tel.: Vorwahl: 0 89 Durchwahl: 41 40 22 01 Zentrale: 4 14 01
11.	Medizinische Klinik der Städtischen Krankenanstalten *85 Nürnberg G-5* Flurstraße 17	Tel.: Vorwahl: 09 11 Zentrale: 39 81 App. 24 51
12.	Toxikologische Informationszentrale *8028 Zürich* Bergstraße 8	Tel.: Vorwahl: 0 04 11 Zentrale 32 66 66

Die zu 2, 3, 4 und 6 genannten Kliniken behandeln nur Vergiftungen bei *Kindern.*

Symptomatologie der häufigsten Komaformen

Alkoholvergiftung. Geruch, rotes Gesicht, Vorgeschichte, langsame Atmung, verminderte Reflexe.

Differentialdiagnose: Begleittrauma als eigentliche Komaursache! Labor: Blutalkohol mit Werten über 2 ‰.

Vergiftungs-Koma. Anamnese (Suizidversuch). Magenausheberung und Analyse des Saftes mit Dünnschichtchromatographie. Bei Kohlenmonoxydvergiftung rosiges Aussehen. Nachweis von Methämoglobin. Blutgasanalyse.

Coma diabeticum. Trockene Zunge, Kussmaul-Atmung, Azetongeruch, Tachykardie, Hypotonie, schlaffe Muskulatur, weite Pupillen, weiche Bulbi. Labornachweis: Urin- und Blutzucker, Azeton.

Coma hypoglycaemicum. Delirien, motorische Unruhe, Schweißausbruch, normale oder oberflächliche Atmung, erhöhter Muskeltonus, enge Pupillen. Labor: Blutzucker.

Coma hepaticum. Ikterus, Leberfötor, verlangsamte oder fehlende Reaktion und Reflexe, motorische Unruhe, weite Pupillen, vergrößerte Leber, Aszites. Labor: Leukozytose, Gallenfarbstoffe erhöht, Fermententgleisung.

Coma uraemicum. Uringeruch der Ausatmungsluft, trockene Zunge, fibrilläre Zuckungen, Diarrhöe, epileptiforme Krämpfe. Labor: Reststickstoff, Harnstoff, Kreatinin und Kalium erhöht, Bikarbonat und Phosphor erniedrigt.

Augenhintergrund: Retinitis angiospastica oder albuminurica.

Zerebrales Koma. Negative Laborbefunde, kein Fötor, Gesichtsröte, Blutdruck erhöht, Pausenatmung (CHEYNE-STOKES), Vagusdruckpuls, Nackensteife bei Meningitis, Reflexe gestört. Die Hauptursachen sind die Commotio cerebri, der „Apoplex" – gefäßverschlußbedingte Malazie oder die Massenblutung nach Ruptur von Aneurysmen und das traumatische Hämatom.

Tabelle 4.2 **Kardiorespiratorische Reanimation (A-B-C-Schema)**

Bei Atemstillstand ↓		Bei Herzstillstand ↓
Verlegung der Luftwege Atemdepression Herzversagen ↓	Ursache	Herzstillstand Kammerflimmern Kreislaufkollaps ↓
fehlende Atmung Zyanose Pupillenerweiterung ↘	Diagnose	fehlender Puls fehlende Atmung Pupillenerweiterung ↙
	Therapie	

A **A**temwege freimachen

B **B**eatmung

C (**C**irculation) Kreislaufwiederbelebung

D (**D**efinitive) gezieltere Maßnahmen
Diagnose (Ekg)
Drogen (medikamentös)
Defibrillation

Aus: MSD-Manual der Diagnostik und Therapie. Urban & Schwarzenberg, München 1969

Addison-Koma. Nach Belastungen (Infektionen, Gravidität). Hypoglykämie, Hypotonie (Anamnese), Wasser- und Mineralhaushaltsstörungen (Hyponatriämie, Hypochlorämie, Hyperkaliämie, Azotämie).

Hypophysenversagen (Sheehan). Nach Geburtsblutungen auftretende Hypophysennekrose mit Hypothermie (unter 35 °C), Bewußtlosigkeit, Hypotonie oder Hypertonie, Hypoglykämie.

Tetanie. Typische tonische Adduktions-Beinkrämpfe, Pfötchenstellung der Hände, Hypokalzämie; Kalziuminjektion löst das Bild schlagartig. *Differentialdiagnose:* Hyperventilationstetanie.

Myxödem-Koma. Aussehen, Vorgeschichte (Operation), Bradykardie, Hypothermie, Hypotonie.

Basedow-Koma. Tachykardie, große Blutdruckamplitude, Tremor, BASEDOW-Symptome, Vorgeschichte.

5. Klinische Unfall-Erstversorgung

Behandlungsgrundsätze

Als erstes: rasche Beurteilung von *Ausmaß* und *Schwere* der Verletzung. Bei gleichzeitiger Einlieferung mehrerer Schwerverletzter ist die Triage, d. h. die Auswahl der Verletzten für die Reihenfolge der Behandlung notwendig.

Erste Gruppe: Befunde, die eine **sofortige Versorgung** verlangen.

- **Beeinträchtigung der Atemfunktion** (Tab. 12.1) infolge Verlegung der Atemwege erfordert deren Freimachen, Mund-zu-Mund-Beatmung (Abb. 5.1) oder Mund-zu-Nase-Beatmung, Intubation oder Tracheotomie. Der offene Pneumothorax (Abb. 22.3 S. 245) muß verschlossen werden. Der Spannungspneumothorax wird mit der Ventilkanüle drainiert. Der Hämatothorax wird mit Punktion, Drainage oder Thorakotomie entleert. Das Mediastinalemphysem erfordert die kollare Mediastinotomie. Akuter Hirndruck verlangt entweder die Entwässerung oder die Entlastungstrepanation. Ein Schockzustand wird mit Volumenersatz und Schmerzbekämpfung angegangen (vgl. S. 59).
- **Heftige äußere Blutungen** erfordern die sofortige Blutstillung mit Druckverband oder Abschnürbinde (s. Abb. 1.8 und 1.9).
- **Eine Bluttamponade** des Herzbeutels, des Schädels, des Thorax und des Abdomens verlangt die sofortige Eröffnung, Ausräumung und operative Blutstillung.

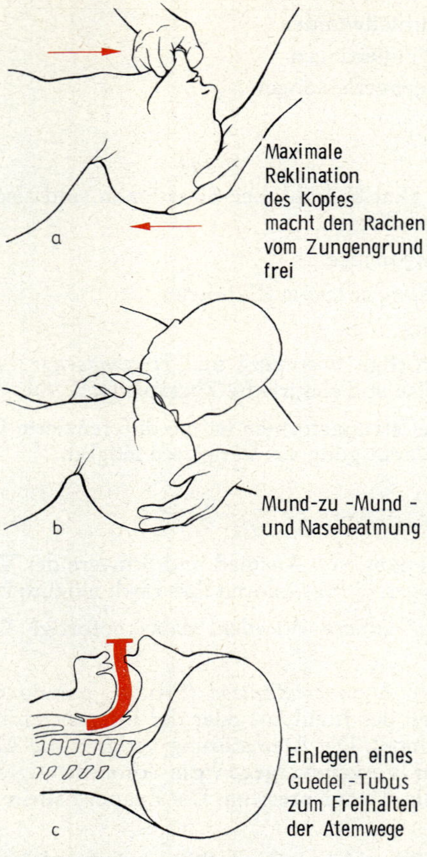

Abb. 5.1 Künstliche Beatmung **bei Atemstillstand (Erste Hilfe)**

Zweite Gruppe: Befunde, die notfalls eine **aufgeschobene** Therapie, d. h. die Versorgung nach Vorbehandlung zulassen.

- Intraabdominelle Verletzungen und Blasenverletzungen ohne Massenblutung
- Thoraxverletzungen ohne Beeinträchtigung von Atmung und Kreislauf
- Offene Schädel-Hirntraumen
- Offene Gelenkverletzungen
- Offene Knochenbrüche

– Ausgedehnte Weichteilwunden
– Gliedmaßenzertrümmerungen
– Gesichts- und Augenverletzungen

Erstmaßnahmen

Zur ersten Abwehr akut bedrohlicher Situationen sind also folgende Maßnahmen durchzuführen:

1. *Freimachen der Atemwege*
2. *Provisorische Stillung schwerer Blutungen*
3. *Schockbekämpfung*
4. Bei Asystolie sofortige *Beatmung* und *Herzmassage* (s. S. 94 u. 95), medikamentöse und elektrische Therapie (s. S. 96).

Bei allen übrigen Verletzungsformen ist die differenzierte Diagnostik und routinemäßige Versorgung des Verletzten möglich.

Befunderhebung

Vorgehen zur Beurteilung von Ausmaß und Schwere der Verletzung:

a) *Erhebung der Vorgeschichte* – soweit dies rasch möglich ist,

b) *Untersuchung auf äußere Wunden,* dabei sofortige Blutstillung und

c) *Untersuchung der Atemverhältnisse* (Stridor, paradoxe Atembewegung, Einziehen des Jugulums oder der Interkostalräume, Dyspnoe und Tachypnoe). Die Atemstörung verlangt die Abgrenzung der mechanischen Verlegung gegen die schockbedingte Dyspnoe oder eine zerebrale Atemdepression. Die Zyanose allein kann viele Ursachen haben.

d) *Kreislauf- bzw. Schockbeurteilung:* Blässe, kalter Schweiß, Lufthunger, Durst und Tachykardie. Herzaktion, Rhythmusstörungen, Blutdruck. Abgrenzung des neurogenen Schocks gegen den Volumenmangelschock.

e) *Untersuchung auf Skelettverletzungen:* Frakturen und Luxationen. Symptome: Functio laesa, Deformierung, abnorme Beweglichkeit, lokalisierte Schmerzhaftigkeit. Vorsichtige Palpations- und Stauchungsprüfung.

   Vorgehen in folgender Reihenfolge: Kopf, Halswirbelsäule, Thorax, Brustwirbelsäule, Becken, Lendenwirbelsäule, Extremitäten. Gravierende Verletzungen sind klinisch sofort erkennbar.

f) *Erkennung einer Hirn- und Rückenmarksverletzung:* Bewußtlosigkeit, Benommenheit, schlaffe Lähmung, Sensibilitätsstörung.

g) *Beurteilung einer inneren Verletzung:* Entblutungsschock bei äußerlich nicht sicht- und erkennbarer Blutung.

Thoraxbefund: Dyspnoe, Thoraxschmerz; perkutorisch: Dämpfung; Bauchbefund: Schmerz, Auftreibung, Tastbefund des DOUGLAS-Raums.

Weitere Behandlung der Atemstörung (s. S. 100)

Bei mechanischer Verlegung der Atemwege: Sekretabsaugung und Fremdkörperentfernung aus Mund und Rachen; Kiefer nach vorne halten, bei Bewußtlosen Zunge fassen, stationär: Tracheotomie bzw. Intubation.

Bei anderen Ursachen der Atemstörung: Sauerstoffatmung, besser noch kausales Vorgehen.

Bei Atemstillstand Freimachen der Atemwege, künstliche Beatmung (Mund-zu-Mund) (Abb. 5.1).

Für Transport Lagerung in Bauch-Seitenlage (Abb. 5.2).

Weitere Behandlung der Blutung (s. S. 11)

a) Venöse Blutungen und harmlose arterielle Blutungen werden durch Kompressionsverband präliminar gestillt.

b) Heftige arterielle Blutungen verlangen zunächst
   1. digitale Wundkompression der Arterienverletzung
   2. proximale Kompression der Arterie mit Torniquet
   3. bei allen präliminaren Unterbindungen und Kompressionen der Arterien ist die Zeitbegrenzung von 30 Minuten nicht zu überschreiten.

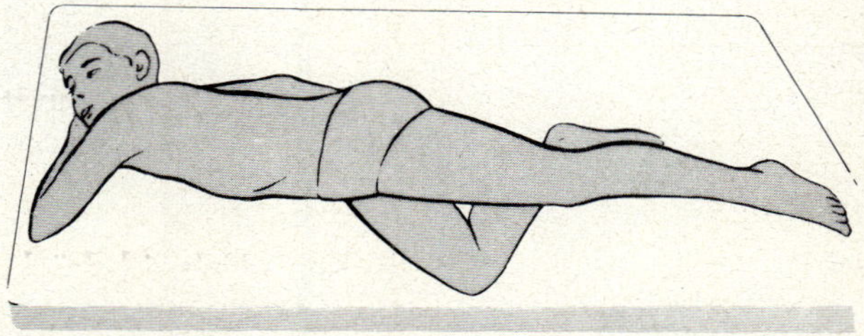

Abb. 5.2 Diese **Transportlagerung Schwerverletzter** gewährleistet freie Atemwege (stabile Seitenlagerung)

Maßnahmen der Schockbekämpfung

- Volumenersatz (Rheomacrodex)
- Blutstillung und Schmerzbekämpfung
- Verhütung von Wärmeverlust
- Kopftieflagerung (Beine hochlagern)
- Verhütung abrupter Lageänderungen
- Ruhigstellung von Frakturen
- Behutsame Umlagerung auf den Operationstisch
- Wenn der Schock sich noch vertieft, rascher Blut- oder Plasmaersatz (evtl. intraarteriell), Sauerstoffgaben

Schmerzbekämpfung

Zunächst Abgrenzung der Schmerz- von der allgemeinen Schockunruhe. Im Schock ist die Schmerzempfindung vermindert.

Kontraindiziert ist die Gabe von Schmerzmitteln bei extremer Kreislaufsituation, Schädel- und Bauchtrauma und Atemstörung!

Bei allen übrigen Schock- und Schmerzschockformen: Dolantin 50 mg i. v.

Allgemeine Regel beim schockierten Patienten: Diagnostische Maßnahmen – wie klinische, Röntgen- sowie Laboruntersuchungen und Wundanalyse – dürfen erst dann durchgeführt werden, wenn der Schock beherrscht ist.

Anästhesie

von G. KALFF

6. Allgemeinanästhesie

Narkose bedeutet:

- Reversible Lähmung von Zellen des ZNS mit der Folge: Bewußtlosigkeit, Analgesie, Reflexdämpfung und Muskelerschlaffung.

Die moderne Anästhesie gestattet es, diese Faktoren selektiv zu steuern und somit die Belastung des Organismus durch Narkosemittel minimal zu halten.

Die Anästhesie gliedert sich in 3 Abschnitte: Krankenvisite und Prämedikation, Anästhesie, postanästhesiologische Behandlung.

Krankenvisite und Prämedikation

Bei der Krankenvisite muß sich der Anästhesist ein Bild von der Grundkrankheit, eventuellen Begleiterkrankungen, von Konstitution und psychischer Lage des Patienten machen. Alle vorhandenen Einzelfakten finden ihren Niederschlag im Anästhesieplan, d. h. Auswahl der zur Narkose nötigen Pharmaka, Methoden und Techniken.
Die Prämedikation besteht aus einem Sedativum (z. B. Diazepam = Valium) oder Hypnotikum (Barbiturat) am Vorabend der Operation und aus einem Analgetikum (Opiat, z. B. Pethidin) und/oder Sedativum (Valium, Phenothiazin) sowie einem Vagolytikum (Atropin, Scopolamin) am Operationstag.

Anästhesie

Pharmaka

Grundforderungen: Reversibilität, Steuerbarkeit, Voraussagbarkeit der Wirkungen, hoher therapeutischer Quotient (minimale letale/minimale Bewußtlosigkeit erzeugende Dosis), geringstmögliche Nebenwirkungen.

Anästhetika: Halothane, Penthrane, Äther

Steuern alle Folgen einer Narkose: Bewußtlosigkeit, Analgesie, Reflexdämpfung, Muskelrelaxation. Vorteile: Relativ unkomplizierte Handhabung. Nachteil: Bei tiefer Narkose Gefahr toxischer Nebenwirkungen.
Hypnotika: Barbiturate (Pentothal, Evipan), Propanidid (Epontol): Erzeugen nur Bewußtlosigkeit, analgetische Wirksamkeit gering.
Vorteil: Rasche Narkoseeinleitung.

Nachteile: Bei geringstmöglicher Dosierung keine.

Analgetika: Opiate (Pethidin, Fentanyl), Lachgas: Bewirken vorzugsweise Schmerzlosigkeit.

Dämpfung vegetativer Reflexe: Vagolytika (Atropin, Phenothiazine), Sympathikolytika (α und β-Rezeptorenblocker), Dehydrobenzperidol.

Muskelrelaxanzien: Succinylcholin (kurzwirkend, nicht antagonisierbar), Methylcurare, Alloferin (mittellang wirksam), Curarin, Imbretil, Pancuronium (langwirkend), antagonisierbar durch Neostigmin.

Anästhesiemethoden

Intravenöse Narkose: Als Mononarkose (Kurznarkose) oder zur Narkoseeinleitung (Barbiturat oder Propanidid, Ketamine).

Inhalationsnarkose: Patient atmet über eine Maske aus einem Narkosegerät ein Lachgas/Sauerstoffgemisch ein, dem in steigender Konzentration ein Anästhetikum (Halothane, Penthrane) über spezielle Verdampfer zugegeben wird. Narkosetiefe hauptsächlich abhängig von der Anästhetikum-Konzentration.

Vorteile: Ausgezeichnete Steuerbarkeit.

Nachteile: Langsame Narkoseeinleitung.

Neuroleptanalgesie (NLA)
Kombination eines Neuroleptikums (Dehydrobenzperidol) und eines Analgetikums (Fentanyl) bewirkt starke Dämpfung des Vegetativums und komplette Analgesie. Der Patient befindet sich in einem Zustand psychischer Indifferenz und motorischer Ruhe, ohne tief bewußtlos zu sein („Mineralisation").

Vorteile: Geringe Toxizität der Pharmaka. Schnelle Reversibilität, stabile Herz-Kreislaufverhältnisse, gute Antagonisierbarkeit.

Nachteile: Starke atemdepressive Wirkung. Fehlende Muskelrelaxation. Anwendung der NLA nur unter kontrollierter Beatmung.

Ketamine

Bewirkt dissoziative Effekte auf das ZNS: Depression des kortikothalamischen Systems und Aktivierung von Teilen des limbischen Systems (Hippokampus). Das Ergebnis ist ein oberflächlicher, kurzer Schlaf sowie eine komplette Unterdrückung somatischer Schmerzen. Schutzreflexe sind erhalten oder gesteigert, ebenso der Muskeltonus. Vorteil: Stimulierende Wirkung auf das Herz-Kreislaufsystem, geringe Beeinflüssung der Atmung. Möglichkeit der intramuskulären Applikation (Kinderanästhesie).

Nachteile: Vasopressorische Nebenwirkung, starke Salivation, psychotrope Wirkung in der Aufwachphase (phantastische Traumerlebnisse), ungenügende Dämpfung viszeraler Schmerzen.

Kombinationsnarkose

Überwiegend angewandte Anästhesieform für mittel- und langdauernde Eingriffe sowie für alle Risikoeingriffe. Einleiten der Narkose mit kurzwirkendem Barbiturat (Pentothal, Evipan) oder Propanidid (Epontol). Unterhalten der Bewußtlosigkeit durch Anästhetikum (Halothane, Penthrane). Analgesie wird bewirkt durch Lachgas, evtl. durch Opiate (Fentanyl). Die Dämpfung vegetativer Reflexe erfolgt durch Vagolytika, (Atropin, Phenothiazine) und evtl. durch Sympathikolytika, (α- und β-Blocker, Dehydrobenzperidol); die Dämpfung muskulärer Reflexe durch komplette Relaxierung der quergestreiften Muskulatur (Succinylcholin, Curarin, Alloferin). Dies verlangt genau kalkulierte, kontrollierte künstliche Beatmung und Sicherung der Atemwege durch Intubation (Abb. 6.1).

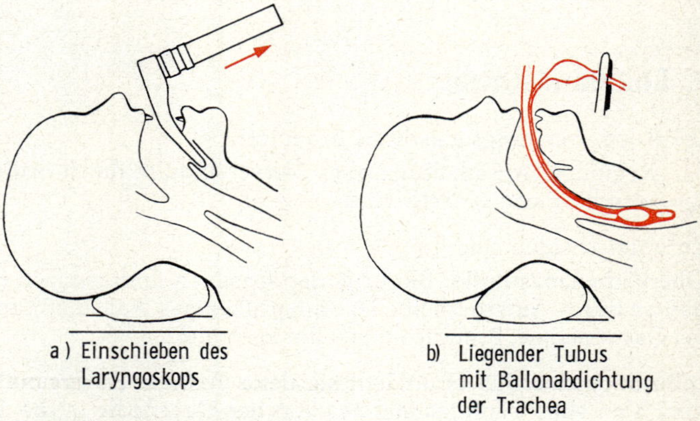

Abb. 6.1 **Technik der Intubation**

Beurteilung der Narkose

Die Einteilung in 4 Stadien nach Guedel gründet sich auf die reine, offene Äther-Tropfnarkose – ein mittlerweile verlassenes Verfahren. Die Stadien:
Analgesie, Exzitation, Toleranz und Apnoe-Intoxikation werden bei der Inhalation moderner Anästhetika sehr rasch durchlaufen, so daß die bei der Ätherinhalation noch erkennbaren Zeichen der einzelnen Narkosestadien teilweise entfallen. Die Anwendung dieses Narkoseschemas entfällt völlig bei der Kombination verschieden wirkender Substanzen. Die Beurteilung einer Narkose beruht auf: Verlauf von Blutdruck, Blutdruckamplitude und Pulsfrequenz, Hautkolorit, Hautbeschaffenheit (trocken, feucht), Mikrozirkulation (Nagelbett), Venendruck, evtl. noch EKG und EEG.

Postanästhesiologische Behandlung

Hierunter verstehen wir die Zeit unmittelbar nach der Operation bis zum Aufwachen des Patienten, evtl. die Weiterbehandlung auf der Intensivpflegestation.

Schmerzbekämpfung: Opiate.

Vorteil: Analgesie und Sedierung

Nachteil: Atemdepression. Moderne Analgetika besitzen diesen Nachteil nicht mehr, lassen aber den sedierenden Effekt vermissen.

Kontrolle des Elektrolyt-, Wasser-, Säure-Basen-Haushaltes (s. d.)

Behandlung der Kreislaufinsuffizienz (s. d.).

Behandlung der Ateminsuffizienz (s. d.).

7. Lokalanästhesie

Lokal- oder Leitungsanästhesie bedeutet:

- Regionale Ausschaltung aller Nervenimpulse durch örtliche Anwendung von Anästhetika.

Zu unterscheiden sind:

Oberflächenanästhesie: Blockade der sensiblen Endfasern in Schleimhäuten durch Aufstreichen oder Aufsprühen des Anästhetikums (z. B. bei Gastroskopie, Bronchoskopie, Zystoskopie).

Infiltrationsanästhesie: Anästhesie der sensiblen Endorgane. Vorgehen: Von einer Hautquaddel aus von der Oberfläche in die Tiefe infiltrieren – oder besser: umgekehrt, da durch rautenförmige Anästhesierung tieferer Gewebsschichten die Oberfläche durch Leitungsanästhesie schmerzlos wird (Einsparen von Anästhetikum). Grundsatz: Größere Dosen niederprozentiger Lösungen mit oder ohne Adrenalin.

Intravenöse Anästhesie: Anwendung an den Extremitäten. Nach Anlegen einer Verweilkanüle möglichst peripher wird zunächst durch Auswickeln und Abbinden eine Blutleere erzeugt. Dann injiziert man 30–100 ml 0,5 %ige Anästhesielösung durch die Verweilkanüle; nach 5–10 Minuten ist die betreffende Extremität schmerzunempfindlich geworden. Grundsatz: Größere Dosen niederprozentiger Lösungen ohne Adrenalin.

Leitungsanästhesie

- Gezieltes Ausschalten einzelner Nerven oder Nervenplexus durch endo- oder perineurale Applikation des Anästhetikums.

Möglichkeiten der Blockade:

Periphere Nerven = Leitungsanästhesie im engeren Sinne
Plexus = Plexusanästhesie
Nervenaustrittsstellen am Wirbelkanal = Paravertebrale Anästhesie
Epidural = Epidural-, Periduralanästhesie
Intrathekal = Spinal-, Lumbalanästhesie
Vegetativ = Ganglion stellatum, lumbaler Grenzstrang, N. vagus.

Grundsatz: Kleinere Dosen hochprozentiger Lösungen mit oder ohne Adrenalin (Endglieder!).

Prämedikation

Wie zur Vollnarkose, soll auf eine Prämedikation bei Lokalanästhesie nicht verzichtet werden. Bewährt haben sich Barbiturate (Nembutal, Luminal; 100—200 mg per os) wegen ihrer antikonvulsiven Eigenschaften und Opiate (Pethidin, 50—100 mg; Thalamonal = Dehydrobenzperidol + Fentanyl, 1—3 ml) bei bestehenden Schmerzen.

Tabelle 7.1 **Lokalanästhetika**

Chem. Bezeichnung (Handelsnamen)	Wirksamkeit/ Procain	Toxizität/ Procain	Max. Dosis (mg) ohne Adrenalin	Max. Dosis (mg) mit Adrenalin
Procain (Novocain)	1	1	500	1000
Mepivacain (Scandicain)	4	2	300	500
Prilocain (Citanest, Xylonest)	4	1,8	400	600
Lignocain (Xylocain)	4	2	300	500
Bupivacain (Carbostesin)	16	8	75	150

Nebenwirkungen, Komplikationen

Bedingt durch *Überdosierung*, d.h. zu hohe Blutspiegel des Lokalanästhetikums.

Symptome von seiten des ZNS: Stimulation (Cortex) – Unruhe, Krämpfe, Delirium.

Depression (Medulla) – Koma, Atemstillstand.

Symptome von seiten des Kreislaufs: Stimulation: Tachykardie, Hypertension, Hautrötung.
Depression: Bradykardie – Pulslosigkeit, Blässe, Herzstillstand.

Allergische Reaktion

Symptome: Urtikarielles Exanthem, angioneurotisches Ödem, Broncho-Laryngospasmus, anaphylaktischer Schock.

Therapie bei Zwischenfällen

Atemstillstand: Künstliche Beatmung (Maske, Intubation, Sauerstoffbeatmung).

Kreislaufstillstand: Infusion von Plasmaexpandern, notfalls peripher angreifende Kreislaufmittel (Effortil, Noradrenalin); bei Herzstillstand: Extrathorakale Herzmassage und kontrollierte Beatmung.

Krämpfe: Zentrale Dämpfung (Barbiturate; Evipan, Pentothal 50 bis 150 mg i. v.), Sauerstoffbeatmung.

Allergie: Prednisolon 50–250 mg, Calcium gluconicum 1 g i. v. Behandlung von Kreislauf- und Ateminsuffizienz.

Kontraindikationen der Lokalanästhesie

Antikoagulantienbehandlung: Anstechen eines Gefäßes kann massive Blutung auslösen.

Lokale Infektionen

Bestehender Schock (vermehrte Einschwemmung des in Geweben lagernden Lokalanästhetikums nach Beheben des Schocks).

Bekannte Allergie gegen Lokalanästhetika.

Kontraindikationen gegen Zusatz von Adrenalin: Bei toxischer Struma, schweren Hypertonien, schweren Koronar- und Gefäßerkrankungen, Phäochromozytom; Anästhesien an Endgliedern; bei gleichzeitiger Medikation mit: Tranquilizern, Ergotaminpräparaten; Trichloraethylen, Cyclopropan, Halothane.

Wichtigste Formen der Lokalanästhesie

Blockade peripherer Nerven

– N. medianus (am Handgelenk)
– N. radialis (am Handgelenk und in der Ellenbeuge)

– N. ulnaris (am Ellenbogen)
– N. tibialis posterior (neben der Achillessehne)
– N. tibialis anterior (Fußrücken)

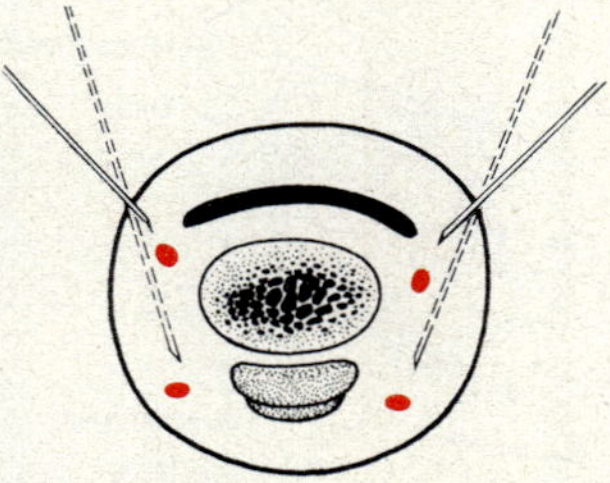

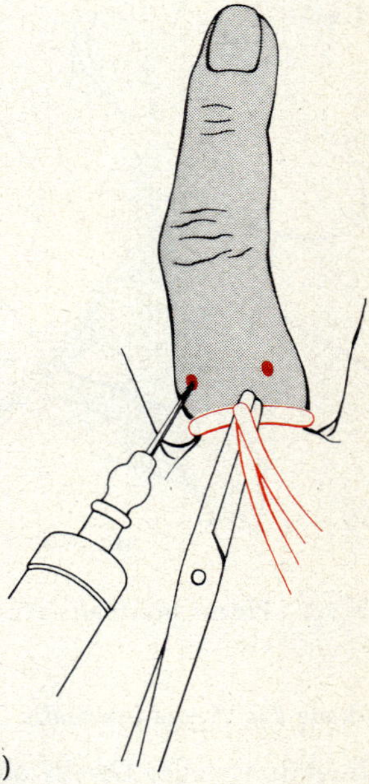

Abb. 7.1 **Leitungsanästhesie der Finger** (OBERST). Injektion von je 2 ml 1%igem Novocain oder Scandicain *ohne* Adrenalin an die 4 Nervenstränge der Finger durch 2 Einstiche auf dem Fingerrücken des Grundgliedes. Danach proximale Blutleere mit Gummizügel.

Anästhesie der Finger und Zehen (Abb. 7.1)

Zur Anästhesie des Mittel- und Endgliedes ist die Injektion von je 2 ml Lokalanästhetikum beidseits der Fingerbasis (von dorsal her nach volar) notwendig (OBERST).

Zur Anästhesie des Grundgliedes ist die Injektion von je 2 ml Lokalanästhetikum beidseits der Metakarpalknochen (von dorsal nach volar) erforderlich.

Die Anästhesie tritt etwa nach 5 Minuten ein.

Cave: Niemals adrenalinhaltige Anästhetika wegen Gefahr der Gangrän der Akren!

Die Anästhesie distaler Fingerpartien wird verlängert durch Abschnüren der Fingerbasis.

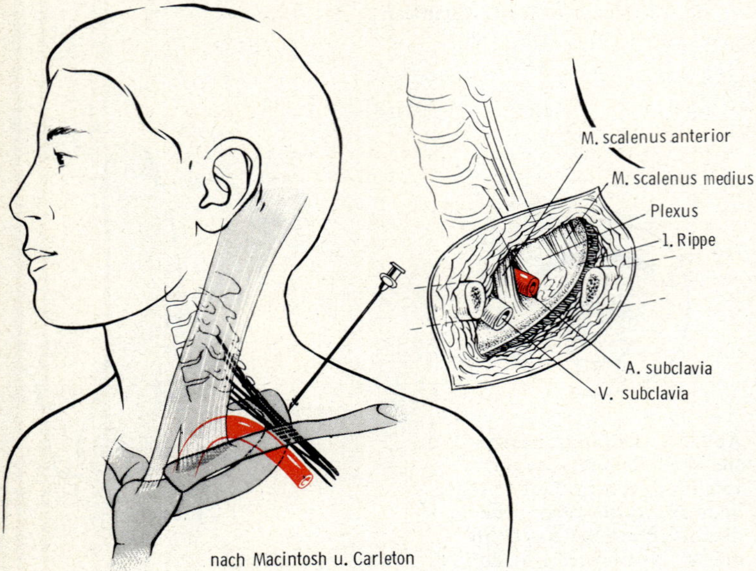

Abb. 7.2 **Plexus brachialis-Anästhesie**

Blockade des Plexus brachialis (Abb. 7.2)

- Injektionsstelle: Direkt oberhalb der Mitte der Clavicula und lateral der A. subclavia.
- Desinfizieren, steriles Abdecktuch, sterile Handschuhe.
- Nadel in Richtung auf die 1. Rippe führen, Knochenkontakt nach 2–4 cm. Erreichen des Plexus bewirkt in 80 % der Fälle elektrisierende Parästhesien. Ist der Aspirationsversuch negativ, werden 20–25 ml Anästhetikum barriereförmig, von der A. subclavia beginnend, nach lateral injiziert.

Wirkung: 1–3 Stunden anhaltende vollständige Blockade der motorischen und sensiblen Nervenversorgung des gesamten Armes, bis auf die sensible Versorgung des oberen Armabschnittes.

Indikationen: Eingriffe an Hand und Unterarm.

Cave: Pleuraverletzung!

Paravertebralanästhesie (Abb. 7.3)

- Blockade der Spinalnerven.

— Lagerung: der Patient liegt entspannt in Bauchlage

— Injektionsstelle: 3—4 cm beiderseits der Dornfortsatzreihe

— Jodieren

— Infiltrationsanästhesie der Injektionsstelle (Quaddel).

— Die Nadel wird sagittal eingestochen. In 3—4 cm Tiefe wird der Querfortsatz erreicht, die Nadel wird leicht zurückgezogen, ihr Ende etwas nach kaudal gesenkt und um $2^1/_2$ cm vorgeschoben. Ist der Aspirationsversuch negativ, so erfolgt die Injektion von 5 ml Anästhetikum.

Indikation: Gallenkoliken, Nierenkoliken, sehr heftige Magenschmerzen, paralytischer Ileus.

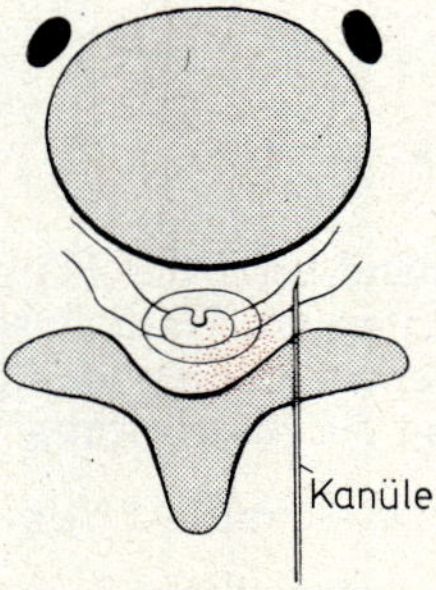

Abb. 7.3 **Paravertebralanästhesie**

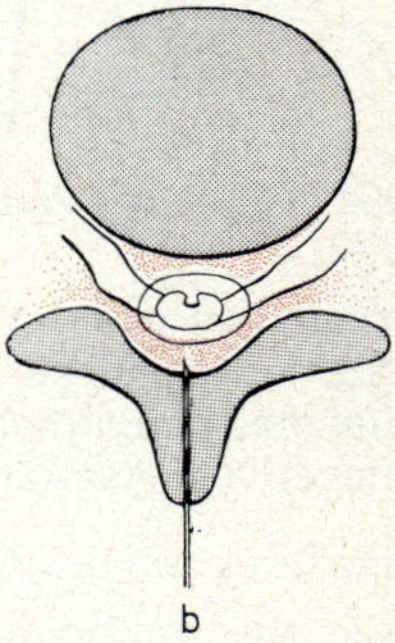

Abb. 7.4
Periduralanästhesie

Periduralanästhesie (Abb. 7.4)

- Ausschaltung der motorischen und sensiblen Nerven bestimmter Rückenmarksegmente.

— Lagerung des Patienten: Seitenlage oder sitzend mit maximal gerundetem Rücken („Katzenbuckel").

— Einstichstellen sind die Zwischenwirbelräume. Stichrichtung im Bereich der Lendenwirbelsäule waagerecht.

— Großflächiges Desinfizieren, sterile Handschuhe.

— Infiltrationsanästhesie der Injektionsstelle (Quaddel).

— Einführen einer Periduralnadel durch Haut, Subkutis, Lig. supraspinale, Lig. interspinale. Aufsetzen einer mit physiologischer Kochsalzlösung gefüllten Spritze. Durch Druck auf den Stempel

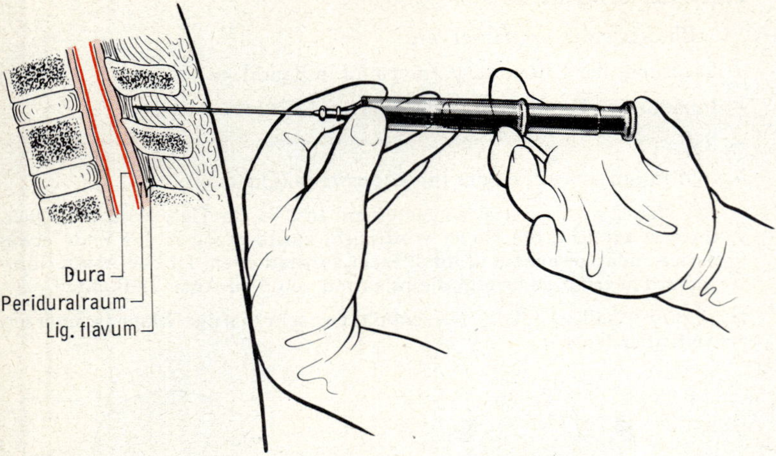

Abb. 7.5 **Technik der Peridural-Anästhesie**

Durchstechen des Lig. flavum. Das Band setzt der Flüssigkeitsinjektion einen starken Widerstand entgegen. Nach Passieren des Ligamentes plötzlicher Widerstandsverlust („Injektion ins Leere"). Bei negativem Aspirationsversuch liegt die Nadel richtig.

— Zügige Injektion des Anästhetikums (20—30 ml 1—2 ⁰/₀ig).

Wirkung: Mit 20—30 ml Anästhetikum wird über ca. 8 Segmente (2 proximal und 5—6 distal der Injektionsstelle) eine Anästhesie erreicht, die je nach verwandtem Anästhetikum bis zu 8 Stunden andauern kann. Einführen eines dünnen Katheters durch die Punktionskanüle in den Periduralraum ermöglicht nach Zurückziehen der Kanüle intermittierende Applikation des Anästhetikums (Dauerperiduralanästhesie).

Indikation: Urologische, gynäkologische und geburtshilfliche Eingriffe, Ischialgie, Operationen an den unteren Extremitäten und im Unterbauch.

Gefahr: Kreislaufkollaps durch Sympathikusblockade, daher kontraindiziert bei Herzinsuffizienz!

Sakralanästhesie (Epidural-Anästhesie) (Abb. 7.6)

- Anästhesie der Damm- und Sakralgegend = Reithosenanästhesie.

— Lagerung des Patienten erfolgt in Knie-Ellenbogenlage oder in Bauchlage mit erhöhtem Becken.

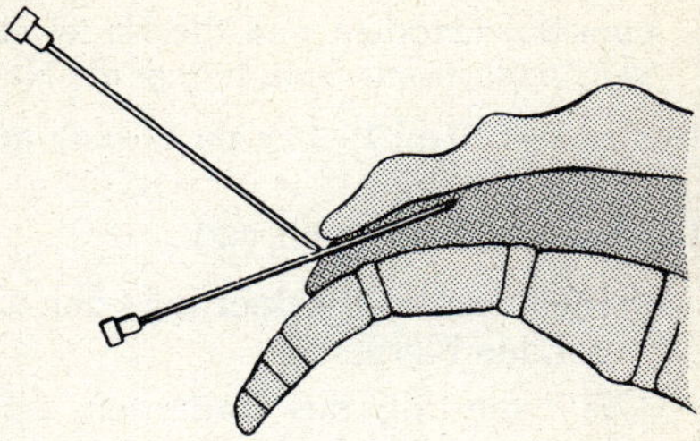

Abb. 7.6 **Sakralanästhesie**

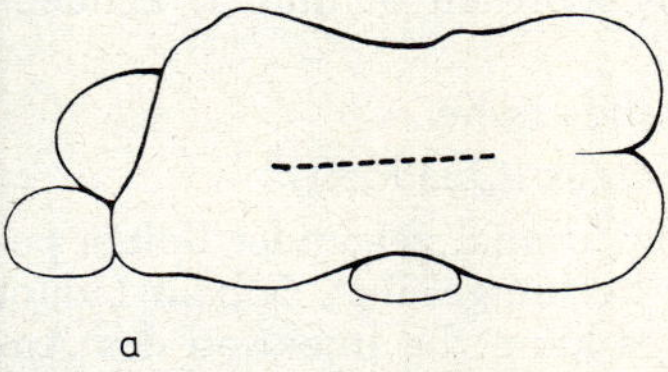

a) Seitenlage

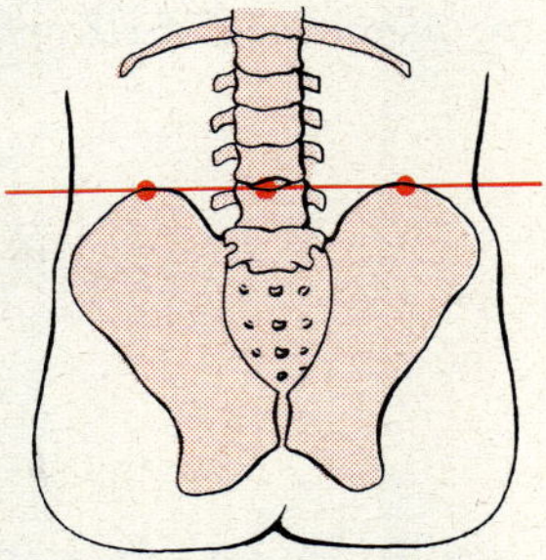

c) Orientierung zum Auffinden des Spaltes zwischen den Lendenwirbeln III und IV .

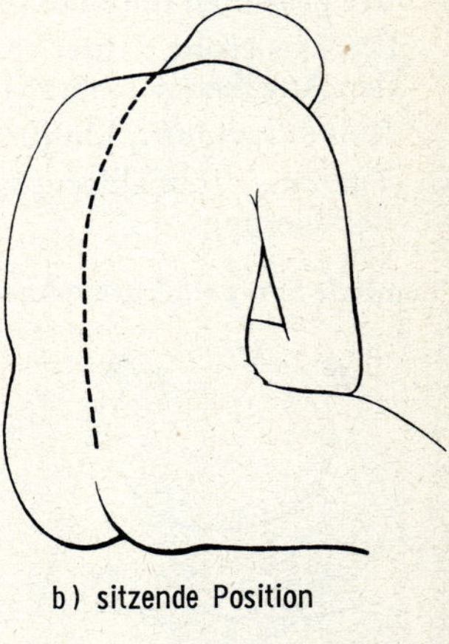

b) sitzende Position

Abb. 7.7 **Lumbalanästhesie**

- Die Injektionsstelle ist der Hiatus canalis sacralis. Man orientiert sich am unteren Ende der Christa sacralis media, 2 cm oberhalb der Glutealfalte, zwischen den Kreuzbeinhöckern.
- Desinfizieren, steriles Abdecktuch, sterile Handschuhe.
- Infiltrationsanästhesie der Injektionsstelle (Quaddel).
- In einem Winkel von 70—80 ° wird eine Spinalnadel bis zur Knochenberührung eingeführt, bis auf 20—40 ° gesenkt, das Lig. sacrococcygi-

cum durchstochen und die Nadel etwa 4 cm vorgeschoben. Bei negativem Aspirationsversuch liegt die Nadel richtig.

Dosierung: 20 ml 1—2 %iger Lösung mit oder ohne Adrenalin.

Lumbalanästhesie (Abb. 7.7)

- Intradurale Blockierung der die untere Körperhälfte versorgenden Nerven.

— Die Lagerung des Patienten erfolgt in Seitenlage oder sitzend, stark vorne übergebeugt.

— Injektionsstelle: In der Medianlinie zwischen 3. und 4. Lendenwirbel.

— Großflächige Desinfektion, sterile Handschuhe.

— Infiltrationsanästhesie der Injektionsstelle (Quaddel).

— Dünne Lumbalkanüle wird mit leicht kranial zeigender Spitze parallel dem Dornfortsatz 5 bis 7 cm tief eingeführt. Sobald Liquor abtropft, ist die Lage korrekt und es kann die Injektion des Anästhetikums erfolgen. Wirkung: Nach 8 bis 10 Minuten Anästhesie der gesamten unteren Körperhälfte.

Die Dosierung richtet sich nach der Wahl des Anästhetikums und den Angaben der Hersteller.

Komplikationen: Blutdruckabfall durch Sympathikusblockade.

Therapie: Schnellinfusion von Expandern; wenn möglich: Kopftieflagerung.

Lumbale Sympathikusblockade (Abb. 7.8)

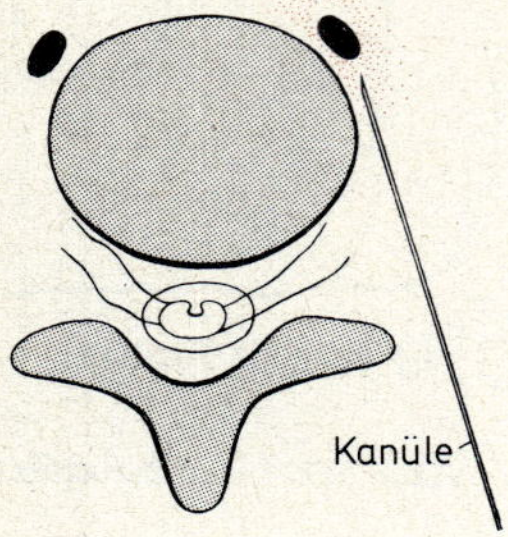

Abb. 7.8 **Lumbale Sympathikusblockade**

- Unterbrechung des sympathischen Grenzstranges im Bereich der Lendenwirbelsäule.

— Lagerung: Der Patient liegt entspannt in Bauchlage.

— Injektionsstelle: 3—4 cm neben der Dornfortsatzreihe der 2. bis 4. Lendenwirbel. Die Ganglien liegen im anterolateralen Bereich der Wirbelkörper.

— Desinfektion.

— Infiltrationsanästhesie der Injektionsstelle (Quaddel).

— Die Nadel wird schräg nach innen eingestochen. Nach Kontakt mit dem Wirbelkörper wird sie etwas zurückgezogen und knapp 10 ° weniger geneigt am Wirbelkörper vorbeigeführt und erreicht in 8 bis 9 cm Tiefe das Ganglion. Wenn der Patient über einen stechenden, nach unten ausstrahlenden Schmerz klagt, wird die Nadel wenige Millimeter zurückgezogen. Ist der Aspirationsversuch negativ, so injiziert man 5—10 ml 1 %ige Lösung.

— Anschließend wird der Patient etwa 1 Stunde flach gelagert.

Wirkung: Nach etwa ¼ Stunde spürt der Patient eine Erwärmung des entsprechenden Beines durch Vasodilatation.

Indikation: Als therapeutische und diagnostische Maßnahmen bei Durchblutungsstörungen der unteren Extremitäten zur Klärung, ob eine Sympathektomie sinnvoll ist.

Zervikale Sympathikusblockade (Stellatum-Anästhesie) (Abb. 7.9)

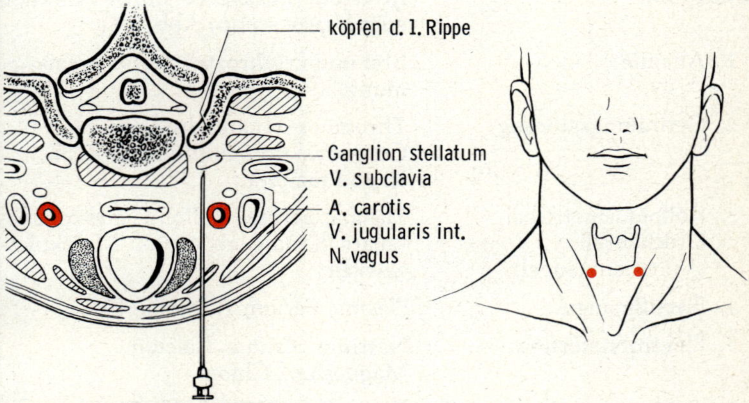

Abb. 7.9 **Stellatumanästhesie**

— Lagerung des Patienten: Rückenlage, der Kopf ist nach hinten gebeugt.

— Injektionsstelle: Medialer Rand des M. sternocleidomastoideus auf der Mitte zwischen Kehlkopf und Sterno—claviculargelenk.

— Desinfektion.

— Die Nadel wird ca. 3—4 cm tief senkrecht eingeführt und trifft dann auf den knöchernen Widerstand des Köpfchens der 1. Rippe. Ist das Ganglion erreicht, tritt ein stechender Schmerz an der Schulterblattspitze und in der Brustwarze auf. Ist der Aspirationsversuch negativ, werden bis zu 10 ml 1 %iges Anästhetikum injiziert.

— Positive Zeichen der Blockade: Horner-Symptomenkomplex (Ptosis, Miosis, Enophthalmus).

— *Indikation:* Durchblutungsstörungen der oberen Extremität.

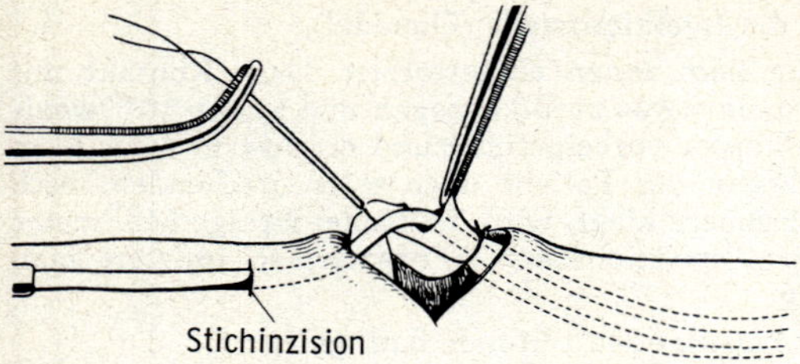

Abb. 8.1 **Venae sectio**

8. Infusion und Transfusion

Indikation und Infusionslösungen

Indikation	**Infusion** (intravenös durch Punktion oder Venae sectio; Abb. 8.1)
1. Anämie:	Blut und Erythrozytenaufschwemmung.
2. Gerinnungsstörung:	Thrombozytenaufschwemmung, COHN-Fraktion, Fibrinogen, PPSB, Kryo-Präzipitat.
3. Kolloidosmotischer Druckabfall (Volumenmangel):	Plasma, Serum, Vollblut, makromolekulare Lösung ab 40 000 Molekulargewicht.
4. Eiweißmangel:	Plasma, Serum, Albumin, PPL.
5. Elektrolytstörung:	Natrium, Kalium, Calcium, Magnesium, Chlor.
6. Azidose:	Trispuffer (THAM), Na-Bicarbonat.
7. Alkalose:	Ammoniumchlorid; Arginin-HCl.
8. Wasserverlust:	5 %ige Glukose-Lävulose.
9. Nierenversagen:	Tutofusin S (Sorbit, Mannit), Rheomacrodex.
10. Kalorienmangel:	Plasma, Aminosäurenaufschwemmung, 10 %ige Glukose-Lävulose, Alkohol, Fettemulsion.
11. Vehikel für Medikamente, zum Offenhalten der Venen zur Venendruckmessung (Abb. 3.1):	Physiologische NaCl-Lösung, Ringerlösung, 5 %ige Glukoselösung.

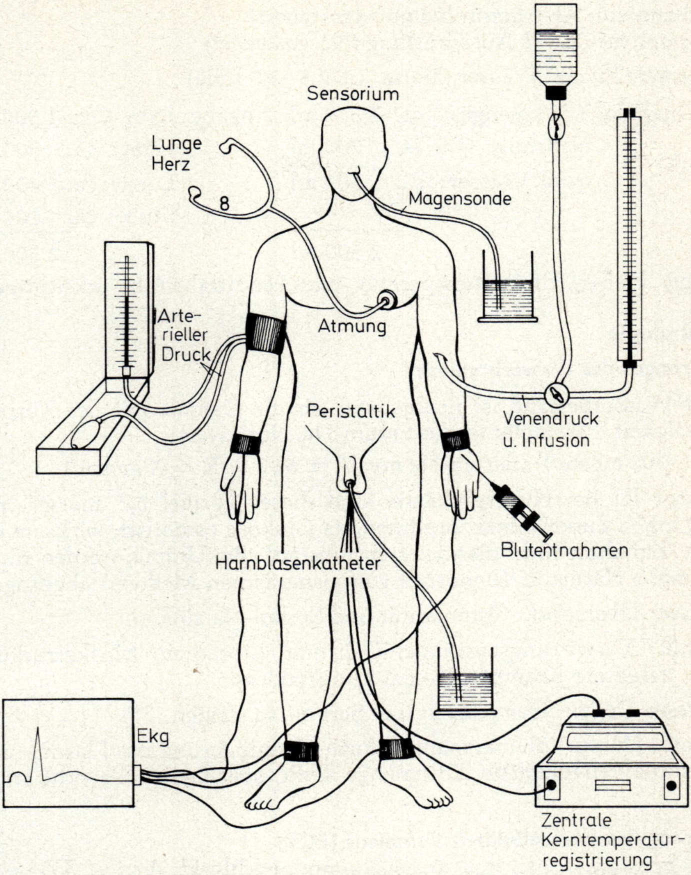

Abb. 8.2 **Schema der postoperativen Überwachung.** Achte besonders auf Schockindex: 0,5 = (normal) Puls 70, Blutdruck 140; 1,0 = (Blutverlust 20—30 %) Puls 100, Blutdruck 100; 2,0 = (Blutverlust ~ 70 %) Puls 140, Blutdruck 70.

9. Wasser-, Elektrolyt- und Säurebasenhaushalt

Wasser- und Elektrolythaushalt

Physiologie

Regulation über:

Niere: H_2O- und Na-Ausscheidung und Rückresorption (Renin-Angiotensin-Mechanismus)

Nebenniere: Aldosteron (volumengesteuert)
Hypophyse: ADH-Ausschüttung (Na-gesteuert)

Normale Bilanz: Wasser (Norm: ca. 2,5–3,5 l/die)

Aufnahme:	Trinkmenge:	ca. 1 500 ml	Abgabe:	Urin:	ca. 1 500 ml
	Nahrung:	ca. 700 ml		Haut:	ca. 500 ml
	oxyd. Wasser:	ca. 300 ml		Lunge:	ca. 400 ml
				Stuhl:	ca. 100 ml
		2 500 ml			2 500 ml

Cave: Fieber, Umwelttemperatur und Feuchtigkeit berücksichtigen!

Pathologie

Störungen des Wasserbestandes

Der Wasserbestand ist maßgebend für die Osmolarität der Körperflüssigkeit. Parameter ist das Serum-Na. Normwert:

290–300 mosm/l: (Serum-Na mval/l + 5) 2 + R = X mosm/l.

Faktor R: Bei Hyperglykämie sind dieser Formel 5,5 mosm/l pro 100 mg% Zucker hinzuzurechnen, da Glukose osmotisch wirksam ist, d. h. Zunahme nicht dissoziierter Substanz. Bei Urämie werden für je 60 mg% Harnstoff 10 mosm/l vom osmotischen Meßwert abgezogen.

Wasser-Überschuß: Osmolarität und Serum-Na sinken.

Klinik: Verwirrungszustände, Delirium, Erbrechen, Muskelzuckungen, zerebrale Krämpfe, Koma, Lungenödem.

Wasser-Defizit: Osmolarität und Serum-Na steigen.

Klinik: Durst, Volumenmangel durch Verminderung des Plasma- und Erythrozytenvolumens. Urinmenge sinkt, spezifisches Gewicht steigt an.

Störung des extracellulären Volumens (ECV)

Das ECV entspricht dem Na-Bestand und nicht dem Serum-Na.

ECV-Überschuß: Retention von Na in Form von isotoner Lösung führt zu erhöhtem zentralen Venendruck (Ödeme).

ECV-Defizit: Na-Mangel, verminderte Diurese, orthostatischer Blutdruckabfall, Kreislaufkollaps.

Kombinierte Störungen

Der Serumnatriumspiegel reflektiert das Verhältnis von Wasser- zu Natriumbestand der extrazellulären Flüssigkeit. Eine Hyponatriämie bedeutet z. B. immer relativen Wasserüberschuß, dem in seltenen Fällen auch ein massiver Kochsalzmangel zugrunde liegen kann. Dieser muß jedoch aus der extrazellulären Volumenverminderung und *nicht* aus der Hyponatriämie diagnostiziert werden.

1. *Kochsalzverarmung und Wasserdefizit (ECV ↓ und Na ↑)*

   Anstieg des Serumnatriums bei gleichzeitiger Verminderung des gesamten Na-Bestandes bedeuten ECV-Verminderung und Hyperosmolarität.

   Vorkommen: Diabetes mellitus im Stadium der Dekompensation, unkorrigierte gastroenterale Verluste u. a.

   Therapie: Isotone Natriumlösung zur Korrektur des ECV und freies Wasser zur Normalisierung des Serumnatriums.

2. *Kochsalzmangel und Wasserüberschuß (ECV ↓ und Na ↓)*

   Retention von Wasser bei aufgehobener Osmoregulation, da der Organismus bei fortgeschrittenem Natriumdefizit und Einschränkung des ECV zugunsten der Aufrechterhaltung des Flüssigkeitsvolumens die Osmoregulation aufgibt.

   Vorkommen: Endresultat jedes massiven Natriumverlustes bei massiver Wasserzufuhr.

   Therapie: Natriumchloridzufuhr bei Wasserrestriktion.

3. *Kochsalzüberschuß und Wasserüberschuß (ECV ↑ und Na ↓)*

   Maximale Natriumretention führt zur Wasserretention. In Notfällen wird zur Aufrechterhaltung des Kreislaufs weiter freies Wasser retiniert — unter Aufgabe der Osmoregulation. Es resultiert eine Verdünnungshyponatriämie (Beispiel: Schwere terminale Herzinsuffizienz).

   Therapie: Restriktion der Kochsalzzufuhr, Diuretika, Glykoside.

4. *Kochsalzüberschuß und Wasserdefizit (ECV ↑ und Na ↑)*

   Exzessive Natriumzufuhr bedingt ECV-Überschuß und Hypernatriämie.

   Vorkommen: Iatrogen, Schiffbrüchige, (Zufuhr hypertoner Salzlösung).

   Therapie: Natriumrestriktion und forcierte Zufuhr von freiem Wasser.

Als Parameter zur Interpretation der Plasma- und Elektrolytstörungen ist vorauszusetzen, daß der Gesamtproteingehalt des Plasmas normal oder wenigstens zwischen zwei Messungen unverändert ist. Die bei normaler Ausgangssituation von Erythrozyten-, Totalhämoglobin- und Gesamteiweißbestand möglichen Verschiebungen sind in Tab. 9.1, S. 76 dargestellt.

Säurebasenhaushalt

Grundvoraussetzung für eine Vielzahl lebensnotwendiger Biochemismen ist die Konstanthaltung des Blut-pH in sehr engen Grenzen. Der pH-Wert ist bestimmt durch den Quotienten HCO^-_3/CO_2.

Tabelle 9.1 **Kombinierte Störungen des Wasser- und Mineralhaushaltes**

Befundverhalten				Interpretation	Therapie
Hb 14–18	Hk 37–54	SEW 6,4–8,1	SNa 132–152		
+	n	+	+	Wasserdefizit	H_2O per os oder Tisotone Kohlenhydratlösungen parenteral
–	n	–	–	Wasser-überschuß	H_2O-Entzug; z. B. forcierte Diurese
+	+	+	n	ECV-Defizit d. Na-Mangel	Isotone Na-Zufuhr
–	–	–	n	ECV-Überschuß d. Na-Überschuß	Na-Entzug
+	+	+	+	ECV-Verminderung und Hyperosmolarität	Isotone Natriumlösung zur ECV-Korrektur u. freies Wasser zur Normalisierung des S-Na
(n)*	+	(n)*	+	Wasserretention bei aufgehobener Osmoregulation u. Natriumdefizit	Natriumzufuhr bei Wasserrestriktion, z. B. hypertone NaCl-Lösung
+	–	–	–	Verdünnungshyponatriämie, z. B. Herzinsuffizienz	Natriumrestriktion Diuretika Glykoside
(n)*	–	(n)*	+	Kochsalzüberschuß und Wasserdefizit	Natriumrestriktion u. Zufuhr von freiem Wasser

(n)*: Bei kombinierten Störungen können sich zwei Werte gegenläufig ändern und so einen „normalen" Wert ergeben.

Die Überprüfung des Säure-Basen-Haushaltes erfolgt mittels spezieller Analysatoren („Astrup", „Combianalysator") aus arterialisiertem Kapillarblut der Fingerbeere oder Ohrläppchen (einreiben mit hyperämisierenden Salben).

Es werden pH und eventuell p CO_2 gemessen und daraus Standardbicarbonat, Basenüberschuß und unter Zuhilfenahme von Hb die Pufferbasen ermittelt. Im gesunden Organismus wird laufend ein Überschuß von H-Ionen freigesetzt, die durch Puffersysteme (Bicarbonat/Kohlensäure, Hb/OxyHb, Eiweiße, Phosphat/Phosphorsäure) und durch CO_2-Abatmung kompensiert werden.

Die Regulierung erfolgt somit 1. über die Lunge (CO_2-Abatmung) und 2. über die Niere (Bicarbonat-Rückresorption, H-Ionen-Ausscheidung).

Störungen oder Veränderungen des Blut-pH sind entweder metabolischen oder/und respiratorischen Ursprungs.

Tabelle 9.2 **Säure-Basen-Haushalt**

Blutgasanalyse		PCO_2	pH	$St.HCO_3$*	BE **	(K)
Normalwerte		35–45 mmHg	7,36–7,42	21–27 mval/1	±3 mval/1	3,9–5 mval/1
Respiratorische Azidose	kompens.	+	n	+	+	n
	dekomp.	+	–	n	n	+
Respiratorische Alkalose	kompens.	–	n	–	–	n
	dekomp.	–	+	n	n	–
Metabolische Azidose	kompens.	–	n	–	–	n
	dekomp.	n	–	–	–	+
Metabolische Alkalose	kompens.	+	n	+	+	n
	dekomp.	n	+	+	+	–

* $St.HCO_3$ = Standardbicarbonat
** BE = Base excess

Kalium: K- und H-Ionen ersetzen sich gegenseitig intrazellulär: Überschuß an H^+ (Azidose) führt zu einer K-Verschiebung nach extrazellulär. Bei der Alkalose wandert umgekehrt K in die Zelle, um H-Mangel zu decken. Das gleiche geschieht beim Glukoseeinbau in die Zelle. Das Serum-K ist also ein Parameter des K-Bestandes im Gegensatz zum Na, d. h. normaler Serum-K-Gehalt bei Azidose bedeutet K-Mangel, bei Alkalose K-Überschuß.

Störungen:

Azidose (pH $<$ 7,36)

Respiratorische Azidose: CO_2 Retention bei respiratorischen Insuffizienz verschiedene Ursachen.

Metabolische Azidose: H-Ionen Überschuß durch Anhäufung saurer Stoffwechselprodukte (Schock), Produktion starker Säuren (diabetische Ketoazidose), Retention von H-Ionen (Niereninsuffizienz), gastrointestinale Alkaliverluste (Gallen-, Pankreas-, Dünndarmfisteln).

Therapie:

Respiratorische Azidose: Atemtraining, künstliche Beatmung.

Metabolische Azidose: Natrium-Bikarbonat, Tris-Puffer.

Respiratorische Alkalose: gesteigerte CO_2 Abatmung.

Metabolische Alkalose: Verlust von H-Ionen (chronisches Erbrechen oder Drainage von saurem Magensaft durch Magensonde), renaler Säureverlust (Diuretika).

Therapie:

Respiratorische Alkalose: O_2-Zufuhr, Sedierung.

Metabolische Alkalose: Arginin — HCL, Ammonium-Chlorid.

Eiweißverlust, Ursachen

Osteomyelitis
Bronchiektasen
Exsudative Enteropathie (s. S. 384)
Mangelnde Eiweißzufuhr bei Ösophagus- und Kardiastenosen
Malassimilation (s. S. 386)
Gestörte Eiweißsynthese der Leber (Zirrhose, chronischer Leberschaden)
Interne Erkrankungen z. B. nephrotisches Syndrom

Folgen des Eiweißmangels sind:

Resistenzminderung
Verzögerte Wundheilung (Wunddehiszenz, Platzbauch)
Ferment-, Hormon- und Vitaminmangel mit Störung der Magendarmfunktion und verzögerter Rekonvaleszenz

Therapie:

1 Plasma-Konserve (250 ml) 5 % = 12,5 g Eiweiß
1 Plasma-Konserve des DRK (100 ml) 20 % = 20 g Eiweiß
1 Humanalbin (250 ml) 5 % = 12,5 g Eiweiß

Ödeme

Erhöhter hydrostatischer Druck bei:

Herzinsuffizienz

Erniedrigter kolloidosmotischer Druck bei:

Alimentärer Dystrophie, Tumorkachexie, Nephrose, Eiweißmangel, Leberschaden

Elektrolytstoffwechselstörung bei:

Akuter und chronischer Nephritis, Herzinsuffizienz, Natriumre--tention

Kapillarschaden bei:

Allergie, neurotrophen Störungen, allgemeiner Kapillardurchlässigkeit

Mechanische Abflußstauung bei:

Thrombose, Bauchtumoren, portaler Hypertension (Leberzirrhose)

Hormonell bedingt bei:

Myxödem, Klimakterium

Blutgruppenbestimmung und Kreuzprobe

Die Gewähr für die Richtigkeit von Blutgruppenbestimmungen und Kreuzproben ist um so größer, je aufwendiger und zeitraubender diese Untersuchungen durchgeführt werden. Die hier empfohlenen Methoden zur Blutgruppenbestimmung und Kreuzprobe sollen nur das Ziel haben, einen Blutverlust möglichst schnell und ohne erhöhtes Risiko zu ersetzen.

Blutgruppenbestimmung

Material

1. 3 ml Probandenblut in mit Namen beschrifteten Zentrifugenröhrchen
2. Testseren (Anti A, Anti B, Anti AB, Anti D)
3. Glas- oder Porzellanplatte mit eingeschliffenen Mulden
4. Pipetten, Glasstäbchen
5. Zentrifuge
6. Wärmeschrank
7. Blutgruppendokumentationskarte
8. Rinderserumalbumin

Vorgehen

1. 3 Minuten Zentrifugieren des Blutes
2. Nach Beschriften der Platte je 1 Tropfen der 4 Testseren in 4 Mulden
3. Je 1 Tropfen der Probandenerythrozyten zufügen
4. Vorsichtiges Umrühren mit einem Glasstab
5. Auf Koagulation ablesen nach ca. 5 Minuten
6. Da Kälteagglutinine einen positiven Rh-Faktor vortäuschen können: Inkubation über ca. 10 Minuten im Wärmeschrank bei 37 °C und dann nochmaliges Ablesen.
7. Während der Inkubationszeit Wiederholung des gesamten Tests auf Blutgruppendokumentationskarten.
8. Da Eigenagglutinine einen pos. Rh-Faktor vortäuschen können, auf Dokumentationskarte 1 Tropfen Rinderserumalbumin mit 1 Tropfen Probandenerythrozyten mischen und auf Koagulation prüfen.

Kreuzprobe

Material

1. 2 ml Spenderblut in mit Namen beschriftetem Zentrifugenröhrchen
2. 5 ml Empfängerblut in mit Namen beschriftetem Zentrifugenröhrchen
3. Rinderserumalbumin
4. 0,9 %ige Natriumchloridlösung
5. Glas- oder Porzellanplatte mit Mulden
6. Feuchte Kammer
7. Brutschrank
8. Zentrifuge
9. Mikroskop
10. Pipettenglasstäbe

Vorgehen

1. Zentrifugieren des Spenderblutes und des Empfängerblutes
2. Nach Beschriften der Platte wird in eine Mulde nacheinander eingetropft
   a) 1 Tropfen Rinderalbumin
   b) 2 Tropfen Empfängerserum
   c) 1 Tropfen Spendererythrozytenlösung (die gewonnene Erythrozytenmenge muß vorher mit dem Fünffachen 0,9 %iger NaCl-Lösung versetzt werden
3. Vorsichtiges Umrühren mit Glasstab
4. Für mindestens 20 Minuten (besser 30 Minuten) in feuchter Kammer im Wärmeschrank bei 37 ° C inkubieren
5. 1 Tropfen 0,9 %ige NaCl-Lösung auf Objektträger tropfen
6. 1 Tropfen der bebrüteten Lösung einmischen
7. Betrachten des Objektträgers unter dem Mikroskop auf Agglutinationen

Bei negativem Ausfall der Kreuzprobe (d. h. Agglutination) nächste Konserve nehmen.

Komplikationen der Transfusion

Transfusions- oder Serumhepatitis: (Virus B)

Der Infekt hat eine Inkubationszeit von 60 bis 160 Tagen. Überträgermedien sind das Spenderblut eines latent Hepatitiskranken oder Spritzen und Kanülen. Das dreiwöchige Prodrom macht sich an Inappetenz, Widerwillen gegen Essen jeglicher Art und Abgeschlagenheit bemerkbar. Mit dem Ausbruch der Krankheit steigt das Serumbilirubin schnell an. Im Urin sind Bilirubin und Urobilinogen vermehrt nachweisbar. Erhöht sind SGOT und SGPT sowie die leberspezifische GLDH. Wenig erhöht oder normal ist die alkalische Phosphatase. Behandlung s. S. 89.

Pyrogene Reaktionen

Ursachen sind Verunreinigungen von Trans- und Infusionsbestecken und -lösungen. Die Anzeichen sind: Schüttelfrost mit hohem Fieber. Die Behandlung besteht im Absetzen der Infusion, Wechsel des Trans- oder Infusionsbestecks, Warmhalten des Patienten. Injektion von Novalgin und Kortison. Evtl. Blutkultur, um bei septischen Spätreaktionen eine gezielte Antibiotikatherapie zu ermöglichen.

Allergische Reaktionen

treten vorzugsweise bei Blutserum- und Eiweißgaben auf.

Symptome sind: Urtikaria, Ödeme, Schmerzen in der Lumbalgegend, Benommenheit und Kopfdruck, seltener Dyspnoe, allergischer Stridor und Spasmen der glatten Muskulatur. Eine ernste Gefahr ist der anaphylaktische Schock.

Die *Behandlung* besteht im sofortigen Absetzen der Transfusion oder Infusion. Gaben von Antihistaminika, Calcium, dazu 50—100 mg oder mehr Cortison bei RR-Abfall. Bei durch Plasmaexpander nicht beherrschbarer Kreislaufdepression: Novadral-Dauertropf (10—40 mg/250 ml).

10. Prä- und postoperative Behandlung

Allgemeine Diagnostik

Sie basiert auf der *ausführlichen Anamnese* und der *gründlichen, vollständigen klinischen und laborchemischen Untersuchung (Urinstatus, Hämogramm, BSG, Blutzucker, Blutgruppe, Blutkreuzung, Gerinnungsstatus, Leber-, Nierenchemie und Elphor), ferner routinemäßige Röntgenuntersuchung der Thoraxorgane.*

Bei Patienten über 50 Jahren ist außerdem ein EKG, ein Lungenfunktionstest, ferner eine Stuhluntersuchung auf okkultes Blut präoperativ vorzunehmen.

Bei abnormen Verhaltensweisen empfiehlt sich die psychiatrische Untersuchung.

Die Operationserlaubnis ist einzuholen und der Aufklärungspflicht — eventuell unter Quittierung — zu genügen.

Operationsvorbereitung

Die Operationsvorbereitung hat folgendes Ziel:

Der Patient muß in bestmöglichen Allgemeinzustand gebracht werden, d. h. Herz- und Kreislaufstörungen, Elektrolyt-, Eiweiß-, Vitamin- und chronische Blutverluste müssen ausgeglichen sein.

Grundsätze, die während und nach der Operation beachtet werden müssen:

Bekämpfung von Hypotonie und Hypoxie, Korrektur eines gestörten Mineral-, Flüssigkeits- und Säurebasenhaushalts.

Spezielle Befunde und deren Diagnostik

An nichtchirurgischen Erkrankungen, die das Operationsrisiko erhöhen, sind von seiten des Herzens zu beachten:

die latente oder manifeste Herzinsuffizienz;

angeborene, entzündliche oder degenerative Herzerkrankungen und die Hypertonie.

Die *spezielle Diagnostik* dieser Befunde basiert auf dem EKG, dem zentralen Venendruck, der Kreislaufzeit, dem Lungen-Funktionstest, dem Nieren-Funktionstest, dem Phonokardiogramm, der Angiokardiographie, dem Herzkatheter usw.

Die *Gesamtletalität von Herzkranken* beträgt bei größeren Bauchoperationen etwa 3 %, bei arteriosklerotischen Herzschäden ist das Risiko doppelt so hoch wie beim Herzgesunden. Ein kürzlich durchgemachter Herzinfarkt stellt immer eine Kontraindikation gegen eine nicht dringliche Operation dar.

Die gleiche Sorgfalt der Diagnostik erfordern Lungen-, Harnwegs- sowie Leber-Gallenwegserkrankungen (s. S. 337).

Erkrankungen der Luftwege

Akute Infekte

Als solche zu beachten sind Pharyngitis, Tonsillitis, Laryngitis, Bronchitis, Rhinitis und Pneumonien. Sie sind Kontraindikationen für die elektive Chirurgie.

Muß aber aus dringlicher Indikation operiert werden, sollte möglichst keine Inhalationsnarkose verwandt und eine Prophylaxe mit Atemgymnastik, CO_2-Dusche, Abklopfen, Aerosolinhalation durchgeführt und getestete (Sputum) Antibiotika gegeben werden.

Tabelle 10.1 **Leukozytose** (nach Zack)

Akute Infektionen: durch Bakterien, Protozoen, Parasiten und generalisierte Mykosen

Vergiftungen: mit Pb, Hg, Digitalis usw.

Metabolisch: bei diabetischer Azidose, Urämie, Gicht, Rheuma, Eklampsie

Nekrosen: bei Herz-, Lungen-, Darm- und Milzinfarkten, hämorrhagischer Pankreatitis, Ileus und postoperativ

Rasch wachsende *maligne Tumoren:* besonders bei Metastasierung in das Knochenmark, Lymphogranulom, Leukämie

Massive Blutung: akute Hämolyse, Blutungen in seröse Höhlen

Physikalische Ursachen:

Verbrennungen
Sauerstoffmangel
Geburt
Krämpfe
Anhaltendes Erbrechen
Schwere körperliche Arbeit
Pleura- und Peritonealblutungen

Traumatischer Schock: (12 Stunden anhaltend)

Chronischer Infekt

Bei chronischer Bronchitis (Raucherbronchitis), Bronchiektasen, Emphysem, Asthma, Lungenfibrose und Lungentuberkulose ist die Atemreserve zwar ausreichend, zu beachten ist aber die Neigung zur gesteigerten postoperativen Bronchialsekretion, da sie die Atelektasen- und Pneumoniebildung begünstigt (s. S. 98 ff). Vorbereitung wie beim akuten Infekt (s. S. 83).

Eingeschränkte Atemkapazität

Schrumpfungsprozesse, Tuberkulosen und tumoröse Stenosen mit eingeschränkter Atemkapazität disponieren zur postoperativen Atelektase *und* Hypoxie. Deshalb sind bei diesen Grundleiden präoperative Lungenfunktionsproben und vor allem Atemtraining besonders angezeigt. Ferner ist die Behandlung einer eventuell vorliegenden Begleitentzündung erforderlich (Inhalation mit Tacholiquin, Atemgymnastik, Antibiotika, 5 Mega Penicillin und Durenat).

Tabelle 10.2 **Leukopenie**

Virusinfekte (Grippe, Masern, Röteln, Mumps)	
Typhus – Paratyphus	Morbus Bang
Agranulozytose	Histoplasmose

Nierenerkrankungen

Diagnostik

Eine *eingeschränkte Nierenfunktion* liegt vor bei der chronischen Glomerulonephritis, der chronischen Pyelonephritis, der toxischen Nephritis, der Amyloidniere, einer Abflußbehinderung der Harnwege und einem akuten Nierenversagen.

Vor größeren Operationen ist eine spezielle Nierendiagnostik erforderlich, wenn eine Nierenerkrankung in der Anamnese vorliegt, der Patient über 60 Jahre alt ist, ein Diabetes mellitus und eine Hypertonie bestehen oder sich ein pathologischer Urinbefund ergibt.

Zur *speziellen Nierendiagnostik* gehört:

Harnstoff-, Rest-Stickstoff-, Kreatinin-, Elektrolyt- und Clearancebestimmung, i. v. Urogramm und evtl. Isotopennephrogramm.

Therapeutisch sind folgende *präoperativen* Maßnahmen zu empfehlen: Elektrolytausgleich, Rest-N-Korrektur mit adäquaten Flüssigkeitsgaben und Beschränkung der Eiweißzufuhr, Anämie- und Hypovolämieausgleich mit Bluttransfusion. Zu achten ist auf eine Kumulation und Retention der durch die Niere normalerweise ausgeschiedenen Medikamente. *Während der Operation* ist wie beim Herzkranken (s. S. 95) zu verfahren).

Postoperativ ist folgendes zu überwachen:

Ein- und Ausfuhrmessung, Elektrolytbestimmungen, tägliches Wiegen des Patienten, Bestimmung von Rest-N und Kreatinin.

Therapie von Nierenstörungen:

Das *akute Nierenversagen* (s. Elektrolytstoffwechsel).

Verlegung oder Entzündung der ableitenden Harnwege (siehe Urologie).

Die *Urämie* erfordert folgende Behandlung:

Eiweißzufuhr von maximal 0,5 g/kg Körpergewicht in 24 Stunden zuzüglich des Urineiweißverlustes.

Flüssigkeit auf 600 ml + tägliche Ausfuhr beschränken. Die Ausscheidung muß möglichst 1500—2000 ml/die betragen. *Cave: Überinfusion!*

Das zum Ausgleich einer Hyponatriämie zugeführte Kochsalz kann zum Lungenödem führen.

Bei hochgradiger Anämie: Transfusion von Erythrozytenkonzentrat. Bei hypokalzämischer Tetanie Aluminiumhydroxyd-Gel oral oder Calciumgluconat i. v.

Bei Hyperkaliämie: Ionenaustauscher (Resonium A per os oder rektal).

Extrarenale Azotämie

Eine extrarenale Azotämie kann entstehen beim Schock, infolge ungenügenden Filtrationsdruckes, bei massiver gastrointestinaler Blutung, infolge erheblichen Eiweißzerfalls und bei Erbrechen infolge Elektrolytverlustes sowie Exsikkose anderer Ursachen (z. B. Hypochlorämische Azotämie). Die Behandlung besteht in intravenösen Gaben von Flüssigkeit und gezielter Elektrolytsubstitution.

Stoffwechsel

Diabetes mellitus

Größere Operationen erfordern die vorherige Nüchternblutzuckerwert- und postprandiale Blutzuckerbestimmung.
Bei Neuentdeckung und Entgleisung eines Diabetes ist der Internist hinzuzuziehen und der Diabetes einzustellen. Bei bekanntem Diabetes konstante Diät, Harnuntersuchungen auf Glukose und Ketonkörper sowie mehrfache Blutzuckertagesprofile (7, 11, 16 und 22 Uhr-Wert). Ketonurie und Azidose müssen vor der Operation beseitigt sein.

Eingriffe in Lokalanästhesie:

Lokalanästhetikum möglichst ohne Adrenalin, sonst Therapie wie gewohnt.

Eingriffe in Kurznarkose:

Diätetisch oder oral eingestellte Patienten werden wie üblich behandelt. Mit Insulin eingestellte Patienten werden früh morgens operiert, erhalten $^2/_3$ ihrer Tagesdosis zur Mittagszeit zusammen mit dem Mittagessen.

Operationen in Vollnarkose

Die Operation ist früh morgens anzusetzen. Der Patient ist bis 12 Std. vor der Operation zu ernähren. Wegen der Infektionsgefahr ist ein Blasenkatheter nur dann zu legen, wenn dies unbedingt erforderlich ist.

Diätetisch eingestellte Patienten sind 12 Std. nüchtern und erhalten 50 g Glukose (500 ml 10 %ige Glukoselösung pro ausgefallene Hauptmahlzeit i. v., maximal 150 g Glukose pro die). Der Rest der Flüssigkeitsbilanz wird durch Elektrolytinfusionen oder 5 %ige Lävulose gedeckt. Bei Blutzuckeranstieg Gabe von 1 g Rastinon in 500 ml Glukose 5 % i. v. über 1—4 Std. maximal 2 g Rastinon pro Tag.

Bei Ketose ist Alt-Insulinbehandlung erforderlich.

Oral eingestellter Diabetes:

a) Therapie des Diabetes wie gewohnt je nach Zeitpunkt und Art der Operation oder

b) 1 g Rastinon in 500 ml Glukose 5 % über 1—4 Std., bei langdauernden Operationen bereits im Op. Maximalgabe 2 g Rastinon pro die. Zur KH-Bilanzierung 150 g Glucose/die i. v.
Bei auftretender Ketose: Altinsulinbehandlung erforderlich.
Eine Umstellung auf Insulin präoperativ nur bei schweren Komplikationen: Peritonitis, Sepsis, Steroid-Therapie u. a.

Insulinbehandelter Diabetes:

Grundsatz: „Übliche Dosis des üblichen Insulins zur üblichen Zeit". (Ausnahme: Long- und Lente-Insuline). Sofort nach Insulingabe 500 ml Glukose 10 % i. v. bereits auf der Station anhängen lassen. Gesamtdosis wie üblich 150 g Glukose/die, Restinfusionsmenge als Elektrolytinfusion oder 5 %ige Lävulose.

Intra- und postoperativ bei kleinen Eingriffen: Blutzucker-Tagesprofil, bei großen Eingriffen: Blutzuckerbestimmung alle 2 Std. 2—4 Std. postoperativ Azetonbestimmung.

Allgemeines:

Idealer präoperativer Blutzuckerwert für Diabetiker: 180 mg %. Glukoseanstieg unter der Operation auf 200—300 mg % Blutzucker ist nicht unbedingt behandlungsbedürftig, wenn keine Ketonurie vorliegt.

Ist Umstellung auf Alt-Insulin erforderlich (dekompensierter Diabetes, Ketose), Richtwert: Bisher eingestellte Depot-Insulin-Tagesdosis × 1,5 = Alt-Insulinmenge in drei subkutanen Injektionen. Insulinhalbwertzeit bei i. v. Gabe beträgt 15 Minuten, daher bei i. v. Therapie Dauertropf: auf 1,5 g KH 1 E Alt-Insulin.

Postoperativ ist eine Restglucosurie von 20 g/die wünschenswert (Sicherheitsfaktor), Blutzuckerwerte bis 200 mg% sind ausreichend.

Bei kreislaufgefährdeten alten Patienten evtl. Gabe höher konzentrierter Zuckerlösungen zur Reduktion der Infusionsmenge. Einer 24-Stunden-Dauertropfinfusion wird die errechnete Alt-Insulinmenge zugesetzt oder fraktioniert subkutan gespritzt.

Am 1. und 2. postoperativen Tag Infusion mit mindestens 150 g KH i. v., wenn orale Zufuhr nicht möglich ist. Berechnetes Alt-Insulin in 3 Injektionen. Blut- und Harnzuckerkontrollen. Möglichst bald Übergang auf orale Ernährung und Depot-Insulin, morgens $^2/_3$, abends $^1/_3$ der Gesamtdosis.

Notfallchirurgie. Unaufschiebbare Notfalloperationen im entgleisten Zustand (Präkoma und Coma diabeticum) erfordern stündliche Blutanalysen und internistische Mitbehandlung: Blutzucker- und Elektrolytbestimmungen (Kalium!) sowie Blutgasanalysen und Harnzuckeruntersuchungen. Neben ausreichend hohen Alt-Insulingaben müssen Elektrolytverschiebungen (Kalium!) gezielt ausgeglichen werden. Die Azidose wird mit Natriumbicarbonat- und Trispufferinfusionen sowie Glukose-Alt-Insulin behandelt.

Für die *Anästhesie des Diabetikers* ist folgendes zu beachten: Die Prämedikation ist niedrig zu halten und Narkotika sind sparsam zu dosieren. Lokal- und Rückenmarksanästhesien sind der Allgemeinnarkose vorzuziehen, da diese stärker in das Stoffwechselgeschehen eingreift. Wesentlich ist die Vermeidung einer Hypoxie. **Cave:** Suprareninhaltige Anästhetika!

Lebererkrankungen

Eine erhebliche Operationsgefährdung stellt eine chronische Stoffwechselstörung der Leber dar. Das geschädigte Parenchym ist der nach der Operation — besonders aus dem Pfortadergebiet — anfallenden

Toxineinwirkung nur bedingt oder kaum gewachsen. Befunde, die wir als Ursache dieser Funktionseinschränkung fürchten, sind Zirrhose, chronisch-rezidivierende und akute Hepatitis, hochgradiger biliärer Stauungsikterus, Cholangitis und Cholangiolitis, Fettleber, Amyloidleber und das BUDD-CHIARI-Syndrom. Die präoperative Abschätzung der Funktions- und Toleranzbreite geschieht mit der klinischen Untersuchung, d. h. der Palpation auf Größe, Konsistenz, Kontur des Organs. Ferner den Serumanalysen (Bilirubin, Elektrophorese, Serumlabilitätsproben [Takata und Thymol]), der Farbstoffpassage: Bromsulfthalein-Test, der Enzymanalyse: Transaminasen und alkalische Phosphatase, dem Kupfer-Eisenspiegel und dem Gerinnungsdiagramm (Prothrombinzeit). Im Harn genügt der Gallenfarbstoffnachweis. An Röntgenuntersuchungen kann bei Verdacht einer Zirrhose der Ausschluß der Ösophagus-Varikosis durch Breischluck wichtig sein.

Bei manifestem Leberschaden ist die präoperative Behandlung der Leber erforderlich. Sie besteht in einer *unspezifischen Behandlung* mit Bettruhe, fett- und kohlenhydratreicher, eiweißarmer Diät, Darmeinläufen und oralen Laxantien, ferner Neomycin oral 6 g pro die, Lävulose-Infusionen 1000 ml täglich 5–10 %ig, dazu 2 g Cholin – besser noch Lävocholin-Vitamin-B-Komplex sowie in der Substitution von Vitamin K (Quickwert!), 500 mg Vitamin C und Kalium (Kalinor oral). Bei Anhaltspunkten für Cholangitis 5 Mega Penicillin täglich. Ein Aszites wird evtl. punktiert (Abb. 12.6) oder besser mit Aldactone oder Lasix ausgeschwemmt.

Je nach Ausfall der Kontrollen kann die Operation angesetzt werden. Bei der Anästhesie muß man sich auf leberschonende Narkotika beschränken (**Cave:** Halothane oder Fluothane!), wenn möglich auch keine Barbiturate. Ein Blutdruckabfall ist zu vermeiden.

Tabelle 10.3 **Blutkörperchensenkungsbeschleunigung**

1. *Akut entzündliche Prozesse* (z. B. Pyodermien, Pneumonie, Pyelonephritis, Phlebitis, Cholezystitis)
2. *Chronisch entzündliche Prozesse* (z. B. chron. Tonsillitis, Zahngranulome)
3. *Spezifisch entzündliche Prozesse* (z. B. Tuberkulose, Morbus Bang)
4. *Kollagenosen* (z. B. rheumatische Arthritis, Sklerodermie, Lupus erythematodes, Dermatomyositis)
5. *Malignome* (z. B. Myelom, Leukämie, Karzinome, Sarkome)
6. *Hormonelle Ursachen* (z. B. Gravidität)
7. *Anämie*

Keine Blutsenkungsbeschleunigung:

Virusinfekte
Polyglobulie
Typhus
Herzinsuffizienz

Weitere Faktoren, *die das Operationsrisiko erhöhen,* sind:
höheres Alter, Adipositas und Schwangerschaft.

Höheres Alter

Beim Kranken über 60 Jahre ist mit einer generalisierten Arteriosklerose und einer Einschränkung der Herz- und Nierenleistung zu rechnen. Deshalb sind präoperativ Ekg und Rest-N zu untersuchen und nach einer Karzinomsymptomatik zu fahnden. Die für die Herzpatienten geltenden Vorsichtsmaßregeln sind hier besonders zu beachten.

Aufmerksamkeit ist der Vorbeugung postoperativer Lungenaffektionen (s. S. 98) und Thrombosen (s. S. 105) zu schenken. Jede Blutdrucksenkung unter den Ausgangswert ist zu vermeiden. Narkotika und Barbiturate können Verwirrtheitszustände und Unruhe hervorrufen, weshalb sie sparsam zu dosieren sind. Zu achten ist auf eine frühe Rehabilitation: frühes Aufstehen und die baldige Rückführung in normale Lebensbedingungen. Als zerebral durchblutungssteigernde Mittel stehen uns Complamin, Stutgeron u. a. zur Verfügung.

Adipositas

Kranke mit *hochgradiger Adipositas* sind häufiger mit schweren Begleitleiden behaftet, sie neigen zu Thromboembolien und Wundheilungsstörungen, zu Arteriosklerose (Hypertonie, Herzinfarkt) und zum Diabetes mellitus. Eine präoperative Abmagerungskur ist sinnvoll.

Schwangerschaft

Wenn möglich, ist hier die Operation zu vermeiden. Bei absoluter Indikation ist im zweiten Trimenon zu achten auf die Verhütung einer Hypoxie und Hypotonie und Vermeidung von Medikamenten wie Chinin, Mutterkornalkaloide, Prostigmin. Zu vermeiden sind ferner Röntgenuntersuchungen und Strahlenbehandlungen. Zur Wehenprophylaxe werden kristalline Progesterone (z. B. 1 Amp. Sistocyclin i. m.) gegeben.

Prä- und postoperative Anweisungen

Vor der Operation

Die Operationsregion muß markiert werden. Für eine Bluttransfusion müssen genügend Konserven gekreuzt sein. Die Darmreinigung mit Einlauf ist bei Bauchoperationen angezeigt, die oft von Darmparesen gefolgt sind, ferner bei jeder Darm-Anal-Operation zur Sicherung sauberer Nahtverhältnisse. 12 Stunden vor der Operation darf keine feste, 8 Stunden vorher keine flüssige Nahrung mehr eingenommen werden.

Prämedikation: s. Anästhesie.

Bei Operationen am Gastrointestinaltrakt ist das Einlegen eines Magenschlauchs anzuraten.

Ein Blasenkatheter wird gelegt, wenn Harnretentionen zu erwarten sind oder die Blase intraoperativ aufgefüllt oder entleert werden soll. Eine Venenkanüle oder ein V. cava-Katheter dient der intravenösen Substitutionstherapie.

Maßnahmen nach der Operation

Blutdruck, Puls und Atemfrequenz (Abb. 8.2) sollten nach jeder großen Operation in regelmäßigen Abständen – am besten mit Kurvenschreibung – überwacht werden. Bei veränderten Werten wird der Arzt benachrichtigt, ebenso bei Entwicklung einer Ateminsuffizienz mit Zyanose, Schwitzen, Unruhe usw., bei Blutungen aus der Wunde oder dem Drain und Durchblutungsstörungen der Peripherie. Bei Eingriffen mit nachfolgendem Schock empfiehlt sich die fortlaufende Venendruckmessung.

Die *Lagerung* im Bett erfolgt abwechselnd sitzend, flach, seitlich, in Kopftieflagerung usw. je nach Operation. 12 Stunden nach der Operation wird der Patient aus dem Bett herausgenommen und aufgefordert, sich auf die Fußspitzen zu stellen. Alle 30 Minuten wird er auf die andere Seite gelegt und zum Hyperventilieren angeregt.

Der Thromboseverhütung dient das Anstemmen der Füße gegen das Fußende des Betts.

Nach größeren Operationen muß die 24-Stunden-Urinportion registriert werden.

Am Ende der Operation wird für den Fall, daß der Patient bis dahin nicht spontan uriniert hat, der Zeitpunkt für die Katheterisierung festgelegt.

Die einzelnen Drains und Schläuche werden angeschlossen und ihre Sekretion registriert.

Sämtliche Medikamente – auch die regelmäßig gegebenen – werden mit stündlicher und täglicher Dosierung und Wiederholung auf einer Therapieanweisung schriftlich fixiert.

Eine Sauerstofftherapie wird durchgeführt, wenn eine Ateminsuffizienz vorliegt.

Der Zeitplan der Labor- und Röntgenkontrollen wird fixiert.

11. Postoperative Komplikationen

Fieber

- Verstellung des Temperaturregulationszentrums über 37,5 °C durch Operationsstreß und Begleitleiden.

Der Operationsstreß umfaßt die Störung des Wärme-, Mineral- und Wasserhaushalts und den katabolen Gewebs-, Eiweiß-, Glykogen- und Fettstoffwechsel.

Tabelle 11.1 **Fieber**

Nicht infektiöses Fieber

Postoperative Reaktion

Physiologisch ist die postoperative sympathikotone Hyperthermie und Tachykardie, die mit Parese des Magen-Darm-Kanals und Blasenentleerungsstörung einhergeht. Nach 3—4 Tagen normalisieren sich diese Funktionen. Hält das Fieber länger an, so sind andere Ursachen anzunehmen:

1. *Malignome* (z. B. Lymphogranulom, Leukämie, Karzinome, Sarkome)
2. *Hyperergische Reaktionen* (z. B. Medikamentenallergie)
3. *Nekrosen* (z. B. Infarkte, Gangrän, Pankreaszerfall, Blutungen in Körperhöhlen)
4. *Innersekretorische Störungen* (z. B. Hyperthyreose, Morbus Addison, Hyperparathyreodismus)
5. *Zentrale zerebrale Störungen* (z. B. Schädel-Hirntrauma)

Infektiöses Fieber

Bakterielle Lokalinfektionen: Abszesse, Phlegmonen, parenchymatöse Infektionen, Hohlrauminfektionen des Thorax und Abdomen sowie Retroperitoneum

Bakterielle Allgemeininfektionen: Sepsis, Pneumokokken, Meningokokken, Typhus, Scharlach, Diphtherie, Tuberkulose

Virusinfekte, Rickettsiosen, Spirochätosen, Brucellosen

Pilzinfekte; Protozoeninfekte

Fieberverlaufsformen

Rezidivierendes Fieber

Tumoren

Bakterielle Infekte (Harntrakt, Bronchiektasen, Thrombophlebitiden, Tuberkulose, Cholangitis)

Virusinfekte (Grippe)

Rickettsiose und Malaria

Kollagenosen

Stoffwechsel (Gicht)

Subfebrile Temperaturen

Tuberkulose

Fokalinfekte

Thyreotoxikose

Eisenmangel

vegetative Dystonie

Hohes Fieber

Lokalisierte und allgemeine bakterielle Infekte (mit Blutkultur nachweisbar)

Infekte (Scharlach, Diphtherie, Tularämie, Tuberkulose, Viren, Rickettsiosen, Spirochäten, Protozoen (Malaria, Toxoplasmose, Listeriose)]

Ziel ist zunächst die Erkennung der Ursache und ihre Beseitigung. Temperaturen von mehr als 40 °C rektal sollten unverzüglich mit Eisbeuteln, feuchten Tüchern, Besprengen der Extremitäten, kalten Wadenwickeln mit 70 %igem Alkohol und Eiswassereinläufen angegangen werden; dazu Antipyretica (Novalgin [3–5 ml i. v.], Pyramidon 3 × tgl. 0,3 g oral). Bei hochgradiger Hyperthermie: medikamentös gesteuerte, allgemeine Unterkühlung.

Komplikationen der Operationswunde

Wundinfektion

- Durch das indizierende Grundleiden erfolgte oder iatrogene Keimbesiedlung der Wunde.

Sie manifestiert sich in der ersten postoperativen Woche und ist erkennbar an Fieber, Leukozytose und bei der Bauchoperation an der Passagestörung des Magen-Darm-Kanals. Die *Symptome* können durch Antibiotika larviert sein. Die *Behandlung* besteht in der breiten Eröffnung der Wunde in ganzer Ausdehnung bis auf die Faszie, feuchten Verbänden (Alkohol, Rivanol) und Bettruhe. Nach 2 Tagen bei sicher geschlossener Faszie Beginn mit Vollbädern.

Blutung

Der häufigste Grund für die postoperative Blutung ist die ungenügende Blutstillung im Operationsfeld.

Nach Ausschluß einer Blutungsdiathese und dem Versuch konservativer Blutstillung mit Druckverband und Hämostyptika ist die operative Revision angezeigt. Zu langes Warten ist zu vermeiden. Der absinkende ZVD gibt Anhaltspunkte für das Verlustausmaß.

Platzbauch

- Bei 1–3 % der Laparotomien vorkommendes Auseinanderweichen der Wundränder einer Laparotomiewunde, alle Schichten einschließlich Peritoneum parietale betreffend.

Prädisponierend wirken sich schlechte Nahttechnik, Unterernährung, Vitamin C- und Eiweißmangel, Anämie, Adipositas, Herausleitung von Drains durch die Wunde, postoperative Hustenstöße, Erbrechen, gespannter Bauch, vorzeitige Entfernung der Nähte, Infektionen, Blutungen und Medikamente (Zytostatika, Kortikoide, Antibiotika) aus.

Die *Symptomatik* ist charakteristisch. Aus der Wunde entleert sich ab 3. Tag serös-sanguinolentes Exsudat, Gekröse fällt vor (Eviszeration) und die Wundschmerzen nehmen zu. Immer entwickeln sich Magenatonie und paralytischer Ileus.

Die *Prophylaxe* besteht in der Ausschaltung prädisponierender Faktoren (s. o.). Der Wundschluß mit Bäuschchen- oder Bleiplattennaht stellt nur eine relative Sicherheitsmaßnahme dar.

Die *Behandlung* besteht in der Sekundärnaht und bei Bauchwunden in der frühen Anregung der Peristaltik. Eine Narbenhernie folgt in 10 %. Die Letalität des Platzbauches liegt bei 10 %.

12. Kardiale Komplikationen

Herzstillstand

(Plötzlicher Herztod)

- Sistieren der Förderleistung des Herzens.

Es werden 2 *Formen* des Herzstillstandes unterschieden:

1. *Kammerflattern und -flimmern*
2. *Lähmung des Herzens (Asystolie)*

Die Häufigkeit des Herzstillstandes bei Narkose und Operation: 1 auf 750–1000.

Disponierende Ursachen sind:
die Hypoxie des Herzmuskels,
die Unterbrechung der Reizleitung,
die Toxinwirkung auf den Herzmuskel.

Die *letztliche Auslösung* des Herzstillstandes erfolgt durch:
hypovolämischen Schock
Mangelbeatmung (Hypoxie)
Hyperkapnie
Übermäßige Vagusirritation (reflektorisch)
Überdosierung eines Narkotikums oder anderer Medikamente
Verlegung der Luftwege
Auskühlung
Überwärmung
Irritation des Herzmuskels durch Manipulation
Myokardinfarkt
Luftembolie

Die 4 sicheren Zeichen des Herzstillstandes sind:
nicht mehr tastbare Karotis- und Femoralispulse
nicht mehr hörbare Herztöne
Atemstillstand (Spätsymptom)
weite und starre Pupillen (Spätsymptom)

Erkennung des drohenden Herzstillstandes:
unregelmäßiger, langsam werdender Puls
plötzlicher Blutdruckabfall

Vom Herzstillstand bedrohte Phasen der Operation sind:
die Einleitungsphase der Narkose
die Extubation
die Umlagerung des narkotisierten Patienten, insbesondere von Bauch- in Rückenlage
anhaltende Zyanose
Manipulation am Herzen
Zug am Gekröse

Vorbeugende Maßnahmen gegen den Herzstillstand sind:
hohes Sauerstoffangebot bei der Atmung
ausreichende Durchblutung der Koronarien
Ausschaltung aller Vagusreflexe (Atropin)
Verhütung von Irritationen des Bauchvagus bei Operationen
Vermeidung der Irritation des Sinus caroticus durch Palpation oder Lagerung
Aufrechterhalten eines ausreichenden Blutdrucks
Kompensation eines Blutdruckabfalls bei stärkeren Blutungen

Behandlung

Sofortmaßnahmen sind:

Beatmung (Trachealintubation) und externe Herzmassage (s. Abb. 12.1).

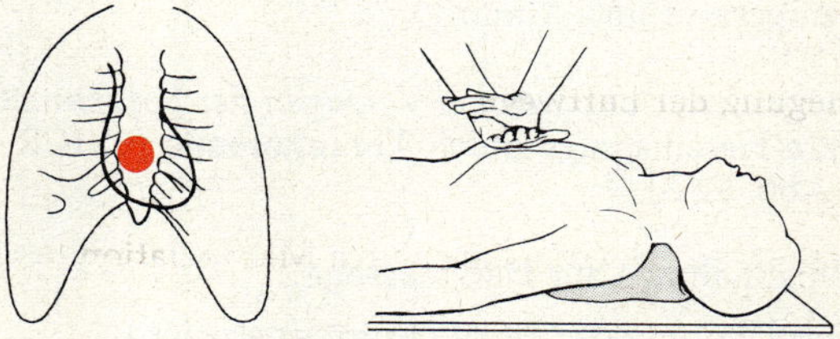

Abb. 12.1 **Extrakorporale (geschlossene) Herzmassage**
a Hauptdruckeinwirkung,
b Lagerung des Patienten auf fester Unterlage, Kompression des Sternums in pulssynchronem Rhythmus (60/ min.)

Die weitere Elektro- und Pharmakotherapie hängt von der Form des Herzstillstandes ab, die exakt nur durch die Auswertung des EKG diagnostiziert werden kann.

Bei *Kammerflimmern:*

1. Defibrillation (Abb. 12.2) mit 2 Elektroden, die an der Brustwand angelegt werden (= 100—400 Wsec. ~ 400—1000 V)
   Bei Fehlen eines Defibrillators wird der Versuch unternommen, medikamentös die Kammerautomatie mit
2. Kaliumchlorid (KCl) zu hemmen. (Erwachsene 5—7 ml 7,5 %ig ik., Kinder 2—4 ml 7,5 %ig i. k.)

Bei *extremer Bradykardie* oder *Asystolie:*

1. elektrischer Schrittmacher, der temporär kutan (150 V) — besser aber über subkutan oder perikardial lokalisierte Elektroden (geringerer elektrischer Widerstand = 10 bis 50 V) — das Myokard zu rhythmischen Kontraktionen stimuliert.
2. Anwendung von Sympathikomimetika
   a) Adrenalin (1 : 1000) 5—10 ml (0,5—1,0 mg) i. v. oder 2 mal 4 ml (0,2—0,4 mg) intrakardial (i. k.) oder Alupent (1 Amp. 0,5 mg i. k.)

Allgemeine Maßnahmen des Anästhesisten:

1. Flachlagerung auf fester Unterlage
2. Anlegen einer i. v. Infusion (Glukose, Plasmaexpander, Blut)
3. Trachealintubation (wenn zuvor Maskenbeatmung)
4. Freihalten der Luftwege
5. Einleitende Bekämpfung der metabolischen Azidose mit Natriumbikarbonat oder Trispuffer (initial 50 bis 100 ml 8,4 %ig Natriumbikarbonat-Lösung oder 0,3 molare Trispuffer-Lösung)
6. Überwachung des Patienten (Puls, RR, EKG, EEG, später auch Temperatur und Atmung).

Chirurgisches Vorgehen bei Versagen der Sofortmaßnahmen:
Direkte Herzmassage durch Thorakotomie (6. ICR links, anterolateral) (Abb. 12.3).

Hilfsmaßnahmen zur Herzmassage:

a) Hochlagerung der Beine (Autotransfusion)
b) Abklemmung der Aorta descendens bzw. der großen Arterienstämme der Extremitäten (künstliche Zentralisation) (5 bis 10 Min.).

Nach erfolgreicher Wiederbelebung bei eröffnetem Thorax und Herzbeutel: Antibiotika in Herzbeutel und Pleurahöhle, Perikardverschluß, Pleuradrainage, Thoraxverschluß. Eventuell künstliche Hypothermie (30—32 °C), Verlegung auf eine Intensivbehandlungsstation.

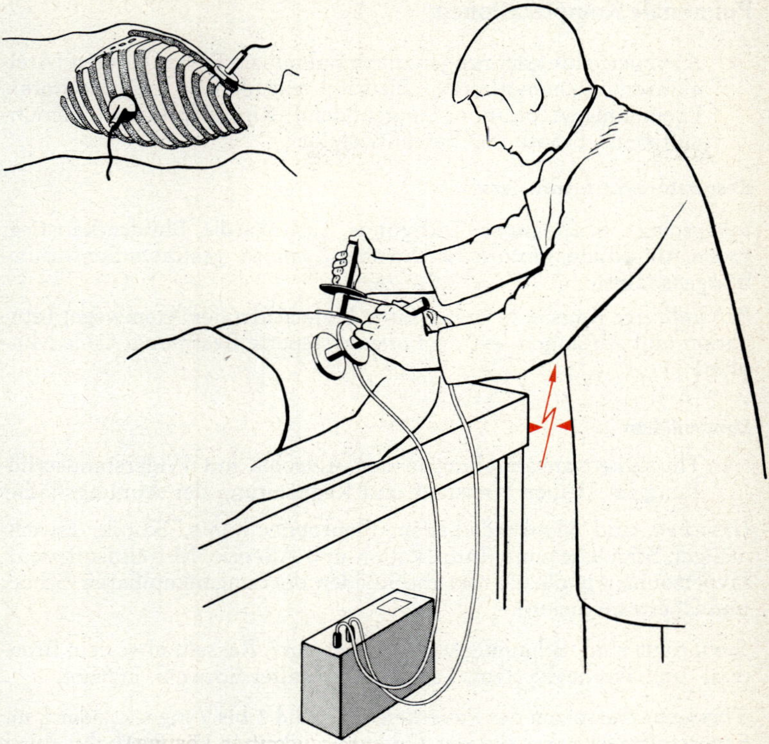

Abb. 12.2 **Herzstillstand.** Externe Defibrillation des Herzens

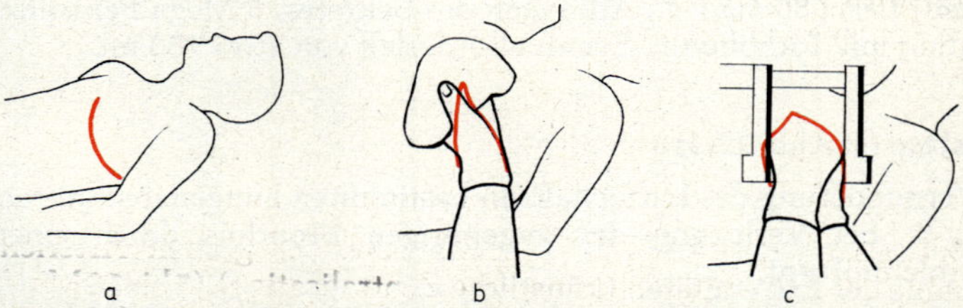

Anterolaterale Thorakotomie im 6. ICR links.

Massage mit der rechten Hand, rhythmisches breitflächiges Auspressen des Herzens von kaudal nach kranial.

Nach Einsetzen eines Rippensperrers bimanuelle Massage.

Abb. 12.3 **Offene Herzmassage** durch Thorakotomie

Pulmonale Komplikationen

- Atemverteilungsstörungen durch pulmonale Erkrankungen (Atelektasen, Pneumothorax, Pleuritis exsudativa, Hämatothorax, Pneumonie, Aspiration, Lungenödem), Rippenfrakturen, Herzinsuffizienz, Schock und Bewußtlosigkeit.

Respiratorische Insuffizienz

Symptome und Diagnose: Tachypnoe, Tachykardie, Blutdruckanstieg, große Amplitude, motorische Unruhe, Zyanose, gestörtes Sensorium, Blutgasanalyse.

Behandlung: Kausal. In erster Linie Freimachen der Atemwege, Intubation und Absaugen, evtl. volumengesteuerte Beatmung. *Cave* Morphin!

Lungenödem

- Flüssigkeitsansammlung in den Alveolen mit Widerstandserhöhung im kleinen Kreislauf und Reduzierung der Atmungsfläche.

Ursachen sind Myokardschaden, Pleuropneumonie, Schock, Eiweißmangel, Schädeltrauma, Intoxikation und Allergie, Mitralinsuffizienz, Hypertonie, Apoplexie, toxische Schäden der Lungenkapillaren (Schock und Übertransfusion).

Symptome sind: Schaumig blutiger Auswurf, Rasseln über dem Bronchial- und Trachealsystem, Tachykardie, kalter Schweiß, Luftnot.

Therapie: Aufsetzen des Patienten, Dilaudid 1 bis 2 mg s. c. oder i. m., Sauerstoffmaske. Entzug der Ödemflüssigkeit in die Blutbahn durch hypertone Lösungen: 50 bis 100 ml 40 % Lävulose i. v. Verminderung des zirkulierenden Blutvolumens: (viertelstündlich alternierend Tourniquets an drei Extremitäten, rasche Digitalisierung mit 1/4 mg Kombetin i. v., eventuell 0,25—0,5 g Aminophyllin i. v. bei Bronchialspasmen) Lasix 80 mg i. v., Absaugen des Sekretes, 5 Mega Penicillin, Inhalation mit Tacholiquin. Eventuell Aderlaß von etwa 700 ml.

Atelektase (s. Abb. 12.4)

- Verminderung des Luftgehalts in bestimmten Lungenabschnitten, z. B. bei Verlegung des zugehörigen Bronchus durch einen Schleimpfropf.

Sie tritt nach 10—20 % aller großen Eingriffe mit meist nachfolgender Pneumonie auf. Sie ist beim über 60jährigen Patienten zweimal so häufig als bei den jüngeren, doppelt so häufig bei Männern, häufiger bei adipösen Kranken. Ferner tritt sie bei Kranken mit chronischer Bronchitis, Bronchiektasen, Asthma und Rauchern bevorzugt auf.

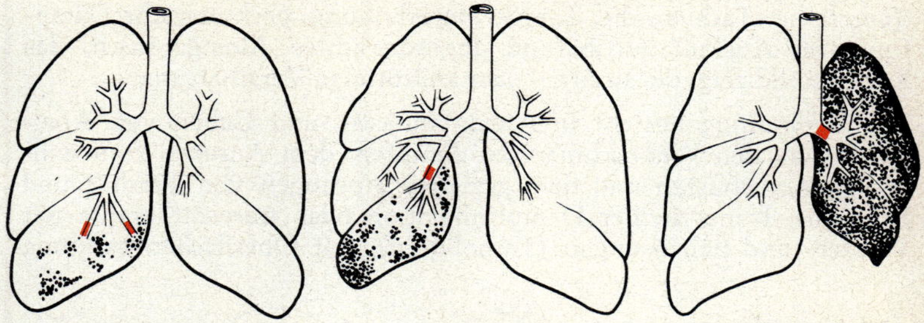

Abb. 12.4 **Atelektasen,** typische Lokalisationen der Bronchusverlegung

Tabelle 12.1 **Dyspnoe**

Pathophysiologie

Im Blut: vermehrte CO_2-Spannung
verminderte O_2-Spannung
Azidose

Klinische Ursachen

1. Mechanische Verlegung von Larynx, Trachea, Bronchien (Stridor), Tumoren, Fremdkörper, Kompression von außen
2. Lungenaffektionen (Tumor, Pneumothorax, Schrumpfungsprozesse, chronische Infekte)
3. Kardiale Befunde (Insuffizienz)
4. Adipositas
5. Anämie
6. Zentrale Störungen (zerebral)
7. Emotionelle Erregungszustände
8. Stoffwechselerkrankungen
9. Mechanische Behinderung der Thoraxbewegung (paradoxe Atmung bei instabilem Thorax)

Begünstigend wirken sich die bei der Operation angewandte Hyperventilation, die intra- und postoperative Ansammlung von Bronchialsekret, die Aspiration von Mageninhalt und die lange Operationsdauer aus. Postoperativ kommen folgende Ursachen in Frage: Unzureichende Ventilation, mangelnde Bewegung, Schleimobturation wegen ungenügendem Abhusten und unterlassenem Absaugen des Bronchialsekrets, zu hohe Dosen von Antibiotika, Bauchdeckenspannung, Wundschmerz und allgemeine Hinfälligkeit.

Symptome: Tachykardie, Temperaturerhöhung, perkutorische Dämpfung, im Auskultationsbefund abgeschwächtes Atemgeräusch, das Röntgenbild zeigt die streifen- oder keilförmige Verschattung.

Die *Behandlung* besteht in Atemgymnastik und Gaben von Analgetika, um den Wundschmerz zu dämpfen, dem Anregen zum willkürlichen Abhusten und dem gezielten Absaugen von Trachea und Bronchus, ferner in der Dampfinhalation oder Aerosoltherapie mit Wasser- und Salzlösungen (Tacholiquin), mit Oberflächenspannung

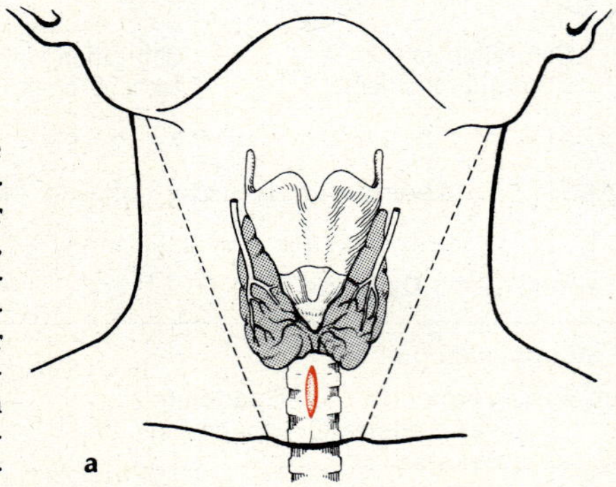

a

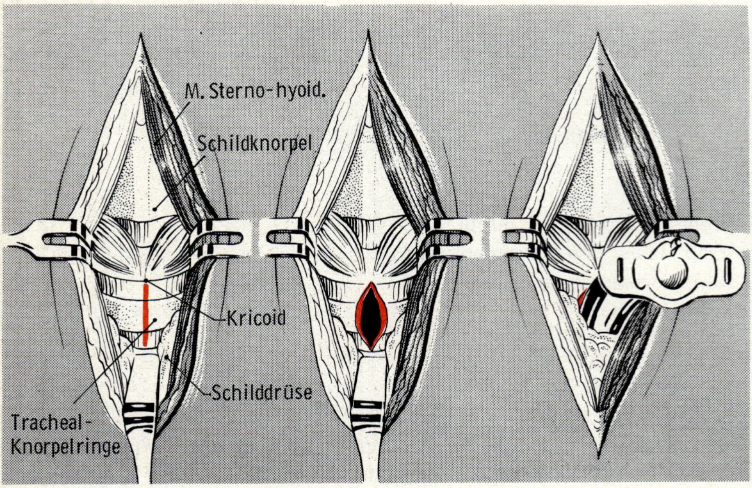

b c d

Abb. 12.5 **Tracheotomie**
a) Tracheotomia inferior
b—d) Tracheotomia superior
Zugang: Hautschnitt von Mitte Schildknorpel bis über Schilddrüse; b) Längsspaltung der Halsfaszie, Ränder des M. sternohyoideus werden beiseite gehalten (mit stumpfen Haken); Quereinschneiden der Faszie, die den oberen Isthmusrand mit dem obersten Ringknorpel verbindet. Unterbindung querverlaufender Arterien (A. cricothyreoidea); Herunterhalten der Schilddrüse mit stumpfen Haken. Freipräparieren der Trachealringe; c) Längsinzision der Trachea (im 2. Ringknorpel) nach Anspannung des obersten Ringknorpels mit Einzinkerhaken in kranialer Richtung; d) Einführen der Silberkanüle.

herabsetzenden Substanzen, mit schleimlösenden Mitteln, mit Antibiotika und bronchodilatatorischen Medikamenten. *Prophylaxe:* 3–4 mal tgl. für 10 Minuten Einatmen einer Mischung von 5%igem CO_2 und 95%igem O_2.

Bei hartnäckigem Befund sind die *intermittierende Überdruckbeatmung,* das bronchoskopische Absaugen oder die Tracheotomie unumgänglich.

Pneumonie

Postoperativ ist sie Folge einer Atelektase, einer allgemeinen Minderbelüftung oder eines exogenen Infektes. Sie wird zunächst mit

Tabelle 12.2 **Indikation zur Tracheotomie**

Hypoventilation (volumetrisch nachweisbar)
Ursache: Tetanus, Thoraxschmerz (Frakturen), Muskelatrophie, traumatische und operative Thoraxinstabilität, Verlegung der Atemwege (Sekret, Destruktion und Kompression der Trachea), Glottisödem, Halstrauma. Beidseitige p.op. Recurrensparese

Gestörter Abhustemechanismus (Koma, Zerebrovaskuläre Zwischenfälle, Kopftrauma, Poliomyelitis, Polyneuritis, Hohe Querschnittslähmung, Myasthenia gravis)

Tabelle 12.3 **Indikation zur künstlichen Beatmung**

Grundsatz: Künstliche Beatmung ist immer indiziert, wenn eine globale Ateminsuffizienz vorliegt: $pCO_2 > 60$ mm Hg, $pO_2 < 60$ mm Hg.

Funktionsstörung	*Ursache*
Alveoläre Hypoventilation	Depression des Atemzentrums (Medikamente, Tumoren, Embolie, Traumen, Infektionen)
	Periphere Atemlähmungen (Myasthenie)
	Thoraxwandverletzungen
	Restriktion (Pneumo-, Sero-, Hämatothorax, Zwerchfellhochstand)
	Obstruktion (Emphysem, Asthma bronchiale, Aspiration)
	Schmerzen
Störung des Verhältnisses Belüftung/Durchblutung	Massive Atelektasenbildung, Lungenembolie
Diffusionsstörung	Lungenstauung, Lungenödem, Pneumonie
Übernahme der Atemarbeit	Postoperativ, z. B. nach Thoraxchirurgischen Eingriffen

5 Mega Penicillin, nach Eintreffen des Sputum-Antibiogramms gezielt mit Antibiotika, Sulfonamiden behandelt. Außerdem Digitalisierung mit Strophanthin 1/4 mg i. v. oder Digitalispräparaten.

Hämorrhagische Diathese

- Abnorme, unerwartet starke und anhaltende Blutungsneigung, die sich nach Unfällen sowie bei und nach Operationen manifestiert.

Hinweise auf die Diathese sind meist bereits der Vorgeschichte zu entnehmen.

Blutgerinnungsstörungen

Allgemeines

Die primäre Gerinnungsstörung verlangt die Abklärung einer familiären Belastung, den Nachweis ungewöhnlicher anamnestischer Blutungen bei früheren Operationen oder Bagatellverletzungen, die Abklärung einer Lebererkrankung oder einer vorausgegangenen Langzeitbehandlung mit gerinnungshemmenden Medikamenten.

Tabelle 12.4 **Blutgerinnung** (nach Koller und Zollinger)

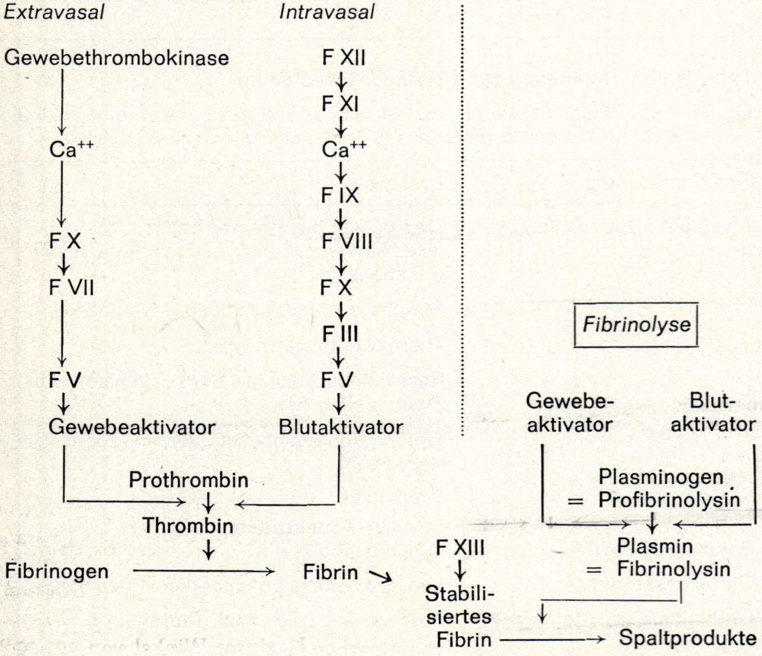

Mit der routinemäßigen Untersuchung der Blutungs- und Gerinnungszeit allein erkennt man den Diathesecharakter nicht. Hierfür sind spezielle Suchtests (s. Tab. 12.5) oder ein komplexes Gerinnungsdiagramm erforderlich.

Tabelle 12.5 **Suchtests für Blutstillungs- und Gerinnungsstörungen** (nach Lechler)

1. Vollblutgerinnungszeit (GZ)
   (Vollblutretraktion)
   (Vollblutlyse)
2. Prothrombinzeit (Quick)
3. Partielle Thromboplastinzeit
   aktivierte PTZ
4. Thrombozytenzahl
5. Blutungszeit (IVY)
6. Thrombelastogramm (TEG)

Die Art der Diatheseblutungen ist aus Tabelle 12.6 ersichtlich.

Tabelle 12.6 **Hämorrhagische Diathese**

Krankheitsbild:	*Therapie:*
Primäre Diathese	
Hämophilie A	Fraktion I (AHG = Antihämophilenglobulin) 20 ml/kg in 30–60 Min. Frischplasma 15 ml/kg in 30 Min. Kryopräzipitate (isolierte Fraktion VIII)
Hämophilie B	Plasma 15–20 ml so rasch als möglich. PPSB (Prothrombin, Proconvertin, Stuart-Prower-Faktor, Antihämophiles Globulin B) 20–30 ml/kg oder Plasma. Ferner EAC (E-Aminocapronsäure).
Fibrinogenmangel	Fraktion I, AHG, Frischblut.
Mangel an Faktor I, II, V, VII, IX, X	Vitamin K, Fraktion I, Frischblut, Trasylol.
Thrombopenien (Morbus Werlhoff, Allergie, Leukosen, Amyelopathie, Urämie, Leberzirrhose, Infekte, Erythematodes)	Fraktion I, AHG, Frischblut, Thrombozytenkonserven, Kortikosteroide

Trauma- und blutungsbedingte Diathese (komplexe Gerinnungsstörung)

1. Aktivierte Fibrinolyse	PAMBA (Paraaminomethyl-Benzoesäure) oder AMCHA (Aminomethylzyklohexan-Karbonsäure) 0,5 g i.v., dann stündlich 0,1 g Trasylol, EAC, 20–30 g als intravenöse Infusion.
2. Verbrauchskoagulopathie (Mangel an Faktor I, II, V, VII und Plättchen)	Fraktion I (AHG) (2–3 Doppelkonserven), 3–4 g Fibrinogen, Trasylol, Heparininfusion (20 000–40 000 in 24 Std.).
3. Heparinblutung	Protaminsulfat, 1 Amp. auf 5000 Einheiten Heparin.
4. Dikumarolblutung (Marcumar, Sintrom)	Vitamin K 5–10 mg i.m., Bluttransfusion.

Vaskuläre, hämorrhagische Diathese

Morbus Osler, Skorbut, senile Purpura, Morbus Cushing, Purpura Schönlein-Henoch, Allergie	Kausal, respektive kapillarabdichtende Maßnahmen (Vitamin C, Calcium, Kortikosteroide)

Hämophilie

- Rezessiv erbliche, geschlechtsgebundene Koagulopathie infolge Fehlens von Plasmaproteinen, die aus *Thromboplastinogen* (inaktiver Thrombokinase) *Thromboplastin* bilden.

Fehlen kann:	Faktor VIII	Hämophilie A
	Faktor IX	Hämophilie B
	Faktor X	Hämophilie C.

Die Hämophilie manifestiert sich nur bei männlichen Individuen.

Symptome sind die anhaltende Blutung bei Bagatellverletzungen, insbesondere in Muskeln und Gelenken, Hämatome treten nach stumpfen Traumen auf.

Diagnose: Anamnese, spontane Gelenkblutungen. Starke Verlängerung der Gerinnungszeit, normale Blutungszeit, normale Thrombozytenzahl, normaler Quickwert.

Besondere Lokalisationen sind der M. iliopsoas – *Differentialdiagnose* gegen Appendizitis (fehlende Peritonealsymptome) – und das Kniegelenk.

Labordiagnostisches Kriterium ist der Prothrombin-Konsumptionstest. Die Therapie besteht in Ruhigstellung auf Schiene zur Verhütung von Kontrakturen, lokale Eisblasenapplikation und Kompression des Blutungsherdes (Sandsack). Die Punktion eines Blutergelenkes ist erst nach völliger Normalisierung der Gerinnung angezeigt. (*Cave* intramuskuläre Injektionen!) Allgemeine hämostyptische Therapie und Ersatz s. Tab. 12.6. Eine kausale Therapie gibt es nicht.

Tabelle 12.7 **Blutungsanämie**

Akute Blutungsanämie: erkennbar am Blutungsereignis (Blutdruckabfall, Leukozytose)

Chronische Anämie: erkennbar an den hypochromen Erythrozyten, ein akutes Ereignis fehlt in der Vorgeschichte, Färbe-Index unter 1, Anisozytose, Poikilozytose, Polychromasie, erniedrigtes Serumeisen, erhöhte Retikulozytenzahl

Thrombose

- Intravasale ortsständige Blutgerinnung.

Ursachen und Entstehung

Die *örtliche Thrombose* ist meist ohne Bedeutung, sie spielt sich z. B. bei Gefäßligaturen und im Bereich von Entzündungen ab.

Gravierend ist die *Fernthrombose.* Sie tritt bei 0,4 % der Operierten auf und kann Ausgangspunkt einer Embolie sein.

Ihre *Ursachen* sind: Trauma
Operation und
Fieber.

Ihre *Entstehung* basiert nach LENGENHAGGER auf

1. Gefäßendothelschädigung,
2. Verlangsamung des Blutstroms,
3. Vermehrter Blutplättchen-Agglutinationsfähigkeit, die am dritten postoperativen Tag eintritt, und
4. Erhöhter Labilität der Bluteiweißkörper.

Der *lokale Vorgang der Thromboseentstehung* ist folgender:

1. Bildung eines weißen Thrombuskopfes.
2. Anlagerung roter Gerinnungsthromben (Erythrozyten).
3. Thrombusschrumpfung und Ablösungstendenz von Gefäßwand (Embolie). (Postoperativ zwischen dem 8. und 12. Tag.)

4. Bindegewebige Organisation (beginnt am 2. bis 3. Tag und ist am 14. Tag abgeschlossen – so lange besteht Emboliegefahr).

5. Hauptlokalisation der Thrombose: die Venen der unteren Körperhälfte.

Die *klinische Symptomatik* der Fernthrombose ist charakteristisch. Es kommt zu Pulsanstieg, Temperaturerhöhung, Plantar-, Waden- und Oberschenkelschmerz, Anschwellung des betroffenen Beines, einer verstärkten Venenzeichnung und strangartiger Muskelverhärtung.

Die *Diagnostik* basiert auf dem klinischen Untersuchungsbefund, der u. U. durch ein Phlebogramm erhärtet wird. Die Deutung des Phlebogramms beinhaltet Irrtumsmöglichkeiten.

Therapie der manifesten Thrombose

Bei leichterem Befund und älteren Thrombosen (älter als 3 Wochen) werden 3 Tage hindurch 20 000 bis 30 000 Einheiten Heparin i. v. gegeben. Danach Fortführung mit Dicumarol nach Prothrombinzeit dosiert. Bei Blutungen (s. S. 103) wirken 5 ml Protaminsulfat i. v. und Vitamin K antagonistisch. In *schweren Fällen* ist die *operative Thrombektomie* oder die *Streptokinasebehandlung* angezeigt. Streptokinase aktiviert das Plasminogen zu Plasmin. Das Plasmin ist in der Lage, Thromben aufzulösen. Die Streptokinasebehandlung kommt nur für die ersten 5 Tage nach Thrombusentstehung in Frage, da danach der Thrombus organisiert ist. Das technische Vorgehen setzt Bettruhe voraus. Wir unterscheiden:

1. die *Maßlyse:* Sie ist aufwendig, da sie eine häufige Bestimmung der Thrombinzeit erfordert,

2. die *Schemalyse:* Sie ist weniger aufwendig und besteht in der schematischen Streptokinaseinjektion von 250 000 Einheiten als Initialdosis, dann stündlich Infusion von 80 000–100 000 Einheiten über 6 Tage. Ab 2. Tag wird abhängig von der Thrombinzeit diese Behandlung mit Heparin kombiniert.

Gefahren der Streptokinasebehandlung sind die Blutung, die Lösung des Thrombus und seine Fragmentierung mit Embolie, ferner die Allergie. Ein Antidot gegen die Blutung ist EAC (s. S. 103).

Bei Thrombosen, die durch Streptokinase nicht mehr lösbar sind, aber noch chirurgisch entfernt werden können (5–10 Tage alt), empfiehlt sich der Versuch der Thrombektomie, der in Lokalanästhesie durchführbar ist.
(Embolie s. S. 107).

Phlegmasia caerulea dolens

- Ein arteriell ischämisches Syndrom, das sich auf eine Thrombose aufpfropft.

Symptome sind plötzlich eintretende massive Schwellungen der Extremitäten, Blaufärbung, kalte Haut, motorische Schwäche, hochgradige Schmerzen. Diagnostische Hinweise ergibt die Anamnese einer Thrombose oder der Verdacht auf ein Malignom. Die Oszillographie ergibt abgeflachte Pulswellen. Der Vasodilatantientest (keine Therapie!) bewirkt Schmerzlinderung.

Differentialdiagnose: Akute Thrombose, Holzödem, arterieller Verschluß (Ischämie).

Behandlung: Streptokinase (s. dort), Hochlagerung. Falls nach 24 Stunden keine Besserung: Thrombektomie.

Cave: Spasmolytika, Vasodilatantien oder zentripetale Streichmassage.

Thromboembolie

- Von einer Thrombose abgelöster Gerinnungspfropf, der durch das rechte Herz in die Lungenstrombahn gelangt.

Die fulminante Embolie

Der Embolus verschließt den Hauptstamm oder einen der Nebenäste der A. pulmonalis. Das Ereignis führt häufig unmittelbar zum Herzstillstand.

Die Embolie tritt zwischen dem 7. und 12. postoperativen Tag „wie ein Blitz aus heiterem Himmel“ auf. Disponiert sind Operierte mittleren Alters nach Eingriffen im Bauchraum, im Becken und an den Beinen. Prädisponierend sind Varizen, Arteriosklerose, Diabetes, Adipositas, Herzschwäche und schlechter Allgemeinzustand.

Ausgangsbereiche sind Bein- und Beckenvenenthrombosen. Bei $^1/_3$ der Fälle treten kleinere Embolien mit pleuritischem Schmerz als Vorboten auf.

Mechanisch auslösende Ursachen sind die Veränderung der Körperhaltung, Pressen beim Stuhlgang, Aufstehen beim Betten usw.

Protrahierte, schubweise, partielle Embolie

- Kleine Emboli, die in die peripheren Lungenarterien gelangen und zum hämorrhagischen Infarktbezirk führen, der sekundär aus Kollateralen wieder mit Blut versorgt wird.

Die klinischen Zeichen sind zwar hochgradig, jedoch nicht so extrem wie bei der fulminanten Form. *Symptome* sind: Atemnot, oberflächliche Atmung, Zyanose, Tachykardie, Brustschmerz und Benommenheit, Pleurareiben.

Nur vorübergehend blutet es in das Lungengewebe (blutiges Sputum). Die Attacken können mehrschübig verlaufen. Die klinische Diagnose lautet Lungeninfarkt. Er heilt aus, falls keine Infarktpneumonie, -pleuritis und -abszedierung entstehen, deshalb ist Infektprophylaxe erforderlich.

Diagnose: Untersuchung auf Thrombosebefund an Oberschenkel und Wade. Das Ekg zeigt den Rechtstyp, die Lungenaufnahme schleierartige Verschattung. Das Angiogramm der Pulmonalgefäße stellt die Gefäßabbrüche dar. Differentialdiagnostisch kommt der Herzinfarkt in Frage.

Die *Behandlung der fulminanten Embolie* kann in der sofortigen TRENDELENBURG-Operation, d. h. der Embolektomie bestehen. Die Operation besteht in folgendem Vorgehen:

1. Intubation
2. intraarterielle und intravenöse Infusion
3. mediane Sternotomie
4. Abklemmen der V. cava sup. et inf.
5. Eröffnung der A. pulmonalis in Längsrichtung
6. Absaugen des Embolus
7. Auspressen der Lunge
8. Verschluß der A. pulmonalis durch Längsnaht und
9. Freigeben der Vv. cavae.

Die *protrahierte schubweise Embolie* rechtfertigt zunächst ein konservatives Vorgehen mit reiner O_2-Atmung, Kardiotherapie und intraarterieller Infusion. Wir fordern den Kranken zum tiefen Atmen auf, geben Alkaloide und Spasmolytika sowie Eupaverin gegen Schmerz und Atemnot. Ferner werden alle 6 Stunden Antikoagulanzien: 1 ml Heparin i.v. zur Verhütung von Appositionsthromben gegeben. Antibiotika dienen der Pneumonieprophylaxe.

Eine Alternativbehandlung der Antikoagulanziengabe ist die *Streptokinase*behandlung (s. S. 106).

Bei gleichbleibendem oder sich allmählich verschlechterndem Bild ist die operative Entfernung des Embolus, wenn möglich in extrakorporaler Zirkulation, erforderlich.

Gekreuzte Embolie

- Der Embolus geht durch ein persistierendes offenes Foramen ovale direkt in die arterielle Strombahn und manifestiert sich in den Extremitäten als periphere, im Gehirn als zerebrale und im Abdomen als abdominelle oder renale Embolie.

Bei der zerebralen Embolie treten Verwirrtheit, Sprachstörung und periphere Lähmungen auf. Bei der Embolie der Bein- und Armarterien kommt es zum blitzartigen Schmerz in den Extremitäten mit peripherer Anoxie, Pulslosigkeit und Blässe. Bei der abdominellen Embolie entwickelt sich das Bild des Mesenterialinfarktes mit akutem Abdomen, paralytischem Ileus, Aszites und intestinaler Blutung. Der Nierenembolie folgt das akute Nierensyndrom mit Blutharn und Rest-N-Anstieg.

Thromboseprophylaxe

- Verhütung der intravasalen Gerinnung durch Antithrombin (Heparin) und Hemmung der Plättchenaggregation mit Salizylat (Colfarit).

Die *Selektion der Kranken zur Prophylaxe* hat von der Disposition zur Thrombose auszugehen. Disponiert sind Kranke mit Malignomen, alte und gefäßsklerotische Patienten, sowie Kranke mit großen Bauch- und Thoraxeingriffen, ferner Patienten mit muskelzerstörenden Extremitätenoperationen und anamnestisch mit Thrombosen oder Embolien belastete Kranke. Die *Behandlung* besteht in speziell auf die Gerinnung gerichteten medikamentösen (Heparin, Dicumarol, Colfarit) Maßnahmen, sowie allgemeiner physikalischer oder hämodynamischer Therapie.

Die medikamentöse Thromboseprophylaxe ist **kontraindiziert** bei: Ulkus des Magens und Duodenum, Colitis ulcerosa, Leberzellschaden, hämorrhagischen Diathesen, Zerebralsklerose, Endocarditis lenta, Diabetes, Gravidität und schwerer Hypertonie.

Die *medikamentöse Therapie* besteht in der Gabe von 20 000 IE (3 bis 4 Tage) eines Heparinpräparates (Liquemin u. a.) i. v. dann Übergang auf Dicumarol (z. B. Marcumar) oder von vornherein Dicumarol bzw. Colfarit. Die Dosierung der Dicumarole erfolgt nach der Prothrombinzeit.

Die *allgemeine physikalische* und *hämodynamische Therapie* besteht in Steigerung der Blutstromgeschwindigkeit durch Hochstellen des Fußendes des Bettes, Blutdrucksteigerung, Ausstreichen der Beinvenen (keine Massage), Atemübung mit extremer In- und Exspiration: Halbstündlich 10 mal kurz hintereinander tief atmen. Frühes Aufstehen (ab ersten Tag) mehrmals täglich mit Fußspitzenstand.

Luftembolie

- In Venen eingetretene größere Luftblasen werden angesogen und sammeln sich im rechten Herz oder im Endstromgebiet der Pulmonalarterien.

Als *Ursachen* kennen wir leerlaufende unter Druck stehende Infusionen, operative und traumatische Eröffnung großer herznaher Venen und Operationen am offenen Herzen in extrakorporalem Kreislauf (EKK). Besonders gefährdet sind: Struma- und andere Halsoperationen, sowie Operationen an der Leber, wenn sie ohne Intubationsnarkose ausgeführt werden. Weitere Gefahrenquellen sind die arterielle Sauerstoffinsufflation und die irrtümliche Gefäßpunktion bei Anlage eines Pneumothorax.

Die *Symptome* sind die der Thromboembolie: Herzstiche, Benommenheit, Zyanose, Dyspnoe, Pulmonalhypertension, Rechtsherzversagen (Leerschlagen des Herzens).

Die *Behandlung* besteht in O_2-Überdruckbeatmung, in der Flach- oder Kopftieflagerung des Kranken, der Luftaspiration durch Herzpunktion oder Rechtsherzkatheter, und bei offenem Herzen (EKK) dem Auffüllen des Herzens mit Flüssigkeit (Herzstillstand s. S. 94).

Fettembolie

- Nach gewebszertrümmernden Traumen und Operationen (besonders nach Frakturen großer Knochen wie Becken usw. und Verbrennungen) kommt es bei bestehendem Schock zu Fetteinschwemmungen aus den Fettdepots in die Venen und damit zu Gefäßverlegungen.

Die Emboli thrombosieren die durch den Schock zirkulationsgestörten kleinen Lungen-, Nieren- und Gehirngefäße. Die klinische *Symptomatik* wird beherrscht von der zerebralen Störung. Sie manifestiert sich im Gegensatz zur pulmonalen Gefäßobturation erst einige (3) Tage nach dem Trauma. Klinische Anzeichen sind Hautpetechien, Atemnot, Hustenreiz, Somnolenz, Tachykardie und Herzversagen. Die *Diagnose* ist mit der Thoraxröntgenaufnahme (fleckige Aufhellungen), der Augenhintergrundspiegelung (Angiopathia retinae traumatica) und dem Fettnachweis im Urin und Blut (Fluoreszenzmikroskopie) zu stellen. Die *Prophylaxe* hat bei jedem potentiell gefährdeten Traumatisierten in der Ruhigstellung, der intensiven Schockbehandlung (s. S. 48) und der Bekämpfung der Hypoxie und Azidose zu bestehen. Spezielle lipolytische Maßnahmen sind Ätherinhalation, Heparin-, Trasylol- und Lipostabilinjektionen.

Übelkeit und Erbrechen

Sie können sowohl wegen der Bauchpresse als auch wegen des Flüssigkeits- und Elektrolytverlustes eine Gefahr für die frische Wunde bedeuten. Deshalb sind vorbeugend Antiemetika zu verabreichen (Psyquil 20 mg i. m., Peremesin 1 Supp. 50 mg). Erbrechen und Übelkeit sind aber symptomatisch für eine Magenatonie, deshalb Magensonde!

Postoperativer Singultus

- Willkürlich nicht beeinflußbarer rhythmisch wechselnder Zwerchfellkrampf.

Er hört meist 5 Minuten bis 1 Stunde nach der Operation spontan auf. Ist dies nicht der Fall, empfehlen sich folgende Maßnahmen: Luftanhalten, Wassertrinken, Magen mit 1 %iger warmer Na-Bicarbonatlösung spülen, 10–15 %iges CO_2 einatmen lassen, Amylnitrit inhalieren, Tranquilizer 10 mg Psyquil i. v., 50 mg Megaphen i. v. oder Pyramidon 3 × tgl. 0,3 g oral.

Wenn dies nichts hilft, muß der N. phrenicus nach röntgenologischer Seitenbestimmung mit Lokalanästhetika blockiert oder operativ gequetscht werden.

Ein über 3 Tage anhaltender postoperativer Singultus ist meist symptomatisch für eine Peritonitis.

Tabelle 12.8 **Singultus**

Phrenikusirritation:	Zwerchfellirritation Subphrenischer Abszeß Halstumoren Herzdilatation bei Mitralstenose Mediastinaltumor
Vagusirritation:	Pleuraerkrankungen (Mesotheliome) Lungenbefunde (Abszeß) Ösophagusdilatation Hiatushernie Hepatomegalie (Karzinommetastasen, Zirrhose) Ileus, insbesondere Strangulation und Invagination Intraoperativ bei Abdominaloperationen Peritonitis
Zentrale Störung:	Urämie Hirntumor Enzephalitis Stress

Die postoperative Magenatonie

- Muskelparalyse und Dilatation des Organs mit Sekretstauung und Reflux.

Die akute Dilatation oder Paralyse tritt am 2. postoperativen Tag, insbesondere nach Bauchoperationen auf. Im Magen sammeln sich mehrere Liter Darm- und Magensekret, die durch Überlauferbrechen entleert werden.

Ursächliche Faktoren sind neuroregulatorische Störungen, Kaliummangel und am häufigsten eine Schwellung der Anastomose. Eine weitere Ursache ist der arteriomesenteriale Darmverschluß.

Symptome sind der Totalreflux des gesamten Magensekretes, bisweilen auch der Reflux von Galle und Darminhalt meist in Form von Erbrechen. Der Patient ist hypovolämisch und hypochlorämisch (Pulsanstieg; hypochlorämische Azotämie und Alkalose).

Therapie: Magenverweilsonde, die häufig abgesaugt und gespült wird, bis das Sekret wieder hell wird und der Magen sich regelrecht spontan entleert. Korrektur des Flüssigkeits- und Elektrolythaushaltes, Anregen der Peristaltik mit 4 × tägl. 40 ml 20 %iger NaCl-Lösung i. v. und intravenösen Prostigmin-Hypophysin-Gaben im Wechsel (0,5 mg bzw. 3 VE = 1 Amp. i. v.). Unterbrechung der Hemmreflexe mit Dihydroergotamin 1–2 mg in 24 Std., Magenspülung mit Azidolpepsin. Wenn die Atonie bis über den 6. Tag anhält, muß zum Ausschluß eines mechanischen Hindernisses eine Röntgen-(Gastrografin-)Passage vorgenommen werden. Ergibt sich dabei ein Hindernis, so wird zur Umgehung eine Gastroenterostomie angelegt.

Postoperative Darmträgheit

Sie ist sehr häufig und wird am besten damit beseitigt, daß man möglichst schnell die normalen Lebensgewohnheiten wiederherstellt. Als Therapeutika kommen Laxantien wie Rizinus, Mineralien und Sennaepräparate in Frage, ferner Einläufe mit warmem Wasser, Ölen, milden Salz-, Seifen- und hypertonischen Phosphatsalzlösungen. Stuhlsteine im Rektum oder Sigma müssen manuell entfernt werden.

Darmparese und paralytischer Ileus (s. S. 440)

Postoperative Enterocolitis (s. S. 410)

Subphrenischer und subhepatischer Abszeß

- Abgekapselte Eiteransammlung unter Zwerchfell oder Leber. *Ursachen:* z. B. Perforation einer Appendix, eines Ulcus duodeni, einer akuten Galle oder Oberbauchoperationen.

Die *Diagnose* ist mit der Vorgeschichte, unerklärlichem Fieber und Leukozytenanstieg sowie Schmerzen, die von der unteren Thoraxregion bis in die Schulter und Supraklavikulargrube (N. phrenicus) ausstrahlen, dem Pleuraerguß und dem Zwerchfellhochstand zu stellen. Ferner ist ein Lebertiefstand, eine röntgenologisch fehlende Zwerchfellbeweglichkeit (Waagebalkenbewegung bei einseitigem Hochstand) und eventuell auch ein Flüssigkeitsspiegel im Abszeß nachzuweisen. Die häufigste Lokalisation ist rechts.

Die *Behandlung* besteht in der Punktion (Abb. 12.6), Drainage und Spülung oder Perfusion der Höhle mit getesteten Antibiotika sowie der Dauerabsaugung.

Bei sofortiger Erkennung der Perforation ist die Abszeßbildung mit intensiver antibiotischer Behandlung (10 Mega Penicillin i. v. oder Colistin 1 Mega i. m.) zu verhüten, ferner ist die kausale Behandlung mit Appendektomie oder Übernähung eines Ulkus angezeigt. Die Letalität beträgt 20 bis 50 %.

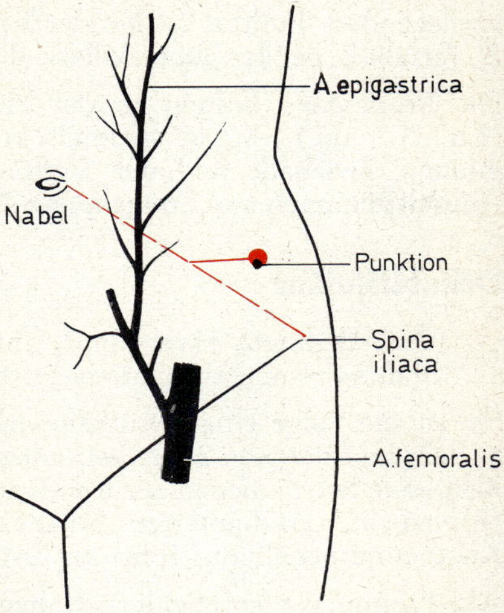

Abb. 12.6 **Aszitespunktion.** Lokalisation der Punktionsstelle: Wir ziehen eine Linie zwischen Nabel und Spina iliaca, von deren Mitte aus wir 2 Querfinger in lateraler Richtung die Einstichstelle markieren.

Komplikationen der ableitenden Harnwege

Die akute postoperative Harnverhaltung geht aus von einem reflektorischen (Sympathikotonus) oder schmerzbedingten Blasensphinkterspasmus, ferner von operativen Verletzungen des Entleerungsmechanismus oder einer vergrößerten Prostata und schließlich von Nachwirkungen der Narkotika oder Parasympathikolytika. Mindestens 8 Stunden nach der Operation muß der Patient die Blase entleert haben.

Die Miktion wird angeregt, indem man dem Patienten den Schmerz und die Angst nimmt, ihn in eine angenehme Position bringt, den Wasserhahn im Zimmer laufen läßt und ihm blasentonisierende Medikamente (Prostigmin 1 ml [0,5 mg] i. v. oder Doryl $^{1}/_{4}$ mg i. m.) gibt. Bei einer eventuellen Prostatahypertrophie oder anderen Harnwegsbefunden und bei Patienten, bei denen man Schwierigkeiten anderer Art zu erwarten hat, wird der bereits präoperativ gelegte Dauerkatheter so lange belassen, bis der Patient das Bett zum Urinieren verlassen kann (s. S. 477).

Akute Parotitis

- Postoperativer, oraler, bakterieller Aszensionsinfekt der Ohrspeicheldrüse.

Er tritt meist bei Patienten im hohen Alter und schlechtem Allgemeinzustand auf, besonders dann, wenn starke Flüssigkeitsverluste einen trockenen Mund machen.

Die *Behandlung* besteht in Antibiotika (2 × 275 mg Reverin i. v. + 2 g Streptothenat. i. m.), Röntgen- oder Mikrowellenbestrahlung. Bei vorliegendem Infiltrat ist bei der Parotitis die radiäre Inzision (cave N. facialis!), bei der Submaxillaris die Extirpation erforderlich.

Die Prophylaxe besteht in der täglichen Mundpflege, Prostigmin (1 ml 3 × tgl.) i. v., in speichelsekretionsanregenden Mitteln: Kaugummi, Zwieback und der Verhinderung der Mundaustrocknung (Mundspülungen und Zungenpflege).

Dekubitalulkus

- Druckbedingte Haut- und Unterhautnekrose und Geschwürsbildung primär zirkulationsgestörter Körperpartien.

Sie ist die Folge einer Druckeinwirkung von nur wenigen Stunden auf ein und dieselbe Stelle bei reduzierten Patienten. Disponiert sind Körperstellen, an denen der Knochen unmittelbar unter der Haut liegt (Kreuzbein, Trochanteren, Brustwirbelsäule, Schulterblätter). Eine Knochenmitbeteiligung führt zur Osteomyelitis.

Als Prophylaxe empfiehlt sich häufiger Lagewechsel im Bett, das Unterpolstern der gefährdeten Stellen mit Kissen, Gummiringen, besser Antidekubitusmatratze, Trockenhalten von Bett und Kleidung. Außerdem allgemein roborierende Maßnahmen (Eiweiß und Vitamine).

Der manifeste Dekubitus verlangt die trockene, sterile Verbandsbehandlung. Nekrosen werden enzymatisch oder scharf abgetragen, größere Nekrosen chirurgisch entfernt und der gesäuberte Defekt mit Lappenplastik versorgt.

13. Geschwülste

Definition

- Sinnloses „Plus“ an Gewebe durch autonomes, anarchisches Wachstum der Zellen.

Man unterscheidet *gutartige* (benigne) und *bösartige* (maligne) Geschwülste. Unterscheidungskriterium ist nicht der tödliche Verlauf, denn auch *gutartige* Blastome können töten.

Kriterien der Gutartigkeit sind: Begrenzende Kapsel, keine Infiltration, keine Zerstörung sondern nur Verdrängung des umgebenden Gewebes, keine Fernaussaat, langsames Wachstum, reifes Gewebe.

Kriterien der Bösartigkeit sind: Unscharfe Begrenzung, schnelles Wachstum, Eindringen in Gefäße, Zerstörung der Nachbarschaft, Rezidivneigung, Fernaussaat, Polymorphie, Basophilie des Zytoplasmas (RNS), Kernübergewicht in der Zelle, Hyperchromasie, Mitosereichtum.

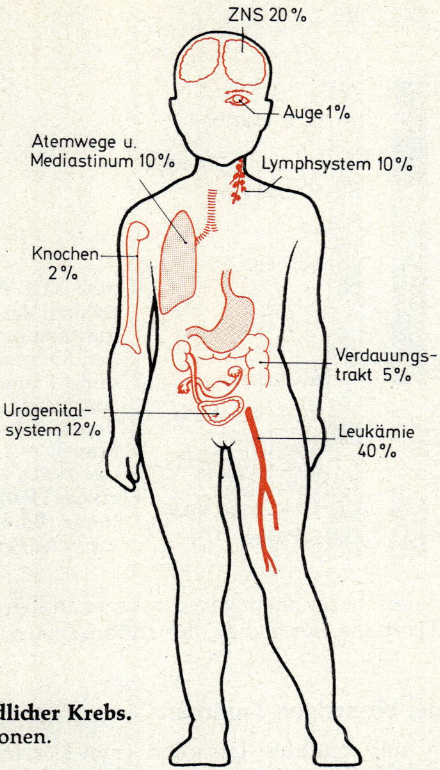

Abb. 13.1 **Kindlicher Krebs.** Hauptlokalisationen.

Nach der *Gewebebeschaffenheit* wird unterschieden in:

Benigne Tumoren
- *des Binde- und Stützgewebes:* z. B. Fibrom, Osteom, Lipom, Neurinom, Angiom, Chondrom, Myom.
- *des Epithelgewebes:* z. B. Adenom, Papillom

Maligne Tumoren
- *des Binde- und Stützgewebes:* Sarkom
- *des Epithelgewebes:* Karzinom

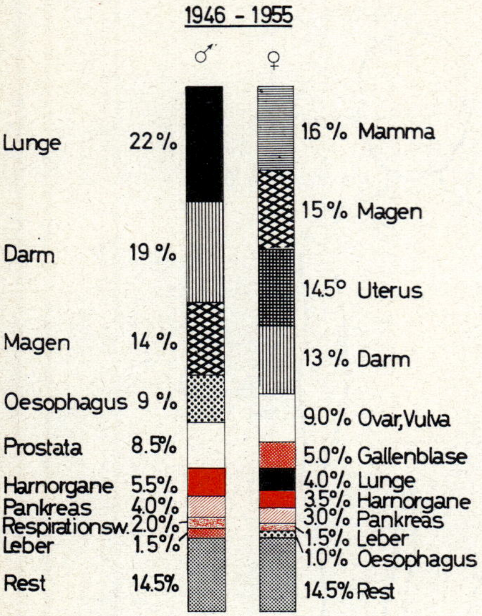

Abb. 13.2 **Prozentuale Verteilung der malignen Primärtumoren** auf die einzelnen Organe bei Männern und Frauen. Zahl aller Autopsien mit malignen Tumoren bei Männern bzw. Frauen = 100 % (nach NEMEC 1961). (Aus: H. U. ZOLLINGER: Pathologische Anatomie, Bd. I, 2. Aufl., Thieme, Stuttgart 1969.)

Als *Pseudotumoren* bezeichnen wir die sogenannten Mißbildungstumoren wie Teratome, Dermoide, Retentionszysten, Pseudozysten usw.

Pathogenese der bösartigen Tumoren

Anzuschuldigen sind multiple Ursachen (Syn-Karzinogenese). Der Krebs beginnt mit der Kanzerisierung einer Zelle infolge

1. DNS-Schädigung,
2. RNS-Schädigung,
3. Ergastoplasma-Schädigung.

Die Noxe kann in einem chronischen Reiz (Irritationstheorie von VIRCHOW) zu erhöhter Vermehrungstätigkeit bestehen *(Hyperregenerationstheorie)*. Beispiele hierfür sind chronische Entzündung, Fistel, Geschwür und chronische, chemische und physikalische Reize.

Eine Hauptrolle spielt hierbei die Mutation (K. H. Bauer).

So kommen vor

– der Verbrennungskrebs (in Tibet und Venezuela)
– das Penis- und Portiokarzinom infolge Smegmairritation,
– das Ösophaguskarzinom bei Potatoren und Heißessern infolge chronischer Ösophagitis.

- das Ulkuskarzinom,
- das Osteomyelitis-Fistel-Karzinom,
- das Bronchialkarzinom auf dem Boden der chronischen Bronchitis des Zigarettenrauchers und des Radiumarbeiters,
- der Blasenkrebs infolge Anilinreiz beim Anilinarbeiter,
- der Hautkrebs nach Teerpinselungen,
- der Skrotalkrebs durch Rußeinwirkung beim Schornsteinfeger,
- der Gesichtskrebs infolge dauernder Ultraviolett-Einstrahlung bei Landwirten und Seeleuten.

Als weitere Hypothesen kennen wir die *Keimversprengungstheorie:* die Entstehung von Hamartien wie Teratome, Adamantinome, Chorionepitheliome, das branchiogene Karzinom; die *Erblichkeitstheorie:* z. B. die Entartung der familiären Adenomatosis und „Krebsfamilien", die kindlichen Tumoren (Abb. 13.1), die *Infektionstheorie* (Viren oder onkogene DNS, resp. RNS) und schließlich die *immunpathologisch* bedingte *Krebsentstehungstheorie.*

Weitere Faktoren der Tumorentstehung sind die *Co-Faktoren.* Sie wirken im Sinne der Syn-Karzinogenese. Solche Faktoren sind Hormone, Viren und Parasiten, Strahlen, chemische Noxen etc.

Als *Krebsvorstufen* bezeichnen wir die primär gutartigen Wegbereiter, die Präneoplasien, die dem Karzinom vorausgehen. Sie können auf exogener und endogener Basis entstehen.

Endogen entstanden sind Gewebsmißbildungen, Systemerkrankungen und gutartige Tumoren.

Exogen entstehen sie meist als Folge chronischer Reizeinwirkungen der Haut, des Magens, des Darms, der Bronchien, der Parenchyme und des Genitale.

Malignitätsnachweis

Der klinische Malignitätsnachweis beruht auf dem unsicheren Malignitätsbeweis der *Infiltration* (wir sehen sie auch beim gutartigen Tumor, z. B. beim Hämangiom) und den sicheren Malignitätsbeweisen der *Metastasierung,* der *Destruktion* und des *Rezidivs.*

Bei 50 % aller Patienten, die an Krebs leiden, lassen sich im strömenden Blut Karzinomzellen nachweisen. Nur ein Bruchteil davon bekommt Metastasen. Begünstigend für die Metastasierung ist die Traumatisierung des Tumors und Disposition der Irritationsstelle. Bevorzugter Metastasierungsweg des Karzinoms ist der *Lymphweg* (Abb. 13.3). Bevorzugter Metastasierungsweg des Sarkoms ist der *Blutweg.* Jedoch können beide Tumoren auf beiden Wegen streuen.

Dem hämatogenen Metastasierungsweg des Karzinoms entsprechend unterscheiden wir

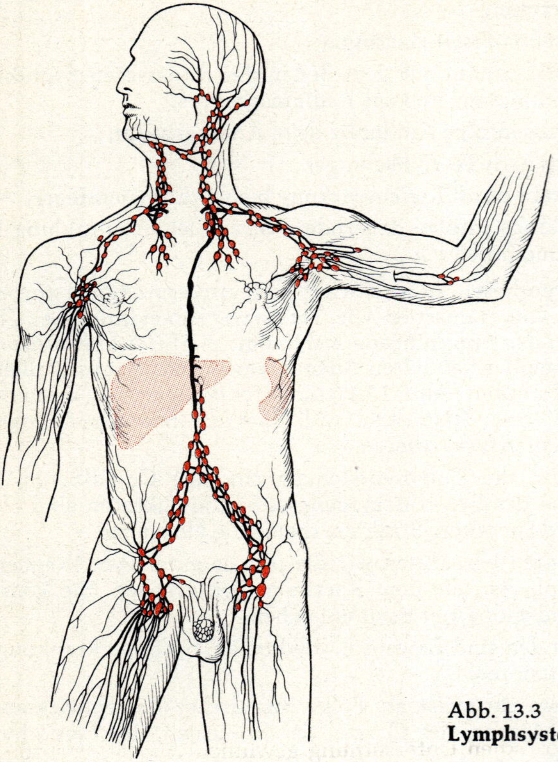

Abb. 13.3 **Das zentrale Lymphsystem**

- den *Pulmonalistyp:* z. B. Bronchialkarzinom
- *den Lebertyp:* z. B. Leber-Gallen-Karzinom
- *den Kavatyp:* z. B. Nierenkarzinom, Genitalkarzinom, Mammakarzinom, Struma maligna.
- *den Pfortadertyp:* z. B. Magen- und Darmkarzinom und
- *den Prävertebraltyp* (retrograde Metastasierung): z. B. Prostatakarzinom, Bronchialkarzinom, Nierenkarzinom.

Neben den auf dem Blut- und Lymphweg gestreuten Metastasen kennen wir auch Metastasen, die durch direkte Zellübertragung (Abklatsch- oder Kanalikulär-Metastasen) vorwiegend im DOUGLAS-Raum, im Netz, in den Gallengängen und im Kolon entstehen.

Den Nachweis der lymphogenen Metastasierung erbringen wir palpatorisch, bioptisch und mit der Lymphographie.

Das *echte Rezidiv* findet sich lokal im Operationsgebiet oder im regionären Lymphgebiet. Das *Scheinrezidiv* ist eine Neuerkrankung. Die Abgrenzung des Rezidivs gegen eine Spätmetastase ist außerordentlich schwierig.

Als *Dauerheilung* einer bösartigen Geschwulst bezeichnen wir die 5-Jahres-Rezidivfreiheit.

Diagnostik

Die Tumordiagnostik basiert auf einer Vielzahl von Hinweisuntersuchungen, da es einen allgemeinen Krebsnachweis z. B. im Serum nicht gibt.

Allgemeine Hinweise sind der Leistungsknick, die Gewichtsabnahme, die Anämie, die erhöhte Blutsenkungsgeschwindigkeit, der Albuminverlust, die Erhöhung der sauren und alkalischen Phosphatase, die Hormonanalyse, der Melanin-Nachweis, die familiäre Belastung, die berufliche Exposition und frühere Leiden, die im Sinne von Präneoplasien in Frage kommen.

Relativ verläßlich ist der *klinische Lokalbefund* des palpablen Tumors, des sichtbaren Tumors und der Lymphknotenveränderungen.

Der *radiologische Untersuchungsgang* besteht in der Leeraufnahme, der Kontrastdarstellung der Hohlorgane, der Angiographie und der Isotopendarstellung (Schilddrüse, Leber, Niere, Gehirn). Den sichersten Nachweis erbringt die *pathologisch-anatomische Untersuchung* von Gewebssäften, Punktaten und Probeexzisionen.

Mit der endoskopischen Untersuchung gewinnen wir Gewebsproben. Die übrige Probeexzisions-Diagnostik setzt zur histologischen Differenzierung die Entfernung des Tumors in toto voraus, Probepunktionen durch gesunde Gewebe hindurch sind wegen Streuung gefährlich und Partialexzisionen aus dem Tumor, wenn vermeidbar, zu unterlassen.

Allgemeine Behandlungsziele und -verfahren

Ziele der Tumortherapie sind die radikale chirurgische Ausrottung mittels *Radikaloperation;* sie ist der optimale Behandlungsweg. Grenzen sind gesetzt von der Tumorausdehnung, der Lokalisation und der Fernaussaat (Metastasen). In diesem Falle besteht nur noch die Möglichkeit einer *Palliativoperation.* Sie besteht einmal in einer Palliativentfernung des Tumors selbst oder in einer Palliativbehandlung der Tumorfolgen durch Entlastungseingriffe, z. B. die Umgehung einer Passageverlegung durch Gastroenterostomie, Choledochoduodenostomie, Anus praeter oder Umgehungsanastomosen.

Eine andere Palliativbehandlung ist die *Strahlentherapie* (Röntgen-, Radium-, Kobaltstrahlen und radioaktive Isotope), die auch nach Palliativoperationen als Zusatzmaßnahme in Frage kommt.

Eine weitere Palliativ- und Zusatzbehandlung ist die *Chemotherapie* mit Zytostatika. Sie ist nur bei Bindegewebstumoren wirksam; nicht, oder nur sehr begrenzt wirksam ist sie beim Karzinom. Die Zytostatika werden allgemein und lokal (intraarteriell) angewandt. Wir kennen alkylierende Substanzen (Stickstofflost, TEM, Leukeran, Endoxan, Thiotepa, Sarkolysin), Antimetaboliten (Imuran, Fluoro-Uracil) und mitoseblockierende Pflanzenderivate (Vincristin und Podophyllin).

Eine zusätzliche Behandlung ist die *Hormontherapie* (Honvan, Lutren, Kortison, Thyroxin) von Tumoren, deren Wachstum hormonabhängig ist, z. B. Prostata, Mamma. Außerdem ist die „chemische Adrenalektomie“ beim metastasierenden Mammakarzinom möglich (vgl. S. 239).

Die Immuntherapie steckt noch in den Anfängen.

Unterstützende Heilmaßnahmen bestehen in einer roborierenden Therapie wie Klimareiz und Ernährungsumstellung mit alkalischer vegetabiler Kost.

Schließlich ist die Behebung septisch-toxischer Sekundärerscheinungen des Tumors mit Blutersatz und Eiweißtherapie anzustreben.

Die *Prognose* eines Tumors hängt ab vom Lokalbefund, dem Allgemeinzustand des Kranken, ferner vom Differenzierungsgrad und von der Wachstumsgeschwindigkeit.

Eine international gültige Einteilung der Tumorstadien hat sich inzwischen bewährt: Das TNM-System. Es ist prognostisch relevant.

Lokaler Tumor: *T*, Lymphknotenmetastasen: *N*, Fernmetastasen: *M*.

Eine weitere Differenzierung ist durch den deutschen TNM-Ausschuß erfolgt. Hiernach werden je nach Größe, Verschieblichkeit, Anzahl, Lokalisation und Beziehung zur Nachbarschaft noch hinter die Buchstaben Zahlen gesetzt (s. S. 238).

14. Plastik und Transplantation

Systematik

Einteilung nach dem **indizierenden** Befund

a) *Konstruktive* Plastiken, z. B. Lippen- und Kieferspalten,

b) *Rekonstruktive* Plastiken, z. B. Wiederherstellung exogen verursachter Defekte und

c) *Ersatz*plastiken, z. B. Sehnentransplantation und Muskelplastik z. B. beim Sauerbruch- und Krukenberg-Arm.

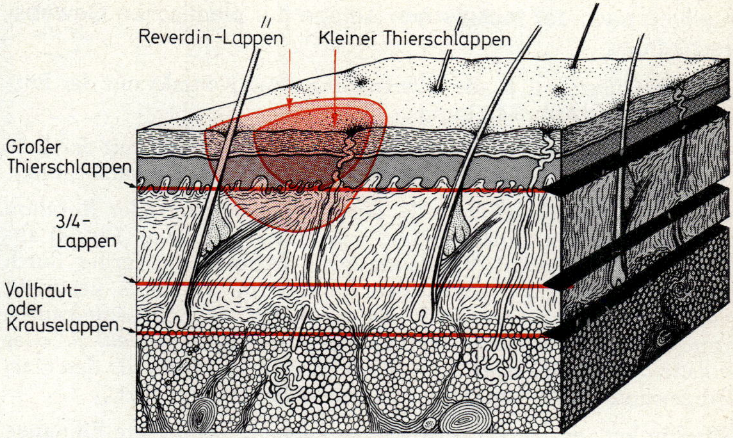

Abb. 14.1 a Möglichkeiten der freien **Hauttransplantation**

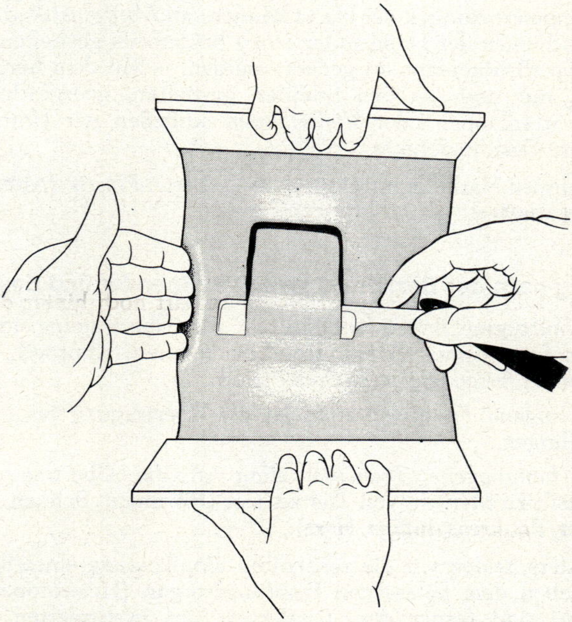

Abb. 14.1 b **Hauttransplantation.** Entnahme eines Thiersch-Lappens.

Einteilung nach der **technischen** Anlage der plastischen Gewebsverschiebung

a) *die freie Plastik,* d. h. die Übertragung ohne Kontakt mit der Entnahmestelle (Abb. 14.1) und

b) *die gestielte Plastik,* d. h. der Lappen behält Kontakt mit der Entnahmestelle (insbesondere seiner Nerven- und Gefäßversorgung).

Die gestielte Plastik erfolgt z. B. durch *Verschiebung* oder *Rotation* eines an drei Seiten durchtrennten, von seiner Unterlage (Faszie) abgelösten (mobilisierten) Vollhautlappens (Abb. 14.2); ferner durch *Lappenwanderung,* z. B. vom Bein zum Arm. Letzteres geschieht meist mit beiderseits an den Enden gestielten, an den Längskanten eingerollten und vernähten (Infektionsverhütung) *Korbhenkel-* oder *Rundstiellappen.* Bei schrittweiser Wanderung wird jeweils das eine, zielabgewandte Ende abgetrennt und zielnäher eingepflanzt.

Weiterhin kennen wir den *gekreuzten Lappen,* das direkte Einnähen eines von der gesunden Gliedmaße an drei Seiten abgetrennten und mobilisierten, an einem Stiel belassenen Lappens in den Defekt der verletzten Seite, z. B. von Bein zu Bein oder Finger zu Finger. Nach Einheilung Durchtrennen des Stiels an der Entnahmestelle.

Große Lappendeckungen der Hand können mit *Muffplastik,* d. h. dem Herunterschieben der Hand unter einen beiderseits gestielten Bauchhautlappen (Brückenlappen) gedeckt werden. — Mit dem heruntergeklappten, nur noch an den Schläfen gestielten, quergeschnittenen Kopfschwartenlappen oder *Visierlappen* schließen wir Unterkiefer- und andere Gesichtsdefekte.

Häufig müssen Narbenkontrakturen mit einer *Z-Plastik* (Abb. 14.2 a) verlängert werden.

Einteilung nach der **Beziehung zwischen Spender und Empfänger**

- Die *autogene Transplantation* ist die Übertragung innerhalb eines Organismus (Haut, Knochen, Sehnen, Knorpel), z. B. in Form der *freien* oder *gestielten* Plastik.
- Die *isogene Transplantation* ist die Übertragung bei eineiigen Zwillingen.
- Die *homoiogene Transplantation* ist die Übertragung von Mensch zu Mensch, von Tier zu Tier (Hornhaut, Sehnen, Nieren, Leber, Pankreas, Lunge, Herz).

Dabei unterscheiden wir die zusätzliche Einpflanzung eines Spenderorgans neben dem belassenen Empfängerorgan (Heterotope Transplantation) und ferner den Totalersatz des exstirpierten Organs (Orthotope Transplantation).

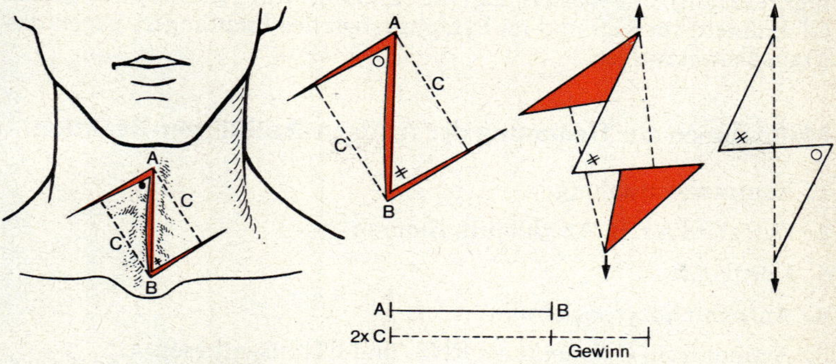

Abb. 14.2 a **Z-Plastik**

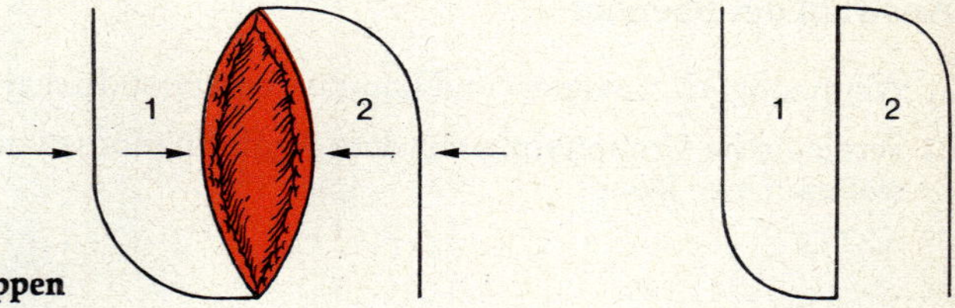

Abb. 14.2 b
Verschiebelappen

- Die *heterogene Transplantation* ist die Übertragung z. B. von Tierknochen auf den Menschen (Kieler Knochenspan).
- Die *allogene Transplantation* ist die Einbringung anorganischen Fremdmaterials z. B. Stahl, Kunststoff in den Körper (Endoprothesen, Knochenschrauben, Nylonnetze etc.).

Konservierungsverfahren

Als Konservierungsverfahren stehen uns heute zur Verfügung

a) Konservierung in feuchtem Milieu bei + 4 °C (Haut und Knorpel)

b) Tiefkühlung bis –78 ° C (Knochen)

c) Lyophilisierung, Gefriertrocknung (Dura, Corium, Spalthaut)

d) Chemische Fixierung: Aufbewahrung in Agentien, die gleichzeitig desinfizieren, z. B. Cialit (Sehnen, Dura, Nerven).

e) Dauerperfusion eines Organs mit speziellen Lösungen (Niere, Leber, Lunge)

f) Hyperbare Kühlung

Das Problem der *Homoio-Transplantation* ist in erster Linie die Gewebsunverträglichkeit zwischen Spender und Wirt (Abstoßungs-Immunreaktion). Sie basiert auf der Bildung von Antikörpern (meist Globulinen) im RES und im Lymphsystem des Empfängers gegen das Transplantatantigen.

Maßnahmen zur Hemmung der Antigen-Antikörper-Reaktion

1. Röntgenbestrahlung
2. Zytostatika z. B. Azathioprin (Imuran)
3. Kortikoide
4. Antilymphozytenglobulin
5. Actinomycin C (hemmt die RNS- und DNS-Synthese).

Auswahl der Spender

a) Wenn möglich, Spender- und Empfängerverwandtschaft

b) Serologische Gruppierung mit dem Agglutinations- und Zytotoxintest nach VAN ROOD.

15. Parasiten

Bandwürmer

Hundebandwurm *(Echinococcus cysticus und granulosus)*

Der Befall des Menschen mit diesem Parasiten spielt in der Chirurgie eine wichtige Rolle. Ebenso wie Rind, Schaf usw. ist der Mensch nur der Zwischenträger der Finnen, nicht aber Wirt des Wurms selbst. Dieser bleibt bei Hunden, Wölfen, Katzen und Schakalen. Aus den geschluckten Eiern schlüpfen die Larven. Diese gehen durch die Darmwand ins Blut der Pfortader und damit in die Leber. Weitere Absiedlungsorte sind Lunge und Gehirn. Je nach Art des Wurms bilden sich (vor allem in der Leber) granulomatöse Befunde, die wie ein Tumor die Leber, besonders im Hilusgebiet, durchsetzen (E. granulosus), ferner aber auch solitäre große Zysten ausbilden (E. cysticus). Die Beschwerden sind je nach Lokalisation unterschiedlich, d. h. große Leber mit Ikterus oder Lungen- und Hirnbefunde. Ferner Urtikaria, Gewichtsabnahme, Temperaturschübe (bei Infektion der Zyste).

Der Nachweis geschieht mit der intrakutanen Impfprobe (CASONI) mit 0,2—0,3 ml Hydatidenflüssigkeit oder mit der Komplementbindungsreaktion nach GHEDINI-WEINBERG.

Die *Behandlung* ist operativ, da es bislang eine konservative Behandlung nicht gibt. Allein mit der Entfernung (Enukleation) der durch Formalin abgetöteten Zyste oder der Resektion der granulomatös veränderten Leber ist Heilung zu erzielen.

Spulwurm (Ascaris lumbricoides)

Die Entstehung des meist 15—18 cm langen Wurms im Dünndarm geht auf einen Körperkreislauf der Eier und Larven zurück. Zunächst werden die Eier verschluckt, sie entwickeln sich im Magen und Darm zu Larven, die auf dem Blutstrom in Leber und Lunge gelangen. Die Larven erleben hier den zweiten Reifungsprozeß zum Elternei, das nun entweder beim Husten aus der Lunge über die Trachea und den Kehlkopf in den Magen-Darm-Kanal verschluckt wird, oder über die Galle in den Darm gelangt. Diese Wanderung der Larven geschieht meistens unbemerkt, nur im Röntgenbild können wir sie als Infiltrat zufällig erkennen. Die Würmer machen Darmsymptome: Enteritis, Diarrhöen, Darmspasmen, und wenn sie als Knäuel auftreten, können sie zum mechanischen Ileus führen. In den Gallenwegen verursachen sie einen Verschlußikterus.

Die *Behandlung* besteht in Gaben von Vermicompren, Tasnon oder Askaridol.

Madenwurm (Oxyuris vermiformis)

Die 3—12 mm langen Würmer finden sich im Dickdarm, vor allem des Kindes. Sie verursachen Afterjucken, Appendixreizungen (Appendicopathia oxyurica), ferner eine akute Kolitis.

Die Diagnostik beruht auf dem Eiernachweis im Stuhl. Am besten ist die Nachweismethode mit dem Zellophanklebestreifen, der mehrfach abends auf den After aufgedrückt und dann auf einen Objektträger geklebt und unter dem Mikroskop betrachtet wird.

Behandlung: Molevac, Vermicompren, Uvilon, Tasnon.

Der **Rinderbandwurm** *(Taenia saginata)* und der **Schweinebandwurm** *(Taenia solium)* können chirurgische Krankheitsbilder vortäuschen. Die aus den Eiern entschlüpfenden Onkosphären, die sich auf dem Blutweg in Unterhaut, Gehirn, Orbita, Muskel, Herz, Lunge und Leber verbreiten, bewirken das Krankheitsbild der Zystizerkose. Symptome sind je nach Lokalisation Bauch- und Muskelschmerzen, evtl. Hirnsymptome. Der Darmwurm verursacht Bauchschmerzen, Übelkeit, Heißhunger und Gewichtsabnahme.

Behandlung: Cestodin, Acranil, Vermella.

16. Endokrinologie

Hypophyse

Die Hypophyse bildet mit dem Hypothalamus eine morphologische und funktionelle Einheit (Hypophysen-Zwischenhirn-System). Ihre Aktivität wird durch den Blutspiegel der peripheren Hormone und die Releasing-factors geregelt.

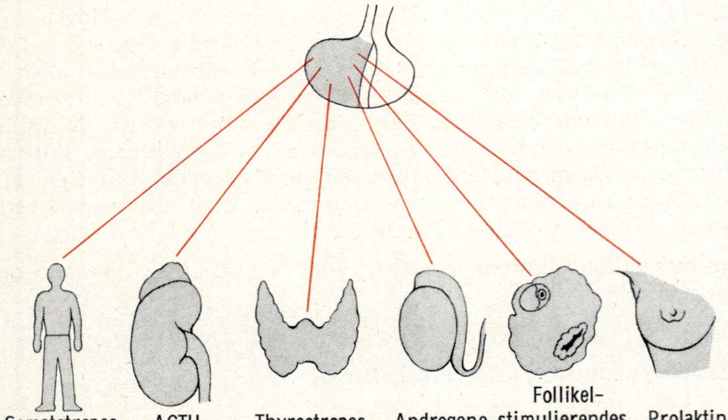

Abb. 16.1 **Hormone des Hypophysenvorderlappens**

Der Hypophysenvorderlappen produziert 5 glandotrope Hormone:

1. ACTH (Adrenokortikotropes Hormon)
2. TSH (Thyreotropes Hormon)
3. FSH (Follikelstimulierendes Hormon)
4. ICSH (Luteinisierungshormon)
5. LTH (Luteotropes Hormon).

Letztere drei Hormone werden als Gonadotropine zusammengefaßt. — Ferner sezerniert der Vorderlappen mindestens zwei direkt an den Erfolgsorganen angreifende Hormone:

1. STH (Somatotropes oder Wachstumshormon)
2. MSH (Melanozytenstimulierendes Hormon).

Der Hypophysenhinterlappen entsendet die Hormone:

1. Oxytocin
2. ADH (Adiuretin, Vasopressin).

Die glandotropen Hormone sorgen für die Konstanz und Reaktionsfähigkeit der untergeordneten endokrinen Drüsen, der Nebenniere, der Schilddrüse und der Keimdrüsen. Der Wirkungsmechanismus beruht auf einem Rückkopplungseffekt: feed-back.

Tumoren

Hauptursachen von *Störungen der Hypophyse* sind in erster Linie Tumoren. Im *Vorderlappen* wachsen innersekretorisch *aktive* und *nichtaktive* Geschwülste, im *Hinterlappen* gibt es nur endokrin *inaktive* Tumoren.

Die *Indikation zur operativen Entfernung* der Hypophysentumoren ist nur dann gegeben, wenn lokale Drucksymptome vorliegen. Dabei wird der Tumor nur so weit als es zur Druckentlastung notwendig ist, entfernt. Die alleinige endokrine Störung kann mit *Hormongaben* oder *Hypophysenbestrahlung* behandelt werden.

Vorderlappentumoren

Das *eosinophile Adenom* führt zur vermehrten STH-Produktion und damit zur Akromegalie des Erwachsenen, bei Jugendlichen zu verzögertem Schluß der Epiphysenfugen und zum Riesenwuchs.

Das *basophile Adenom* führt zu vermehrter ACTH-Produktion (Adrenokortikotropes Hormon) und kann infolgedessen einen Morbus Cushing auslösen.

Die *hormonal stummen Adenome (chromophobe Adenome)* gehen infolge Zerstörung der übrigen Hypophysenanteile mit einer globalen Unterfunktion der Hypophyse einher. Diese manifestiert sich in Hypogenitalismus, Infantilismus, Impotenz, Verlust der Libido und Amenorrhö. Später folgen Chiasma-Symptome, die Unterfunktion der Schilddrüse mit Myxödem und die Unterfunktion der Nebennieren (Hypotonie usw.) (s. S. 130).

Hinterlappentumoren

Hierzu gehören auch Tumoren des Stiels und Hypothalamus. Sie wachsen außerhalb der Sella, d. h. suprasellär, stören die Produktion von ADH (Adiuretin) und führen zum Diabetes insipidus, zur Polyurie und Polydypsie. Im Urin fällt die mangelnde Konzentrationsfähigkeit (spezifisches Gewicht unter 1008) auf. Begleitsymptome wie Chiasmadruck mit temporaler und bitemporaler Hemianopsie können im Vordergrund stehen.

Nebenniere

Hormonelle Nebennierenstörungen sind die Überfunktion und Unterfunktion von Rinde und Mark.

Nebennierenrinde

Rindenüberfunktion

Cushing-Syndrom

- Auf Rindenadenomen, Karzinomen sowie einer von der Hypophyse induzierten Rindenhyperplasie (Zona fasciculata) beruhende Cortisolüberproduktion.

Der genuinen, endogenen CUSHING-Form steht die exogene Form nach Cortison- oder ACTH-Dauermedikation gegenüber.

Symptome des Morbus CUSHING sind: Vollmondgesicht, Striae, Stammfettsucht, Hypertrichose, Hypertonie, Amenorrhö, Osteoporose, Polyzythämie, Leukozytose, Diabetes, Alkalose, Hypokaliämie, Psychosen und die Resistenzlosigkeit gegen Infekte und Traumen, Libidoverlust.

Der *Nachweis*, daß die Metabolite des Kortisols – die 17-Hydroxy-Kortikosteroide – im Urin vermehrt sind, (15 mg/24 Std.) oder der Nachweis der erhöhten Plasma-17-Hydroxy-Kortikosteroide selbst erhärtet die Diagnose. Die Angiographie und das Schicht-Retropneumoperitoneum lokalisieren den Tumor in der Nebenniere.

Der *Dexamethason-Hemmtest* dient der Abklärung der Hypophysen-Nebennierenrinden-Achse und damit der Abgrenzung des hypophysären vom Nebennierenrinden bedingten Cushing. Im letzteren Falle ist die Sekretion der Plasma-Kortikosteroide unbeeinflußt.

Der *Metopiron-Test* dient der Prüfung der Hypothalamus-Hypophysen-Achse. Infolge Blockierung der Cortisolsynthese in der Nebennierenrinde – (Cortisol ist der wichtigste ACTH-Hemmer) – kommt es bei normaler Hypothalamus-Hypophysen-Nebennierenrindenfunktion über eine gesteigerte ACTH-Sekretion zur vermehrten Steroidsekretion: Bei Insuffizienz des Systems bleibt die gesteigerte Sekretion aus.

Behandlung: Nach Eiweißsubstitution wird die radikale subtotale Nebennierenresektion mit anschließender Dauersubstitution mit Hydrokortison durchgeführt, anfangs 300 mg i. v., das später auf 30 mg reduziert werden kann. Beim Rezidiv oder beim primären Hypophysentumor ist die Isotopenbehandlung der Hypophyse angezeigt.

Conn-Syndrom (primärer Hyperaldosteronismus)

- Hyperaldosteronbedingte Hypertonie und Hypokaliämie, hervorgerufen durch ein Nebennierenrindenadenom (90 %), eine doppelseitige Hyperplasie der Nebenniere oder kongenitale Enzymdefekte.

Es ist bei Frauen dreimal häufiger als bei Männern. Im Gegensatz zur Nebennierenrindenfunktion ist die Regulation der Aldosteronsekretion vom ACTH bzw. Kortikotropin unabhängig; sie steht vielmehr unter dem Einfluß des Renin-Angiotensin-Systems.

Aldosteron begünstigt:

a) die Na-Rückresorption durch die Tubuli mit der Folge der Hypernatriämie, der Chlor- und Wasserretention,

b) eine Vergrößerung des extrazellulären Raums und des Plasmavolumens,

c) den Kaliumverlust über die Niere mit der Folge der Hypokaliämie.

Die *Syptome* und *diagnostischen Befunde* sind: Hypertonie, Kopfschmerz, Hypernatriämie und Hypokaliämie, vermehrtes Plasmavolumen, Muskelschwäche, tetanische Anfälle, Parästhesien, Polydipsie und Polyurie. Die Diagnostik erfolgt mit dem Arteriogramm, dem Pyelogramm, dem Retropneumoperitoneum, Natrium-Kalium-Screening und Bilanzierung, der Plasmareninaktivität sowie dem Nachweis freien Aldosterons im Harn.

Störungen des Renin-Angiotensin-Systems (extraadrenaler, sekundärer Hyperaldosteronismus). Man findet sie bei der renovaskulären, der malignen Hypertonie, reninproduzierenden Tumoren der Niere, beim BARTTER-Syndrom und funktionell bei der Hyponatriämie und Hypovolämie.

Behandlung: Nach Kaliumersatz subtotale Adrenalektomie, d. h. einseitig totale, auf der anderen Seite 9/10-Resektion, später Nebennieren-Hormonsubstitution.

Adrenogenitales Syndrom (AGS)

- Angeborene oder erworbene virilisierende Nebennierenrindenhyperplasie mit Überproduktion von androgenwirksamen Cortisolvorstufen.

Die kongenitale Form beruht auf einer kongenitalen bilateralen Nebennierenrindenhyperplasie, da es infolge eines Enzymdefektes in der Nebennierenrinde (mangelhafte Glukokortikoidsynthese) zu einer fortgesetzten ACTH-Sekretion kommt. Infolge ihres rezessiven Erbganges trifft man sie häufiger bei Geschwistern.

Die erworbene Form ist meist die Folge eines Nebennierenrindentumors, eines Adenoms oder Karzinoms.

Klinische Symptome: Pubertas praecox (bei Kindern); heterosexuell bei Mädchen, isosexuell bei Knaben. Großer Penis, Klitorishypertrophie, erhöhte Libido, Kleinwuchs infolge vorzeitiger Epiphysenossifikation.

Die *Diagnose* wird mit dem Nachweis der vermehrten 17-Ketosteroide im 24-Stunden-Harn erbracht.

Differentialdiagnostisch sind androgenbildende Ovarialtumoren, der idiopathische Hirsutismus und polyzystische Ovarien abzugrenzen.

Die *Behandlung* des Adenoms und Karzinoms erfordert die Nebennierenresektion mit nachfolgender Substitutionsbehandlung. Bei hypophysär bedingter Hyperplasie ist die Kortisondauermedikation angezeigt, dazu eventuell genitoplastische Operationen.

Rindenunterfunktion

Addison und Sheehan

Je nach der Genese der Nebennierenrindeninsuffizienz sprechen wir von einer primären oder sekundären Störung.

Prototyp der *primären Insuffizienz* der Nebennierenrinde ist der *Morbus Addison.* Die hierbei beobachtete Zerstörung der Nebennierenrinde basiert zu 50 % auf einer Autoimmunreaktion, zu 30 % auf einer Tuberkulose, zu 20 % auf anderen Ursachen (Karzinommetastasen, hämorrhagische Nekrosen bei Sepsis *[Waterhouse-Friedrichsen-Syndrom],* Arteriitis u. a.). Infolge des Hypokortizismus kommt es zu einer gesteigerten ACTH- und MSH-Sekretion (Melaninpigmentierung der Haut). Die *sekundäre Form* der Nebennierenrindeninsuffizienz ist meist Ausdruck einer Insuffizienz des Hypophysenvorderlappens und/oder des Hypothalamus mit Ausfall nicht nur des ACTH sondern auch der anderen tropen Hormone (Panhypopituitarismus). Infolge Melaninmangels kommt es hier zur Ausbildung einer blassen, pigmentlosen Haut (weißer ADDISON). Typisches Krankheitsbild hierfür ist das SHEEHAN-Syndrom, das auf einer postpartalen Nekrose des Hypophysenvorderlappens infolge schweren Kreislaufkollapses bei komplizierten Geburten beruht.

Die *Symptome* der Unterfunktion sind:

a) beim ADDISON: Allgemeine Körperschwäche, Bauchschmerzen, Hypotonie, Adynamie, Hypovolämie, Anorexie und Oligurie, Braunfärbung der Haut, NaCl-Mangel, Hyperkaliämie, erhöhte Schockbereitschaft, erhöhte Eosinophilenzahl, Hypothermie.

b) beim SHEEHAN: Frühalterung, Blässe, Pigmentschwund (*„weißer Addison"*), Hypotonie, Hypoglykämie.

Die *Diagnose* erfolgt mit dem Nachweis der erniedrigten 17-Ketosteroide und 17-Hydroxykortikoide. Der THORN-Test ergibt die ausbleibende Senkung der Eosinophilenzahl.

Die *Behandlung* erfordert hochdosierte Gaben von Nebennierenrindenhormon, Eiweißsubstitution, Kortison- und DOC-Gaben, NaCl-Substitution und Vollblutersatz.

Tabelle 16.1 **Synopsis der Nebennieren-Funktionsstörungen**

		Bezeichnung	Hormon	Morphologische Ursache
Rinde:	Überfunktion	*Cushing*	Cortisol	Hyperplasie, Adenom, Karzinom
	Überfunktion	*Conn*-Syndrom	Aldosteron	Adenom (90 %)
	Überfunktion	Adrenogenitales Syndrom (AGS)	Androgen-wirksame Cortisol-vorstufen	Sekundäre Hyperplasie oder Tumor
	Unterfunktion	M. *Addison*	Cortisol	Atrophie
Mark:	Überfunktion	Phäochromo-zytom	Katechol-amine	Chromaffiner Tumor

Nebennierenmark

Überfunktion des Nebennierenmarks

Sie ist durch ein *Phäochromozytom* – im Nebennierenmark (80 %), in den lumbalen oder thorakalen Sympathikusganglien (Paragangliom) – bedingt, das als Tumor des chromaffinen Gewebes mit Anfalls- oder Dauerausschüttung von Katecholaminen zur paroxysmalen oder Dauerhypertonie führt. Seine *Symptome* sind: Der anfallsweise Blutdruckanstieg, Kopfschmerzen, Schmerzen im Oberbauch, Erbrechen, Schwindel, Schweißausbruch, weiße, zyanotische, kalte Haut und schließlich ein Dauerhochdruck, Hyperglykämie, Hyperlipidämie und Leukozytose.

Differentialdiagnose: Hyperthyreose

Die *Diagnose* wird mit Provokation und Lysistests gestellt:

1. Cold-pressure-Test: Am vorher 30 bis 60 Min. liegenden Patienten mit konstantem Blutdruck wird eine Hand 1 Min. in Eiswas-

ser getaucht. Bei kreislaufgesunden Menschen steigt der Blutdruck um 10 bis 20 mm Hg an, bei kreislauflabilen Menschen sowie Patienten mit Phäochromozytom wird meist ein starker Blutdruckanstieg registriert.

2. *Histamintest:* 0,05 mg Histamin i. v. im Schuß gegeben führt zu einem 5—6 Min. anhaltenden Blutdruckanstieg.
3. Statt Histamin kann auch der *Thyramintest* nach ENGELMANN angewandt werden, der eine gleiche Reaktion zeigt.
4. *Lysistest:* Er beruht darauf, daß die Hochdruckkrise durch 5 mg Regitin (= Alpha-Rezeptorenblocker Phentolamin) i. v. gelöst werden kann. Fällt der systolische Druck dabei mindestens um 30 bis 35 mm Hg, der diastolische um mehr als 20 mm Hg ab, so ist der Test positiv.
5. Die signifikante Erhöhung der Vanillin-Mandelsäure (auf das 16—20fache) im 24-Stunden-Harn spricht für ein Phäochromozytom.
6. Die Erhöhung des Adrenalin-Noradrenalingehaltes im 24-Stunden-Urin auf über 200 gamma%.

Die Lokalisation des Phäochromozytoms diagnostiziert man mittels Aortographie und selektiver Darstellung der Nebennierenarterie sowie Schichtretropneumoperitoneum.

Eine dritte Möglichkeit bietet eine etagenweise Analyse der Blutkatecholamine, indem man mittels eines in die Cava eingeführten Ballonkatheters diese absteigend etagenweise blockiert.

Die *Behandlung* erfordert die Exstirpation der befallenen Nebenniere oder des Paraganglioms nach Vorbehandlung mit β-Rezeptoren-Blokkern wie Dociton unter gleichzeitiger Substitution mit Arterenol und Blutgaben. *Differentialdiagnose:* Essentielle Hypertonie, Tabes dorsalis, Hyperthyreose.

Andere Nebennierenbefunde

Der *Nebennieren-Apoplex* und die *Blutzyste* führen zum akuten Kollaps mit akutem Bauchsyndrom. Sie erfordern die Entfernung der hämorrhagisch veränderten Nebennieren. *Pseudozysten* und *Hämangiome* sind Zufallsbefunde.

Die *Sympathikogoniome* kommen im Kindesalter als Retroperitonealtumoren vor und machen sich mit Verdrängung, Verkalkung und ihrer Metastasierung bemerkbar. Sie sind außerordentlich maligne und bei ihrer Manifestation meist schon inoperabel.

Schilddrüse

Physiologie

Zu den *Aufgaben der Schilddrüse* gehören: Die Regulation des Stoffwechsels, die Steuerung vegetativer, vom Zwischenhirn ausgehender Stimuli, der Wärme, der Magen-Darm-Tätigkeit, des Blutbildungssystems, des Knochenauf- und -abbaus, des Salz- und Wasserhaushaltes und des Wachstums. Alle Funktionen werden in Wechselwirkung mit Hypophyse und Zwischenhirn reguliert (Abb. 16.2).

Chirurgische Erkrankungen der Schilddrüse können sowohl *mit* als auch *ohne Vergrößerung* der Drüse, ferner *mit* und *ohne Funktionssteigerung* einhergehen. Größe und Form der Schilddrüse sind mit den Funktionszuständen nicht identisch.

Struma (Kropf)

- Mit *Vergrößerung* des Organs einhergehende Schilddrüsenveränderung.

Der Kropf basiert in der Regel auf proliferativen und degenerativen Vorgängen. Er kann eine diffuse (3.—4. Dezennium) oder eine knotige (4.—5. Dezennium) Form haben. Ferner kennen wir dystope Strumalokalisationen: Die mediastinale oder pulmonale Struma, die Zungenstruma und die Struma ovarii.

Formen (s. Tab. 16.3)

Die *diffuse Form* kann sowohl eine homogene parenchymatöse Vergrößerung als auch kleinste Kolloidzysten beinhalten.

Die *knotige Form* wird von unterschiedlich großen Kolloidzysten, Verkalkungsbezirken oder Blutungsherden gebildet. Nach der *Funktion* unterscheiden wir:

die hypothyreote Struma,
die euthyreote Struma,
die hyperthyreote Struma und
die Hyperthyreose (ohne Struma).

Das Vorkommen der euthyreoten Struma ist unterschiedlicher Genese. Wir kennen ein *endemisches* Vorkommen, z. B. infolge Jodmangels im Trinkwasser, und ein *sporadisches Vorkommen.*

Ursachen (s. Abb. 16.2)

Die *Schilddrüsenvergrößerung* kann basieren auf:

1. einem *Jodmangel,* der infolge verminderten Jodangebots in Nahrung und Wasser — naturgemäß meist endemisch — vorkommt. Die

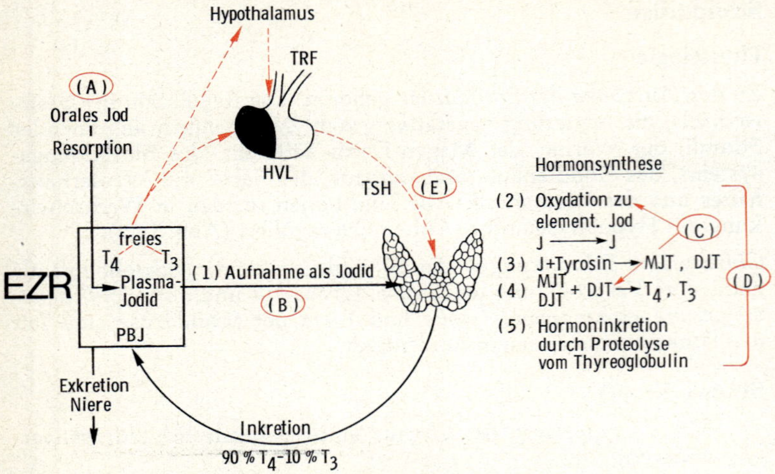

Abb. 16.2 Ursachen der Jodstoffwechselstörungen

A = Jodmangelstruma, B = Hemmung der Jodaufnahme durch Thyreostatika vom Perchlorat-Typ, C = Hemmung der Hormonsynthese durch Thyreostatika vom Thioharnstoff-Typ (Thiouracil u. a.) — Reaktion 2 u. 4, D = Hemmung der Hormonsynthese auf Grund eines angeborenen Enzymdefektes (kongenitaler Synthesefehler) — Reaktion 1 bis 5, E = Unterfunktion bei HVL-Insuffizienz (rot punktiert = feed back).

Abkürzungen: HVL — Hypophysenvorderlappen, TRF — Thyreotropin releasing Faktor, TSH — Thyreoidea stimulierendes Hormon (Thyreotropin), MJT — Monojodtyrosin, DJT — Dijodtyrosin, T_3 — Trijodthyronin, T_4 — Thyroxin, PBI — proteingebundenes Jod.

Hypophyse antwortet mit vermehrter TSH-Ausschüttung. Die Folge davon ist ein vermehrtes Wachstum der Schilddrüse zur besseren Ausnutzung des geringen Jodangebotes,

2. einem *gesteigerten Hormonbedarf* bei *gleichbleibendem Angebot:* Pubertäts- oder juvenile Struma, Schwangerschaft (sporadisch),
3. einer intrathyreoidalen, metabolischen Störung der *Jodverwertung* und der *Hormonsynthese.* Dies kann kongenital (Enzymdefekt) und exogen (durch Medikamente, z. B. Sulfonamide) hervorgerufen sein (sporadisch).

Diagnostik

Zur *Diagnostik* der Struma gehört neben der Beobachtung auf klinische Überfunktionszeichen (s. u.) die Inspektion, die bimanuelle Palpation von dorsal her, die Prüfung der Schluckverschieblichkeit (Ausnahme: Strumitis, bei der das Organ „gefesselt" ist). Weitere Untersuchungen sind die Röntgendiagnostik von Trachea und Ösophagus (Breischluck), die Perkussion des Retrosternums und die Laryngoskopie – speziell mit der Frage der Rekurrensmitbeteiligung.

Tabelle 16.2 **Funktionsanalyse bei Verdacht auf Schilddrüsenerkrankung**

Test	Aussage
A. Aufnahme von Jod^{131}/24 Std. (2—25 %)	
a) mit Thyreotropin-(TSH-) Stimulation	1. DD von primärer (thyreogener) und sekundärer (hypophysärer) Hyperthyreose 2. Als Szintigramm bei dekompensiertem Adenom
b) mit Schilddrüsenhormon-Suppression (Wernertest)	1. DD von Euthyreose (Jodabfall) und Hyperthyreose (Jod gleichbleibend) 2. Als Szintigramm bei kompensiertem Adenom
c) mit Thiozyanat-Freisetzung von Jod	DD von Hashimoto-Struma, Kretinismus oder erblichen Hypothyreosen (Enzymdefekte)
B. Messung des Schilddrüsenhormons im Serum	
a) Totalthyroxin (TT_4) (4–11 mcg pro 100 ml) (Murphy-Pattee-Test)	DD von Graviditäts- oder Kontrazeptivaeinnahmestörungen Hyper- und Hypothyreosen
b) Trijodthyronin (T_3) (170–270 ng pro 100 ml)	DD von Hypo-, Eu- und Hyperthyreosen Bei abnormer TSH-Suppression Abgrenzung der spezif. T_3-Hyperthyreose
C. Proteinbindung des Schilddrüsenhormons im Serum T_3-Harzaufnahme (RT_3U) und Bestimmung des schilddrüsenhormonbindenden Globulins (TBG):	DD von Hypo- und Hyperthyreosen (bei Grenzbefunden)
D. Bestimmung von Serum-Thyreotropin (TSH) (0–15 U pro ml)	Maximalanstieg bei frühen und latenten Fällen von primärer Hyperthyreose
E. Thyreotropin-releasing-Faktor (TRF)-Stimulierung	DD hypophysärer von hypothalamischer Hypothyreose bei atypischen und Grenzfällen von Hyperthyreose

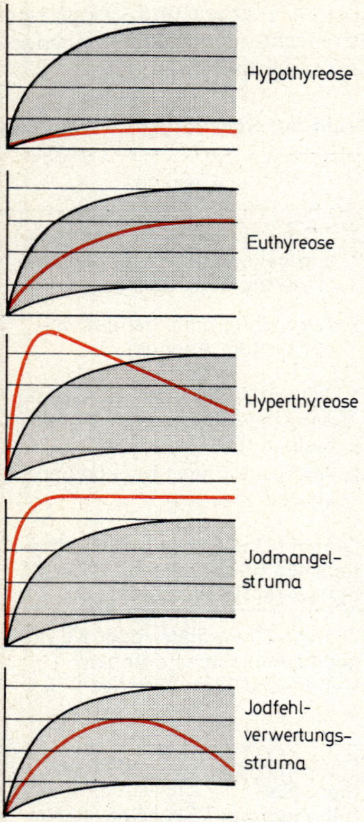

Abb. 16.3 **^{131}J-Jodumsatzbestimmung der Schilddrüse über 48 Stunden.**
schraffiert: Normalbereich

Behandlung und Indikation

Keine operative Indikation stellt die jugendliche Struma dar. Bei ihr wird abgewartet, bis sich der Hormonbedarf normalisiert hat, d. h. etwa bis zum 25. Lebensjahr. Bis dahin werden kleinere Mengen Novothyral gegeben. *Keine Indikation* ist ferner die rein kosmetisch störende Struma, ferner die Jodfehlverwertungsstruma ohne mechanische Behinderung. *Besondere Abwägung* verlangt die Graviditäts und Menopausenstruma wegen ihrer Rezidivneigung.

Die euthyreoten Kropfformen können aber bei Übergröße als *mechanisches* Problem die Operation erfordern bei:

Kompression der Luftröhre mit Säbelscheidentrachea und Tracheomalazie, Stridor, Atemnot,

Gefäßkompression der Halsvenen mit venöser Einflußstauung,

Ösophagus- und Schlundverengung mit Schluckbeschwerden und Nervenschädigungen mit Horner-Syndrom sowie Rekurrenslähmung mit Heiserkeit.

Fernwirkungen der mechanisch irritierenden Struma sind: das Lungenemphysem, die Lungenkongestion und die Herzdilatation (Kropfherz).

Diese mechanischen Phänomene sind besonders ausgeprägt bei retrosternaler und intrathorakaler Struma. Spezielle Formen der Struma sind der *Tauchkropf* und der *retroviszerale* Kropf, letzterer bildet sich zwischen Trachea und Ösophagus aus. Der Ringkropf umwächst den Ösophagus.

Die *Indikation zur Resektion* bei diffuser Vergrößerung der Schilddrüse bzw. *Enukleation* bei isoliertem Knoten ist gegeben bei:

1. der Struma mit mechanischer Behinderung,
2. isoliertem kalten Knoten (Szintigramm) der Schilddrüse.

Nach der Operation euthyreoter Strumen ist die Rezidivprophylaxe mit Schilddrüsen-Hormon (Langzeitbehandlung mit Novothyral, $^{1}/_{2}$–1 Tabl. tgl.) erforderlich.

Mechanismus: Suppression der thyreotropen Aktivität der Hypophyse (TSH) und Entlastung der thyreoidalen Hormonproduktion.

Hyperthyreose

- Funktionssteigerung der Schilddrüse.

Sie reicht von der leichten Hyperthyreose bis zum vollausgebildeten Morbus Basedow. Bevorzugte Individuen sind: Frauen ab 3. Dezennium. Das Auftreten ist sporadisch. Das Charakteristikum ist die meßbare *Überfunktion der Schilddrüse*, erkennbar am proteingebundenen Jod (PBI), das im Blut von normal 3,0–7,6 auf über 8 $\mu g^{0}/_{0}$ vermehrt ist, T-4-Test erhöht, latente Eiweißbindungskapazität im T-3-Test vermindert, ^{131}-Jod Kinetik (s. Abb. 16.3), Gesamtcholesterin und ASR herabgesetzt.

Ursächlich wurde bisher eine gesteigerte TSH-Produktion im HVL angenommen. Heute vermutet man ein Gamma-Globulin (LATS, long acting thyreoid stimulus) des Lymphgewebes einschließlich des Thymus, das mit den Lymphozyten transportiert wird.

Ätiologische Faktoren sind familiäre Disposition, leptosome Konstitution und hormonelle Umstellungen (Pubertät, Lactatio, Klimax), seltener Adenokarzinome und Thyreoiditis.
Die akute Überfunktion (Thyreotoxische Krise) gehört in die Hand des Internisten.

Morphologie

Morphologisch unterscheiden wir drei Formen:

1. das *toxische Adenom*, ein isolierter Hyperfunktionsknoten (ohne Augensymptome) (Abb. 16.4);
2. den Morbus Basedow, die Drüsenvergrößerung mit dem um das Dreifache erhöhten Follikelepithel. Das Kolloid ist reduziert, es finden sich Anhäufungen von Lymphozyteninfiltrationen;
3. die *Struma basedowificata* (endemische Struma mit Überfunktionszeichen).

Szintigraphische Darstellung des restlichen Schilddrüsengewebes erst nach TSH-Applikation (TSH-Test) möglich.

Tabelle 16.3 **Strumaformen**

		Euthyreot	*Hyperthyreot*
Struma nodosa	Solitärer Knoten	Kalter Knoten Kolloidzyste Blutungszyste Verkalkung Entartung	Adenom, toxisch, heiß, autonom a) Dekompensiert: Im Szintigramm isolierter Knoten in ruhiggestelltem Restparenchym. Nach TSH (3 x 10 IE/die) Speicherung des Restparenchyms. b) Kompensiert: Primärszintigramm wie normale, diffuse Struma, erst nach T_3-Gaben Speicherausfall im Restparenchym.
	Multiple Knoten	Kolloidzysten Verkalkungen Struma diffusa mit knotiger Hyperplasie	Mehrfachadenome (selten) s. o.
Struma diffusa		Struma diffusa	Weiche, große Schilddrüse
		parenchymatosa (Mikrofollikulär) bisweilen auch mit kleinsten Kolloidzysten	Großlappig vaskularisiert (Basedow-Struma)
		Struma lymphomatosa (Hashimoto) (Autoimmunstruma)	Meist knotig (Struma basedowificata)
Dystope Struma		Zungenstruma Thorakale Struma Struma ovarii	

Klinische Symptomatik

Die klassischen klinischen Symptome der Hyperthyreose sind die *Merseburger Trias:* 1. Struma, 2. Tachykardie (auch im Schlaf als Folge des toxischen Herzschadens) und 3. Exophthalmus, wobei der Exophthalmus keineswegs obligat ist, da er einem eigenständigen Stimulans unterliegt. Weitere Hinweise geben Gewichts- und Appetitverhalten, Tremor, Dermographismus und RR-Amplitude, Hitzegefühl und -empfindlichkeit, Muskelschwäche (Doppelsehen), Diarrhoe.

Diagnostik

Die Diagnose der Hyperthyreose beruht auf der klinischen Untersuchung (s. o.) mit dem Ziel der Abgrenzung gegen vegetative Stö-

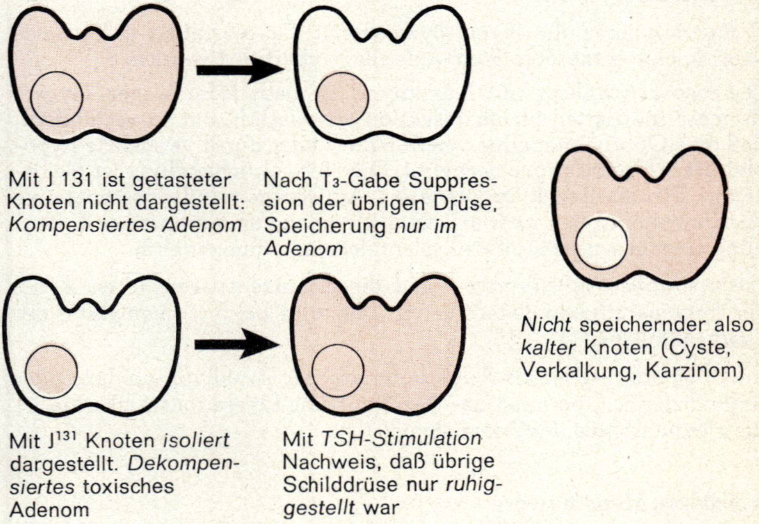

Abb. 16.4 **Funktionsdiagnostik des tastbaren Knotens**

rungen. Eine sichere Diagnose ist durch hormon- und nuklearmedizinische Untersuchungen (s. Abb. 16.3) möglich. Palpatorisch findet man sowohl knotige als auch diffuse Strumen (s. Abb. 16.4); außerdem gibt es Hyperthyreosen bei palpatorisch unauffälliger Schilddrüse.

Behandlungsindikation der Hyperthyreoseformen (knotige oder diffuse Formen)

Vor dem 35. Lebensjahr, bei Gravidität und Laktation ist die Operationsindikation zur Resektion (diffuse oder mehrknotige Form) oder Enukleation (toxisches Adenom) absolut. Bei Patienten jenseits des 35. Lebensjahres ohne Gravidität und Laktation ist sie relativ. Eine Isotopenbehandlung kann hier erwogen werden.

Absolute Kontraindikationen der Operation sind schwere Allgemeinerkrankungen sowie das toxische Rezidiv. Ferner die Hyperthyreose bei kleiner Schilddrüse. Sie ist Aufgabengebiet der konservativen Behandlung (Radiojod-Behandlung, Thyreostatika).

Zusammenfassend ist die Resektion angezeigt bei:

1. Übergröße der Struma,
2. vor dem 35. Lebensjahr,
3. bei Gravidität und Laktation und
4. bei progressivem, therapieresistentem Exophthalmus (totale Thyreoidektomie).

Präoperativ muß die Hyperthyreose mit Thyreostatika (z. B. Favistan) in eine euthyreote Stoffwechsellage überführt werden.

Die *Nachbehandlung* mit Novothyral ist nach jeder wegen Hyperthyreose indizierten Strumaresektion erforderlich, um zu verhindern, daß eine Ophthalmopathie verschlechtert oder durch vermehrte hypophysäre Aktivität provoziert wird. Die Hormonbehandlung ist gleichzeitig Struma-Rezidivprophylaxe. Außerdem sind postoperative Funktionskontrollen nach jeweils 6 Monaten zur rechtzeitigen Erkennung einer erneuten Stoffwechselentgleisung unumgänglich.

Postoperative Frühstörungen sind die Rekurrensparese (etwa 3 %), der Hypoparathyreoidismus (s. S. 144) und bei Tracheomalazie der Trachealkollaps.

Eine Spätstörung ist als Folge unterlassener Rezidivprophylaxe oder fehlindizierter Operation das Rezidiv. Seine Operationsindikation ist die gleiche wie bei der Primärstruma.

Myxödem, Hypothyreose

- Unterfunktion der Schilddrüse.

Seine *Ätiologie* basiert entweder postoperativ auf der subtotalen oder totalen Resektion (z. B. wegen Karzinom), auf einer degenerativen Zerstörung durch Tbc, Thyreoditis oder Karzinom (primär) oder auf hypophysärer Dysregulation (sekundär).

Die *Symptome* sind: Trockene, teigige Haut besonders im Gesicht, fehlende Schweißbildung, ödematöse Augenlider, aufgeschwollene Wangen, um 50 % der Norm verminderter Grundumsatz, unter der Norm liegende Puls- und Körpertemperaturwerte, depressives Verhalten, Verlangsamung der Reaktion, Antriebslosigkeit, Haarausfall.

Therapie: Hormonsubstitution (Novothyral 1–2 Tabl. tgl.).

Strumitis

- Entzündung mit akutem, subakutem oder chronischem Verlauf.

Akute und subakute Strumitis

Hierbei unterscheiden wir die *eitrigen* von den *nicht eitrigen* subakuten (de Quervain) Formen. Sie entstehen als *metastatische* Entzündungen bei Typhus, Scharlach, Grippe, Ruhr und als *fortgeleitete* Entzündung bei Tonsillitis, Laryngitis, Erysipel, Phlegmonen des Halses und Osteomyelitis der Wirbelsäule.

Die akute Verlaufsform der Strumitis geht einher mit Fieber, Schwellung, Wärmebildung, Heiserkeit, Schmerzen, Ödem, Dyspnoe und Abszedierung. Bei Abszedierung ist die operative Behandlung indiziert, andernfalls kommt es zur Perforation mit Fistelbildung.

Die *Behandlung* der akuten Strumitis besteht in der Gabe von Antibiotika, Eiskrawatte, Bettruhe, evtl. Tracheotomie.

Chronische Strumitis

Sie entsteht meist aus der akuten Strumitis.

Behandlung s. o.

Sonderformen der Strumitis

Strumitis lymphomatosa Hashimoto *(Autoimmunstruma)*

Sie ist an der Autoimmunreaktion gegen Thyreoglobulin im Serum erkennbar. Bei ihr ist die Resektion kontraindiziert, allenfalls ist eine Probeexzision gerechtfertigt. Sie wird mit Kortison behandelt (Prednison mit 1 mg/kg beginnend, bis zur Erhaltungsdosis von 15 mg über Monate). Bei Myxödem Substitution mit Novothyral.

Strumitis Riedel (fibröse, invasive, eisenharte Struma). Diese Sonderform umgreift Trachea und Ösophagus mit einer derben, konstringierenden Narbenklammer, die vom Tumor oft nur schwer abgrenzbar ist. Hier ist zunächst eine Therapie mit Kortikosteroiden angezeigt. Bei mechanischer Behinderung (Tracheal- und Ösophaguskompression) und bei nicht möglicher Abgrenzung gegen ein Karzinom ist die Resektion und nachfolgend Substitution mit Novothyral erforderlich.

Malignome

In der Schilddrüse kommen bösartige epitheliale und bindegewebige Tumoren unterschiedlicher Struktur und Malignität vor.

A. Karzinome

1. *Geringe Bösartigkeit*

   Papilläres follikuläres Zystadenom mit Einbruch in Gefäße (Metastasierendes Adenom — Langhans)

2. *Mittlere Bösartigkeit*

   Papilläres Adenokarzinom (50 % der Schilddrüsen-Ca), follikuläres Adenokarzinom. Adenokarzinom mit Hürthle-Zellen (eosinophiler großzelliger Tumor der Schilddrüse nach WILLIS). Solides Adenokarzinom.

3. *Hohe Bösartigkeit*

Undifferenzierte und anaplastische Karzinome (kleinzelliges Ca, Riesenzell-Ca, Epidermoid-Ca), Metastasierungen erfolgen in Knochen, Lunge und Ovar (Struma ovarii).

B. Sarkome

z. B. Fibro- und Lymphosarkome mit hoher Bösartigkeit.

Therapie

Radikale Thyreoidektomie und Neck-Dissektion je nach Ausdehnung des Befundes, Nachbestrahlung.

Radiojodtherapie bei Unmöglichkeit der radikalen Operation und speichernden Metastasen.

Nebenschilddrüsen (Epithelkörper)

Vier retrothyreoidal gelegene linsengroße Gebilde, die *Parathormon* sezernieren, regulieren den Serum-*Kalzium*- und den Serum-*Phosphorspiegel* gemeinsam mit dem Vitamin D-Antagonisten Calcitonin (CT) oder Thyreocalcitonin, das in den parafollikulären Schilddrüsenzellen gebildet wird. Das Parathormon hemmt die Phosphatrückresorption der Nierentubuli. Bei gesteigerter Parathormonwirkung ist daher die Phosphatclearance und damit die Phosphatausscheidung vergrößert. Das Phosphat wird zusammen mit Kalzium hauptsächlich aus dem Knochensystem mobilisiert.

Adenom der Nebenschilddrüse, Hyperparathyreoidismus

- Gutartiger Parathormon überproduzierender Tumor der Nebenschilddrüse, der zu schweren Stoffwechselveränderungen führen kann (Abb. 16.5).

Im Vordergrund stehen bei dem von ihm ausgelösten *primären* Hyperparathyreoidismus die Serum- und Urinkalziumerhöhung sowie das erhöhte Urinphosphat. Das Serumphosphat ist erniedrigt, bei Knochenbeteiligung die alkalische Phosphatase erhöht.

Die *Behandlung* besteht in der Entfernung des Adenoms.

Eine *postoperative passagere Tetanie* erfordert i. v.-Kalzium- oder AT-10-Gaben.

Selten, aber bedrohlich ist eine akute *Hyperparathyreoidismus-Krise* (Hyperkalzämie bis 19 mg%). Sie erfordert nach Mineralequilibrierung und Infusion anorganischen Phosphats die sofortige Operation.

Manifestationsformen und Symptome sind:

1. Die renale Form mit Nierensteinen,
2. Die Knochenform mit Knochenentkalkung, Ostitis fibrosa cystica generalisata (VON RECKLINGHAUSEN),
3. Die gastrointestinale Form mit Magen- und Duodenalgeschwüren und Pankreatitis.

Diagnostik: Laborchemisch wird neben wiederholtem Nachweis von erhöhten Serum-Kalziumwerten die Hyperkalzurie des 24-Std.-Urins quantitativ bestimmt. Die SULKOWITSCH-Probe gibt qualitative Hinweise. Weiterhin werden die Blutphosphate (anorganisch und organisch) sowie die Phosphatclearance untersucht.

Weitere Laborverfahren sind der Kalziumtoleranz- und der Cortisonsuppressionstest.

Präoperativ kommt es darauf an, das Adenom zu lokalisieren, neben der Palpation können Arteriographie und Szintigramm helfen.

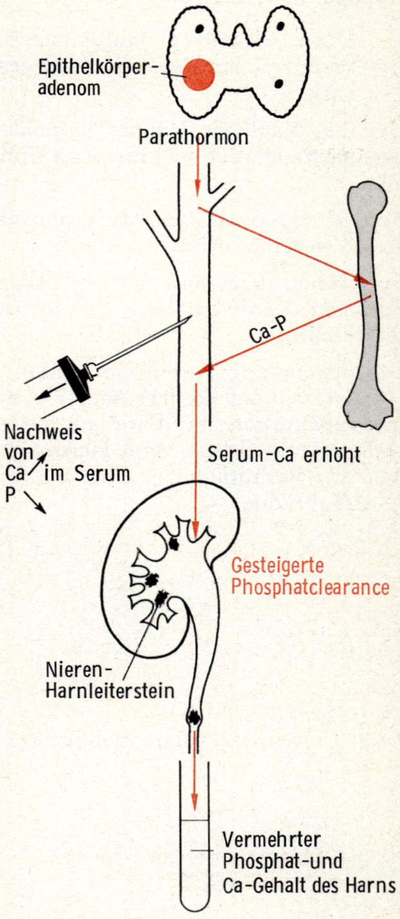

Abb. 16.5 **Primärer Hyperparathyreoidismus** (Pathophysiologie)

Differentialdiagnostisch ist ein *sekundärer* oder *regulativer Hyperparathyreoidismus* bei Osteomalazien und Rachitis, bei chronischer Niereninsuffizienz, Magnesiummangel, Osteoporose und idiopathischer, tubulärer Hyperkalzurie abzugrenzen.

Als *tertiärer Hyperparathyreoidismus* wird gelegentlich ein autonomer bezeichnet, der sich aus einem regulativen entwickelt hat.

Hypoparathyreoidismus (Tetanie)

- Durch Hormonausfall entstandenes Absinken des ionisierten Serumkalziums und dadurch gesteigerte neuromuskuläre Erregbarkeit.

Ursache: Radikale Tumor-Thyreoidektomie, irrtümliche Entfernung oder postoperative Nekrose von Epithelkörperchen nach Strumektomie.

Befund: Hypokalzämie, Hyperphosphatämie (CHVOSTEK- und TROUSSEAU-Zeichen positiv).

Symptome: Parästhesien, Muskelkrämpfe, Pfötchenstellung, viszerale Spasmen, Kardiaachalasie, Pylorospasmus, Blasen- und Analsphinkterkrämpfe.

Die *Behandlung* besteht im Anfall im intravenösen Kalziumersatz (10 % Calciumglukonat) 20 ml i. v. evtl. auch Dauertropf, in der Hormonsubstitution mit Parathormon oder A.T. 10 mit genauer Einstellung und Serum- und Harnkalziumkontrollen, Vitamin D (2–4 Mio E), Verhütung der Phosphatresorption im Darm mit Aludrox (2–3 Tabl./die).

Spezielle Chirurgie

17. Skelettbefunde

Untersuchungstechnik bei Knochen- und Gelenkerkrankungen

Anamnese
Inspektion
Palpation
Funktionsprüfung der Gelenke
Röntgenübersicht
Röntgenschicht- und Vergrößerungsaufnahme
Arthrographie
Szintigraphie
Arteriographie
Probeexzision (Punktion)

Systemerkrankungen von Knochen und Knorpel

Leitsymptome der Systemerkrankungen des Knochens sind: Entkalkung, Deformierung, gestörte Funktion (Schmerz) und Haltefestigkeit.

Übersicht

Wir unterscheiden (nach Hellner):

1. *Vegetative Fehlsteuerungen* und *lokale Durchblutungsstörungen:* Aseptische Nekrose, SUDECK-Dystrophie, schleichende und Ermüdungsbrüche (LOOSER-Umbauzonen).
2. *Endokrine Wachstumsstörungen:* Akromegalie, Osteodystrophia fibrosa generalisata RECKLINGHAUSEN (Hyperparathyreoidismus). Senile und klimakterische Osteoporose und Osteomalazie (Sexualhormone). Osteoporotische Fettsucht (Morbus CUSHING).
3. *Erbbedingte Knochen- und Knorpelbildungsstörungen.* Osteogenesis imperfecta, Osteodystrophie, Osteodysplasie, Chondromatose (Enchondrom), Exostosen, solitäre Knochenzysten, Marmorknochenkrankheit (Osteosklerose), Osteopoikilie, Osteodystrophia fibrosa deformans juvenilis (UEHLINGER).
4. *Störungen des Vitaminhaushaltes* (Rachitis, Osteomalazie, Skorbut, Hungerosteopathie).

5. *Stoffwechselstörungen:* Speicherkrankheiten (Retikulosen): Eosinophiles Granulom (Morbus HAND-SCHÜLLER-CHRISTIAN), Lipoidgranulomatose, Proteinmangel (Morbus CUSHING).
6. *Mineralstoffwechselstörungen:* Alimentäre Osteoporose (Hungerosteomalazie), Resorptionsstörungen (Achylie, Hyperparathyreoidismus, gestörte Ca- und P-Bilanz).
7. *Blastome* (Mark, Rinde und Knorpel), vor allem Riesenzellgeschwülste und osteolytisches Sarkom (s. dort).

Durchblutungsstörungen und vegetative Fehlsteuerungen

Aseptische Knochennekrosen

- Beim Jugendlichen auftretender abakterieller Untergang umschriebener Knochenbezirke, die lokalisierter Beanspruchung ausgesetzt sind.

Symptome sind: Der isolierte, lokalisierte Schmerz vorwiegend des Jugendlichen; männliche Individuen sind häufiger betroffen als weibliche. Das Röntgenbild zeigt die zerfranste Apophyse oder Epiphysengrenze.

Standardlokalisationen beim Kind und Jugendlichen sind (Abb. 17.1):

– die Osteochondrosis juvenilis dorsi (SCHEUERMANN).

– die Humerus-Epiphysennekrose,

– die Osteochondrosis coxae juvenilis (Morbus CALVÉ-LEGG-PERTHES),

– die Coxa vara capitis femoris oder auch Epiphyseolysis genannt,

– die Chondropathia patellae,

– die Osteochondronekrosis tuberositatis tibiae (Morbus OSGOOD-SCHLATTER) (s. S. 521) und

– die Osteochondronekrosis ossis navicularis pedis (Typ KÖHLER I) (s. S. 521).

Beim Erwachsenen begegnen uns die Lunatummalazie (Morbus KIENBÖCK) und die Nekrose der Capita metatarsalia (Typ KÖHLER II) (s. S. 521).

Eine besondere Spielart der Nekrose ist die *schleichende Fraktur* („Malträtierter Teilbruch mit Interferenz von Bruch und Reparation" [UEHLINGER]). – Traumen sind für die Nekroseentstehung nur im Sinne der Manifestation wirksam. Die eigentliche Pathogenese ist nach wie vor unklar. Zusammenhänge mit der LOOSER-*Umbauzone* sind erwiesen („Schleichende Kallusbildung ohne Fraktur").

Die *Behandlung* besteht in der Entlastung des betroffenen Knochenbereichs und Verhütung jeder mechanischen Belastung, funktioneller Behandlung mit Massage und aktiven Bewegungsübungen.

Sudeck-Dystrophie

- Durch vegetative Fehlsteuerung bedingte Dystrophie eines Weichteil- und Knochensegmentes mit überschießender Heilentzündung.

Sie wird traumatisch, nerval oder ischämisch ausgelöst. Immer findet sich eine gesteigerte spastische Bereitschaft der Arteriolen, wie sie für die Heilentzündung typisch ist.

Die Dystrophie verläuft in 3 Stadien.

Stadium I: (Rückbildungsfähig)

Erhöhte periphere venöse Stase, livide pralle Füllung der Gefäße mit erhöhter Schweißsekretion, bisweilen Überwärmung, Spontan- und Berührungsschmerz und Ödemneigung.

Die Diagnose ist mit dem Kältetest zu stellen. Das Eintauchen beider Extremitäten in kaltes Wasser führt im erkrankten Bereich zur abnorm lividen Verfärbung. Die Gelenkbewegung ist infolge der beginnenden Atrophie der Kapselweichteile schmerzhaft. Die Haut wird glasig, gespannt, ödematös und atrophisch.

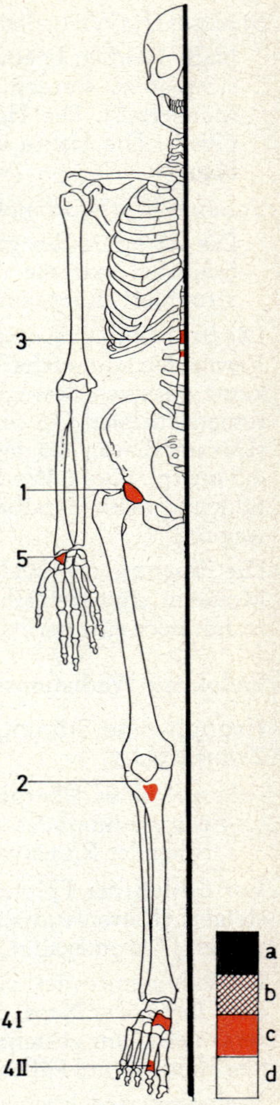

Abb. 17.1 **Lokalisation der verschiedenen aseptischen Knochennekrosen.** 1 = Morbus PERTHES; 2 = Morbus OSGOOD-SCHLATTER; 3 = Morbus SCHEUERMANN; 4 = Morbus KÖHLER I und II; 5 = Morbus KIENBÖCK. (Aus: ZOLLINGER, H. U., Pathologische Anatomie, Bd. II, 2. Aufl., Thieme, Stuttgart 1969).

Stadium II: (Weitgehend rückbildungsfähig)

Nach Wochen beginnt die Atrophie des Knochens im Röntgenbild sichtbar zu werden. Der Knochen zeigt fleckige Aufhellung (sog. Mäusefraß). Die Haut ist durchblutungsgestört und bereits atrophisch. Die Haare sind ausgefallen. Die Haut erscheint kalt und blau.

Stadium III: (Nicht mehr ausheilbar)

Die Atrophie des gesamten Gliedmaßenbereiches erreicht in allen Schichten extreme Ausmaße. Der Knochen ist zum Glasknochen atrophiert (Röntgenbild). Die Gelenke sind versteift.

Die *Behandlung* des Morbus SUDECK besteht in der Ruhigstellung, dem Vermeiden schmerzhafter Bewegungen — vor allem keine Massage und keine passiven Bewegungsversuche —, Gaben von Hydergin: Stellatumanästhesien (15 Sitzungen), Kortikosteroide lokal und allgemein (Dexamethason 4,5 mg tgl. über 3 Tage, 2 mg tgl. weitere 3 Tage, 0,5 mg tgl. über 3 Wochen), Primobolan oder Durabolin (10 bis 30 mg tgl.) und heiße Sandbäder, Syncardonmassage und leichte aktive Bewegung.

Die *Prognose* des Stadiums I ist gut. Bei Stadium II ist nach 8 bis 10 Monaten eine weitgehende Restitution zu erwarten. Im Stadium III ist nur noch eine geringfügige Besserung möglich.

Endokrine Wachstumsstörungen des Knochens

Hypophysäre Störungen, Akromegalie, Riesenwuchs und Zwergwuchs

- Auf einer Überproduktion des Wachstumshormons STH durch ein eosinophiles Adenom des Hypophysenvorderlappens beruhender Riesenwuchs.

Vor Schluß der Epiphyse ist das Wachstum der Röhrenknochen gesteigert (Riesenwuchs), *nach* Schluß der Epiphyse sind die Akren betroffen (Akromegalie).

Klinisch manifestiert sie sich in einer elephantiastischen Vergrößerung der Ohren, der Nase, der Lippen, der Zunge, des Kinns und des Kieferskeletts, am gesteigerten Längenwachstum und an besonders großen Händen und Füßen.

Begleitbefunde können sein: Struma, Amenorrhö, Diabetes, Impotenz, Gesichtsfeldeinschränkungen (Chiasmadruck), Behaarungsausfall, Splanchnomegalie, Kopfschmerz und Apathie.

Das Röntgenbild des Schädels zeigt die sog. Ballonsella. Eine Behandlung ist nur bei Sehstörungen infolge Tumordruck auf das Chiasma opticum angezeigt. Dabei wird das Adenom operativ entfernt. Bei allen übrigen Formen genügt die Behandlung der Hypophyse mit radioaktiven Sets.

Bei *Unterproduktion des Wachstumshormons* (STH) kann ein *Zwergwuchs* auftreten. Er ist durch offene Epiphysenfugen und die kleine, leere Sella gekennzeichnet.

Differentialdiagnostisch abzugrenzen sind der renale Zwergwuchs, die Osteochondrodystrophie, die Osteoporose und die Rachitis, die mit O- und X-Beinen, Kyphoskoliose und plump verdickten Diaphysen einhergeht. Auch die Hypothyreose kann ebenso wie die Hypophysenvorderlappenatrophie einen Zwergwuchs mit offenen Epiphysen und persistierenden Knochenkernen verursachen.

Osteodystrophia fibrosa generalisata Recklinghausen, Primärer Hyperparathyreoidismus (vgl. S. 142)

- *Multiple* zystische Entkalkungsbezirke *mehrerer* Knochen als Folge der Überproduktion von Parathormon durch ein Nebenschilddrüsenadenom.

Sie ist erkennbar an einer *Hyperkalzämie,* entstanden durch gesteigerte Osteoklastenaktivität und gesteigerte *Phosphaturie. Symptome* sind Wirbelsäulen- und Gliedmaßenschmerzen, Spontanfrakturen, Knochenverdickungen, Erbrechen und Appetitlosigkeit.

Im Röntgenbild manifestiert sich die *Knochenentkalkung* in der schummerigen Aufhellung am Schädeldach, in Zystenbildungen an den Röhrenknochen und in der Osteolyse der Endphalangen. Bisweilen werden Knochenschmerzen geklagt. Die Stoffwechselstörung kann Übelkeit, Erbrechen, Schwäche, Polyurie und Polydypsie verursachen.

Komplikationen sind renale Tubulusschäden und Nierensteinbildungen.

Die *Behandlung* des Hyperparathyreoidismus besteht in der Adenomentfernung. Das Adenom läßt sich mit dem Szintigramm oder Angiogramm nur in den seltensten Fällen lokalisieren, sicherer ist die Probefreilegung.

Differentialdiagnostisch ist vorher jedoch ein *sekundärer Hyperparathyreoidismus* abzugrenzen. Bei ihm ist das primäre Geschehen der Nierenschaden mit Kalziumverlust, der sekundär über eine Hyperplasie der Nebenschilddrüse zur Entkalkung des Skeletts führt. Gewöhnlich schreitet bei der sekundären Form die Entkalkung langsamer fort, und die Nierenstörungen stehen mehr im Vordergrund. Charakteristisch ist die chronische Azidose.

Osteoporotische Fettsucht (Cushing)

- *Glukokortikoidüberproduktion,* die zum vermehrten Umsatz von Protein führt, mit der Folge, daß die Eiweißgrundlage für die Knochenregeneration fehlt.

Mit der Behandlung des Grundleidens kann sich der Knochen rekalzifizieren (s. S. 128).

Sekundäre (hypophysäre) und primäre Hodeninsuffizienz

Sie führen zur Osteoporose besonders der Lendenwirbelsäule mit Rückenschmerzen.

Postklimakterische Osteoporose

- Schmerzhafte Entkalkung der gesamten Wirbelsäule und der peripheren Knochen bei der älteren Frau.

Behandlung: Hohe Eiweiß- und Vitamin D-, C- und Kalkzufuhr (Kalziuminjektionen oder orale Kalziumgaben), 3mal tgl. 1 g. Ferner Anabolika (Dianabol, Durabolin 10 mg tgl.). Progynon 0,1–0,3 mg tgl., Vitamin D_3 (Vigantol alle 14 Tage 50 000 E) sowie Vitamin A und E.

Erbliche bzw. angeborene Knorpel- und Knochenaufbaustörungen

Osteogenesis imperfecta oder Osteopsathyrose

- Dominant erbliche Dysplasie des Mesenchyms mit hochgradiger Knochenbrüchigkeit.

Sie ruft bis zum 20. Lebensjahr multiple Frakturen und Deformierungen hervor. Die eigentliche Ursache ist unklar.

Symptomatisch sind die durch Bagatellunfälle verursachten Knochenbrüche, blaue Skleren, Otosklerose und die sekundäre Kyphose.

Hauptsächliche Fraktur*lokalisationen* sind die Wirbelsäule und die Knochenschäfte.

Komplikationen, die nach der Fraktur auftreten, sind Wirbelkörperveränderungen im Sinne des Fischwirbels, Beckendeformierung im Sinne des Kartenherzens und Verkrümmung der Röhrenknochen.

Differentialdiagnostisch ist an eine Rachitis zu denken. Die *Behandlung* kann nur symptomatisch sein (Frakturreposition und -fixation), Vigantol, Klimakuren und Schutz vor Traumen.

Osteochondrodystrophie (Kurzgliedriger Zwergwuchs)

- Erbliche Erkrankung des Knorpelsystems, die zur Mikromelie führt.

Die Knochenkerne entstehen vorzeitig, ebenso der Schluß der Epiphysenfugen. Dies hat schwerwiegende Deformierungen des Längenwachstums aller Knochen zur Folge.

Wir erkennen die Krankheit am kurzgliedrigen Zwergwuchs (Zirkusclown) mit Radspeichenhand und Turmschädel. Eine Kausalbehandlung gibt es bislang nicht.

Chondrodysplasie (Dysostosen)

- Enchondrale Ossifikationsstörung mit vielen Erscheinungsbildern und Untergruppen.

Eine Sonderform ist die mit Hornhauttrübung und Otosklerose einhergehende Hurler-Erkrankung, die zu unproportioniertem Zwergwuchs führt.

Marmorknochenkrankheit (Morbus Albers-Schönberg)

- Rezessiv erbliche, an der lamellären Sklerosierung der Spongiosa erkennbare, am proximalen Diaphysenende beginnende und zur „Jahresringbildung“ führende Erkrankung.

Die Folge ist eine erhöhte Knochenbruchneigung, ferner der Verlust des blutbildenden Markes mit Anämie, Fehlstellung der Zähne, verspätetem Dentitium, erhöhter Kariesneigung und der Entstehung von Knochennekrosen infolge lokaler Anoxieherde. Diese beruhen darauf, daß die Gefäßkanäle obliterieren und die arterielle Zufuhr stören.

Differentialdiagnostisch ist an die sekundär toxische Form zu denken, die infolge Vergiftung mit Strontium, Fluor und Blei auftritt.

Weitere Krankheiten dieser Gruppe sind die Exostosenkrankheit, die solitären Knochenzysten (jugendliche Knochenzysten) und die Osteodystrophia fibrosa deformans juvenilis Uehlinger (s. u.).

Osteopoikilie

- Röntgenologisch zufallsmäßig erfaßte Knochenverdichtung ohne Krankheitsbedeutung.

Auf sie treffen wir bei der Röntgenuntersuchung des Skeletts als Zufallsbefund. Wir sehen fleckige, scharf begrenzte insel- oder streifenförmige Verdichtungen in den Meta- und Epiphysen der langen Röhrenknochen. Die Veränderungen haben keinen Krankheitswert. Eine Behandlung ist nicht erforderlich.

Angeborene Osteochondrome, kartilaginäre Exostosen

- Dominantes Erbleiden, das sich vor allem an der Metaphyse der langen Röhrenknochen lokalisiert.

Exostosen simulieren den normalen Knochenaufbau mit Spongiosa und Kortikalis. In 3 bis 5 % kommt es zur malignen Entartung.

Osteodystrophia fibrosa deformans juvenilis (Uehlinger, Jaffé-Lichtenstein, Albright's disease)

- Fehldifferenzierung des Knochenmarks mit fibrösem Ersatz des fett- und blutbildenden Gewebes.

Im Röntgenbild sehen wir Zysten, die die Röhrenknochen ausfüllen, jedoch die Epiphysen freilassen. Die Folge der Umbildung ist die Rarefizierung und Verdünnung der Kortikalis. Die Statik des Knochens wird durch diese Veränderung gestört. Der Knochen ist infolgedessen zur Verbiegung (Coxa vara) und Spontanfraktur disponiert. Mit der Geschlechtsreife kommt der Prozeß zur Ruhe. Tastbarer Milztumor (Leukopenie), Pubertas praecox und Hautpigmentstörungen.

Störungen des Vitaminhaushaltes

Rachitis

- Durch Vitamin D-Mangel bedingte Störung des Kalzium- und Phosphathaushaltes mit Ossifikationsstörungen.

Vitamin D ist die Voraussetzung für die Synthese der Kalzium-Phosphat-Fraktion des wachsenden Knochens. Sein Mangel führt zu verminderter Kalziumeinlagerung in relativ überentwickeltes Osteoid mit der Folge der Knochenerweichung.

Die Erweichung kann als *Früh-* und *Spätrachitis* auftreten. Früh manifestiert sie sich beim Säugling an den weichen Schädelknochen, den schalenförmigen Epiphysen und am „rachitischen Rosenkranz": Kolbige Auftreibungen der Knorpel-Knochengrenze der Rippen.

Die Spätrachitis lokalisiert sich an den belasteten Extremitäten, seltener am Thorax. Röntgenologisch ist sie an der Kalkarmut und den Umbauzonen erkennbar.

Die *Osteomalazie* führt zu Ermüdungserscheinungen und Knochenschmerzen und tritt als *Coxa vara* mit Kartenherzbeckendeformierung und Kyphose in Erscheinung. Ihre Ursache kann eine intestinale Malassimilation (s. S. 387) (Sprue und Zöliakie) sein. Deshalb findet sie sich auch im Rahmen einer Polyavitaminose mit Anämie, Achylie, Rhagaden, Stomatitis und Gewichtsabnahme.

Behandlung wie bei der Osteoporose (s. S. 149).

Skorbut, Möller-Barlow-Erkrankung oder Hungerosteopathie des Säuglings

- Durch Vitamin-C-Mangel bedingte Osteoporose.

Symptome sind gelenknahe Schwellungen, Schleimhautblutungen, subperiostale Blutungen. Hämaturie und Pseudoparesen gehören zum Krankheitsbild.

Stoffwechsel- und Speichererkrankungen des RES

Eosinophiles Granulom

- Einherdige Cholesterinspeichererkrankung und Lipoidgranulomatose des Jugendlichen.

Dabei finden sich 1–2 herdförmige grau-rote Granulome im Knochenmark des Schädels, des Beckens und der Röhrenknochen, die aber selbst nicht cholesterinhaltig sein müssen. Die Granulome lösen den Knochen auf, was zur Deformierung führen kann und im Röntgenbild deutlich ist. Eine spontane Regression der Erkrankung ist möglich.

Bevorzugte Lokalisationen sind der Schädel, die Kiefer- und Beckenknochen.

Im Röntgenbild erkennt man die Spongiosaherde an der verdünnten Rinde *(Differentialdiagnose:* EWING-Sarkom und BRODIE-Abszeß). Die Diagnose ist nur mit der Probeexzision sicherzustellen.

Die *Behandlung* besteht in Röntgenbestrahlung, ferner Prednison 1 mg/kg Körpergewicht tgl. sowie Durabolin oder Dianabol 1 mg/kg Körpergewicht und tgl. 1/2–1 Tbl. Novothyral. Die Prognose ist durchaus günstig.

Lipoidgranulomatose (Morbus Hand-Schüller-Christian)

- Multiple Knochengranulome mit Cholesterinester speichernden Retikulumzellen, Entzündungszellen und Bindegewebswucherungen.

Die Krankheit tritt meist in der frühesten Kindheit, vorwiegend bei männlichen Individuen auf und geht mit Knochenherden, Alveolarpyorrhö, Diabetes insipidus und Exophthalmus einher.

Die Letalität der Erkrankung liegt bei 20 %.

Die *Diagnose* wird mit der Knochen- und gleichzeitigen Lymphknotenbiopsie gestellt. Die Knochenveränderungen sind röntgenstrahlensensibel. Die Behandlung entspricht sonst der des eosinophilen Granuloms.

Morbus Cushing

Infolge des gestörten Eiweißhaushaltes kann auch der Morbus Cushing eine stoffwechselbedingte Aufbaustörung verursachen (s. S. 128).

Mineralstoffwechselstörungen

Hungerosteomalazie

Die Hungerosteomalazie oder alimentäre Osteoporose beruht auf verminderter Kalzium- und Eiweißzufuhr.

Malassimilation (s. S. 388)

Nach Gastrektomie, ausgedehnten Darmresektionen und Entzündungen (wie Enteritis), atrophischer Gastritis (Achylie) und Laxantienabusus kann es infolge verminderter Digestion und Resorption zu hochgradiger Osteomalazie kommen. Sie führt zu Knochenschmerz und Spontanfrakturen. Im Röntgenbild ist die Entkalkung deutlich an der Transparenz und den Looser-Umbauzonen zu erkennen.

Hierzu gehört auch die *Phosphatmangelrachitis,* die bei Kalziumüberschuß in Erscheinung tritt und zwar dann, wenn der Quotient Kalzium-Phosphor über 3 erhöht ist; normalerweise liegt er bei 1,5.

Knochen- und Knorpelgeschwülste

Die osteogenen Geschwülste werden nach Hellner (Abb. 17.2) wie folgt eingeteilt:

Gutartige Blastome

Fibrome

Fibrozytom, nichtossifizierendes Knochenfibrom, periostales Desmoid, chondromyxoides metaphysäres Knochenfibrom, Fibromyxom, jugendliche Knochenzyste.

Chondrome

Myxochondroides Knochenfibrom, Chondroblastom, Enchondrom, Ekchondrom, exostotisches Chondrom

Osteome

Osteofibrom, Osteozytom, ossifizierendes Fibrom, Osteoblastom

Semimaligne Blastome

Riesenzellgeschwulst

Aneurysmatische Knochenzyste, Osteoklastom, Xanthom, xanthomatöse Knochenzyste, myelogenes Sarkom, brauner Tumor, lokalisierte

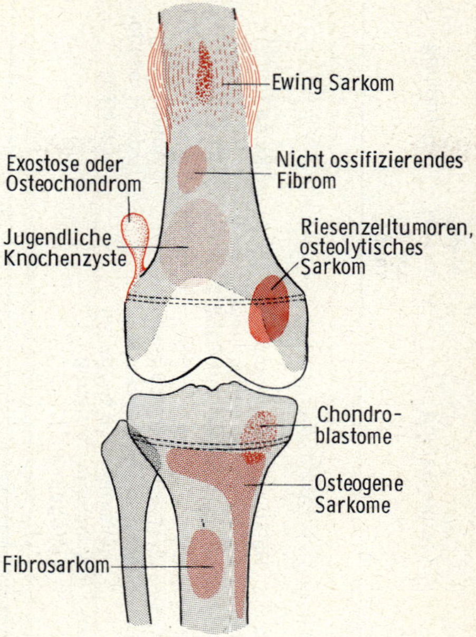

Abb. 17.2 **Knochengeschwülste.** Typische Lokalisationen (nach HELLNER).

Ostitis fibrosa, epiphysäres Chondroblastom (kalzifizierende Riesenzellgeschwulst), Skelettsynoviom oder Adamantinom.

Bösartige Blastome

Osteogenes Sarkom

Knochensarkome: a) osteoplastische (sklerosierende), b) chondroplastische, c) zentrale Fibrosarkome (periostale, parossale Fibrosarkome), d) osteolytisches Sarkom

Entartete Riesenzellgeschwülste

Gutartige osteogene Tumoren

Fibrome

- Bindegewebstumoren mit röntgenologisch scharf begrenzten, metaphysären, nichtossifizierenden Herden, meist Zufallsbefunde im 1. und 2. Dezennium.

Chondrome

- Angeborene, meist multiple Knorpeltumoren, die im 3. und 4. Dezennium in Erscheinung treten.

Tabelle 17.1

Tumoren des Skeletts	Morbiditäts-, Lokalisations- und morphologische Charakteristika	Klinische Symptome	Röntgenbefund	Maligne Degeneration	Behandlung
Gutartige Tumoren					
Fibrom (nicht ossifizierendes)	Selten 5.–20. Lebensjahr Röhrenknochenmetaphysen	Stummer Zufallsbefund	Relativ scharf umrandeter metaphysärer Aufhellungsherd („Fettfleck mit Rand")	./.	keine
Chondrom	3.–4. Dezennium Knorpeltumor d. Hände u. Füße proximale Röhren- u. Beckenknochen. Je zentraler der Sitz, um so größer die Entartung	Sichtbare Knochenvortreibung und Druckschmerzen	Zystische und multizystische, scharf begrenzte, vielkammerige Herde mit Knochenauftreibung („Vogelnest")	+	Auskratzung oder Resektion (Becken)
Osteochondrom	3.–4. Dezennium Knorpel-Knochen-Tumor multiple Exostosen, Tibia, Femur u. Humerusmetaphysen	Druck- und Verdrängungsschmerz	Bizarre Knochenauswüchse in die Weichteile (wie „gebeugte Finger")	+	Resektion
Osteom (am Schädel: Meningeom)	3.–6. Dezennium Knochenproliferation, vorwiegend an Schädel, Maxilla, Nebenhöhlen und Wirbel	Verdrängungserscheinungen, bei Schädellokalisation: Hirndruck	Homogene, gegenüber Normalknochen abgegrenzte dichtere Zonen, ovaläre oder runde Verdichtungen („Tintenfleck")	./.	Resektion bei Hirndruck

Tabelle 17.1 (Fortsetzung)

Knochenzyste des Jugendlichen	Jugendliches Alter, 5.–20. Lebensjahr Röhrenknochenmetaphysen (wie Fibrom)	Zufallsbefund oder Spontanfraktur	Scharf begrenzte homogene Aufhellung (mit Rundbogenspangen)	./.	Auskratzung und Auffüllung mit Knochenchips
Hämangiom und aneurysmatische Knochenzyste	2.–5. Dezennium Im Schädeldach Röhrenknochen (epiphysennahe) und Wirbelkörper, bis faustgroße blutgefüllte zystische Gebilde mit Endothelauskleidung oder angiomatösem Netzwerk	Rheumaähnlicher oder Nervenwurzelschmerz	In Röhrenknochen oder Wirbelkörper, wabige (Angiom) oder großblasige (Aneurysmatische Zyste) Auftreibung der Metaphyse	./.	Auskratzung und Auffüllung mit Knochenchips
Semimaligne Tumoren					
Riesenzellgeschwulst	3.–5. Dezennium (Frauen häufiger als Männer) Metaphysäre Röhrenknochen Angiokavernöses Blastom mit polymorphem Aufbau: Riesenzellen, Osteoid u. Knochenbildung, pro- und regressive Vorgänge	Knochendeformierung. Auftreibung, Einbrüche der dünnen Wand (Eierschalenphänomen) Schmerz	Grobzystischer, großflächiger und blasiger Aufhellungsbezirk mit Auftreibung der Kortikalis. („Blasen wie kochendes Wasser")	10 bis 20 %	Ausräumung oder Resektion mit Rö.-Nachbestrahlung
Knochensynoviom (Schienbeinadamantinom)	3.–5. Dezennium Selten Ausgedehnte diaphysäre multiple Knochenzystenbildung, spindelzellhaltig	Schmerzhafte Knochenauftreibung (vorzugsweise Schienbein)	Polyzystische Schaftauftreibung mit Kortikalisdurchbruch („Mottenfraßlöcher")	+	Resektion

Tabelle 17.1 (Fortsetzung)

Tumoren des Skeletts	Morbiditäts-, Lokalisations- und morphologische Charakteristika	Klinische Symptome	Röntgenbefund	Behandlung
Maligne Tumoren				
Primäres Fibro-, Osteo-, Chondro- oder osteolytisches (Riesenzell-) Sarkom	1.–3. Dezennium Lange Röhrenknochen-Metaphysen, 70 % in Humerus, Femur u. Tibia	Periostanspannungsschmerz, gelenknahe Schwellung, tastbarer, spindeliger Tumor (osteolytisches Fieber)	Periostspan (Reizzustand des abgelösten Periostes) Spiculae („Sonnenstrahlen") = Knochenneubildung im Tumor. „Wolkige Auflösung" bei osteolytischem Sarkom (Röhrenknochen): Riesenzelltumor oder Metastase	Rö.-Bestrahlung, wenn nach 6 Monaten keine Metastase und kein Rezidiv, Amputation
Sekundäres Osteosarkom (osteolytisch)	Entartung von Fibrom-, Chondrom- oder Riesenzellgeschwulst sowie nach Osteomyelitis, Lues, Tbc. und Morbus *Paget* Meist an Becken- oder zentralen Röhrenknochen	Wie primäres osteolytisches Sarkom	Die vorausgehende Erkrankung bestimmt den Röntgenbefund	Wie primäres Sarkom
Retikulo-Sarkom	Erwachsene. Spindelzelltumor. Meta- und Diaphyse der langen Röhrenknochen, späte Metastasierung	Lokale Beschwerden, Spontanfraktur	Diaphysäre Aufhellungssphäre mit sekundärer Kortikalisbeteiligung	Rö.-Bestrahlung evtl. Resektion

Myelom (Plasmozytom oder *Morbus Kahler)*	Jenseits d. 40. Lebensjahres Systemerkrankung. Polytope Knochenmarkstumoren. Lokale Entkalkung. Plasma- oder Polymorphzellen (Männer doppelt so häufig wie Frauen)	Pathologische Frakturen von Wirbelkörper und Rippen. BKS-Beschleunigung. Charakteristische Beta- oder Gammaglobulin-Zacke (Elphor)	Multiple, runde Aufhellungen der Schädelkalotte („Mottenfraß")	Zytostatika, Rö.-Bestrahlung
Ewing-Sarkom	5.–17. Lebensjahr Entdifferenziertes Rundzellsarkom (Knochenmark). Durchwanderung mit Auftreibung der Kortikalis	Schmerz, Fieber („Sepsis"), Auftreibung	1. Ovaläre Markaufhellung 2. Kortikale Längsaufsplitterung („Zwiebelschalen" oder „Blätterteig")	Kobaltbestrahlung. Bei metastasenfreiem Rezidiv: Amputation
Karzinommetastasen	5.–7. Dezennium. An atypischen Stellen, epi- und metaphysär. Rasch auftretender Zerstörungsherd der Knochen. Tumoranamnese: Mamma-, Prostata-, Schilddrüsen-, Bronchus-, Magen- u. hypernephroides Karzinom	Plötzliche Knochenschmerzen, Spontanfraktur, erhöhte alkalische Phosphatase	Osteolytische oder osteoplastische (Prostata) Herde, solitär oder multipel	Palliativbehandlung (Bestrahlung, Zytostatika). Bei drohender oder manifester Röhrenknochenfraktur Marknagelung oder Plattenosteosynthese. Bei Wirbelkörperfraktur Dornfortsatzabstützung mit Palakos

Im Röntgenbild imponieren sie zystisch, vielkammerig und verkalkt. Klinisch können sie lokale Druckerscheinungen machen. Ihre Komplikationen sind in der Rezidivneigung begründet. Das hat deshalb besondere Bedeutung, weil die Rezidive speziell in körperzentralen Bereichen (Becken, Wirbelsäule usw.) rasch zu Sarkomen entarten. Ihre Entfernung mit Resektion des gesamten Knochens ist hier von vornherein angezeigt, während die peripheren Chondrome ausgekratzt und ihre Höhlen mit Spongiosachips angefüllt werden. Ihre Prognose ist günstig.

Osteochondrome

- Kartilaginäre Exostosen, die von der Metaphyse von Tibia, Femur und Humerus ausgehen.

Sie manifestieren sich im 3. und 4. Dezennium und können lokalen Druck auf Nerven und Gefäße ausüben. Letzteres kann zur Aneurysmenbildung und Arrosion führen. Eine weitere Komplikation ist die maligne Degeneration (5 %). Die Entfernung ist daher erforderlich.

Osteome

- Echte Knochenproliferationen, die sich in Nebenhöhlen, am Schädel und an Wirbelkörpern finden.

Im Röntgenbild erscheinen sie als scharf begrenzte Verdichtungen. Im histologischen Bild besitzen sie eine differenzierte Knochenstruktur. Am Schädel können sie Verdrängungserscheinungen, insbesondere Hirndrucksymptome machen und müssen dann entfernt werden.

Knochenzysten manifestieren sich bereits im jugendlichen Alter und können Spontanfrakturen bewirken. Sie heilen nach Ausräumen und Auffüllen der Höhle mit Spongiosachips aus.

Hämangiome lokalisieren sich in Wirbelsäule und Schädel und machen sich durch Verdrängungs- und Kompressionssymptome mit Nervenschmerzen und unklaren Wurzelsymptomen wie Ischias bemerkbar. Im Röntgenbild erscheinen sie als wabig septierte, scharf begrenzte Aufhellungen des Markraums mit einem über Jahre gleichbleibenden Befund. Nur bei klinischen Beschwerden und differentialdiagnostischen Schwierigkeiten ist ihre operative Entfernung angezeigt. Die Ausräumung erfolgt — wenn möglich — in Blutleere.

Semimaligne Geschwülste

Riesenzelltumor

- Ostitis fibrosa localisata, auch „Brauner Tumor" genannt, ist ein sog. *Osteoklasten*tumor.

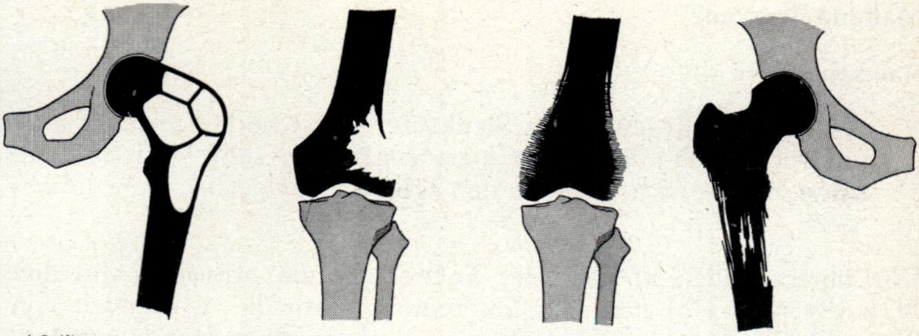

Abb. 17.3 **Typische Röntgenbefunde der häufigsten Knochentumoren.** (Modifiziert nach SCHINZ.)

Er siedelt sich in der Metaphyse der Röhrenknochen an, in der unteren Extremität häufiger als in der oberen. In den platten Knochen wird er nur selten angetroffen.

Symptome sind die äußere Deformierung infolge Auftreibung der Epiphyse und das Pergamentknistern. Im Röntgenbild ist der Tumor als grobzystisches Gebilde mit Verdrängung und Rarefizierung von Spongiosa und Kortikalis zu erkennen. Charakteristisch ist die Blasenbildung.

Komplikationen sind die Spontanfraktur und die sarkomatöse Entartung (20 %).

Die *Diagnose* läßt sich nur mit dem histologischen Nachweis der Riesenzellen stellen.

Die *Behandlung* besteht in der Exstirpation resp. Partialresektion oder Ausräumung der Zysten. Die Höhle wird mit Spongiosachips des Beckenkamms ausgefüllt. Wegen der Rezidivneigung ist die Nachbestrahlung und Verlaufskontrolle erforderlich. Ein Rezidiv offenbart die maligne Tendenz und erfordert deshalb Resektion oder Amputation des veränderten Knochenabschnittes.

Knochensynoviom

- Semimaligne, zystische Geschwulst der Diaphyse der langen Röhrenknochen.

Der Tumor sieht mit seinen multizystischen Aufhellungen wie ein Adamantinom aus und erfordert die Entfernung mit Resektion und Transplantation.

Maligne Blastome

Knochensarkom

- Von den bindegewebigen Strukturen des Knochengewebes ausgehende, früh hämatogen metastasierende, sehr bösartige Geschwulst, die sich in 66 % der Fälle in *Kniegelenksnähe* lokalisiert.

Wir unterscheiden a) nach der Entstehung die *primären* von den *sekundären* und b) nach der Erscheinungsform die *osteogenen* von den *osteolytischen* Sarkomen. Primäre sind ex ovo entstandene osteogene Sarkome (Entstehung und Strukturbegriff decken sich). Sekundären Sarkomen gehen semimaligne Tumoren voraus; sie können osteolytisch sein.

Die *osteogenen Sarkome* sind in das osteoplastische, sklerosierende, das chondroplastische und das zentrale Fibrosarkom zu untergliedern. Das *osteolytische Sarkom* ist meist eine entartete Riesenzellgeschwulst oder ein primäres Riesenzellsarkom.

Die *Diagnose Sarkom* ist aus dem Wachstumsverlauf, dem Röntgenbild (Arteriogramm) und der Probeexzision zu stellen. Die Behandlung besteht in der Röntgenbestrahlung und – wenn Lunge, Leber und übriges Skelett nach 6 Monaten noch metastasenfrei sind – in der Amputation der Gliedmaße.

Das *primäre Osteosarkom* bevorzugt die Metaphyse der langen Röhrenknochen des Jugendlichen vorzugsweise in Kniegelenknähe. Infolge der Periostanspannung macht es Schmerzen. Erst später tritt die Knochendeformierung in Erscheinung. Im Röntgenbild kommt es zur unscharfen, wolkigen perikortikalen und medullären Auftreibung sowie der Ausbildung von Spiculae.

Besondere Formen des Sarkoms sind das *Myxochondrosarkom* mit Spiculae und das primäre *osteolytische Sarkom* (Riesenzell-Sarkom), das alle Altersklassen betrifft und Fieber machen kann. Bei letzterem ist die Osteolyse, der die Periostreaktion vorausgeht, im Röntgenbild sichtbar.

Die Sicherstellung der Diagnose mit Probeexzision ist auch hier wie bei allen Sarkomen Voraussetzung für die Indikation zur Amputation. *Differentialdiagnostisch* sind die Riesenzellgeschwulst und die Osteomyelitis schwer abzugrenzen.

Das *sekundäre Sarkom* entsteht auf dem Boden einer chronischen Osteomyelitis, einer Lues, einer Tuberkulose, ferner aus gutartigen und semimalignen Tumoren (s. S. 158), einem Morbus PAGET, Systemerkrankungen oder als Folge von Röntgenbestrahlung.

Es ist meist an Stamm und Becken lokalisiert und macht sich durch rasche Vergrößerung einer schon längere Zeit bestehenden Geschwulst bemerkbar. Im Röntgenbild fällt die Knochenproliferation auf. Nach Röntgenvorbestrahlung wird die Gliedmaße amputiert und die Amputationsstelle nachbestrahlt.

Zu den primären, zunächst nicht vom Knochen ausgehenden Tumoren des Skeletts gehören die epithelialen Chordome und die Gruppe der *myelogenen Malignome.*

Myelogene Malignome

Retikulosarkom

- Eine etwas weniger bösartige Geschwulst des Erwachsenenknochenmarks mit langsamem Wachstum.

Sie findet sich in der Diaphyse und Metaphyse der langen Röhrenknochen. Die *Behandlung* besteht in Röntgenbestrahlung oder Amputation.

Myelom (Plasmozytom oder Morbus KAHLER)

- Polytopes, von retikulären Plasmazellen ausgehendes *Malignom* des Knochenmarks.

Seine Symptome sind: Wirbelsäulenschmerz mit Wurzelsyndrom und bei Spontanfraktur auch Hemi- oder Paraplegien, ferner Leistungsknick und – infolge eines sekundären Nierenschadens – die Azotämie.

Die *Diagnose* ist mittels der sehr stark beschleunigten Blutkörperchensenkung, der Anämie, und der Elektrophorese zu stellen. Sie ergibt die Beta- oder Gammahyperglobulinämie als Ausdruck der Paraproteinämie (Immunelektrophorese).

Dem histologischen Nachweis dient die Sternalpunktion.

Im Röntgenbild sind multiple ovaläre Defekte der Spongiosa mit Verdünnung der Kortikalis ohne Periostreaktion zu sehen („Mottenfraßschädel").

Bevorzugt lokalisieren sich die Myelome in der Wirbelsäule, im Thorax, Becken und Schädel.

Differentialdiagnostisch ist an einen Riesenzelltumor zu denken.

Die *Behandlung* besteht in Röntgenbestrahlung und Zytostatikabehandlung (Alkeran). Mit 5 mg tgl. über 14 Tage beginnen, dann über 3 bis 4 Monate tgl. 3–5 mg und 2,5–3 mg als Dauertherapie über Jahre; später Östradiol (Honvan).

Ewing-Sarkom

- Besonders malignes, entdifferenziertes Rundzellsarkom des Knochenmarks mit metaphysennaher diaphysärer Durchwanderung durch die HAVERS-Kanäle. Hierdurch entsteht eine Längsaufsplitterung der Kortikalis, die im Röntgenbild wie „Blätterteig“ imponiert.

Das EWING-Sarkom lokalisiert sich in den Röhrenknochen, im Becken, Humerus, Tibia und Femur, seltener in den kurzen Knochen des jugendlichen Patienten.

Es macht sich am Knochenschmerz, der Vorwölbung des Periosts und der lokalen Temperatursteigerung bemerkbar. Allein die fehlende Leukozytose macht die Abgrenzung gegen eine Osteomyelitis möglich. Im Röntgenbild ist als erstes nur eine ovaläre unscharfe Aufhellung, erst später die periostale „blätterteig“artige Aufsplitterung der Kortikalis sichtbar (periostale Lamellenanlagerung). Die *Behandlung* besteht in Kobaltbestrahlung und bei metastasenfreiem Lokalrezidiv in der Amputation.

Karzinommetastasen des Knochens. Sie gehen meist von Mamma-, Schilddrüsen-, Prostata-, Bronchial- oder hypernephroiden Karzinomen aus und siedeln sich vorwiegend in der Meta- und Epiphyse — also den Endarterienbereichen des Knochens — an.

Differentialdiagnostisch ist die Abgrenzung gegen ein Sarkom relativ leicht. Die Metastase macht Schmerz und Spontanfrakturen.

Die *Diagnose* ist aus der Anamnese, der Multiplizität der Befunde und mit der Probeexzision zu stellen. Die einzige Palliativtherapie ist die Bestrahlung. Bei drohender oder Spontanfraktur (Röhrenknochen) Marknagelung oder Plattenosteosynthese, bei Wirbelkörperdestruktion Palakosabstützung.

Entzündliche Knochenerkrankungen

Osteomyelitis

- Bakterielle Knochenmarkseiterung (Abb. 17.5), die sich nach Art einer abszedierenden Phlegmone unter Sequestrierung von Mark und Kortikalis ausbreitet.

Erreger: Staphylococcus aureus oder Streptokokken, seltener Pneumokokken und E. coli. Die Osteomyelitis ist eine septische Allgemeinerkrankung.

Wir unterscheiden:

Primäre Osteomyelitis: Infektionswege sind die Blut- und Lymphbahnen. Ausgangspunkte: Furunkel, Angina, Panaritium, infizierte Verletzungen, Mundbodenphlegmone usw.

Sekundäre Osteomyelitis: Infektionsweg ist die direkte Fortleitung, ausgehend von einer komplizierten Fraktur, infizierten Osteosyntheseoperationen, dem Einbruch eines Gelenkempyems oder einer Thrombophlebitis.

Primäre Osteomyelitis

Als *lokalisierende Ursachen* werden diskutiert die Endarterien der Metaphyse, die sich am Ende der Röhrenknochendiaphyse (Femur, Tibia und Humerus) im RES finden. Ihr Netz ist so dicht, daß der septische Embolus darin hängenbleibt. Das RES antwortet mit einer hyperergischen Reaktion. Eine zweite Erklärung ist die traumatische Schädigung des Knochens.

Schließlich werden eine allgemeine Resistenzminderung und eine Hyperämisierung der Diaphysen im Wachstumsalter als disponierende Faktoren angenommen.

Im Verlauf der septischen Embolievorgänge siedeln sich die Erreger am Diaphysenende proximal der hyperämischen Wachstumsfugengrenze an. Daraus entwickelt sich die *Markphlegmone*. Sie führt zu einer endostalen Ernährungsstörung des Knochens, die die gesamte Diaphyse betrifft (Abb. 17.5).

Der bald unter Druck stehende Eiter entweicht durch die Volkmann- und Havers-Kanäle nach außen und bildet hier einen subperiostalen Abszeß, auch subperiostale Phlegmone genannt. Sie hebt das Periost vom Knochen ab. Die Folge davon ist, daß auch die periostale Ernährung des Knochens erliegt. Da die endostale Ernährung bereits ausgefallen ist, geht der Knochen in diesem Bereich zugrunde und wird zum Kortikalis-Spongiosa-Sequester.

Infolge des Entzündungsprozesses verdickt sich das angehobene Periost reaktiv, erfährt eine Funktionssteigerung und bildet außerhalb des ursprünglichen Knochenlagers einen neuen Knochen. Ihn bezeichnet man, da er den abgestorbenen Knochen umschließt, als Totenlade. Da der tote Knochen vom Eiter umspült wird, spricht man von einer Kloake.

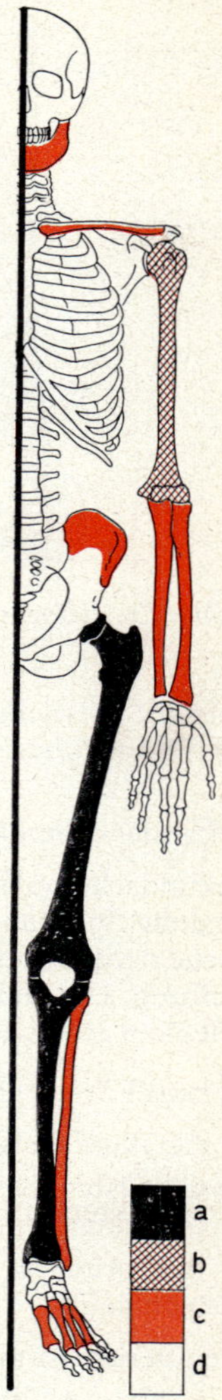

Abb. 17.4 **Häufigkeit der Osteomyelitis bei Kindern.**

a = häufigste, b = mäßig häufige, c = gelegentliche, d = seltenste Lokalisation. (Aus: Zollinger, H. U., Pathol. Anatomie, Bd. II, 2. Aufl., Thieme, Stuttgart 1969.)

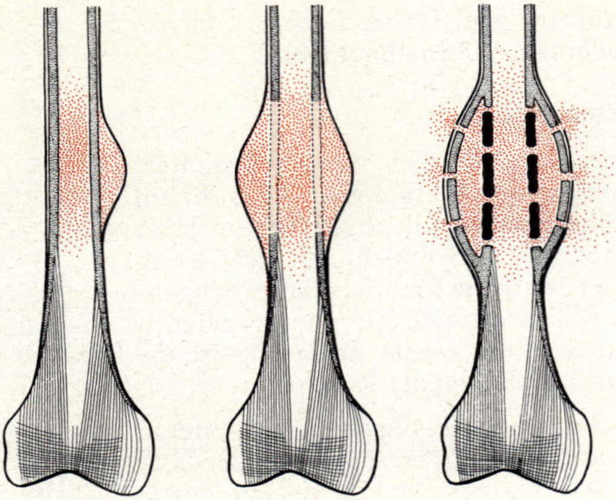

Abb. 17.5 **Hämatogene Osteomyelitis.** Verlaufsstadien

Solche *Spätstadien* sehen wir heute nur noch selten, weil man die Infektion frühzeitig mit Antibiotika begrenzen kann.

Sekundärkomplikationen

Sekundärkomplikationen und Folgen dieses Zerstörungsvorgangs sind die Spontanfraktur, die Epiphysenlösung, die Sepsis, die Defektpseudarthrose, die Amyloidose, das Gelenkempyem und die Versteifung. Oft enden sie letztlich mit der Amputation. In den Nachbargelenken entstehen sympathische Ergußbildungen.

Je nach *Verlaufsschwere* unterscheiden wir

a) die akute Osteomyelitis, sie ist die häufigste Form,

b) die Osteomyelitis acutissima septica, sie entspricht dem Gesamtbild einer generalisierten Sepsis,

c) die primäre (z. B. Brodie-Abszeß) oder sekundäre chronische Osteomyelitis.

Eine Sonderform ist die epiphysär lokalisierte *Säuglingsosteomyelitis*

Symptome der Osteomyelitis

Symptome der Osteomyelitis sind hohes Fieber, lokaler Schmerz, Pulsbeschleunigung, gestörtes Allgemeinbefinden, septisch-toxisches Zustandsbild, bisweilen auch Schüttelfröste.

Das Ausmaß der Symptome hängt davon ab, ob es sich um eine Osteomyelitis *acutissima*, eine Osteomyelitis *acuta* oder eine Osteomyelitis *subacuta* handelt.

Im Blut finden sich immer eine Leukozytose, eine Linksverschiebung und eine erhöhte Senkungsgeschwindigkeit.

Lokal lassen sich Schmerzhaftigkeit, Bewegungseinschränkung, Anschwellung, Muskelverhärtung, eine derbe, teigige, prall elastische Resistenz und ein sympathischer Gelenkerguß nachweisen. Erst später kommt es zur Fluktuation und Beugekontraktur mit Stauchungs- und Klopfschmerz.

Das *Röntgenbild* zeigt erst nach 14 Tagen bis 3 Wochen einen Befund. Deshalb darf mit der Therapie auf einen positiven Röntgenbefund nicht gewartet werden.

Diagnostik

Die *Diagnose* der Osteomyelitis läßt sich erzwingen mit der bis auf den Knochen gehenden Weichteilpunktion des Schwellungsbereiches. Ergibt sich dabei ein Rauhigkeitsgefühl des Knochens und im Punktat fetthaltiger Eiter (Knochenmark) und findet sich der Abszeß außerdem in Diaphysennähe, so liegt mit Sicherheit eine Osteomyelitis vor. Bei der Acutissimaform kann die Blutkultur positiv sein.

Differentialdiagnostisch ist an Miliartuberkulose, Typhus, Meningitis und Sepsis zu denken. Lymphangitis, Erysipel, Thrombophlebitis und Drüsenweichteilabszesse können ein ähnliches Bild machen.

Der nach 3 Wochen positive *Röntgenbefund* (Schichtaufnahme!) zeigt die begrenzte Atrophie und einen Sklerosierungsherd in der Randzone, ferner Periostrauhigkeit und rundliche Aufhellungen in der Metaphyse, die der Spongiosanekrose entsprechen. Selten begegnet uns heute noch der Spätzustand der Panostitis.

Behandlung

Die primäre Behandlung der Osteomyelitis besteht in der Punktion des Abszesses und der lokalen Instillation von getesteten Antibiotika, am besten mit Dauerperfusion durch Doppeldrainage. Allgemein werden Blut, Eiweiß und – auch parenteral – getestete Antibiotika in hohen Dosen verabreicht. Die Gliedmaße wird in gefenstertem Gips ruhiggestellt. Der Patient hält Bettruhe ein. Gelenkergüsse werden punktiert.

Heilt der Prozeß unter dieser Behandlung nicht ab, so muß er trepaniert und die Markphlegmone ausgeräumt und perfundiert werden. Bei ausgedehnter Markphlegmone mit Panostitis sind das Ausmulden und das totale Ausräumen der gesamten Markhöhle mit anschließendem Einlegen von gestielten Muskellappen oder autologer Spongiosaplastik erforderlich.

Der Erfolg der Behandlung hängt vor allem von der Frühzeitigkeit und Intensität ihres Einsatzes ab.

Besondere Lokalisationen

Besondere Lokalisationen der Osteomyelitis sind die Osteomyelitis der *Wirbelsäule* (nach Abort, bei Aktinomykose, Tbc, Typhus und Erysipel), die Osteomyelitis des *Kiefers* (bei Kindern infolge infizierter Zahnkeime oder Gesichtsfurunkel) und die Osteomyelitis des *Beckens*, die schwer gegen einen akuten Bauch abzugrenzen ist.

Ein weiterer Befund ist das *Kortikalisosteoid*, das sog. Osteoidosteom mit linsengroßen Einschmelzungen in der Kortikalis – vorwiegend der Tibia – mit nächtlichem Schmerz.

Chronische Osteomyelitis

- Primär oder sekundär auftretende, mitigiert verlaufende, rezidivierende, fistelnde Osteomyelitis.

Die sekundäre Form verläuft protrahiert mit rezidivierender Sequestrierung unter ständiger Fistel- und Abszeßbildung. Typisch ist der blande Verlauf ohne septische Allgemeinreaktion. Die Rezidivneigung hält so lange an, bis der letzte Sequester abgestoßen ist.

Die *Behandlung* besteht in der wiederholten Sequestrotomie oder besser noch der radikalen Ausmuldung des gesamten Entzündungsherdes, Verödung der Markhöhle mit Spongiosaspänen und Dauerperfusion mit Ringerlösung.

Eine besondere Lokalisation und chronische Verlaufsform zeigt die seltene *sklerosierende* Osteomyelitis – sie ist schwer gegen ein Sarkom abzugrenzen –, ferner der Brodie-*Abszeß*, der eine umschriebene, in den Metaphysen lokalisierte chronische Herdbildung macht. Lokal besteht Druck- und Bewegungsschmerz, selten ist Fieber festzustellen. Der Brodie-Abszeß findet sich vorwiegend in der metaphysennahen Diaphyse.

Eine letzte Form der Osteomyelitis ist die *posttraumatische* Osteomyelitis, besser *Ostitis* genannt. Sie besitzt einen absolut anderen Verlauf als die primär hämatogene Osteomyelitis. Die *Behandlung* aller *chronischen* Formen ist die Ausräumung des Herdbereiches mit anschließender Dauerperfusion.

Spezielle Osteomyelitisformen

Osteomyelitis tuberculosa

- Durch hämatogene Streuung von Mycobacterium tuberculosis erfolgende Knocheninfektion, die von einem Sekundärinfekt bei pulmonalem Primärherd oder Primärherd in den Lymphknoten ausgeht.

Der Krankheitsverlauf ist so lange torpide und larviert, bis *Komplikationen* eintreten. Als solche kennen wir die Perforation des Herdes in die Nachbarschaft mit Zerstörung der Epiphysenfuge, der Gelenke und der Weichteile und den „kalten Abszeß". Solche Abszesse senken sich insbesondere bei Wirbelkörpertuberkulose entlang dem Musculus psoas (Abb. 17.6) in die Leiste ab. Fistelaufbrüche führen zu lebensbedrohlicher Mischinfektion.

Diagnostische Hinweise geben der schlechte Allgemeinzustand, subfebrile Temperaturen, Gelenk- und Knochenschmerzen und die lokale Infiltration ohne Rötung. Im Gesamtbefund steht das allgemeine Symptombild der Tuberkulose im Vordergrund. Das Röntgenbild ergibt den scharf begrenzten Herd mit Atrophie der Nachbarschaft und bisweilen Knochensequester im Herd. Der Röntgenbefund ist jedoch ein Spätbefund.

Differentialdiagnostisch ist an die typhöse Osteomyelitis (s. S. 533) oder an einen Brodie-Abszeß zu denken.

Spondylitis tuberculosa, Wirbelkaries

- Die hämatogene tuberkulöse Entzündung der Wirbelkörper ist die häufigste Lokalisation der Knochentuberkulose des Jugendlichen.

Primär sind die *Symptome* nur uncharakteristisch: subfebrile Temperaturen, Inappetenz, Nachtschweiß, Kopfschmerz und allgemeine Körperschwäche.

Dann folgen spärliche Lokalanzeichen wie diffuser Rückenschmerz, vor allem bei Bewegung: Beugung und Drehung. Meist ist lokalisierter Klopf- und Stauchungsschmerz zu objektivieren. Dann folgt die Schonhaltung. Bei nicht einsetzender Therapie sind folgende *Komplikationen* zu befürchten:

Als erstes der Einbruch des kariösen Wirbels mit Entstehung eines spitzwinkeligen Buckels: *Gibbus.* Dies meist im Bereich der Brustwirbelsäule. Voraus geht diesem Stadium der sich absenkende eitrige Abszeß (Knochendetritus), als *kalter Abszeß* oder *Senkungs*abszeß bezeichnet (Abb. 17.6). Im Röntgenbild ist er paravertebral als spindelige Verschattung sichtbar. Meist tritt er in der Leiste, wenn er sich dem Musculus psoas entlang herabgesenkt hat, hervor (Differentialdiagnose: Leisten- oder Schenkelhernie).

Weitere Komplikationen sind die Medullakompression *(Kompressionsmyelitis)* mit Paresen und Neuralgien, ferner die *Mischinfektion* des kalten Abszesses.

Die *Diagnose* wird mit dem Röntgenbild der Wirbelsäule sowohl in der Übersicht als auch der ausgeblendeten Aufnahme gestellt. Primär ist nur eine diffuse generalisierte Atrophie der Gesamtwirbelsäule erkennbar. Später erscheint die Herdbildung im einzelnen Wirbelkörper mit Verschmälerung der Gelenkspalte und letztlich die Keilwirbelbildung. *Differentialdiagnose:* Typhus-Osteomyelitis.

Behandlung: Zwei Behandlungswege stehen zur Verfügung:

1. Die konservative Behandlung mit Gipsbett für 3—5 Jahre und Heliotherapie sowie Rotationsbehandlung mit Tuberkulostatika (s. S. 385), ferner
2. Die operative Herdausräumung mit Instillation von Streptomycin. Abszesse müssen zur Vermeidung der Mischinfektion mit Punktion entleert oder geschlossen drainiert und mit Antibiotika beschickt werden. *Cave:* Spaltung!

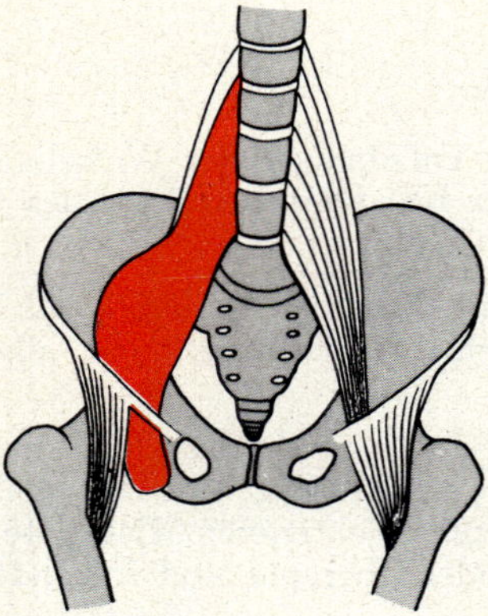

Abb. 17.6 **Spondylitis tuberculosa.** Senkungs-, Psoas- oder kalter Abszeß (Differentialdiagnose: Leisten- oder Schenkelhernie).

Knochenlues

- *Luischer Fetalinfekt,* der klinisch im Rahmen einer Osteochondrosis syphilitica als Pseudoparalysis infantum in den Wachstumsfugen oder als eine Periostosis syphilitica der Tibia (Tertiärstadium) erscheint.

Die *Symptome* des Nachtschmerzes sind von Rheuma oft nicht zu unterscheiden. Im Röntgenbild erscheint der Befund wie eine kortikale Osteomyelitis. Auffallend ist die aufgerauhte sog. Hahnenkamm-Kortikalis.

Mit hohen Penicillindosen (2 Mega tgl. über 2 Wochen, dann 3 Monate Pause) wird meist Ausheilung erzielt.

Knochenaktinomykose (s. S. 38)

Sie ist vorwiegend in Unterkiefer oder Becken lokalisiert. Aus den Fisteln entleert sich gelber, drusenhaltiger Eiter. (*Behandlung* s. S. 39) Bei isolierten Befunden ist die Sequesterausräumung und Fistelspaltung angezeigt.

Knochenechinokokkus (s. S. 124)

Er ist sehr selten. Im Röntgenbild macht er polyzystische Aufhellungen. Nachweisbar ist er an der positiven Kutan- und Komplementbindungsreaktion. Er erfordert die Ausräumung der Zysten, nachdem diese mit Formolinjektion abgetötet sind.

Ostitis deformans Paget

- Multiple Knochenveränderungen im Sinne eines vermehrten Anbaus mit Sklerosierung einerseits und gesteigertem Abbau andererseits.

Die Auftreibung des Knochens bewirkt eine fibröse Umwandlung des Markraums. Pathogenetisch wird eine chronische Entzündung (Ostitis oder Osteomyelitis) diskutiert.

Die *Symptome* sind rheumaähnliche Schmerzen, gestörtes Allgemeinbefinden, Dickerwerden des Schädels (die Hüte passen nicht mehr) und die Vergröberung der Gesichtszüge (Facies leontina).

Differentialdiagnostisch kommt eine Osteomyelitis luetica in Frage.

Eine wirksame *Behandlung* gibt es bislang nicht.

Komplikationen sind die Spontanfraktur, die sarkomatöse Entartung – bei Männern in über 2 % der Fälle – bei sonst gleicher Geschlechtsverteilung der Krankheit.

Gelenkkrankheiten

Nach HELLNER unterscheiden wir

a) degenerative,

b) entzündliche und

c) tumoröse Veränderungen.

Degenerative Erkrankungen

beruhen auf einer kongenitalen Fehlanlage des Knochens, einer relativen Über- oder Fehlbelastung – insbesondere nach traumatischer Fehlstellung der Gelenkflächen. Ferner treten sie infolge erhöhten

Verschleißes bei chronischer Traumatisierung (z. B. Preßlufthammer) und im Rahmen von generalisierten Knorpel- und Knochendegenerationen auf.

Coxa vara epiphysarea

- Nichttraumatische Epiphysenlösung oder subepiphysäre Auflokkerung des Schenkelhalses mit allmählich eintretender Verkleinerung des Schenkelhalswinkels.

Man faßt sie als Überlastungsschaden bei habitueller Disposition (FROEHLICH-Typ) auf. Unfälle können an der Entstehung nur im Sinne einer Letztmanifestation beteiligt sein.

Die *Symptome* sind der typische Watschelgang, das positive TRENDELENBURG-Zeichen, Schmerzen in Oberschenkel und Knie, eingeschränkte Abduktion und Innenrotation und deutliche Verkürzung der Gliedmaße. Im Röntgenbild ist das Abgleiten der Kopfkappe nach medial und dorsal erkennbar.

Die *Behandlung* besteht bei Frühfällen in der Aufrichtung und Nagelfixation, in Spätfällen in der Umlagerungsosteotomie nach PAUWELS.

Posttraumatische Hüftkopfnekrose

- Nach Verletzung auftretender Gewebstod des Hüftkopfes, meist nach medialer Schenkelhalsfraktur, selten nach Luxationen.

Als *Ursachen* werden angeschuldigt: Mikroembolien und trophische sowie vaskulär bedingte Ernährungsstörungen.

Nach 6wöchiger Extension und Abduktion kann der Befund sich zurückbilden. Andernfalls sind die Kopfresektion und Endoprothese angezeigt.

Osteochondrosis dissecans

- Primär nicht traumatische Ablösung eines Knorpel-Knochen-Stückes aus gelenkbildenden Flächen des Knie-, Ellbogen- und Sprunggelenkes.

Die Ablösungen können partiell oder total sein. Bei totaler Ablösung bildet sich ein freier Gelenkkörper, auch Gelenkmaus genannt.

Im Röntgenbild ist bisweilen nur das freie Mausbett, nicht aber der freie Gelenkkörper selbst sichtbar.

Symptome sind die plötzliche Streckhemmung, die Schmerzblockade, die sich spontan wieder lösen kann und die danach auftretende Ergußbildung.

Die *Diagnose* ist mit dem Röntgenbild zu erhärten. Bei fortgeschrittener oder kompletter Ablösung ist im Erwachsenenalter die operative Entfernung des Knorpel- und Knochenstücks aus dem Gelenk anzuraten. Bei der inkompletten Ablösung im Kindesalter sollte man mit konservativer Ruhigstellung die Wiedereinheilung des dissezierten Stückes — sofern dies noch in Verbindung mit dem Mausbett steht — anstreben. Hiervon ausgenommen ist das Ellbogengelenk.

Arthrosis deformans

- Alterssynchrone Degeneration des Gelenkknorpels mit sekundärer Knochenreaktion (Osteophyten).

Begünstigt wird die Entstehung der Degeneration durch Über- und Fehlbelastung, besonders auch nach schlecht verheilten Frakturen. Trophische Störungen sind dabei konditionierend, ebenso Klimax und vorausgegangenes Trauma. Hauptlokalisation sind Hüft- und Kniegelenke.

Die *Stadien der Entwicklung:* Nach Zerstörung des Gelenkknorpels kommt es zur Ausbildung reaktiver Knochenrandwülste. Der Gelenkspalt wird schmäler und kann sich bis zur Lötsteife verengen. Daraus resultiert die hochgradige Bewegungseinschränkung. Röntgenologisch werden Abbauzysten in Kopf und Pfanne erkennbar. Später kommt es zur Sporn- und Spangenbildung.

Symptome sind der Bewegungs- und Belastungsschmerz bei initialer Bewegung, z. B. morgens nach dem Aufstehen, der bei Abkühlung auftretende rheumaähnliche Schmerz und der bei tangentialer Belastung, insbesondere beim Treppensteigen zunehmende Gelenkschmerz, ferner das palpable oder hörbare Reiben, Knirschen und Knacken im Gelenk. Die Beschwerden der Hüftarthrosis (Malum coxae senile) strahlen ins Knie aus. Die Diskrepanz von klinischem und röntgenologischem Bild ist oft verblüffend. Reiben und Knirschen, die passive Bewegungseinschränkung und der Reizerguß sind diagnostisch die verläßlichsten Frühanzeichen. Hinweise gibt ein vorausgegangenes Trauma. Erst später rückt im Röntgenbild die Unregelmäßigkeit der Gelenkfläche in den Vordergrund. Dann folgen die spitze Ausziehung der Gelenkränder mit Randwulstbildung und schließlich auch abgelöste freie Gelenkkörper.

Indikation und Behandlung: Die Behandlung kann nur symptomatisch sein. In *Frühfällen* ist die konservative Behandlung erfolgreich. Hierzu gehören die Ausschaltung von Fehlhaltungen durch Einlagen, die Stärkung der Muskulatur mit mediko-mechanischer Behandlung (Massage), antiphlogistische Maßnahmen, Diathermie, Ultraschall, Röntgenbestrahlung, Irgapyrin (0,25 g tgl.) und Butazolidin (3 × tgl. 0,2 g), lokal Hydrokortison (Decortin H 25 mg), dazu 50 000 E Penicillin und DMSO (lokal) sowie die Reduzierung des Körpergewichts durch Fastenkuren und Bäderbehandlung mit Sole, Schwefel und Radium. Bei Fehlformen u. U. Umlagerungsosteotomie. *In Spätfällen* ist die operative Versteifung unvermeidlich. Die Ausschaltung von Muskelzügen (*Voss'* Hängehüfte bei Malum coxae) ist heute durch die Hüftkopf- und Pfannenprothese ersetzt worden. Um eine unfallbezogene Genese der Arthrosis deformans anzuerkennen, müssen ein monoartikulärer Befund vorliegen, ferner mit dem Unfall ein zeitlicher, örtlicher und kausaler Zusammenhang sowie Brückensymptome vorhanden sein.

Neurogene Gelenkdegeneration

- Auf einer Tabes, Syringomyelie oder einer Myelitis infolge Rückenmarksläsion beruhende, mit Verlust der Tiefensensibilität einhergehende trophische, progressive Gelenkveränderung.

Die Störung betrifft meist die gesamte Gliedmaße. Im Gelenk entstehen Fehlstellungen, ferner: Wackel- und Schlottergelenke, Subluxationen, Kondylenabbrüche und Abschmelzungen des Gelenkknorpels. Ihre Erkennung beruht auf der Anamnese, dem Nachweis von Sensibilitätsstörungen sowie der Gelenkdeformierung im klinischen und Röntgenbild. Dauernde und vom Kranken nicht bemerkte Verletzungen des neurotrophisch gestörten, schmerzlosen Gelenkes führen rasch zur Gelenkdeformierung. Die Folgen sind, besonders bei Lues und Rückenmarksdegeneration, die extreme Subluxationsstellung und bei der Syringomyelie die Osteolyse.

Die *Behandlung* besteht in symptomatischen Maßnahmen, z. B. der Gelenkversteifung mit dem Schienenhülsenapparat.

Blutergelenk, Hämophilenarthrose

- Durch Bagatelltraumen hervorgerufene Blutungen aus der Synovia bei Faktor VIII- und IX-Mangel, meist im Kniegelenk entstehende, hochgradige Knorpel-Knochenschäden mit schwerer Gelenkdeformierung.

Behandlung: s. S. 103 ff.

Gelenkergüsse

Gelenkergüsse verlangen als erstes die diagnostische Punktion (Abb. 17.7). Sie lokalisieren sich vorwiegend im Kniegelenk. Wir unterscheiden den *traumatischen,* den *entzündlichen* und den *Reizerguß* s. S. 591.

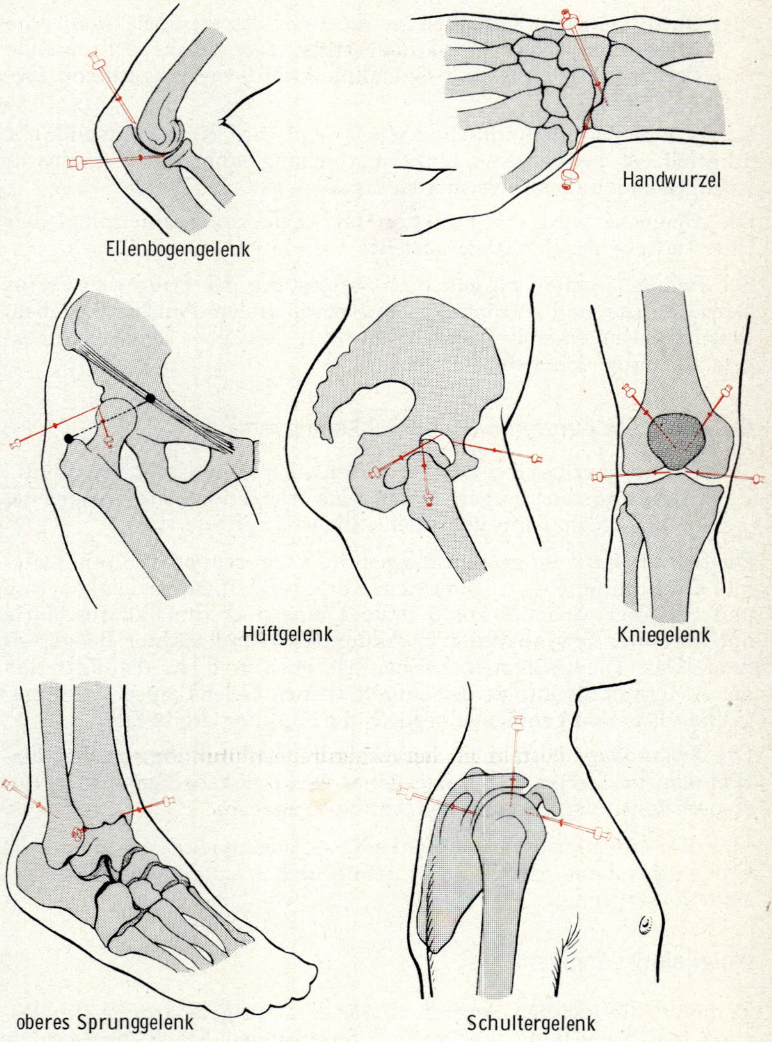

Abb. 17.7 **Gelenkpunktion**

Entzündliche Gelenkerkrankungen

Monarthritis purulenta, Gelenkempyem oder akute eitrige Synovitis

- Durch septische Embolien in die Synovia, septische Einbrüche aus osteomyelitischen Nachbarherden oder durch perforierende Verletzungen (unsterile Gelenkpunktion!) hervorgerufene Gelenkeiterung.

Rasch entsteht ein hochfieberhaftes, septisches Krankheitsbild mit Schüttelfrost, Leukozytose, Linksverschiebung, schmerzhaft geschwollenem Gelenk und nachweisbarem Erguß.

Die Diagnose wird mit Punktion und Zell- und bakteriologischer Untersuchung des Punktates gestellt.

Die Frühbehandlung besteht nach Austestung der Erreger in Perfusionsdrainage mit Antibiotika und parenteralen Antibiotikagaben, Bluttransfusionen und Ruhigstellung mit dem über beide Nachbargelenke reichenden, gefensterten Gips.

Coxitis acuta purulenta (Hüftgelenksempyem)

- Eitrige Entzündung des Hüftgelenks, traumatisch nach Schuß-, Stich- und anderen perforierenden Verletzungen oder fortgeleitet (z. B. Osteomyelitis des Schenkelhalses) auftretend.

Die *Symptomatik* ist gekennzeichnet durch ein septisches Krankheitsbild mit Schüttelfrost, allgemeinem Körperverfall, hoher Leukozytose und toxischer Anämie. Lokal besteht eine hochschmerzhafte Hüfte mit absoluter Schonhaltung in Adduktions- und leichter Beugestellung. Das TRENDELENBURG-Zeichen ist positiv, d. h. die Pulsation der A. fermoralis infolge der aufgetriebenen Gelenkkapsel deutlicher tastbar. Das Röntgenbild ist negativ, die Punktion ergibt Eiter.

Die *Behandlung* besteht in der wiederholten Punktion, der Instillation von Antibiotika, der Anlage eines Abduktionsbeckengipses, Bluttransfusionen und parenteralen Antibiotikagaben.

Eine *Komplikation* ist die Schenkelhals-Osteomyelitis. Sie macht die Osteoarthrotomie, die Sequestrotomie und u. U. die Kopf-Hals-Resektion notwendig.

Kniegelenksempyem

Es macht die gleichen Anzeichen wie das Hüftgelenksempyem: Rötung und Schwellung. Die Palpation weist den Erguß, hochgradige Schmerzhaftigkeit und Bewegungseinschränkung nach. Die Punktion ergibt Eiter. Die *Behandlung* besteht im gefensterten Beckenbeingips,

Gelenkperfusion mit getesteten Antibiotika, wiederholten Frischbluttransfusionen und parenteralen Antibiotikagaben. Eine Komplikation ist die Osteomyelitis des Tibiakopfes.

Infektarthritis der Hüfte und des Knies

- Nach z. B. Streptokokken- oder Salmonelleninfekten auftretende, hypergische Synovitis.

Symptome sind ein rezidivierender, lymphozytenhaltiger, steriler Erguß, geringe Schmerzen, Senkungsbeschleunigung und eine röntgenologisch kaum nachweisbare Atrophie der gelenkbildenden Knochenpartien mit Gelenkspaltverbreiterung.

Die *Differentialdiagnose* gegen eine Tuberkulose ist nur mit dem Tierversuch, die Abgrenzung gegen einen Reizerguß mit der Histologie des Punktates möglich.

Die *Behandlung* besteht in der Herdsuche und Herdbereinigung. Als Herde kommen Tonsillen, Zähne, Galle, Appendix, Nebenhöhlen, Prostata und Adnexe in Frage. Weitere Maßnahmen sind die Ruhigstellung in Gips, wiederholte Punktionen und letztlich, wenn dies nichts hilft, die partielle Synovektomie, die sog. Kapselfensterung.

Gelenklues

- Angeborener luischer Infekt, der beim Neugeborenen doppelseitige Gelenkergüsse hervorruft.

Die *Diagnose* ist mit der Komplementbindungsreaktion zu stellen.

Die später *erworbene* Form verläuft im Stadium II und III wie Rheuma mit klinischer Latenz. Erst dann, wenn sich Gummen ausbilden, ist die Diagnose leichter zu stellen. In Gelenknähe entwickeln sich Infiltrate von Periost, Knochenmark und Gelenkkapsel. Die Kapsel wird dick, bleibt aber indolent. Das Punktat ist serös. Hauptlokalisation sind Knie-, Ellbogen- und Sprunggelenk in doppelseitigem Befall.

Differentialdiagnostisch ist an Arthrosis deformans, an einen Tumor albus (Tbc) oder Syringomyelie zu denken.

Behandlung (s. S. 178).

Gonorrhoische Arthritis

- Hämatogen entstandenes Gonokokken-Empyem.

Symptome sind die akute Monarthritis mit lokaler Hitze, Rötung und Schmerz. Die *Diagnose* erfordert sowohl den Genitalabstrich als auch die Gelenkpunktion. Die *Therapie* besteht in lokalen und allgemeinen Antibiotikagaben (3 × tgl. 1 Mega Penicillin parenteral und 50 000 E intraartikulär über 14 Tage) – und Sulfonamidgaben sowie Ruhigstellung, später in Remobilisierung in heißen Bädern.

Arthritis tuberculosa

- Hämatogen durch Streuung von pulmonalem Tbc-Herd entstandene spezifische, chronisch verlaufende, destruierende Gelenkinfektion.

Wir unterscheiden die *primär synoviale* metastatische Form, die besonders bei Kindern und Greisen auftritt, von der *primär ossalen* Form, die die Synovia erst sekundär befällt. Diese auch als Skelettyp bezeichnete Form ist mit 80 % aller Gelenktuberkulosen der Prototyp. Da sie primär die Gelenkfläche zerstört, ist die Gelenkfunktionsstörung irreparabel. Vorzugsweise betroffen sind das Knie-, Schulter- und Hüftgelenk.

Symptome: Phase I: (Hydrops). Anfangs wird nur über rheumaähnliche Schmerzen geklagt. Auch die Allgemeinsymptome sind noch unterschwellig. Lediglich die Blutsenkungswerte sind erhöht und im Blutbild besteht eine Linksverschiebung. Im Gelenk läßt sich ein Erguß nachweisen. Im Kniegelenk erscheint der obere Rezessus deutlich geschwollen.

Phase II: Die Gelenkschwellung nimmt zu, es entsteht der Hydrops und Fungus, ein derber, weißer Tumor, der sich warm anfühlt.

Phase III: Es entwickelt sich eine eitrige, käsige Einschmelzung des Fungus mit multiplen Fistelaufbrüchen. Anfangs ist auf dem Röntgenbild nur eine Atrophie erkennbar. Später kommt es zur sichtbaren Verschmälerung des Gelenkspaltes, nur auf Schichtaufnahmen ist auch der subchondrale Herd zu sehen.

Die *Diagnose* ist klinisch und röntgenologisch eindeutig erst im Spätstadium zu stellen. Im Frühstadium wird sie mit Probepunktion und Erregernachweis in der Tierkultur gesichert. Hinweise auf die spezifische Erkrankung geben die spezifische Anamnese, die familiäre Belastung und das jugendliche Alter des Kranken, ferner der chronische Verlauf.

Differentialdiagnostisch ist an einen banalen chronischen Gelenkreiz-, einen rheumatischen oder einen statischen Erguß zu denken.

Behandlung: Die Gliedmaße wird im Gips ruhiggestellt. Lokal und allgemein werden Tuberkulostatika (s. S. 385) gegeben; Fisteln und Sequester müssen exkochleiert werden. Nach Überwindung der akuten Phase ist eine Klimakur angezeigt. Die Ausheilungsdauer beträgt 2–10 Jahre.

Coxitis tuberculosa

Nach dem Befall der Wirbelkörper ist das Hüftgelenk die zweithäufigste Lokalisation der Knochentuberkulose. Auch hier ist die ossäre Form häufiger als die synoviale. Der Herd sitzt in Kopf, Hals oder Pfanne.

Die *Symptome* sind anfänglich der Knie- und Wadenschmerz, später das Schonhinken und die Kontraktur. Bevorzugte Altersklassen sind das 1. und 2. Dezennium. Männliche Individuen sind häufiger als weibliche betroffen. Die Stauchung der Hüfte ist schmerzhaft, ebenso die Überstreckung. Später stellt sich eine Adduktions- und Beugekontraktur ein, und zwar dann, wenn schon erhebliche Zerstörungen des Kopfes vorliegen. Kontrakturbedingt ist auch die scheinbare Verkürzung; und zwar durch die Adduktorenkontraktur. Sie führt zum Beckenschiefstand. Dies bewirkt beim Gehen eine Außenrotationshaltung. Hat sich die Kapsel narbig verändert, so läßt der Schmerz in der Hüfte gewöhnlich nach. Später kommt es zum Zerfall von Kopf und Pfanne mit Pfannenwanderung und Luxation des Kopfes nach hinten und oben.

Im Frühstadium ist die *Diagnose* nur mit dem Bakteriennachweis im Gelenkpunktat (Tierversuch) oder histologisch mit Probearthrotomie zu stellen. Erst in späteren Stadien ergibt das Röntgenbild den charakteristischen Befund mit Vergrößerung des Schenkelkopfepiphysenkerns.

Die *Behandlung* ist konservativ mit Ruhigstellung im Beckengips in Abduktion und Extension, ferner Tuberkulostatika, sowie Klima- und Heliotherapie (s. S. 385).

Die Heilung erfordert eine etwa 3—5jährige Behandlung.

Gelenktumoren

Gelenkchondromatose

- Monartikulär auftretende Umwandlung der Synoviadeckzellen in Knorpelzellen, die sich zu Chondromen entwickeln, sich ablösen, ins Gelenk einschwimmen und hier zur Reizergußbildung führen.

Bevorzugte Lokalisationen sind das Ellbogen-, Schulter- und Hüftgelenk des Erwachsenen.

Klinisch verursacht diese Veränderung Reiben, Knacken und Bewegungseinschränkungen. Im Röntgenbild stellt sich die Chondromatose an den typischen traubenartig angeordneten Rundschatten dar.

Behandlung: Die Gelenkresektion ist nur bei hochgradigem Befund angezeigt. Alle übrigen Stadien werden symptomatisch behandelt.

Kapselosteom und Synovialom

Häufiger sind das Kapselosteom, ein knochenharter Tumor, und das Synovialom (Sarkom), die beide eine gelenknahe, subkutane, derbe Konsistenz hervorrufen und bisweilen auf die Sehnenscheiden übergreifen. Sie kommen beim 20 bis 30 Jahre alten Menschen vor und neigen nach der lokalen Entfernung zum Rezidiv. Da das Rezidiv in der Regel maligne ist, muß das Gelenk reseziert oder sogar die Gliedmaße amputiert werden.

Seltene Befunde

Seltenere Gelenktumoren sind Fibrome, Lipome, Hämangiome und Lymphangiome. Sie werden mittels Arthrotomie entfernt.

18. Gefäße

Erkrankungen des Lymphsystems

Lymphangitis und Lymphadenitis

- Bakterielle Lymphbahn- und Lymphknotenentzündung.

Diese beiden Lympherkrankungen verlaufen akut und gehen von Infekten im Quellbereich der Lymphbahnen aus. Als Erreger kommen Staphylokokken und Streptokokken, die in geschlossenen, meist subkutanen Infekten unter Druck stehen, in Frage.

Die Lymphbahninfektion ist kenntlich am roten Streifen, im Volksmund auch als „Blutvergiftung" bezeichnet. Ferner kennen wir die Schwellung der regionären Lymphknoten (derbe, schmerzhafte Pakete, die oft erst nach langer Latenz nach dem Primäraffekt auftreten können), ferner leichtes Fieber, Leukozytose, bisweilen auch Schüttelfrost.

Die *Behandlung* der Lymphangitis besteht in der Eröffnung des Infektionsherdes, antiphlogistischen Maßnahmen, feuchten Verbänden, Ruhigstellung, Sulfonamid- (Durenat 1 Tbl. tgl.) und Antibiotikagaben.

Lymphadenitis abscedens, Lymphknoteneinschmelzung

Eine *Komplikation* der Lymphangitis ist die *Lymphadenitis abscedens.* Sie erfordert die Spaltung des erweichten Lymphknotens (Abszesses). Eine weitere ernste Komplikation ist der Einbruch eines erweichten Lymphknotens in die Gefäße, vor allem die V. cava superior mit nachfolgender Sepsis. Man erkennt ihn am Schüttelfrost, an septischen Temperaturen und raschem Verfall des Allgemeinzustandes. Die Behandlung besteht in der Bereinigung des Primärherdes, sofortiger hochdosierter Cephalotintherapie und nach Blutkultur und Antibiogramm in gezielten Antibiotikagaben.

Eine Spätkomplikation der rezidivierenden Lymphangitis und -adenitis ist das chronische Lymphödem, die *Elephantiasis.*

Chronische Lymphbahnerkrankungen, Lymphstauung, sklerosierendes Lymphödem, Elephantiasis

Die sog. *Lymphangiopathie* tritt vorwiegend bei Frauen auf. Ursachen sind chronisch rezidivierende Entzündungen, z. B. das Erysipel, ferner rezidivierende Phlebitiden, parasitäre Infekte (Filaria bancrofti), eine angeborene Hypoplasie des Lymphsystems, obliterierende Lymphangiopathien oder Kompression der Lymphbahn durch Tumoren.

Die Lymphstauung ist erkennbar am harten Ödem und der weiß gespannten Haut.

Hauptlokalisationen sind der Fuß, der Unter- und Oberschenkel. Die *Diagnose* setzt die Lymphangiographie voraus. Sie dient, soweit dies anamnestisch nicht erkennbar ist, der pathogenetischen Klärung.

Die *Behandlung* wird *konservativ* mit Hochlagerung, Kompressionsverbänden oder pneumatischer Massage durchgeführt, *operativ* mit der *Kondoleon*-Operation, d. h. der Drainage der Subkutis und Muskelloge durch Streifenexzision der Faszie, oder mit der DE GAETANO-Operation: der Exzision von Subkutis und Faszie. Eine kausale operative Behandlung des chronischen Lymphödems gibt es bislang nicht.
Lymphangiom s. S. 218.

Blutgefäße

Angeborene Gefäßmißbildungen

Hämangiome

Sie treten in 3 Erscheinungsbildern auf:

Hämangioma simplex (Naevus vasculosus oder Feuermal)

- Ein in der Kutis gelegenes, abnorm entwickeltes, bläulich-rotes sichtbares Kapillarnetz.

Den Dermatomen entsprechend findet es sich im Gesicht oder an den Gliedmaßen. Es wird mit Kohlensäureschnee vereist, tätowiert oder exzidiert. Größere Flächen müssen exzidiert und plastisch gedeckt werden.

Haemangioma cavernosum, Kavernom („Blutschwamm")

- Erweiterte, umschriebene Venenkonvolute mit Hohlräumen, die durch bindegewebige Septen voneinander getrennt sind und sich in der Kutis, Subkutis oder inneren Organen finden.

Man tastet es als schwammiges, komprimierbares Gebilde, das sich bei nachlassender Kompression rasch wieder spontan füllt.

Komplikationen sind Ulzeration, Blutung und maligne Degeneration (10–15 %). Als Behandlung kommt nur die Exzision in Frage.

Angioma racemosum, Rankenangiom

- Arteriovenöse Fistel mit rankenartigen Venektasien an Schädel, Hals und Extremitäten lokalisiert.

Hier bildet es multiple, geschlängelte, erweiterte, unter Druck stehende Venenkonvolute aus.

Klinisch imponiert es als warme, pulsierende Geschwulst, über der man ein pochendes Geräusch hört. Meist sind die geschlängelten und erweiterten Venen in der Kutis sichtbar.

Komplikationen sind die Ulzeration mit Perforation und lebensbedrohlicher arterieller Blutung.

Voraussetzung für die operative Behandlung ist die präoperative Lokalisation der arteriovenösen Fistel und die Darstellung des zuführenden, ernährenden Gefäßes mit Angiographie. Die Behandlung erfordert die Exstirpation des gesamten Angioms. Lediglich bei ausgedehnten Befunden begnügt man sich damit, das zuführende Gefäß oder die solitäre Fistel isoliert zu unterbinden. Macht das Angiom keine Krankheitserscheinungen und sind Komplikationen nicht zu erwarten, so ist eine Behandlung nicht notwendig.

Glomustumoren s. S. 229.

Erkrankungen der Venen

Phlebitis (Venenentzündung)

Sie kann von außen oder von innen entstehen: von außen durch Mikrotraumen und durch Nachbarprozesse wie Furunkel, Phlegmone, Zellulitiden; von innen durch Injektion infektiösen Materials, durch das Liegen von Venenkathetern oder die Intima reizende Medikamente.

Die exogene Form wird als infektiöse Form oder *septische Phlebitis* bezeichnet, die endogene Form als *aseptische Phlebitis.*

Die *Symptome* der Phlebitis sind die des schmerzhaften Venenstrangs, der sich jedoch nicht so hart anfühlt wie bei der Thrombose.

Die *Behandlung* besteht in feuchten Verbänden (Alkohol, Lasonil, Thrombophob oder Heparinsalbe, Antiphlogistika, evtl. Antibiotika) sowie Kompressionsverband und Frühmobilisierung (Patienten gehen lassen).

Tabelle 18.1 **Venenerkrankungen**

Akute Erkrankungen:	1. **Oberflächliches System** Aseptische Phlebitis Septische Phlebitis Varikophlebitis Phlebitis migrans
	2. **Tiefes System** Phlebothrombose Phlegmasia caerulea dolens acuta Akuter Achselvenenstau
Chronische Erkrankungen:	1. Primäre idiopathische Varikosis
	2. Postthrombotisches Syndrom

Eine besondere Form ist die *Varikophlebitis,* die Entzündung eines Varixknotens.

Die Behandlung besteht in der Stichentleerung des Thrombus mit anschließendem Kompressionsverband, Antibiotika, evtl. Kortisonbehandlung und Mobilisierung.

Thrombosis oder Thrombophlebitis migrans

- An den Extremitäten auftretende chronische, rezidivierende Thrombophlebitiden.

Der Streu- und Rezidivcharakter spricht für einen Fokalinfekt, eine arterielle Grunderkrankung oder für einen Tumor als Ausgangspunkt. Aus diesem Grunde empfiehlt sich die Fokalsanierung (Appendix, Galle, Zähne, Nebenhöhlen), die Suche nach einer arteriellen Gefäßerkrankung bzw. die Tumorentfernung, bevor man sich auf eine symptomatische Behandlung mit Prednison, Phenylbutazon und evtl. Kompressionsverbänden beschränkt.

Tiefe Venenthrombose (Phlebothrombose) (s. S. 105)

Phlegmasia caerulea dolens acuta (s. S. 107)

Varizen, Krampfadern

- Sackartige oder insgesamt erweiterte, verlängerte, subkutane Venen, vorwiegend an den unteren Extremitäten.

Wir unterscheiden die *primären,* idiopathischen oder genuinen von den *sekundären* Varizen (Postthrombotisches Syndrom).

Pathogenese

Bei der primär idiopathischen Varikosis kommt es infolge angeborener Bindegewebsschwäche zur Insuffizienz des Klappenapparates mit Stromumkehr im Bereich der oberflächlichen Stammvenen (Vena saphena magna und parva) und der Vv. communicantes (perforantes). Dies kann zur krankhaften Ausweitung des gesamten oberflächlichen Venensystems führen. Normalerweise fließt das Blut von der Peripherie durch die Verbindungsvenen in die tiefen Abstromvenen. Die hier vorhandenen Klappen verhindern bei Druckerhöhung den Rückfluß.

Bei den Varizen ist also die Kommunikation der beiden Venengebiete, des oberflächlichen und des tiefen Gebietes, gestört.

Begünstigende Faktoren für die Generalisierung dieser Insuffizienz sind Gravidität, äußere Belastungen und dauerndes Stehen. Hauptsächlich betroffene Vv. communicantes (perforantes) sind die sogenannten Cokettvenen oberhalb des inneren Knöchels (dort, wo sich gewöhnlich die Unterschenkelgeschwüre lokalisieren).

Symptome sind sichtbare Varizen, Schmerzen, Wadenkrämpfe, Schweregefühl und Ödeme.

Komplikationen sind die Entzündungen im gestauten Gebiet, die zunehmende Durchlässigkeit der Venenwand mit harter Ödembildung, Hautatrophie mit Pigmentierung, Geschwürsaufbrüchen und Thrombosierungen.

Die *Diagnostik* strebt als erstes den Ausschluß von sekundären Varizen an (sowie Aneurysma, Beckensperre und Thrombosen). Bei der Funktionsdiagnostik gilt es nachzuweisen:

1. die Insuffizienz der Stammvenenklappen *(Trendelenburg I)*,
2. welche Venae communicantes sind funktionsuntüchtig *(Trendelenburg II, Mahorner-Ochsner)*?
3. ist das tiefe Venensystem durchgängig (Perthes)?

Der Lokalisation der insuffizienten Venae communicantes dient der MAHORNER-OCHSNER-Versuch sowie die Venographie (besonders nach vorausgegangener Verödung).

Trendelenburg I: Beim liegenden Kranken werden die Krampfadern zentripetal ausgestrichen, dann die Vena saphena magna an ihrer Einmündungsstelle in die Vena femoralis digital komprimiert. Nun läßt man den Kranken unter angehaltener digitaler Kompression der Vena saphena aufstehen. Füllen sich die Venen beim Aufstehen nach Auflassen der Kompression retrograd, so spricht dies für eine Insuffizienz der großen Stammvenenklappen.

Trendelenburg II: Gleiches Vorgehen wie bei Trendelenburg I.

Nach Aufstehen trotz belassener Kompression rasche Füllung der V. saphena über Vv. communicantes spricht für insuffiziente funktionsuntüchtige Vv. communicantes-Klappen.

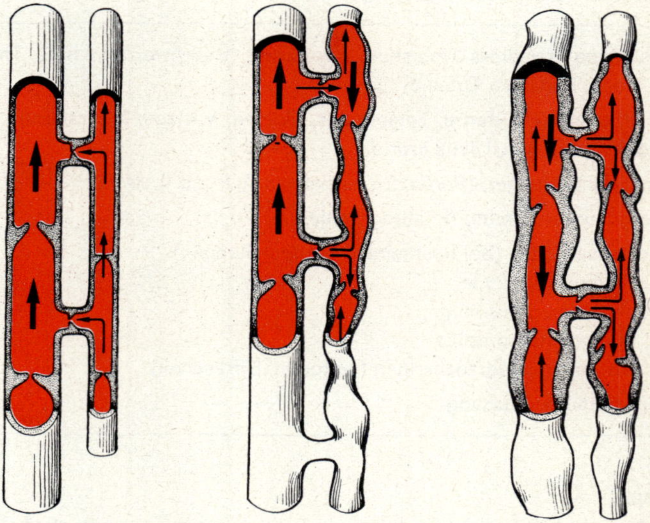

Normaler venöser Abfluß

Primäre Varikosis: Insuffiziente Klappen der Vv. communicantes und Vena saphena

Sekundäre Varikosis: (postthrombotisches Syndrom) meist rekanalisierte phlebosklerotische tiefe Vene mit zerstörten Klappen, Klappeninsuffizienz der Vv. communicantes und V. saphena (Kollateralkreislauf).

Abb. 18.1 **Krampfadern** (Varikosis)

Perthes-Versuch: Ein Stauschlauch wird um den Oberschenkel des Kranken gelegt. Man läßt den Kranken nun mit dieser Staubinde einige Minuten umhergehen. Bleibt die Entleerung der Varizen aus und kommt es zu Schmerzen im Unterschenkel, so ist dies ein Beweis dafür, daß die tiefen Venen verschlossen sind und es sich um Kollateralvarizen handelt, die eine Entfernung verbieten.

Mahorner-Ochsner-Versuch (zur Lokalisation der Vv. communicantes):

An der ausgestrichenen Extremität werden zwei Staubinden angelegt; der Kranke geht umher. Füllen sich zwischen den Binden Varizen auf, so liegen hier die insuffizienten Vv. communicantes (perforantes).

Immer ist die Ergänzung dieser Untersuchungsverfahren durch die Phlebographie angezeigt.

Tabelle 18.2 **Untersuchungsgang bei Venenerkrankungen**

1. Anamnese (familiäre Belastung, Geburten, Beschwerden, tiefe Thrombose, Phlebitis, Ödeme)
2. Lokalbefund (Hautfarbe, Temperatur, Ödeme, Varizen, Indurationen, Pigmentierungen, Ulcus cruris)
3. Funktionsprüfungen (*Perthes, Trendelenburg* I und II, *Mahorner-Ochsner)*
4. Röntgenuntersuchung (Phlebographie)
5. Spezialmethoden (bei bestimmten Fragestellungen)
   Plethysmographie
   Venendruckmessung
   Infrarotphotographie
   Strömungsuntersuchungen (Isotopen, Ultraschall)
6. Allgemeinuntersuchung

Therapie

Die Ausschaltung ist nur bei *primären* Varizen angezeigt. Je nach Befund kommen folgende Verfahren in Frage:

a) die Verödung,

b) die operative Entfernung mit Stripping der Stammvenen und Unterbindung der insuffizienten Vv. communicantes (perforantes).

Verödungstechnik

Beim stehenden Patienten wird die Krampfader mit einer kurz angeschliffenen dünnen Kanüle punktiert. Bei liegender Kanüle wird der Patient auf ein Bett gelegt und nunmehr eine 5-ml-Spritze aufgesetzt, die mit 2 ml Luft (Air-Bloc) und 1–2 ml eines nichtnekrosebildenden Verödungsmittels gefüllt ist (gebräuchlichste Medikamente sind: Varigloban, Thesit, Phlebodestal). Dann wird die Spritze entleert, und zwar so, daß zunächst die Luft in die Vene streicht, diese von Blutresten befreit, damit das nachfolgende Verödungsmittel die Intima überall benetzen kann. Anschließend wird ein Kompressionsverband (Elastoplast) angelegt, der Patient wird zum Gehen aufgefordert; weitere Sitzungen erfolgen in Abständen von einer Woche.

Die *Gefahren* der Verödungsbehandlung sind

1. Schädigung des tiefen Venensystems,
2. schwere Allergien und
3. Nekrose bei paravasaler Injektion.

Eine Kontraindikation zur Verödungsbehandlung ist Bettlägerigkeit.

Stripping

Die Vena saphena magna wird in der Leiste vor Einmündung in die Vena fermoralis freigelegt. Alle Seitenäste müssen unterbunden werden, dann wird die Vena saphena am Innenknöchel aufgesucht, eröffnet und von dort die Babcock-Sonde bis zur Leiste heraufgeschoben. Dann Extraktion der aufgefädelten Vene von distal nach zentral.

Klinisch *(Trendelenburg II, Mahorner-Ochsner)* und phlebographisch lokalisierte insuffiziente Vv. communicantes (perforantes) werden aufgesucht, unterbunden und subfaszial versenkt. Davon ausgehende Äste und Konvolute können in gleicher Sitzung operativ mitentfernt oder in späterer Sitzung verödet werden. Anschließend Kompressionsverband für 4 bis 6 Wochen, Bewegungsbehandlung.

Postthrombotisches Syndrom

- Dauerschaden der tiefen Venen durch abgelaufene Thrombose mit Zerstörung der tiefen Venenklappen, fibröser Verdickung der Venenwand und partieller Lichtungseinengung.

Dies führt zur Abflußbehinderung mit Unterschenkelödem, Stauungsdermatosen und zur Ausbildung von Kollateralen in Form von sogenannten sekundären Varizen und Ulcera cruris.

Behandlung

Jede Behandlung der sekundären Kollateralvarizen ist kontraindiziert, lediglich die insuffizienten Perforantes können entfernt werden. Im übrigen empfiehlt sich die Behandlung mit Diuretika und Kompressionsverbänden sowie Hochlagerung.

Armvenenstau (Paget-Schroetter-Syndrom)

- Mechanisch verursachte Abflußbehinderung der Armvenen, meist bedingt durch eine akute Thrombose der Vena axillaris oder subclavia.

Sie tritt besonders bei männlichen Rechtshändern im 2. und 3. Dezennium und nach hochgradiger Arbeitsbelastung („thrombose par effort") auf. Die sekundäre Form entsteht durch Kompression der Achselvene durch Lymphknoten, Tumoren, Narbenzüge oder Pleuraschwielen sowie den *Langer*schen Achselbogen.

Die *Symptome* sind die Venenzeichnung über dem Musculus pectoralis und dem Axillarbereich, Hautmarmorierung und Armödem. Mit der Phlebographie läßt sich die Diagnose sichern.

Die *Therapie* muß kausal sein, d. h. bei Verschlüssen der Gefäße wird versucht, den frischen Thrombus mit Streptokinase aufzulösen, unter Umständen auch mit Thrombektomie zu entfernen. Bei geschwollenen Lymphknoten wird die Abschwellung mit Antiphlogistika angestrebt.

Pleuraaffektionen werden antibiotisch angegangen. Narbenzüge werden exzidiert. Bei Spätfällen der Thrombose kann die Kompressions- und Antikoagulantienbehandlung versucht werden.

Beckenvenensperre

- Durch entzündliche oder tumoröse Beckenprozesse mit Phlebitis und sekundärer Venenstenose verursachte Stauung der Beinvenen.

Die *Symptome* sind Beinödeme, verstärkte Venenzeichnung, sekundäre Varizenbildung, Hautmarmorierung und sekundäre Thrombosierungen.

Die *Diagnose* setzt ein Beckenphlebogramm voraus.

Komplikationen sind Varikosis, Elephantiasis und Ulcus cruris.

Die *Behandlung* besteht in der Dekortikation der eingeengten Vene mit Entfernung der Gefäßscheide, der Sympathektomie, der Beseitigung von Narbenzügen und der Entfernung von Tumoren.

Arterien

Arterienverletzungen

Die perforierende Verletzung größerer Arterien führt zur Massenblutung. Ihre Erkennung macht keine Schwierigkeiten. Problematisch kann die Erkennung der nicht perforierenden Verletzung sein.

Ihre *Symptome* sind die blasse, wächserne oder nur kalte und zyanotische Extremität, im distalen Bereich die Ischämie und der fehlende Puls, der Verlust der Sensibilität und die reaktive lokale Schwellung.

Differentialdiagnostisch ist der allgemeine Schock anderer Ursache auszuschließen.

Blutstillung

Als Erstmaßnahme ist die *lokale Blutstillung* durchzuführen und erst später die Wiederherstellung der Blutversorgung. Sie führt, wenn sie innerhalb der 10-Stunden-Grenze erfolgt, zu guten Resultaten. Danach ist dies nur noch vereinzelt zu erreichen.

Die *Technik* der lokalen Blutstillung:

1. Bei Arterienkompression mit Abschnürbinde oder Blutdruckmanschette muß der Zeitpunkt der Anlage der Kompression auf einer Begleitkarte fixiert werden.
2. Die Druckmanschette muß über den systolischen Druck aufgepumpt werden.

3. Eine sichtbare Arterienöffnung wird gezielt tamponiert.
4. Die gleichzeitige Schockbekämpfung ist die Voraussetzung für die endgültige operative Versorgung. Sie besteht in unverzüglichem Blutersatz. *Cave:* Drogen mit vasokonstriktorischer Wirkung!
5. Die abgebundene Extremität muß bei Raumtemperatur ruhiggestellt werden. *Cave* Hochlagerung!
6. Bei Verdacht auf Frakturen ist die Röntgenuntersuchung erforderlich.
7. Unklare Arterienverletzungen erfordern die arteriographische Klärung oder direkte Freilegung.

Endgültige operative Versorgung

Nach der Wundexzision erfolgt die Arteriennaht. Bei lateraler Gefäßwunde ist zu beachten, daß auch die Hinterwand stumpf geschädigt sein und ein Intimariß mit Einrollung vorliegen kann. Die *glattrandige* seitliche Arterienwunde verlangt die Exzision der Wundränder bis ins Gesunde. Zur Vermeidung einer Stenose erfordert ihr Verschluß das Einnähen eines Kunststoff- oder Venenflickens (Patch). Die *totale Durchtrennung* wird mit End-zu-End-Naht versorgt. Jede End-zu-End-Naht erfordert eine spannungslose Adaptation, die meist nur mit Interposition eines Transplantates zu gewährleisten ist.

Bei Versorgung der traumatischen Arterienwunde ist dem Fremdtransplantat das Autotransplantat eines Venenflickens vorzuziehen. Das Kunststofftransplantat ist in erhöhtem Maße infektionsgefährdet und zeigt eine verstärkte Thromboseneigung.

Die weitere Voraussetzung für die Arterienwundheilung ist die gute Deckung der Gefäßnaht mit Weichteilen. Anschließend wird die Gliedmaße für 3 Wochen ruhiggestellt. Der Nahterfolg ist am Kapillar- und Arterienpuls der Peripherie, der Wiederkehr der Durchblutung und Venenfüllung — Verzögerung kann durch Spasmen bedingt sein — erkennbar. Kehrt die Durchblutung nach einer Stunde nicht wieder, so wird die Durchgängigkeit der Nahtstelle mit dem Arteriogramm geprüft. Bei Verschluß muß die Naht revidiert werden.

Arterienligatur

In kollateral gut versorgten Abschnitten ist die Unterbindung der verletzten Arterie möglich, ebenso bei schwer im Schock befindlichen Verletzten mit multiplen, lebensbedrohlichen Läsionen, schließlich bei infizierten Verletzungen.

Der Wahrscheinlichkeitsgrad der *Nekrosenbildung* nach Ligatur beträgt bei der A. subclavia und A. brachialis 50 %, bei der A. axillaris 15 %, der A. carotis interna 40 %, der A. iliaca communis 10 %, der A. femoralis 20 %, der A. poplitea 25 %.

Das pulsierende Hämatom

- Arterienverletzung mit bindegewebig abgeriegeltem, perivaskulärem Hämatom.

Nach Ausbildung der bindegewebigen Wand entwickelt sich aus dem pulsierenden Hämatom das falsche traumatische Aneurysma. Wenn eine ausreichende Kollateralversorgung der Peripherie besteht und eine Wundinfektion vorliegt, kann deren Ausheilung abgewartet werden, bevor man das Aneurysma angeht. Die Prognose der Lebenserhaltung der Gliedmaße hängt ab von der Dauer der Ischämie (10-Stunden-Grenze), von der Art, Anzahl und Schwere der Begleitverletzungen (Weichteilwunde, Frakturen, Weichteilzertrümmerung usw.) und vom Infektionsgrad der Wunde.

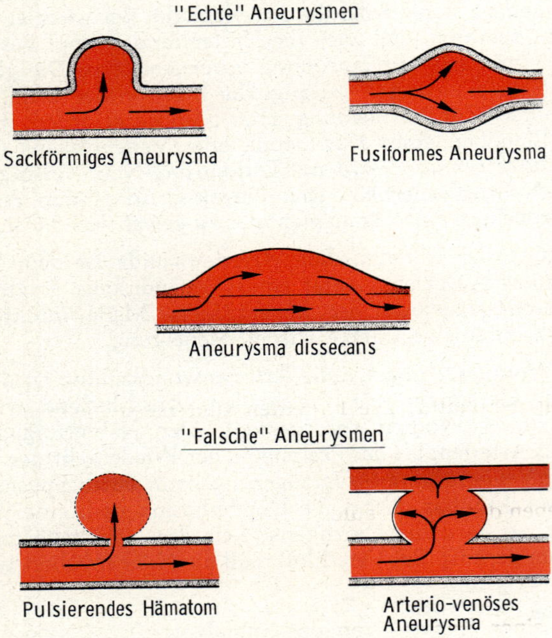

Abb. 18.2 Die typischen **Aneurysmaformen**

Aneurysma

- Lokalisierte Aussackung der Gefäßwand

Ätiologie: 1. Konnatal, 2. arteriosklerotisch, 3. syphilitisch, 4. mykotisch, 5. poststenotisch, 6. traumatisch.

Die Morphologie der typischen Aneurysmaformen zeigt Abb. 18.2. Das *echte Aneurysma* entspricht einer konzentrischen (Aneurysma fusiforme) oder exzentrischen (Aneurysma sacciforme) Erweiterung der erhaltenen Gefäßwand. Das *falsche Aneurysma* (meist traumatischer Genese) entsteht durch kompletten Gefäßwandeinriß. Zunächst kommt es zum pulsierenden Hämatom, das sich später bindegewebig abkapselt. Das *Aneurysma dissecans* beruht auf intramuraler Spaltbildung der Gefäßwand. Dabei entsteht entweder ein intramurales Hämatom, eine distale Rekanalisierung in das Gefäßlumen (Spontanheilung) oder eine Ruptur nach außen.

Typische Aneurysmaformen

Aneurysma der thorakalen Aorta

Häufigste Lokalisation: Anfangs- und Endstrecke des Aortenbogens, seltener Aorta descendens (bevorzugte Lokalisation syphilitischer Aneurysmen).

Symptomatologie: Aortenbogenaneurysmen können lange stumm bleiben. Später führen sie zur Kompression von Trachea, Ösophagus, Vena cava, N. recurrens und Wirbelsäule (Atem- und Schluckbeschwerden, Einflußstauung, Heiserkeit, retrosternaler Schmerz).

Diagnose: Röntgenuntersuchung des Thorax in mehreren Ebenen, Kontrastdarstellung der Aorta und Lävogramm via Rechtskatheter.

Differentialdiagnostisch sind andere obere Mediastinaltumoren abzugrenzen.

Aneurysma der Bauchaorta

Es ist nahezu immer unterhalb der Nierenarterien lokalisiert und arteriosklerotischer Natur. Die Patienten sind meist über 50 Jahre. Etwa 40 % der abdominellen Aortenaneurysmen sind symptomlos und werden bei klinischer oder röntgenologischer Bauchuntersuchung als Zufallsbefund entdeckt. Sie imponieren als pulsierender Tumor meist links neben der Wirbelsäule.

Als subjektive Beschwerden stehen der intermittierende Bauchschmerz und pulsierende Sensationen im Abdomen im Vordergrund. Die Schmerzen nehmen zu, wenn der Aneurysmasack die Wirbelsäule arrodiert, zu einer Kompression der Spinalwurzeln führt oder die Ruptur bevorsteht. 90 % der Kranken mit einem schmerzhaften Bauchaorten-Aneurysma erleben die Ruptur innerhalb eines Jahres. Symptome von seiten des Magen-Darm-Traktes wie chronische Obstipation, Übelkeit und Erbrechen und gelegentlich Blutbeimengungen im Stuhl sind relativ häufig.

Diagnose: In erster Linie klinisch. Die Röntgenübersicht des Abdomens in a.-p. und seitlichem Strahlengang zeigt u. U. die bogenförmigen Verkalkungen der Aneurysmawand. In vielen Fällen ist allerdings erst die Klärung durch Aortographie oder Probelaparotomie möglich.

Differentialdiagnostisch ist die Abgrenzung gegenüber aortennahen Weichteiltumoren des Retroperitoneums wichtig.

Aneurysma dissecans

- Umschriebene Spaltbildung in der Arterienwand, die fast ausschließlich an der Aorta auftritt.

Ausgangspunkt der Dissektion ist in 65 % die Aorta ascendens. Die Symptomatologie des dissezierenden Aortenaneurysmas ist äußerst variabel. Häufigstes Erstsymptom ist der plötzliche hochgradige retrosternale Thoraxschmerz mit Schocksymptomen. Tritt keine primär tödliche Ruptur ein, entwickelt sich entsprechend der in Blutstromrichtung fortschreitenden Wanddissektion eine „absteigende" Symptomatologie mit kaudalwärts in den Bauchraum wandernden Schmerzen und Zeichen fortschreitender Verlegung der aus der Aorta entspringenden Seitenäste (diastolisches Geräusch über dem Herzen, Pulsverlust der Arme, Hemi- oder Paraplegie, akutes Abdomen, Urämie).

Im Thoraxbild sieht man ein verbreitertes Aortenband, häufig mit Ergußbildung im Pleuraraum und Perikard kombiniert. Im Aortogramm imponiert die Doppelung der Kontrastmittelsäule sowie abnormer Verlauf und Begrenzung der Aorta.

Peripheres Extremitätenaneurysma

Ätiologisch stehen die arteriosklerotischen und traumatischen Aneurysmen im Vordergrund, letztere vor allem im Bereich der oberen Extremität.

Die Diagnose wird durch den tastbaren pulsierenden Tumor (mit schwirrendem Geräusch) gestellt und durch das Arteriogramm bestätigt. Weitere seltenere Lokalisationen arterieller Aneurysmen sind die supraaortalen Abgänge und die Viszeralarterien.

Therapie

Indikation: Wegen progredienten Entwicklungsverlaufs mit Gefahr der Rupturblutung und der Gefäßverlegung durch arterielle Thrombose oder Embolie ist bei jedem Aneurysma die Operation angezeigt. Keine Indikation stellen lediglich kleine sack- oder spindelförmige Aneurysmen dar, wenn sie bei mehrfachen Nachuntersuchungen keine Progression erkennen lassen. Hier ist die Gefahr einer Aneurysmakomplikation erfahrungsgemäß gering.

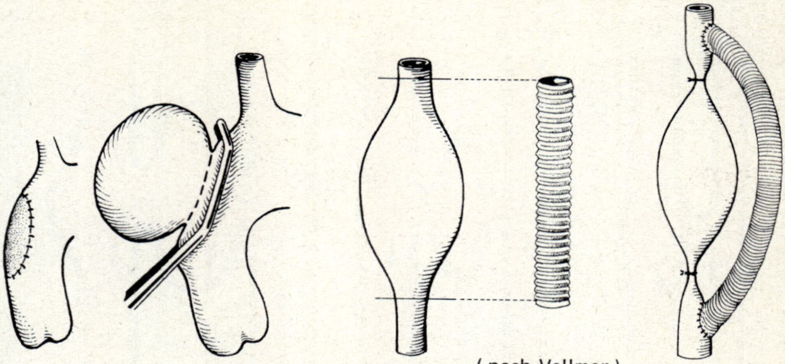

Abb. 18.3 **Operative Behandlung arterieller Aneurysmen**

Als Behandlungsmöglichkeiten kommen in Frage (Abb. 18.3):

1. die tangentiale Abtragung,
2. die Resektion mit Überbrückungstransplantat,
3. die Ligatur mit Umgehungsbypass.

Die obliterierenden oder wandstabilisierenden Eingriffe (Arterienligatur und Aneurysmaeinscheidung) besitzen als palliative Behandlungsmaßnahmen heute nur noch ein begrenztes Indikationsgebiet.

In der akuten Phase eines Aneurysma dissecans kann der Versuch einer medikamentösen Blutdrucksenkung unter ständiger Beobachtung des Röntgenbildes, des EKG und der peripher tastbaren Pulse unternommen werden. Die endgültige operative Rekonstruktion besteht entweder in der Resektion des dissezierten Aortenabschnittes oder in der Fensterungsoperation, d. h. der Rückleitung des Außenkanales in das Gefäßlumen.

Die arteriovenöse Fistel

- Pathologische Kurzschlußverbindung zwischen Arterie und Vene.

Ätiologisch kommt den erworbenen, meist traumatisch bedingten Fisteln die größte praktische Bedeutung zu. Selten sind die konnatalen Formen.

Die wichtigsten morphologischen Formen zeigt Abb. 18.4. Arterie und Vene können entweder durch eine Öffnung direkt oder über eine

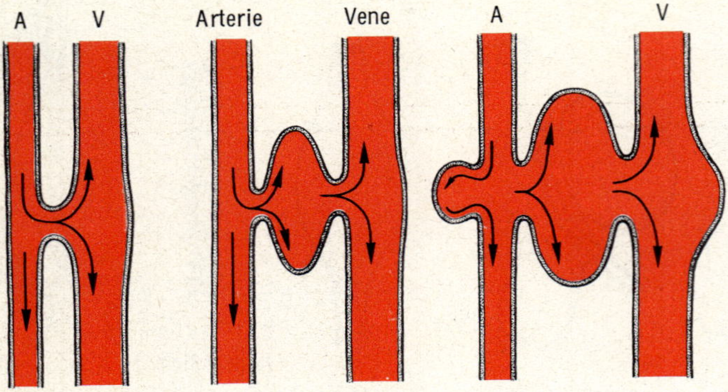

Abb. 18.4 **Traumatische arteriovenöse Fistel** (3 Hauptformen)

dazwischenliegende Aussackung miteinander verbunden sein. Durch die Fistel entsteht ein Kurzschlußkreislauf, durch den bis zu 6 Liter Minutenvolumen strömen können. Diese zunehmende Volumen- und Druckbelastung im Fistelkreislauf führt zu einer Herzüberlastung mit Rechts-, später auch Linksherzinsuffizienz.

Die charakteristischen *Symptome* sind sowohl lokaler Natur als auch Ausdruck der hämodynamischen Fernwirkungen auf das Herz. Im venösen Gefäßschenkel besteht eine distale Venenerweiterung (pulsierende Varizen mit Stauungsödemen, Gewebsschädigungen und Ulcera cruris). Arteriell kommt es zu einer proximalen Arterienerweiterung mit einer arteriellen Durchblutungsinsuffizienz peripher der Fistel, die zu einer Gewebsischämie mit Nekrosen führen kann.

Diagnostik: Direkte Fistelzeichen sind der schwirrende Tumor und das auskultatorische Maschinengeräusch, ferner die Bradykardie nach Fistelkompression (Nicoladoni-Branham-Test). Die hämodynamischen Fernwirkungen auf das Herz äußern sich in einer Herzinsuffizienz mit Herzbeschwerden, -erweiterung und Lungenstauung.

Die *operative Therapie* der arterio-venösen Fistel ist absolut indiziert. Folgende Behandlungsmethoden stehen zur Verfügung:

1. Die Ligatur der zu- und abführenden Gefäße (Viererligatur) bei peripheren Fisteln, 2. Trennung der kurzgeschlossenen Gefäße mit Verschluß der seitlichen Wanddefekte, 3. Transvenöser Fistelverschluß, 4. Resektion mit Strombahnwiederherstellung.

Verschlußkrankheiten der Arterien

Tabelle 18.3 **Untersuchungsgang bei Arterienerkrankungen**

1. Anamnese (Hinweise auf generalisierte Gefäßsklerose, Beschwerden, Ausmaß, Lokalisation)
2. Untersuchungsbefund
   a) Inspektion (Hautfarbe, Trophik, Temperatur)
   b) Arterienpalpation (fehlende oder abgeschwächte Pulsationen)
   c) Arterienauskultation (Stenosegeräusche)
   d) Funktionsprüfungen (*Ratschow*-Lagerungsprobe, Gehprobe, Faustschlußübungen, Adson-Test u. a.)
3. Oszillographie
4. Plethysmographie
5. Röntgendarstellung (Aorto – Arteriographie)
6. Spezialmethoden (Rheographie, Thermometrie, Thermographie, Ultraschallverfahren, Flow-Messungen, Isotopentechnik)
7. Allgemeinuntersuchung

Die arteriellen Gefäßerkrankungen lassen sich in 3 Gruppen aufgliedern: Die *Angiolopathien,* die *Angioneuropathien* und die *Angioorganopathien.* Angiolopathien und Angioneuropathien spielen chirurgisch nur insofern eine Rolle, als bei ihnen allenfalls eine Sympathektomie angezeigt ist.

Angioorganopathien

Sie begegnen uns am häufigsten.

Thrombangiitis obliterans (Winiwarter-Buerger)

- Obliteration der peripheren Venen und Arterien durch toxisch (Nikotin), allergisch (Rheuma), thermisch (Kälte) bedingte Intimaschäden und sekundäre Thrombosierung.

Sie beruht auf einer entzündlichen Gefäßwanderkrankung, die sich in einer subintimalen Proliferation niederschlägt. Die Lichtung der Arterie wird dadurch verlegt. Die Krankheit beginnt oft unter den Zeichen der Phlebitis migrans. Bevorzugt sind jugendliche und männliche Individuen betroffen. *Differentialdiagnostisch* kommen Lues und Arteriosklerose in Frage.

Die speziellen *Behandlungsmaßnahmen* beruhen auf dem Nachweis und der Eliminierung der einzelnen pathogenetisch in Frage kommenden Noxen (Rauchverbot, Diät). Weitere Maßnahmen sind Fokalsanierung, Gefäßmassage (Synkardon), Saugglockenbehandlung, Sympathektomie und Kortison.

Rekonstruktive Eingriffe kommen wegen der meist generalisierten, vorwiegend peripheren Lokalisation nur selten in Frage.

Arteriosklerosis obliterans

- Cholesterinplaques der Intima verlegen mit sekundärer Kalkeinlagerung die Gefäßlichtung.

Begünstigend hierfür sind u. a. Diabetes mellitus, Hypertonie und Hypercholesterinämie. Männer sind vom 25. Lebensjahr ab besonders gefährdet; die Veränderungen finden sich generalisiert in Hirn, Herz Niere und Körperperipherie. Die Arteriosklerosis obliterans ist die häufigste Form der organisch degenerativen chronischen Gefäßerkrankungen.

Chronische Arterienverschlüsse

Gefäßverschlüsse der unteren Extremitäten

Wir unterscheiden 4 Schweregrade der Durchblutungsinsuffizienz.

Stadium I: Frühzeichen: Bein-, Waden- und Fußschmerzen, chronische Nagelbetteiterungen, chronische Druckstellen der Füße, Müdigkeit und Schweregefühl in Wade, Oberschenkel und Gesäß.

Stadium II: Spätere Zeichen: Hier sehen wir *Bewegungs- und Ischämieschmerz* in der Wade, das sog. intermittierende Hinken *(Claudicatio intermittens)*.

Stadium III: Spätzeichen: Das sog. *Ruheischämiephänomen* mit Schmerzen und Lähmungen in Wade und Oberschenkel.

Stadium IV: Spätstadium: Hier kommt es zur *Gangrän* der Peripherie.

Der Lokalisation des Verschlusses entsprechend unterscheiden wir:

1. den Aorten-Beckentyp (aorto-iliacal)
2. den Oberschenkeltyp (femoro-popliteal)
3. den peripheren Typ (tibial und dorsalis pedis)

Aorten-Beckentyp

Dieser findet sich vorwiegend beim Verschluß von Aorta und Arteriae iliacae. Meist beginnt er an der Bifurkation und schreitet in beiden Richtungen fort. Symptome sind die intermittierende Claudicatio und der Waden-, Oberschenkel- und Hüftmuskelschmerz und die bilaterale Beckenklammer, die zeitweilig blitzartig auftretenden Becken- und Rückenschmerzen, die Impotenz mit Erektionsschwierigkeiten.

Diagnostische Maßnahmen: s. Tab. 18.3.

Oberschenkeltyp

Das klinische Bild des Oberschenkeltyps findet sich beim Verschluß der A. femoralis (meist im Adduktorenkanal).

Symptome sind das intermittierende Hinken (Ischämiewadenschmerz) nach Gehstrecke von 100 bis 200 Metern und bei hochgradigen Verschlüssen der anhaltende Dauerschmerz und Ruheschmerz, ferner die Atrophie der Unterschenkelmuskeln, der Haut und Unterhaut mit Haarverlust (Elfenbeinhaut) und Ulkus. Die Füße sind ständig kalt.

Diagnose und Befund: Die Femoralispulse sind meist noch tastbar, es fehlen die Poplitea- und Fußpulse. Ferner Stenosegeräusch über der Leiste.

Der Röntgenbefund ergibt mit der Leeraufnahme die bisweilen sichtbaren Arterienwandverkalkungen, sicherer ist das Femoraliskatheter-Angiogramm (Seldinger), das den Stop in der A. femoralis im Bereich des Adduktorenkanals zeigt und die Strömungsverhältnisse in der Aorta und Iliaca aufdeckt.

Peripherer Typ

Das *klinische Bild* des peripheren Typs entsteht bei Verschluß der Kniekehlen-, Unterschenkel- und peripheren Arterien.

Symptome sind: Die Claudicatio intermittens, Ermüdung der Wadenmuskulatur, der Minuten anhaltende Fußschmerz und im Spätstadium der ischämische Dauerschmerz.

Diagnose: Die Fußpulse fehlen bei tastbarem Leistenpuls. Das Arteriogramm zeigt den Stop.

Differentialdiagnostisch kommen bei allen Gefäßerkrankungen der unteren Extremität Wirbelsäulenerkrankungen (Nucleusprolaps, Osteochondrose), neurologische Erkrankungen (Rückenmarktumoren), Myositis, Gichtanfall, Morbus Raynaud und diabetische Angiose, am häufigsten statische Veränderungen in Form des Senk-Spreiz-Fußes sowie Kniegelenksveränderungen infrage.

Behandlung

Behandlungsziel ist die Wiederherstellung der Strombahn (s. Abb. 18.5 u. 18.6). Die Indikation zur Operation hängt ab vom Stadium der Erkrankung. *Absolut* ist die Operation indiziert im Stadium 3, *relativ* im Stadium 2 und 4, relativiert wird sie aber von den Faktoren der Lokalisation und der Ausdehnung des Verschlusses sowie der Herz- und Nierenleistung.

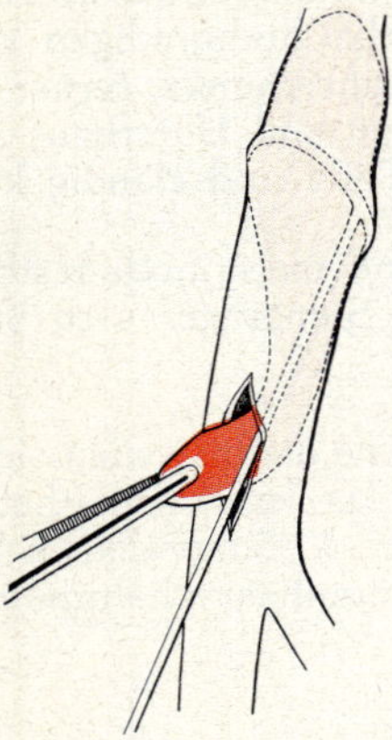

Abb. 18.5 **Thrombendarteriektomie** mit Ringstripper

Die *operative Behandlung* (Abb. 18.5; 18.6) besteht a) in der Ausräumung der obturierenden Cholesterinthrombinplaques gemeinsam mit der Intima, der sog. Thrombendarteriektomie, b) der Resektion der verschlossenen Gefäßabschnitte mit Implantation eines Venen- oder heterologen Kunststofftransplantates; c) in der Umgehung (Bypass) des Stops mit einem Transplantat (also ohne Resektion) oder d) in der lumbalen Sympathektomie von 4 Ganglien.

Die Sympathektomie L 2 bis S 1 ist angezeigt bei generalisierter, hochgradiger arteriosklerotischer Stenosierung oder als zusätzliche Maßnahme bei den plastischen Operationen.

Konservativ unterstützende Maßnahmen sind Bewegungstherapie, Streptokinase, Rauchverbot, Fokalsanierung, Complamin, Lamuran, Regelan, Lipostabil, Antikoagulantien, Synkardonmassage, Diät mit ungesättigten Fettsäuren und die Behandlung disponierender Grunderkrankungen.

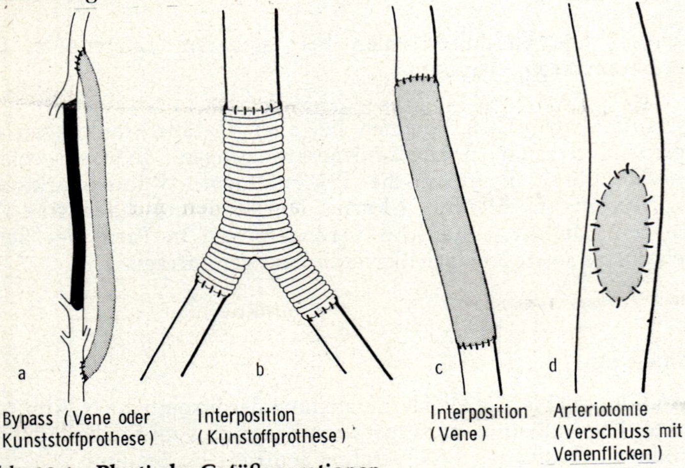

Abb. 18.6 **Plastische Gefäßoperationen**

Postoperative Komplikationen sind das Leck der Anastomose, die Infektion des Operationsfeldes, vor allem der Arteriennaht, die Thrombose der Prothese und der Arterie sowie die postoperative Darmatonie und Anurie.

Besondere Formen der peripheren chronischen Arterienverschlüsse

Diabetische Angiolopathie

- Durch Cholesterinablagerung bedingte Verschlüsse der kleinsten Arterien in den Körperakren. Disponierend sind die Hypercholesterinämie und die acidotische Stoffwechsellage.

Beim Diabetiker ist bereits frühzeitig mit diesen arteriosklerotischen Gefäßveränderungen zu rechnen. Die Infektionsgefährdung der Peripherie ist erheblich.

Begleitbefunde sind in den Gefäßen von Herz, Nieren und Augen (Retina) anzutreffen. Allgemeine Stoffwechselfolgen sind Anämie, Hyperlipidämie und Neuropathie.

Behandlung: Primär gehört der Diabetiker in die Hand des Internisten. Chirurgische Verfahren zur Behandlung der peripheren Verschlüsse sind die lumbale Sympathektomie mit dem Ziel, die Kollateralen zu öffnen, oder vasodilatatorische Maßnahmen, d. h. Lamuran, Complamin sowie medikomechanisches Kollateraltraining (Synkardonmassage und Gymnastik), außerdem die intraarterielle Injektion von vasodilatatorischen Medikamenten.

Gangrän

- Ischämiebedingte, umschriebene Nekrose mit Autolyse und bakterieller Einweißzersetzung.

Die Infektion der Nekrose mit Anaerobiern führt zur feuchten Gangrän. Sie wird als erstes mit Bettruhe, horizontaler Lagerung des Beines und stationärer Einstellung des Diabetes behandelt. Eine weitere Maßnahme ist die Kühlschlangenbehandlung, um den Stoffwechsel zu drosseln. Auf die ischämischen Stellen oder Ulzera wird Vioform und Antibiotikapuder (Nebacetin) gegeben (*cave:* Pflaster!), ferner 0,5–1 % Methylenblau aufgepinselt. Antibiotika in hohen Dosen, 1–2 Mega Penicillin/die. Bei infizierten Taschen ist die Wunddrainage erforderlich. Unser Ziel ist es, eine trockene Demarkation zu erreichen. Zur Schmerzbekämpfung 5 ml Baralgin wiederholt i. m. oder i. v. oder Procain 20 ml ½ % intraarteriell, evtl. auch Alkaloide.

Ist der Befund jedoch progredient und kommt es seitens der Anaerobier zu einer Toxinüberschwemmung des Organismus, so werden zunächst die Nekrosen mit Dakinlösung abgelöst oder mit proteolytischen Fermenten abgedaut oder sparsam abgetragen. Bei Progredienz und septischem Bild läßt sich die Amputation nicht umgehen.

Trockener Brand (Mumifikation)

- Autolyse ohne Bakterieninvasion mit Eintrocknung des Gewebes.

Hierbei wird der befallene Bereich mit Antibiotikapuder (Nebacetin) trocken gehalten und der Prozeß zur Abstoßung (Demarkation) gebracht.

Akute Arterienverschlüsse

Arterielle Thrombembolie

- Akute Lichtungsverlegung durch abgeschwemmte Thromben.

a) aus der Peripherie durch offenes Foramen ovale

b) aus linkem Herzohr, Vorhof, Kammer oder Aorta.

Embolusstreuherde sind das linke Herz (Klappenfehler, Endokarditis, Koronarsklerose), die Aorta (Aortenaneurysmen, Aortensklerose) und bei offenem Foramen ovale das Venensystem (gekreuzte oder „paradoxe Embolie"). Häufigster Sitz der Embolie: A. femoralis in ca. 45 %, A. iliaca und poplitea in 15 %. Aortenbifurkation. Armarterien, Unterschenkelarterien, Gehirn- und Eingeweidearterien sind relativ selten der Ort des Stops.

Symptome

In 75 % Beginn mit hochgradigen Schmerzen der Gliedmaßen infolge Anoxie und Ischämie, ferner Blässe, Kältegefühl, Gefühlsstörungen, Parese und Pulsverlust.

Die *Diagnose* ergibt sich aus der Anamnese und dem klinischen Untersuchungsbefund (periphere Ischämie, fehlende Pulse). Die Arteriographie ist nur bei unsicherer Emboliediagnose erforderlich.

Differentialdiagnose: Akutes Wirbelsäulensyndrom, Gefäßspasmus, akute arterielle Thrombose.

Behandlung: Die Sofortmaßnahmen bestehen in der Herztherapie, Schmerzausschaltung, Tieflagerung und Polsterung des Beines und wenn möglich Heparingaben zur Vermeidung von Appositionsthromben.

Die kausale Behandlungsmaßnahme bei Verschluß großer Arterien und kompletter Ischämie ist die Embolektomie. Der Eingriff erfolgt in Lokalanästhesie und zwar in Form der indirekten Fernembolektomie. A. femoralis bzw. brachialis werden zwischen 2 Klemmen in der leicht zugänglichen Leistenregion oder am Oberarm eröffnet und der Embolus von proximal oder distal her mit dem aufblasbaren Fogarty-Katheter oder den Ringsonden entfernt.

Postoperativ ist zur Vermeidung weiterer Embolien eine Behandlung des Embolie-Streuherdes (meist des Herzens) und eine Antikoagulantienbehandlung erforderlich.

Eine *konservative Therapie* ist bei kleinen peripheren Embolien und inoperablen Patienten indiziert. Sie besteht in kardialer Therapie, Streptokinase oder Antikoagulantienbehandlung und Stimulieren des Kollateralkreislaufes durch gefäßerweiternde Mittel, Synkardonmassage und Gehtraining.

Akute arterielle Thrombose

- Akuter Arterienverschluß als Folge lokaler Thrombosierung.

Prädisponierend hierfür ist der primäre Endothelschaden, meist die Arteriosklerosis obliterans.

Die *Symptome* sind meistens weniger dramatisch als bei der arteriellen Embolie, da sich die Apposition und damit der totale Verschluß über einen längeren Zeitraum entwickeln.

Behandlung: Sie ist abhängig vom Ischämiegrad. Bei kompletter Ischämie oder Befall einer lebenswichtigen Arterie ist die operative Behandlung meist in Form der Endarteriektomie die Methode der Wahl. Anschließend Antikoagulantien-Dauerbehandlung. In allen übrigen Fällen primär konservative Behandlung mit Streptokinase und Antikoagulantien (s. S. 106).

Tabelle 18.4 **Hypertonie**

Form	Häufigkeit	Behandlung
Essentiell	70–80 %	Medikamentös
Renal	10–20 %	Symptomatisch
Renovaskulär	3– 8 %	Kausal – operativ
Hormonell	3– 5 %	Kausal – operativ
Kardiovaskulär	3– 5 %	Kausal – operativ

Nierenarterienstenose

Ätiologie: Arteriosklerose, fibromuskuläre Hyperplasie, Aneurysma, angeborene Gefäßhypoplasie, Kompression oder Abknickung der Nierenarterien.

Pathophysiologisch liegt dem renovaskulären Hochdruck der ischämisch bedingte Renin-Hypertensin-Mechanismus zugrunde, der durch die verminderte renale Hämodynamik stimuliert wird.

Die *Symptomatologie* ist die jeder arteriellen Hypertonie. Hinweise auf einen renovaskulären Hochdruck sind jugendliches Alter, plötzliches Auftreten des Hochdrucks, dem Hochdruck vorausgehende Flanken- und Abdominalschmerzen.

Befunde: Stenosegeräusche im Verlauf der Nierenarterien (30 bis 50 %), im i. v.-Pyelogramm verkleinerte Niere und verspätete Kontrastmittelausscheidung. Radioisotopennephrogramm und seitengetrennte Nierenfunktionsuntersuchungen lassen eine Minderdurchblutung erkennen. Endgültige Diagnose mit Übersichtsaortographie oder selektiver Nierenarteriographie.

Therapie: Ziel ist die Wiederherstellung normaler Strömungsverhältnisse durch

a) Endarteriektomie mit Erweiterungs-Patch,
b) Resektion der Stenose und Neuimplantation der Nierenarterie in die Aorta,
c) Resektion mit Venen- oder Tefloninterponat und
d) der aortorenale Bypass.

Verschlußprozesse der Eingeweideschlagadern (s. S. 381)

Verschlüsse der supraaortischen Äste

Ätiologie: Arteriosklerose, Aortenbogenaneurysmen, Traumen, Kompression von außen, Gefäßanomalien.

Lokalisation: Am häufigsten Karotisbifurkation, seltener A. carotis communis, Truncus brachiocephalicus und A. subclavia.

Karotisinsuffizienz

Sie wird durch Stenosen der A. carotis communis, der Karotisbifurkation oder des Truncus brachiocephalicus hervorgerufen und führt zu einer Minderdurchblutung im Stromgebiet der A. carotis interna. *Symptome:* Passagere Durchblutungsstörungen führen zu kurzfristigen halbseitigen Lähmungserscheinungen, Aphasien, Gehstörungen und Absencen, der Totalverschluß zum Vollbild des apoplektischen Insultes.

Klinisch findet man neben neurologischen Ausfallerscheinungen abgeschwächte oder fehlende Pulsationen der A. carotis communis. Stenosegeräusche sind bei 65 % auskultierbar. Die endgültige *Diagnose* wird durch die Arcus-Aortographie via A. femoralis gestellt.

Vertebralis-Basilarisinsuffizienz

(Subclavian-Steal- oder Anzapfsyndrom)

- Stenosen oder Verschlüsse der A. vertebralis und der A. subclavia, die zu einer Minderdurchblutung im basilären Stromgebiet führen. Während bei Vertebralisstenosen lediglich die Blutzufuhr zum Gehirn gedrosselt ist, kommt es bei Subklaviastenosen zu einer Stromumkehr im vertebrobasilären Gefäßbereich.

Dabei dient der Blutstrom aus der offenen kontralateralen A. subclavia über die A. vertebralis via A. basilaris und retrograd über die A. vertebralis der Verschlußseite zur Kollateralversorgung des Armes dieser Seite (Abb. 18.7).

Symptome: Passagere Durchblutungsstörungen im basilären Stromgebiet führen im Gegensatz zur Karotisinsuffizienz zu bilateraler oder alternierender Symptomatik. Diese besteht in Benommenheit, Schwindel, Paresen, Augenmuskellähmungen, Sprach- und Schluckstörungen. Typisch sind ferner rezidivierende Nackenschmerzen. Bei einem Subclavian-Steal-Syndrom besteht gleichzeitig eine Durchblutungsinsuffizienz des betroffenen Armes. Charakteristisch für das Subclavian-Steal-Syndrom ist, daß die zerebralen Beschwerden plötzlich auftreten oder sich verschlimmern, wenn der Arm der Verschlußseite betätigt wird.

Befunde: Unterschiedliche Pulsqualität und Blutdruckwerte an beiden Armen, Stenosegeräusche in der Fossa subclavicularis und entlang der A. subclavia. Sicherung der Diagnose durch Arcus-Aortographie mit Nachweis des Steal-Effektes durch Darstellung der Arteria subclavia retrograd über die Vertebralarterie.

Das **Takayashu-Syndrom** stellt eine besondere Form der Aortenbogenverschlußprozesse dar. Es entsteht meist auf dem Boden einer Lues und betrifft alle Aortenbogengänge. Seine Symptome sind: Temperaturen, beschleunigte Blutkörperchensenkung, Leukozytose, Albuminvermehrung und Herzsensationen, ferner Claudicatio der Arme, fehlende oder abgeschwächte Karotis- oder Axillarispulse,

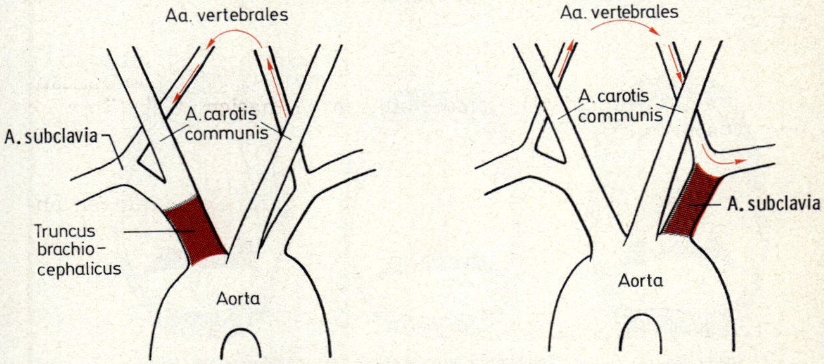

Abb. 18.7 **Subklavia-Anzapfsyndrom (Steal-Syndrom).** Linkes Bild: Truncusbrachiocephalicus-Verschluß; rechtes Bild: Arteria-subclavia-Verschluß.

Blutdruckdifferenz der Arme und ein subklavikuläres Stenosegeräusch.

Die *Therapie* der supraaortischen Verschlußprozesse besteht in der operativen Wiederherstellung der Strombahn. Dies kann durch Endarteriektomie mit Erweiterungs-Patch, Resektion und Interponat oder Bypass erfolgen. Die Operation ist allerdings nur angezeigt, solange die Symptome noch intermittierend und flüchtig sind oder gute Rückbildungstendenz zeigen.

19. Kopf

Mißbildungen

Gesichtsmißbildungen

Kiefer- und Gaumenspalten

An Gesichtsmißbildungen kennen wir hauptsächlich die *Gesichtsspalten* wie **Kiefer- und Gaumenspalten.** Sie beruhen auf Gen-, Anoxie- und Infektschäden in der Fetalzeit.

Rezessiv erblich ist die Hasenscharte, dominant erblich die Gaumenspalte. Die Frequenz dieser Mißbildungen liegt bei 1 : 1000 Geburten. In 8–12 % kommt die Spaltenbildung als kombinierte Mißbildung vor.

Die Schweregrade der Lippen- und Kieferspalten (Abb. 19.1) sind:
– die Lippenkerbe,
– die Lippenspalte,

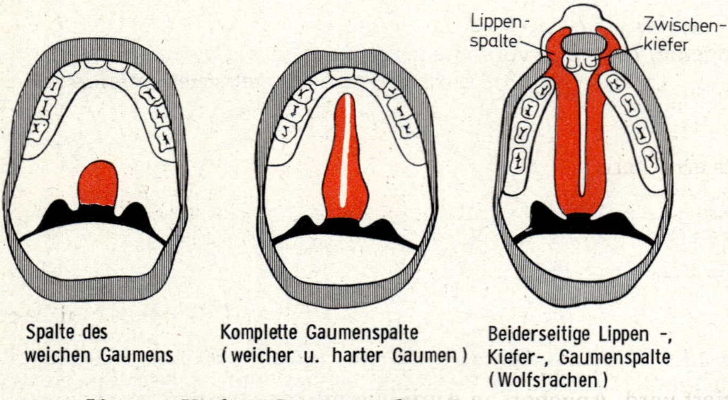

Abb. 19.1 **Lippen-, Kiefer-, Gaumenspalten**

– die Lippen-Kieferspalte (sie kann ein- und doppelseitig vorkommen) und
– die Lippen-Kiefer-Gaumenspalte, auch als Wolfsrachen bezeichnet.

Selten ist die Gaumenspalte allein anzutreffen. Bei doppelseitigen Lippen-Kiefer-Gaumenspalten besteht ein prominenter Zwischenkiefer.

Die *Behandlung* der Spalten kann nur operativ sein. Der optimale Operationszeitpunkt ist bei der Lippenspalte der 3.–5. Lebensmonat, bei der Gaumenspalte das 4.–6. Lebensjahr – manche Chirurgen bevorzugen das 2. Lebensjahr. Der späte Verschluß erzielt eine normale Kiefer-, der frühe Verschluß eine relativ normale Sprachentwicklung.

Das *Operationsverfahren bei Lippenspalten* beruht auf der trigonometrischen Rekonstruktion des Lippenweiß, indem aus der Höhe die Breite gewonnen wird (Operation nach Le Mésurier). Doppelseitige Spalten kann man ein- und zweizeitig verschließen.

Die *Operationsverfahren der Gaumenspalten* beruhen auf dem Prinzip, im harten Gaumen oral und nasal bilateral gestielte Schleimhautperiostlappen zu bilden und im weichen Gaumen jeweils die nasale und orale Schleimhaut sowie den Muskel zu mobilisieren. Der Verschluß geschieht dann in folgender Reihenfolge: Zuerst nasaler Periostschleimhautlappen – dann oraler Schleimhautperiostlappen – dann der Gaumensegelmuskel – und dann die Gaumensegel- und Mundschleimhautnaht. Das Sprachergebnis hängt ab von der Schlußfähigkeit des Gaumensegels gegen die hintere Pharynxwand.

Seltenere Mißbildungen

Die **quere Wangenspalte** zieht vom Mundwinkel zum Ohr; die **schräge Gesichtsspalte** zieht durch die laterale Ober- und Unterlippe. Die **Progenie,** d. h. der vorstehende Unterkiefer, die auf einer Makrogenie beruht, führt zu Bißanomalie und kosmetischer Entstellung. Weiterhin kennen wir die **Mikrogenie,** das Vogelkinn, das die plastische Korrekturoperation mit Vorverlagerung des osteotomierten Unterkiefers erfordert.

Eine seltene Mißbildung ist die **Hemiatrophia faciei.** Sie stellt eine einseitige Wachstums- und Entwicklungshemmung des Gesichtes dar. Eine Behandlung ist nicht möglich.

Im Bereich des *Ohres* kennen wir die **Ohrverkrüppelung** mit Aplasie des Gehörganges. Die Behandlung besteht in einer Kunststoffplastik. Ferner kennen wir das **Hasenohr,** das mit einer Knorpelplastik korrigiert wird. Angeborene **Aurikularanhänge** werden abgetragen.

Zungenmißbildungen

Hier begegnen uns seltener die **Makroglossie,** die **Mikroglossie** und die **Spaltzunge.** Häufiger ist das **Ankyloglosson,** die Fixation der Zunge durch das Zungenbändchen. Mit der frühzeitigen operativen Lösung der Zunge und Durchtrennung des Bändchens wird die Zunge wieder beweglich.

Kosmetische Gesichtschirurgie

Sie besteht u. a. in der *plastischen Veränderung entstellender Narben* oder unförmiger Nasen und Ohren. Sie ist angezeigt bei angeborenen Mißbildungen, extremen Nasenformen oder unfallbedingten Entstellungen.

Die *Ohrplastik* ist insbesondere angezeigt bei abstehenden und deformierten Ohren. Weitere typische Operationen sind der *Gesichtslift* (die Gesichtsfaltenraffung) und die Behandlung des *Schüsselgesichts* (eingesunkener Oberkiefer und Nasenansatz). Hierbei ist die Knorpelplastik des Oberkiefers angezeigt. Besondere Probleme werfen großflächige Verbrennungsnarben auf, die eine Aufgabe der plastischen Chirurgie sind.

Gesichtsverletzungen

Weichteilverletzungen

Allgemeine Leitsätze

Abgetrennte Ohr- und Nasenanteile haben eine gute Heilungs- und Anheilungschance. Da es bei schulmäßig ausgeführter Wundversorgung zu kosmetischen Defekten kommen kann, ist der Verzicht auf Exzision zulässig. Bei blutenden Gesichts- und Mundhöhlenwunden, bei perforierenden Verletzungen besteht die Gefahr der Blutaspiration. Immer herrscht bei der schweren Verletzung der Kopf-Halsregion ein hochgradiger Schockzustand.

Skalpierung

- Dekollement der Kopfschwarte.

Der dabei auftretende hochgradige Blutverlust erfordert sofortigen Blutersatz und Schockbekämpfung. Wenn der Lappen noch gestielt ist, kann er retransplantiert werden, anderenfalls ist eine THIERSCH- besser eine Halblappenplastik vorzuziehen.

Bißverletzungen

Besonders betroffen ist die Oberlippen- und Nasenpartie. Bei ihrer Versorgung ist die sparsamste Exzision angezeigt. Die Wunde wird nur mit lockeren Situationsnähten adaptiert. Danach Tetanusprophylaxe mit Toxoid und Hyperimmunglobulin und zur Verhütung von Sekundärinfektionen Antibiotika (tgl. 1 Mega Penicillin oder 2 g Chloramphenicol).

Zungenverletzung

Sie beruht meist auf einem Bißtrauma (Epileptiker) oder schweren exogenen Gesichtstraumen; die Blutung ist erheblich. *Behandlung:* durchgreifende Catgutnähte ohne Exzision der Wundränder.

Schmutztätowierung

- Intrakutane Einsprengung von Schmutzpartikeln insbesondere bei oberflächlichen Schürfwunden.

Sie erfordert das unverzügliche Auskratzen jedes Schmutzpartikels unter Lupenkontrolle. Das geschieht mit quergestelltem Skalpell, harter Bürste oder sterilisiertem Sandpapier. In späteren Stadien ist die Entfernung nur schwer möglich.

Speichelgangsdurchtrennung

Die Versorung erfordert besondere operative Kenntnisse. Der Gang wird über einem Polyäthylenschlauch anastomosiert. Gelingt dies nicht, so wird der orale Speichelgangstumpf in die Mundschleimhaut eingenäht, da anderenfalls eine äußere Speichelfistel entsteht.

Fazialisverletzung

Zerreißung oder Überdehnung des N. facialis infolge Wangen- oder Kieferwinkelverletzung. Die operative Wundversorgung ist vom lokalen Befund abhängig. Eine primäre Nervennaht ist nicht erforderlich. Die Aufpfropfung des distalen Anteiles auf den N. hypoglossus sollte jedoch versucht werden.

Hämatom der Ohrmuschel (Othämatom)

Es findet sich nahezu immer im Anthelix und wird mit Hirudoid-Alkohol-Salbenverband, Bettruhe, Punktion und Antibiotika behandelt.

Abrisse von Haut- und Knorpelpartien

an Ohr und Nase erfordern die sofortige Anfrischung der Wundränder und Wundnaht. Auch kleinere total abgetrennte Partien heilen in 80 % der Fälle wieder an.

Brüche und Verrenkungen des Gesichtsschädels

Oberkieferbrüche

können in 3 typische Bruchlinien verlaufen: Le Fort I–III (Abb. 19.2). Der Entstehungsmechanismus basiert auf direkter Gewalteinwirkung. Die Reposition erfolgt digital unter Röntgenkontrolle, die Fixation mit Zahnschienung. Wichtig ist die Wiederherstellung der Kaufläche.

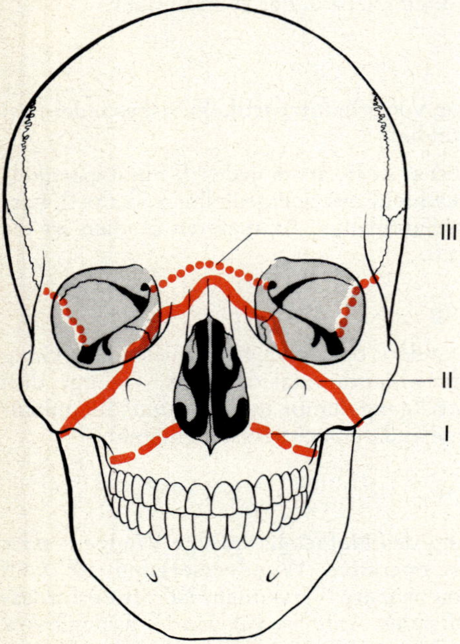

Abb. 19.2 **Oberkieferbruch.**
Einteilung nach Le Fort.

Le Fort I

Bruchlinie durch Nasen- und Kieferhöhlenboden mit Querabbruch des Alveolarfortsatzes

Le Fort II

Bruchlinie zieht durch Oberkiefer, Kiefer-Jochbeinfortsatz, Kiefer- und Nasenhöhle, Nasen- und Tränenbein sowie Orbita mit Abbruch von Oberkiefer und Mittelgesicht

Le Fort III

In Augenhöhe verlaufender Querbruch des oberen Gesichtsschädels: Stirn- und Nasenhöhle, Schädel- und Orbitabasis, seitl. Orbitawand und Jochbogen.

Unterkieferbrüche

haben einen typischen Bruchlinienverlauf. Die *Symptome* der Kieferbrüche sind: Bluterguß, Deformierung, Functio laesa, behinderte Öffnung und Schließbewegung des Mundes, Sprachstörung, Atembehinderung, lokaler Schmerz. *Komplikationen* sind Mitverletzungen der Nebenhöhle, der Nase und der Orbita. Die *Diagnose* erfordert die klinische Prüfung der Bißfunktion, die Untersuchung des Zahnstandes und die Röntgenaufnahme in 2 Ebenen. Die *Behandlung* besteht in Frühreposition und Fixation des Unterkiefers gegen den Oberkiefer mit Notverband. Die endgültige zahnärztliche Versorgung besteht in Ruhigstellung für 3 Wochen durch Draht-Kunststoffschiene nach

SCHUCHARDT und fester Fixierung des Unterkiefers mit dem Oberkiefer durch intermaxilläre Drahtligaturen. Dann funktionelle Behandlung mit SCHUCHARDT-Schiene und Gummizügeln.

Bei jeder komplizierten Fraktur – gleichgültig ob innen, zur Mundhöhle oder nach außen offen – ist die Wundversorgung erforderlich.

Bei Kommunikation der Bruchlinie mit den Nasennebenhöhlen muß der Bruch besonders frühzeitig geschient und antibiotisch behandelt werden (tgl. 1 Mega Penicillin oder 2 g Chloramphenicol).

Luxation des Unterkiefers

Die Luxation *nach vorne* entsteht bei übermäßiger Mundöffnung. Der Kiefer verhakt unter Spannung des M. temporalis. Bei *einseitiger* Luxation entsteht ein schiefes Gesicht. Meistens ist sie die Folge einer Ohrfeige. Bei der *doppelseitigen* Luxation steht der Mund weit offen mit Kiefersperre. Zur Reposition werden beide Daumen des Repositeurs auf die Zahnreihen des horizontalen Unterkiefers gelegt, dieser dann zuerst nach caudal gedrückt und in dorsaler Richtung freigegeben. Die habituelle Luxation ist selten.

Die Luxation *nach dorsal* kommt kaum vor. Sie führt zu fest geschlossenem Mund (Kieferklemme). Die Behandlung ist im Prinzip die gleiche wie bei der vorderen Luxation.

Nasenbeinbruch

Er ist Folge von Sturz, Schlag oder Prellung. Meist sind Siebbein, Tränenbein oder Oberkiefer mitgebrochen.

Die *Symptome* sind: Nasenbluten, Schwellung (Hämatom), traumatische Sattelnase oder Seitenkrümmung des Nasenrückens. Bei digitaler Betastung spürt man die Krepitation. Die Röntgenaufnahme ist wenig ergiebig. Die Spezialaufnahme auf einem Zahnfilm ist angezeigt. Die dislozierte Fraktur wird in Kurzanästhesie mit Pinzettenrücken oder geschlossener stumpfer Schere oder Kornzange, die als innere Schiene in das Nasenloch eingeführt werden, reponiert. Damit lassen sich die Fragmente anheben. Der Daumen der anderen Hand dirigiert die Reposition von außen. Zur Fixation ist die nasale feste Tamponade für 24 Stunden unter Antibiotikaschutz (1 Mega Penicillin) erforderlich. Der komplizierte Nasenbruch verlangt zunächst die Wundversorgung. Eingesprengtes Schmutzpigment muß sofort entfernt werden.

Jochbeinbruch

Entstehung durch Stoß, Schlag und Sturz. Meistens brechen die Jochbeinfortsätze des Schläfenbeins, des Oberkiefers und des Stirnbeins. Die *Symptome* sind: Stufenbildung im unteren Orbitarand, die Abflachung der Wange in Seitenansicht, Doppelbildsehen, ein ausgedehntes Hämatom und der Trigeminusschmerz. Die Diagnose wird mit dem Röntgenbild gestellt. *Komplikationen* sind beim Bruch des Stirnbeinfortsatzes die Schädelbasisfraktur und beim Bruch des Oberkieferfortsatzes die Kompression des zweiten Trigeminusastes. *Behandlung:* In Lokalanästhesie werden die dislozierten Knochen mit dem Wundhaken angehoben oder mit Daumendruck von der Mundhöhle aus heraufgeschoben.

Frühkomplikationen sind der von Mund oder Nasennebenhöhlen ausgehende Infekt, die Thrombose und die Meningitis, deshalb hochdosierter Antibiotikaschutz. Als Spätkomplikationen fürchten wir die Trigeminusneuralgie und das Doppelbildsehen. Sie erfordern die Korrektur.

Spätfolgen nach Gesichts- und Kopfverletzungen

Das verbliebene **Schmutzpigment** (vgl. S. 207) und die **Keloidbildung** (hypertrophe Narbe). Letztere beruht auf einer individuellen Disposition des Bindegewebes und wird exzidiert, atraumatisch genäht und anschließend mit Kortisonsalbenverband abgedeckt. Nach Abheilung sofortige Röntgenbestrahlung. **Verbrennungsnarben** des Gesichts führen insbesondere am Auge und am Mund-Nasenwinkel zum **Ektropion,** d. h. zur hochgradigen Verziehung von Lidern oder Mundwinkel. *Behandlung:* Narbenexzision und plastische Deckung mit freiem oder gestieltem Hautlappen. Die **Speicheldrüsenfistel** macht entweder die Exstirpation der gesamten Drüse, die Anastomose, die Neueinpflanzung des Ganges oder die Röntgenverödung der Drüse erforderlich. Für die posttraumatische **Fazialisläsion** gibt es mehrere plastische Behandlungsverfahren:

1. die Naht der Stümpfe,
2. die Aufpfropfung auf die Nn. XI und XII und
3. die Muskelplastik mit Verwendung des M. temporalis.

Entzündungen im Gesichtsbereich

Gesichtsabszeß und -phlegmone (Staphylokokken, Streptokokken)

Sie werden nach ihrer Lokalisation unterschieden.

Wangenphlegmone

- Von infizierten Zahnwurzelherden, Furunkeln oder infizierten Rhagaden ausgehende, rasch fortschreitende Infektion der Wange, kompliziert und gefährdet durch die Aszension des Infektes entlang der V. angularis mit Übergreifen auf den Sinus cavernosus (septische Thrombose).

Die *Behandlung* besteht in Ruhigstellung, feuchtem Verband, Antibiotika, Herdbereinigung, extraoraler Eröffnung.

Kopfschwartenphlegmone

- Zwischen Galea aponeurotica und Periost fortschreitende Eiterung, die wegen der Behaarung oft erst spät erkannt wird.

Sie geht aus von Furunkeln, Osteomyelitis, Trauma und Erysipel und macht hohes septisches Fieber, Kopfschmerz und Gesichtsödem. Zu einer Fluktuation kommt es nie!

Behandlung: Breite, über den ganzen Entzündungsherd reichende Spaltung mit Gegen- oder Kreuzinzision, Prüfung des Knochens auf Periostdefekt, lokale und allgemeine Gaben von Antibiotika (1 Mega Penicillin oder 2 g Tetracyclin tgl.), Bettruhe.

Temporal- und Orbitalphlegmone

- Aus der Fossa infratemporalis zur Fossa temporalis und Fossa pterygo-palatina entlang dem Plexus pterygoides venosus und zur Orbita sowie dem Schädelinnern aufsteigender Infekt.

Er entsteht auf dem Boden einer Lymphadenitis, insbesondere bei Ohrinfekt, Furunkeln und Karbunkeln sowie Oberkieferzahninfekten. Die Phlegmone kann zur Schädelosteomyelitis führen. Die *Symptome* sind Kopfschmerz, Fieber und Kieferklemme, Schläfenödem und (wegen der submuskulären Lage) die brettharte Schwellung.

Die Temporalphlegmone erfordert die frühzeitige Inzision durch den M. temporalis hinter dem Jochbogen mit Drainage und Antibiotikagaben (s. o.).

Mundbodenphlegmone (Angina Ludovici)

- Infekt der Submandibular- und Submentalloge, der sich in die Tonsillen- und Wangenregion sowie in den Zungengrund ausdehnen kann.

Er hat seinen Ursprung in Zahn-, Lymphknoten- und Speicheldrüseninfekten und löst eine bedingte Kieferklemme, Schmerzen beim Sprechen, Trinken und Essen sowie eine Behinderung der Zungenbewegung aus. Erkennbar ist die Phlegmone von außen am bretthartem Mundboden, von innen an der vorgewölbten Schleimhaut, ferner an den septischen Temperaturen und der Atembehinderung. Ihre Komplikationen sind das Larynxödem, die Sepsis und die fortgeleitete Mediastinitis.

Behandlung: Die Inzision wird unter Antibiotikaschutz (Penicillin 1 Mega tgl.) von außen entlang der Muskelfaserrichtung vorgenommen. Man darf nie auf einen Fluktuationsbefund warten! Ferner darf man niemals von außen in die Mundhöhle durchinzidieren!

Differentialdiagnostisch ist an eine Sialoadenitis submaxillaris zu denken.

Noma (Wasserkrebs) s. S. 213

Gesichtserysipel s. S. 34

Furunkel s. S. 32

Actinomyces-Phlegmone (s. S. 38) (WOLFF-ISRAEL) entsteht durch den Strahlenpilzinfekt. Infektionsquellen sind Zahnstümpfe und Zahnwurzelreste. Erreger sind auf Aktinomyzeten aufgepfropfte Satelliteninfekte, die zur Pathogenitätssteigerung des Actinomyces WOLFF-ISRAEL führen. Dieser verursacht dann sukzessive einschmelzende, intrakutane, livide Infiltrate. Bei der Monoinfektion sind die Lymphknoten primär unauffällig, erst bei Mischinfektion schwellen sie mit an. Aus den Fistelausbrüchen entleeren sich hirsekorngroße gelbgrüne Eiterkörperchen, die sog. Actinomycesdrusen. Die Diagnose ist mit dem mikroskopischen Drusennachweis zu stellen.

Schädeldachosteomyelitis

Sie ist dank der allgemein geübten Wundversorgung seltener geworden. Die Mehrzahl der Schädelosteomyelitiden entsteht fortgeleitet. Mit Antibiotikabehandlung und sparsamer Sequesterentfernung heilt der Prozeß folgenlos aus.

Kieferosteomyelitis

- Sie basiert auf einem fortgeleiteten dentogenen Infekt, einer Periodontitis (vor allem beim Kind) oder einem Furunkel, seltener auf einem hämatogenen metastatischen Infekt.

Die dentogene Osteomyelitis erfordert die Zahnextraktion. Mit Antibiotika heilen nahezu alle Formen aus.

Die *hämatogene* Form der Osteomyelitis verläuft wesentlich fulminanter als die vom Zahninfekt fortgeleitete Entzündung. Hierbei erfolgt die Sequesterbildung rasch. Die Frühbehandlung besteht – besonders im Kindesalter – in der Punktionsentleerung der Abszeßhöhle und Instillation von Antibiotika. Bei Erkennung in späteren Stadien ist die Inzisionsbehandlung unumgänglich.

Empyem des Kiefergelenkes

- Eitrige Entzündung des Kiefergelenkes, ausgehend von Entzündungen der Nachbarschaft (Zahnherde, Furunkel, Osteomyelitis) seltener von Fernherden, die hämatogen streuen.

Nur die frühzeitige antibiotische Behandlung verhütet die Ankylose.

Parulis

- Abszess unter dem Zahnfleisch, erstes klinisches Manifestationsstadium eines dentogenen Infektes.

Daraus entwickelt sich eine innere oder äußere Zahnfistel, die erst nach Zahnsanierung ausheilt.

Schleimhautentzündungen

Glossitis. Die *Zungenentzündung* erfordert nur selten eine chirurgische Behandlung. Als Ursachen kommen Infekte nach Operationen – insbesondere bei kachektischen Patienten – vor allem bei trockenem Mund oder nach langzeitiger Sondenbehandlung in Frage. Nicht selten beruht die Entzündung auf einer Perniziosa oder einem Soorinfekt (Candida albicans). Letzterer wird mit Gentianaviolett (1 %ige Lösung) oder Moronal 3 × tgl. 1 Dragée behandelt.

Cheilitis. Infizierte Mundwinkelrhagaden (Diabetes, Urämie, B_2-Avitaminose) erfordern neben der Behandlung des Grundleidens antiphlogistische Maßnahmen.

Gingivitis. Sie tritt bei Intoxikationen, C-Avitaminosen und als Parodontose bei allgemeinen Mangelerscheinungen auf. Ihre Behandlung ist kausal.

Angina Plaut-Vincent (Stomatitis gangraenosa). Sie stellt eine besondere Form des Mundschleimhautinfektes (Tonsillenbeteiligung) mit Fusobakterium fusiforme und Spirillen dar und läßt sich mit 2 g Tetracyclin und 2 g Streptomycin, über 5 Tage gegeben, ausheilen.

Noma oder Wasserkrebs. Diese in unseren Breiten sehr seltene, maligne fortschreitende Wangenschleimhautphlegmone führt zu gangränösem Zerfall aller betroffenen Partien. Ursache ist ein Streptokokkeninfekt. Allein mit dem Ausräumen der Nekrose, hochdosierten Antibiotikagaben und Vitamin C- und B-Komplex ist der Prozeß zu beherrschen.

Ulzerierende Mundinfekte verlangen besondere Beachtung, weil sich hinter ihnen ein Krebs verbergen kann, denn *differentialdiagnostisch* ist bei allen Geschwüren, Entzündungen und Knoten des Mundbereichs an ein Ulcus carcinomatosum zu denken. Oberster Grundsatz: *Jedes Ulkus muß biopsiert werden.*

Zungentuberkulose. Schmerzhafte unterminierte Geschwüre mit torpiden Entzündungserscheinungen. Die Farbe der Geschwürsränder ist livide. Im Geschwürsbereich befinden sich kleine Knötchen, die meist auch die Vorstufe des Geschwürs selbst sind. Lokalisationen sind sowohl die Zungenspitze als auch die seitlichen Ränder. Die Behandlung ist konservativ mit Tuberkulostatika (s. S. 385).

Zungenlues. Ein meist an der Zungenspitze lokalisiertes indolentes, hartes Geschwür mit bräunlichem Grund (KBR +).
Behandlung: Grundleiden mit Antibiotika.

Dekubitalulkus. Chronische Irritation der Zunge durch einen kariösen, abgebrochenen scharfkantigen Zahn führt zum schmerzhaften Geschwür. Nach Zahnversorgung oder -entfernung heilt – wenn die Diagnose zutrifft – das Geschwür sofort aus.

Ulzera als Ausdruck einer Systemkrankheit finden sich im Rahmen einer *Leukämie* oder einer *Agranulozytose.* Ihre Diagnose ist durch Differentialblutbild und Knochenmarkspunktion zu stellen.

Gutartige Tumoren und Zysten im Kopf und Mundbereich

Kieferzysten

Radikuläre Zyste

- Chronischer periapikaler Entzündungsherd mit Epithelauskleidung.

Er macht Herdsymptome wie Rheuma, Blutkörperchensenkungs-Beschleunigung und Fieber und erfordert deshalb die operative Ausschälung.

Follikelzyste

- Zystische Degeneration aus retinierten Zahnanlagen, besonders der Weisheitszähne.

Erkennbar ist sie an der schmerzlosen Auftreibung beim Jugendlichen bis zum 3. Dezennium. Die allmähliche Größenzunahme mit Knochenerosion ist ebenso charakteristisch wie die Imprimierbarkeit der dünnen Zystenwand. Die Ausschälung kleiner Zysten macht keine größeren Schwierigkeiten.

Lippenzysten

- Retentionszysten in den fetalen Spaltbereichen der Unterlippe symmetrisch angeordnet.

Sie werden bereits im Kindesalter exzidiert.

Geschwülste der Kiefer-Mund-Region

Odontom

- Geschwulst der Zahnkeimanlage (Hamartie), die als solider, schmerzloser Tumor des Unterkiefers meist im 6. Dezennium auftritt.

Auf dem Röntgenbild sieht man im Tumor mehrere Zähne. Mit der Enukleation heilt der Befund aus.

Adamantinom

- Gutartiger, schmerzloser, ektodermaler Tumor der Schmelzleiste am Unterkieferwinkel.

Er tritt beim 20–40jährigen Patienten auf, ist polyzystisch, dünnwandig und eindrückbar und neigt zur Spontaninfektion. Nach Ausräumung wird die Höhle mit Knochenchips angefüllt.

Weitere gutartige Kiefergeschwülste sind Lipome, Hämangiome und Fibrome.

Gutartige Schleimhauttumoren der Mundhöhle

Als solche kennen wir die *Dermoidzysten* des Mundbodens, sie werden enukleiert, ferner die *Lymphangiome, Hämangiome* und *Fibrome* der Zunge, der Lippe und der Wangenschleimhaut. Auch sie lassen sich operativ leicht entfernen. Das häufige *Kavernom* der Lippen- und Mundschleimhaut sowie der Zunge wird verödet. Die *Retentionszysten* der Lippendrüsen sind symmetrisch angelegt und lassen sich leicht ausschälen.

Zungenstruma

- Dystope Schilddrüsenanlage im Zungengrund.

Sie imponiert hier als Pseudotumor. Um sie nicht als einzig vorhandenes Strumagewebe irrtümlich zu entfernen, ist die vorausgehende szintigraphische Abklärung erforderlich.

Epulis

- Chronisch-entzündliche reaktive Riesenzellgeschwulst des Zahnfleisches, die vom Periodontium und Periost der Alveolarfortsätze ausgeht.

Da sie mit konservativen Maßnahmen nicht zur Ausheilung zu bringen ist, wird sie exzidiert.

Gutartige Lippentumoren

Hyperkeratose

- Hyperplasie des Stratum corneum.

Sie sitzt meist wie das Karzinom an der Unterlippe. Disponiert sind Menschen, die der Sonnenbestrahlung besonders ausgesetzt sind. Jeder Befund dieser Art erfordert die Entfernung mit bioptischer Klärung. Sie ist gleichzeitig Karzinomprophylaxe. Die oberflächliche Hyperkeratose wird mit Salizylsäure gelöst. Bei tiefergreifenden Befunden ist die Exzision erforderlich. Immer wird dabei der Befund in ganzer Ausdehnung entfernt. Die Defektdeckung wird durch Zusammenziehung des mobilisierten Lippenrotes erreicht.

Gutartige Tumoren des Schädels

sind Chondrome, Osteochondrome, Osteome und Riesenzellgeschwülste. Eine nicht sicher als Geschwulst aufzufassende Knochenproliferation ist der Morbus Paget, der die Facies leontina macht, ferner die Speicherkrankheiten (s. S. 153).

Maligne Tumoren des Kopf-, Mund-, Kiefer-, Gaumenbereiches

Schädelknochenmalignome sind häufig Plasmozytome, seltener Riesenzelltumoren und Ewing-Sarkome.

Maligne Schleimhauttumoren

Hier kennen wir die *Karzinome* der Zunge, des Gaumens und der Wange.

Zungenkrebs

- Meist verhornendes Plattenepithelkarzinom, das entweder mit Knotenbildung, die erst spät geschwürig zerfällt, oder mit einem primären Ulkus beginnt.

Typisch ist der erhabene derbe Rand. Die Vorgeschichte ergibt meist eine Leukoplakie mit allmählich auftretenden Geschwürsaufbrüchen. Bisweilen gehen aber auch eine Tbc und eine Lues voraus. Histologisch ist der Zungenkrebs ein Plattenepithel- oder ein Stachelzellkrebs. Er neigt sehr früh zur Ausbreitung, entweder direkt oder indirekt über die hier reichlich vorhandenen Lymphbahnen in die iso- und kontralateralen Kiefer- und Halsdrüsen (Abb. 20.1, S. 226). Das Karzinom kann überall im Bereich der Zunge sitzen, bevorzugt jedoch Zungenspitze und Rand (58 %), seltener den Zungengrund (21 %), Unterseite und zentralen Zungenkörper (6 %). Die *Symptome* des Zungenkarzinoms sind: Schmerz, Knoten und Ulkus. Als Befund fallen die harte Infiltration im überhängenden Randbereich und bisweilen schon indolent vergrößerte Lymphknoten am Hals auf. Die Diagnose ist nur mit der Probeexzision sicherzustellen.

Behandlung: Partielle Zungenresektion. Beim Sitz am Zungenkörper ist die radikale Exstirpation mit Resektion des Mundbodens und Neck-Dissection (Pull through) angezeigt. Anschließend Nachbestrahlung.

Die intraarterielle Durchströmung mit dem Zytostatikum Thio-Tepa kann hilfreich sein (lokal 50 mg als wöchentliche Einzeldosis). Die

Überlebensquote beim drüsenfreien Karzinom des vorderen Zungendrittels liegt bei 70 %. Bei Drüsenbefall und Befall des Zungengrundes verschlechtert sich die Prognose rapide.

Plattenepithelkarzinom des Gaumens

- Malignes Ulkus mit Durchbruch in den Nasen-Rachenraum, Schmerzen und spontaner Mund-Nasenfistel.

Die Diagnose kann nur mit Biopsie gesichert werden.

Bei kleinen Tumoren führt die Exzision im Gesunden zum Ziel. Bei großen Tumoren sind Elektrokoagulation und Bestrahlung erforderlich. Bei bereits befallenen Halslymphknoten ist die Neck-Dissection anzuschließen.

Plattenepithelkarzinom der Wange

- Von einer Leukoplakie ausgehendes und durch geschwürigen Zerfall mit hartem Rand und Schmerzhaftigkeit gekennzeichnetes Neoplasma.

Die Biopsie führt zur Diagnose. Die Behandlung besteht in der Exzision und Ausräumung der Halslymphknoten mit Nachbestrahlung.

Lippenkrebs

- Plattenepithelkarzinom, das meist auf dem Boden von Leukoplakien entsteht und sich an der Unterlippe häufiger als an der Oberlippe findet.

Männer sind bevorzugt betroffen. Besonders disponiert sind die sonnenverbrannte Haut des Landwirts und Seemanns sowie die Lippen des Rauchers.

Symptome sind der leicht blutende, harte Bezirk, der mit Borken belegt ist und nicht ausheilt. Der Rand ist anfangs nur wenig induriert und aufgewulstet. Erst später kommt es zur derben Infiltration mit Befall der regionären Lymphknoten im Bereich des Unterkiefers und Halses. Die diagnostische Biopsie besteht in der Totalentfernung des Tumors.

Die Behandlung erfordert die weite Exzision des Unterlippeninfiltrates mit einer Garantiezone von 2 cm Breite in allen Schichten und anschließende Nachbestrahlung. Bei fortgeschrittenen Fällen mit Lymphknotenbefall Neck-Dissection.

Hauttumoren

Gutartige Tumoren

Warzen

- Kontagiöse benigne, durch ein Virus bedingte, epitheliale Tumoren.

Warzenähnliche Gebilde sind die Xanthelasmen (subkutane Cholesterinablagerungen im Augenwinkel bei Hyperlipämie) und die Talgdrüsenwucherung der Nase: das Rhinophym.

Echte Warzen sind: die Verruca vulgaris (harte Warze), dann das Cornu cutaneum (Hauthorn), die Verruca carnea (Fibrom oder Papillom oder auch Fleischwarze genannt). Die Warzen werden mit der Basis exzidiert, nach Vereisung (Chloräthyl) exkochleiert oder elektrisch ausgebrannt.

Lipome

- Gutartige Fettgeschwülste, die oft mit den häufiger vorkommenden Atheromen verwechselt werden.

Beide Tumortypen lassen sich leicht exzidieren.
Eine Sonderform ist die diffuse Lipomatosis colli (Madelungscher Fetthals). *Differentialdiagnose:* Tbc, Lymphozyten- und Tumoren, angeborene Halszysten.

Atherome

- Retentionszysten der Haarbalgdrüsen, die als oberflächlicher Weichteiltumor imponieren.

Die Geschwulst findet sich nur dort, wo die Haut behaart ist oder zumindest rudimentäre Haarbälge angelegt sind. Die runde Zyste sitzt intrakutan, ist glatt begrenzt und mit der Haut gut verschieblich. Komplikationen sind Infekt und Perforation. Die *Behandlung* besteht in der Enukleation oder bei kleinen infizierten Atheromen in der Totalexzision.

Dermoide und Epidermoidzysten

- Doppelmißbildungen des äußeren Keimblattes, die an embryonalen Nahtstellen wie Auge, Nase oder Stirn auftreten.

Sie werden ausgeschält. *Differentialdiagnostisch* ist an der Stirn an Osteome und Meningeome zu denken, die röntgenologisch abzugrenzen sind.

Hämangiome (s. S. 181)

Lymphangiome

- Mißbildungsgeschwülste der Lymphgefäße.

Sie sind ebenso häufig wie Hämangiome und finden sich an Kopf, Hals, Lippen und Wangen des Neugeborenen. Sie bilden eine bläulich schimmernde, an Größe rasch zunehmende zystische Geschwulst. Das rasche Wachstum ist eine ernste Komplikation, die im Gefolge einer Infektion auftritt. Diese verschließt die wenigen noch offenen abführenden Lymphbahnen und führt so zur kompletten Lymphstauung in den Zysten. Die Behandlung besteht in der operativen Exzision.

Neurofibromatose (Recklinghausen)

- Erbliche, generalisierte, perineurale Fibrombildungen der Haut und inneren Organe, häufig kombiniert mit Tumoren des ZNS.

Sie kommen im Gesicht als pigmentierte, knotige, behaarte Veränderungen vor. Bei einzelnen Knoten ist die Exzision möglich. Generalisierter Befall läßt nur die selektionierte Entfernung besonders störender Befunde zu.

Pigmenttumor, Naevus pigmentosus, Leberfleck

- Gutartige Pigmentzellansammlung in der Haut auf dem Boden einer fibroepithelialen embryonalen Fehlbildung.

Eine Sonderform ist der *Naevus pilosus* oder der sog. Tierfellnävus. Die Gefahr der Entartung eines Naevus zum Melanoblastom – auch durch äußere Irritationsreize – ist immer gegeben.

Symptome der beginnenden Entartung (malignes Melanom) sind das Wachstum, die Entzündung, die Pigmentzunahme, der Juckreiz, der Schmerz und das Nässen.

Die nur bei Verdacht auf Bösartigkeit angezeigte *Behandlung* besteht in der hochdosierten Röntgenbestrahlung, der Lymphbahnverödung, der operativen Exzision weit im Gesunden gemeinsam mit dem regionären Kutislymphstrang und den regionären Drüsen. Der Defekt wird plastisch gedeckt.

Ein Kardinalfehler ist eine zum Zweck der histologischen Untersuchung zu sparsam ausgeführte Exzision. Wir wissen, daß allein die Berührung der Geschwulst mit der Pinzette zur Aussaat genügt.

Bösartige Hautgeschwülste

Hautkarzinome

- Carcinoma basocellulare (Basaliom) des Stratum germinativum.

Es wächst langsam als Ulkus und macht keine Drüsenmetastasen. Da die Geschwulst die Haut progredient fortfrißt, bezeichnet man es als

Ulcus rodens. Seine bevorzugte Lokalisation ist die Nasolabialfalte und die retroaurikuläre Region. Seine Behandlung besteht in der weiten Exzision und nachfolgender Röntgenbestrahlung.

Carcinoma spinocellulare

- Stachelzell- oder Plattenepithelkrebs, der sowohl an der lichtausgesetzten Haut, als auch an der Lippe — vorwiegend des Rauchers — vorkommt und deshalb auch als Raucherkrebs bezeichnet wird.

Im Gegensatz zum Basaliom wächst der Stachelzellkrebs infiltrierend und macht früh Metastasen. Aus diesem Grunde erfordert er die weit im Gesunden ausgeführte Exzision aller Schichten und beim Vorhandensein von Drüsen auch die Resektion der regionären Drüsengebiete (Neck-Dissection) mit Nachbestrahlung.

Malignes Melanom (Melanosarkom oder -karzinom) s. Pigmenttumoren (S. 219).

Erkrankungen der Speicheldrüsen

Entzündungen

Parotitis epidemica

- Virusinfekt der Parotisdrüsen.

In epidemischer Form begegnet uns die Entzündung im Bereich der Ohrspeicheldrüse als Parotitis epidemica oder Mumps. Ihre Behandlung ist symptomatisch. Lokal werden Antiphlogistika (Wärme und Kataplasmen) gegeben. Eine Komplikation ist die nachfolgende Orchitis, die zur Sterilität führen kann, sowie im Kindesalter die Pankreatitis.

Parotitis infectiosa

- Aszendierende, kanalikuläre, bakterielle Infektion der Ohrspeicheldrüse.

Sie tritt vorwiegend bei dekrepiten Kranken, bei Operierten mit trokkenem Mund, ferner bei Patienten mit Dauersondenbehandlung und Kranken mit Speichelsteinen auf. Eine Ausnahme bildet der hämatogene metastatische oder regionäre lymphogene Infektionsweg (s. S. 226).

Symptome sind Kieferklemme, Schmerz und Schwellung: Das Ohrläppchen ist abgehoben. Die gesamte Drüse ist äußerst schmerzhaft, vergrößert und infolge der Masseteranspannung als derbe Resistenz zu tasten. Bei Entzündung der submaxillären und submandibulären Drüsen sind Knotenbildungen hier tastbar.

Komplikationen sind die Perforation in die Nachbarschaft mit Entwicklung einer Weichteilphlegmone und Speichelfistel.

Behandlung: Zunächst wird konservativ behandelt mit Hyperämisierung durch Mikrowelle, Röntgenbestrahlung (Entzündungsdosis), Leitungsanästhesie (Umspritzung der Drüse mit 1 % Novocain oder Scandicainlösung), feuchte Verbände. Wenn sich danach der Prozeß nicht in 24 Stunden zurückbildet, muß trotz des hart erscheinenden Lokalbefundes punktiert und bei Eitergewinnung wegen der Aufzweigung des N. facialis *radiär* (parallel zu den Nervenverläufen) ausgiebig drainiert werden. Die gefürchtete Komplikation der Inzision ist die Fazialisverletzung und Parese.

Stauungsentzündungen der Speicheldrüse

- Infektion infolge Gangverschlusses durch Speichelstein oder Fremdkörper.

Die *Symptome* sind charakteristisch: Bei gesteigertem Speichelsekretionsreiz, z. B. beim Essen saurer Speisen, tritt der typische Retentionsschmerz auf, die Drüse vergrößert sich rasch und ist als schmerzhafte Resistenz tastbar. Im Röntgenbild gelingt der Steinnachweis keineswegs immer. Auch die Sialographie (Röntgendarstellung des Gangsystems) ist nicht in allen Fällen ergiebig. Zunächst wird der Versuch der Steinextraktion unternommen. Erst wenn er mißlingt, wird die Drüse in gleicher Sitzung exstirpiert.

Ranula

- Angeborene, bläulich schimmernde Retentionszyste der sublingualen Speicheldrüsenausführungsgänge.

Sie wird im Frühkindesalter ausgeschält.

Tumoren der Speicheldrüse

sind der Mischtumor, das Karzinom und das Adenolymphom.

Mischtumor

- Adenom mit knorpeliger Umwandlung des Stromas, das 65 % aller Speicheldrüsentumoren ausmacht und sich zu 85 % in der Parotis und zu 15 % in den übrigen Drüsen (Sublingualis und Submaxillaris) findet.

Die abgekapselte Geschwulst durchdringt mit Fortsätzen fingerartig die Drüsenlappen und besitzt sowohl epitheliale als auch fibröse Anteile.

Symptome sind: Mehrere Zentimeter Durchmesser betragende, schmerzhafte, derbe Knotenbildungen, die allmählich an Größe zunehmen und sich im unteren Pol der *Parotisdrüse* lokalisieren. Eine seltenere Lokalisation ist die Drüseninnenseite.

Die *Submaxillartumoren* füllen die submaxilläre Loge fast völlig aus.

Behandlung: Die Totalexstirpation des Tumors weit im Gesunden mitsamt seinem Randgewebe ist Diagnose und Therapie zugleich. In der Parotis ist hierzu die vorherige Identifizierung des Stammes des N. facialis notwendig. – Bei tiefem und ausgedehntem Sitz wird die Drüse nach präliminarer Präparation des N. facialis total exstirpiert.

Sitzt der *Mischtumor in der Sublingual- oder der Submaxillardrüse,* wird die Drüse von vornherein insgesamt entfernt.

Die *Komplikation* des Mischtumors ist die in 15 % der Fälle eintretende Entartung. Erhöht gefährdet sind dabei vor allem Tumorrezidive. Deshalb ist bereits beim 1. Rezidiv die totale Parotidektomie und beim 2. Rezidiv die Neck-Dissection anzuraten.

Adenolymphom (Warthin-Tumor)

- Gutartiger, von Kiemengangsresten ausgehender Tumor, der aus lymphozytärem Gewebe mit azidophilem Epithelsaum besteht und am unteren Parotisdrüsenpol sitzt.

Er tritt bei älteren Menschen als schmerzlose Schwellung und zystischer Befund in Erscheinung und wird in toto exstirpiert.

Speicheldrüsenkarzinom

- Plattenepithel-, Adeno- und Mukodermoidkarzinom der Speicheldrüsen.

Plattenepithelkarzinome sind besonders maligne und machen häufig frühzeitige Aussaat.

Das *Adenokarzinom* streut erst relativ spät.

Selten ist das *Mukodermoidkarzinom* der Speichelgänge, das sich meist gutartig verhält.

Die *Symptome* der Karzinome sind anfangs von denen des Mischtumors nicht zu unterscheiden. Sie erscheinen als harte Schwellung oder Knotenbildung der Drüse mit Einziehung der Oberfläche und späterer Ulzeration. Ihre Infiltration führt zur Fazialisparese.

Die *Behandlung* besteht in der totalen Drüsenexstirpation mit Nachbestrahlung und – bei positivem Drüsenbefund – auch der Neck-Dissection. Bei inoperablen Karzinomen kann die arterielle Infusion mit Zytostatika versucht werden: Thio-Tepa 50 mg als wöchentliche Einzeldosis.

20. Hals

Mißbildungen

An Mißbildungen kennen wir Zysten und Fisteln, die sich medial und lateral am Hals lokalisieren.

Mediane Halszyste und -fistel

- Persistierender Ductus thyreoglossus, der sich zystisch erweitert.

Nach infektionsbedingter Perforation entsteht eine Fistel, die *unterhalb* des Zungenbeins ausmündet und ein hautmazerierendes Sekret entleert. Die Mehrzahl der Fisteln manifestiert sich erst nach dem 5. Lebensjahr.

Laterale Halszyste und -fistel

- Persistierender Ductus thymopharyngeus oder persistierende Kiemengangzyste.

Die Fisteln haben bisweilen innere *und* äußere Öffnungen und ziehen durch die Karotisgabel. Ihre äußere Mündung liegt gewöhnlich vor dem M. sternocleidomastoideus und ist bereits bei der Geburt feststellbar.

Symptome: Tastbarer zystischer Tumor von prallelastischer Konsistenz, der nur selten Druckerscheinungen macht.

Die Diagnose ist mit Punktion und Röntgenkontrastdarstellung zu sichern. Das Röntgenbild ergibt die typische Verlaufsform und Lage der Gebilde.

Differentialdiagnostisch ist bei allen Halszysten und -fisteln an Lymphangiome und Drüsen zu denken.

Behandlung: Die *mediale* Halsfistel und -zyste wird zunächst mit injiziertem Blaufarbstoff markiert und dann nach Spaltung des Zungenbeins herauspräpariert.

Auch die *laterale* Fistel und Zyste erfordert die frühe sorgfältige präparative Entfernung entlang der Gefäße.

Schiefhals

- Angeborene, einseitige Kontraktur des M. sternocleidomastoideus unbekannter Genese.

Die *Symptome* sind die Schiefhaltung mit *Drehung* des Kopfes zur *gesunden* und eine *Neigung* des Kopfes zur *kranken* Seite. Der kontrahierte Kopfnicker ist deutlich sicht- und tastbar.

Irreparable *Spätkomplikationen* sind die asymmetrische Gesichtsform, die sog. Gesichtsskoliose und die Skoliose der Halswirbelsäule.

Die *Behandlung* besteht in der so früh wie möglich ausgeführten operativen offenen Durchtrennung der sternalen und klavikularen Kopfnickeransätze auf der Neigungsseite mit anschließender gymnastischer Behandlung.

Differentialdiagnostisch sind der rheumatische Schiefhals (Torticollis) mit ursächlich traumatischer oder rheumatischer Wirbelblockade, ferner die Wirbelsäulenmißbildung (KLIPPEL-FEIL) und schließlich Verbrennungsnarbenkontrakturen abzugrenzen.

Halsrippe

- Doppelseitige rudimentäre Rippenstümpfe des 7. Halssegmentes mit pathologischem Ansatz des M. scalenus.

Frauen sind häufiger betroffen als Männer.

Die Manifestation im 5. Dezennium beruht meist auf Traumen. Symptome stellen sich nur bei 20 % der Halsrippenträger ein. Die Ursache für die Symptome sind die mechanische Irritation des Gefäß-Nervenstranges, d. h. der A. und V. subclavia sowie des Halsnervengeflechtes. Die Irritation führt zu Parästhesien, Kältegefühl, seitendifferenter Pulsfüllung, Ödemen und Atrophie.

Die *Diagnose* ist mit dem Tastbefund der überzähligen Rippe, dem Röntgenbild und dem *Tragetest* zu stellen. Tragen schwerer Gegenstände verschlimmert die subjektiven Beschwerden. Der ADSON-*Test:* d. h. die Kopfdrehung nach der kranken Seite und tiefe Inspiration provozieren eine Verschlechterung der Armdurchblutung, erkennbar am Schwinden des Radialispulses. Eine weitere diagnostische Maßnahme ist das Angiogramm: Es zeigt die Gefäßkompression der A. subclavia.

Die *Behandlung* der Halsrippe ist konservativ mit medikomechanischer Therapie und Diathermie. Erst dann, wenn es zu Atrophie und objektivierbaren Ödemen kommt, ist die Resektion der Rippe mitsamt ihrem Periostmantel erforderlich.

Differentialdiagnostisch ist an ein *Skalenussyndrom* (ohne Halsrippe) zu denken. Dieses Syndrom beruht auf einer insertionsbedingten Tonussteigerung des M. scalenus anterior. Als weitere differentialdiagnostische Befunde kommen der Hochstand der 1. Rippe mit Plexusanspannung und die Osteochondrose der Halswirbelsäule mit akutem Blockadesyndrom in Frage. Sie machen die gleichen Beschwerden wie die Halsrippe.

Auch die letztgenannten differentialdiagnostisch angeführten Befunde werden konservativ behandelt, vor allem bevor man sich zur plastischen Erweiterung einer nachweislich verengten Skalenuslücke entschließt.

Entzündungen der Halsregion

Nackenkarbunkel (s. S. 33)

- Multiple, epifasziale, von einer Follikulitis oder Furunkeln ausgehende, subkutan konfluierende Nekrosen in der infraokzipitalen Region bei älteren und kachektischen Menschen, vornehmlich Diabetikern.

Die *Symptome* sind: Nackenschmerzen und Spannungsgefühl, Temperatur, Leukozytose, bisweilen ein septisches Zustandsbild, ferner Ödeme. Im rötlich-lividen Entzündungsbereich der Nackenhaut kommt es zur Ausbildung zentraler multipler Eiterfisteln.

Als *Komplikationen* fürchten wir die Sepsis, die Osteomyelitis der Halswirbelsäule und des Hinterhauptsknochens sowie die deszendierende Halsphlegmone.

Die *Therapie* erfordert die vorausgehende Diabetesabklärung und -behandlung, und unter allgemeiner Abschirmung des Organismus mit strepto- und staphylokokkenwirksamen Antibiotika (1 Mega Penicillin/die) die unverzügliche Kreuzinzision mit dem elektrischen Messer, die Ausräumung des Nekroseherdes, Blutstillung und Tamponade mit Pyoctaningaze. Ferner Eiweiß- und Vitamingaben und Fortsetzung der Antibiotikabehandlung bis zur endgültigen Wundreinigung.

Lymphadenitis (S. 180)

Als chronisch diffuse Form tritt sie vor allem *bei Kindern* bis zur Pubertät auf und ist meist ohne pathologische Bedeutung.

Beim *Erwachsenen* dagegen erfordert sie eine Klärung durch Probeexstirpation. Ursächlich kommen Lymphogranulomatose, Tuberkulose, unspezifische Lymphadenitis, ein Lymphosarkom und Karzinommetastasen in Frage.

Die *akute* Lymphadenitis (purulenta) geht von Zahn- und Tonsillenherden aus. Sie führt zu Schwellung, Schmerz und — bei oberflächlichem Sitz — auch zur Rötung. In den Spätstadien entwickelt sich eine Einschmelzung. Weitere Symptome sind Temperaturen, Leukozytose und Fieber.

Die Behandlung der akuten Lymphadenitis colli ist zunächst konservativ, d. h. antiphlogistisch mit feuchten Verbänden, Bettruhe und bei Bedarf Antibiotika. Dazu gehört vor allem auch die Sanierung des Ausgangsherdes (Zähne, Tonsillen usw.). Die trotzdem eintretende Einschmelzung und Fluktuation erfordert die Inzision, andernfalls droht eine subkutane Ausbreitung, besonders dann, wenn der Drüsenabszeß subkutan perforiert. Eine Phlegmone kann die Folge sein.

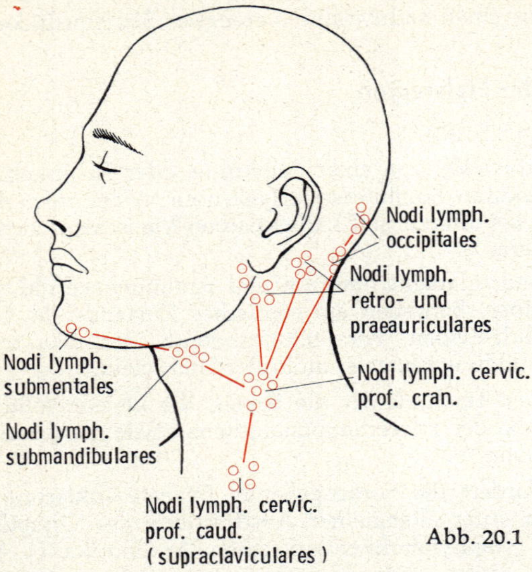

Abb. 20.1 **Kopf- und Halslymphknoten**

Phlegmone (s. S. 31)

Oberflächliche Halsphlegmone

- Oberhalb der tiefen Halsfaszie sich diffus ausbreitende bakterielle Entzündung, die meist von einer Tonsillitis, einer Lymphadenitis oder einem Furunkel ausgeht.

Die 3 Blätter der Halsfaszie schützen in der Regel die tieferen Halsstrukturen vor dem Übergreifen oberflächlicher Infekte. Trotzdem kennen wir die Entwicklung von Halsphlegmonen. Am häufigsten ist die *submentale, submaxilläre oder Mundbodenphlegmone* (Angina Ludovici) (s. S. 211).

Ferner kennen wir die *seitliche und submaxilläre Halsphlegmone* (*Reclus*-Phlegmone). In ihrem torpiden Verlauf birgt sie die Gefahr der sukzessiven Ausbreitung in kaudaler Richtung ins Mediastinum. Weil sie meist einen außerordentlich derben Tastbefund bietet, wird sie als Holzphlegmone bezeichnet. Trotz des harten infiltrativen Befundes erfordert sie die frühe breite Spaltung unter Antibiotikaschutz. Niemals darf auf Fluktuation gewartet werden.

Tiefe Halsphlegmone

- Unter der tiefen Halsfaszie sich diffus ausbreitende bakterielle Entzündung, die meist von einem Peritonsillarabszeß ausgeht.

Sie breitet sich unter der *tiefen* Halsfaszie entlang den Gefäßen absteigend aus und führt zum septischen Bild mit Schüttelfrost, septischen Temperaturen, Leukozytose und Allgemeinverfall. Diese Anzeichen kennzeichnen den drohenden Einbruch ins Mediastinum. Deshalb ist immer die frühe Spaltung bis auf die Gefäßscheiden angezeigt. Als weitere Komplikationen fürchten wir neben der *Mediastinitis* die *Thrombophlebitis der V. jugularis* und das *Glottisödem mit Erstickung.* Besteht der Verdacht auf eine Venenentzündung, so müssen wir die V. jugularis freilegen und sie sowohl am oberen Mediastinum als auch an der Schädelbasis unterbinden und den septischen Thrombus aus dem Zwischenstück ausräumen.

Differentialdiagnostisch ist an eine Aktinomyzesphlegmone oder ein Malignom zu denken (s. S. 229).

Halslymphknotentuberkulose

- Vor allem Kinder und Jugendliche betreffende, torpide Lymphadenitis, die nach oralem Infekt, insbesondere bei Eintritt der Erreger in die Mandeln *deszendierend* in Erscheinung tritt.

Erreger ist der aus der Trinkmilch stammende Tuberkelbazillus.

Beim älteren Menschen ist der Ausbreitungsmodus aszendierend, d. h. der Halsbefund ist der Sekundärherd eines Pulmonalbefundes.

Die *Symptome* der Halslymphknotentuberkulose sind das gestörte Allgemeinbefinden, Appetitlosigkeit, Schwitzen und Temperaturerhöhung. Lokal treten multiple, verbackene Knoten mit Neigung zur Vergrößerung und Erweichung auf. Die Haut darüber wird adhärent, verfärbt sich livide-bläulich und perforiert mit typischer Fistelbildung. Eine Mischinfektion ist die Folge. Auch die Fisteln erscheinen livide, haben unterminierte Ränder und sind von schlaffem, blassem, glasigem Granulationsgewebe ausgefüllt.

Eine ernste *Komplikation* ist der Infekteinbruch in die Gefäße mit miliarer Aussaat.

Differentialdiagnostisch kommen Lymphogranulomatose, Lues und primäre und sekundäre Tumoren des Lymphsystems in Frage.

Die *Behandlung* besteht in der primären Exstirpation des isolierten Knotens unter Abschirmung des Organismus mit Tuberkulostatika (s. S. 385) und nachfolgenden roborierenden, vor allem klimatischen Maßnahmen zur Ausheilung des Allgemeininfektes.

Lymphogranulomatose (Morbus HODGKIN)

- Chronisch progrediente proliferative Erkrankung des gesamten Lymphsystems einschl. Milz, die durch Zerstörung und Ersatz der Lymphknoten durch hyalin entartetes riesenzellhaltiges Granulationsgewebe gekennzeichnet ist.

Die Genese ist unklar, der Ausgang meist tödlich. Betroffen sind alle Altersklassen zwischen dem 2. und 6. Dezennium. Die Schnittfläche ist glasig-weißlich und besitzt – im Gegensatz zur Tuberkulose – keine Einschmelzung.

Symptomatisch sind die großen Lymphknotenpakete, die jedoch mit der Umgebung nicht verbacken. Die Knoten nehmen allmählich entlang dem Sternokleidomastoideus an Zahl und Größe zu. Weitere Lokalisationen sind das Mediastinum und der Oberbauch. Dabei bestehen leichtes Fieber, Hautjucken, Thoraxschmerz und Gewichtsabnahme. Spätstadien sind die Ausbreitung in den gesamten Körper mit Milz- und Knochenmarksbefall und Zunahme der lokalen Druckerscheinungen, der Einflußstauung am Hals und der erheblichen Schmerzen.

Der Aussagewert des Blutbildes und der Sternalpunktion ist gering. Allein die Histologie eines Lymphknotens ist für die Diagnose maßgebend.

Die *Behandlung* besteht in der Exstirpation aller erreichbaren Knoten und Pakete sowie in der Gabe der FOWLER-Lösung (2 × 10 Tropfen in einer Steigerung bis zu 2 × 40 Tropfen). Pro Tag wird nur 1 Tropfen zugegeben, dann wieder absteigend dosiert. Eine weitere therapeutische Maßnahme ist die Röntgenbestrahlung und die Gabe von Zytostatika (4–8 mg Leukeran tgl., weiter Natulan von 50 mg auf 300 mg bis zum 6. Tag steigern, Erhaltungsdosis 50–100 mg tgl., oder Trenimon i. v. 0,2 mg/die).

Bei Zytostatikabehandlung empfiehlt sich die zusätzliche Gabe von Prednison 15–20 mg tgl.

Halstumoren

Gutartige Tumoren

Die Lipomatose des Halses, der **Madelung-Fetthals,** stellt eine symmetrische Anordnung von diffusen Lipomen im Bereich des Kiefer-Hals-Winkels, vor allem beim älteren Manne, dar. Die *Therapie* besteht in der Exstirpation aller Lipome mitsamt ihren transfaszialen Fortsätzen. **Fibrome** sind am Hals relativ selten anzutreffen. Häufiger sind **Lymphangiome** (Allgemeines s. S. 218). Sie finden sich am Hals vorwiegend bei Neugeborenen als angeborene Mißbildung (Lymphangioma congenitum colli cysticum). Sie führen zu Kompressionserscheinungen der Gefäße, der Trachea und der Speiseröhre. Ihre Ausbreitung in Kehlkopf, Pharynx und Trachea imponiert als infiltrierendes Wachstum und ist auch so zu operieren. In allen übrigen Fällen wird die Exstirpation erst dann durchgeführt, wenn das Kind den großen Eingriff toleriert, d. h. im Alter von $1^1/_2$ bis 2 Jahren.

Karotisglomustumor, Chemodektom

- *Paragangliom der Karotisgabel.* Es tritt in 2 Typen auf, einmal mit dem *alveolär-großzelligen,* zum andern dem *kleinzelligen* Aufbau.

Seine Schnittfläche bildet eine dunkle blutreiche Masse. Ausgangspunkt ist das Ganglion intercaroticum. Die Tumoren wachsen langsam und erreichen bis Pflaumengröße. Meist sind sie klinisch stumm, selten machen sie Vaskularisierungsrauschen und lokale Druckerscheinungen auf den N. hypoglossus und N. recurrens oder die Speiseröhre.

Ein von außen auf den Tumor ausgeübter Palpationsdruck leitet sich auf den Karotissinus fort und löst einen Pressorezeptorenreflex aus, der zu Ohnmacht und Herzstillstand führen kann (Karotissinussyndrom).

Deshalb und wegen der Entartungsgefahr (15—20 %) ist die Exstirpation angezeigt.

Malignome

An Malignomen begegnen uns im Bereich des Halses in erster Linie die **karzinomatösen Lymphknotenmetastasen,** die von Rachen-, Hals-, Trachea-, Kehlkopf-, Bronchial-, Ösophagus-, Magen-Darmkanal-, Mamma- und Schilddrüsenkarzinomen ausgehen.

Sie imponieren als indolente, isolierbare, steinharte, höckrige Lymphknotenvergrößerungen. Nur bei solitärer Metastase und sicher entfernbarer oder schon entfernter Primärgeschwulst ist die Ausräumung angezeigt.

Primärkarzinome des Halses gehen aus von Resten der Kiemengangsepithelien und werden als *branchiogene Karzinome* bezeichnet. Sie sind selten, lokalisieren sich im oberen *lateralen* Halsdreieck und sind nur kurze Zeit verschieblich. Frühzeitig erfolgt der Einbruch in Muskeln, Gefäße und Nerven.

Die Operation kommt fast immer zu spät. Mit der Röntgenbestrahlung sind Palliativerfolge zu erzielen.

Sarkom. Das *Retothel-* oder *Retikulosarkom* des Halses geht von Lymphknoten des Jugendlichen aus.

Symptome sind: Plötzlich auftretende indolente, harte Vergrößerung eines Lymphknotens mit nachfolgender Einbeziehung mehrerer Knoten, die dann untereinander verbacken. Anschließend kommt es zur Einbeziehung der Nachbarschaft (Muskeln und Haut) und zu früher lymphogener Metastasierung. Erst später folgt die hämatogene Metastasierung. Mit Exstirpation, Röntgennachbestrahlung und Zytostatikagaben (Avolon 5 bis 7,5 bis 10 mg als Anfangsdosis in 14tägigen Abständen und einer Gesamtdosis von nicht mehr als 40–50 mg, dazu 2 g Natriumbikarbonat und Phenobarbital 0,2) sind Heilungen zu erzielen.

Verletzungen des Halses

Bedrohlich sind die tiefen Halsverletzungen mit Gefäßbeteiligung.

Verletzung der A. carotis communis (s. S. 188 ff)

Die totale Zerreißung oder Durchschneidung (meist Suizid) der A. carotis hat die sofortige tödliche Massenblutung zur Folge. Die partielle Verletzung der A. carotis mit seitlicher Öffnung führt zur Entwicklung eines pulsierenden Hämatoms, das als pulsierende, schwirrende Schwellung zu tasten ist. Das wachsende Hämatom übt einen kontinuierlichen Druck auf die Nachbarstrukturen, besonders Trachea und Ösophagus, aus. Sekundärinfektionen mit Phlegmone und Mediastinitis können eintreten. Bei ausbleibender Komplikation entwickelt sich aus dem Hämatom im Laufe von Wochen das *falsche Aneurysma* (s. S. 190).

Die *Behandlung* des infizierten oder bedrohlich wachsenden, pulsierenden Hämatoms besteht in der breiten kollaren Inzision, der Gefäßpräparation proximal und distal der Verletzungsstelle, dem Ausräumen der Koagula unter partieller proximaler und distaler Drosselung der Karotis, dem digitalen Verschluß der Öffnungsstelle zur Orientierung über Größe und Beschaffenheit der Verletzung. Eine Gefäßunterbindung darf an der A. carotis communis und interna niemals vorgenommen werden. Sie führt in 50 % – vor allem beim Verletzten, der älter als 40 Jahre ist – zum zerebralen Erweichungsherd mit nachfolgendem Exitus. Der Karotisdefekt muß deshalb mit Naht oder Plastik über intraluminalem Shunt versorgt werden.

Verletzung des Truncus brachiocephalicus

Die Verletzung des Truncus führt zur Entwicklung eines pulsierenden Hämatoms in der Supraklavikulargrube mit Mediastinalhämatom.

Die Behandlung ist die gleiche wie beim pulsierenden Hämatom der A. carotis.

Venenverletzungen

sind weniger bedrohlich. Lediglich bei offenliegender Vene kann es durch massiven Lufteintritt zur tödlichen *Luftembolie* (s. S. 109) kommen. Bisweilen ist dies am schlürfenden Geräusch zu erkennen. Die

Zeichen der Luftembolie sind Dyspnoe, Zyanose, Bewußtlosigkeit, Krämpfe und Exitus.

Die Venenverletzung erfordert die Ligatur. Die nach aspirierter Luft auftretende Luftembolie verlangt unverzüglich:

1. den Verschluß der Venenöffnung,
2. Überdruckbeatmung und
3. die Punktion oder Katheterisierung des rechten Herzens und Luftabsaugung.

Nervenverletzungen

An Nervenläsionen kennen wir den Vagusabriß mit reflektorischem Atem- und Herzstillstand und den Abriß des Halsnervengeflechtes. Letzterer Befund verlangt die sorgfältige primäre Nervennaht.

Kehlkopfverletzung

Knorpelläsion von Kehlkopf und Trachealeingang. Sie führt zu Schmerz, Aphonie, Heiserkeit, Hustenreiz und Dyspnoe. Komplikationen sind das Emphysem in Haut und Mediastinum und die Verletzung des Trachealeinganges. Auf der weichen Röntgenaufnahme ist die Einengung der Luftwege und die Fraktur des Knorpels zu erkennen. Letzlich beruht die Erkennung der Knorpelfraktur aber auf dem klinischen Befund.

Eine *Behandlung* ist erforderlich bei fortschreitenden Beschwerden, bei Blutung, Dyspnoe und Emphysem. Sie besteht in Tracheotomie oder Intubation, Eiskrawatte, allgemeiner Sedierung und Atemkontrolle. Eventuell ist Trachealnaht erforderlich, in manchen Fällen auch die Endoprothesen-Schienung des frakturierten Trachealknorpels.

Fremdkörperaspiration

- Kehlkopf- und Trachealverlegung durch steckengebliebene aspirierte Fremdkörper, die zum Ventilverschluß der Stimmritze führen.

Sie tritt vor allem beim Kinde auf. Bei Inspiration ist meist die Atmung frei, weil der Fremdkörper in die Trachea wandert und die Stimmritze freigibt. Bei Exspiration stößt der Fremdkörper gegen die Stimmritze und verschließt sie.

Symptome sind Dyspnoe, Zyanose, Stridor, Hustenanfälle, hypersonorer Klopfschall und geblähter Thorax.

Frühkomplikationen sind Glottisödem, Erstickung und Herzstillstand. Bei Einwanderung des Fremdkörpers in das Bronchialsystem können

Spätkomplikationen in Form von Pneumonie, Lungenabszeß, Bronchialdekubitus, Bronchusperforation und Gefäßarrosion eintreten.

Die *Erste Hilfe* bei der Fremdkörperaspiration besteht in der Kopftieflagerung und eventuell in zentrifugalem Schleudern des an den Füßen gehaltenen Kindes, ferner in der Intubation und bronchoskopischer Extraktion. Gelingt dies nicht, muß der Fremdkörper durch Tracheo- oder Bronchotomie entfernt werden.

21. Mamma

Tabelle 21.1 **Untersuchungstechnik der Mamma**

Inspektion im Stehen und Liegen

Bimanuelle *Palpation* mit adduziertem und abduziertem Oberarm

Palpation subpektoral mit adduziertem Oberarm

Palpation der Supraklavikulargrube

Labor: Blutbild, BSR, alkalische Phosphatase (Knochenmetastasen)

Röntgen: Thorax, Mammographie (Xeroradiographie), Duktographie, Skelettaufnahme

Histologie:

Sichere Diagnostik: Morphologie mit Probeexstirpation des verdächtigen Bezirks

Unsichere Diagnostik: Nadelbiopsie, Mamillenabstrich mit Zytologie

Optimal ist die histologische *Schnelldiagnose:* bei positivem Ergebnis anschließende Radikaloperation in gleicher Sitzung

Mammographie

Die Mammographie dient der Bestätigung der klinischen Diagnose und kann keinen eigenständigen diagnostischen Wert besitzen.

Sie ist angezeigt:

- im Rahmen der Krebsvorsorgeuntersuchung,
- im Rahmen von Routineverlaufskontrollen bei Karzinomdisposition oder in der postoperativen Kontrolle der gesunden Seite, ferner
- bei verdächtigem Tastbefund,
- bei Warzeneinziehung ohne tastbaren Tumor,
- bei unerklärlichem Brustschmerz,
- bei Achseldrüsenbefunden ohne tastbaren Tumor im Brustdrüsenkörper,
- bei rezidivierender Mastopathie, die bereits histologisch gesichert ist.
- bei sezernierender Mamma

Anatomische Veränderungen der Brust

Mißbildungen der Brustdrüse

Sie sind selten. Bei der *Aplasie* ist nur eine Warze ohne Drüsenkörper vorhanden. Bei der *Agenesie* fehlt die gesamte Anlage, also auch die Warze. Bei der *Mamma aberrans* sind überzählige Mammae – meistens in der Axilla – angelegt. Bei ihnen ist die Karzinomgefahr erhöht.

Mammahypertrophie

- Bilaterale, bisweilen schmerzhafte Vergrößerung der Brustdrüse.

Physiologisch tritt sie in der Menarche, in der Gravidität oder als konstitutionell bedingte Form in Erscheinung. Die plötzliche Brustvergrößerung in der Geschlechtsreife erfordert die Klärung mit Probeexzision. Werden bei der gigantischen bilateralen Brustvergrößerung die Mammae so schwer, daß hieraus ein statischer Wirbelsäulenschaden der Brustwirbelsäule resultiert, ist die plastische Reduktion des Drüsenkörpers angezeigt.

Gynäkomastie

- Wucherung der Brustdrüsenausführungsgänge und des umgebenden Bindegewebes beim Mann.

Sie tritt einseitig oder doppelseitig in Erscheinung. Dabei liegt eine mehr oder weniger volle Entwicklung des Drüsenkörpers vor. In der *Pubertät* ist dies ohne Besonderheit. Hier entwickelt sich oft bilateral ein schmerzhafter Drüsenkörper mit zum Teil adenomatösen Verhärtungen, die Behandlung ist symptomatisch.

Im Alter *zwischen 50 und 70 Jahren* tritt die Gynäkomastie als Folge von Hormongaben (Prostatatherapie) oder gestörtem Östrogenabbau auf. Die Abbaustörung basiert meistens auf einer Leberzirrhose.

Andere Ursachen einer in jeder Altersklasse aufretenden Gynäkomastie sind:

1. Klinefelter-Syndrom (Hypogonadismus bei chromatin-positivem Kerngeschlecht).
2. Hodentumoren (Leydig-Zellen-Tumoren).
3. Tumoren der Hypophyse (hypophysärer Hypogonadismus).
4. Morbus Addison.

Immer ist *differentialdiagnostisch* ein *Karzinom auszuschließen.*

Weitere Ursachen der Gynäkomastie können sein: Angiome, Lipome, Fibrome und Adenome.

Die *Behandlung* der Gynäkomastie besteht neben der kausalen Therapie in der Exzision des Drüsenkörpers mit einem Mamillenrandschnitt.

Entzündliche Veränderungen – Mastitis

Akute Mastitis

- Milchstauungsentzündung meist infolge kanalikulär aszendierender Staphylokokkeninfektion, die vor allem beim Stillen auftritt (Mastitis puerperalis).

Außerhalb der Stillzeit ist sie seltener.

Symptome sind Schwellung, Schmerz, Verhärtung und Rötung.

Die *Frühbehandlung* besteht im Abstillen und Gaben von Ovarialhormonen (Oestroral forte, 2 mg, 3mal tgl. 2 Tbl.), Hochbinden der Brust, Alkoholverbänden, Antibiotika (Penicillin tgl. 2 Mill. IE i. v.). Damit ist eine Ausheilung möglich.

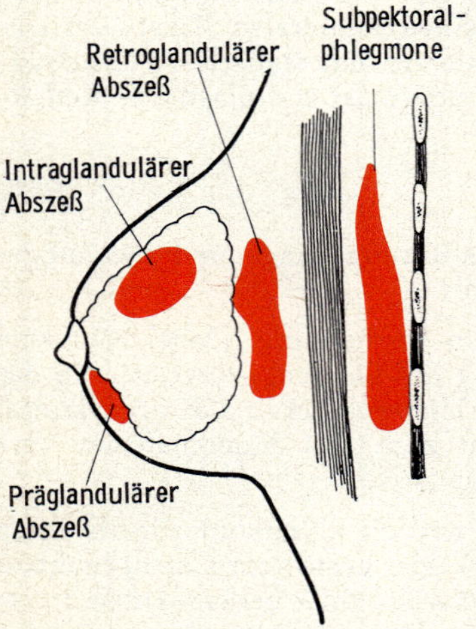

Abb. 21.1 **Mastitis purulenta**

Komplikationen sind jedoch häufig und erkennbar an der Ausbreitung des entzündlichen Areals, der zunehmenden Schmerzhaftigkeit, Fieber, Leukozytose und Fluktuation mit Abszedierung.

Abnorme Lokalisationen der Mastitis finden sich außerhalb des Drüsenkörpers (paramammär) und epifaszial (retromammär).

Bei *Fluktuation* ist folgende Behandlung angezeigt: Punktion und Austestung der Erregerempfindlichkeit auf Antibiotika, Milchabsaugen mit Pumpe, radiäre Inzision und Gegeninzision an der Stelle, wo die Punktion ergiebig war oder Aufklappen des gesamten Brustdrüsenkörpers mit dem Bardenheuer-Schnitt in der submammären Falte und lokale und allgemeine Gabe von Antibiotika und Ovarialhormonen. Die alleinige Punktions- und Antibiotikainstillationsbehandlung ist nur bei kleinen isolierten Abszessen gerechtfertigt.

Spezifische (Tbc) Mastitis

- Schleichend verlaufende, tuberkulöse Infektion der Brustdrüse mit chronisch entzündlichem Infiltrat und Fistelaufbrüchen, die durch ihre lividen, torpiden, unterminierten Ränder gekennzeichnet sind.

Die Entstehung des Infektes kann hämatogen im Rahmen einer Miliartuberkulose oder von einer Rippenkaries direkt fortgeleitet erfolgen.

Die *Behandlung* ist konservativ mit Allgemein- und Lokalgaben von Tuberkulostatika, Rotationstherapie mit PAS-, INH- und Streptomycin-Infusionen (s. S. 385), Fistelspülung mit 250 000 IE Penicillin und 1/4 g Streptomycin oder 25 mg INH. Bei umschriebenen Infiltraten ist die Keilexzision angezeigt.

Differentialdiagnostisch ist an eine Aktinomykose zu denken.

Fettnekrose

- Posttraumatisch entstehender lokaler Nekroseherd, der zur Einziehung von Haut und Warze, kleinen Blutungsherden unter der Haut und begrenzten Infiltraten führen kann.

Die Abgrenzung gegen ein Karzinom ist nur histologisch möglich. Da sich der Herd spontan zurückbildet, kommen weitere operative Maßnahmen nicht in Frage. Bei Einschmelzung in Fett- oder Ölzysten ist die Punktionsentleerung angezeigt.

Tumoren

Maligne Tumoren

Mammakarzinom

- Vom Drüsen- und Gangepithel ausgehendes, früh metastasierendes malignes Epitheliom.

Das Mammakarzinom ist das häufigste Karzinom und eine häufige Todesursache der Frau. Nur 2 % werden bei Männern – hier besonders maligne – angetroffen. Das Hauptalter liegt zwischen dem 4. und 6. Dezennium. Die *Ätiologie* ist unklar. Diskutiert werden: Chronische und rezidivierende Entzündungen, Adenome, Mastopathie, Multipara, erbliche Disposition und verminderte Hormonreize (Virgo). Allgemeine ätiologische Hinweise gibt die geographische Pathologie. Die Tumoren können aber selbst bei gleichartiger histologischer Struktur sehr unterschiedliche Wachstumsgeschwindigkeiten aufweisen.

Hauptlokalisation der Tumoren ist der obere äußere Quadrant mit 45 %. 15 % wachsen im oberen inneren Quadranten, 10 % im unteren äußeren und 5 % im unteren inneren Quadranten. 25 % befinden sich im zentralen Mammaabschnitt (Abb. 21.2).

Bei 50–60 % aller Mammakarzinome sind bei der Operation bereits befallene Achsellymphknoten vorhanden (Abb. 21.3). Bei fortgeschrittenem Primärtumor und Sitz in den inneren Quadranten haben ein

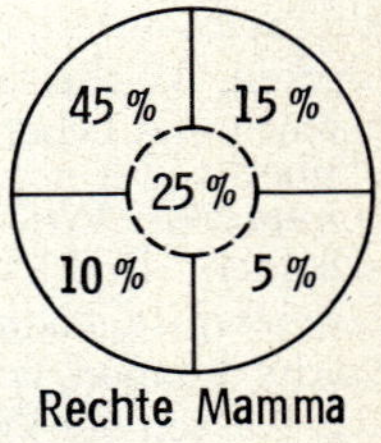

Abb. 21.2 **Mammakarzinom.** Lokalisationsfrequenz

Tabelle 21.1 **Morphologische- und Morbiditätsmerkmale der Mammakarzinome** (geordnet nach Malignitätsgrad)

Bezeichnung	Histologische Merkmale	Klinische Merkmale	Frequenz etwa
Adenokarzinom	Drüsenschläuche mit fehlender Basalmembran	Späte Metastasierungs- und Infiltrationsneigung, relativ gutartig	8 %
Komedo-Ca.-cribrosum	Auf Schnittfläche Nekrosepfröpfe	Spätmetastasen Abgegrenzter Tumor	2 %
Milchgangs- oder Mamillar-Plattenepithelkarzinom *(Paget)*	Plattenepithelkarzinom der Mamille, das in die Tiefe und auf die Brustdrüsenhaut übergreift.	Flächenhaftes ekzemähnliches oder geschwüriges perimammilläres Wachstum. Relativ späte Metastasierung (blutende Mamma)	1 %
Gallert-Karzinom	Ausdifferenzierte Drüsen bilden noch Schleim	Relativ späte Metastasierung (Ausnahme Siegelringform)	2 %
Carcinoma solidum medullare	Markschwamm, mehr als 6 Zellreihen	Große Knoten, vergrößerter Drüsenkörper. Später Ulzeration	60–80 %
Carcinoma solidum simplex (Scirrhus)	1–6 Zellreihen, lokale Infiltration (häufigstes Karzinom)	Narbige Einziehung Bindegewebige Schrumpfung des Drüsenkörpers. Kleiner Tumor. Später „Cancer en cuirasse"	
Carcinoma diffusum	Entdifferenziert, Zellatypien und Polymorphien, diffus infiltrierend	„Mastitis carcinomatosa", „entzündliches Karzinom", diffuse Hautknoten und Rötung, rasches Wachstum. Extrem bösartig	2 %

Drittel der Kranken bereits befallene Lymphknoten entlang der A. thoracica interna. *Hämatogene Metastasen* siedeln sich in Rippen, Becken, Wirbelsäule, Femur, Humerus (Spontanfrakturen!), Lunge, Gehirn und Leber ab.

Symptome: Wir müssen die Früh- von den Spätsymptomen unterscheiden. Praktisch gibt es nur ein einziges *Frühsymptom:* Die *schmerzlose, tastbare Resistenz.* Alles andere sind *Spätsymptome.* Als solche kennen wir die Warzenveränderung, die Warzeneinziehung, das Nässen der Warze, die Brustvergrößerung, die lokale Verhärtung,

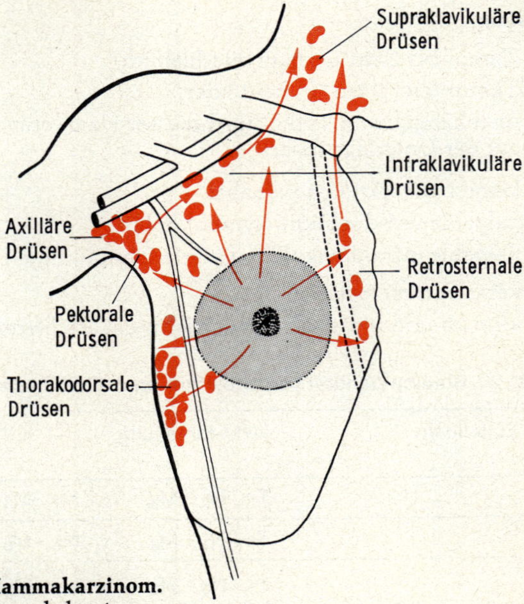

Abb. 21.3 **Mammakarzinom.** Lymphbahnen und -knoten.

die Schrumpfung und die Achseldrüsenpakete, schließlich den Hautdurchbruch und den „Cancer en cuirasse".

Sehr späte Symptome sind das Ödem, die Peau d'orange (Einbeziehung der Kutis), die Rötung, die Ulzeration, die Fixation von Tumor und Drüsenkörper auf der Brustwand und schließlich die Fernmetastasen mit extremer Störung des Allgemeinbefindens.

Differentialdiagnostisch kommen folgende Befunde in Frage: Mastopathie, Adenom, Fibrom, Papillom und Fettnekrose.

Je nach *klinisch* erfaßbarer Ausbreitung unterscheiden wir nach Steinthal folgende Stadien des Tumors:

Steinthal I: Der Tumor ist auf den Drüsenkörper beschränkt.

Steinthal II: Axilläre Lymphknoten sind tastbar.

Steinthal III: Die zweite Lymphknotenstation, die supraklavikulären und mediastinalen Gruppen sind befallen.

Steinthal: IV: Fernmetastasen.

Eine *weitere Einteilung* (TNM) berücksichtigt folgende Stadien:

TNM-System

T_1 = Tumor bis 2 cm $\emptyset$, hautverschieblich
T_2 = Tumor über 2 cm $\emptyset$, hautfixiert
T_3 = unabhängig vom Tumordurchmesser Hautveränderung und auf der Unterlage fixiert

N_0 = keine Lymphknoten palpabel
N_1 = palpable verschiebliche Lymphknoten
N_2 = palpable infraklavikuläre, fixierte Lymphknoten

M_0 = keine Fernmetastasen
M_1 = klinisch und röntgenologisch nachweisbare Fernmetastasen

Tabelle 21.2 **Stadienidentität von Steinthal- und TNM-Einteilung**

Klinische Einteilung *(Steinthal)*	TNM-Einteilung
I	T_1 N_0 M_0, T_2 N_0 M_0
II	T_1 N_1 M_0, T_2 N_1 M_0
III	T_3 N_0 M_0, T_3 N_1 M_0 T_3 N_2 M_0, T_1 N_2 M_0 T_2 N_2 M_0
IV	M_1

Therapieverfahren des Mammakrebses sind Operation, Röntgenbestrahlung, Hormon- und Zytostatikabehandlung.

Die Haupttherapieerfolge basieren auf der operativen Radikalbehandlung. Ihre Kombination mit anderen Maßnahmen wie Röntgenbestrahlung, Hormonen und Zytostatika kann die Ergebnisse verbessern.

Mit einer Radikaloperation *nicht* mehr heilbar sind folgende Stadien:

- Ausgedehntes lokales Ödem der Brust,
- Satellitenknoten in Haut und Drüsen,
- Entzündliches Karzinom,
- Ulzeration des Tumors,
- Fixation auf der Brustwand,
- Massive, fixierte Achsellymphknoten, die größer als 2,5 cm im Durchmesser sind,

- Armödem,
- Supraklavikulärknoten,
- Positive Lymphknoten an der A. thoracica interna im 2. und 3. Interkostalraum,
- Fernmetastasen und
- Pleuraerguß (Pleuritis carcinomatosa)

Bei den vorgenannten Stadien ist nur noch eine *palliative Ablatio* des Drüsenkörpers allein mit Röntgennachbestrahlung, Hormon- und Zytostatikatherapie angezeigt.

Die *Radikaloperation* (nach ROTTER) besteht in der Entfernung des Drüsenkörpers en bloc mit den Mm. pectoralis major und minor und den axillären Lymphknotenpaketen.

Ob die erweiterte Operation mit Ausräumen der Supraklavikular- und Mammariadrüsenfelder oder die Mitnahme der Thoraxwand noch berechtigt ist, bleibt offen.

Die *5-Jahres-Überlebensquoten* der Radikaloperationen liegen bei

STEINTHAL I:	etwa 75 bis 90 %
STEINTHAL II:	etwa 35 bis 50 %
STEINTHAL III:	etwa 10 bis 15 %

Die konservative Zusatzbehandlung ist nicht unproblematisch. Bei fortgeschrittenen Tumoren kann die Röntgenbestrahlung vor Lokalrezidiven schützen. Die prophylaktische Hormon- und Zytostatikabehandlung sollte dem STEINTHAL-III-Stadium vorbehalten bleiben.

Metastasierendes Mammakarzinom

Hormontherapie. Vor der Menopause bis 5 Jahre danach wird mit Testosteronpropionat, alle 2 Wochen 100 mg, behandelt. Dies lindert die von Knochenmetastasen ausgehenden Schmerzen. Eine objektive Rückbildung ist nur selten zu beobachten.

Indikator für die Wirkung ist der Rückgang der Kalziumausscheidung. Nebenerscheinungen sind Virilisierung und gesteigerte Libido, die sich mit Anabolika kupieren lassen. Bei positiver Wirkung kann die Dosis noch gesteigert werden. Die alleinige Behandlung mit weiblichen Hormonen ist nur angezeigt, wenn eine Operation nicht mehr möglich, die Androgenbehandlung wirkungslos ist, Rezidive oder Weichteilmetastasen auftreten. Sie ist vor allem jenseits der Menopause wirksam und wird mit täglich 0,05 mg *Östrogen* begonnen und um tgl. 0,01 mg bis auf 1 mg täglich gesteigert. Bei 35—40 % der Kranken tritt danach eine Regression der Metastasen ein. *Nebenerscheinungen* sind Nausea, Erbrechen, Anorexia und Uterusblutungen.

Die *adrenokortikale Therapie* wird mit 150 mg Kortison tgl. durchgeführt. Das Kortison wirkt als chemische Adrenalektomie und Hypophysektomie. Ein anderer Weg ist die Hypophysenzerstörung mit radioaktivem Yttrium. Die *zytostatische Behandlung* besteht in tgl. Gaben von Amethopterin 2 × 10 mg i. v. oder Fluoro-Uracil 15 mg/kg in 300—500 ml 5 %iger Glukose über 4 Std. bis zur Maximaldosis von 7 g oder Endoxan Stoßtherapie (60 mg/kg KG).

Mammakarzinom des Mannes

Beim Mann neigt das Mammakarzinom zur frühen Invasion in Haut, Brustwand (Pleuraaussaat) und Lymphbahnen. Die Prognose ist deshalb besonders ungünstig.

Mammasarkom (Spindel- oder Rundzellsarkom)

Die seltene Geschwulst (3 % aller Mamma-Malignome) durchsetzt bei jungen Frauen rasch die gesamte Mamma, die erhebliche Ausmaße annimmt. Lymphknotenvergrößerungen fehlen. Die frühe hämatogene Metastasierung macht eine Radikalbehandlung problematisch.

Eine seltene, relativ gutartige Form ist das Cystosarcoma phylloides, das sich aus einem Fibroadenom entwickelt.

Benigne Tumoren

Zystenbildungen (Mastopathia cystica)

- Östrogenbedingte knotige oder zystische Bindegewebs- oder Gangproliferation der Brustdrüse. Betroffen ist die 20- bis 50-jährige Frau.

Die Mastopathie ist der häufigste Befund der Mamma und fast immer doppelseitig.

Große, dünnwandige und sekretgefüllte Zysten sind deutlich palpabel (jüngere Frauen). Kleine Zysten verändern die Brust im Sinne der harten und derben „Schrotkornbrust" (ältere Frauen). *Symptome* sind die Knotenbildung im Drüsenkörper, die meist als Zufallsbefund entdeckt wird, ferner der prämenstruelle Schmerz und das Schweregefühl mit oder ohne Vergrößerung der einzelnen Knoten (Mastodynie).

Die *Diagnostik* und die Abgrenzung gegen ein Karzinom ist *nur mit der Exstirpation und Histologie* des ganzen Knotens zu sichern.

Die *Behandlung* ist konservativ mit Testoviron T oder Testoviron Depot, mit Gestagenen, Hochbinden der Brust (fester Halter), Diathermiebehandlung, Massage der oberen Brustwirbelsäulenregion und fortlaufenden klinischen und röntgenologischen Kontrollen (Mammographie) in 3monatigen Abständen.

Hauptkomplikation ist das Rezidiv, das sukzessive den gesamten Drüsenkörper befällt. Dabei kann die Totalexstirpation des Drüsenkörpers mit Ersatz durch ein Fettfaszientransplantat oder die Auffüllung des Hautsacks mit einer Alloplastik (Kunststoffschwamm) erforderlich werden. Eine weitere, insbesondere nach häufigen Rezidiven auftretende Komplikation ist die karzinomatöse Entartung. Ein obligater Zusammenhang zwischen Mastopathie und Karzinom war bislang nicht nachzuweisen. Disponiert sind nur solche Befunde, bei denen die Epithelhypertrophie im Vordergrund steht, bei Adenosis (SCHIMMELBUSCH) und intrazystischen Papillomen.

Fibroadenom der Mamma

- Gutartige Mischgeschwulst, die bei jugendlichen Frauen entweder parakanalikulär oder intrakanalikulär auftritt.

Reine Fibrome und reine Adenome sind selten (1–3 %). Das Fibroadenom macht einen harten, isolierten Knoten, der von der Umgebung deutlich abgrenzbar und gegen die Drüse verschieblich ist. Es kann solitär oder doppelseitig (letzteres in 10–15 %) auftreten und hat gewöhnlich einen Durchmesser von 1–5 cm. Die Abgrenzung vom Karzinom ist nur mit Exzision und Histologie zu sichern.

Sezernierende Mamma

- Seröses oder blutiges Sekret, das sich spontan oder bei Druck aus der Mamille entleert.

Die Blutung ist meist Symptom mehrerer Ursachen und geht entweder von einem Milchgangspapillom, einer Mastopathia cystica oder von aberrierenden Gangbildungen aus. In 20 % jedoch von einem Karzinom!

Die *Diagnostik* besteht in der wiederholten Beobachtung des Sekretaustrittes, der Provokation mit Druck und Palpation einzelner Mammasegmente und der Untersuchung auf Resistenzen. Bei ihnen ist die Probeexzision mit Schnelldiagnose angezeigt. Wenn kein Tumor lokalisierbar ist, muß die Brust fortlaufend unter Zuhilfenahme der Mammo- resp. Duktographie, der Blutkörperchensenkung, des Blutbilds und der PAPANICOLAOU-Untersuchung des Sekretes beobachtet werden. Liegt der Sekretion ein Karzinom zugrunde, ist meist eine Resistenz tastbar. Jede anhaltende Sekretion verlangt die breite explorative Freilegung des Drüsenkörpers.

22. Thorax

Thoraxnotfälle (traumatisch und spontan)

Untersuchungstechnik beim Thoraxnotfall

1. Inspektion (Anämie, Zyanose, Hautemphysem, obere Einflußstauung, Hautsugillationen).
2. Palpation (Rippen-, Sternum- und Wirbelsäulenfrakturen, Hautemphysem).
3. Auskultation (Atemgeräusche).
4. Perkussion (Pneumothorax, Erguß).
5. Kreislauf (Puls, Blutdruck, Ekg).
6. Röntgenübersicht, sagittal und seitlich. Eventuell Kontrastdarstellung der Speiseröhre und Aorta.
7. Probepunktion mit Druckmessung im Pleuraraum.
8. Hämogramm (Erythrozyten, Hämatokrit, Leukozyten).
9. Anamnese (Fremdkörper und Unfallmechanismus).

Verletzungen können *stumpf* (geschlossen) oder *perforierend* (offen) erfolgen.

Notfälle bei geschlossenem Thorax

Commotio und Contusio thoracis

- Stumpfe Thoraxverletzung meist ohne primäres morphologisches Substrat.

Als stumpfe Verletzungen kennen wir die Commotio und Contusio thoracis. Ihre *Symptome* sind vorübergehende Atemnot, Zyanose, Kreislaufreaktion, Pulsanstieg und Thoraxschmerzen. Ihre *Behandlung* ist symptomatisch. Die *Contusio* thoracis kann zur Kontusionspneumonie führen. Deshalb hat unsere *Behandlung* in der Pneumonieprophylaxe zu bestehen. Bei gleichzeitigen Rippen- und Sternumfrakturen dient die Schmerzausschaltung der besseren Durchlüftung.

Bei der Contusio cordis ist immer ein traumatischer Myokard- oder Klappenschaden mit Ekg oder Phonokardiogramm auszuschließen.

Weitere Kontusionsfolgen sind Rißverletzungen der großen Bronchien und Zerreißungen größerer Gefäße wie V. cava, Vv. anonymae und der Aorta.

Alle viszeralen Thoraxorganverletzungen führen zu zunehmend bedrohlichen Zuständen wie Mediastinalverdrängung, -flattern und -emphysem, Pneumothorax, Hämatothorax usw. Im Röntgenbild sind dabei Verschattung, Pneumothorax oder Mediastinalverbreiterung zu sehen.

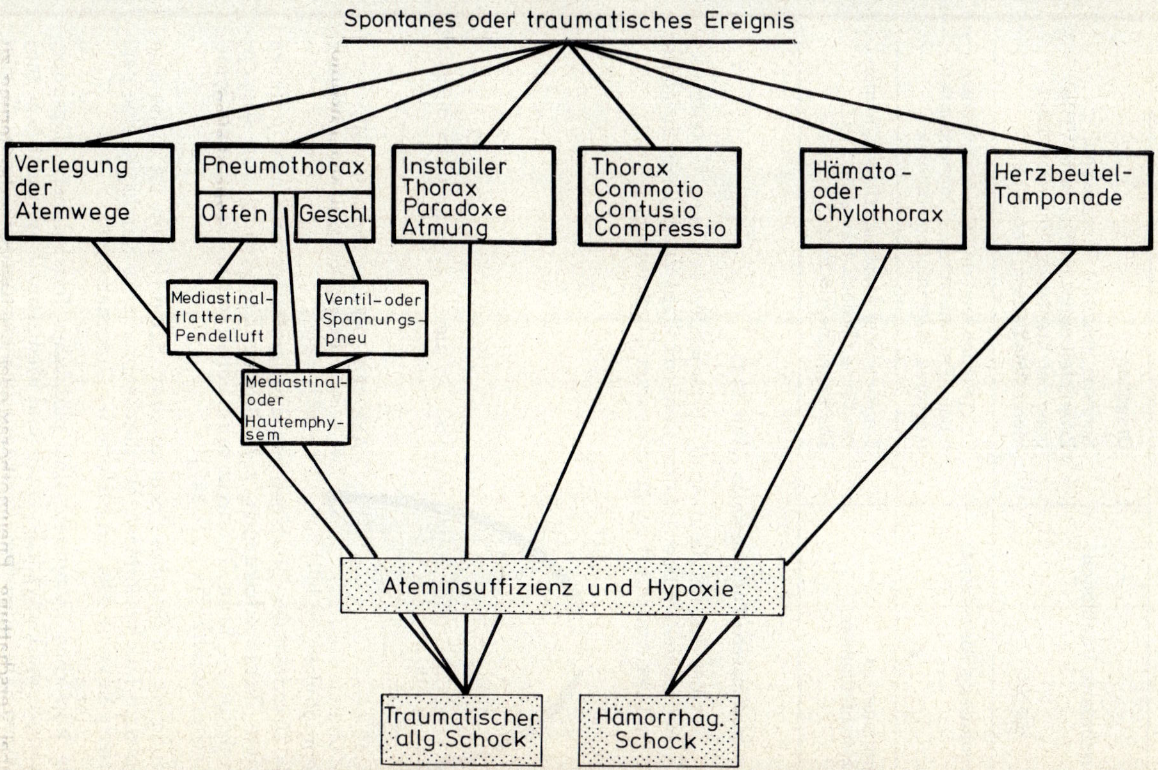

Tabelle 22.1 **Akuter Thoraxnotfall. Ätiologie und Pathogenese**

Tabelle 22.2 **Ateminsuffizienz und Hypoxie bei Thoraxverletzungen**

	Ursachen:
Verminderte Ventilation:	Schmerz, instabile Thoraxwand, Zwerchfellruptur, mechanische Verlegung der Atemwege, Pneumothorax, Mediastinalflattern, Pendelluft
Verminderte Atemfläche:	Lungenkontusion und Kontusionspneumonie, Pneumothorax, Spannungspneumothorax, Hämatopneumothorax
Vermindertes Kreislaufvolumen:	Traumatischer Myokardschaden, hämorrhagischer Schock, Hämatothorax, Thoraxgefäßverletzung

Der geschlossene Pneumothorax (Abb. 22.1)

- Verlust des im Pleuraspalt herrschenden relativen Unterdrucks mit partiellem oder totalem Lungenkollaps durch Druckausgleich mit der Außenluft bei geschlossener Thoraxwand.

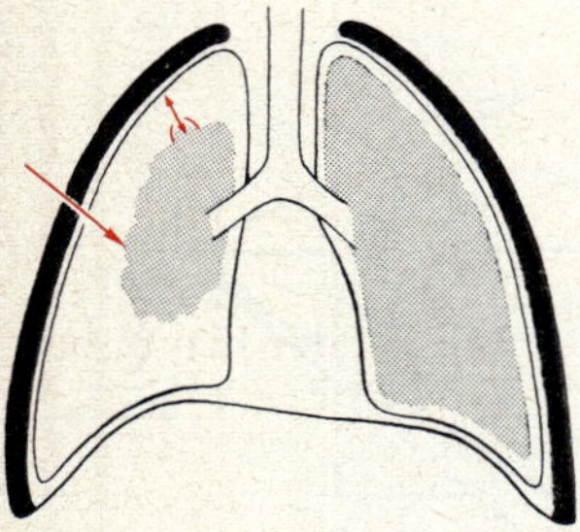

Abb. 22.1 **Akuter Thoraxnotfall.** Geschlossener Pneumothorax

Als *Ursachen* des geschlossenen Pneumothorax kommen in Frage innere Pleuraverletzungen, z. B. infolge Einspießung von Rippenbruchstücken beim Thoraxkompressionstrauma. Gefahr des Spannungspneumothorax (s. S. 247)!

Häufig ist ein *Spontan-Pneumothorax*. Seine *Ursache* ist meist eine geplatzte Emphysemblase, ein durchgebrochenes Karzinom, eine perforierte Kaverne oder ein perforierter Lungenabszess.

Die klinischen *Symptome* sind plötzlicher Brustschmerz, Dyspnoe, Zyanose und Tachykardie. Haut- und Mediastinalemphysem (s. S. 246) können dabei entstehen. *Perkutorisch:* hypersonorer Klopfschall, *auskultatorisch:* aufgehobene Atemgeräusche auf der befallenen Seite.

Die *Verlaufsformen* des *Pneumothorax* sind folgende:

a) Der Zustand bessert sich spontan: Die Stelle des Lufteintritts schließt sich selbsttätig und die Luft wird resorbiert – oder

b) die Stelle bleibt offen und Luft strömt nach, dabei kann es zum Spannungspneu kommen (s. S. 247).

Behandlung

Der *traumatische* verlangt ebenso wie der *spontane geschlossene Pneumothorax* die *sofortige Behandlung* (Abb. 22.4 u. 22.5): Als Erstmaßnahme stellen wir durch Absaugen der Luft den Unterdruck im Pleuraraum wieder her und entfalten damit die Lunge. Dies erfolgt mit BÜLAU-Drainage oder Aspiration mit dem Pneuapparat. Nach wenigen Tagen verkleben die beiden Pleurablätter und der Sog kann aufgegeben werden. Wenn trotz Dauersog aber weiterhin kontinuierlich Luft aus dem Pleuraraum entweicht, oder wenn die Lunge mit dem Dauersog nicht voll zu entfalten ist und die Sputummenge gleichbleibt, besteht mit Sicherheit eine bronchopleurale *innere Fistel.*

Bronchialfistel

- Mehr oder weniger großer, zum Pleuraraum hin offener Bronchusdefekt, meist traumatischer, seltener tumoröser oder entzündlicher Genese.

Diese verifizieren wir mit der Äther- oder Blauinjektion in den BÜLAU-Schlauch. Führt dies zu Äthergeschmack im Mund oder Blaufärbung des Sputums, ist die Fistel sicher. Ihre *Behandlung* besteht darin, daß wir den Sog steigern. Wenn auch dies nicht zur Anlegung der Lunge und zum Verschluß der Fistel führt, muß ein größerer Bronchusdefekt angenommen werden, der die Thorakotomie mit Fistelübernähung oder Lungenresektion (Lappen oder Segment) und bei Schwartenpneumothorax die Dekortikation erfordert.

Notfälle bei offenem Thorax

Offener Pneumothorax

- Durch Stich, Schnitt oder Schuß entstandener Druckausgleich im Pleuraspalt, der je nach Größe und Verhalten der Kommunikation rasch zu bedrohlichen Komplikationen, wie Mediastinalflattern, Pendelluft, Mediastinalemphysem oder Spannungspneumothorax führt.

Mediastinal- und Hautemphysem (Abb. 22.2)

- Luftkissen im Mediastinum und unter der Haut durch eine Kommunikation des Mittelfellraumes mit der Außenluft.

Die Verbindung kann bestehen:

a) über das Bronchialsystem (Lunge oder Trachea),
b) über die Speiseröhre,
c) über eine Thoraxwandverletzung (Rippenhals- oder Paravertebralfraktur) und
d) über die Verbindung mit einem Bauchhohlorgan durch eine Zwerchfellverletzung.

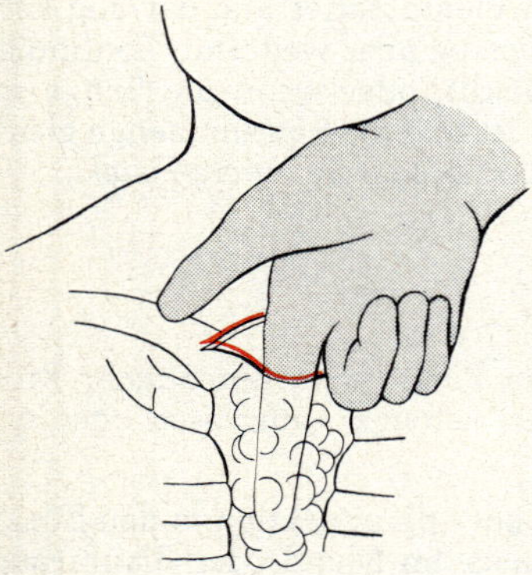

Abb. 22.2 **Mediastinalemphysem.** Kollare Mediastinotomie, digitale Spreizung zur Luftdrainage.

Als *Entstehungsmechanismus* kommen in Frage ein perforierendes Trauma (Einspießen einer frakturierten Rippe in die Pleura visceralis und Pleura mediastinalis) sowie Schuß- und Stichverletzungen, Perforationen mediastinalwärtiger Bullae und Kavernen, des Ösophagus und Abrisse von Trachea und Bronchus. *Symptome* sind ein knisterndes Hautemphysem im lockeren Subkutangewebe des Halses und Kopfes mit Augenlidauftreibung und Luftkissenbildung im Gesicht. Eine ernste *Komplikation* ist die Einflußstauung der Halsvenen infolge der mediastinalen Druckerhöhung, eine Reflexerhöhung des Grenzstrangs, Pulsanstieg infolge „extraperikardialer Herztamponade", Blutdruckabfall (positiver Schockindex), Dyspnoe und Hypoxie.

Die Ursache (Rippenfraktur, Pneumothorax usw.) klären wir mit dem Röntgenbild. Bei minimalem Befund kommt es zur Spontanheilung. Bei anhaltendem oder zunehmendem Befund ist die Pleurapunktion oder -drainage, dann die kollare Mediastinotomie, (s. Abb. 22.2), bei Ösophagus-, Bronchus- und Tracheaeinrissen deren sofortige operative Versorgung, bei Spannungspneu dessen sofortige Entlastung (s. dort) erforderlich.

Mediastinalflattern und Pendelluft (Abb. 22.3)

- Bei offenem Pneu inspiratorisches und exspiratorisches Hin- und Herwandern des Mediastinums mit ineffektivem, bilateralem Luftaustausch (Pendelatmung).

Es ist eine ernste Komplikation des offenen Pneumothorax. Ziel der Behandlung ist die Thoraxabdichtung. Als erste Hilfe erfolgt sie mit dem Kompressionsverband. Zur endgültigen Versorgung ist die operative Revision erforderlich. Je nach Thoraxbefund wird dabei eine Thorakotomie notwendig. Beim offenen Pneumothorax mit Mediastinalflattern ist sofortige Schmerzbekämpfung mit Morphin. hydrochloric. 0,05 und Atropin. sulfur. 0,0005 angezeigt.

Spannungs- oder Ventilpneumothorax („Einwegskommunikation")

- Zum Überdruck führende, inspiratorische Luftansaugung in den Pleuraraum ohne Möglichkeit, diese exspiratorisch wieder entweichen zu lassen. „Der Verletzte pumpt seine verletzte Thoraxhälfte auf."

Die Hauptgefahr des perforationsbedingten Pneumothorax ist der Spannungs- oder Ventilpneumothorax (Abb. 22.6). Seine Ursache ist die ventilartige Eröffnung des Pleuraraums von außen durch eine Thoraxwandverletzung, oder von innen durch eine Verletzung von Lunge oder Bronchus. Die Kommunikation bleibt nur in *einer Richtung* (Inspiration) offen.

Pathophysiologisch basiert also dieser Pneu auf einem respiratorischen Ventilmechanismus im Bereich der Lufteintrittsstelle (Bronchus, Lunge oder Thoraxwand) mit Entstehung von Überdruck im Pleuraraum, Lungenkollaps und Mediastinalverdrängung zur gesunden Seite.

Seine *Symptome* sind Dyspnoe, Zyanose, frequenter, fliegender Puls, hypersonorer Klopfschall und aufgehobenes Atemgeräusch der befallenen Seite. *Konvergenzsyndrom* mit ansteigendem Venendruck und abfallendem systolischem Druck bei gleichbleibendem diastolischem Druck. Akute Lebensgefahr! Röntgenbild *nicht* abwarten!

Die *Diagnose* ist gleichzeitig auch *Therapie:* Die erste Hilfe besteht in der Entlastungspunktion im 2. oder 3. Interkostalraum in der Medioklavikularlinie mit dicker Kanüle. Sie wird mit einem eingeschnittenen

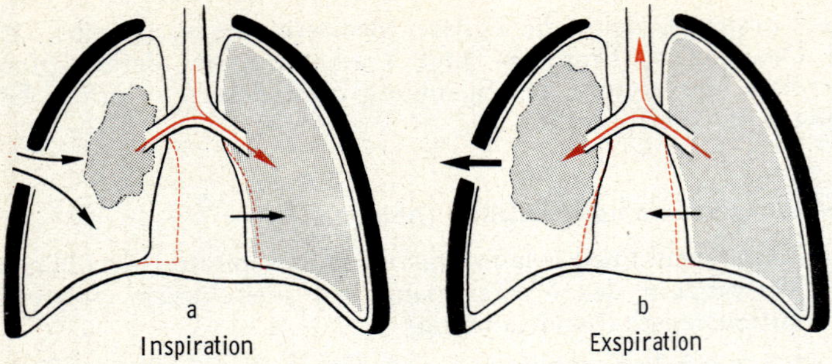

Abb. 22.3 **Akuter Thoraxnotfall.** Offener Pneu, Mediastinalflattern, Pendelluft.

Fingerling armiert (Abb. 22.7) und bleibt während Transport und weiterer Abklärung liegen. Für die definitive Versorgung wird entweder ein Dauersog (BÜLAU) angelegt oder nach Abklärung der Ventilursache und Lokalisation der Fistel diese mit Bronchus-, Lungenparenchym- oder Thoraxwandnaht verschlossen.

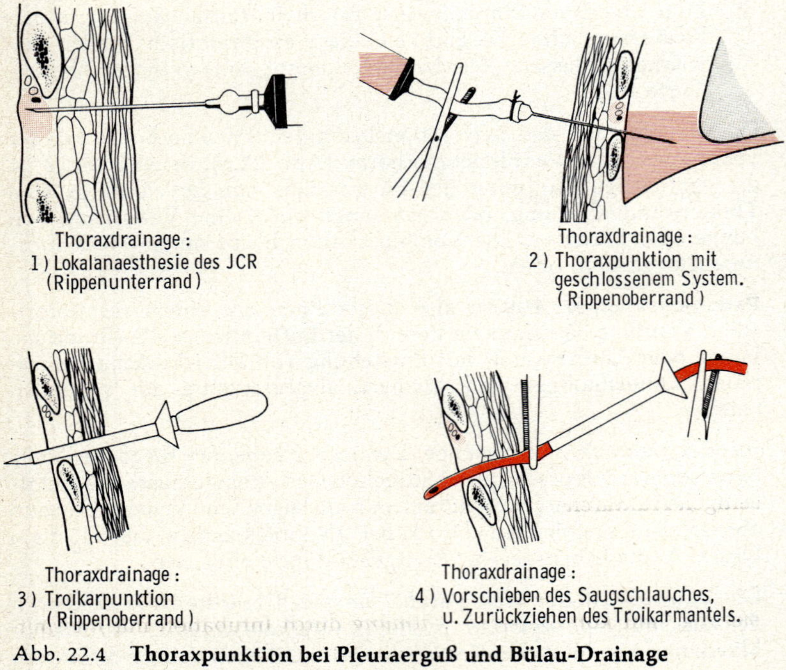

Abb. 22.4 **Thoraxpunktion bei Pleuraerguß und Bülau-Drainage**

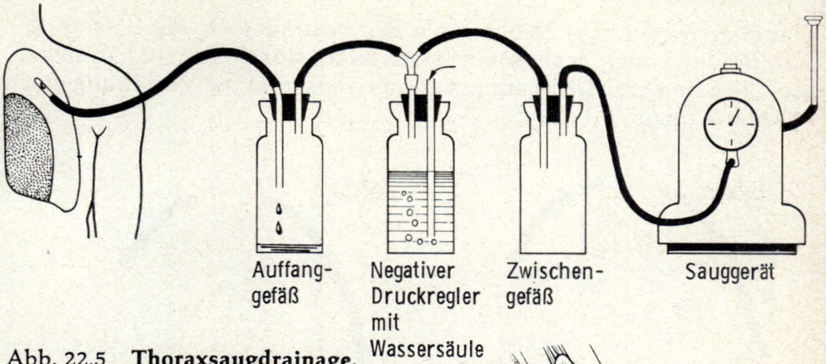

Abb. 22.5 **Thoraxsaugdrainage.** Bülau-Perthes

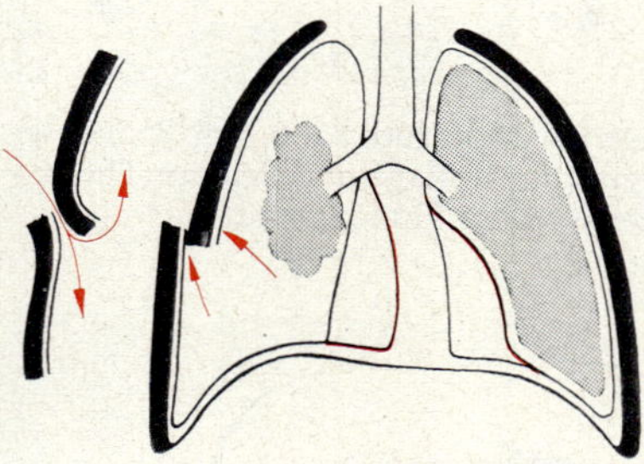

Abb. 22.6 **Akuter Thoraxnotfall.** Ventilpneu, Mediastinalverdrängung zur gesunden Seite

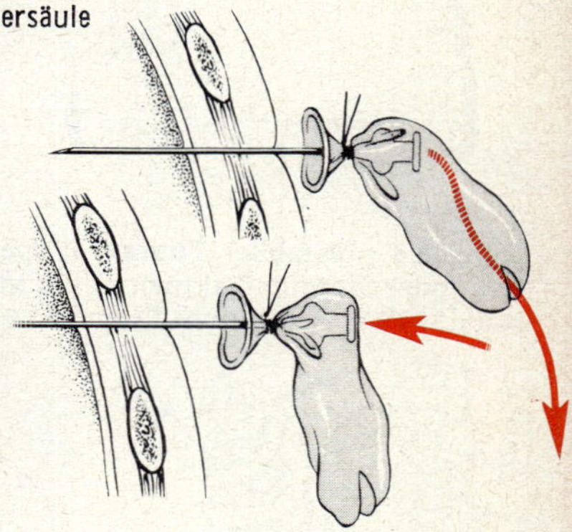

Abb. 22.7 **Spannungspneumothorax.** Punktionsdrainage

Paradoxe Atmung (Abb. 22.8)

- Bei Inspiration – infolge Zwerchfellsog – Kollaps der instabilen Thoraxwand, bei Exspiration entgegengesetztes Verhalten.

Ursache sind Rippenserien- und Sternumfrakturen, die zur *Instabilität* des Thorax geführt haben. Bei einseitiger Rippenserienfraktur ist die paradoxe Atmung nur auf die betroffene Seite beschränkt, bei beidseitigen Frakturen ist sie symmetrisch.

Behandlung: Die erste Hilfe besteht in temporärer manueller Fixation des Thorax oder im Pflasterverband. Die endgültige Behandlung erfordert bei Rippenserienfrakturen die „innere pneumatische Stabilisierung" mit *kontrollierter Beatmung* durch Intubation mit intermittierendem Überdruck. In wenigen Tagen erlangt der Thorax seine

Stabilität wieder. Ein Nebenerfolg der Beatmung ist die bessere Belüftung der Lunge, insbesondere der Kontusionsherde und Atelektasen, die damit erzielte Pneumonieprophylaxe und die Verhütung einer feuchten Lunge.

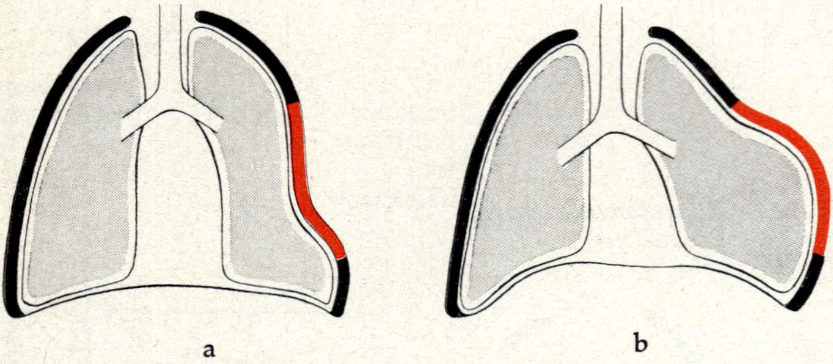

Abb. 22.8 **Instabiler Thorax.** Rippenserienstückbruch (z. B. bei Rippenserien- oder Sternumfraktur). a) bei Inspiration Kollaps der weichen Thoraxwand; b) bei Exspiration Propulsion der weichen Thoraxwand.

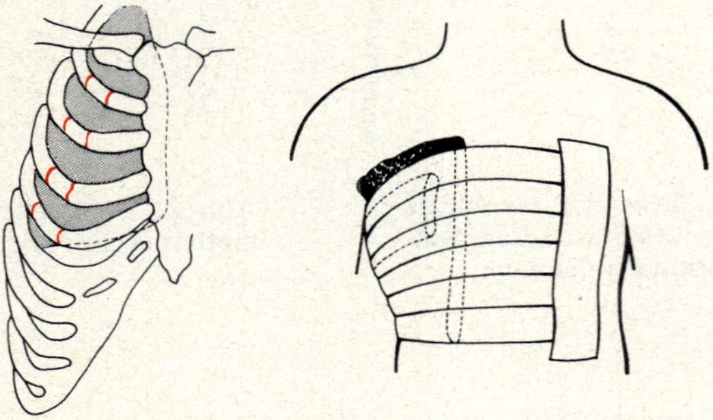

Abb. 22.9 **Instabiler Thorax.** Kompressionsverband. Dachziegelartig angeordnete Heftpflasterzüge dreiviertel um den Thorax gelegt mit fester Schwammunterpolsterung zur Kompression der Bruchstellen.

Hämatothorax (Abb. 22.10)

- „Verblutung“ in den Pleuraraum mit Lungenkompression und Mediastinalverdrängung.

Als *Ursachen* kommen Einrisse der Interkostalarterien, der A. mammaria und der Aorta nach Rippenfrakturen und Thoraxkompressionstraumen in Frage.

Symptome sind Blässe, Dyspnoe, Pulsanstieg, Blutdruckabfall, positiver Schockindex, Apathie, Hämoptoe, Mediastinalverdrängung und Hypovolämie.

Da der Verletzungsschmerz das Ausblutungsbild überschattet, wird es oft nicht rechtzeitig erkannt.

Dämpfung in den unteren Thoraxpartien, abgeschwächtes Atemgeräusch und dichte Verschattung im Röntgenbild erhärten die *Diagnose.* Seltener ist die Kombination mit dem Pneumothorax, der Hämatopneumothorax.

Behandlung und Diagnose: Sofortige Punktion zur vollständigen Entleerung des Pleuraraums, solange das Blut noch flüssig ist. Kehren danach die Symptome wieder, wird die Punktion wiederholt oder eine BÜLAU-Drainage angelegt. Fließt daraus innerhalb von 24 Stunden 800 ml Blut ab, so liegt eine progrediente Blutung vor, die die Thorakotomie und Revision der Blutungsquelle erfordert.

Aortenrupturen

- Als Folge von Dezelerationstraumen Einriß der Aorta unterhalb des Subklaviaabganges.

Symptome sind der hochgradige Schock und das bei der Durchleuchtung pulsierende Mediastinum (Hämatom), ferner die auf dem Röntgenbild deutliche Mediastinalverbreiterung, das sog. „Schornsteinphänomen". Die Thoraxpunktion ergibt Blut (Hämatothorax). Der weiteren Klärung können Ösophagogramm und unter Operationsbereitschaft ausgeführte Aortographie dienen.

Die *Behandlung* besteht in der Aortennaht oder dem Einpflanzen einer Überbrückungsprothese (Linksbypass mit Pumpe, s. Abb. 22.20), *Cave* Seitenlagerung!

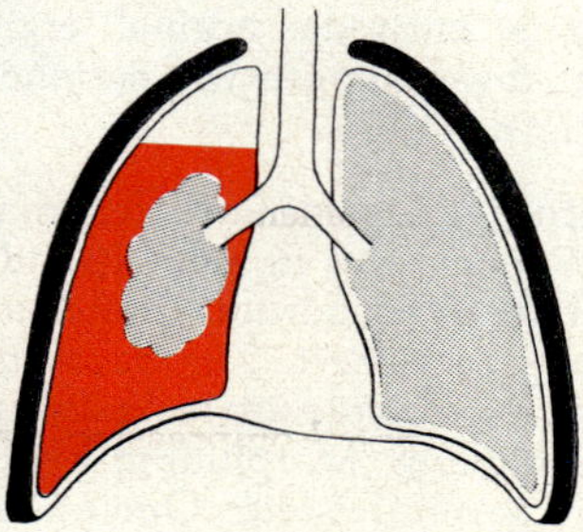

Abb. 22.10 **Thoraxnotfall.** Hämato-, Sero- oder Pyopneumothorax mit Lungenkollaps

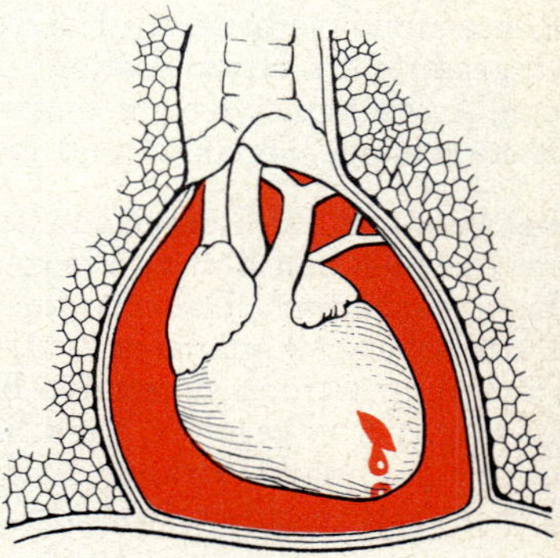

Abb. 22.11 **Herzbeuteltamponade**

Chylothorax

- Ansammlung von Chylus im Thorax, meist als Folge einer traumatischen Fistel des Ductus thoracicus.

Als traumatische Ursache kommen Schuß und Stich, aber auch Operationen im oberen, hinteren Mediastinum in Frage. Zwischen Verletzung und Chylusergußbildung kann ein längeres Intervall bestehen. Die Diagnose ist mit der Punktion zu stellen. Sie ergibt eine milchige, leicht gelierende Flüssigkeit.

Behandlung: BÜLAU-Drainage und parenterale fettfreie und glukosearme Ernährung oder transthorakale oder subdiaphragmale operative Unterbindung des Ductus.

Herztrauma

- Penetrierende und perforierende Perikard- und Myokardverletzungen. Dominierender Befund ist die Herzbeuteltamponade.

Bei großen Herzwunden führt die Verletzung zum sofortigen Exitus. Bei kleineren Wunden verläuft die Tamponade über einige Stunden protrahiert. Um eine Adiastolie zu bewirken, genügt die Ansammlung von 150—250 ml Blut im Herzbeutel.

Die *Symptome* der Tamponade sind Blässe, Schwitzen, Zyanose, Dyspnoe, Benommenheit, Blutdruckabfall, extrem leise Herztöne, irregulärer, dünner, bei Inspiration verschwindender Fadenpuls und Halsvenenstau.

Spezielle diagnostische Kriterien sind der erhöhte Venendruck, der im Röntgenbild verbreiterte Herzschatten und die bei Durchleuchtung eingeschränkte Herzpulsation. Das Ekg ist entweder normal, ergibt eine Arrhythmie oder nur unspezifische Abweichungen wie periphere Niedervoltage, verläßlich und schonend ist das UKG.

Bei *Verdacht* auf Tamponade ist die sofortige Operationsbereitschaft herzustellen und Blut zu kreuzen. Der Patient wird in halb sitzender Lage beobachtet. Dabei werden zentraler Venendruck, Blutdruck, Pulsfrequenz, Atmung und O_2-Sättigung registriert. Zur *Schockbekämpfung* werden sukzessive Blut oder makromolekulare kolloidale Lösungen i. v. gegeben, dazu Sauerstoffatmung. Morphinum hydrochloric. i. v. nach Wirkung darf nur bei gewährleisteter Operationsbereitschaft verabreicht werden.

Bei *gesicherter Tamponade* (Abb. 22.11) ist als erstes die Herzbeutelpunktion mit einer mit 3-Wegehahnspritze armierten kurz angeschliffenen 6–8 cm langen Punktionskanüle durchzuführen. Folgende Zugangswege kommen in Frage:

a) von vorne: Der linke 4. oder 5. Interkostalraum, 2 cm innerhalb der Herzdämpfung oder in der röntgenologisch festgelegten Herzschattengrenze,

b) epigastrisch zwischen Xiphoid und linkem Rippenbogen. Die Nadel wird langsam unter ständiger Aspiration etwa 3 bis 4 cm in kranialer Richtung vorgeschoben.

Die Indikation zur *Operation* ist gegeben bei Verdacht auf größere Wunden, bei wiederholten Herzstillständen, bei unbeherrschbarem Kollaps und bei rasch nach der Verletzung auftretendem Kreislaufzusammenbruch. Das operative Vorgehen besteht in der linksseitigen Thorakotomie, nur bei rechtsseitigem Perforationstrauma in der

Tabelle 22.3 **Erstbehandlung der Thoraxverletzung**

O_2-Beatmung,
Blutersatz,
Strophanthin,
Abdichten eines offenen Pneumothorax, bei Mediastinalflattern Kompressionsverband,
Punktion eines Ventilpneumothorax,
Entleeren eines Hämatothorax (bei Mediastinalverschiebung),
Intubationsstabilisierung bei instabilem Thorax (wenn Pneumothorax ausgeschlossen ist).
Keine Alkaloide!
Entlastung eines Mediastinalemphysems durch kollare Mediastinotomie.

rechtsseitigen Thorakotomie. Die Versorgung der Herzwunde erfolgt mit durchgreifenden Nähten.

Wenn der Patient den Operationssaal in noch relativ gutem Zustand erreicht, hat er eine 80 %ige Heilungschance.

Postoperativ ist eine Pericarditis constrictiva möglich.

Lunge

Funktionsdiagnostik

Voraussetzung für die Lungenresektion ist die Abklärung der Lungenfunktion.

Untersuchungsmethoden

1. Bestimmung der *Vitalkapazität,* d. h. der Luftmenge, die nach tiefer Inspiration ausgeatmet wird.
2. Bestimmung des *Residualvolumens,* d. h. der Luftmenge, die nach maximaler Exspiration in den Lungen verbleibt (Heliummethode).

3. Bestimmung des *Atemminutenvolumens*, d. h. der Luftmenge, die in einer Minute ventiliert wird.

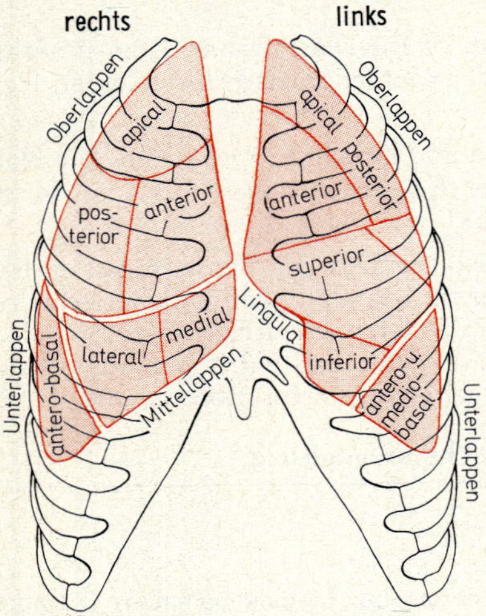

Abb. 22.12 **Lappen- und Segmenteinteilung der Lungen.** Anterior-posteriore Aufsicht

4. Bestimmung des *Atemgrenzwertes:* Er basiert auf der Erfassung der höchsten Literleistung in einer Minute bei forcierter Ein- und Ausatmung, sein Mittelwert beträgt bei Männern 120 Ltr./min., bei Frauen 110 Ltr./min.
5. Der *Tiffeneau-Test* bestimmt die Luftmenge, die nach maximaler Inspiration im Stoß in der 1., 2. und 3. Sekunde ausgeworfen werden kann (Sekundenkapazität). Sie wird ausgedrückt in % der Vitalkapazität. Normalwert: 1. Sekunde 75–80 % der VK.
6. Die *Bronchospirometrie* erfaßt die Belüftung eines intubierten Bronchialsegmentes.
7. Der Verbrauch der bei der Atmung eingeatmeten Sauerstoffmenge und die Messung der *O_2-Sättigung* von arteriellem Blut (normal 98 %) dienen der *Erkennung von Diffusionsstörungen.*

Einschränkungen der Lungenfunktion

finden sich z. B. beim Emphysem, bei Pulmonalsklerose und bei Minderbelüftung einzelner Lungenabschnitte oder -flügel infolge Bronchusverlegung.

Tabelle 22.4 **Ursachen der Hämoptyse**
(Blut hellrot, schaumig, nicht geronnen)

Kehlkopfkrebs	Mitralstenose
Lungentuberkulose	Lungeninfarkt
Bronchialfremdkörper	Lobärpneumonie
Bronchialkarzinom	Bronchiektasen
Aortenaneurysma	Bronchusadenom

Tabelle 22.5 Spezielle **diagnostische Verfahren** bei Thoraxbefunden sind: (in Reihenfolge ihrer Anwendung)

Röntgenübersichtsbild des Thorax in 2 Ebenen

Tomographie

Bronchoskopie (Abb. 22.14)

Zyto- und Bakteriendiagnostik des Sputums und des bronchoskopisch aspirierten Bronchialsekretes (in 50–75 % positiv)

Bronchographie

Angiographie

Ösophagogramm

Mediastinoskopie

Skalenusbiopsie

Diagnostischer Pneu

Verlaufsbeobachtung (diese sollte selten gehandhabt werden, da beim Karzinom ein „Stillstand" des Befundes bis zu 6 Monaten möglich ist)

Merke: Bei nicht klärbaren Befunden: **Probethorakotomie!**

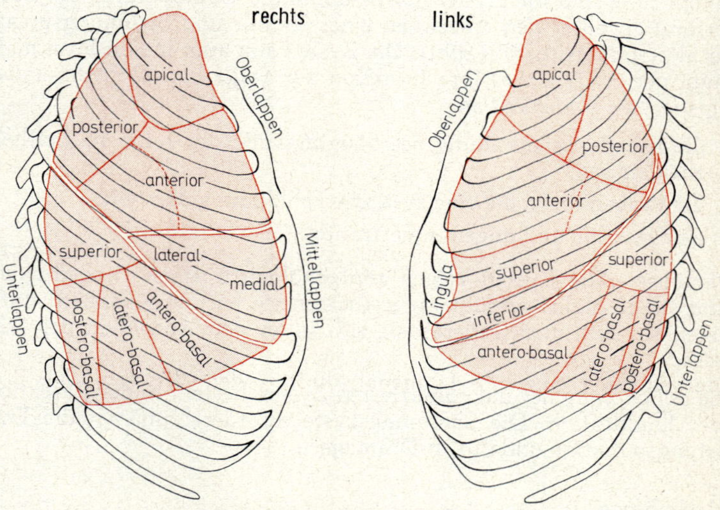

Abb. 22.13 **Lappen- und Segmenteinteilung der Lungen.** Seitenansicht

Die beiden erstgenannten Befunde sind durch die Wandverdickung der Kapillaren gekennzeichnet. So kommt es bei *Emphysem* und *Pulmonalsklerose* zum gestörten O_2- und CO_2-Austausch, d. h. verminderter Sauerstoffutilisation und beim Emphysem noch zusätzlich zu vermehrter Residualluft.

Bei *bronchusverdrängenden oder verlegenden Tumoren* liegt ein entgegengesetzter Mechanismus vor. Die Residualluft nimmt ab; trotz der Vitalkapazitätsverminderung besteht aber eine relativ gute Utilisation der Atemluft und ein ungestörter O_2-CO_2-Austausch.

Eine erhebliche Einschränkung der Lungenfunktion stellt die *Pendelluft* dar (Abb. 22.3, S. 247):

Bei der Exspiration kommt es zum Luftübertritt von der gesunden zur kollabierten Seite. Bei Inspiration kehrt sich dieser Mechanismus um. Hinzu kommt der Totraum in Trachea-, Nasen-Rachenraum, so daß ein effektiver Gasaustausch nicht mehr stattfinden kann.

Zystenlunge

- Angeborene, epithelisierte, große solitäre Hohlräume, die einem oder mehreren Lappen entsprechen können, meist mit tangentialer Einmündung des Bronchus.

Kompliziert sind die Zysten durch die akute Überblähung, die nach Perforation unter den Anzeichen eines Ventil- und Spannungspneus zur akuten Notsituation führt. Die Zyste kann auch in den Bronchialbaum perforieren, was ihre Infektion zur Folge hat. *Differentialdiagnostisch* ist zu denken an:

1. die Pseudozystenbildung des Säuglings. Bei ihr fehlt die Epithelauskleidung;
2. die Wabenlunge, die eine zystische Fehlbildung darstellt;
3. eine interlobäre Lungensequestration.

Diagnose: Alle Zysten zeigen röntgenologisch einen Ringschatten. Sind sie flüssigkeitsgefüllt, so erscheinen sie wie ein Rundherd. Infizieren sie sich, manifestieren sie sich unter den Anzeichen des *Abszesses.*

Die *Behandlung* der unkomplizierten Zysten besteht in der Resektion oder Enukleation. Die Spannungszyste erfordert zunächst die Entlastungspunktion und BÜLAU-Drainage.

Wabenlunge

- Fetale Agenesie des Alveolarparenchyms mit traubenförmiger Anordnung kleiner Zysten.

Die *Symptome* sind die gleichen wie bei Bronchiektasen. Die Mißbildung manifestiert sich im jugendlichen Alter, bisweilen schon beim Kleinkind. Bei Doppelseitigkeit kommt es zur Ateminsuffizienz und zum Cor pulmonale. Bei lokalisiertem Befund ist die Lungenresektion angezeigt.

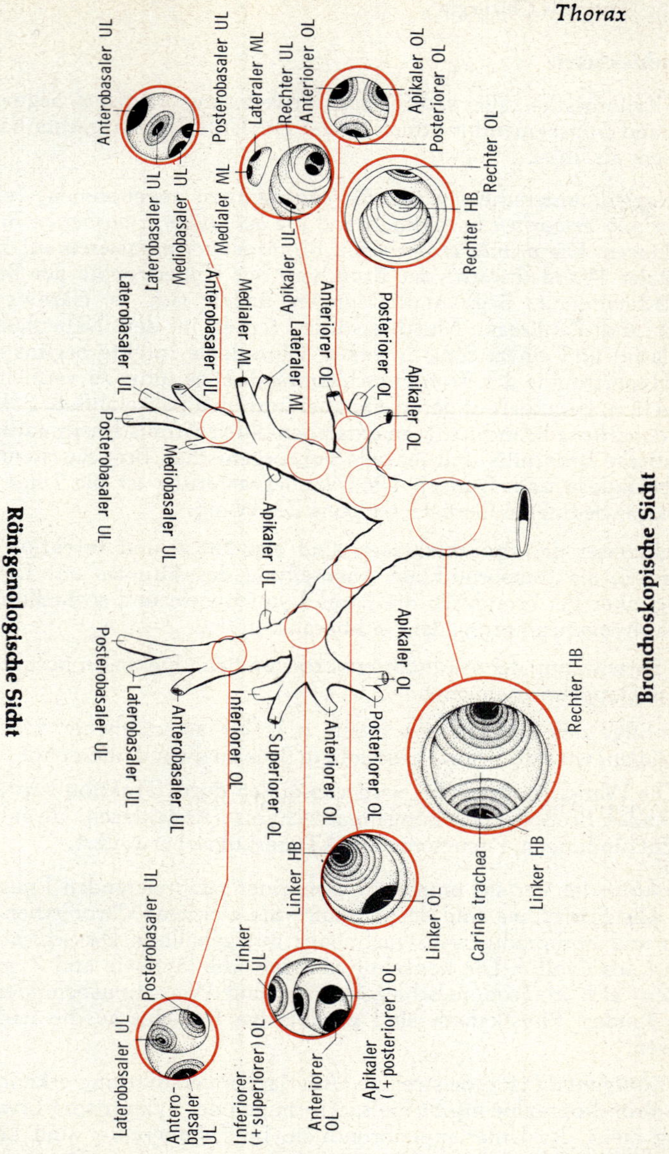

Abb. 22.14 **Topographie des Bronchialbaumes aus bronchoskopischer Sicht.**
HB = Hauptbronchus; OL = Oberlappenbronchus; ML = Mittellappenbronchus; UL = Unterlappenbronchus

Bronchiektasen

- Zylindrische oder sackförmige Erweiterung kleinster Segment- und Subsegmentbronchien, meist der Unterlappen, rechts häufiger als links.

Ätiologisch unterscheiden wir die sogenannten angeborenen, besser als *primär erworben* bezeichnet, und die *sekundär erworbenen* Bronchiektasen. Die *primär erworbenen* Bronchiektasen basieren auf kongenitaler Wandschwäche der Bronchien mit Hypertrophie der Bronchialschleimhaut. Begleitmißbildungen finden sich in Harnwegen, Herz und Pankreas: Mucoviscidose, ferner in den Nebenhöhlen (Aplasie) und einem Situs inversus. Chronische Infekte begünstigen die Hypertrophie der Bronchusschleimhaut. Dies führt zu vermehrter Sekretion, behindert andererseits aber auch den Sekretabfluß. *Sekundär erworbene* Bronchiektasen entstehen durch chronisch asthmatische, spastische Bronchitis und jenseits von organischen Bronchusstenosen (Tuberkulose und Tumor). Die Wanderweiterung ist die Folge der infektiös bedingten Gerüstzerstörung der Wand.

Wegbereiter der Bronchiektasen sind also Stase und Infektion des Sekretes, die transbronchiale Ausbreitung des Infektes mit Entstehung einer Peribronchitis; die Parenchymschwiele und schließlich die Parenchymschrumpfung der Nachbarabschnitte.

Die Entwicklung der sekundär erworbenen Bronchiektasen beruht auf einem Doppelmechanismus:

1. Infolge des Druckes von innen, z. B. bei asthmatischen Hustenstößen, wird die primär geschädigte Bronchialwand überdehnt.
2. Die Wand des Bronchus wird von außen durch Traktion schrumpfender Prozesse des Lungenparenchyms (Atelektasen, chronische Entzündungen, Pneumonien und Tuberkulose) erweitert.

Der *klinische Verlauf* entspricht dem einer rezidivierenden Pneumonie. Die *Symptome* sind deshalb auch die gleichen: Chronischer Husten und hochgradige Auswurfmenge mit geballtem Dreischichtsputum („maulvoll"). Die konsekutive chronische Hypoxie und Zyanose äußern sich in Trommelschlegelfingern und Wachstumsbehinderung des Kindes. Physikalisch sind grobblasige Rasselgeräusche nachzuweisen.

Im *Röntgenbild* ist eine streifige Unterlappenverschattung erkennbar. Die Bronchographie ergibt die sackförmige oder zylindrische Erweiterung meist der Unterlappenbronchien. Im *Hämogramm* sind Linksverschiebung, Eiweißmangel und Anämie nachzuweisen. Die *Lungenfunktionsstörung* ist durch herabgesetzte O_2-Sättigung und verminderte Atemleistung gekennzeichnet.

Komplikationen sind abszedierende Pneumonien und Amyloidose.

Behandlung: Bei frühen Befunden leichten Grades oder bei inoperablen und zu ausgedehnten Veränderungen bleibt die Behandlung *konservativ* mit Herdsanierung der Nebenhöhlen und Zähne, lokaler und parenteraler Antibiotikabehandlung, Lagerungsdrainage, Ausklopfen, Blut-, Eiweiß- und Vitaminersatz sowie Klimakuren. Die *Segment- oder Lappenresektion* ist angezeigt bei chronischen Veränderungen, vor allem begrenzten Ektasie- und Schrumpfungsbefunden, bei guter Funktion der Restlunge, bei primär erworbenen Bronchiektasen, bei Kranken, die nicht älter als 40 Jahre sind und bei kompensiertem Allgemeinzustand.

Die *Prognose* ist von der Rezidivgefahr in der Restlunge überschattet.

Lungen-Abszeß

- Einschmelzungsherd des Lungenparenchyms, entstanden durch bakterielle Entzündung, die mit Spannungsödem und Thrombosierung der ernährenden Gefäße den Gewebstod und die Verflüssigung herbeiführt.

Die Infektion entsteht *auf direktem Weg* über eine Aspirationspneumonie auf der Basis von Fremdkörpern und infiziertem Material aus Nebenhöhlen oder Tonsillen. Eine zweite Entstehungsmöglichkeit ist die *auf direktem Weg* über die *Blutbahn* durch einen septischen Embolus, ausgehend von einer Osteomyelitis oder einem Gelenkempyem. Eine dritte Entstehungsmöglichkeit ist die über den *Lymphweg,* ausgehend von einem Oberlippenfurunkel oder einer Mundbodenphlegmone. Als *Erreger* kommen Staphylokokken, Streptokokken, Pneumokokken und putride Erreger in Frage.

Entwicklung: Der Abszeß geht vom akuten Stadium mit Infiltration in ein chronisches Stadium mit derber Kapselbildung über. Die spontane Drainage in einen Bronchus ist möglich. Sie ist erkennbar am eitrigen Sputum und der Luftfüllung des Abszesses. Die Perforation in die Pleura führt zu sekundärer Pleuritis und Empyem.

Der *klinische Verlauf* ist typisch: Im Rahmen einer Pneumonie, bei kachektischen Patienten, nach Aspiration oder nach einem Steckschuß tritt plötzlich ein septisches Zustandsbild auf.

Jeder *primär chronische* Abszeßverlauf spricht für ein *Karzinom.*

Symptome: Septisch-toxisches Bild mit hohem Fieber, Schüttelfrost, Atemnot, lokalisiertem Atemschmerz, Hustenanfällen mit maulvollem, bei Lagewechsel vermehrtem Sputum, Inappetenz und schwerem Krankheitsgefühl. Physikalisch sind Bronchialatmen, Rasselgeräusche und umschriebene Dämpfung nachweisbar. Ihr Ausmaß hängt im einzelnen vom *Abszeßstadium* ab. Das typische dreischichtige Sputum hat oben gelben Schaum, in der Mitte eine wäßrige Schicht und unten Eiter. Das *Hämogramm* zeigt Leukozytose, Anämie, Linksverschiebung, Blutkörperchensenkungs-Beschleunigung und im Serum Eiweißmangel. Im *Röntgenbild* besteht ein zirkulärer Verschattungsbereich, der anfangs unscharf ist, sich später mit transparentem Kern abgrenzt. Bisweilen ist Spiegelbildung nachweisbar. Mit eintretender Chronizität treten die septischen Anzeichen in den Hintergrund. *Differentialdiagnostisch* kommt als erstes ein zerfallendes Karzinom in Frage. Es ist meist aus der Vorgeschichte ableitbar. Weiterhin ist an infizierte Zysten und ein perforiertes Empyem zu denken.

Indikation und Behandlung: Zunächst werden alle *konservativen Maßnahmen* erschöpft. Sie bestehen in Lagerungsdrainage, lokaler Hyperämisierung und Diathermie, Brustwickel, lokalen (Inhalation 300 000 E Penicillin) und hochdosierten parenteralen getesteten Antibiotikagaben (6 Mio E Penicillin +2 g Streptomycin tgl. i. m. über 8 Tage, dann 1 g Streptothenat + 6 Mio E Penicillin). Dazu über 3–6 Tage 30 mg Prednison. Blutersatz, Hustenbekämpfung (Kodein) und Bronchialdrainage mit wiederholter bronchoskopischer Absaugung. Nur das akute Initialstadium ist damit ausheilbar. Die Maximaldauer der konservativen Behandlung sollte deshalb auf 8 Wochen beschränkt werden.

Die *Operationsindikation* ist gegeben bei Therapieresistenz des akuten Abszesses, bei allen chronischen Abszessen und bei einem gegen ein Karzinom differentialdiagnostisch nicht abgrenzbaren Befund. *Operatives Vorgehen:* Wenn die Pleuraverklebung sicher ist, kann der Abszeß transpleural nach außen drainiert werden. Andernfalls ist die Segment- und Lappenresektion des Abszeßbereiches erforderlich.

Eine ernste *Komplikation* ist die über die Rückenmarksvenen verlaufende Sekundärmetastasierung ins Gehirn.

Lungengangrän

- Progredienter Fäulniszerfall des Parenchyms durch Anaerobierinfektion.

Disponierende Erkrankungen sind zerfallende Karzinome und verjauchende Herde im Mund- und Rachenbereich mit Aspiration, ferner Diabetes, generalisierte Angitiden und Arteriosklerose.

Verlaufsformen sind die akute und die abszedierende Gangrän (putrider Abszeß).

Akuter Verlauf: Rascher generalisierender Zerfall des gesamten Lungengewebes mit den Anzeichen des fötiden, blutigen Auswurfs mit elastischen Fasern und Fettsäure-, Leucin- und Tyrosinkristallen, dem akuten septischen Bild mit Schüttelfrost, hohem Fieber, gestörtem Sensorium und raschem Allgemeinverfall. *Physikalisch* sind Dämpfung und Rasselgeräusche zu hören. *Röntgenologisch* (Tomographie) ist die begrenzte Verschattung (Spiegelbildung), rasche Ausdehnung und Verdichtung nachweisbar. Blutsenkungsbeschleunigung, Hypoproteinämie, Linksverschiebung, Leukozytose und Anämie sind charakteristisch und demonstrieren das septische Bild.

Die *Behandlung* besteht in der hochdosierten Antibiotika- und Allgemeinmedikation (Bluttransfusionen usw. s. Abszeß).

Abszedierung

Die putride Abszeßbildung oder abszedierende Form der Gangrän macht fötiden, stinkenden, bisweilen blutigen Auswurf. Das Sensorium ist frei, der Allgemeinbefund weniger toxisch gestört. Auch die septischen Anzeichen sind weniger ausgeprägt. Physikalisch sind Dämpfung und Rasselgeräusche wie beim Abszeß nachzuweisen. Auch das Röntgenbild ähnelt dem Abszeßbefund mit zunehmender Randreaktion. Die *Behandlung* beschränkt sich auf konservative Maßnahmen wie hochdosierte Antibiotikagaben, Blut- und Eiweißersatz, Vitamine und Expektorantien. Wenn eine Spontanheilung nicht mehr zu erwarten ist, d. h. wenn sich die Abszeßentwicklung konsolidiert und eine derbe, bindegewebige Abszeßmembran gebildet hat, kommt die Resektionsbehandlung (Segment- oder Lappenresektion) in Frage.

Tuberkulose

Für den Chirurgen haben nur die *herdförmigen* Tuberkulosen, die Kaverne, das Tuberkulom oder die tuberkulöse Bronchusstenose praktische Bedeutung.

Die *Indikation zur Resektion* ist gegeben

1. bei der Unterlappenkaverne,
2. bei starrer Kavernenwand (Restkaverne, die der Kollapstherapie trotzt),
3. einem Kavernensystem (destroyed lung),
4. einem progredienten Tuberkulom.

Voraussetzungen sind ein entzündungsfreier Bronchus und allgemeine Operationsfähigkeit.

Die *Operation* erfordert die Abschirmung gegen eine Streuung mit Streptomycin, PAS und INH. Sie dient gleichzeitig auch der Behandlung der spezifischen Bronchusstenose. Nach der Segment- oder Lappenresektion wird der Kranke 6 Monate in einer Heilstätte nachbehandelt.

Die *Kavernenverödung* mit der *Kollapstherapie* ist nur noch selten angezeigt. Sie erfolgt mit dem Pneumothorax. Voraussetzung hierfür ist eine freie Pleura. Bei Kollapsverhinderung durch Pleuraadhäsionen ist deren Durchtrennung mit Thorakokaustik erforderlich. Weitere Formen der Kollapstherapie sind der extrapleurale Pneumothorax (Pneumolyse) mit Luft- oder Ölfüllung, die Phrenikusquetschung, das Pneumoperitoneum und die Thorakoplastik in verschiedener Ausdehnung und Technik.

Morbus Boeck (Hautsarkoid oder Miliarlupoid)

- Granulomatose mit tuberkuloiden Knoten in Lunge, Haut, Milz, Augen, Knochen, Parotis, Tonsillen und Hirn.

Für den Chirurgen hat sie nur *differentialdiagnostische* Bedeutung *Ätiologisch* wird eine Infektion mit abgeschwächten Tuberkuloseerregern oder Viren angenommen. Sie führt zum Symptombild der Leistungsminderung, Gewichtsabnahme, Hilusverdichtung beiderseits, Eosinophilie, positive Antikörperreaktion (KVEIM-Test). Die Diagnose wird mit Exstirpation eines verdächtigen Lymphknotens verifiziert. Die Krankheit wird mit Kortison (1 mg/kg tgl.) in der 1. Woche, $^1/_2$ mg/kg tgl. ab 2. Woche) evtl. auch Resochin 250 mg 3 × tgl. 1 Tbl., behandelt.

Chronische Pneumonie oder Pneumonitis

- Pneumonie, die nicht mit Lysis ausheilt.

Pathogenetisch geht sie entweder von einer genuinen Pneumonie aus oder entwickelt sich peripher einer Tumorstenose des Bronchus. Im Parenchym bilden sich leukozytäre Infiltrate mit Bindegewebsregeneration und fibrotischer Induration.

Klinisch macht sie ein „chronisches Grippegefühl". Typisch sind das Ausbleiben der nach einer Pneumonie normalerweise eintretenden Erholung, ferner ein deutlicher Leistungsknick, Müdigkeit, Schwäche, Inappetenz, Schwitzneigung, chronischer Husten und Auswurf. Im *Blutbild* finden sich Linksverschiebung, Anämie und beschleunigte Blutkörperchensenkung. *Physikalisch* lassen sich Dämpfung, abgeschwächtes Atmen und bronchitische Rasselgeräusche nachweisen. Im *Röntgenbild* sieht man eine inhomogene Verschattung mit weicher Begrenzung, bisweilen Einschmelzungsbereiche und Abszesse mit Verkalkungen.

Differentialdiagnostisch ist eine Tumoratelektase kaum abzugrenzen. Der endobronchiale Befund (Bronchoskopie und Bronchographie) ist unsicher. Allein die Thorakotomie kann die *Diagnose* klären.

Die *Behandlung* ist intensiv konservativ, d. h. hyperämisierend mit Diathermie und hochdosierten Antibiotikagaben. Versagt die konservative Behandlung, so sind Lobektomie oder Pneumektomie angezeigt.

Lungen- und Bronchialtumoren

Von Bronchial- und Drüsenepithel ausgehende gut- und bösartige Geschwülste.

Adenome

- Primär gutartige Tumoren des Drüsenepithels.

Histologisch unterscheiden wir 2 Formen des Adenoms:

a) das Karzinoid der großen Bronchien und

b) das Zylindrom der Trachea in Carinanähe.

Beide Formen manifestieren sich im jugendlichen Alter, zeigen langsames Wachstum und späte Infiltrationsneigung. Frauen sind häufiger betroffen.

Bei der klinischen Erfassung ist bereits in 15 % eine Metastasierung nachweisbar. Die *Symptome* sind: Trockener Husten, unilaterales Keuchen und Giemen und Hämoptyse (diese kann mehrere Jahre anhalten, ehe es zum Bronchusverschluß mit Totalatelektase kommt).

Differentialdiagnostisch kommt ein primäres Bronchuskarzinom in Frage, das meist weniger chronisch verläuft.

Die Bronchoskopie ergibt das himbeerartige Gebilde im Bronchus. Mit der Lokalabtragung ist Vorsicht geboten, da die Adenome „Eisberg"-ähnlich wachsen und nach dem Abhobeln bedrohlich bluten können. Nur ein Drittel der Tumormasse ist im Bronchus erkennbar, zwei Drittel liegen außerhalb der Bronchuswand. Deshalb ist bei jeder lokalen Manipulation Operationsbereitschaft angezeigt.

Die sicherste *Behandlung* ist die transpleural ausgeführte Bronchotomie oder Bronchusresektion.

Die 5-Jahres-Überlebensquote liegt bei 80 %.

Hamartome und Chondrome

- Örtliche gutartige Mesenchymfehlbildungen, die in 8—10 % als solitäre, kleine periphere Herde in Erscheinung treten.

Sie behalten ihre ursprüngliche Größe bei. Männer sind viermal häufiger betroffen als Frauen. *Histologisch* handelt es sich um knorpel-, epithel-, fett- und muskelhaltige Mißbildungen. Verkalkungen sind möglich. *Klinisches Bild:* Symptomloser, röntgenologisch scharf begrenzter, dichter, meist kleiner Rundschatten von gleichbleibender Größe.

Behandlung: Ihre transpleurale Entfernung ist mit atypischer Segmentresektion gerechtfertigt. Die intraoperative histologische Schnelldiagnose ist dabei angezeigt.

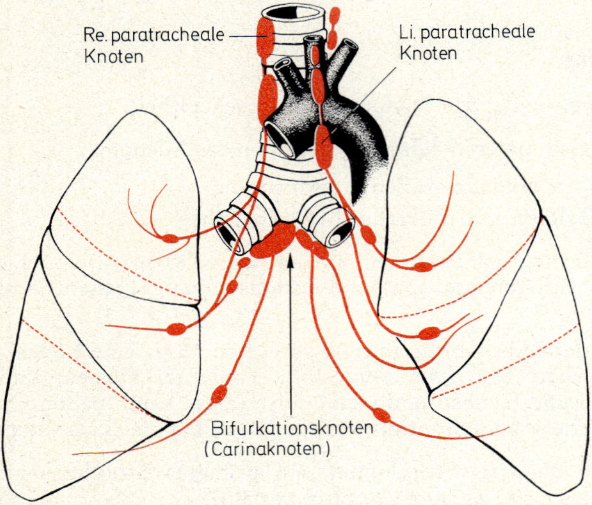

Abb. 22.15 **Bronchialkarzinom.** Regionäre Lymphbahnen des Bronchialbaums.

Bronchialkarzinom

- 98 % aller primären Thoraxblastome sind Karzinome der Bronchialschleimhaut. Am Bronchialkarzinom sterben die meisten Karzinomträger. Männer erkranken daran 8- bis 10mal häufiger als Frauen. Die Frequenzspitze liegt zwischen dem 50. und 70. Lebensjahr. Die diagnostische Latenz liegt immer noch bei 6–8 Monaten.

Formen

Histologisch findet sich das undifferenzierte kleinzellige Plattenepithelkarzinom in 57 % der Fälle (nach KAHLAU), das differenzierte Plattenepithelkarzinom in 36 % – sie sind besonders maligne, da sie früh Metastasen machen – und das Adenokarzinom in 6,8 %. Ausgangspunkt ist das Schleimhautepithel der Bronchien.

Als *ätiologische Faktoren* werden die chronische Bronchitis des Rauchers und des Teerarbeiters diskutiert. Besondere Formen sind der Schneeberger Radiumkrebs, ferner der Krebs der Chromarbeiter und der Asbestkrebs. Die Expositionszeit bis zur klinischen Manifestation des Krebses beträgt 15–25 Jahre. Kein Zusammenhang des Krebses besteht mit der Silikose.

Das Bronchialkarzinom metastasiert *lymphogen* in die Knoten des Hilus, der Trachea, des Mediastinums (Carina) und der Pleura (Abb. 22.15). Es metastasiert *hämatogen* – vor allem das undifferenzierte Karzinom – in Knochen und Gehirn.

Je nach Tumorsitz unterscheiden wir die *periphere oder Mantellokalisation* von der *zentralen oder hilären Lokalisation* (Abb. 22.16 a u. b).

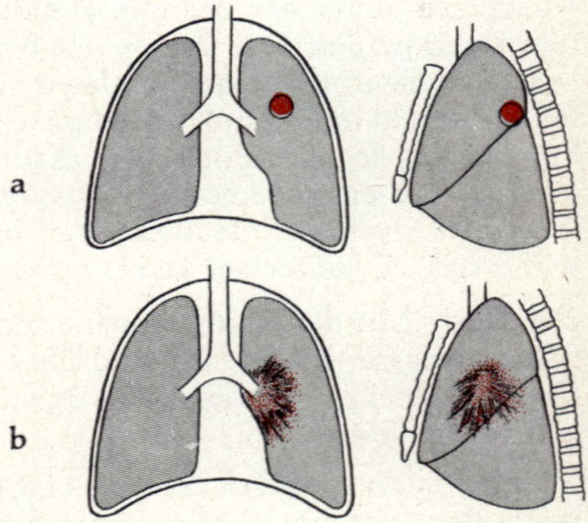

Abb. 22.16 **Bronchialkarzinom.**

a: peripherer oder Manteltumor;
b: zentraler oder hilärer Tumor.

Die lokale Tumorausbreitung erfolgt entlang den Gefäßen, dem Herzbeutel mit Übergreifen auf den Vorhof, ferner mit Ummauerung der Nn. phrenici und recurrentes, Einbrüchen in das Mediastinum, Umwachsen der V. cava superior, Ummauerung und Durchbruch in den Ösophagus und Einbruch in die Thoraxkuppel – vor allem beim apikalen Karzinom, dem sog. Pancoast-Tumor.

Symptome: Das Bronchialkarzinom ist primär stumm. Eine Frühdiagnose ergibt deshalb nur der röntgenologisch erfaßte Zufallsbefund. Bis zur Manifestation und Erkennung kann längere Zeit vergehen.

Die charakteristischen Anzeichen sind leider ausgesprochene Spätsymptome. Als solche kennen wir Reizhusten, Sputum mit Blutbeimengung, röntgenologisch nachweisbare Atelektasen oder obstruktives Emphysem mit abgeschwächtem Atemgeräusch. Distal von der Tumorstenose: Pneumonitis, die im Röntgenbild einen wolkigen Tumor vortäuscht und zum *Abszeß* erweichen kann. Ein spezielles Röntgenbild macht der Verschluß des Mittellappenbronchus (Abb. 22.17), wir sprechen vom Mittellappensyndrom.

Die *Symptome des peripheren Mantel-Tumors* sind spärlich. Lange Zeit besteht klinische Latenz bei ausgezeichnetem Befinden. Erst dann, wenn es zur Pleuraaussaat gekommen ist, verspürt der Kranke erste Anzeichen eines Brustwandschmerzes, der spontan wieder nachläßt, wenn sich ein Pleuraerguß entwickelt (Abb. 22.4). Die Erfassung des Manteltumors ist das Verdienst der routinemäßigen Thoraxdurchleuchtung.

Die *Symptomatik des hilusnahen Karzinoms* ist eine andere. Charakteristisch ist hier der Beschwerdebeginn als sog. fieberhafte Grippe. Dieser allgemeine Infekt ist der Ausdruck der Pneumonitis und der Atelektase hinter der Bronchusstenose. Sie macht Reizhusten, Fieber und Druckgefühl. Erst viel später treten Rekurrens- und Phrenikusparese sowie das HORNER-Syndrom in Erscheinung. Der physikalische Befund hinkt nach und ist lange Zeit uncharakteristisch wie beim Emphysem, der Bronchitis, dem Asthma, der Bronchopneumonie und der chronischen Pneumonie. *Spätsymptome* sind Schmerzen, blutiger Auswurf, Dyspnoe, Pleuraerguß, Abgeschlagenheit, Inappetenz, Gewichtsverlust, Heiserkeit und Dysphagie.

Diagnose: Mit der Röntgenübersichtsaufnahme in 2 Ebenen und der Bronchoskopie zu erfassen sind über 90 % aller Bronchuskarzinome. Bei Unklarheiten werden die übrigen (Tab. 22.5) Spezialuntersuchungen angeschlossen.

Differentialdiagnostisch ist an Lobärpneumonie, chronisch rezidivierende Pneumonie und Metastasen von Nieren-, Prostata-, Schilddrü-

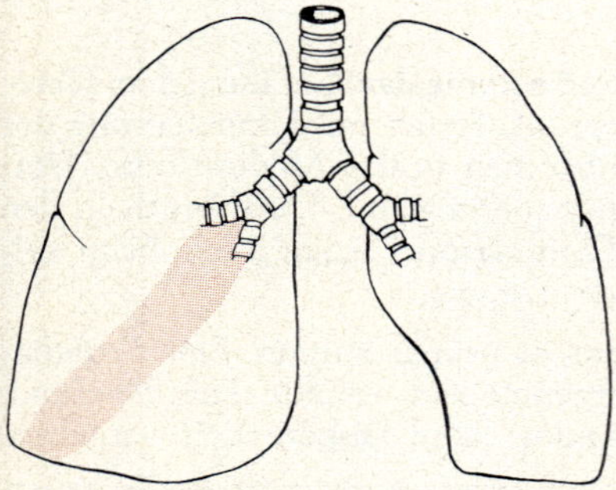

Abb. 22.17 Mittellappensyndrom
bei endobronchialer Verlegung (Tumor) oder exobronchialer Kompression (z. B. Drüsen) des engen, weichen, zur Stenose disponierten Mittellappenbronchus.

sen-, Hoden- und Mammakarzinom zu denken, ferner an Tuberkulose und Pilzinfekte, Lungenabszeß und Echinokokkuszysten, Hamartome, Chondrome und Adenome.

Behandlung: Nur bei einem Drittel der Kranken ist die Entfernung des Tumors mit *Lungenresektion* möglich. Die *Indikation* zur Lun-

genresektion setzt den erhärteten Verdacht auf ein Karzinom und den Ausschluß der Inoperabilität voraus.
Kontraindikationen sind die schlechte Lungenfunktion, Fernmetastasen, Pleuraexsudat mit Karzinomzellnachweis, blutiger Auswurf mit Tuberkelbakterien, positiver Skalenus- oder Mediastinoskopiebefund, Rekurrens- und Phrenikuslähmung, Halsplexussensationen (PANCOAST-Tumor) und Thoraxwandbeteiligung.

Die Resektion besteht in Lappen- (Lobektomie) oder Lungenflügelresektion (Pneumektomie). Die Segmentresektion ist für das Karzinom mit Sicherheit nicht radikal genug. Anzustreben ist die Pneumonektomie, vorausgesetzt, daß die Herzleistung und die Funktion des kontralateralen Lungenflügels ausreichen und die Malignität gesichert ist.

Von den Resezierten überleben 10—15 % die 5-Jahres-Grenze. Bei früh erfaßten Zufallsbefunden und differenziertem Karzinom beträgt die 5-Jahres-Überlebenschance bis zu 40 %. Die operative Letalität der Lungenresektion liegt bei 5—10 %. *Palliativmaßnahmen* sind die ultraharte Röntgenbestrahlung und die Nachbehandlung mit Zytostatika: Endoxan 100—400 mg i. v. tägl. bis Gesamtdosis von 4—6 g je nach Leukozytenanzahl. Als kurative Maßnahme haben sie sich als wertlos erwiesen.

Das primäre Lungensarkom (fibröses Spindelzellsarkom)

Es ist ein in der Lunge äußerst seltener Tumor. Bei den meisten bisherigen Mitteilungen handelt es sich um Oat-Cell-Karzinome oder Sarkommetastasen. Dem in der Lunge ursprünglichen Spindelzellsarkom vorausgehen kann ein endobronchiales Fibrom. Die Metastasierung erfolgt auf dem Blutweg in die kontralaterale Lunge, in Leber, Milz, Hirn und Niere.

Die *Symptomatik* ist uncharakteristisch. Husten, Blut im Sputum manifestieren den Bronchusverschluß. Das Röntgenbild ergibt die Verschattung. Nur selten ist die Bronchoskopie ergiebig.

Die operative Behandlung besteht in der Pneumonektomie. Der Nachbehandlung zugänglich sind nur die Lymphosarkome.

Metastasen

Beim sekundären Lungenmalignom handelt es sich um hämatogene Metastasen von Sarkomen, Hypernephromen, Hoden-, Mamma-, Struma-, Prostata- und Magenkarzinomen. Isolierte Lungenmetastasen finden sich in der Regel nur beim Hypernephrom.

Chirurgisch von Bedeutung sind nur solitäre und metachrone — frühestens 1 Jahr nach Entfernung des Primärtumors auftretende Metastasen mit langsamem Wachstum.

Die 5-Jahres-Überlebensquote nach der Lobektomie einer metachronen Karzinommetastase liegt bei 5 % und die einer Sarkommetastase bei 12 %.

Lungenechinokokkus (s. S. 124)

Der Echinococcus cysticus findet sich auch in der Lunge. Seine Absiedlung erfolgt auf dem Lymphweg über den Ductus thoracicus. *Symptome* sind die der lokalen Pneumonie mit trockenem Husten und Pleurastechen. Im Röntgenbild ist die scharfe kreisrunde Begrenzung oft nur schwer gegen eine Metastase oder einen tuberkulösen Rundherd abzugrenzen. Die Diagnose wird mit dem Echinokokkentest gesichert. Komplikationen sind die Einbrüche in die Pleura oder die Gefäße mit diffuser Metastasierung. Die Behandlung besteht entweder in der Enukleation der Zyste oder der Resektion des zystentragenden Segmentes oder Lappens.

Erkrankungen der Pleura

Pleuraempyem

- Eitrige Pleuritis mit Verschwielung beider Pleurablätter und sekundärer Lungenkompression.

Ätiologie: Es geht *direkt fortgeleitet* von einer *äußeren* Verletzung oder auf *lymphogenem* Wege von einer Pneumonie, einem Abszeß, Gangrän oder von Bronchiektasen aus. Die *hämatogene* Entstehung ist selten, ebenso die *indirekt fortgeleitete,* von subphrenischem Abszeß, Pankreatitis, Mediastinitis, Leberabszeß oder einer Brustwandentzündung ausgehende Infektion (Abb. 22.18).

Als *Erreger* kommen Staphylokokken, Pneumokokken, Kolibakterien und putride Erreger in Frage.

Häufigste Ursache ist der para- und metapneumonische Infekt.

Pathologisch-anatomisch finden sich zunächst Hyperämie und Leukozytenausscheidung, dann folgt die Fibrinausschwitzung. Hierbei entstehen Schmerz, Husten und Reibegeräusche. Nachfolgend entwickelt sich die Exsudation, und die Schmerzen verschwinden wieder. Allmählich bildet sich eine sekundäre Verdickung der Pleurablätter mit bindegewebiger Organisation (Schwartenbildung) aus. Wir unterscheiden ein- und doppelseitige, partielle und totale Empyeme. Hauptlokalisation ist das basale, seltener das mediastinale Empyem.

Besondere Formen des Empyems, die differentialdiagnostische Schwierigkeiten machen, sind das Interlobär-, das abgesackte und das hängende Empyem des oberen Thorax.

Komplikationen des Empyems sind: Die Perforation nach innen — sie führt zur Entstehung einer Bronchialfistel, ferner die Perforation nach außen, das sogenannte Empyema necessitatis, ferner die Septikopyämie und die Amyloidose.

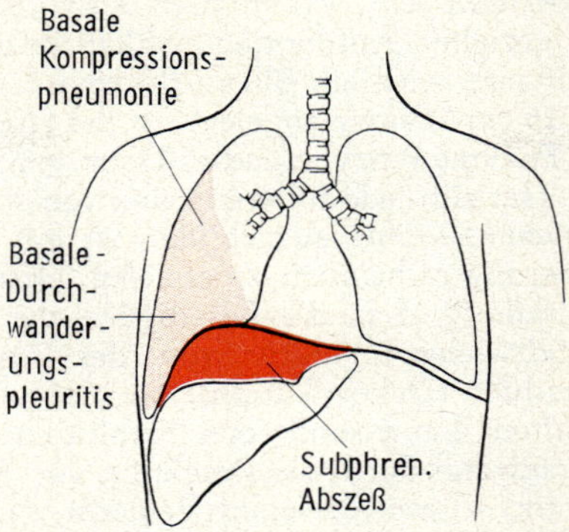

Abb. 22.18 **Subphrenischer Abszeß**

Symptome und Diagnostik:

Das *klinische Bild* des Empyems wird im allgemeinen von der Abwandlung der von der Grundkrankheit (Pneumonie, Bronchiektasen) herrührenden Symptomatik beherrscht. Beim metapneumonischen Empyem sind die Erscheinungen leichter zu deuten, da sie erst nach freiem Intervall, also nach zwischenzeitlicher Erholung von der Pneumonie einsetzen.

Als *Anzeichen* kennen wir hohes Fieber, Leukozytose, Inappetenz, toxische Anämie, Eiweißverlust, Schmerz, Husten und Dyspnoe.
Auskultation und Perkussion ergeben die laterobasale Dämpfung, Abschwächung des Atemgeräusches und aufgehobenen Stimmfremitus. Im *Röntgen*übersichtsbild, das im Stehen und in 2 Ebenen aufgenommen wird, ergibt sich eine dichte Verschattung; bei putridem Infekt oder Bronchialfistel: Flüssigkeitsspiegel mit Luftblase. Häufig ist nur eine basale Verschattung erkennbar.

Das *Empyema necessitatis* ist an der Vorwölbung und Rötung der Thoraxwand erkennbar.

Behandlung: Die mit geschlossenem System oder Dreiwegehahn durchgeführte *Probepunktion* (Abb. 22.4) ergibt Eiter. Der Einstich setzt die Festlegung der Zwerchfellgrenze voraus. Zu diesem Zweck orientiert man sich an der gesunden Seite. Nach örtlicher Betäubung einer Region 3 Querfinger oberhalb der angenommenen Zwerchfellgrenze gehen wir mit einer dicken Kanüle (1,5 mm lichte Weite) in der hinteren Axillarlinie ein.

Ziel unserer Behandlung ist die Ausheilung des Empyems, indem wir beide Pleurablätter aneinanderbringen, um so eine Verklebung und

Verödung des sekretproduzierenden Hohlraums zu erzielen. Allein die Hohlraumverödung gewährleistet definitive Heilung.

Frühes Empyem: Wenn nach 3 Wochen mit mehrmaliger Punktion und gezielter Antibiotikamedikation die Ergußbildung noch immer rezidiviert, wird ein BÜLAU-PERTHES-*Dauersog* mit einem Unterdruck von 15 cm Wasser angelegt. In die Höhle werden täglich Antibiotika und Enzyme (enzymatisches Debridement, z. B. Streptokinase) instilliert. Hat sich jedoch bereits eine von starren Schwarten ausgekleidete *Empyemresthöhle* ausgebildet, ist mit dem Saugen allein eine Verkleinerung nicht mehr zu erzielen. Dann hilft nur noch die *operative Behandlung,* d. h. die Beseitigung der Resthöhle; entweder werden die Schwielen operativ von der Pleura visceralis und parietalis abgeschält (Dekortikation), so daß die Lunge sich wieder voll entfalten kann und den Hohlraum ausfüllt, oder es wird die Thoraxwand durch die Resektion von Rippen mitsamt ihrer Schwiele (Plastik) so weit beweglich gemacht, daß sie sich mit ihrem aufliegenden Muskelmantel der viszeralen Schwiele anlegen und damit den Hohlraum veröden kann. Die operative Behandlung setzt die Entgiftung des Kranken mit lokalen Spülungen der Höhle, sowie Blut- und Eiweißersatz voraus.

Das mischinfizierte, spezifische (Tbc) Empyem

Die mischinfizierte spezifische Empyemresthöhle ist eine ernste, aber heute nur noch seltene Komplikation. Sie geht von einer rupturierten Kaverne aus oder tritt bisweilen beim Pneumothorax infolge transpleuraler Infektion des Exsudates auf. Sie kann aber auch auf dem umgekehrten Entstehungsmechanismus beruhen, d. h. als erstes kann die unspezifische seröse Pleuritis entstehen, die allmählich eitrig wird und dann ins tuberkulöse Bronchialsystem einbricht. Der Tbc-Erregernachweis ist nicht immer möglich. Bereits die Sterilität des Eiters beweist seinen spezifischen Charakter.

Die *Symptome* des rein spezifischen Empyems sind torpider als beim unspezifischen Empyem. Es kommt nur zu subfebrilen Temperaturen. Der Mischinfekt führt zum septischen und toxischen Bild. Seine Prognose ist ernst, zumal hier überdies zwei Erkrankungen mit entgegengesetzten Behandlungserfordernissen aufeinandertreffen.

Die *Behandlung* besteht in allgemeinen Tuberkulostatika-(Rotation: Streptomycin, PAS, INH) und Breitspektrum-Antibiotikagaben, außerdem wiederholten Punktionsentleerungen — jeden 2. Tag — mit Instillation von 1 g Streptomycin, 600 mg INH (60 ml in 1 %iger Lösung) und 200 ml PAS 2,5 % + 1/2 Amp. Streptokinase zur Sekretverflüssigung. Dazu 3 Mega Penicillin zur Verhütung eines Mischinfektes.

Pleuratumoren

- Gutartige oder bösartige Geschwülste, die sich aus dem subpleuralen Bindegewebe (z. B. Fibrom, Lipom, Sarkom) oder der Deckzellschicht des Pleurablattes (Endotheliom bzw. Mesotheliom) entwickeln.

Häufiger sind allerdings die *sekundären Pleuratumoren,* d. h. Metastasen vor allem des Mamma- und Bronchialkarzinoms.

Die *Symptome* der gutartigen Tumoren sind spärlich. Meist werden sie als Zufallsbefund bei der Röntgen-Routineuntersuchung entdeckt. Endotheliome verursachen bisweilen Gelenkschmerzen, ebenso wie Sarkome Interkostalneuralgien und einen hämorrhagischen Erguß, für den es typisch ist, daß er nach der Punktion rasch nachläuft.

Die *Diagnose* ist mit dem Zellnachweis im Punktat und dem diagnostischen Pneu mit Röntgen-Tangentialaufnahme zu stellen. Darauf zeigt sich die multizystische, in den Pleuraraum hineinragende Tumorvorbuckelung der inneren Thoraxwand.

Mediastinum

Allgemeines

Lokalisation der einzelnen Befunde

Hier lokalisieren sich in erster Linie entzündliche und blastomatöse Tumoren, ferner die diffuse Eiterung des Mediastinums – die Mediastinitis – und die Lungenhernie. Weitere akute Befunde sind die Mediastinalverdrängung und das Mediastinalemphysem s. S. 246.

Die Mehrzahl der Mediastinaltumoren ist klinisch stumm und wird bei der Röntgenuntersuchung als Zufallsbefund entdeckt. Die *klinische Manifestation* hängt ab von Größe, Lage und morphologischer Tumorcharakteristik. Geklagt werden Husten, Schmerzen in der Brust und Dyspnoe.

Diagnostik

Die klinische Diagnostik stützt sich auf den Nachweis von *Parallelbefunden* am Hals, z. B. einer Struma oder einer generalisierten Lymphknotenvergrößerung. Hinweise auf den Mediastinalbefund können sein die Einflußstauung des Kopf-, Hals- und Oberarmbereiches, Heiserkeit (Rekurrensparese), HORNER-Syndrom (Grenzstrangkompression) und Zwerchfellhochstand (Phrenikusparese). Die Nervenlähmung spricht meist für den malignen Geschwulstcharakter. Bei Verdacht auf Malignität ergibt sich die Frage, ob es sich um einen Primär- oder Sekundärtumor handelt.

Tabelle 22.6 **Typische Lokalisationen von Mediastinaltumoren**
Neurinome

Oberes vorderes Mediastinum	Struma Thymome Lymphome Lipome Sarkome
Unteres vorderes Mediastinum	Perikardzysten Hiatushernien Lipome
Hinteres Mediastinum	Neurinome Neurofibrome Ganglioneurome Paragangliome Meningeome Sympathikoblastome Chondrome Fibrosarkome Gastrointestinale Duplikaturen und -Zysten
Zentrales Mediastinum (Bifurkation)	Lymphome Granulome (Tbc, *Boeck, Hodgkin)* Teratoide Zysten Bronchus- u. Ösophaguszysten

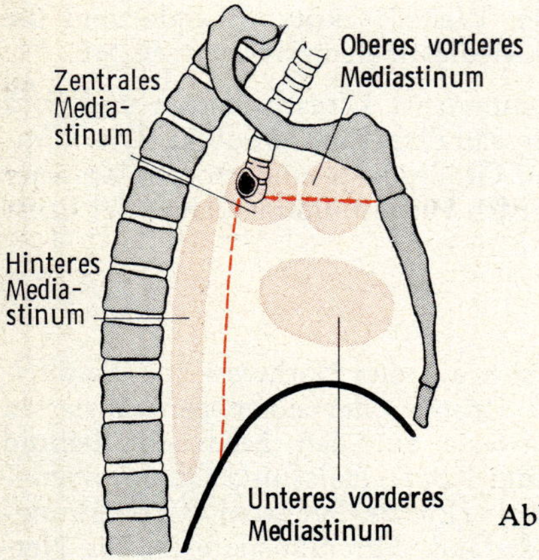

Abb. 22.19 **Topographie des Mediastinums**

Die *Röntgenuntersuchung* beginnt mit der Übersicht in zwei Ebenen, dann folgt die Schichtaufnahme, das Ösophagokymogramm und –

bei klinisch wahrscheinlicher Gefäßbeteiligung – die Aorto- und Kavographie. Immer sind Bronchographie und Bronchoskopie angezeigt.

An *Laboruntersuchungen* führen wir die Knochenmarksbiopsie, die Sputumuntersuchung mit Bakterienkultur und Zytologie durch. Bei Verdacht auf einen Schilddrüsenbefund ist die Szintigraphie angezeigt.

An operativen diagnostischen Maßnahmen bringen uns die Skalenusbiopsie und die Mediastinoskopie weiter. Eine *diagnostisch-therapeutische* Maßnahme ist die Probe-Röntgenbestrahlung.

Meist wird die Diagnose ebenso wie die Behandlung mit der auf transpleuralem Wege durchgeführten Mediastinotomie am raschesten sichergestellt und gewährleistet.

Struma (s. S. 133 ff)

Häufige Befunde des Mediastinums sind die mediastinale, die retrosternale und die intrathorakale Struma. Vielfach sind sie der Ausdehnungsbefund einer Halsstruma in das vordere obere Mediastinum. Die Ausbreitung einer Struma nach hinten ist selten. In mehr als der Hälfte der Fälle ist der *Befund* stumm. Die großen und verdrängenden Strumen machen Kreislauf- und Atemstörungen. Bei plötzlicher Größenzunahme infolge Blutung in die Drüse und Entartung können akute Dyspnoe, Husten, Einflußstauung, Schmerzen und Schluckbeschwerden eintreten.

Diagnostik: Bei der Röntgendurchleuchtung und -aufnahme ist auf Lage- und Schluckbeweglichkeit, runde, scharfe oder unscharfe Begrenzung des Tumors und seine Beziehung zu einem Halsbefund zu achten. Szintigramm!

Die *Behandlung* besteht in der Regel – ausgenommen ist die Struma lymphomatosa – in der operativen Entfernung. Bei vorderem Sitz erfolgt die Mediastinotomie mit dem kollaren Zugang (Kocher-Kragenschnitt). Bei hinterem Sitz ist der transpleurale Zugang vorzuziehen.

Gastrointestinale und bronchogene Zysten

- Embryonale, schlauchförmige oder zystische Doppelbildungen, die mit entsprechendem intestinalen, gastralen oder bronchialen Epithel ausgekleidet sind.

Gastrointestinale Doppelbildungen finden sich in Nähe des Ösophagus, meistens mit diesem im Zusammenhang stehend. *Komplikationen* sind Ulkus, Blutung und Perforation.

Bronchogene Doppelbildungen sind mit Flimmerepithel, Wandmuskulatur und Knorpel ausgekleidet. Sie sitzen parahilär oder rechts paratracheal und machen keine Symptome. Im Röntgenbild imponieren sie als ovalärer Schatten und lokalisieren sich meist in der Mittellinie, rechts häufiger als links, bewegen sich mit der Atmung, blähen sich aber nur selten atemsynchron auf. Erst bei Infektion machen sie sich klinisch bemerkbar an Größenzunahme und Infiltration, Hustenreiz, Schmerz, Dysphagie, Abszeß- und Empyembildung. Dann bekommt die im Röntgenbild anfangs homogene Verschattung eine mehr weiche Begrenzung. Bei Ausbildung einer Bronchialfistel ist eine Spiegelbildung nachweisbar.

Die bronchogenen und gastrointestinalen Zysten verlangen die transpleurale Entfernung.

Thymome

- Gut- und bösartige Thymusdrüsengeschwülste, die aus lymphozytären und epithelialen Zellanteilen aufgebaut sind.

Der Anteil der Elemente bestimmt das makroskopische Bild. Thymusgewebe selbst ist meist nur noch in der Kapsel nachweisbar.

Differentialdiagnostisch sind Teratome und primäre metastatische Lymphome nur schwer abzugrenzen.

Komplikationen sind die Blutung in den Tumor, die zentrale Nekrose und die Erweichung. Die Abgrenzung des gut- vom bösartigen Charakter ist auch histologisch noch schwer. Beweisend für die *Malignität* sind der Ein- und Durchbruch der Kapsel. Findet sich im Rahmen eines Thymoms eine Myasthenia gravis, so kann die Thymektomie bei 15 % der Patienten, die jünger als 30 Jahre sind, erfolgreich sein. Das Durchschnittsalter der Thymomträger liegt bei 45 Jahren. Eine Geschlechtsbevorzugung gibt es nicht.

Symptome macht das Thymom erst bei Übergreifen auf die Nachbarschaft: Schmerzen infolge Pleurainvasion, ferner Dyspnoe und Gewichtsabnahme. Die Blutung in den Tumor führt zur rapiden Größenzunahme mit akuten Verdrängungserscheinungen. Im Röntgenbild erscheint der Tumor meist rund oder oval, bei Gutartigkeit mit scharfer Begrenzung und homogener Dichte, bei Entartung mit verwaschener Begrenzung und fingerartigen radiären Fortsätzen. In $^1/_4$ der Fälle sind Verkalkungen sichtbar.

Hauptlokalisationen sind das vordere und obere Mediastinum. Der Sitz dorsal von der V. cava ist selten.

Indikation: Jedes Thymom wird soweit als möglich total entfernt. Im Frühkindesalter ist die Thymusvergrößerung physiologisch und keine Operationsindikation, vor allem aber auch keine Indikation zur Röntgenbestrahlung, andernfalls droht die spätere Entartung des Thymus und der Schilddrüse. In der Nachbehandlung maligner Thymome werden 8 Tage lang Zytostatika gegeben (Fluoro-Uracil 15 mg/kg tgl. in 300 bis 500 ml 5 %iger Glukose über 4 Std. infundiert).

Teratome

- Doppel- oder Zwillingsmißbildungen aus Gewebeanteilen der drei Keimblätter mit Haaren, Epithelzysten und Knorpelgewebe.

Sie manifestieren sich, wenn sie bis dahin nicht schon als Zufallsbefunde entdeckt wurden, im 3. bis 5. Dezennium.

Komplikationen: Teratome, die Verdrängungserscheinungen machen, sind in 1/3 der Fälle maligne. Zu fürchten sind bei ihnen dann Einbrüche in Speise- und Luftröhre mit Aspiration und Erbrechen.

Spätsymptome sind Kavaobstruktion, Pleuraaussaat und Fernmetastasen.

Das Teratom *lokalisiert* sich präkardial, selten retrokardial.

Im Röntgenbild besitzt es dichte Homogenität und eine runde Form; sekundäre Randatelektasen sind möglich. Der Nachweis von Zähnen und Knochen ist selten.

Die *Diagnose* kann nur mit der explorativen Thorakotomie gesichert werden.

Lymphome

- Tumoröse Veränderungen von mediastinalen Lymphknoten.

Sie verursachen Husten, Heiserkeit, Gewichtsverlust, Fieber, Müdigkeit, periphere Lymphknoten- und Milzvergrößerung. Der bilaterale Hilusbefund ist häufiger als der unilaterale. Im Röntgenbild ist die polyzyklische Begrenzung typisch. Die Diagnose ist nur mit Probeexzision eines erreichbaren Lymphknotens zu sichern. Lymphknoten erfassen wir mit der Mediastinoskopie oder Skalenusbiopsie. Weitere diagnostisch-therapeutische Maßnahmen sind die Probebestrahlung und die Thorakotomie.

Bei der Thorakotomie werden soviel Tumormassen wie möglich entfernt. Beim Lymphosarkom empfiehlt sich danach die kombinierte Röntgenstrahlen- und Zytostatikabehandlung (TEM 5—7,5—10 mg als Anfangsdosis für 14 Tage).
Behandlung bei Morbus Hodgkin s. S. 228.

Neurogene Tumoren

- Von Interkostalnerven oder dem Grenzstrang ausgehende neurale Geschwülste.

Sie finden sich deshalb auch vorwiegend im hinteren Mediastinum, seltener am Hals und im oberen vorderen Mediastinum. Histologisch bieten die gutartigen Formen der *Spinalnerven* das Bild eines *Neurinoms* bzw. *Schwannoms*. Die malignen Formen sind seltener.

Von den *Sympathikusganglien* gehen die *Ganglioneurome* aus, sie werden groß und sind gutartig, wachsen durch die Foramina intervertebralia und bekommen so eine Sanduhrform. Entarten sie maligne, so sprechen wir vom *Sympathikoblastom*. Das Sympathikoblastom macht in Hals, Thorax und Arme ausstrahlende Schmerzen. *Röntgenologisch* sind alle neurogenen Tumoren an ihrer typischen dorsalen Lage, der nach hinten fehlenden Begrenzung, bisweilen auch den Rippen- und Wirbelusuren oder dem Kalkgehalt erkennbar.

Die *Behandlung* besteht in der transpleuralen Entfernung. Beim kindlichen Neuroblastom können hohe Dosen Vitamin B_{12} in der Nachbehandlung versucht werden.

Perikardzysten

- Infolge gestörter Verklebung der embryonalen Lakunen entstandene, mit klarer Flüssigkeit angefüllte Hohlräume des Perikards.

Sie machen keine Symptome und begegnen uns meist als Zufallsbefund. Im Röntgenbild erscheinen sie als runde, homogene, scharf begrenzte, vor dem Herzbeutel liegende Schatten. Aus differentialdiagnostischen Gründen erfordern sie die Thorakotomie und Entfernung. *Differentialdiagnostisch* ist an Echinokokkuszysten zu denken.

Granulome

- Chronische, infektionsbedingte, sich tumorähnlich verhaltende Gewebsreaktionen und Proliferationen.

Sie können von einer Histoplasmose, Tuberkulose, Sarkoidose (Morbus Boeck) oder Kokzidioidomykose ausgehen.

Meist finden sie sich paratracheal, hilär oder zentral im Mediastinum.

Im Röntgenbild erscheinen sie als unscharf begrenzte, multizyklische Verschattungen. Verkalkungen sind möglich. Die Diagnose des Morbus Boeck ist mit dem Kveim-Test zu stellen.

Mediastinitis

- Seröse oder eitrige Entzündung des Mediastinums.

Sie entsteht *direkt fortgeleitet* von einer Perforation von Lymphknoten, eines Pleuraempyems oder eines Lungenabszesses, ferner infolge spontaner oder instrumenteller Perforation bei Bronchoskopie und

Ösophagoskopie oder lokal nach Mediastinoskopie. Die postoperativ-metastatische Entstehung basiert auf einer *hämatogenen* oder *lymphogenen* Aussaat.

Die *Symptome* sind hohes Fieber, Einflußstauung, Leukozytose, Tachykardie, Sepsis, Schmerzen im Rücken, retrosternal und kollar. Die häufigste *Lokalisation* ist das obere Mediastinum. Im *Röntgenbild* erscheint das Mediastinum im Sinne eines „Schornsteinphänomens" verbreitert, oft ist eine Lungeninfiltration erkennbar. Eine Begleitpleuritis ist möglich; bei Verdacht auf Ösophagus- oder Bronchusperforation zeigt die Gastrografindarstellung oder Endoskopie meist die Perforation.

Die *Behandlung* besteht, wenn das Perforationsereignis länger als 24 Std. zurückliegt oder nur eine kapillare Perforation des Ösophagus oder des Bronchus vorliegt, in der Drainage des Mediastinums. Bei Früherfassung, großer Perforationsöffnung und benignem Grundleiden ist der primäre operative Verschluß von Bronchus oder Speiseröhre erforderlich.

23. Herz

Diagnostische Maßnahmen

Auskultation (Herzschallschreibung)
Röntgenübersicht (Hartstrahlkymogramm)
Ekg
Phonokardiographie
Intrakardiale Druck- und Sauerstoffmessung (Herzkatheter)
Angiokardiographie
Farbstoffverdünnungsmethoden
Ultraschallaufnahmen

Perikarditis

- Seröse, fibrinöse oder eitrige Entzündung des Herzbeutels, die die Herzaktion behindert.

Sie kann in verschiedenen Schweregraden auftreten.

Die akute, meist seröse oder serofibrinöse Form stellt bei konservativ beherrschbarem Verlauf keine chirurgische Indikation dar. *Symptome* sind die Herztamponade, Reibegeräusch des Perikards, Brustschmerz, Leukozytose, BKS-Beschleunigung und Leberschwellung. Das Röntgenbild ergibt die typische Flaschenform des Herzens, das UKG die Ergußansammlung. Im Ekg zeigt sich eine Niedervoltage des QRS-Komplexes, die Probepunktion erhärtet mit bakteriologischer und histologischer Untersuchung den Ergußcharakter. Der Erguß ist *serofibrinös* bei Rheuma, Urämie, Neoplasma (Bronchialkarzinom), Allergie und Infektion. Er ist *eitrig* bei Sepsis, Tbc, Pneumonie und Empyem, *hämorrhagisch* bei Tbc, Metastasen, Herzwandtrauma (Aneurysma) und Infarkt.

Die *Behandlung* richtet sich nach dem Ergebnis der Untersuchung. Bei der serösen Form sind Kortikosteroide die Therapie der Wahl. Beginn mit 60 mg/die. Bei der eitrigen Form wird nach Austestung der Erregerempfindlichkeit gezielt mit Antibiotika behandelt. Bei nicht beherrschbarem Infekt ist die Perikardostomie mit extrapleuraler Drainage durch ein PENROSE-Drain und die zweimal täglich ausgeführte lokale Instillation mit Antibiotika und Streptokinase angezeigt.

Chronische Perikarditis

Sie führt zur flächenhaften Verklebung von Epikard und Perikard, d. h. zur Concretio pericardii. Bilden sich Kalkschalen aus, sprechen wir vom Panzerherz. Ursachen sind Rheuma, Tbc., Trauma und vorausgegangene Operationen.

Die *Komplikation* der Verkalkung kann heute bei der rheumatischen Form durch die Kortikoidtherapie vermindert werden. Bei allen übrigen Ursachen bleibt als Hauptkomplikation die durch die Kalkschalen bedingte Konstriktion von Herz und Gefäßen (V. cava inferior).

Symptome der konstriktiven Perikarditis bzw. des Panzerherzens sind das präkardiale Reibegeräusch (synchron mit dem Herzschlag), das bei Exsudatbildung verschwindet, Schmerzen, Venenstau der Cava inferior, Aszites, Lebervergrößerung, Skrotal- und Beinödeme, Dyspnoe, Tachykardie, bei Inspiration abnehmender (paradoxer) Puls, erhöhter Venendruck und erhöhter diastolischer Druck im rechten Ventrikel.

Im Röntgenkymogramm sind die Herzpulsationen eingeschränkt und Kalkspangen sichtbar, im Ekg die Niedervoltage deutlich. Im Frühstadium sind die T-Zacken positiv, man sieht eine Anhebung der ST-Strecke. Der Herzkatheter ergibt hohe enddiastolische Drucke und das Ausbleiben der normalerweise im rechten Ventrikel auf Null abfallenden diastolischen Werte.

Behandlung: Aszitesausschwemmung mit Aldactone oder Lasix und vorsichtige Digitalisierung (Gefahr des Kammerflimmerns bei Begleitmyokarditis). Bei einem Venendruck von 200 mm H_2O ist die Perikardektomie, d. h. die Resektion der Epi- und Perikardschwielen von links her absolut angezeigt. Im Frühstadium ist die Prognose gut, im Spätstadium wegen eingetretener Muskelatrophie dubiös. Die Operationsletalität liegt bei etwa 10 %.

Herzfehler

- Operable Herzfehler werden nach ihrer *Pathogenese,* ihrer *Anatomie* und ihrer *Hämodynamik* unterschieden.

Pathologisch-anatomische Befunde der operablen Herzfehler sind:

1. *Klappenanomalien* oder entzündlich *narbige Veränderungen* (Insuffizienz oder Stenose),
2. *Septumdefekte oder Fisteln* zwischen Rechts- und Linkskreislauf oder Ausstrombahnen,
3. *Langstreckige Engen* der Ausstrombahnen (Infundibula), *Vertauschte oder Fehlabgänge der Ausstrombahnen* (Transpositionen).

Die daraus resultierenden typischen hämodynamischen Merkmale sind:

1. *Atrium und Ventrikeldruckstau* infolge Klappenstenose (-insuffizienz oder Shunt).
2. *Rückstrom- oder Pendelblut* bei Klappeninsuffizienz.
3. *Kurzschluß oder Shunt* mit Druckausgleich durch primäre Fistel — meist vom linken zum rechten Herzen, seltener vom rechten zum linken Herzen.
4. *Kurzschluß* oder *Fistel* oder *Shunt* zwischen den Ausstrombahnen Aorta und A. pulmonalis.
5. *Shuntumkehr* eines primären Links-rechts-Shunts in einen Rechts-links-Shunt bei Umkehr des Druckgefälles infolge Einengung (Pulmonalsklerose) der Lungenstrombahnen.

Nach ihrer Pathogenese sind die erworbenen von den angeborenen Herzfehlern zu unterscheiden.

Erworbene Herzfehler

Allgemeines über Klappenersatz

Als alloplastischer Klappenersatz dienen *Kugel-* und *Scheiben*ventile. *Komplikationen* der Einpflanzung sind die Undichtigkeit des Nahtringes — sie verlangt die Neoimplantation — ferner infolge Autoantikörperbildung sowie traumatisch bedingter Hämolyse die Anämie — sie erfordert die Steroidbehandlung. Der Vorbeugung von Embolien dient die Antikoagulantienbehandlung. Die Infektion — mit Blutkultur nachweisbar — ist mit gewebsschonendem Operieren und präventiven Antibiotikagaben zu verhüten.

Die operative Letalität des Klappenersatzes liegt bei 10—15 %.

Mitralstenose

- Nach oft unbemerkt verlaufender rheumatischer Endokarditis entstandene Verklebung der Mitralsegel und Kommissuren; trotz anfänglicher kompensatorischer Druckerhöhung und Hypertrophie im linken Vorhof, späterer Abfall des Minutenvolumens und sekundärer Rückstau in Lunge, rechtes Herz und venöse Peripherie.

In Spätstadien entwickelt sich eine Verkalkung und Verklebung der Klappen sowie eine Verklumpung der Sehnenfäden. Die Fläche der Klappenöffnung ist von normalerweise 5 cm^2 auf 2,5 cm^2 und weniger reduziert.

Symptomatologie: Die Diagnose ist bereits aufgrund folgender Symptome zu stellen: Dyspnoe, vorzeitige Ermüdbarkeit, chronischer Husten, Hämoptysen, periphere arterielle Embolien, Herzklopfen, nächtliche Dyspnoe und wiederholtes Lungenödem, präsystolisches Spitzenkrescendogeräusch, bei Vorhofdilatation auch diastolisches Dekrescendogeräusch, lautes Diastolikum über der Spitze, gedoppelter 2. Ton; im Ekg häufig absolute Arrhythmie bei Vorhofflimmern.

Spezielle Diagnostik: Sie stützt sich in erster Linie auf die Vorgeschichte einer Rheumaerkrankung und vorausgegangene periphere Embolien (abgelöste Vorhofthromben). Das *Röntgenbild* zeigt in a.-p. Richtung den sichtbaren linken Vorhof und die vermehrte Lungengefäßzeichnung, Kerley-Linien, ferner den sichtbaren Pulmonalbogen und die Vorbuckelung des rechten Ventrikels. Auf der schrägen Aufnahme mit Breischluck sieht man die durch den gestauten linken Vorhof entstandenen Impressionen des Ösophagus. Bisweilen ist eine Mitralklappenverkalkung erkennbar. (Ist auch der linke Ventrikel hypertrophiert, so liegen zusätzliche Herzfehler, z. B. eine Aortenstenose oder Mitralinsuffizienz vor.) Im Ekg erscheint die P-Zacke verändert. Der *Herzkatheter* ergibt im Rechtsherz und in den Pulmonalisästen erhöhte Druckwerte, die transatriale Punktion des linken Vorhofs die hier maximale Druckerhöhung. Die *Angiokardiographie* gibt uns Auskunft über den Insuffizienzanteil und darüber, ob die offene oder geschlossene Klappensprengung angezeigt ist.

Indikation: Die Anzeige zur Klappensprengung (Kommissurotomie) richtet sich nach dem Schweregrad des klinischen Befundes. Wir unterscheiden folgende Schweregrade:

Gruppe I: Symptom- und Beschwerdefreiheit: Keine Indikation.

Gruppe II: Wenig gestörte Leistungsfähigkeit, Dyspnoe nur bei Belastung: Relative Indikation.

Gruppe III: Ruhebeschwerden und eingeschränkte Leistungsfähigkeit. Bestimmte Verrichtungen und körperliche Betätigungen können nicht mehr oder nur noch sehr beschwerlich ausgeführt werden, z. B. Treppensteigen: Absolute Indikation.

Gruppe IV: Häufige Komplikationen, hochgradige Dyspnoe, Lungenödem und Embolien; nur unter ständiger Bettruhe lebensfähig: Absolute Indikation.

Prognose der Stadien II und III günstig, Letalität um 7 %, Prognose des Stadiums IV ist ernst, da der kleine Kreislauf hierbei meist irreversibel geschädigt ist (Pulmonalfibrose).

Kontraindikationen für die Kommissurotomie sind die noch aktive bakterielle Endokarditis und die ausgeprägte Form der Mitralinsuffizienz mit Herzversagen des Stadium IV. Besondere Vorsicht ist bei allen über 50 Jahre alten Patienten geboten.

Operation: Die *Vorbereitung zur Operation* besteht in der Digitalisierung, salzarmer Diät und bei Vorhofflimmern und absoluter Arrhythmie Versuch der Regularisierung mit antiarrhythmischer Medikation (Chinidinblockade: 0,4 mg Chinidinsulfat alle 2 Stunden bis zu einer Gesamtdosis von 2,0 g i. m. oder Elektrokonversion).

Operationsverfahren sind das *geschlossene* Vorgehen, d. h. digitale transaurikuläre oder instrumentelle transventrikuläre Klappensprengung (Tubs), ferner das *offene* Vorgehen im EKK (extrakorporalem Kreislauf) (Abb. 22.20). Die Mitralklappe wird dabei unter Sicht gesprengt. Die Indikation zum offenen Vorgehen ist gegeben bei Verkalkungen, bei hohem Insuffizienzgrad, bei Rezidiven, bei Vorhofthromben und bei vorausgegangenen Embolieschüben.

Postoperative Komplikationen sind die periphere *Embolie* (4—10 %), die meist bei Vorhofthromben nach Vorhofflimmern auftritt und ins Gehirn oder die Peripherie geht. *Präventivmaßnahmen* sind bei Verdacht auf Vorhofthromben angezeigt und bestehen in der in EKK ausgeführten Operation mit Thrombenausräumung. Die frühzeitige Erkennung der peripheren Embolie setzt die Kenntnis vorausgegangener Embolieschübe und die intraoperative und postoperative Überwachung voraus. Letzteres geschieht mit der Kontrolle aller peripheren Pulse, der Pupillen und des EEG.

Eine weitere postoperative Komplikation ist das *Vorhofflimmern mit Arrhythmie.* Es kann bis zum sechsten postoperativen Tag anhalten. Eine präventive Therapie ist die präoperative Chinidin- und Digitalisvorbehandlung. Weiterhin kann das *Postkommissurotomiesyndrom* eintreten. Es besteht in Schmerz, Fieber, Unruhe und Husten. Es kann bis zu 4 Wochen anhalten. *Differentialdiagnostisch* sind eine Pleuritis, eine Sepsis und die Reaktivierung einer vorbestehenden Endokarditis abzugrenzen.

Prognose der Kommissurotomie: 70 % der Operierten sind nach 5 Jahren noch beschwerdefrei oder verspüren eine wesentliche Besserung. Objektiver und subjektiver Befund weichen oft voneinander ab. Die Rezidivfrequenz beträgt 10 %.

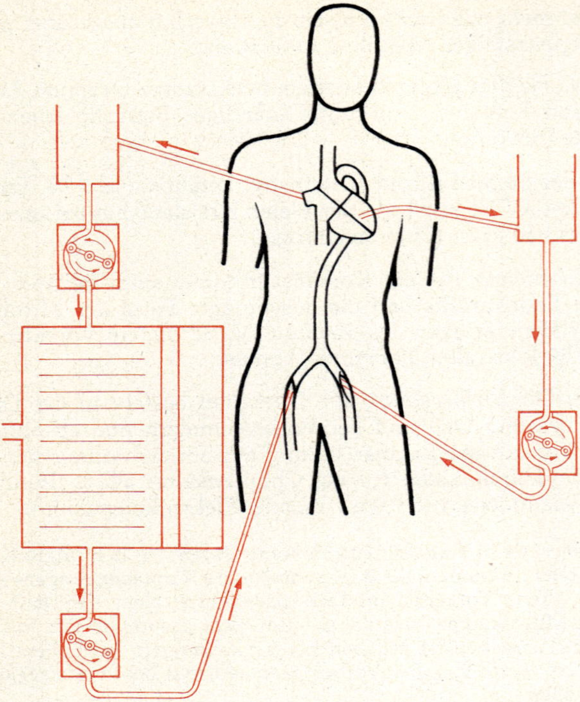

Abb. 22.20 **Extrakorporaler Kreislauf (EKK).** Rechte Seite des Patienten (Totalbypass): Blutableitung aus den Vv. cavae; nach Oxygenierung Wiedereinpumpen in die A. femoralis. Linke Seite des Patienten (partieller Bypass oder Linksbypass): Blutableitung aus der linken Kammer, Wiedereinpumpen in die A. femoralis.

Mitralinsuffizienz

- Infolge entzündlicher (rheumatischer) Schrumpfung schlußunfähig gewordene Klappen mit Blutrückfluß (Pendelblut) in den linken Vorhof, Verminderung der Auswurfleistung des Herzens und Rückstau in den kleinen Kreislauf.

Symptome sind verminderte Auswurfleistung, vergrößerte Herzfigur, Hypertrophie des linken Ventrikels, ein systolisches, in die Axilla und den Rücken fortgeleitetes Spitzengeräusch, ein lauter 2. Pulmonalton, absolute Arrhythmie und Vorhofflimmern. Das *Röntgenbild* ergibt die Hypertrophie des linken Ventrikels, den erweiterten linken Vorhof, den sichtbaren Pulmonalbogen und die Lungenkongestion. Im *Ekg* ist eine Linksventrikelhypertrophie erkennbar. *Herzkatheter und Angiogramm* geben Auskunft über das Refluxvolumen.

Meist liegt eine Kombination mit einer Klappenstenose vor. Hierbei ist die im EKK ausgeführte *Sprengung* mit *Klappenraffung* angezeigt. Da dies aber nur bei einem Bruchteil der Fälle durchführbar ist, wird meist der *Klappenersatz* mit einem Scheiben- oder Kugelventil vorgezogen.

Aortenstenose

- Angeborene oder rheumatische Klappenenge durch Kommissurverklebung, die zum Druckstau im linken Ventrikel und zur Mangelversorgung der Peripherie führt.

Als *kongenitale* Stenose manifestiert sie sich im Kindesalter, als *rheumatische* Form im jugendlichen und mittleren Alter – meist kombiniert mit Mitralstenose – und jenseits des 50. Lebensjahres als *arteriosklerotische* Enge.

Die *Symptome* sind Müdigkeit und Herzklopfen, Angina pectoris und Synkopen. Bei Linksherzversagen mit ADAMS-STOKES-Anfall: Kammerflimmern und Tod in Bewußtlosigkeit. Die Herzfigur ist verbreitert („Holzschuhherz"), nachweisbar ist ferner ein hebender Spitzenstoß, ein lautes systolisches parasternales Geräusch im 2. oder 3. rechten Interkostalraum bis zu den Halsgefäßen heraufgeleitet, ein leiser Aortenton, eine verminderte Pulsfüllung; *röntgenologisch* ein erweiterter linker Ventrikel (Hypertrophie oder Dilatation), ferner Klappenverkalkungen und bei Rückstau in den kleinen Kreislauf eine Lungenkongestion.

Im *Ekg* bestehen ein Linkstyp (außer bei zusätzlicher Mitralstenose), eine Hypertrophie des linken Ventrikels, bisweilen ein Linksschenkelblock.

Der *Herzkatheter* ergibt den verzögerten postvalvulären Druckanstieg. Der Ventrikeldruck kann, wenn die retrograde Aortenkatheterisierung nicht gelingt, durch direkte Punktion ermittelt werden.

Die *Indikation zur Operation* ist tunlichst nicht über das 40. Lebensjahr hinauszuschieben. Als äußerste Indikationsgrenze gilt das 55. Lebensjahr. Der Mittelgradient darf 50 mm Hg und der Klappenöffnungsquerschnitt 0,8 cm^2 nicht überschreiten.

Die *Operation* wird in EKK mit Hypothermie und Koronarperfusion ausgeführt und besteht im *Klappenersatz*. Bei poststenotischer aneurysmatischer Aortendilatation wird zusätzlich eine Aortenprothese eingesetzt.

Aortenklappeninsuffizienz

- Rheumatisch, endokarditisch, luisch, schrumpfungsbedingte, seltener kongenitale Schlußunfähigkeit der Klappen mit Rückfluß (Pendelblut) in den linken Ventrikel und charakteristischem hohen, steilen Druckanstieg mit raschem, tiefem (diastolischem) Abfall in der Peripherie: Große Blutdruckamplitude.

Symptome macht die Insuffizienz erst bei Hinzutreten eines sekundären Myokardschadens. Dies sind: Müdigkeit, nächtliche Dyspnoe, Angina pectoris, hebender Spitzenstoß. Im ADAMS-STOKES-Anfall kann plötzlicher Herztod eintreten.

Beginn der Symptomatik mit Herzklopfen, Schweißausbrüchen, Schlafstörungen und Ermüdbarkeit. Am linken Sternalrand ist im 2. Interkostalraum ein blasendes diastolisches Geräusch zu hören.

Im *Ekg* erscheint die Linksventrikelhypertrophie, im *Röntgenbild* die Linksherzerweiterung. Die spezielle Diagnostik mit dem *transseptalen Katheter* dient dem Ausschluß weiterer Herzfehler.

Die *Behandlung* besteht im *Klappenersatz* mit Kugelventil in EKK und Hypothermie.

Trikuspidalfehler

- Stenose oder Insuffizienz als Begleit- oder Folgeleiden anderer Herzvitien, insbesondere der Mitralfehler.

Die *Symptome* sind: Stauung im venösen Kreislauf, erhöhter Venendruck, wie beim Mitralfehler Geräusche über dem rechten unteren Sternum, Müdigkeit, Einflußstauung, Lebervergrößerung, Aszites, Beinödeme und – bei Stenose: Vorhofhypertrophie, bei Insuffizienz: Kammerhypertrophie.

Der *Herzkatheter* schließt andere Fehler aus.

Die *Stenose* erfordert die Klappensprengung, die bei solitärem Befund digital und bei gleichzeitiger Mitralstenose in EKK durchgeführt wird.

Die *Insuffizienz* ist meist Folge eines Mitralfehlers, weshalb die Korrektur der Mitralis mit Klappenersatz in EKK angezeigt ist.

Kongenitale Herzfehler

Allgemeines

Kongenitale Herzfehler kommen bei 6–8 auf 1000 Lebendgeburten vor. Als *Ursache* werden Schwangerschaftsinfekte im ersten Trimenon angenommen. Wir unterscheiden die *weißen* von den *zyanotischen* Herzmißbildungen.

Ihre gemeinsamen *klinischen Anzeichen* sind die verlangsamte Entwicklung des Kindes, die verzögerte Gewichtszunahme, Anfälle von

Tabelle 22.7 **Häufigkeit einiger kongenitaler Fehler von Herz und großen Gefäßen**

Ventrikelseptumdefekt	22 %
Ductus arteriosus	17 %
Fallot-Tetralogie	11 %
Transposition der großen Gefäße	8 %
Atriumseptumdefekt	7 %
Pulmonalstenose	7 %
Isthmusstenose	6 %
Andere Vitien	12 %

Atemnot mit tiefer Inspiration und Blässe, Trinkschwierigkeiten, Atembehinderung (Stridor) und Intoleranz geringster körperlicher Belastungen.

Wir untergliedern die Herzmißbildung nach *ihrem O_2-Gehalt* der Peripherie in *weiße* und *zyanotische* Fehler (Tab. 22.8) und nach ihrer *hämodynamischen Charakteristik* in solche *mit* und solche *ohne* Nebenschluß (Shunt) des Lungenkreislaufs. Die Nebenschlußform wiederum ist zu unterscheiden nach ihren beiden *Shuntrichtungen* Tab. 22.8). Mit wenigen Ausnahmen (s. u.) sehen wir anfangs nur *Links-rechts-Shunts*. Der *Links-rechts-Shunt* kann aber bei großer Fistel mit der passiven Rechtsdrucksteigerung und Pulmonalkongestion zur Pulmonalgefäßsklerose mit Erhöhung des pulmonalen Gefäßwiderstandes führen. Gleicht sich der pulmonale Widerstand dem

Tabelle 22.8 **Kongenitale Herzfehler**

Weiße Fehler	*Zyanotische Fehler*
Ohne Shunt: Dextropositio cordis Anomalien der Koronararterien Aortenisthmusstenose Aortenbogenanomalien Aortenstenose Pulmonalstenose *Mit Links-rechts-Shunt:* D. art. Botalli ASD VSD Aortopulmonales Fenster	*Ohne Shunt:* Transposition der großen Gefäße *Mit primärem Rechts-links-Shunt:* Fallot-Trilogie Fallot-Tetralogie Cor biloculare und triloculare Trikuspidalatresie *Mit sekundärem Rechts-links-Shunt = Umkehr-Shunt = Eisenmenger:* D. art. Botalli ASD VSD Aortopulmonales Fenster

Druck des Linksherzens an, so bildet sich für kurze Zeit ein sogenannter *Wechselshunt* in beiden Richtungen aus. Überschreitet aber der Pulmonalgefäßwiderstand dann den Linksherzdruck, so erfolgt die *Shuntumkehr* in einen *Rechts-links-Shunt* mit Zyanose (EISENMENGER-Syndrom).

Der Mechanismus der allmählichen Erhöhung des pulmonalen Gefäßwiderstandes liegt – in hämodynamisch gleicher Auswirkung – jedoch bereits als *primäres Erscheinungsbild* beim *Shunt mit angeborener Enge der Ausstrombahn* des rechten Herzens vor; also bei allen Fällen von intrakardialem Shunt mit Pulmonalstenose.

Weiße Fehler ohne Shunt

Dextropositio cordis, Dextrokardie (Situs inversus)

Meist mit anderen Herzfehlern kombinierter Befund. Symptome sind bei Auskultation und Perkussion der Rechtsbefund, die Rechtslage von Milz und Magen (Gesamtsitus inversus), die im Ekg inverse P- und T-Zacke, die negative Q-Zacke in Ableitung I und die rechtsseitige Herzsilhouette im Röntgenbild.

Eine Behandlung erübrigt sich, es sei denn, es liegen andere Begleitfehler vor.

Koronararterienanomalien

Eine oder beide Koronararterien entspringen aus der A. pulmonalis. Symptome treten nur dann auf, wenn auch die A. coronaria cordis sinistra aus der A. pulmonalis abgeht. Eine besondere Anomalie ist die *arteriovenöse Fistel* der Koronargefäße, und zwar zwischen der A. coronaria cordis dextra und rechtem Vorhof oder Ventrikel. *Symptome:* Bereits kurz nach der Geburt treten Dyspnoe und Tachykardie auf, ferner Husten, Erbrechen, Leberschwellung und Herzvergrößerung. Die *Diagnose* ist mit selektiver Koronarographie zu stellen, ferner mit dem Brustwand-Ekg: Es ergibt die besonders nach den Mahlzeiten auftretende Umkehr der T-Zacke. Die *Behandlung* besteht in der Unterbindung des linken Koronararterienabgangs der A. pulmonalis und dem Versuch der Neueinpflanzung in die Aorta. Dann folgt die Unterbindung der zum Vorhof oder zur Kammer führenden Fistel.

Aortenisthmusstenose (Coarctatio aortae) (Abb. 22.21)

- Angeborene Enge der Aorta zwischen Abgang der A. subclavia und dem Lig. arteriosum mit Hypertonie der herznahen Gefäßversorgungsabschnitte (obere Körperhälfte) und Hypotonie der herzfernen Abschnitte (untere Körperhälfte).

Manifestiert sich die Isthmusstenose im *Frühkindesalter*, so liegt die Stenose meist *präduktal*, ist mit einem *offenen Ductus arteriosus* kombiniert und hat meist eine schlechte Prognose.

Häufiger ist der *Erwachsenentyp*. Er findet sich *juxta- und postduktal*.

Symptome: Im Frühkindesalter bleibt die Isthmusstenose meist symptomlos. Erst ältere Kinder klagen über zeitweiliges Taubheitsgefühl der Gliedmaßen, Schwindel, Schwäche, Kopfschmerzen und bieten Anzeichen der Herzinsuffizienz.

Die *Diagnose* ist mit dem Nachweis der Hypertonie der oberen Körperhälfte von 200 mm Hg und der Hypotonie von 90–120 mm Hg der unteren Körperhälfte zu stellen, ferner den fehlenden oder abgeschwächten Pulsen der unteren Gliedmaßen, einem systolischen Geräusch über dem Sternum und dem linken Rücken. Das *Röntgenbild* zeigt die Vergrößerung der Herzfigur, bisweilen auch die proximale Dilatation und die Enge der Aorta selbst, ferner Rippenusuren im hinteren Rippendrittel, hervorgerufen durch die als Kollateralen funktionierenden, erweiterten Interkostalarterien. Das *Ekg* zeigt die Linksventrikelhypertrophie.

Die *Behandlung* besteht in der Resektion der Stenose, der Wiedervereinigung der Stümpfe mit End-zu-End-Naht. Weiterhin ist die Prothesenzwischenschaltung oder plastische Erweiterung möglich. Der optimale Operationszeitpunkt ist das 8. bis 14. Lebensjahr.

Kontraindikationen sind die präduktale Stenose des kindlichen Typs mit weit offenem Ductus arteriosus und bereits eingetretener Shuntumkehr.

Aortenbogenduplikatur

- Ringanomalie, die in 3 hämodynamisch bedeutungslosen, jedoch Luft- und Speiseröhre komprimierenden Formen vorkommt.

1. Beide Bögen sind gleichwertig angelegt.
2. Der Ductus arteriosus bildet den vorderen Ring.
3. Die A. subclavia bildet den hinteren Ring.

Jeder Ring engt Ösophagus und Trachea ein. *Symptome* und *Befunde* sind: Ösophagus- und Trachealstenose mit Dysphagie, Tachypnoe und Dyspnoe, Erbrechen, chronische Pulmonalinfekte und typische reklinierte Kopfhaltung zur Entlastung der Kompression.

Die *Röntgenaufnahme* des Herzens und die Kontrastdarstellung der Speiseröhre ergeben die typische topographische Beziehung von Herz und Stenose. Weitere Klärung bringt die *Tracheographie*. Das Ekg zeigt keinen typischen Befund. Die *Angiokardiographie* stellt die Gefäßanomalie dar.

Die *Behandlung* besteht in der Durchtrennung des schwächeren akzessorischen Gefäßbogens.

Aortenstenose (Abb. 22.22)

- Seltene, angeborene oder frühkindlich erworbene, infundibuläre, subvalvuläre, valvuläre oder supravalvuläre Enge des Aortenabganges, die zur Linksventrikelhypertrophie führt.

Als Entstehungsursache der Stenose wird u. a. eine Vitamin-D-Überdosierung im Kindesalter angeschuldigt.

Hämodynamik, Symptome und Behandlung s. Erworbene Aortenstenose S. 283.

Isolierte Pulmonalstenose

- Als Solitärbefund vorkommende, meist valvuläre, seltener infundibuläre oder supravalvuläre Stenose des A. pulmonalis-Abganges mit Druckstau im rechten Ventrikel und Lungenminderdurchblutung („helle Lunge“).

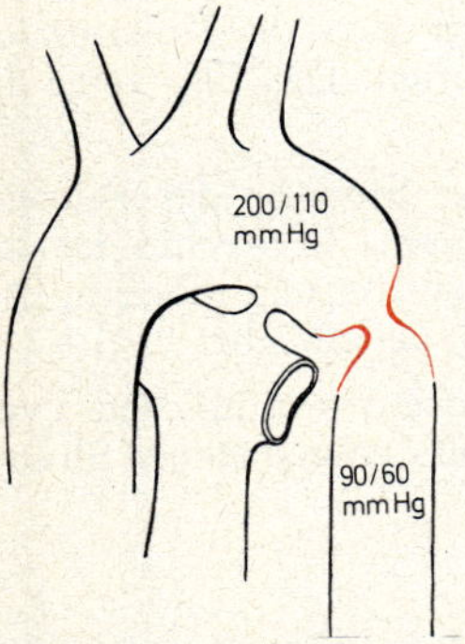

Abb. 22.21 **Aortenisthmusstenose** (Erwachsenentyp)

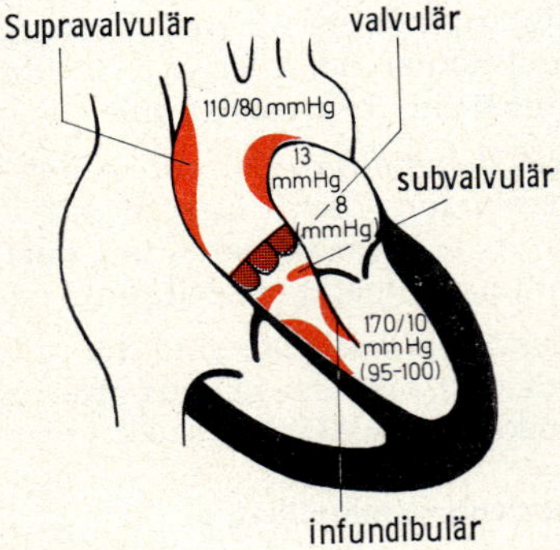

Abb. 22.22 **Formen der Aortenstenose**

Ihre *Symptome* sind im Kindesalter spärlich. Erst später treten die Anzeichen von Dyspnoe, mangelnder Leistungsfähigkeit und plötzlichem Herzversagen auf. Die Symptomatik basiert auf der Druckerhöhung im rechten Ventrikel bei anfangs normaler Lungendurchblutung. Bei Dekompensation entwickelt sich eine Zyanose. Zu hören ist ein lautes systolisches Preßstrahlgeräusch im 2. bis 4. Interkostalraum links.

Im *Röntgenbild* sind rechter Ventrikel und Vorhof vergrößert und die A. pulmonalis poststenotisch dilatiert. Die Lungengefäßzeichnung ist vermindert (sog. helle Lunge). Im *Ekg* zeigt sich eine Rechtshypertrophie. Der *Herzkatheter* ergibt im rechten Ventrikel erhöhte Druckwerte sowie einen erhöhten Druckgradienten.

Die *Behandlung* besteht in der in Hypothermie ausgeführten *Valvulotomie* durch die eröffnete Pulmonalarterie. Die Indikation ist gegeben bei einem Druckgradienten über 50 mm Hg. Ist die Stenose mit anderen Herzfehlern kombiniert, wird die Operation in EKK durchgeführt.

Letalität: 2–3 %.

Weiße Fehler mit Links-rechts-Shunt

Persistierender Ductus arteriosus (Botalli) (Abb. 22.23)

- Fistel zwischen Aorta descendens und A. pulmonalis sinistra mit aortopulmonalem Shunt, durch den der hohe Aortendruck in Systole und Diastole das Blut in die A. pulmonalis preßt. Die Folge ist die kompensatorische Vermehrung des Schlagvolumens.

Symptome sind die retardierte Entwicklung des Kindes, häufige Erkältungskrankheiten und im Spätstadium die Zyanose.

Objektivierbar ist im 2. und 3. Interkostalraum links parasternal ein systolisches Geräusch, später ab 6. Lebensjahr ein lautes diastolisches Maschinengeräusch, eine hohe Pulsamplitude, im Röntgenbild ein prominenter linker Vorhof und Ventrikel, im Ekg eine Linkshypertrophie. Die Angiokardiographie ergibt zweimal hintereinander eine Füllung der A. pulmonalis; einmal die direkte Füllung und dann über die Aorta noch einmal eine zweite Darstellung.

Die *Behandlung* der Wahl ist die Ligatur mit oder ohne Durchtrennung des Ductus.

Die *Prognose* ist, wenn die Operation nicht zu spät ausgeführt wird, günstig.

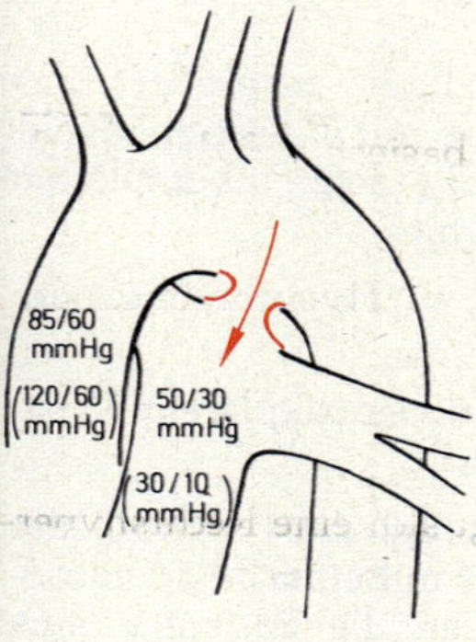

Abb. 22.23 **Ductus arteriosus**

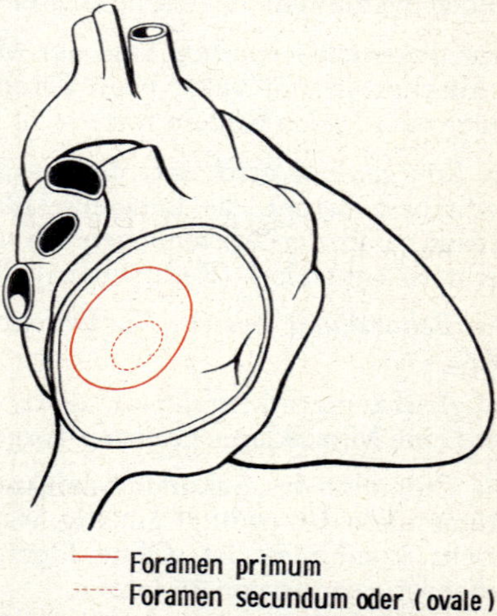

Abb. 22.24 **Atriumseptumdefekt (ASD)**

Kontraindiziert ist die Operation, wenn es schon zur Shuntumkehr gekommen ist.

Die Letalität des Eingriffes liegt bei 2 %.

Septumdefekte

Atriumseptumdefekt (ASD) (Abb. 22.24)

- Primär einen atrialen Links-rechts-Kurzschluß (Shunt) verursachender Defekt in der Vorhofscheidewand mit Rechtsherzbelastung und Lungenüberfüllung und später drohender Shuntumkehr.

Er macht 70 % aller kongenitalen Herzfehler aus. Mädchen sind häufiger betroffen. Zu unterscheiden sind zwei Defekttypen:

1. *Foramen secundum:* Der Defekt sitzt hoch im Vorhofseptum.
2. *Foramen primum:* Der Defekt sitzt klappennah im Septum und ist oft mit einer Anomalie der Klappe kombiniert.

Die Folge des Defektes ist das Entweichen oxygenierten Blutes aus dem linken in das rechte Herz (Links-rechts-Shunt) mit Anstieg des intrapulmonalen Druckes und Entstehung einer Pulmonalsklerose. Sie führt dann letztlich zur Shuntumkehr mit Zyanose.

Symptome sind Entwicklungshemmung, Vergrößerung und Hypertrophie des rechten Ventrikels, darüber Vortreibung der Thoraxwand und ein systolisches Geräusch. Der Sekundumdefekt macht ein blasendes Systolikum, der Primumdefekt ein rauhes Murmelgeräusch.

Beim Foramen secundum liegt der Maximalpunkt des Geräusches im 2. Interkostalraum links, beim Foramen primum leitet es zur Herzspitze oder in den Rücken fort.

Im *Röntgenbild* erscheint die gesamte Herzfigur vergrößert, das Rechtsherz betont, die Lungengefäße erweitert mit Pulsation (Kongestion) und der Aortenbogen schmal. Das *Ekg* zeigt inkompletten Rechtsschenkelblock (Rechtsventrikelhypertrophie).

Die *Behandlung* besteht im Defektverschluß in Hypothermie oder EKK.

Bei gleichzeitiger Mitralinsuffizienz, d. h. arterioventrikulärem Kanal wird eine Mitralklappenraffung vorgenommen.

Die *Prognose* des Sekundumdefektes ist günstig, die Prognose des Primumdefektes bedingt günstig, weil er meist mit einer Mitralinsuffizienz kombiniert ist. Ohne Operation haben die Patienten eine Lebenserwartung von 35 Jahren.

Kontraindikation zur Operation ist der hochgradige Pulmonalarterienwiderstand mit Shuntumkehr.

Ventrikelseptumdefekt (VSD) (Abb. 22.25)

- Primär einen ventrikulären Links-rechts-Kurzschluß (Shunt) bewirkender Defekt in der Kammerscheidewand mit Ventrikelbelastung beiderseits, Vorhofbelastung links und Lungenüberfüllung, bei dem später eine Shuntumkehr droht.

Kleine Defekte sind hämodynamisch bedeutungslos, große Defekte bewirken bald eine Zyanose (Eisenmenger-Syndrom, S. 285). Der *Befund* ist am scharfen lauten Preßstrahlsystolikum im 3. Interkostalraum zu erkennen. Das Röntgenbild ist negativ, ebenso das Ekg. Die genauere Abgrenzung ist nur mit *Herzkatheter* und O_2-Messung möglich.

Der *operative Defektverschluß* wird in EKK durchgeführt. *Kontraindikation* ist die Pulmonalhypertension mit Shuntumkehr. Das optimale Operationsalter liegt bei 4 bis 15 Jahren.

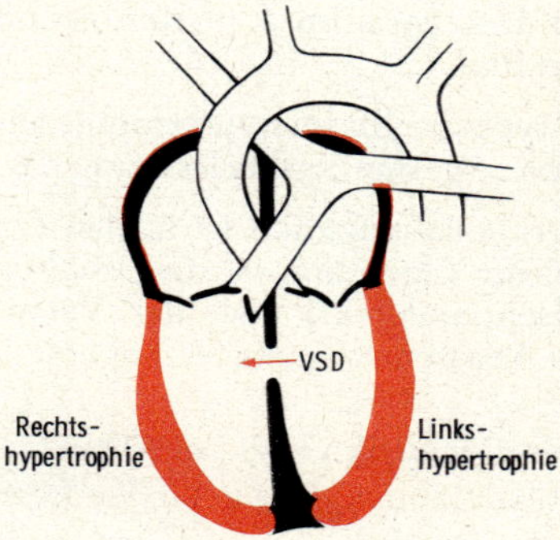

Abb. 22.25 **Ventrikelseptumdefekt (VSD)**

Hat das Kleinkind durch den großen Defekt einen hochgradigen Shunt, so wird in präliminarer Operation zunächst die A. pulmonalis artefiziell stenosiert (gebändelt), um den hohen Pulmonalisdruck, der zur Lungenfibrose führen würde, zu drosseln. Später wird in zweiter Sitzung mit EKK durch den rechten Ventrikel hindurch der Defekt mit Kunststoff (Patch) verschlossen.

Aortopulmonales Fenster

- Wanddefekt im parallelverlaufenden Abschnitt von Aorta und A. pulmonalis mit Links-rechts-Shunt.

Symptome sind das anhaltende Systolikum und Diastolikum, das Maschinengeräusch. *Differentialdiagnostisch* kommt ein Ductus arteriosus in Frage. Die *Behandlung* besteht im operativen Defektverschluß mit plastischem Material durch die eröffnete A. pulmonalis hindurch.

Zyanotische Herzfehler ohne Shunt

Transposition der großen Gefäße (Herzarterien) (Abb. 22.26)

- Mißbildung, bei der die Aorta aus dem rechten, die A. pulmonalis aus dem linken Ventrikel entspringt, und das venöse Blut aus dem rechten Herzen durch die Aorta in die Körperperipherie und wieder in das rechte Herz fließt. Das arterialisierte Lungenblut gelangt aus dem linken Ventrikel durch die A. pulmonalis wieder in die Lunge.

Die Koronararterien entspringen zwar der Aorta, transportieren aber deshalb nur CO_2-reiches Blut. Die Kinder sind nur dann lebensfähig, wenn ein Shunt in Form eines offenen Foramen ovale oder eines Ventrikelseptumdefektes vorliegt.

Symptome: Von Geburt an hochgradige Zyanose, Dyspnoe, gestaute Venen, vergrößerte Leber, Herzgeräusche. Bereits in den ersten Lebenswochen Herzdilatation, deutliche Ventrikelvergrößerung mit schmaler Herzbasis im a. p. Röntgenbild und verbreiterter Basis im seitlichen Bild.

Im Ekg typische Rechtshypertrophie und Myokardhypoxie. Das Angiogramm zeigt den Rechtsursprung der Aorta.

Die *Operationsindikation* ist in den ersten Lebenswochen zu stellen. Das Ziel der Operation ist die Schaffung eines intraatrialen Defekts (Vorhofseptumdefekt) oder der Versuch, Venen neu einzupflanzen oder die Anastomosierung von oberer V. cava und rechter Pulmonalarterie.

Das Operationsrisiko liegt bei 30 %.

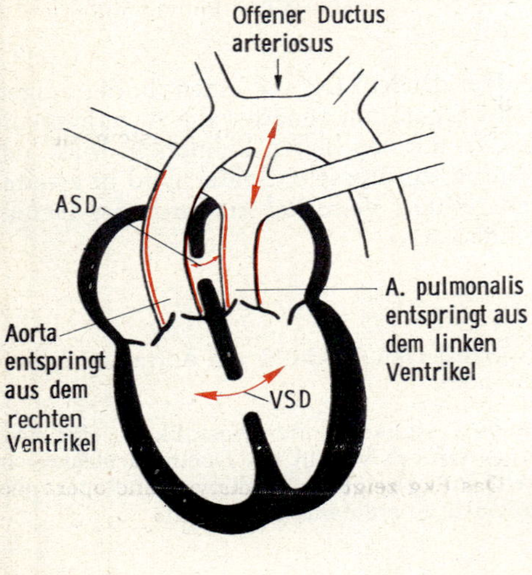

Abb. 22.26 **Transposition der großen Gefäße**

Zyanotische Fehler mit Rechts-links-Shunt

Pulmonalstenose mit Atriumseptumdefekt (Fallot-Trilogie)

- Mit Atriumseptumdefekt oder Foramen ovale kombinierte Pulmonalstenose mit Druckstau im rechten Ventrikel und Rechtshypertrophie sowie Lungenminderdurchblutung („helle Lunge").

Da das CO_2-reiche Blut in den linken Vorhof gelangt, bevor es in der Lunge oxygeniert wird, entsteht eine Zyanose. Infolge Doppelzirkulation und Stenose der Ausflußbahn hypertrophiert das rechte Herz. Die *Symptome* sind klinisch und röntgenologisch die gleichen wie bei der FALLOT-Tetralogie. Abweichend ist nur die deutliche Sichtbarkeit der Pulmonalgefäße, die Vergrößerung des Herzens und der Rechtstyp im Ekg. *Differentialdiagnostisch* ist der Befund gegenüber anderen Herzfehlern nur mit Herzkatheter und Angiographie abzugrenzen.

Die *Behandlung* besteht in Klappensprengung und Verschluß des Septumdefektes in EKK, bei leichteren Befunden in Hypothermie.

Trikuspidalatresie

- Hochgradige angeborene Stenose der Trikuspidalklappe.

Der rechte Ventrikel ist klein. Eine Pulmonalstenose kann fehlen. Durch den Vorhofseptumdefekt gelangt Vorhofblut in die Peripherie. Der Pulmonalkreislauf geht sowohl durch den Ventrikelseptumdefekt als auch durch den offenen Ductus arteriosus. Lebensfähig sind die Kinder nur, wenn die Kollateralzirkulation durch die Bronchialarterien und den offenen Ductus arteriosus sichergestellt ist.

Symptome: Bereits von Geburt an bestehen eine Zyanose mit Stauung der Halsvenen und der Leber und ein pathologischer Geräuschbefund.

Im *Röntgenbild* ist der linke Ventrikel erweitert. Die Pulmonalkontur ist konkav, die Lunge hell und transparent und die Aorta erweitert.

Im *Ekg* finden sich die Zeichen einer Linkshypertrophie. Es ist dies der einzige Zyanosetyp mit diesem Ekg-Befund.

Die *Palliativoperation* erfolgt im 3. Lebensmonat mit Anastomosierung von V. cava superior und Pulmonalarterie oder Anastomosierung zwischen Aorta und Pulmonalarterie oder Valvulotomie der Pulmonalstenose.

Die Operationsletalität liegt bei 30 %.

Cor triloculare biatriatum

- Fehlendes Ventrikelseptum bisweilen in Kombination mit einer Aorten- und Pulmonalstenose.

Von Geburt an besteht eine hochgradige Mischungszyanose. Über dem gesamten Herz ist ein weiches systolisches Geräusch zu hören. Die Kinder sind dyspnoisch. Im Röntgenbild sieht man einen nach dorsal ausladenden vergrößerten linken Ventrikel. Das Ekg zeigt den Linkstyp. Eine operative Behandlung gibt es bislang nicht.

Cor biloculare

- Eine seltene Mißbildung mit nahezu totalen Septumdefekten in Vorhöfen und Kammern.

Dies führt zu hochgradiger Zyanose und Dyspnoe und ergibt einen Ekg- und Röntgenbefund wie beim Cor triloculare. Eine operative Behandlung gibt es bislang nicht.

Fallot-Tetralogie (Abb. 22.27)

- Angeborene Kombination von infundibulärer Pulmonalstenose, hohem Ventrikelseptumdefekt, reitender, dextroponierter Aorta und Rechtshypertrophie, die durch den Shunt zu Kammerdruckausgleich und Lungenminderdurchblutung (helle Lunge) führt.

Die infolge Rechts-links-Shunt und Einstrom CO_2-reichen Blutes in die Aorta zyanotische Mißbildung kann in 4 Schweregraden vorkommen. Maßstäbe der Beurteilung setzen Leistungsminderung und Zyanoseausmaß. Durch die Pulmonalis verläßt nur wenig Blut das Herz. Die Pulmonalstenose kann sowohl infundibulär als auch valvulär sein.

Symptomatisch ist die bereits bei der Geburt vorherrschende Zyanose. Wegen der Dyspnoe spielen die Kinder im Hocksitz. Synkopale Ohnmachtszustände treten infolge zerebraler Anoxie auf. Im 2. Lebensjahr manifestieren sich Trommelschlegelfinger und -zehen. Hinzu kommen Zahndefekte und Akne.

Die *Diagnostik* erfordert die *Katheterangiographie*. Zu hören ist ein lautes Preßstrahlgeräusch über der Herzbasis. Ferner besteht eine Polyzythämie, eine Viskositätssteigerung, ein hoher Hämatokrit- und Eryhtrozytengehalt und eine verkürzte Kreislaufzeit. Das *Röntgenbild* ergibt die typische Holzschuhfigur des Herzens ohne Erweiterung, die konkave Pulmonalkontur, die Vergrößerung des rechten Ventrikels und die Mangelfüllung der Lungengefäße (die helle Lunge). Im *Ekg* ist eine Rechtshypertrophie mit ausgeprägter P-Zacke zu sehen.

Die *Behandlung* besteht in der in EKK ausgeführten *Totalkorrektur*, der Resektion der infundibulären Stenosepolster und dem Verschluß des Ventrikelseptumdefektes.

Nur bei nicht zu schlechtem Allgemeinzustand ist die Korrektur vom 6. bis zum 8. Lebensjahr aufzuschieben. Ist der Allgemeinzustand schlecht, wird im Kleinkindesalter *palliativ* eine BLALOCK-Anastomose zwischen A. subclavia und A. pulmonalis oder eine WATERSTON-Anastomose zwischen Aorta ascendens und A. pulmonalis hergestellt und erst in späteren Jahren die intrakardiale Plastik ausgeführt.

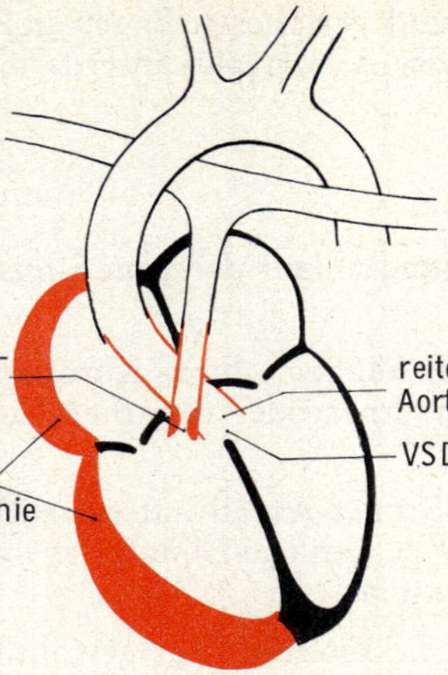

Abb. 22.27 Fallot-**Tetralogie**

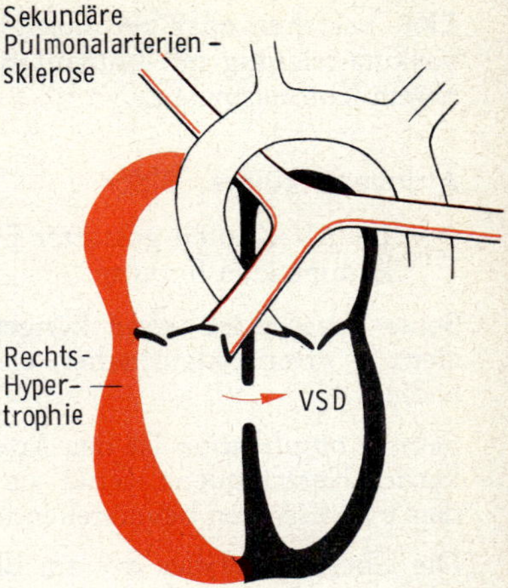

Abb. 22.28 Eisenmenger-**Syndrom**

Eisenmenger-Syndrom (Abb. 22.28)

- Angeborener, großer Atrium- oder Ventrikelseptumdefekt (ohne Pulmonalstenose) mit Shuntumkehr (Rechts-links) infolge sekundärer Pulmonalarteriensklerose und Rechtsherzhypertrophie.

Symptome und Befunde sind Dyspnoe, erhöhte Neigung zu Pulmonalinfekten und später auch Hämoptysen, hochgradige Zyanose, leises Systolikum und lauter 2. Pulmonalton. Im *Röntgenbild* fallen die Herzvergrößerung insbesondere des rechten Ventrikels, des rechten Vorhofs, die vermehrte Lungengefäßzeichnung und Pulsation auf, ferner im *Ekg* die Rechtshypertrophie, gelegentlich auch der Rechtsschenkelblock.

Die *Behandlung* besteht dann, wenn der Pulmonalisdruck nur wenig größer ist als der Aortendruck, in dem in EKK ausgeführten Verschluß des Septumdefektes.

Myokard

Koronararterienstenose

- Arteriosklerotische Einengungen oder Verschlüsse der Koronararterien, die zur Myokardischämie führen.

Symptom ist die Angina pectoris. Die *Diagnose* wird mit der selektiven Koronarangiographie gestellt. Die *operative Behandlung* kann heute bei kurzstreckiger, solitärer Enge in der Endarteriektomie in

EKK bestehen oder bei multiplen und peripheren Engen in der Revaskularisierung mit Implantation der A. thoracica interna unter innerem Koronarbypass.

Atrioventrikulärer Block

- Im AV-Knoten gestörter Erregungsablauf der vom Sinusknoten kommenden Impulse.

Seine Ursache ist selten kongenital, häufiger durch Koronarinsuffizienz – arteriosklerotischer, entzündlicher oder toxischer Genese – bedingt.

Seine *Komplikation* ist der ADAMS-STOKES-Anfall mit extrem bradykarder Herzfrequenz. Sinkt sie auf 20 Schläge/Minute, so bedeutet dies praktisch den bevorstehenden Exitus.

Die Überlebensdauer des am Block Erkrankten liegt gewöhnlich bei 3 Jahren.

Die *Behandlung* kann *medikamentös* mit Alupent und Steroiden erfolgen. Bei akuter Verschlechterung im ADAMS-STOKES-Anfall ist die Herzmassage, Mund-zu-Mund-Beatmung, der externe Pacemaker, die intrakardiale Injektion von Alupent (1 Amp. 0,5 mg) und die intravenöse Einführung eines batteriebetriebenen, endokardial stimulierenden Pacemakers erforderlich. Die Batteriebetriebsdauer liegt bei 2 Jahren.

Herztumoren

sind extrem selten. Meist handelt es sich nur um organisierte Thromben. Echte Blastome sind Sarkome, Myome, Fibrome und Lipome. Bei externer Lage machen sie die Anzeichen der Perikarditis, bei klappennaher Lage die des Klappendefektes.

Die *Diagnose* ist mit Angiographie zu stellen, die *Prognose* bei gutartigen Tumoren absolut günstig.

Ventrikelaneurysma

- Eine durch Infarkt oder Trauma entstandene *Ventrikelaussakkung,* die selten auch kongenital vorkommt.

Die Aneurysmawand besteht aus bindegewebiger Narbe. Die *Symptome* sind die der Herzinsuffizienz. Das *Röntgenbild* zeigt die ballonartige Vorwölbung des Herzrandes mit paradoxer Pulsation.

Behandlung: Das Aneurysma wird in EKK abgetragen und die Herzwand vernäht.

Tabelle 22.9 **Meßwerte bei Herzkatheterisierung** (nach Schnabel und Marple)

	Druck (mm Hg)			Prozentuale O_2-Sättigung						
	rechter Vorhof	rechter Ventrikel	A. pulmonalis	V. cava	rechter Vorhof	rechter Ventrikel	A. pulmonalis	Aorta	Periph. Arterie	Sonstige wichtige Befunde bei der Katheterisierung
Normale Werte	1-5/0-2	20-30/ 0-4	20-30/ 8-12	65-75	65-75	65-75	65-75	95-98	95-98 %	
Vorhofseptumdefekt	normal	normal od. etwas vermehrt	normal od. etwas vermehrt	normal	> V. cava	gleich rechter Vorhof	gleich rechter Vorhof	normal	normal	Übergang des Katheters vom rechten in den linken Vorhof
Ventrikelseptumdefekt	normal od. hoch	normal od. hoch	normal od. hoch	normal	normal	> recht. Vorhof	> recht. Ventrikel	normal	normal	Übergang des Katheters von rechter Kammer in die Aorta
Offener Ductus arteriosus	normal od. hoch	normal od. hoch	normal od. hoch	normal	normal	normal	> recht. Ventrikel	normal	normal	Übergang des Katheters von A. pulmonalis in die Aorta
Pulmonalstenose	normal od. hoch	flach	normal oder niedrig	normal	normal	normal	normal	normal	normal	Wesentlicher Druckunterschied an der Pulmonalklappe
Fallot-Tetralogie	normal od. hoch	flach	normal oder niedrig	niedrig	gleich V. cava	gleich V. cava	gleich V. cava	niedrig	vermind.	Übergang des Katheters vom rechten Ventrikel in die Aorta, Druckunterschied um Pulmonalklappe
Eisenmenger-Syndrom	normal od. hoch	flach	flach	niedrig	gleich V. cava	gleich V. cava	gleich V. cava	niedrig	vermind.	Übergang des Katheters vom rechten Ventrikel in den linken Ventrikel oder die Aorta

Zwerchfell

Am Zwerchfell finden sich Hernien, Rupturen und die Relaxation (Phrenikusparese) (Abb. 22.29 a u. b).

Hernien

Angeborene Hernien

- Angeborene oder erworbene Defekte des Zwerchfells, durch die Teile der Baucheingeweide in den Brustraum eintreten können.

Die extremste Form der angeborenen Hernien ist die *totale Aplasie* einer Zwerchfellhälfte. Bei *engen, angeborenen Defekten* ist wegen der Einklemmungsgefahr von Magen und Kolon der sofortige postnatale plastische Verschluß erforderlich.

Eine weitere Mißbildung, die auch den Ösophagus mitbetrifft, ist der *short esophagus*, eine Hernie des Diaphragmas bei zu kurz angelegter Speiseröhre. Beim Säugling wird sie konservativ mit Nahrungsaufnahme im Sitzen behandelt.

Erworbene Hernien

Die mechanisch schwächste Stelle des Zwerchfells ist der Hiatus oesophagi. Hier entwickeln sich die *Hiatushernien.*

Weitere schwache Stellen und angeborene Lücken s. Abb. 22.29 a.

Hiatushernien (Abb. 22.29 b)

- Durch den dilatierten Hiatus oesophagi tretende Hernien mit Kardia- und Magenfundus als Bruchinhalt.

Wir unterscheiden im wesentlichen zwei Formen:

1. die bewegliche oder axiale Gleithernie,
2. die fixierte paraösophageale Hernie.

Axiale Hiatushernie

- Hochwandern des Kardioösophagus durch das Zwerchfell, meist verbunden mit Kardiainsuffizienz und Refluxösophagitis. Der dorsale Abschnitt des Bruchsacks ist frei von viszeralem Peritoneum (Gleithernie!).

Symptome sind Sternumdruck, „Herzbrennen“, epigastrischer Schmerz; nach dem Essen, besonders im Liegen zunehmendes Unbehagen, Übelkeit, Erbrechen und chronische hypochrome Anämie.

70 % der Hiatushernien sind klinisch stumm.

Die *Diagnose* der Hernie wird mit der Röntgenkontrastdarstellung in Kopftieflage und Ösophagogastroskopie gestellt.

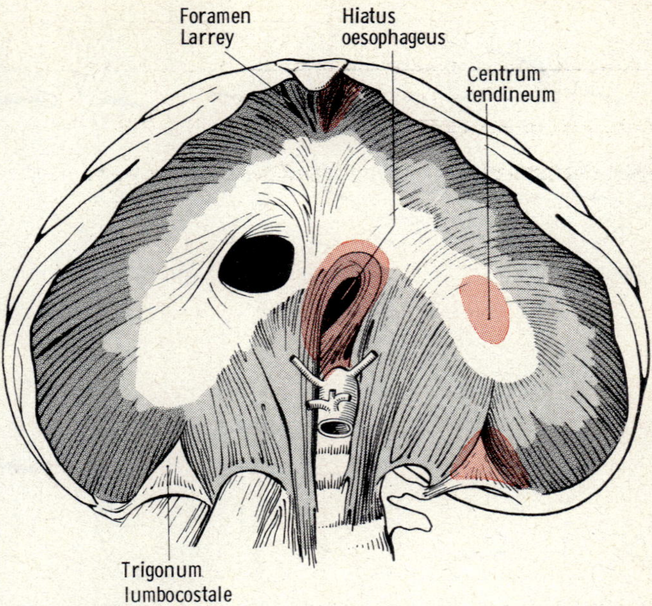

Abb. 22.29 **Zwerchfellhernien.** a) Angeborene Lücken und schwache Stellen, die zur Hernienbildung disponieren (Aufsicht von ventral). b) Hauptformen der Hiatushernien (nur Darstellung des Peritoneum parietale = rot) (n. NISSEN).

Die Operationsindikation erfordert den Nachweis der Refluxösophagitis und Kardiainsuffizienz (Ösophagoskopie, Druckmessung). Weitere Operationsanzeigen sind die Inkarzeration und die chronische Anämie.

Keine Operationsindikation bilden die stummen Hernien.

Differentialdiagnostisch sind der short-esophagus, aber auch alle übrigen mediastinalen Befunde abzugrenzen.

Die *operative Behandlung* besteht alternativ in:

1. Abdomineller Hiatuseinengung (Plastik) mit Ösophagusfixation und Rekonstruktion des His-Winkels.
2. Thorakaler Hiatuseinengung (bei Befunden am unteren Ösophagus).
3. Fundoplikatio, d. h. Nahtvereinigung der dorsal und ventral von der Speiseröhre herumgeholten Fundusfalten an der kleinen Kurvatur.
4. Gastropexie (bei älteren Menschen).

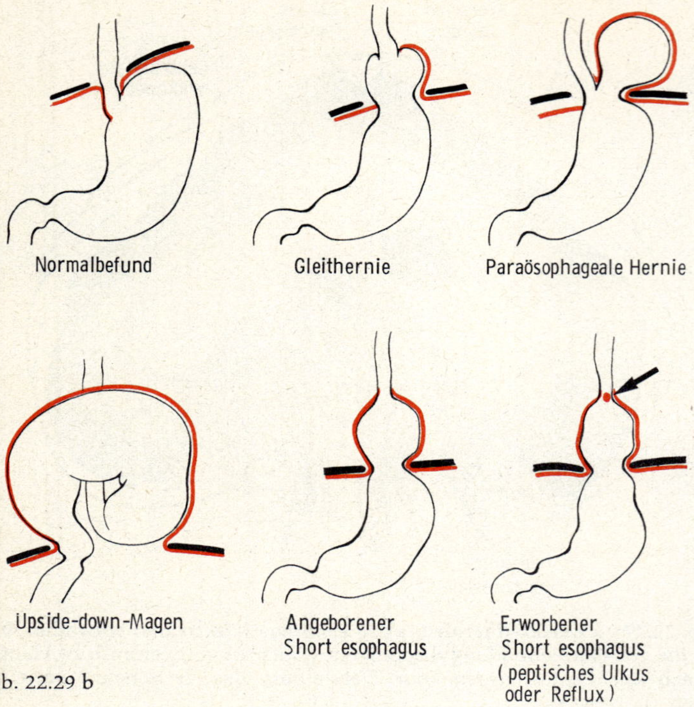

Abb. 22.29 b

5. Kombination eines der vorgenannten Verfahren mit Vagotomie und Pyloroplastik bei Hyperazidität (balanced-operation).

Paraösophageale Hiatushernie

- Neben dem wandständig fixierten Kardioösophagus in das Mediastinum erfolgendes Eindringen des Fundus (evtl. mit Milz, Netz oder Kolon) durch einen hiatusnahen Zwerchfelldefekt.

Die Kombination mit einem Upside-down-Magen ist keineswegs selten.

Die paraösophageale Hernie macht in 90 % der Fälle Beschwerden. Sie sind die gleichen wie die der Gleithernie.

Die *Indikation zur Operation* ist in jedem Falle gegeben. Sie besteht im Bruchpfortenverschluß, in der Gastropexie (Anheftung der Magenvorderwand an das vordere Bauchwandperitoneum und die hintere Rektusscheide) und der Fundoplikatio.
Die *Prognose* ist günstig, die Rezidivgefahr jedoch zu beachten.

Bochdalek-Hernie

- Seltene Hernie der rechten Zwerchfellhälfte, in die die Leberkuppe vorfällt.

Traumatische Hernie (Zwerchfellruptur, Prolaps)

- Durch Verletzung bedingte Zerreißung des Zwerchfells *mit* parietalem Peritoneum und Vorfall der Bauchorgane in den Brustraum.

Deshalb ist die Bezeichnung *traumatischer Prolaps* zutreffender. Hauptzerreißungsstelle ist das Centrum tendineum der linken, selten der rechten Zwerchfellkuppe.

Die *Entstehung* geht sowohl auf direkte Gewalteinwirkung z. B. infolge Schuß- oder Stichverletzung oder auf indirekte Einwirkung durch Thorax- oder Abdominalkompression (Rippenserienfraktur links, linkes Flankentrauma) zurück.

Symptome sind thorakale Raumverdrängungs- und abdominelle Inkarzerationserscheinungen wie Dyspnoe und Intestinalanzeichen. Sie treten meist sofort nach dem Unfall auf. Selten kann sich die Verletzung aber auch erst nach Jahren in Form einer chronischen Dyspnoe bemerkbar machen.

Die *Diagnose* ist beim frischen Trauma mit dem Röntgenleerbild (diffuse Verschattung links, die nach oben hin abnimmt, ohne Ergußspiegel), in späteren Stadien mit der Kontrastdarstellung der Bauchorgane zu sichern. Perkutorisch (Dämpfung) und auskultatorisch (Darmgeräusche) sind im Thorax Abdominalorgane nachweisbar.

Cave: Differentialdiagnostische „Erguß"-Probefunktion!

Behandlung: Da die Zwerchfellücke meist feste Ränder besitzt, führt die Naht zu haltbarem Verschluß.

Tabelle 22.10 **Komplikationen der Zwerchfellhernien**

Ösophagusstriktur	Inkarzeration
Ösophagusperforation	Ulkus (Ösophagus und Duodenum)
Hämatemesis	Lungenkollaps
Meläna	

Pseudohernien (Relaxatio diaphragmae)

- Durch Phrenikusparese bedingter einseitiger Hochstand des Zwerchfells.

Er kann bis zur Mitte des Thorax hinaufreichen. Seine *Symptome* sind Dyspnoe und kardiale Beschwerden.

Die *Therapie* besteht in der Duplikatur und Anheftung des gedoppelten Zwerchfells am knöchernen Rippenbogen zur Erzielung einer ausreichenden Raffung.

Speiseröhre

Untersuchungstechnik

Schluckenlassen von festen und flüssigen Medien.

Röntgenkontrastdarstellung der Speiseröhre und Kymogramm.

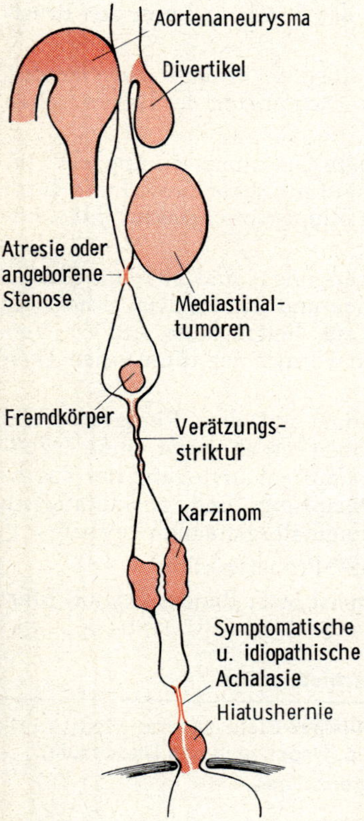

Abb. 22.30 **Verlegung der Ösophaguspassage.** Leitsymptom: Schluckstörung.

Ösophagoskopie mit Probeexzision (*Cave* bei Divertikeln und Varizen!).

Druckmessung.

Säureperfusionstest.

Charakteristikum der *Ösophaguserkrankungen* ist die durch Striktur oder Stenose bedingte Passagebehinderung mit dem *Leitsymptom der Schluckstörung* (Abb. 22.30).

Analog dem Darmverschluß unterscheiden wir

1. Die *Obturationsverlegung des Lumens* durch Tumoren (Karzinome, Leiomyome), Fremdkörper, Verätzungen und Atresien.

2. Die *Kompressionsenge von außen* durch Mediastinaltumoren, doppelten Aortenbogen und Aortenaneurysma, insbesondere auch Schilddrüsenvergrößerung, ventilartig gefüllte Divertikel, Hiatushernien.

3. Die dritte Form, die sog. *spastische Verlegung* der Lichtung, findet sich im Bereich der Kardia: Kardiospasmus, besser Achalasie genannt. *Differentialdiagnostisch* gegen diese Formen der Passagebehinderung abzugrenzen sind die Bulbärparalyse und die Hydrophobie der Lyssa.

Mißbildungen

Ösophagusatresie (Abb. 22.31)

- Angeborener segmentärer Obliterationsdefekt der Speiseröhre mit oder ohne Fistelverbindung zur Luftröhre.

Sie kommt bei 1 auf 1000 Geburten vor und betrifft den oberen Ösophagus. Der atretische Abschnitt trennt den Ösophagus in zwei Segmente. In 88 % der Fälle kommuniziert das untere Segment durch eine ösophagotracheale Fistel mit der Luftröhre.

Symptome sind das sofort nach der Geburt auftretende Regurgitieren von Milch und Speichel. Da beim Trinken die Nahrung in die Trachea überläuft, treten Hustenanfälle und Zyanose auf. Weil die inspirierte Luft durch die ösophagotracheale Fistel und das untere Ösophagussegment in den Verdauungstrakt gelangt, kommt es zur Aufblähung des Bauches. Andererseits führt der durch die Fistel in die Lunge regurgitierte Magensaft meist im rechten Oberlappen zu pneumonischen Infiltrationen.

Die *Diagnose* ist mit der Röntgendarstellung mit nur *wenigen* Tropfen wäßrigen Kontrastmittels zu stellen, das sofort nach der Aufnahme wieder abgesogen wird. *Differentialdiagnostisch* ist an die Dysphagia lusoria (s. S. 304) zu denken.

Die *Behandlung* besteht in der innerhalb von 48 Stunden auszuführenden Operation. Operationsverfahren sind:

- Die Anlage einer Magenfistel, dann nach achtwöchiger Bougierung des kurzen proximalen Stumpfes Anastomosierung und Unterbindung der ösophagotrachealen Fistel oder
- die Unterbindung der Ösophagotrachealfistel mit gleichzeitiger Anastomosierung zwischen proximalem und distalem Segment (Rekonstruktion).

Welcher Eingriff gewählt wird, hängt vom Allgemeinzustand und der Distanz der Stümpfe ab. Die Rekonstruktion mit gleichzeitiger Anlage einer Magenfistel dient der Anastomosensicherung.

Das Operationsrisiko liegt bei 30—40 %. Postoperative Komplikationen sind die Nahtinsuffizienz mit tödlicher Pleuritis und Mediastinitis sowie die Pneumonie.

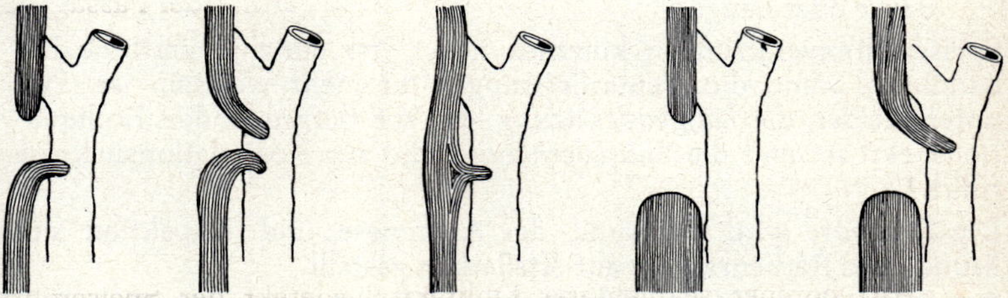

Abb. 22.31 **Ösophagusatresie.** Varianten in Häufigkeitsreihenfolge.

Dysphagia lusoria

- Kompression der Speiseröhre im oberen Drittel durch einen abnormen Arterienverlauf: Doppelter Aortenbogen oder atypischer Abgang der A. subclavia (s. S. 287).

Symptome sind die bereits im Frühkindesalter auftretende Behinderung von Atmung und Schlucken.

Die *Diagnose* wird mit der Röntgenkontrastuntersuchung der Speiseröhre gestellt. Sie ergibt eine Kompressionsenge im oberen Drittel (s. Aortenbogenmißbildungen (S. 287).

Eine gefürchtete *Komplikation* ist die durch den dauernden Druck entstehende Tracheomalazie.

Die *Behandlung* erfolgt mit Gefäßplastik oder Unterbindung des akzessorischen Gefäßbogens.

Fremdkörper

sind die häufigste Ursache der plötzlichen Verlegung der Ösophaguspassage. Sie bleiben meist in einer der 3 physiologischen Engen, vornehmlich (75 %) in Höhe des 6. Halswirbels stecken.

Die *Diagnose* ist aus der Anamnese, dem Ösophagogramm (Röntgen) und endoskopisch zu stellen.

Leitsymptom ist die spastische Dysphagie. Andererseits können Fremdkörper, besonders wenn sie stumpf und modellierbar sind, wie z. B. Fleischbrocken, über lange Zeiträume symptomarm bleiben.

Differentialdiagnostisch ist an ein Karzinom zu denken.

Die *Behandlung* des verschluckten obturierenden Fremdkörpers besteht im Versuch, ihn durch medikamentös induziertes Erbrechen herauszubefördern, in der endoskopischen Extraktion, dem Weiterstoßen in den Magen oder der operativen Entfernung durch transpleurale Ösophagotomie.

Verätzungen

- Verletzung von Haut und Schleimhäuten durch Einwirkung von Säure oder Lauge

Speiseröhrenverätzungen kommen meist erst dann in ärztliche Behandlung, wenn die Neutralisierung nicht mehr wirksam ist. Wir unterscheiden die *Laugenverätzung*, die zur tiefgreifenden Kolliquationsnekrose, und die *Säureverätzung*, die zur Koagulationsnekrose führt.

Die *Diagnose* wird aufgrund der Anamnese und Inspektion des Mund- und Rachenraumes auf Ätzflecken gestellt.

Die *Behandlung* erfordert die Ruhigstellung des verätzten Bereiches mit der nasopharyngealen, dünnen Plastikernährungssonde, der Gabe von Analgetika und parenteralen Applikation von Antibiotika (Tetracyclin), Antihistaminika und Kortison (50—100 mg Prednisolon /24 Std.). Danach je nach Verlauf langsamer Übergang auf kleinere orale Dosen. Absetzen erst bei Schorfabstoßung und erkennbarer Epithelisierung. Nach 4—5 Tagen wird mit der behutsamen Bougierung mit der weichen elastischen Sonde begonnen. Sie muß 6 Wochen fortgesetzt werden. Bei schweren Verätzungen ist die Gastrostomie erforderlich.

Eine *Frühkomplikation* ist die Perforation. Sie macht die Übernähung der Perforationsstelle, die Pleuradrainage und die Anlage einer Magenfistel notwendig. *Spätere Komplikationen* sind die Striktur von Ösophagus und Magen und die bei der Bougierung auftretende Perforation, ferner nach 10- bis 15jähriger Latenz die karzinomatöse Entartung der Strikturnarbe.

Strikturen

Verätzungsstrikturen

- Ringförmige oder langstreckige Einengungen, die meist die Folge von Laugen-(Kolliquations-)verätzung sind.

Ihr Ausmaß läßt sich mit der Röntgendarstellung beurteilen.
Ihre *Behandlung* besteht in der kontinuierlichen Bougierung auf oralem Wege oder nach Anlage einer Magenfistel mit dem endlosen Bougie, das an einer verschluckten Schnur durch die Fistel retrograd heraufgezogen wird. Bei kurzstreckiger Striktur ist die lokale Plastik angezeigt, bei ausgedehnter Enge die Ösophagektomie und Speiseröhrenersatz durch Koloninterposition.

Peptische Stenosen

- Auf dem Boden einer vernarbenden Refluxösophagitis entstandene Enge im unteren Ösophagusdrittel.

Durch chronische Erosions- und Ulzerationsprozesse entsteht ein mehr oder weniger langstreckiger stenosierender Narbenbezirk.

Differentialdiagnostisch ist bei jeder Ösophagusenge durch endoskopische Probeexzision mit fortlaufender Kontrolle ein Karzinom auszuschließen.

Therapie: Die die Passage behindernde gutartige Enge wird entweder durch wiederholte Bougierung oder durch eine plastische Operation oder eine Resektion erweitert bzw. beseitigt.

Bei vorliegender Hiatushernie s. oben.

Traumatische und spontane Perforation

- Durch umschriebene Gewalteinwirkung (z. B. Bougie oder Endoskop), Nekrose (z. B. Dekubitalulkus, Säure- oder Laugeneinwirkung) oder Karzinom hervorgerufene Wandruptur.

Die mit dem Endoskop gesetzte instrumentelle Perforation ist vorzugsweise im Halsbereich lokalisiert (vorstehende spondylotische Wirbelkörper). Häufig ist ferner die Bougierungsverletzung oberhalb oder in einer Striktur. Die *spontane* Perforation findet sich im mittleren und unteren Abschnitt vornehmlich im entzündlich aufgelockerten Ösophagus (Potatoren).

Weitere *disponierende* Faktoren der sog. Spontanperforation können sein: Karzinome, Ulzera, Ösophagitis und der auf dem Boden verschluckter Fremdkörper, länger liegender Sonden und Thoraxdrains entstandene Dekubitus.

Symptome: Charakteristisch ist der Mediastinal- und Pleuraschock mit heftigem Sofortschmerz, der sich an der Stelle der Läsion lokalisiert. Das Ausmaß der klinischen Symptome ist abhängig von der Größe der Perforationsöffnung. Nach Erholungsintervall von 12 bis 20 Stunden tritt die Mediastinitis mit Schmerzen zwischen Schulterblättern und hinter dem Sternum, hohen Temperaturen und allgemeinem septischen Bild in Erscheinung. Zum Mediastinalemphysem kann es bereits unmittelbar nach der Perforation kommen.

Das *Röntgenbild* ergibt die Luftansammlung in Pleuraraum oder Mediastinum. Wäßriges Kontrastmittel tritt an der Verletzungsstelle aus.

Differentialdiagnostisch ist an eine akute Pankreatitis, ein perforiertes Magenulkus, eine Mesenterialthrombose, einen Herzinfarkt, eine Lungenembolie und an einen Spontanpneu zu denken.

Behandlung: Die Perforation der Speiseröhre erfordert die Drainage von Pleuraraum und Mediastinum, ferner die Naht der Perforationsöffnung, die Deckung mit Pleura- oder Lungenlappen und das Legen einer Magendauersonde.

Penetrationen verlaufen protrahiert und führen zu Mediastinalabszeß und Pleuraempyem. Ihre Behandlung besteht in paravertebraler Mediastinaldrainage oder interkostaler Pleuradrainage und Anlage einer Magenfistel.

Kardiainsuffizienz

- Mechanisch oder hormonell bedingte Schlußunfähigkeit der Kardia.

Die Kardia stellt ein Muskelsegment des ösophagogastrischen Übergangs dar, das sich nicht durch seine Struktur, sondern allein durch seine Ansprechbarkeit auf vegetative und hormonelle Reize von den benachbarten Segmenten unterscheidet. Im Ruhezustand findet sich manometrisch eine Hochdruckzone, die die Kardia verschließt.

Normale Druckwerte: ca. 24 mm Hg.

Tonuserhöhungen bewirken Gastrin und Cholezystokinin (geringe Dosierung),

Tonuserniedrigungen Sekretin, Glukagon, Cholezystokinin (hohe Dosierung).

Refluxösophagitis

- Ausgeprägte Entzündung der Mukosa und der Tunica propria oder Erosionen und Geschwüre im distalen Ösophagus infolge Insuffizienz des Kardiaschlußmechanismus und Reflux des peptischen Magensaftes oder Gallenreflux.

Hauptsymptom ist das Sodbrennen, das sich besonders in Rückenlage verstärkt. Wenn bereits eine narbige Enge vorliegt, kommt es zur Obstruktion, Schmerzen hinter dem Brustbein und Blutungen. Objektivierung durch Messung der Kardiainsuffizienz sowie Ösophagoskopie mit Probeexzision.

Bei der Spiegelung kann man die Ösophagitis, das Ödem und die erhöhte Blutungsbereitschaft, ferner die Stenose und bisweilen auch ein Ulkus sehen.

Behandlung: Essen in sitzender Körperhaltung, nachts Kopfende des Bettes hochstellen, Herabsetzen des intraabdominellen Druckes. Kleinere Mahlzeiten, evtl. Vagotomie und Pyloroplastik, Wiederherstellung des Kardia-Fornix-Winkels. Fundoplikatio, evtl. auch Exzision des Ösophagusgeschwürs, Antazida.

Die narbige Stenose (shrinking esophagus) erfordert die Bougierungsbehandlung.

Mallory-Weiss-Syndrom

- Komplikation der Alkohol-Ösophagitis mit beim Erbrechen blutenden Längseinrissen der Mukosa im ösophago-gastrischen Übergangsbereich.

Die Mukosarisse erfordern die sofortige Übernähung.

Kardiospasmus, Achalasie

- Psycho- oder neurogene Motilitätsstörung der Kardia mit Schlußzustand (Öffnungslähmung) und hochgradiger Dysphagie.

Es handelt sich um Störungen des Ösophagus; sie behindern die Entspannung der Hochdruckzone im ösophagogastrischen Übergangssegment.

Ätiologisch werden eine Degeneration des AUERBACH-Plexus im gesamten Ösophaguskörper, eine Veränderung der N. vagi – in Südamerika durch die Chagas-Krankheit hervorgerufen – sowie hormonelle (Gastrin, Glukagon) Störungen angenommen. Als auslösende Faktoren kommen Streß und psychische Dauerbelastungen in Frage. Frauen vom 2. bis 4. Dezennium sind häufiger betroffen als Männer.

Die *Symptomatik* ist durch die Speiseretention mit Regurgitieren und nächtlichem Überlauf (Flecken auf dem Kopfkissen!), das Bedürfnis, nach jedem Bissen einen Schluck Wasser zu trinken, ferner die Dysphagie (schmerzhaftes Schlucken), die Erleichterung nach dem Regurgitieren, Retrosternalschmerz und allmählich einsetzende Gewichtsabnahme gekennzeichnet. Im Röntgenbild erkennen wir die Achalasie an der Dilatation, die am unteren Ende in einen kurzen Trichter („Rotweinglas") einmündet. Endoskopisch sehen wir die Ösophagitis und die Stenose.

Eine *Komplikation* ist die entzündliche Wandveränderung mit Übergang in fibröse Wandsklerosierung. Aus dem funktionellen wird so ein morphologischer Befund. Weitere Komplikationen sind die Aspirationspneumonie und der Lungenabszeß.

Als Spätkomplikationen kennen wir die Erweiterung und Verlängerung des gesamten Ösophagus, den *Megaösophagus.*

Die *Behandlung* besteht in Psychotherapie, Dilatation der gelähmten Kardia mit der Quecksilbersonde oder ihrer Sprengung mit dem STARK-Dilatator. Sie wird in Lokalanästhesie ausgeführt (Erlebniseffekt). Die operative Behandlung besteht in der abdominellen Cardiomyotomia anterior et posterior.

Megaösophagus

- Maximale Erweiterung und Verlängerung der Speiseröhre, die als kongenitale Mißbildung (normal funktionierende Kardia), häufiger erworben als Folge einer Achalasie auftritt (Rotweinglasform).

Behandlung: Die nicht rückbildungsfähige, maximal erweiterte und verlängerte Speiseröhre wird in Längs- und Querrichtung reseziert.

Ösophagusdivertikel

- Umschriebene Wandaussackung der Speiseröhre aus Mukosa und Submukosa, selten aus allen Wandschichten, bestehend.

Wir unterscheiden *Pulsions-* und *Traktionsdivertikel.* Die Pulsionsdivertikel beruhen auf einer angeborenen Muskelschwäche, durch die die Schleimhaut bisweilen unter Mitnahme einer dünnen Muskelschicht prolabiert. Das Traktionsdivertikel ist eine Ausziehung aller

Wandschichten, die von entzündlich schrumpfenden Lymphknoten hervorgerufen wird.

Pulsionsdivertikel

- Durch Muskelschwäche der dorsalen Wand am pharyngoösophagalen Übergang und durch Dyskinesie des M. cricopharyngeus bedingte, durch intraluminale Pulsion hervorgerufene Vortreibung der Ösophagusschleimhaut zwischen M. constrictor pharyngeus und M. cricopharyngeus.

Diese Divertikel werden als Zenker-Divertikel bezeichnet und entwickeln sich immer nach links. Ihre *Symptome* sind von der Größe unabhängig. Kleine Divertikel provozieren eine spastische Dysphagie, große Divertikel komprimieren im Füllungszustand die Speiseröhre von außen. Das typische Symptom ist das beim Schlucken *gurgelnde Geräusch* und das Regurgitieren der unverdauten, nicht sauren Nahrung beim Auspressen. Infolge nächtlichen Refluxes wird das Kopfkissen beschmutzt. Weitere Anzeichen sind Hustenreiz, Schluckbeschwerden, Druckgefühl, Foetor ex ore, glucksende Sprache und Rachenverschleimung.

Die *Diagnose* wird mit der Röntgenkontrastdarstellung (Ballonaussackung) gestellt. *Cave:* Endoskopie!

Behandlung: Nach kollarer Freilegung wird das Divertikel abgetragen und der Ösophagusdefekt zweischichtig verschlossen.

Traktionsdivertikel

- Durch entzündliche Prozesse der Nachbarschaft (Drüsen) bedingte, unregelmäßig begrenzte Ausziehung der Speiseröhre, vorwiegend im mittleren Abschnitt.

Bei chronischer Divertikelentzündung infolge chronischer Speiseretention kann der Durchbruch in die Trachea erfolgen. Die Anzeichen der *Perforation* sind plötzlicher Hustenreiz, Aspiration, Bronchopneumonie und später Lungenabszeß.

Große Divertikel mit klinischer Symptomatik erfordern die operative Abtragung. Eine konsolidierte Fistel macht den transthorakalen Verschluß notwendig.

Epiphrenales Divertikel

- Juxtadiaphragmale Traktions- oder Pulsionsdivertikel.

Sie gehen hier von der rechten Speiseröhrenwand aus, entwickeln sich aber nach links. Ihre *Komplikationen* (Perforation oder Ösophagitis) sind selten. Das Divertikel simuliert die *Symptome* eines Kardiospasmus.

Differentialdiagnostisch ist ferner an eine paraösophageale Hernie zu denken. Die Behandlung besteht in der transpleuralen, von links her ausgeführten Freilegung, Exzision des Divertikels und Naht der Speiseröhre.

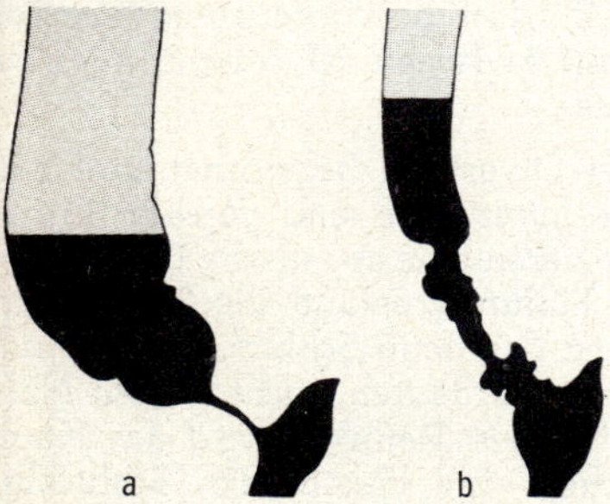

Abb. 22.32 Typische Röntgenbefunde bei Achalasie (a) und Ösophagus-Karzinom (b)

Ösophagustumoren

Gutartige Tumoren

- Leiomyome,
- enterogene Zysten,
- polypöse Adenome,
- Fibrome
- Lipome

Ihr *gemeinsames Symptom* ist die chronische Dysphagie. Ihre Entfernung ist deshalb angezeigt. Ein weiterer Indikationsgrund ist klinische, röntgenologische und endoskopische (einschl. P. E.) Abgrenzungsschwierigkeit gegenüber dem Karzinom.

Ösophaguskarzinom

- Das Karzinom ist die häufigste Erkrankung des Ösophagus. Bei Männern sehen wir es häufiger als bei Frauen. Es manifestiert sich um das 50. Lebensjahr. Meist sind es Plattenepithel-, seltener Adenokarzinome, die mukös oder submukös wachsen. Sie brechen in die Nachbarorgane ein und machen zunächst eine lokale Lymphknotenmetastasierung.

Tumoren der *oberen Hälfte* befallen die Lymphbahn in zervikaler Richtung.

Tumoren des *mittleren Abschnitts* beziehen die mediastinalen, die zervikalen und die retrogastrischen Lymphknoten ein.

Tumoren der *unteren Hälfte* streuen vorwiegend in die retrogastrischen und mediastinalen Knotengruppen. Die *hämatogene* Metastasierung erfolgt in Leber, Skelett und Lunge.

Ätiologisch ist eine chronische Ösophagitis anzuschuldigen, die meist auf Alkoholabusus oder der Gewohnheit, zu heiß zu essen, beruht.

Symptome sind Foetor ex ore, Speichelfluß (bisweilen blutig), Sodbrennen und Dysphagie. Die zirkuläre Wachstumsform macht sich relativ früh, die Längswachstumsform relativ spät bemerkbar. Die klinischen Anzeichen eines Spasmus sind häufig. Gewichtsabnahme ist ein Spätsymptom!

Hauptkomplikation ist die Einbeziehung der Nachbarschaft. Einbrüche erfolgen in Aorta (Arrosionsblutung), Trachea, linken Hauptbronchus, Rekurrens und Pleura. Ihre *Symptome* sind Husten, Heiserkeit, Pleuraerguß. Die Perforation in Trachea und linken Hauptbronchus ist durch Dyspnoe und Aspirationspneumonie gekennzeichnet.

Die Treffsicherheit der *Frühdiagnostik* ist problematisch. Die Röntgenuntersuchung bleibt im Frühstadium unsicher. In Spätstadien sind der unregelmäßige Abbruch und die fehlende orale Erweiterung (bei kardianahem Tumor: Sektglasform) charakteristisch. Die Endoskopie kann verläßlicher sein, läßt jedoch bei vorwiegend submukösem Wachstum im Stich. Die Probeexzision ergibt oft nur eine Metaplasie. Die Bronchoskopie ist zur Abgrenzung von sekundären Bronchialbeteiligungen notwendig. Bei Knochenschmerzen und erhöhter alkalischer Serumphosphatase müssen Metastasen der Wirbelsäule und Röhrenknochen mit der Röntgenaufnahme des Skeletts und bei Lebervergrößerung Absiedelungen mit dem Szintigramm ausgeschlossen werden.

Differentialdiagnose: Erst nach Ausschluß eines Ösophaguskarzinoms ist an eine Refluxösophagitis, eine Kardiaachalasie, ein Bronchialkarzinom und gutartige Tumoren (Leiomyome) zu denken.

Behandlung: Nur bei 30 % der Kranken ist noch eine *Resektionsbehandlung* durchführbar. Die postoperative Sterblichkeit der thorakalen Ösophagusresektion liegt bei 15 %, der kollaren Resektion bei 30—50 %. Das Karzinom im *Halsbereich* rechtfertigt die lokale Resektion mit End-zu-End-Naht oder bei ausgedehnter Resektion die Überbrückung mit einer Hautplastik. Das Karzinom im *oberen, mittleren und unteren* Thoraxbereich erfordert die Totalresektion der thorakalen Speiseröhre und Koloninterposition. Das *Kardiakarzinom* macht die subtotale Magenresektion mit unterer Ösophagusresektion und Interposition einer Dünndarmschlinge notwendig. Beim *Plattenepithelkrebs* kann der Resektion eine Vorbestrahlung vorausgeschickt werden.

Als *Palliativeingriff* kommen beim nicht mehr radikal entfernbaren Tumor die Umgehungsanastomose, das Einlegen einer Kunststoffprothese (s. S. 333) oder die Anlage einer Magenfistel mit Nachbestrahlung und Zytostatikagaben in Frage.

Die 5-Jahres-Überlebensquote liegt beim radikal entfernten Karzinom des unteren Drittels bei etwa 15 %.

23. Abdomen

Magen

Untersuchungstechnik

Palpation

Röntgenuntersuchung, evtl. Parietographie: Luftfüllung von Magen und Bauchhöhle

Magensaftbestimmung (Menge und Säuregehalt)

Gastroskopie, Duodenoskopie und gezielte Biopsie (umschriebene Veränderungen)

(Fluoreszenzgastroskopie)

Gastrokamera

Blinde Saugbiopsie (bei diffusen Veränderungen)

Zelltupfsonde

Laparoskopie

Stuhluntersuchung (auf Blut)

Physiologie der Magenschleimhaut

Im Magen unterscheiden wir drei Drüsengebiete:

1. Die *Kardiadrüsen* produzieren ausschließlich Schleim.
2. Die *Fundus- oder Hauptdrüsen* besitzen folgende Zellanteile: Salzsäure- und intrinsic-factor-produzierende *Belegzellen*, pepsinogenproduzierende *Hauptzellen* und schleimproduzierende *Nebenzellen*, im Hals des Drüsenschlauches liegend.
3. Das Antrum bildet Schleim und das Hormon Gastrin.

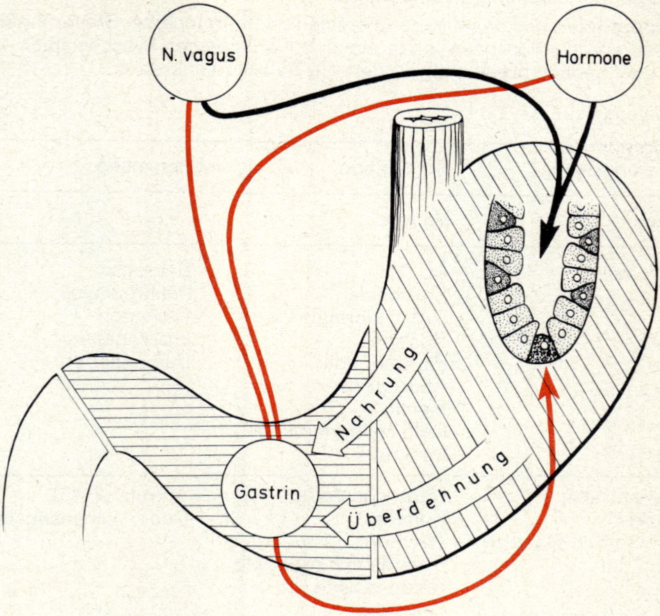

Abb. 23.1 **Fördernde und hemmende Faktoren der HCl-Sekretion**

Der Mechanismus der Magensaftsekretion (Abb. 23.1)

Die Magensaftsekretion (HCl) erfolgt durch Steuerung der *Belegzellen.* Steuerungsmechanismen sind:

A. Die *direkte* Steuerung der Belegzelle (schwarzer Pfeil).

B. Die *indirekte* Steuerung über die Schaltstelle (Antrum-*Gastrin)* (roter Pfeil).

Beide Steuerungsmechanismen, sowohl der direkte als auch der indirekte, gehen jeweils 2 Wege:

1. den *nervalen* Weg – Leitungsnerv ist immer der N. vagus,
2. den *hormonellen* Weg – Leitungshormone sind die *extraintestinalen* und die *intestinalen* Hormone.

Extraintestinale Hormone sind das gastrotrope Hormon der Hypophyse, das ACTH, die Kortikoide, das luteinisierende Hormon, das Nebenschilddrüsenhormon, das Parathormon und die androgenen Hormone.

Intestinale Hormone sind: Sekretin, Pankreomycin, Serotonin, Glukagon, Inselzellhormon und das Deltazellhormon des Pankreas.

Beim *indirekten* Steuerungsmechanismus kommt noch ein *dritter Weg* hinzu: Der lokal-antrale „Wecker“ (Schaltstelle Gastrin),

a) durch Nahrung (Eiweißabbauprodukte, Röststoffe, Alkohol, Koffein, Gewürze)

b) durch Magenfüllung oder Wanddehnung

Alle fördernden und hemmenden nervalen und hormonellen Steuerungen der Salzsäureproduktion unterliegen einem pH-abhängigen Wechselspiel: pH-Abfall hemmt, pH-Anstieg fördert die Salzsäuresekretion.

Tabelle 23.1

Steuerungswege	Stimulation	Hemmung
Nerval:	Vagus	
Hormonell:	ACTH Kortikoide Luteinisierendes Hormon Parathormon Androgene Insulin Deltazellhormon des Pankreas	Sekretin Pankreomycin Glukagon Enterogastron Bulbogastron
Lokal-antraler „Wecker" (über Antrum-Gastrin):	*Nahrungsstoffe:* Koffein Alkohol Eiweißabbauprodukte Röstprodukte Gewürze *Stase*-Überdehnung *Alkalischer Duodenalreflux*	Antrum pH<2 Duodenumansäuerung

Magensaftanalyse

Die Beurteilung des *Säuresekretionsvermögens* der Magenschleimhaut erfolgt heute mit Hilfe der quantitativen Magensaftanalyse. Bestimmt werden die Nüchtern- oder Basalsekretion (interdigestive Phase: überwiegend unter Vaguseinfluß) sowie die Sekretion nach maximaler Stimulierung mit Betazol (digestive Phase): 2 mg/kg Körpergewicht subkutan bzw. als Dauerinfusion 1 Stunde i. v., Altinsulin (0,2 IE/kg Körpergewicht i. v.) sowie Pentagastrin (6 µg/kg Körpergewicht subkutan).

Von Interesse sind:

1. Das *Magensaftvolumen* (ml),
2. Die *Säurekonzentration* (mval/l),
3. Die *Säuremenge* (mval/h), die sich aus dem Produkt von Volumen und Konzentration errechnet, sowie
4. Die *Wasserstoffionenkonzentration* (pH).

Tabelle 23.2 **Normalwerte der Magensekretion**

Basalsekretion:	Säuremenge: ~ 5 mval/h
	Volumen: ~ 60 ml/h
Stimulierte (maximal) *Sekretion:*	Säuremenge: ~ 25 mval/h
	Volumen: ~ 100 ml/h

Die *Basal*sekretion (BS) wird zur *Maximal*sekretion (MS) in Relation gesetzt. (MS = 100 %.)

Normalwert (ebenso wie bei Magenulkus und Karzinom):	< 20 %
Duodenalulkus:	20–40 %
Ulzera bei ZOLLINGER-ELLISON-Syndrom:	60 %

Die physiologische Schwankungsbreite ist erheblich. Frauen sezernieren im allgemeinen etwas weniger; außerdem nimmt die Sekretion mit zunehmendem Alter ab.

Generell sollte die Aussagekraft der Magensaftuntersuchung nicht überbewertet werden. In der Diagnostik des Magenkarzinoms ist sie nur insofern bedeutsam, als ein röntgenologisch nachgewiesenes Ulcus ventriculi bei Achlorhydrie meist kein Ulkus, sondern karzinomverdächtig ist; andererseits schließt vorhandene Säure ein Magenkarzinom keinesfalls aus.

Bedeutung kommt der Sekretionsanalyse neben der *Diagnostik* des ZOLLINGER-ELLISON-Syndroms, des Ulcus duodeni und ventriculi in erster Linie für die *Verfahrenswahl* bei der operativen Ulkusbehandlung zu.

Eine alleinige Schleimvermehrung spricht für eine Gastritis. Gallebeimengung bedeutet einen offenen Pylorus. Der Nachweis von okkultem Blut im Stuhl ist ein wichtiger Hinweis auf Ulkus und Karzinom. Ein oft entscheidendes diagnostisches Hilfsmittel stellt heute die Gastroskopie mit den modernen Glasfiber-Instrumenten dar, mit deren Hilfe jeder Bereich des Magens eingesehen und biopsiert werden kann. Mit der Duodenoskopie können wir juxtapylorische Ulzera sehen, hochsitzende Ulzera erfassen wir mit der Inversion.

- Die beiden Kardinalerkrankungen des Magens sind das benigne Ulkus und das Karzinom. Das Karzinom erscheint oft lange Zeit larviert unter den Anzeichen eines Geschwürs. Deshalb sollten wir, wenn wir das gutartige Geschwür meinen, nicht vom Ulkus allein sprechen, sondern es als benignes Ulkus dem malignen Ulkus gegenüberstellen, denn ein Ulkus kann ebenso Krebs wie ein gutartiges Geschwür sein.

Benignes Ulcus pepticum ventriculi et duodeni

- Im Einwirkungsbereich von Salzsäure und Pepsin auftretende, umschriebene Schleimhautdefekte, die die Muscularis mucosae durchdringen.

Pathogenetisch gilt im wesentlichen nach wie vor der Grundsatz: Ohne Säure kein Duodenalulkus, ohne Stase kein Magenulkus.

Folgende ulzerative Veränderungen begegnen uns im Magen:

1. Ulzeration von Mukosa: Erosion,
2. Ulzeration von Mukosa und Submukosa: Ulkus,
3. Ulzerationen, die durch sämtliche Wandschichten gehen: Chronisches Ulkus.

Männer sind vom Ulkus viermal häufiger als Frauen betroffen. Etwa 10–12 % der Gesamtbevölkerung haben Duodenal- und Magengeschwüre. Das Verhältnis von Duodenalgeschwür zum Magengeschwür beträgt etwa 4 : 1.

Ätiologie und Pathogenese

Ätiologische Faktoren der Geschwürsentstehung sind von allgemeiner Seite: die Konstitution, Disposition, hereditäre Faktoren und Streßhypergastrose: Hypertonie, Sepsis, schwere Traumen, Verbrennungen oder Langzeitgaben von Kortison.

Andere Ursachen sind: Endokrine Einflüsse (Pankreas, Hypophyse, Nebenschilddrüse), Leberzirrhose, chronischer Hunger, Emphysem, chronische Infekte, insbesondere Tbc.
Pathogenetisch sind wirksam: Die Gastritis, übermäßige peptische Sekretion, Entleerungsverzögerung, gestörter Schleimhautschutz und direkte Schleimhautschäden, z. B. durch embolischen Verschluß oder arteriosklerotische obliterierende Gefäßerkrankung. Die Entstehung des Magenulkus erfolgt in allen Fällen aus einer Entzündung, nicht selten über Erosionsbildungen.

Disponierende Charakteristika von Magen- und Duodenalgeschwür:

Magenulkus: Niedrige oder normale Säuresekretion, Stase, chronische Bronchitis, Gefäßprozesse, Entartungsneigung.

Duodenalulkus: Blutgruppe 0, hohe Säuresekretion, Berufsstreß, seelische Anspannung, Hyperparathyreoidismus.

Symptomatik

Die *Symptome* des Ulkus und der Ulkuskrankheit sind: Unbehagen, Druck- und Völlegefühl im Oberbauch, Übelkeit, Aufstoßen, Erbrechen, brennender Schmerz (Sodbrennen), Gewichtsabnahme, Stuhlunregelmäßigkeit, u. a. Diarrhö oder Obstipation und Schmerzen in Zeitbeziehung zu den Mahlzeiten.

Schmerzcharakteristika bei Ulcus duodeni

Schmerzen nach der Mahlzeit, Nüchtern- und Nachtschmerz, Frühjahrs- und Herbstschmerz, Schmerzen nach Fettzufuhr, Schmerzzunahme nach Streßbelastung, Schmerzlokalisation im Epigastrium, Schmerzfreiheit nach Erbrechen und Gaben von Antacida, Schmerzfreiheit postprandial. Das Ulkus kann sich unter den verschiedensten klinischen *Erscheinungsbildern* manifestieren (Saegesser).

Wir unterscheiden das

„Blähungs"-Ulkus,
„Appendicitis-chronica"-Ulkus,
„Gallenstein"-Ulkus,
„Magen-Karzinom"-Ulkus,
„Chronische-Pankreatitis"-Ulkus,
„Pankreas-Karzinom"-Ulkus,
„Lumbago"-Ulkus und schließlich das
„schmerzlose" Ulkus,

das sich erst durch seine Komplikationen wie Blutung, Penetration, Perforation und Pylorusstenose manifestiert.

Diagnose

Der objektivierbare klinische *Befund* ist uncharakteristisch: Spontan- oder Druckschmerzhaftigkeit im Epigastrium oder rechts paraumbilikal. Die Zunge ist belegt.

Die *Röntgenkontrastdarstellung* des Magens gibt uns direkte Hinweise: An der kleinen Kurvatur, der Magenhinterwand oder am Duodenum findet sich die sichtbare Ulkusnische. Der indirekte Nachweis erfolgt durch die Anzeichen der Magengröße, der Magengestalt, seiner Bewegung sowie der Unterbrechung des peristaltischen Bewe-

Tabelle 23.3 **Merkmale des benignen Magen- und Duodenalulkus**

Formen und Lokalisation	Befund	Symptome	Ursache
Benignes Magenulkus			
Akutes Ulkus	Erosionen und bis zur Muscularis mucosae reichende frische Ulzeration	Blutung (okkult) Gewichtsabnahme	Medikamente Aspirin Kortikosteroide Zytostatika
Stase-Ulkus	Chronisches Ulkus bei Narbenbulbus (Stase-Wirkung)	Überlagert von Duodenalgeschwür, Blutung	Pylorusstenose bei Ulcus duodeni
Kleinkurvatur-Ulkus	Großes kallöses Ulkus mit Ringwall, Differentialdiagnostik: Karzinom	Schmerzen nach der Mahlzeit, Erbrechen	Leberzirrhose, Durchblutungsstörungen
Antrum-Ulkus	Lokale Gastritis	Schmerzen nach der Mahlzeit, Übelkeit, Erbrechen	Disposition, Duodenalreflux
Duodenalulkus			
Akutes Ulkus	Erosionen und Muscularis mucosae-Penetration	Kurze Anamnese Frühjahr, Herbst Schmerztyp s. S. 317	
Chronisch-kallöses Ulkus oder Kissing-Ulcera	Tiefes, bis auf die Muskulatur reichendes Ulkus oder Doppelulzera im Bulbus	Heftige, saisonunabhängige, anfallsweise Schmerzen, Blutungen möglich, Magenausgangsstenose, Begleitmagenulkus möglich	Streß (Vagus-Disposition) Bronchialbefunde Hormonelle Übersteuerung s. Abb. 23.1 Eßgewohnheiten Nikotinabusus
Kallöses, in das Pankreas penetrierendes Ulkus	Bulbusulkus und Ulkus der kleinen Kurvatur, Pylorusstenose	Dauerschmerz, Rückenschmerz, Pankreatitisschübe, Schmerzbesserung nach Erbrechen	
In das Ligamentum hepatoduodenale penetrierendes Ulkus	Gedeckte sukzessive Durchwanderung, Pylorusstenose	Dauerschmerz, Ikterus	

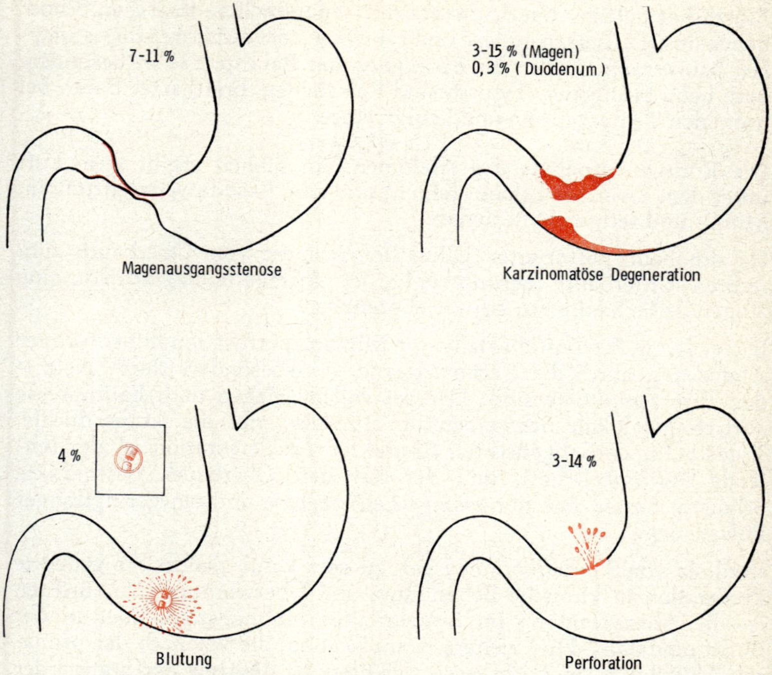

Abb. 23.2 **Ulkuskomplikationen**

gungsablaufs. Weitere Hinweise sind der Dauerspasmus in Korpus und Antrum sowie die Deformierung des Bulbus duodeni.

Wichtigste Kriterien für das Ulkus sind das Verhalten der *Magensekretion* und der Endoskopiebefund:

Wir bestimmen also Säure- und Saftmenge und gastroskopieren den Kranken.

Die *Komplikationen* des Ulkus sind: Die *freie Perforation,* die *gedeckte* Perforation, die *Penetration,* die *Pylorusstenose,* die *Blutung* und schließlich die *karzinomatöse Entartung* (Abb. 23.2).

Perforation

- Freier oder abgedeckter (gedeckte Perforation), bei 3—4 % aller Ulkuskranken auftretender Durchbruch des Geschwürsgrundes in die Bauchhöhle.

Die *freie Perforation* führt zur Peritonitis. Ihre *Symptome* sind:

Plötzlicher heftiger Bauchschmerz mit abdominellem toxischen Schock bei positiver Ulkusanamnese und typischer Vorgeschichte eines stumpfen Bauchtraumas oder der Betätigung der Bauchpresse insbesondere auch beim Stuhlgang. Typisch sind Pulsanstieg, brettharter Bauch bei normalen Temperaturen und Leukozytose.

Die Röntgenaufnahme des Abdomens im Stehen ergibt freie Luft unter dem Zwerchfell (kann fehlen) und eine Exsudatverschattung im Mittel- und rechten Unterbauch.

Da sich beim perforierten Ulkus der Schmerz vom Oberbauch zum rechten Unterbauch herunterzieht, ist *differentialdiagnostisch* eine Appendizitis häufig nur schwer abgrenzbar.

Die *gedeckte Perforation* stellt eine Miniaturperforation mit sofortiger Abdeckung durch die Nachbarorgane — insbesondere durch Netz — dar. Ihre *Symptome* sind: Der bei vollem Magen nach Bauchpresse auftretende lokale Schmerzanfall. Hinweise gibt die Vorgeschichte. Typisch für den abgedeckten Charakter der Perforation ist der fehlende Peritonealschock und der auf den Oberbauch beschränkte Schmerz, ferner eine nur mäßige Leukozytose und ein geringfügiger Pulsanstieg.

Weil sie von *Komplikationen* gefolgt sein kann, gehört die gedeckte Perforation in klinische Behandlung und Überwachung. Zu fürchten ist die Abszeßbildung im Subphrenium, subhepatisch oder in der Bursa omentalis. Eine weitere Komplikation, die wir nach der primären Abklebung eines Abszesses fürchten, ist die freie Perforation der Abszeßverklebung oder die sekundäre freie Perforation des Ulkus selbst.

Penetration

- Sukzessive ablaufende, begrenzte Durchwanderung des Geschwürs.

Sie verläuft unter dem Bild der sukzessiven, protrahierten Perforation und geht in das Pankreas (Diastaseunruhe), das Lig. hepatoduodenale oder die Bauchdecke. Sie macht die Zeichen des akuten Ulkus und ist nur röntgenologisch objektivierbar.

Pylorusstenose

- Durch Geschwürsabheilung bedingte narbige Enge des Magenausganges (7—11 %).

Sie tritt besonders als Folge des rezidivierenden Ulcus duodeni auf. Ihre Beschwerden sind: Regurgitieren, Überlauferbrechen älterer Speisen, Völlegefühl, Inappetenz und Schmerzen sowie bei chronischem Verlauf die Auszehrung. Röntgenologisch ist eine Hyperperistaltik mit Stop im Canalis pyloricus nachweisbar, ein Hinweis ist die tiefe peristaltische Einschnürung des Angulus.

Eine besondere Stenoseform ist die *Sanduhrstenose* im Korpus. Ihr liegt gewöhnlich ein verheiltes großes Magenulkus zugrunde. Röntgenologisch kann sie schwer gegen eine Karzinomstenose abgrenzbar sein. Hier empfiehlt sich die Gastroskopie mit gezielter Schleimhautprobeexzision an 4 Stellen.

Blutung (s. S. 436). Von der *Blutung* sind etwa 3–4 % aller Ulkusträger betroffen. Heftig bluten die Ulcera duodeni der Hinterwand aus der A. gastro- oder pancreaticoduodenalis. Das präpylorische Ulkus macht Bluterbrechen, das postpylorische oder intrapylorische Ulkus Teerstühle (Meläna) (trockener Magen).

Differentialdiagnostisch ist die Ulkusblutung nur schwer gegen die Portalhypertensionsblutung (s. S. 343) abzugrenzen: Bei 3/4 der Fälle aller Ulkusblutungen ist die Geschwürsanamnese positiv. Weitere Abgrenzungsmöglichkeiten bieten die Funktionsdiagnostik der Leber und der röntgenologische und endoskopische Nachweis des Geschwürs bzw. der Ösophagus- oder Fundusvarizen. Dabei ist zu berücksichtigen, daß 5 % aller Leberzirrhosen mit portaler Hypertension ein blutendes Begleitgeschwür aufweisen.

Entartung. Beim *benignen* Magenulkus ist die *karzinomatöse Entartung* erwiesen. Die angegebenen Werte schwanken zwischen 3 und 15 %. Ein Risikofaktor ist die chronisch-atrophische Gastritis. Beim *Duodenalulkus* ist die Entartung eminent selten (0,3 %).

Therapie

Behandlung des unkomplizierten gastroduodenalen Geschwürs (Abb. 22.3). Die *konservative Behandlung* ist nur beim unkomplizierten Ulkus angezeigt. Besonders beim jugendlichen Patienten sollte bis zum 3. Rezidiv die stationäre Kurbehandlung versucht werden. Bei der Beurteilung des konservativen Heilerfolges ist zu beachten, daß die subjektive und klinische Besserung oft nicht mit dem Röntgenbild übereinstimmt, besonders nicht beim Ulcus duodeni. Eine Besserung auf konservativem Wege ist kaum zu erhoffen bei denjenigen Ulkuskranken, die keine Diätmöglichkeit haben und deren berufliche Belastung anhält. Bei ihnen besteht deshalb eine *soziale Indikation* zur Operation. Eine Besserung durch konservative Behandlung ist ebenfalls nicht zu erhoffen bei extrem hoher Säuresekretion sowie bei ZOLLINGER-ELLISON-Syndrom (s. S. 368). Die konservative Behandlung ist *kontraindiziert*, sobald sich eine Pylorusstenose anzubahnen beginnt oder andere Komplikationen eintreten.

Die *Operationsresultate* sind grundsätzlich um so besser, je länger die Ulkusanamnese ist und je intensiver die konservativen Behandlungsmöglichkeiten erschöpft wurden (v. REDWITZ).

Zusammenfassend ist die Anzeigestellung zur operativen Behandlung wie folgt zu umreißen: Soziale Indikation, chronisch kallöses, rezidivierendes Ulkus, Kranke mit 4—5 frustranen stationären Ulkuskuren, das nicht gegen ein Karzinom abgrenzbare Ulkus, das hypazide Ulkus, das ZOLLINGER-ELLISON-Syndrom und die komplizierten Ulzera (Stenose, Blutung, Penetration, Perforation).

Das *Behandlungsprinzip* beim Ulkus ist *kausalpathogenetisch* orientiert und hat die Sekretdepression, die Beseitigung der Stase und die Entfernung des Geschwürs zum Ziel. Die klassische Operation ist die $^2/_3$-Resektion mit Reduzierung der Säure*produktions*areale: Corpus und Fundus, Entfernung des Säure*stimulations*areals: Antrum. Die Wiederherstellung der Passage erfolgt mittels einer Gastroenterostomie entweder in Form der Gastrojejunostomie: BILLROTH II oder einer Gastroduodenostomie: BILLROTH I (Erhaltung der orthograden Duodenalpassage).

Die *neuzeitlichen* Alternativverfahren sind (s. Tab. 23.4):

1. Die *selektive Vagotomie*, die mit *Pyloroplastik* oder *Gastroenterostomie* — also ohne Resektion — ausgeführt wird und
2. Die *selektive Vagotomie mit gezielter Antrumresektion* und BILLROTH-*I-Gastroduodenostomie: Kombinierte Operation.*

Behandlungsverfahren der Komplikationen. Die *freie Perforation* erfordert die sofortige Laparotomie unter gleichzeitiger Schockbekämpfung (Makrodex, Bluttransfusionen, Antibiotika). Der Zustand des Peritoneums (Peritonitis) ist vom verstrichenen Zeitraum zwischen Perforation und Laparotomie abhängig. Er entscheidet, ob man nach der Exzision des Ulkuskraters (Histologie) den Defekt nur übernäht oder eine Resektion durchführt. Penetriert ein kardianahes Ulkus, so wird der Ulkuskrater sparsam exzidiert und der Defekt mit Fundoplikatio gedeckt. Eine besondere Vor- und Nachbehandlung erfordert die Kortison-Perforation: Hochdosiert Antibiotika, 3—4 Tage 10 mg ACTH und Kortison ausschleichend.

Die Behandlung der *gedeckten Perforation* und der *Penetration* ist konservativ. In fortlaufender stationärer Überwachung werden Bauch, Allgemeinbefund (Leukozyten, Temperatur, Puls) und Röntgenbild kontrolliert.

Bei allen Formen des Geschwürsdurchbruches — gleichgültig ob frei, gedeckt oder penetrierend — ist, wenn nicht bereits im akuten Zustand ausgeführt, die kausale Ulkusoperation (s. oben) im Intervall, d. h. nach 8—12 Wochen nachzuholen!

Die *Pylorusstenose* stellt eine *absolute Indikation* zur Kausaloperation dar. Sie erfolgt nach vorausgehender Substitution des Vitamin-,

Tabelle 23.4 (Abb. 23.3) **Operative Behandlung des Ulcus ventriculi und duodeni**

Benignes Ulcus ventriculi	Indikation	Vorteile	Nachteile
Schlauchförmige B-I-Resektion a 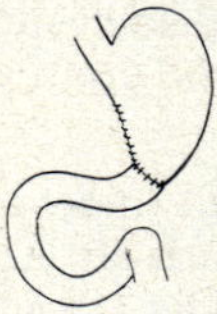	Bei normacidem benignem Kleinkurvatur-Ulkus Bei karzinomverdächtigem präpylorischem Ulkus	Erhaltung des Magens, Belassen der Duodenalpassage Gewinnung der Histologie (Karzinom) Beseitigung des Ulkus (Karzinomprophylaxe) Geringes Operationsrisiko	Kleiner Restmagen
Ulcus duodeni	Alternierende Operationsverfahren:		
2/3 Resektion b 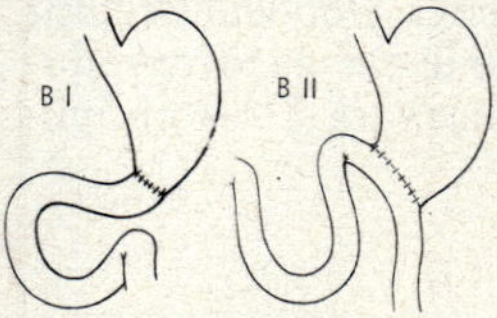	Magensäure mehr als 32 mval/Std. Rezidivulkus Zollinger-Ellison	Standardisiertes Verfahren Langzeiterfahrung Geringe Rezidivquote (bis 2 %) Operationsrisiko bis 5 %	Malassimilation 6 % (Maldigestion und Malabsorption) Atrophie Karzinom im Restmagen Dumping (10 %)
Selektive Vagotomie + Gastroenterostomie oder Pyloroplastik c 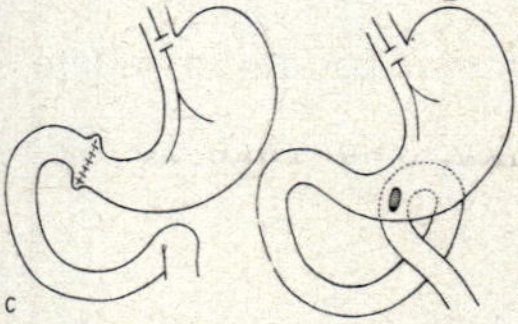	Normacides Ulkus resp. obere Grenze der Magensaftsekretion (bei Duodenalulkus selten) bis 25 mval/Std. Pylorusstenose	Geringes Operationsrisiko (0,5–0,8 %) Keine postprandialen Symptome Erhaltene Minimalsekretion Erhaltenes Magenreservoir Keine Atrophie	Hohe Rezidivquote bei nicht exakt gestellter Indikation und nicht sorgfältig durchgeführter Vagotomie (8 %)
Selektive Vagotomie + Antrumresektion Wiederherstellung B I d 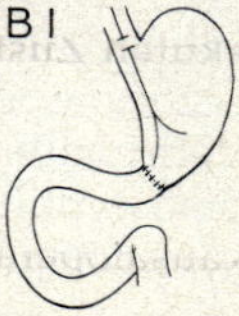	Mehr als 25 mval/Std. aber weniger als 32 mval/Std. Pylorusstenose (Hauptgruppe)	Geringeres Operationsrisiko (2–2,8 %) Seltene postprandiale Beschwerden Erhaltener Magen Erhaltene Sekretion Keine Atrophie Geringe Rezidivquote (0,5–1,1 %)	

Eiweiß- und Mineraldefizits und nach Ausgleich der metabolischen Alkalose.

Das *unstillbar blutende Ulkus* (s. S. 321) erfordert grundsätzlich die Revision. Ob man dabei nur die Blutungsquelle versorgt oder eine kausale Ulkusoperation durchführt, hängt vom Allgemeinzustand ab. Gelingt die Blutstillung zunächst auf konservativem Wege (Topostasin, Konakion i. m., COHN-Fraktion, ε-Amino-Capronsäure und Eisblase), so kann man im freien Intervall operieren und wird dann eine Vagotomie mit Antrumresektion ausführen. Muß die Operation in der Blutung als Notoperation vorgenommen werden, so beschränkt man sich auf die Umstechung des Ulkus mit Vagotomie und Pyloroplastik.

Eine besondere Form des Ulkus ist das **Rezidivulkus.** Es findet sich in der Regel an der Gastroenterostomie und wird hier auch als Anastomosenulkus oder Ulcus pepticum jejuni bezeichnet. Die Ursache ist meist eine Gastroenterostomie, die ohne Resektion oder Vagotomie vorgenommen wurde (16 %), ferner eine Resektion zur Geschwürsausschaltung (10—15 %) und die bei hoher Säure zu knappe Resektion. Weitere Ursachen sind eine am Magen- oder Duodenalstumpf (BILLROTH II) verbliebene Antrummanschette und ein gastrinproduzierendes Deltazelladenom des Pankreas (ZOLLINGER-ELLISON-Syndrom, s. S. 368).

Folgezustände nach Magenresektion

Frühstörungen:

Postoperative Magenatonie:

- *Akute Dilatation* oder *Paralyse des Magens,* die am zweiten postoperativen Tag auftritt (s. S. 111).

Postoperative Magenblutung

- Nach Magenoperation auftretende gastrale Hämorrhagie, die gewöhnlich auf einer Nahtrandblutung aus einem nicht verschlossenen Arterienast oder der Demarkation des Schleimhautrandes beruht.

Die Abstoßung setzt am dritten Tag ein. Die *Diagnostik* der Blutung verlangt den Ausschluß einer primären Gerinnungsstörung durch Bestimmung von Blutungs- und Gerinnungs- sowie Prothrombinzeit. Hält die Blutung trotz Frischbluttransfusion und Hämostyptika an (s. S. 104), ist die Relaparotomie und die durch den Magenstumpf ausgeführte Blutstillung erforderlich.

Postoperative Darmparalyse und Peritonitis (s. S. 111 ff)

Ursache ist die Nahtinsuffizienz. Sie basiert auf der Andauung des Duodenalstumpfes durch Pankreassekrete oder einer primären Undichtigkeit der Gastroenterostomienaht selbst.

Ihre Symptome sind steiler Pulsanstieg, Bauchschmerz, zunehmende Magenatonie, rascher Verfall des Allgemeinzustandes und Kreislaufs. Nur mit der unverzüglichen Relaparotomie, der Drainage oder dem Aufsteppen einer Dünndarmschlinge kann die diffuse Peritonitis abgewendet werden. Nachbehandlung s. S. 434.

Spätstörungen des operierten Magens

Als solche sind bekannt

a) Funktionsstörungen (postprandiale Beschwerden und Malassimilation),

b) Rezidivulkus und

c) Stumpfkarzinom.

Postprandiale Störungen (s S. 327 ff)

Syndrom der zuführenden Schlinge

- Zur Dilatation führende Anstauung von Nahrung und Duodenalsaft in der zuführenden Schlinge einer B-II-Anastomose. (s. Tab. 23.5)

Postalimentäres Frühsyndrom, Dumping-Syndrom (s. Tab. 23.5)

- Postcibales Kollaps- und Dyspepsiebild des Resezierten.

Es tritt meist erst einige Wochen nach der Resektion auf. Pathogenetisch spielen die plötzliche Überdehnung des Dünndarms, vor allem nach kohlenhydratreichen Mahlzeiten, sowie der Sekreteinstrom in die Schlinge und die daraus folgende plötzliche Reduzierung der zirkulierenden Plasmamenge eine entscheidende Rolle. Gleichzeitig steigt der Serotoninspiegel im Pfortaderkreislauf an. Die bis zu 20 % betragende Reduktion der zirkulierenden Blutmenge erklärt die Kreislaufreaktion.

Symptome sind die schmerzhafte, 10—30 Minuten nach dem Essen einsetzende Auftreibung des Bauches, Brechreiz, Herzklopfen, Schweißausbruch, Blässe, Ohnmacht und Schwindel. Außerdem treten Diarrhoe und Gewichtsabnahme auf. Die Intensität der Beschwerden hängt von zwei anatomischen Faktoren ab: 1. vom zu kleinen

Magenrest und 2. dem Durchmesser der Anastomose. Je kleiner der Restmagen und je weiter die Anastomose, desto intensiver die Beschwerden.

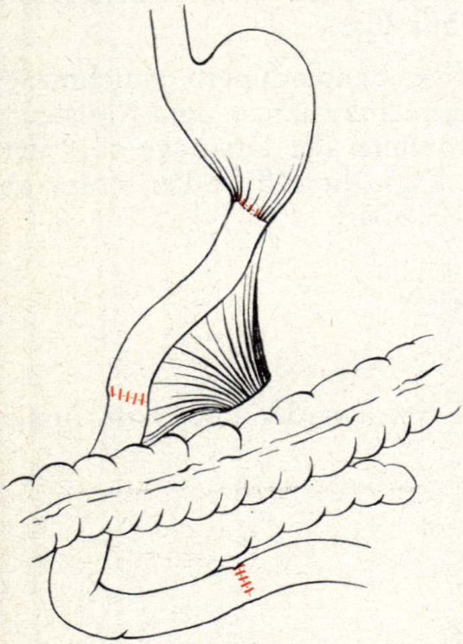

Abb. 23.4 **Magenresektion.** Magenersatz mit Dünndarmzwischenschaltung.

Behandlung: In der Hälfte aller Fälle sind die Beschwerden mit entsprechender Diät und Änderung der Eßgewohnheiten (eiweißreiche Kost, kleine Mahlzeiten, Vermeiden von Süßspeisen und Milch, Zucker und Bouillon, keine Getränke beim Essen), Spasmolytika, postcibaler Bettruhe und fester Leibbinde innerhalb des ersten Jahres wieder zu beheben. Bei den übrigen Kranken muß die Pathogenese weiter abgeklärt werden. Danach richtet sich die Entscheidung zur Revisionsoperation mit Dünndarmzwischenschaltung und Umwandlung eines BILLROTH II in einen BILLROTH I (Abb. 23.4).

Postalimentäres Spätsyndrom

- Digestionsabhängige Glykämieschwankung beim Resezierten, die wahrscheinlich auf zu rascher K.-H.-Resorption und daraus resultierender, zu intensiver Insulinsekretion beruht: alimentär angeregter Hyperinsulinismus.

Als *Entstehungsursachen* des postalimentären Spätsyndroms kommen in Frage: Fehlerhafte Eßgewohnheiten, fehlindizierte Primäroperationen und die Sturzentleerung.

Die *Diagnose* ist zu stellen mit dem Nachweis des Blutdruckabfalls während und nach der Mahlzeit, mit dem Nachweis der Hyper- und Hypoglykämie und der Hypokaliämie, sowie der röntgenologischen Funktionsdiagnose der Anastomose.

Die *Behandlung* des postalimentären Spätsyndroms besteht in der präcibalen Gabe von Rastinon – wenn sich das Bild nach einem Jahr dieser Behandlung nicht verliert, sollte die trunkuläre Vagotomie, die Dünndarmzwischenschaltung und Herstellung einer BILLROTH-I-Anastomose erwogen werden.

Tabelle 23.5 **Postprandiale Störungen**

Bezeichnung	Auftreten nach Operation	Auftreten nach Mahlzeit	Symptome	Befund	Behandlung
Syndrom der zuführenden Schlinge: Stauungsdilatation	6 Monate	$^1/_2$–2 Std.	Durst und Völlegefühl, Steatorrhoe, Erbrechen von Galle schafft Erleichterung	Rö.: Megaduodenum Anamnese Labor, Bakteriennachweis im Darm Provokation mit Pankreozymin oder Cholecystokinin	Operative Revision: Umwandlung B II in B I
Postalimentäres *Frühsyndrom* (Dumping)	3–4 Wochen	10–30 Min.	Bauchauftreibung und Schmerz, Herzklopfen, Schweißausbruch, Schwindel, Diarrhoe, Gewichtsabnahme	Rö.: Zu kleiner Magen, Weite Anastomose. – (Kinine, Serotonin, Histamin?). Rasche Darmüberdehnung, H_2O-Entzug aus Jejunumwand mit hämodynamischer Regulationsstörung	Eiweiß- und fettreiche Diät – *Cave* Süßspeisen! Spasmolytika, Sedativa Antihistaminika. Umwandlung B II in B I mit Interposition von Dünndarm

Postalimentäres *Spätsyndrom*	6 Monate	2–3 Std.	Herzklopfen Schweißausbruch, Ohnmacht, Kollaps, Hypoglykämie	Postalimentärer RR-Abfall, Blutzuckerabfall, Hypokaliämie, besonders nach körperl. Belastung	KH – freie Diät, Präcibal Rastinon Im Anfall: 1 Stück Zucker
Laktasemangel-Syndrom	6 Monate	1–2 Std.	Schmerz, Diarrhoe	Dünndarmbiopsie, Milchtestung durch Belastung und Elimination, Stuhl-pH-Bestimmung	Diät (Milchfrei), Fermentgaben
Postvagotomie-Syndrom	1 Jahr	morgens	Diarrhoe	Rö.: Beschleunigte Passage	Reasec, Codein, Lomotil
Agastrische Dystrophie	2–3 Jahre		Malassimilation, Gewichtsabnahme, Steatorrhö, Vitamin-Defizit, Anämie, Osteoporose, Sehstörungen	Symptomobjektivierung	Substitution, Vitamine, Kalzium, Eisen, Fermente, Postcibale Bettruhe, Spasmolytika, Anabolika

Laktasemangel-Syndrom

- Durch Fermentdefekt bedingte Milchunverträglichkeit mit Schmerz und Diarrhöen unmittelbar nach Aufnahme von Milch und milchhaltigen Speisen (s. Tab. 23.5).

Postvagotomie-Syndrom

- Postoperativ etwa ein halbes Jahr anhaltende morgendliche Diarrhöen, besonders nach trunkulärer Vagotomie oder irrtümlicher Durchtrennung auch des R. coeliacus bei selektiver Vagotomie (s. Tab. 23.5).

Agastrische Dystrophie

- Durch Verlust der Magenfermente sowie die sekundäre Schädigung von Pankreas, Leber und Dünndarmschleimhaut (insbesondere nach Duodenalausschaltung infolge BILLROTH II) und durch die Bakterienfehlbesiedelung des Dünndarmes bedingtes Maldigestions- und Malabsorptionssyndrom (s. Tab. 23.5).

Das Rezidiv- oder Anastomosenulkus oder Ulcus pepticum jejuni

ohne und mit Komplikationen (Penetration, Perforation und Einbruch in das Querkolon). Ursachen S. 324.

Die klinischen *Beschwerden* sind die typischen des Ulkus, insbesondere Nüchternschmerz, rezidivierende Teerstühle, chronische Gewichtsabnahme, Erbrechen und Leistungsknick. Die Symptome der *gastrokolischen Fistel* sind die des hochgradigen, fauligen Foetor ex ore und heftigste Diarrhöen mit akutem Malabsorptionssyndrom.

Die *Diagnostik* geschieht mit Röntgenkontrastuntersuchung von Magen und Dünndarm. Das negative Ergebnis schließt ein Rezidivulkus nicht aus. Sicherer sind der wiederholte Nachweis von Blut im Stuhl, die erhöhten Säuresekretionswerte und der Gastroskopiebefund. Die Gewinnung des Magensaftes aus dem Resektionsmagen erfordert eine besondere Technik (Linkslage), um den Reflux alkalischen Dünndarminhaltes auszuschalten.

Die *Behandlung* des Ulcus pepticum jejuni besteht, wenn eine Gastroenterostomie vorliegt, in der Resektion. Ist eine insuffiziente Resektion die Entstehungsursache, wird die Anastomose – also Duodenalstumpf und Magenrest – nachreseziert und eine Vagotomie vorgenommen. Beim erwiesenen ZOLLINGER-ELLISON-Syndrom ist die Entfernung des Pankreasadenoms oder die totale Nachresektion des Magens notwendig. Die gastrokolische Fistel behandeln wir mit der Teilresektion von Magen, Jejunum und Kolon.

Stumpf- und Anastomosenkarzinom

- Nur das nach der Resektion eines *gutartigen* Befundes am Restmagen auftretende Karzinom wird als Stumpfkarzinom bezeichnet.

Es kommt bei etwa 10–15 % aller wegen Magenulkus Resezierten vor und macht 2–3 % aller Magenkarzinome aus. Disponierend für die Karzinombildung am Restmagen ist die chronisch atrophische Gastritis.

Die klinische *Symptomatik* dieses Karzinoms ist larviert durch das sog. Postgastrektomie-Syndrom, die Spätdiagnose ist deshalb die Regel. Das früh erfaßte Stumpfkarzinom ist mit totaler Gastrektomie zu heilen.

Magenkarzinom

- Sehr bösartiger, klinisch lange Zeit stummer, frühmetastasierender Schleimhautkrebs unterschiedlicher Differenzierungsgrade und Erscheinungsformen.

Allgemeines

98 % aller Magenmalignome sind Karzinome. Vorwiegend sind Männer in der 6. Dekade und Frauen in der 5. Dekade betroffen. Trotz statistisch signifikanten Rückganges sterben immer noch 1/4 bis die Hälfte aller Karzinomkranken am Magenkrebs. Die lokalisationsbedingten uncharakteristischen Beschwerden sind die Ursache der langen diagnostischen Latenz.

Als pathogenetisch disponierende Risikoerkrankungen kommen in Frage: Die anacide chronische Umbaugastritis, das Magenulkus (8–15 %), Adenome und die Perniciosa. Die *Hauptlokalisationen* des Karzinoms sind das Antrum, die kleine Kurvatur und der Fundus. Auch für das Karzinom ist die große Kurvatur eine Ausnahmelokalisation.

Nach dem grobanatomischen *Erscheinungsbild* unterscheiden wir das seltene (in dieser Frühphase erfaßte!), auf die Mukosa beschränkte

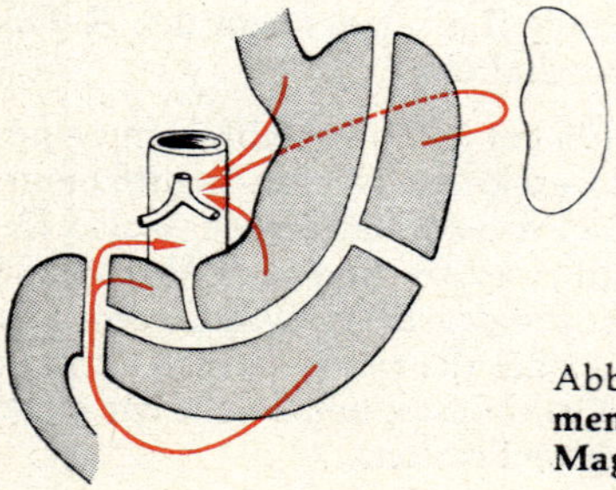

Abb. 23.5 **Regionale Lymphsegmente und -abstrombahnen des Magens**

Früh- oder Oberflächenkarzinom, das exophytisch wachsende polypöse Karzinom, den ulzerierenden, schüsselförmigen, großen Tumor mit scharfer Begrenzung, den infiltrierend ulzerierenden Tumor und letztlich das infiltrierend wachsende, ausgedehnte szirrhöse Karzinom, das in seiner Extremform zur Linitis plastica führt.

Die *Ausbreitung* des Magenkarzinoms erfolgt auf vier Wegen:

1. *Per continuitatem* intramural, und zwar 4—10 cm in proximaler und 3 cm in distaler Richtung sowie infiltrierend zur Serosa;
2. Nach Wanddurchbruch *intrakavitär* oder *intraperitoneal;*
3. *Lymphogen* in die regionären und weiteren Lymphabstromgebiete (Abb. 23.5) und
4. *Hämatogen* nach Einbruch in die Venen mit Aussaat in Leber und Lunge.

Die *Lymphstation* der *ersten Etappe* sind die Knotengruppen der A. gastrica sinistra, der A. hepatica und der A. lienalis.

Die Lymphknotengruppen der *zweiten Etappe* liegen im Lig. gastrocolicum und Lig. gastrolienale sowie im kleinen und großen Netz.

Die Lymphausbreitung der *dritten Etappe* geht entlang dem Truncus coeliacus über den Ductus thoracicus in die supraklavikulären Lymphknoten (VIRCHOW-Drüse).

Die intrakavitäre Peritonealaussaat kann sowohl lymphogen als auch durch Direktimplantation (Abklatsch) erfolgen (im Douglas rektal tastbar).

Die *Symptome* sind uncharakteristisch, treten relativ spät auf und äußern sich in kurzer Anamnese, unklaren Oberbauchbeschwerden, einer nicht definierbaren Mißempfindung. Dyspepsie und Indigestion werden meist auf äußere Ursachen, Diätfehler, zu heißes oder kaltes Essen zurückgeführt. Die Appetitlosigkeit nimmt unmerklich zu, Völlegefühl, Aufstoßen, Widerwillen gegen Fleisch, Gewichtsabnahme, Druckgefühl, nach der Mahlzeit Brechreiz, Erbrechen, Ermüdbarkeit, Verlust des Konzentrationsvermögens, zunehmende Hautblässe, Diarrhö und Obstipation stellen sich allmählich ein. *Spätsymptome* sind: Stenosebeschwerden, rezidivierende Blutung und tastbarer Tumor.

Symptome von seiten der *Metastasen* sind: Lebervergrößerung, tastbare VIRCHOW-Drüse, DOUGLAS-Infiltration, tastbarer Netztumor, Lungen- und Hirnveränderungen.

Die *Diagnose* basiert in erster Linie auf der *Endoskopie* und dem *Röntgenbild.* Die Interpretation des Röntgenbefundes ist beim frühen kleinen Karzinom ebenso wie beim Fundus- und Hinterwandtumor schwer. Die Durchleuchtung erfaßt die Bewegungsstarre und den Schleimhautabbruch.

Die *Gastroskopie* ermöglicht die gezielte Biopsie und Histologie. Weitere Untersuchungen sind die *Magensaftanalyse* (Sekretmenge und Säuregehalt sind meist vermindert), das *Hämogramm*, die *Elektrophorese* (Angleichung von Alpha-, Beta- und Gamma-Werten), ferner die *Zytologie*. Ihr Ergebnis ist jedoch unsicher. Einen weiteren Hinweis ergibt der Nachweis von okkultem *Blut im Stuhl*. Die sicherste, weil ergiebigste diagnostische Maßnahme ist die *Probelaparotomie* mit Gastrotomie und Biopsie.

Differentialdiagnostisch abzugrenzen ist das benigne Ulkus; sein Charakteristikum ist die *längere* Remissionsanamnese, Schmerzen, fehlende Anämie und meist fehlender Leistungsknick.

Die *Therapie des Magenkarzinoms* hat die Prinzipien der Radikalität zu beachten. Es kommt darauf an, den Primärtumor mit seiner Garantiezone (4—5 cm oral und 3 cm aboral) einschließlich seiner regionären Lymphknoten, d. h. also seinen regionären Gefäßbereichen en bloc zu entfernen.

Beim Antrum- und Anguluskarzinom genügt hierfür die erweiterte *Magenresektion*. Alle höher reichenden Tumoren erfordern die Totalgastrektomie. Nach der Resektion wird auch bei subtotalem Vorgehen aus physiologischen Gründen die BILLROTH-I-Anastomose (Gastroduodenostomie) angestrebt, die nach Mobilisierung des Duodenums immer ausführbar ist. Nach der totalen Gastrektomie wird durch Interposition einer ausgeschalteten Dünndarmschlinge ein neues Magenreservoir geschaffen. Die *Resektionsquote* des Magenkarzinoms liegt heute bei 48 %, die primäre Operationsletalität bei 12—15 %. Die relative Fünfjahresüberlebensquote der Resezierten beträgt etwa 29 %. Nach subradikaler, palliativer Operation ist die zytostatische Nachbehandlung angezeigt, beim undifferenzierten Karzi-

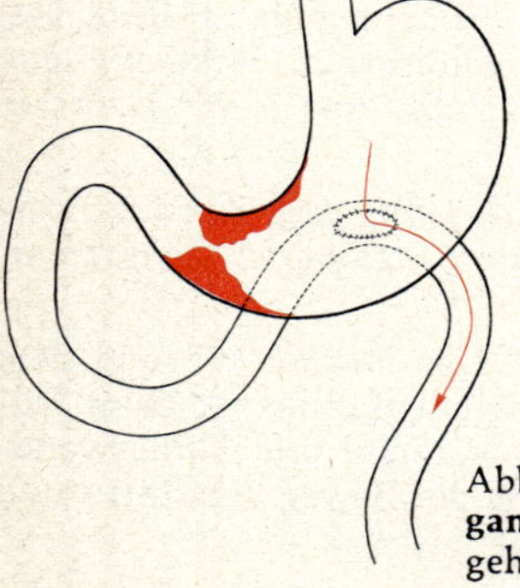

Abb. 23.6 **Maligne (inoperable) Magenausgangsstenose (Karzinom).** Behandlung mit Umgehungsanastomose, Gastroenterostomie (G.E.)

nom Endoxan: tgl. i. v. 100–400 mg (je nach Granulozyten), beim Adenokarzinom 8–15 Tage Fluoro-Uracil: tgl. 15 mg/kg Körpergewicht in 300 bis 500 ml 5 %iger Glukose über 4 Stunden.

Das *nichtoperable, stenosierende* Karzinom der unteren Magenhälfte erfordert die Umgehung des Hindernisses mit einer Gastroenterostomie (Abb. 23.6). Das nicht operable, stenosierende Karzinom des oberen Magens und der Kardia macht die Anlage einer *Magenfistel* (Abb. 23.7 a u. b) oder eines Tubus notwendig.

Eine nichtkarzinomatöse, *maligne* Geschwulst des Magens ist das

Lympho-, Retothel-, Leiomyo- und Fibrosarkom

2 % aller Magenmalignome sind Sarkome.

Differentialdiagnostisch ist es vom Karzinom durch seine Charakteristika: Schmerz, erhöhte Temperaturen, rasches Wachstum, frühe Massenblutung, typische Elektrophoreseveränderungen und den Röntgenbefund mit großflächigem, vielknotigem Magenbefall abgrenzbar. Die Probelaparotomie ist zur histologischen Klärung erforderlich.

Palliativresektion und Röntgennachbestrahlung führen bei dieser strahlenempfindlichen Geschwulst oft zu Dauerheilungen.

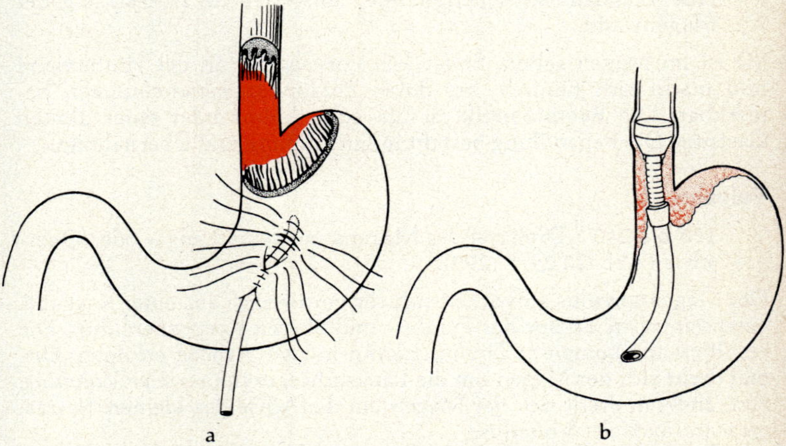

Abb. 23.7 **Maligne Mageneingangsstenose.** a) Anlage einer Magenfistel (Witzel), b) Überbrückung der Stenose durch Kunststofftubus (Häring).

Bei generalisierten Fällen werden Zytostatika (Chlorambucil 4 bis 10 mg/die + Prednison 30–40 mg/die) gegeben. Im terminalen Stadium empfiehlt sich die Kortikoidstoßtherapie.

Gutartige Tumoren

sind im Magen selten. Wir kennen *Leiomyome* und *Neurinome,* deren oberflächliche Exulzeration mit Massenblutung zu ihrer Erkennung führt.

Ihnen gegenüber stehen die *polypösen Adenome* (Polypen), die weniger heftig bluten, aber in einem hohen Prozentsatz zur karzinomatösen Entartung neigen.

Seltene Befunde sind *Hämangiome* und *Lipome.*

Alle gutartigen Geschwülste werden mit Exzision oder Resektion entfernt.

Weitere Veränderungen

des Magens sind: Divertikel, ferner die Lockerung der Magenaufhängung (die zur Kaskade und zum Volvulus führen kann), die seltenen, angeborenen Anomalien wie Doppelbildungen, ferner Kardiaverlagerungen bei zu kurzer Speiseröhre (s. S. 298) und der häufige Pylorospasmus (s. S. 336).

Divertikel

- Alle Wandschichten betreffende, umschriebene Aussackung der Magenwand.

Sie ist im Magen selten, findet sich vorwiegend an der Hinterwand und macht sich klinisch erst durch Entzündungserscheinungen bemerkbar. Die Symptomatik ist die eines Ulkus oder einer akuten Gastritis. Die Behandlung besteht in Einstülpung und Übernähung.

Volvulus

- 180 bis 240 ° Drehung des Magens um seine Längs- oder Querachse (Abb. 22.29, S. 299).

Der Magenvolvulus entwickelt sich für gewöhnlich aus einer Kaskade, einer ventralen Treppe des Fundus- und oberen Korpusbereiches. Die resultierende komplette Drehung kann in zwei Achsen erfolgen. Einmal dreht sich der Magen um die Längsachse, *organoaxialer Volvulus,* zum anderen dreht sich der Magen um die Achse des kleinen Netzes, *mesenterioaxialer Volvulus.*

Nicht selten ist die Kombination mit der paraösophagealen Hernie und dem Upside-down-Magen.

Entstehungsursachen des Magenvolvulus sind: Angeborene Anomalien, Kompression und Hochdrängung des Magens durch ein übermäßig geblähtes Kolon, angeborene Zwerchfellbrüche (paraösophageale Hernien), große Milztumoren, allgemeine Bindegewebsschwäche (Ptosis), Vernarbungen des Pylorusbereiches durch Ulzera und die Einengung der Magenpassage durch Blastome.

Symptome des Magenvolvulus sind Völlegefühl, Oberbauchdruck und Erbrechen. Prodrome gehen bereits von inkompletten Drehungsstadien oder einer Kaskade aus, die meist dem Volvulus vorausgehen. Die *Diagnose* des Magenvolvulus ist bei der akuten Drehung leicht zu stellen. Das Einführen eines Magenschlauches führt zur Entleerung des unter Druck stehenden Magens und damit schlagartig zu Beschwerdefreiheit.

Die Röntgenuntersuchung klärt den kausalen Mechanismus. Die Therapie besteht dann, wenn morphologische Ursachen für den Volvulus nicht zu finden sind, in der Gastropexie. Wenn Ulkus, Blastom oder andere morphologische Ursachen vorliegen, in der Resektion.

Thoraxmagen

- *Thorakale Verlagerung des Magens* als Folge des angeborenen zu kurzen Ösophagus (short esophagus)

Bei ihm sind die Kardia und ein Teil des Fundus-Fornix in das Mediastinum verlagert. Seine Behandlung besteht in der artefiziellen Phrenikusparalysierung (durch Quetschung oder Durchtrennung) oder im Hochnähen der Zwerchfellzwinge.

Mißbildungen

Vom Magen ins Mediastinum reichende *Doppelmißbildungen des Magens* sind die gastrogenen Zysten. Ihre Komplikationen sind: Entzündung, Blutung, sekundäre Ulkusbildung und Perforation. Deshalb ist die frühzeitige Resektion dieser Zysten oder ihre Fenestrierung zum Magen hin angezeigt.

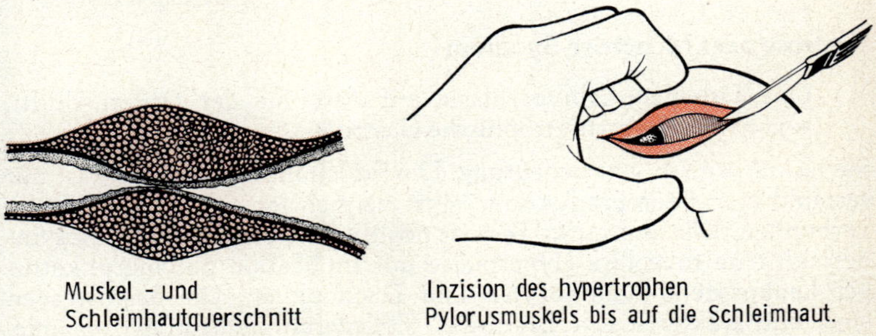

Abb. 23.8 **Pylorospasmus,** Pyloromyotomie (Weber—Ramstedt).

Pylorospasmus

- Magenausgangsstenose des Säuglings infolge Pförtnerkrampfs.

Eine relativ häufige Erkrankung des Magens, die in der 2.–5. Lebenswoche auftritt und auf einer muskelhypertrophen Pylorusstenose mit Mukosaschwellung basiert.

Symptome sind das bei gutem Appetit rezidivierende Erbrechen sauren Mageninhaltes im Schuß, das rasch zur Abmagerung und Austrocknung, Alkalose und hypochlorämischen Azotämie (Rest-N-Anstieg) führt. Die Stenose ist auf dem Röntgenbild erkennbar.

Differentialdiagnostisch ist lediglich an eine Duodenalstenose zu denken. Hierbei besteht Galleerbrechen.

Die *Behandlung* geschieht mit der Längsspaltung des Pylorusmuskels bis auf die Schleimhaut (WEBER-RAMSTEDT) (s. Abb. 23.8).

Verätzungen

Verätzungen des Magens betreffen vorwiegend den Antrum-Pylorus-Bereich. Die *erste Behandlung* besteht in der behutsamen Entleerung und Spülung mit dem Magenschlauch, Kortison- und Antibiotikagaben (Penicillin) (s. S. 305). Bei Anzeichen der Peritonitis ist bereits eine Perforation anzunehmen und der Magen unverzüglich zu resezieren. Spätfolgen der Verätzung sind: Strikturen und Ausgangsstenosen; ihre *Behandlung* besteht in der Resektion.

Magenruptur

Stumpfe oder perforierende Bauchtraumen, die den Magen isoliert treffen, sind selten. Meistens sind dabei Leber und Darm mitbetroffen. Akuter Abdominalbefund, Aspirationsergebnis mit Magenschlauch (Blut), Röntgenleerbild mit Zwerchfell-Luftsichel klären die Diagnose der Perforation. Übernähung oder Resektion sind die Behandlungsverfahren der Wahl.

Gastrose oder Ménétrier-Syndrom

- Oberflächenepithelhyperplasie mit Atrophie der Drüsenschicht, sog. hyperplastisch-atrophische Gastritis.

Sie ist chirurgisch von Bedeutung. Die Schleimhauthyperplasie ist mit verminderter Säureproduktion, aber vermehrter Schleimproduktion verbunden. Der SCHILLING-Test ist positiv. Histologisch (Biopsie) findet sich eine foveoläre Hyperplasie mit Infiltration polymorphkerniger Leukozyten, Lymphozyten und Eosinophilen. Die Beschwerden sind uncharakteristisch: Brechreiz, Völlegefühl, Durchfall, Anämie. Häufig ist infolge des enteralen Eiweißverlustes eine Hypoproteinämie nachweisbar (exsudative Gastroenteropathie). Die Diagnose kann röntgenologisch (Kontrastmittelaussparungen durch die groben Faltenwulstungen) und endoskopisch-bioptisch gestellt werden.

Die *Behandlung* besteht in einer subtotalen Resektion, andernfalls bleibt die Gefahr der Entartung. Abzugrenzen sind die röntgenologisch nachweisbaren sog. „Riesenfalten" (histologisch unauffälliger Schleimhautbefund) und die Hyperplasie beim ZOLLINGER-ELLISON-Syndrom (glanduläre Hyperplasie).

Die *Abgrenzung gegen ein Karzinom* ist weder röntgenologisch noch klinisch möglich. Bereits hieraus ergibt sich die Notwendigkeit zur Laparotomie mit Gastrotomie und Histologie der an verschiedenen Stellen entnommenen Probeexzisionen.

Phlegmonöse Gastritis

- Von Gastritis ausgehende Phlegmone aller Magenwandschichten.

Sie beruht auf einer Streptokokken-, Anaerobier-, Pneumokokken- oder Staphylokokken-Sepsis. Ihre Symptome sind: Akutes Erbrechen, Schock, Fieber, Sepsis, akutes Abdomen. *Differentialdiagnostisch* sind die akute Pankreatitis, die akute Cholezystitis oder das perforierte Ulkus abzugrenzen. Die *Behandlung* besteht in hochdosierten Antibiotikagaben und absoluter Nahrungskarenz.

Chronisch-atrophische Gastritis

- Nur histologisch nachweisbares Krankheitsbild (Saugbiopsie) mit zahlreichen Komplikationsmöglichkeiten.

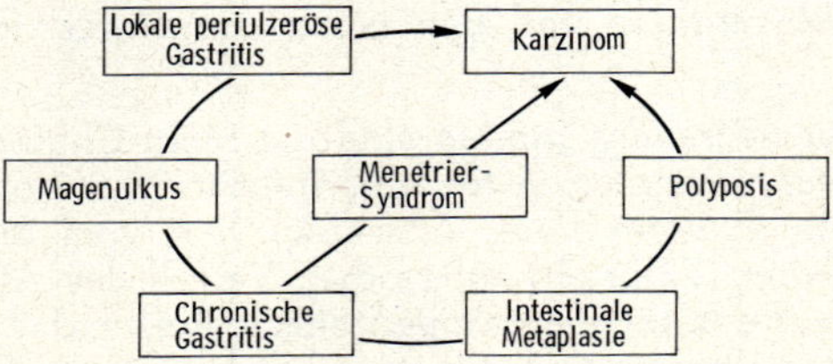

Leber

Primäre chirurgisch angehbare Erkrankungen sind in der Leber relativ selten. Wir kennen Abszesse, Verletzungen, (parasitäre und nicht parasitäre) Zysten, gutartige Tumoren, primäre und sekundäre maligne Tumoren (Abb. 23.9).

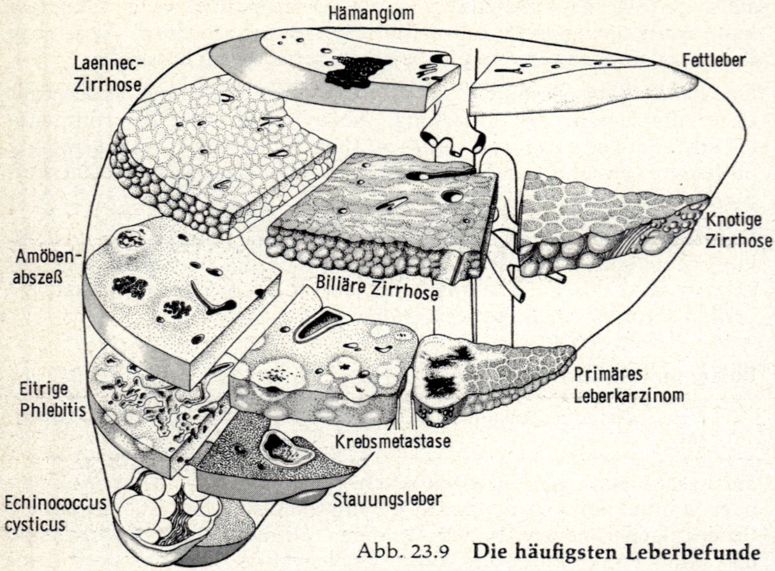

Abb. 23.9 **Die häufigsten Leberbefunde**

Abszeß

- Umschriebene, infektiös-eitrige Gewebseinschmelzung vorwiegend der rechten Leberhälfte, die entweder hämatogen metastatisch aus dem Pfortaderquellgebiet oder aszendierend aus einer eitrigen Cholangitis der großen Gallenwege ensteht.

Als *hämatogene* Ursachen kennen wir die Perityphlitis, Darmulzera (Typhus), zerfallende Karzinome des Kolons, die Tuberkulose des Darms, Amöbeninfekte und den Nabelschnurinfekt des Neugeborenen.

Ursachen *aszendierender* Infekte sind die Stein-Cholangitis und die infizierte Leberverletzung, selten eine infizierte Echinokokkus-Zyste. Die klinischen *Symptome* des Abszesses sind vom Bild der Sepsis bestimmt: Fieber, Schüttelfrost, rascher Verfall des Allgemeinbefindens, Anämie (Perlmuttskleren), peritoneale Reizerscheinungen, Übelkeit, Erbrechen, Ikterus und die typische Anamnese: Tropenaufenthalt, Gallensteine oder Erkrankungen im Portalgebiet.

Spezifische *diagnostische Befunde* sind: Die große schmerzhafte Leber, Gasblasen oder Verkalkungen auf der Leber-Schichtaufnahme, Ausfallsbereiche im Leberszintigramm, im Leberangiogramm (Splenoportographie und Arteriogramm), und in der Cholangiographie mit Schichtaufnahme. Um die Kontur der Leberoberfläche zu beurteilen, können Pneumoperitoneum und Laparoskopie zu Rate gezogen werden.

Die *Behandlung* des Abszesses besteht in der extraperitonealen Punktion unter antibiotischem Schutz (275–550 mg i. v./die Tetracyclin und 2 × 2 g i. v./die Cephalotin), der Abszeßspaltung und Drainage.

Tabelle 23.6 **Galle und Leber** – Untersuchungsmethoden

Palpation und Perkussion der Leber:	Lebergröße, Randbeschaffenheit, Knoten, Schmerzhaftigkeit, Konsistenz
Gallenfarbstoffe:	im Urin und im Serum
Fermente:	Transaminasen und Phosphatasen
Eiweißlabilitätsproben:	Takata, Thymol
Farbstoffpassage:	Bromsulphthalein-Test

Kupfer- und Eisenspiegelbestimmung im Serum

Gerinnungsdiagramm (bei Verdacht auf Parenchymschaden)

Röntgenleeraufnahme

Röntgenkontrastdarstellung der Gallenwege mit i.v. oder oraler Kontrastmittelgabe mit und ohne Kontraktionsprüfung der Gallenblase (Ei, Cholezystokinin)

Leberszintigramm (bei Lebertumoren)

Bei Dyskinesie Kontrastdarstellung der Gallenwege mit Schichtaufnahme und pharmakodynamischer (Morphium, Amylnitrit) Funktionsprüfung des Sphincter Oddi

Duodenoskopische retrograde Cholangiographie

Bei unklarem Ikterus perkutane, transhepatische Cholangiographie

Splenoportographie (bei Lebertumoren und portaler Hypertension)

Ultraschallecholot (bei Leberzysten)

Arteriographie (bei Lebertumoren)

Laparoskopie mit gezielter Biopsie

Leberverletzung (s. auch S. 429)

- Parenchymprellung, Zerreißung oder Quetschung mit Austritt von Blut und Galle ins Abdomen oder organzentrale Zerstörungshohlräume.

Ihr *Entstehungsmechanismus* beruht auf dem stumpfen und perforierenden Oberbauch- und unteren Brustkorbtrauma, deshalb ist sie auch meist mit Rippenverletzungen kombiniert. Es kommt zum Einriß des Leberrandes, der Leberkonvexität, einem Abriß der Bänderansätze mit heftigster Blutung und Galleaustritt. Die *Symptome* sind die des stumpfen Bauchtraumas mit abdomineller Blutung: Schock, Anämie, Kollaps, Leukozytose, DOUGLAS-Vorwölbung, Zunahme des Bauchumfangs, Phrenikusschmerz der rechten Schulter, Zwerchfellhochstand, Serumbilirubinerhöhung, Röntgenverschattung rechter oberer Quadrant, Prellmarken rechter Oberbauch, Rippenbrüche, tastbare Resistenz, relative Bradykardie (evtl. selektive Angiographie). Erst später treten auf: Singultus, Erbrechen, Ikterus und paralytischer Ileus.

Eine besondere Form der Verletzung ist die subkapsuläre zentrale Leberruptur, die erst nach freiem Intervall von 6 Wochen zur Blutung in die Gallenwege führen kann (Hämobilie).

Die *Behandlung* der Leberverletzung besteht in der Laparotomie. Sie ist schon beim Rupturverdacht angezeigt. Die Parenchymwunde verlangt die zentrale Blutstillung und Drainage der Trümmerhöhlen. Erst wenn der Blutungsherd in der Tiefe versorgt ist, kann das Parenchym darüber vernäht werden. Die Bauchhöhle wird drainiert, ebenso die Abszeß- und Zertrümmerungshöhlen. Die Letalität der Leberverletzung liegt auch heute noch bei 30 %.

Postoperative *Komplikationen* sind die gallige Peritonitis, die prärenale Urämie sowie die Leberzellembolie.

Eine *Spätkomplikation* ist die *Hämobilie* (Massenblutung in Gallengänge und Darm) als Folge einer intrahepatischen Gefäß-Gallengangsfistel (Arterie oder Pfortader).

Zysten

- Mit Epithel ausgekleidete Hohlräume im Parenchym.

Primäre Leberzysten treten im Rahmen der zystischen Organveränderungen (Pankreas, Niere usw.) auf. Sie sind klinisch ohne Bedeutung.

Parasitäre Zysten gehen vom Hundebandwurm (Echinokokkus) aus. Seine Larven oder Finnen werden aus dem Darm über die Pfortader in die Leber eingeschwemmt und bilden hier mehr oder weniger multiple Zysten, den *zystischen* Echinokokkus. Seine Symptome sind anfangs spärlich. Erst bei Größenwachstum machen die Blasen Verdrängungserscheinungen, bei hilusnahem Sitz einen Ikterus. Spontanheilungen durch Mischinfektion und Verkalkung sind möglich. Komplikationen sind eitrige Infektion, Abszeßbildung, Perforation in die freie Bauchhöhle und Aussaat. Die Behandlung besteht in der Exstirpation der Zyste mittels Enukleation der Parasitenblase aus der Wirtskapsel, nachdem man die Parasiten mit Formalin abgetötet hat.

Eine besondere Form des Echinokokkus ist der *E. alveolaris* oder *granulosus*. Er kommt im Schweizer Jura, in der Schwäbischen Alb und im südosteuropäischen Raum vor, wächst wie ein Tumor infiltrativ und läßt die große Blasenbildung vermissen. Er erfordert die Resektion des befallenen Leberlappenabschnittes. Die Rezidivgefahr ist groß. Bei Hiluskompression ist nur die palliative transhepatische

Gallendrainage oder die Anastomose eines gestauten intrahepatischen Gallenganges mit dem Darm (hepatodigestive Anastomose) möglich.

Tumoren

Primäre Geschwülste der Leber sind selten.

Gutartige Tumoren

sind Hämangiome, Lymphangiome und Adenome. *Hämangiome* können wachsen, rupturieren und in die freie Bauchhöhle bluten. Ihre Entfernung ist deshalb bei Erreichen einer Größe von mehr als 5 bis 8 cm Durchmesser erforderlich. Große *Adenome* müssen reseziert werden, weil ihre Entartung zum hepatozellulären Karzinom klinisch unbemerkt vor sich geht.

Maligne Geschwülste

Zu unterscheiden sind die *hepatozellulären* und die *cholangiozellulären Karzinome.* Nur erstere sind bisweilen noch einer Resektion (Hemihepatektomie) zugänglich. Die Fünfjahresüberlebensquote liegt jedoch unter 10 %. Die schlechten Heilergebnisse sind auf die Späterkennung infolge klinischer Latenz der Lebergeschwulst zurückzuführen.

Häufig sind die *sekundären Malignome* der Leber: Metastasen und Tumoreinbrüche von Karzinomen der Nachbarorgane, insbesondere des Magens.

Während Einbrüche sich meist noch resezieren lassen, ist die Entfernung von Metastasen problematisch, da sie nur selten solitär auftreten. Nur die Resektion der metachronen, d. h. der lange Zeit nach Entfernung des Primärtumors aufgetretenen Solitärmetastase verspricht Heilung. Eine neuzeitliche Behandlung ist die intraarterielle Infusion von Zytostatika: Thio-Tepa 2 × 50 mg als Einzeldosis im Abstand von 10 Tagen, Wiederholung nach 6 Wochen.

Portale Hypertension

- Durch Pfortaderblock bedingter Hochdruck des gesamten Pfortadersystems mit Kollateralbildung (Varizen) in Ösophagus, Magenfundus und Darm.

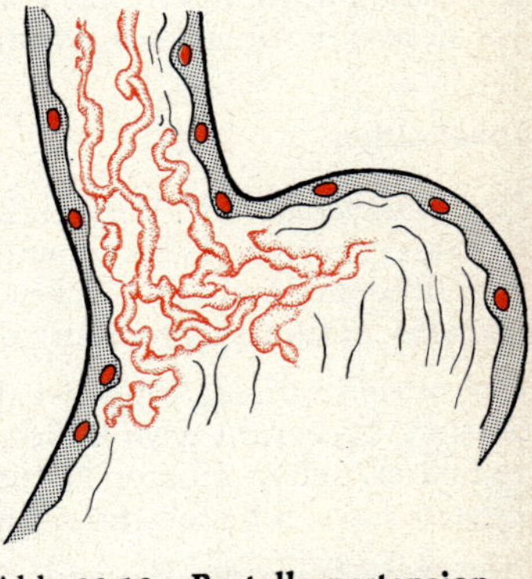

Abb. 23.10 **Portalhypertension (Ösophagus-Fornix-Varizen)**

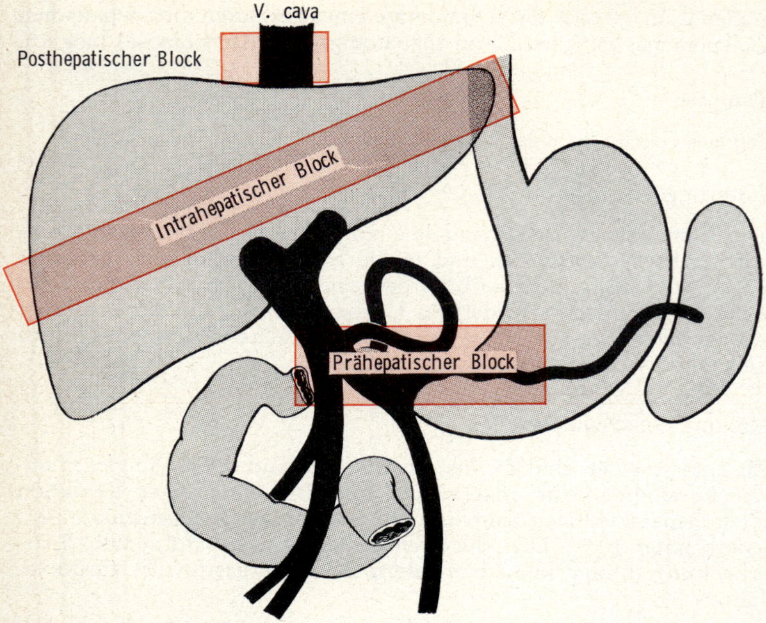

Abb. 23.11 **Pfortaderblock.** Drei Lokalisationen.

Neben dem Ulkus sind die ösophagogastrischen Varizen die häufigsten gastrointestinalen Blutungsursachen (S. 436 und Abb. 23.10).

Die mechanische Sperre im Portalgebiet kann sich an drei Stellen lokalisieren: *posthepatisch, intrahepatisch und prähepatisch* (Abb. 23.11).

Lokalisation

Der *posthepatische* Verschluß kann ausgehen von einem BUDD-CHIARI-Syndrom (Lebervenenthrombose), das durch Abszesse, Lues oder Rheuma bedingt ist. Ferner von einer Insuffizienz des rechten Herzens (Trikuspidalvitium) oder einer Pericarditis constrictiva.

Der *intrahepatische* Block ist die häufigste Ursache der Portalhypertension. Er beruht gewöhnlich auf einer Zirrhose, die meist hepatozellulärer, selten biliärer Natur ist. Seltene Ursachen sind Tumoren, Zysten, Lues, Schistosomiasis und die Fettleber.

Als dritte Form der Blockade kennen wir den totalen und partiellen *prähepatischen* Block infolge einer Pfortaderthrombose, einer Milzvenenthrombose oder einer Milzvenenstenose. Der Block kann basieren auf Tumorkompressionen, Mißbildungen, einer abgelaufenen Nabelvenenthrombose des Neugeborenen. Charakteristisch für die prähepatische Form ist die normale Leberfunktion.

Klinische Folgen

Die klinischen Folgen der Pfortaderblockade sind der *portale Druckanstieg* von 100–150 mm Wasser Normaldruck auf 250–400 mm, die konsekutive *Kollateralverbindung* zum Kavasystem (Abb. 23.12) und die *Blutung*. Die Kollateralen ziehen über die Retroperitonealvenen oder über Milz-, Magen-, Ösophagus- und die Azygosvenen in die V. cava superior. Infolge des Druckanstiegs kommt es zur Stauung der Milz (Milztumor mit konsekutiver splenomegaler Markhemmung). Lange Zeit wurde dies als ein eigenständiges Krankheitsbild aufgefaßt und irrtümlich mit Splenektomie behandelt. Eine Begleiterkrankung kann der Aszites sein; er ist nicht allein durch die Hypertonie verursacht.

Leberzirrhose

- Durch Parenchymuntergang bedingte, diffuse bindegewebige Narbenbildung, ausgehend von den periportalen Feldern mit Einengung der peripheren Gefäßaufzweigung und Störung der Leberfunktion.

Symptome: Die 4 Symptomkomplexe der Zirrhose gehen vom Leberschaden selbst, von der Östrogenspiegelerhöhung (Folge des gestörten Abbaues in der Leber), vom Hypersplenismus (Stauungsmilz) und vom portalen Hochdruck aus.

Die Symptome des *Leberschadens* sind: Ikterus, Präkoma und Koma, Tastbefund der Leber, Aszites, Anämie, hämorrhagische Diathese (Faktor-II, V- und -VII-Mangel), Beinödeme, Xanthome, Duodenalulkus und Knochenatrophie.

Die Symptome der *Östrogenspiegelerhöhung* sind: Spider naevi, pektorale Alopezie, Gynäkomastie, Palmarerythem und Hodenatrophie.

Die Anzeichen des *Hypersplenismus* sind: Knochenmarkveränderung (splenomegale Markhemmung), Anämie, Leukopenie und Thrombozytopenie.

Die Symptome des *portalen Hochdruckes* sind: Ösophagusvarizen, Splenomegalie und Caput medusae. Die *Hauptkomplikation* der portalen Hypertension ist die lebensbedrohliche Varizenblutung. Sie macht die Behandlung der Pfortaderhypertonie notwendig mit dem Ziel der Drucksenkung oder des Verschlusses der Blutungsquelle.

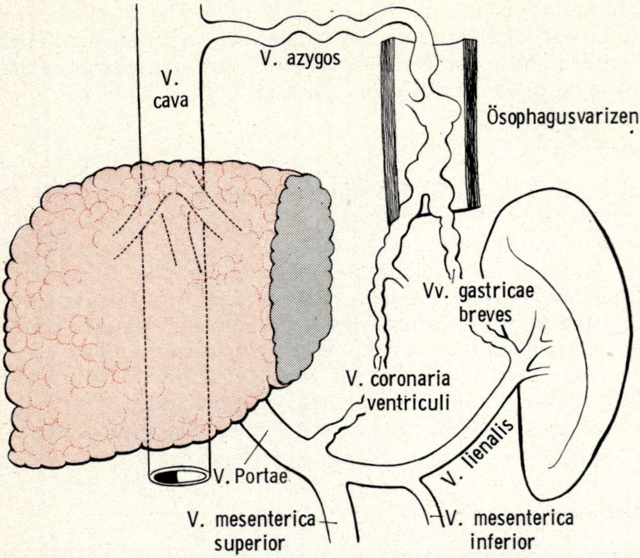

Abb. 23.12 **Portalhypertension** bei intraheptischem Pfortaderblock (Zirrhose), Kollateralkreislauf von Pfortader über Fundus- und Ösophagusvarizen und V. azygos zur V. cava.

Erstmaßnahmen in der Varizenblutung (s. auch S. 438).

Schwierig ist die Abgrenzung gegen ein primäres Ulcus duodeni und gegen ein sekundäres Zirrhoseulkus, das in 5 % vorkommt. Die Klärung erfolgt durch Kontrastuntersuchung des Magens evtl. auch Endoskopie. Allen diagnostischen Maßnahmen hat die primäre Schockbekämpfung, Abschätzung der verlorenen Blutmenge, der primäre Ersatz und die unspezifische Quellendiagnostik sowie evtl. Blutstillung mit Sengstakensonde (Abb. 23.13) vorauszugehen.

Wenn die Blutung trotz Sonde und allgemeiner blutstillender Maßnahmen (Fraktion I, 20 E Vasopressin i. v. [Oktapressin], Pitressin, Tonephin usw.) nach etwa 15 Minuten nicht steht (s. S. 438), muß laparotomiert werden. Dabei wird entweder ein Shunt angelegt oder nach Gastrotomie das Ulkus oder die Varizen umstochen und die V. coronaria ventriculi unterbunden, eine Dissektionsligatur nach Vossschulte um den Ösophagus gelegt oder die Varizen verödet. Die Letalität aller in der Blutung ausgeführten Operationen liegt bei etwa 60 %. Jede Blutung birgt die Gefahr der Leberintoxikation und Ammoniakvergiftung, die vom Blutzersetzungsprozeß im Dickdarm ausgeht. Deshalb werden Abführmittel, Einläufe und oral 4 g Neomycin sowie Rocmaline oder Ornicetil i. v. gegeben.

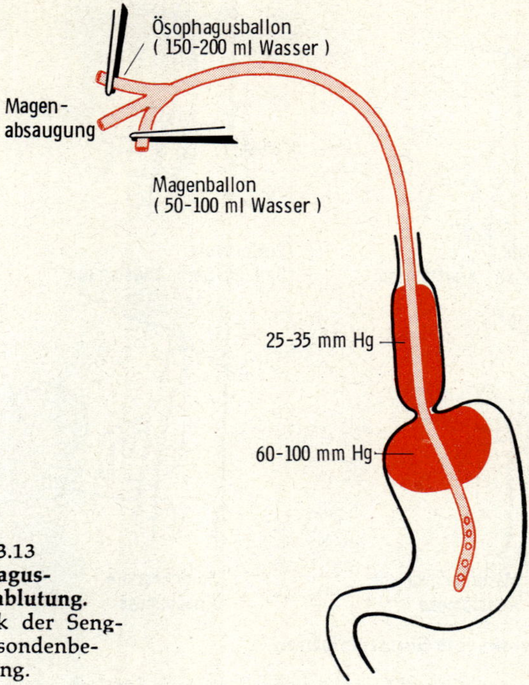

Abb. 23.13
Ösophagus-varizenblutung.
Technik der Sengstakensondenbehandlung.

Operative Behandlung (Abb. 23.14)

Sie ist nach jeder Massenblutung aus Varizen angezeigt. Ihr Optimalzeitpunkt ist das nach Erholung der Leberfunktion eintretende Blutungsintervall. Das Prinzip der *Kausaloperation* ist die Anlage eines Shunts (Kurzschluß) zwischen Pfortader- und Kavasystem, um das gestaute Pfortaderblut in die Kava abzuleiten. Das Prinzip der *Palliativoperationen* ist nur die Sperre, d. h. die Unterbindung der blutenden Kollateralen.

Die Shunt-Operation beschreitet verschiedene Verfahrenswege. Die früher geübte TALMA-Operation, d. h. die Netzanheftung an die Bauchwand, um künstliche Kollateralen zu erzeugen, hat sich als insuffizient erwiesen. Heute werden die *portokavale*, die *splenorenale*, oder die *mesenterikokavale* Anastomose bevorzugt. Die portokavale Anastomose wird entweder Seit-zu-Seit oder End-zu-Seit angelegt. Die Operationsletalität beträgt im Intervall 7—12 %. Postoperative Komplikationen sind die Thrombose der Anastomose, die zephale Eiweißintoxikation, die sog. Enzephalopathie — ihr wird mit protein-

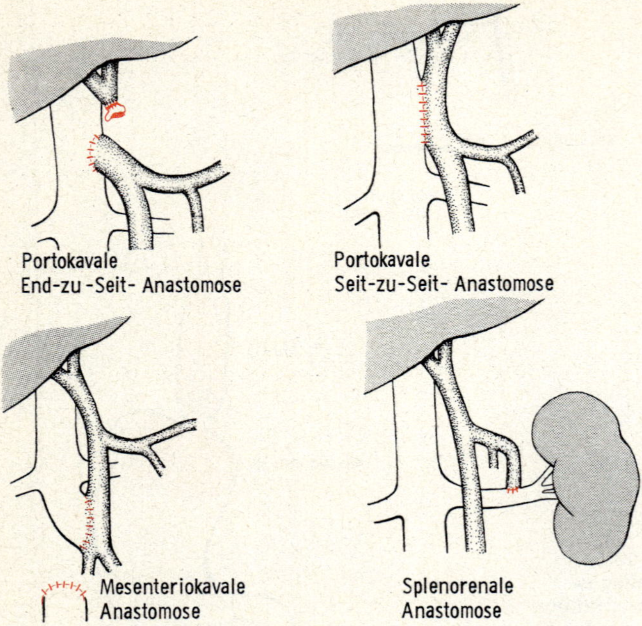

Abb. 23.14 **Portokavale Shuntverfahren**

armer und natriumarmer Diät begegnet – sowie der *Leberzellzusammenbruch* (Leberkoma) infolge des Operationstraumas und der veränderten Hämodynamik. Er erfordert folgende *Behandlung:*

Hydrocortison 300 mg tgl. für 3 Tage, 4 g Neomycin tgl. oral, 4 g Cholin, Vitamin B oder C in 1000 ml 10 %iger Lävuloselösung i. v.

Galle

Mißbildungen (Abb. 23.15)

- Hemmungsmißbildungen der Gallenwege, die mit einer partiellen oder totalen Lichtungsaplasie (Atresie) oder einer maximalen Erweiterung (Zyste) einhergehen.

Atresie der intra- und extrahepatischen Gallengänge, Atresie der Gallenblase, Doppelbildungen der Gallenblase, Gallengangszysten und die Sanduhrgallenblase sind die bekanntesten Formen.

Im weitesten Sinne gehört hierzu auch der im Kindesalter bereits auftretende hämolytische Ikterus mit Gallensteinbildungen. Nur die extrahepatischen Gallengangsatresien sind einer Behandlung mit Schaffung einer Umgehungsanastomose (biliodigestive Verbindung) zugänglich.

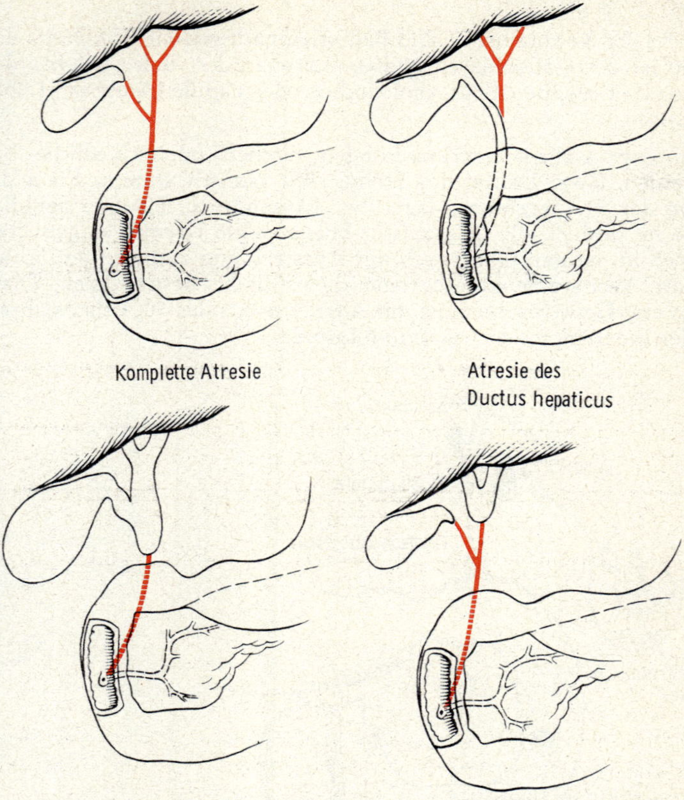

Komplette Atresie

Atresie des Ductus hepaticus

Atresie des Ductus choledochus

Atresie des extra-hepatischen Duct. hepaticus u. Duct. choledochus

Abb. 23.15 **Gallengangsatresie**

Gallensteine

- Durch Sedimentierung und Abschilfern der Gallenepithelien entstandene Konkremente, die Hauptursache nahezu aller Gallenwegserkrankungen sind.

Ätiologie: Die Steinbildung geht zurück auf Gravidität, Fettsucht, Diabetes, hämolytischen Ikterus, Stase in den Gallenwegen und Entzündungen der Gallenwege (Cholangitis). Zwischen Entzündung und Stein entsteht bald eine Wechselwirkung.

Jenseits des 40. Lebensjahres finden sich Gallensteine bei Frauen in 32 % und bei Männern in 16 %. Steintypen sind der große Cholesterinstein und der kleine Bilirubin-Kalkkarbonatstein.

In 50 % der Konkremente sind Bakterien nachweisbar. *Hauptsitz* der Steine ist der Gallenblasenfundus, -korpus oder -hals, seltener der Ductus cysticus, hepaticus, choledochus oder Papille (Ampulle) (Abb. 23.16).

Symptome: Gallensteinerkrankungen machen unterschiedliche Beschwerden. Zwei Drittel der Steine sind klinisch stumm. Etwa die Hälfte der Steinkranken klagt über Magendruck. Häufige Fehldiagnose ist deshalb die „Gastritis". Ebenso viele Kranke klagen über Koliken im rechten Oberbauch mit Ausstrahlung zum rechten Schulterblatt. Weitere Symptome sind dyspeptische Beschwerden, Diarrhöen und Gewichtsabnahme. Im Alter, jenseits des 50. Lebensjahres, werden die Symptome larviert und torpide.

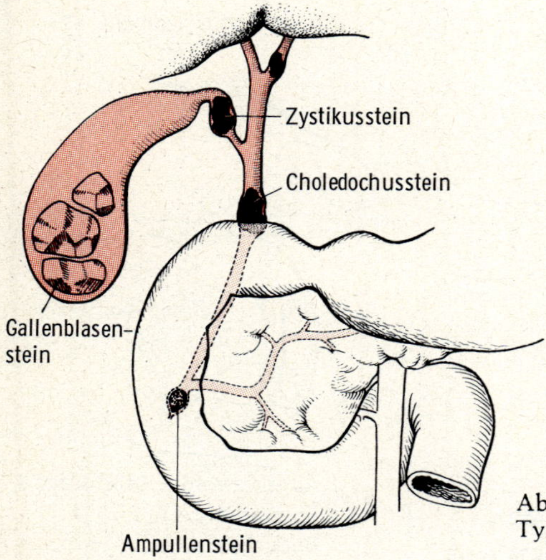

Abb. 23.16 **Gallensteine.** Typischer Sitz

Akute Cholezystitis

- Entweder ex ovo oder nach chronischem Prodrom auf dem Boden eines aufsteigenden oder metastatischen Infektes entstandene akute Entzündung in gestauter Gallenblase.

Die *Pathogenese* verläuft in folgenden Phasen:

1. blande Cholezystitis bei Cholelithiasis,
2. akuter lokaler Infekt der Gallenblase ohne Stauung,
3. Abflußbehinderung der Galle (Zystikusverschlußstein mit Stauungsinfektion der Galle in der Gallenblase),
4. Infekt aller Gallenwege (Cholangitis)
5. Stauungsüberdehnung der Gallenblase mit Wandnekrosen, Gangrän und Perforation.

Tabelle 23.7 **Die Gallensteinerkrankungen**

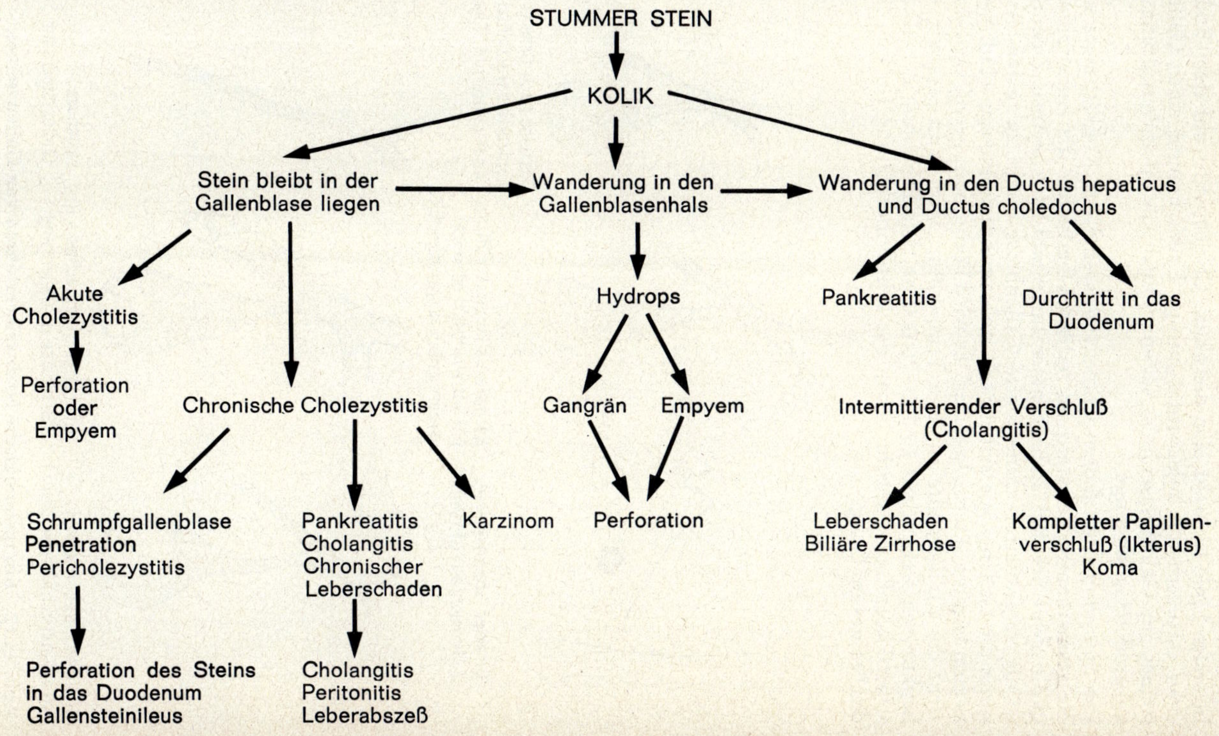

In erster Linie entsteht also die akute Cholezystitis auf dem Boden einer chronischen Cholezystitis infolge Einklemmung eines Gallensteines im Gallenblasenhals, seltener durch die Steinwanderung in die großen Gallengänge.

Die *Symptome* der akuten Cholezystitis sind der Kolikschmerz und die schmerzhafte Resistenz im rechten Oberbauch, die Ausstrahlung in die rechte Schulter, hohe Temperaturen und Leukozytose. Zuweilen ist die vergrößerte, schmerzhafte Gallenblase direkt zu tasten. Auch wenn die Gallengänge selbst noch frei von Entzündungen sind, kann es zum leichten Ikterus kommen. Er wird hochgradig, wenn ein *Gangstein* die Kolikursache ist. Die Temperatur wird dann septisch, die Leukozyten steigen auf 10 000—20 000 an. Die Erhöhung der alkalischen Phosphatase spricht neben der Bilirubinerhöhung für den Sitz des Steines im Gang.

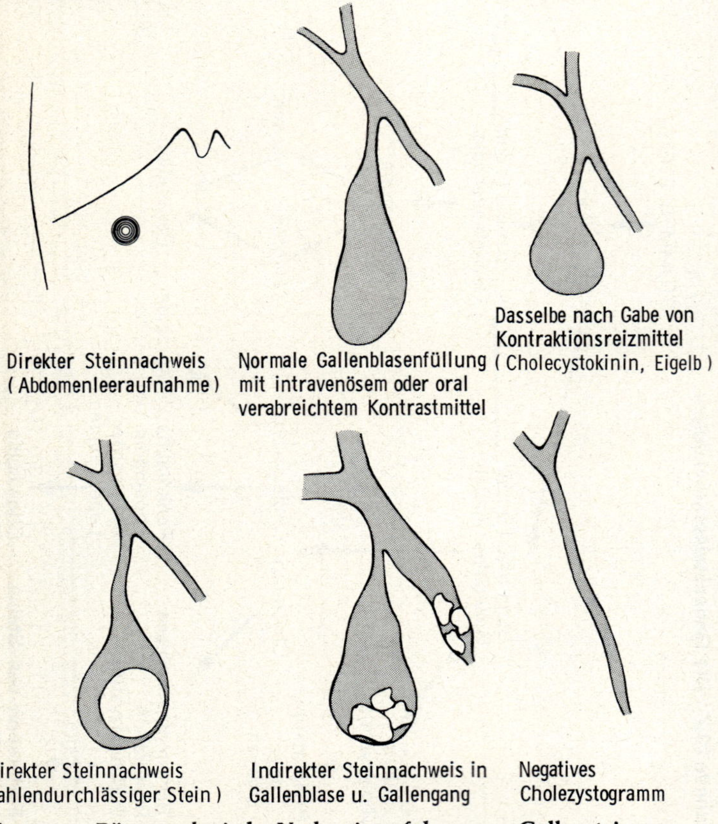

Abb. 23.17 **Röntgenologische Nachweisverfahren von Gallensteinen**

Die *Diagnostik und Differentialdiagnostik* besteht in der Urinuntersuchung auf Gallenfarbstoffe, der Bestimmung von Bilirubin, alkalischer Phosphatase und Transaminasen im Serum, dem Differentialblutbild und der Leukozytenverlaufskontrolle.

Im Röntgenbild (Abb. 23.17) sehen wir bereits 25 % der Steine im *direkten* Nachweis auf der Leeraufnahme. Bei der intravenösen oder oralen Gallengangskontrastdarstellung stellt sich entweder die Blase nicht dar (*negatives* Cholezystogramm) – dies ist der Beweis für den Steinverschluß des Gallenblasenhalses – oder wir sehen den Stein als Aussparung in der kontrastgefüllten Gallenblase (*indirekter* Steinnachweis).

Differentialdiagnostisch gilt es abzugrenzen: Das perforierte und penetrierende Ulkus, die Pankreatitis, die Entzündung einer hochgeschlagenen Appendix, das perforierte Kolonkarzinom, die Divertikulitis, ferner Hepatitis, basale Pneumonie, Pyelonephritis und Leberabszeß.

Komplikationen sind besonders häufig bei Kranken jenseits des 50. Lebensjahres und Diabetikern. In folgender Reihenfolge treten sie in Erscheinung:

1. Hydrops (tastbare Resistenz),
2. Empyem und Gangrän (Peritonealanzeichen und septisches Allgemeinbild),
3. Gedeckte Perforation (lokalisierte Peritonitis des rechten Oberbauchs, Gallensteinileus),
4. Freie Perforation (Peritonealschock, Peritonitis, Ikterus),
5. Steinwanderung in die Gänge (Cholangitis, Papillitis, Pankreatitis und Verschlußikteurs),
6. Cholangitis mit multiplen Leberabszessen (intermittierendes septisches Bild und Ikterus).

Therapie: Cholezystektomiert werden akute Gallen, die weniger als 48 Stunden alt sind. Alle übrigen werden konservativ behandelt: Über 6 Tage 1 g Tetracyclin tgl., Infusionstherapie, Nahrungskarenz mit gezuckertem Tee. Lokal Eisblase, gegen die Schmerzen Baralgin i. v. oder bei Koliken Dolantin 0,1 g + ½ mg Atropin i. m. oder i. v. Die stationäre Verlaufsbeobachtung ist notwendig. Dabei ist auf die Entwicklung bzw. die Rückbildung der peritonealen Reizsymptome und auf septische Anzeichen zu achten. Dies geschieht mit der Abdominal-, Puls-, Temperatur-, Leukozyten- und BSG-Kontrolle. Cave Alkaloide! Sie larvieren das klinische Bild und verursachen Spasmen des Sphincter Oddi.

Ist die Entzündung abgeklungen, so folgt nach 6 Wochen die Intervall-Operation. Ihre Letalität entspricht der der chronischen Galle und liegt bei 1 %.

Entwickeln sich trotz der konservativen antiphlogistischen Behandlung Empyem, Gangrän, Perforation oder Gallengangsverschluß, so ist die sofortige Operation (trotz Letalität bis zu 15 %) notwendig.

Chronische Cholezystitis

- Chronische Entzündung der Gallenblase, die in 98 % von Gallensteinen ausgeht und primär entstehen oder sich sekundär aus einer akuten Entzündung entwickeln kann.

Bei Kranken jenseits des 50. Lebensjahres finden sich dabei oft schon Steine in den Gallengängen.

Symptome sind die chronische Dyspepsie mit Aufstoßen, Flatulenz und Übelkeit. Oberbauchdruck wird durch fette Mahlzeiten provoziert, es kann auch zur Gallenkolik mit typischer Lokalisation im rechten Oberbauch und Ausstrahlung in den Rücken kommen. Die Kolik dauert wenige Minuten bis eine halbe Stunde und geht bisweilen mit Erbrechen einher. Auch ist sie durch fette Mahlzeiten, Kaffee oder Eierspeisen provozierbar.

Diagnose und Differentialdiagnose: Außer beim chronischen Hydrops findet sich nur eine spärliche Lokalsymptomatik mit geringfügiger Druckempfindlichkeit der Gallenblasenregion.

Gallenfarbstoffe sind im Urin und Serum nur selten vermehrt. Beim Gangstein sind die Leberproben verändert, insbesondere die alkalische Phosphatase erhöht.

Die Röntgenleeraufnahme bringt nur einen Teil der Gallensteine (kalkhaltige) zur Darstellung. Immer ist der Versuch, die Gallenwege mit intravenös oder oral verabreichten Kontrastmitteln anzufärben, notwendig. Dabei wird auf die Darstellung der Gallenblase, Aussparungen in Gängen und Gallenblase sowie die Gangweite und Veränderungen in der Papillenregion (Abb. 23.18) geachtet.

Stellt sich die Gallenblase nicht dar, so ist dies ein indirekter Beweis für einen Steinverschluß.

Bei Füllung der Gallenblase sieht man bei Vorhandensein von Steinen rundliche Aussparungen von mehr oder weniger unterschiedlicher Größe und beim Gangstein einen deutlich erweiterten Gang. Das Negativbild ist ohne Aussage, wenn die Bromsulphthalein-Retention über 25 % oder das Bilirubin über 5,0 mg% erhöht ist. Das Positivbild ohne Steinschatten schließt kleine Steine nicht aus. Bei klinischem Verdacht ist die Wiederholung der Untersuchung erforderlich.

Bei nicht sicherem Steinnachweis kommen *differentialdiagnostisch* in Frage: Eine Dyspepsie, ein Ulcus duodeni, die akute Gastritis

(Katarrh), die chronische Pankreatitis, ein Magen-, Pankreas- oder Kolonkarzinom, eine Zwerchfellhernie sowie Adhäsionen, eine Endangitis abdominalis oder eine Interpositio CHILAIDITI. Immer sollte in unklaren Fällen zur Differentialdiagnostik auch eine Röntgenuntersuchung des Magen-Darm-Traktes vorgenommen werden.

Hauptkomplikationen der chronischen Cholezystitis sind die bereits erwähnte akute Galle mit Hydrops, Empyem, Gangrän, Perforation und Steinwanderung. Ferner der Verschlußikterus infolge Schrumpfgallenblase mit Pericholezystitis und letztlich das Karzinom. *Indirekte Komplikationen* sind die Pankreatitis, der subphrenische, der subhepatische und der Leberabszeß.

Therapie: Die *Cholezystektomie* ist bei allen Gallensteinen angezeigt, bei denen es einmal zur Kolik gekommen ist, denn sie muß als Initialentzündung einer progredienten, unaufhaltsam verlaufenden chronischen Cholezystitis angesehen werden, auch wenn diese über Jahrzehnte klinisch symptomlos bleibt. Konservativ bleiben wir nur bei Kontraindikationen von allgemeiner Seite wie hohem Alter, entgleistem Diabetes, Kreislauf-, Lungen- und Nierenschäden.

Die konservative Behandlung besteht in fettfreier Diät, Vermeidung von blähenden Speisen, Reizspeisen wie Koffein und Eiergerichten, sowie Gaben von Belladonna-Präparaten und Cholagoga.

Die *Koliktherapie* besteht in feuchter Wärme, Analgetika + Spasmolytika, Baralgin 1 Amp. i. v., Dolantin 50 mg + $1/2$ mg Atropin oder Dilaudid 4 mg i. v. + $1/2$ mg Atropin i. m.

Postoperative Komplikationen

Frühkomplikationen sind in etwa 8 % zu erwarten. In Frage kommen alle bei der Laparotomie üblichen Störungen (s. S. 110). Spezifisch ist die postoperative *gallige Peritonitis*. Ihre Hauptursache ist eine Verlegung des Hauptgallengangs oder eine Selbstlösung der Zystikusligatur. Die Anzeichen der galligen Peritonitis sind neben dem Aszites und der relativen Bradykardie der Ikterus und die Magen-Darm-Atonie.

Die *Behandlung* besteht in der sofortigen Drainage der Bauchhöhle. Hat sich aus dem Galledrain eine persistierende Gallenfistel entwikkelt, d. h. der Gallenfluß aus dem Bauchdrain hält über den 5. Tag unvermindert an, so beweist dies, daß eine Abflußbehinderung im Gallengang vorliegt. Sie kann resultieren aus dem verbliebenen Stein, einer übersehenen Papillenenge oder einer operativ gesetzten Striktur. Man wartet mit der Korrektur-Operation so lange, bis sich die Bauchhöhlenverhältnisse konsolidiert haben. Ein unmittelbar nach der Operation ohne Gallefluß aus dem Drain auftretender Ikterus mit acholischen Stühlen spricht für einen Steinverschluß oder eine Unterbindungsstriktur des Hauptgallengangs.

Eine *weitere Komplikation* ist das Leberversagen.

Spätkomplikationen oder besser *Spätstörungen* nach der Cholezystektomie werden als *Post-Cholezystektomie-Syndrom* bezeichnet. Als Ursachen kommen in Frage: Der Reststein, der lange Zystikusstumpf mit erneuter Steinbildung, eine Dyskinesie, eine Papillenstenose (Papillitis), meist kombiniert mit einer Pankreatitis (Abb. 23.18) oder ein Duodenalulkus. Die Revision bringt in aller Regel Beschwerdefreiheit.

Gallengangsstein

- Bei 10 % aller Steinträger und -kranken in die großen Gallengänge gewandertes Konkrement, das zu chronisch-eitriger Cholangitis und Verschlußikterus führt.

Der Anteil der Gallengangssteinträger und -kranken nimmt jenseits des 50. Lebensjahres zu.

Symptome sind wiederholte Schmerz- und Fieberschübe mit Ikterus. Ausnahmen können mit anikterischer Symptomatik unter den Zeichen der chronischen Cholezystitis verlaufen.

Diagnose und Differentialdiagnose: Die Laborwerte ergeben einen erhöhten Bilirubinspiegel im Serum und Urin, eine erhöhte alkalische Phosphatase, eine Bromsulphthalein-Retention über 20 % und eine verlängerte Prothrombinzeit. Die Leberproben verlieren als differentialdiagnostisches Zeichen dann an Aussagewert, wenn der Ikterus bereits mehrere Wochen besteht. Hinweise kann die orale, intravenöse oder die perkutane Röntgenkontrastuntersuchung mit Darstellung erweiterter Gallengänge geben. Selten ist der direkte Steinnachweis möglich.

Differentialdiagnostisch sind andere mechanische Obstruktionsursachen wie Pankreas- oder Papillentumoren oder Tumormetastasen sowie eine auf hepatozellulärem Schaden beruhende Gelbsucht auszuschließen.

Komplikationen des langzeitigen Steinverschlusses sind die Cholangitis, die Cholangiolitis, die biliäre Zirrhose, solitäre oder multiple Leberabszesse, subhepatische oder subphrenische Abszesse, Septikopyämie mit Schock und Nierenversagen. 75 % der Gangsteine verlegen den Gang nahezu komplett und führen zur aszendierenden Infektion mit Escherichia coli, Aerobacter aerogenes, Streptococcus faecalis und Proteus vulgaris. Infolge des Vitamin-K-Mangels kommt es zur Hypoprothrombinämie.

Therapie: Die operative Entfernung des Gallengangsteines ist immer absolut angezeigt. Sie erfolgt nach Vorbehandlung der Leber mit Lävulose und Aminosäuren, nach Ausgleich eines nachgewiesenen Prothrombinmangels mit Vitamin K (20 mg i. m.) und parenteraler Vitamin-B-, Kalzium-, sowie Antibiotika-Gabe und Bettruhe.

Nach der Baucheröffnung wird zunächst die Steingallenblase entfernt, der Druck in den Gallengängen gemessen, dann zur Lokalisation des Verschlußsteines die Gänge geröntgt. Danach werden die Steine mittels Choledochotomie oder auch transduodenaler Sphinkterotomie entfernt. Den eröffneten Choledochus kann man primär verschließen oder für 14 Tage mit einem *T-Drain* ableiten.

Bei extrem schlechtem Allgemeinzustand, der eine langwierige operative Extraktion der Steine aus dem Gallengang oder eine Sphinkterotomie verbietet, ist die supraduodenale Choledocho-Duodenostomie gerechtfertigt, wobei der Stein u. U. zunächst belassen wird.

Zur Ausheilung der Cholangitis müssen postoperativ Antibiotika gegeben und die Cholorrhöe mit Infusionen angeregt werden. Die Galleentleerung aus der T-Drainage ist täglich zu messen, anfängliche Tagesmengen von 1000 cm^3 sind normal.

Postoperative Abflußbehinderung

Bei anhaltender und gleichbleibender Maximalsekretion muß an einen *Reststein* an der Papille, eine *Papillitis* (narbige Enge) oder einen *Papillenspasmus* gedacht werden.

Der Papillenspasmus wird mit Amylnitrit behandelt (Nitrolingual grün 3mal tgl. 1 Kapsel). Bei trotzdem über 8—10 Tage anhaltender gleichstarker Sekretion ist die Cholangiographie durch das T-Drain und die Druckmessung (*Cave:* Luftinjektion, Steinvortäuschung!) erforderlich. Bei freier Passage und Steinausschluß kann das T-Drain für 24 Stunden abgeklemmt werden. Treten danach keine Gelbsucht, kein Uringallenfarbstoff und kein Schmerz auf, so wird das T-Drain entfernt.

Reststeine, die man bei liegendem T-Drain antrifft, kann man aufzulösen oder mit einer provozierten Kolik abzutreiben versuchen. Technik: Galle absaugen, 0,5—1 ml Äthyläther und 2 ml Paraffin langsam durch das T-Drain injizieren, dann das Drain abklemmen. Diese Prozedur wird mehrfach am Tag wiederholt. Eine andere Möglichkeit: 5 ml einer Mischung von $^2/_3$ Äther und $^1/_3$ Alkohol werden mehrmals am Tag in das T-Drain injiziert. Eine dritte Möglichkeit ist die Kombination beider erstgenannten Behandlungsverfahren, dazu täglich 0,75 g Decholin über 3 Tage und jeden Morgen 1 Eßlöffel Magnesiumsulfat in Wasser, sowie vor der Mittags- oder Abendmahlzeit nüchtern 2 Eßlöffel Sahne oder Olivenöl, dazu Nitroglyzerin 0,6.

Gallengangsstriktur

- Entzündliche oder narbige Enge, meist im Bereich der extrahepatischen Gallenwege als Folge von operativen Gallengangsverletzungen.

Nach der Gallenoperation tritt sie etwa in einem Verhältnis von 1 : 300 bis 500, nach tiefen Duodenalulkusresektionen in einer Frequenz von 1 : 100 auf. Die klinischen Anzeichen der Striktur sind Gelbsucht (sie kann fehlen), Fieberschübe, cholangitische Beschwerden, Hautjucken, später kolikartige Schmerzen oder Dauerschmerzen, dyspeptische Erscheinungen, Gewichtsabnahme und Cholangitis.

Nur 4,5 bis 5 % der Gallengangsverletzungen werden schon während der Erstoperation erkannt. Die meisten Verletzungen werden erst nach 2 Monaten, eine dritte Gruppe erst nach 1 Jahr und später entdeckt. Die typische Anamnese führt gemeinsam mit dem Beschwerdebild zur Diagnose. Weitere diagnostische Hinweise geben der Ausfall der Leberproben, die Erhöhung der alkalischen Phosphatase, die Bromsulphthaleinretention von 20 % und mehr und die Röntgenuntersuchung mit der perkutanen, transhepatischen Cholangiographie. Vor allem gilt es, einen verbliebenen Gallenstein oder ein Papillen- und Pankreaskarzinom abzugrenzen.

Die Behandlung besteht in der Rekonstruktion der Gallenpassage mit biliobiliärer oder biliodigestiver Plastik der Gallenwege, d. h. also der plastischen Erweiterung der Striktur selbst oder der Schaffung einer neuen Verbindung zum Darm mit Hepatikoduodenostomie, Choledochoduodenostomie oder Hepatikojejunostomie. Restrikturierungen sind häufig, mit der Dreieckplastik (GÜTGEMANN u. Mitarb.) aber vermeidbar.

Papillenstenose

Behandlung: Sphinkterotomie bei der *primären;* Steinentfernung bei der *sekundären* Papillenstenose.

Ursächlich kommen für die primäre Form eine Hyperplasie des Muskels und der Schleimhautdrüsen und Adenombildung, für die sekundäre Form eine entzündliche Narbenbildung als Antwort auf chronischen Steinreiz in Frage. *Symptome* sind die des Choledochussteinverschlusses mit Koliken und Stauungscholangitis.

Behandlung: Sphinkterotomie bei der primären, Steinentfernung bei der sekundären Papillenstenose.

Gallenwegskrebs

- Adenokarzinom, das meist in der Gallenblase, seltener in den Gängen, im Zystikus, Hepatikus, Choledochus und an der Papille vorkommt.

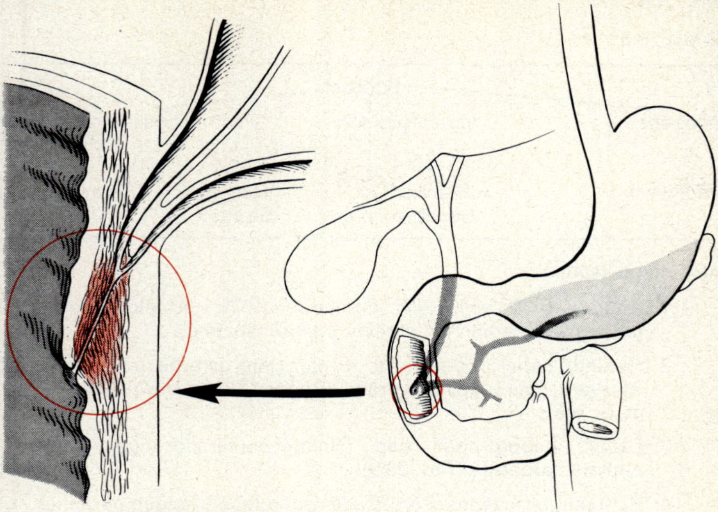

Abb. 23.18 **Papillenstenose**

Die karzinogene Rolle der Gallensteine ist wahrscheinlich.

Symptome sind der schleichende, kontinuierlich zunehmende schmerzlose Ikterus, die Gewichtsabnahme und der Leistungsknick. Da die Symptome erst später auftreten, ist die Späterkennung die Regel.

Die *Diagnose* basiert auf der Anamnese, der Leberfunktionsdiagnostik und der transhepatischen Cholangiographie.

Die *Behandlung* besteht in der Ektomie der Gallenblase oder des Gallengangs, die Operation kommt jedoch meist zu spät. Selten kann beim Choledochus-Karzinom noch eine Duodenopankreatektomie durchgeführt werden. Die einzige Tumorlokalisation, die noch eine Langzeitheilung verspricht, ist das Papillenkarzinom.

Stauungsikterus

- Durch Gallestauung infolge Abflußbehinderung in Leberzelle und Gallengang verursachte Gallenfarbstoffanreicherung mit Gelbfärbung aller Körpersäfte und Gewebe.

Differentialdiagnostik

Die Kardinalfrage ist, handelt es sich um einen

a) chirurgisch angehbaren, mechanischen *posthepatischen* Stauungs- oder Verschlußikterus (Gallenwegsobstruktion) oder

b) einen operativ nicht zugänglichen *prähepatischen* oder *intrahepatischen* Ikterus, der auf einer Hämolyse oder dem Verschluß der kleinsten Gallengänge beruht.

Tabelle 23.8

Ikterus

Prähepatisch	*Intrahepatisch*	*Posthepatisch* (mechanisch, chirurgisch)	
Hämolytisch	Parenchym, Hepatozellulär	Tumor, Striktur	Steinverschluß

Allgemeine Diagnostik

1. Anamnese (Frage nach Schmerz, Kolik, schleichendem oder plötzlichem Beginn mit steilem Bilirubinanstieg).
2. Befund: Lebergröße, Form, Kontur, Ikterusfarbe (rot oder grün), Milzvergrößerung, Hautveränderungen (Zirrhoseanzeichen s. S. 343).
3. Labor: Leberproben und Funktionsuntersuchungen, Bromsulphthaleinprobe (s. Tab. 23.9)
4. Röntgen: Intravenöse, orale oder perkutane Cholangiographie
5. Laparoskopie
6. Duodenoskopie

Ursachen des chirurgisch angehbaren, posthepatischen Verschlußikterus

Mißbildungen	Atresie Choledochuszyste Duodenaldivertikel (papillennah) Hypoplasie der Gallengänge
Steine	In Choledochus, Hepaticus oder Papille
Narbenstriktur, Stenose	Gangstriktur Papillenstenose (entzündlich / narbig)
Entzündungen	Akute Cholezystitis Pericholezystitis Gallenblasenperforation Cholangitis Pankreatitis Echinococcus alveolaris (Leberhilus)
Tumoren	Gallengangspapillomatose Hepatikus, Choledochus, Papillen, Pankreaskopf – Karzinom

Tabelle 23.9 **Ikterus, Differentialdiagnostik**

	Parenchymatöser, intrahepatischer, hepatozellulärer Ikterus	Posthepatischer, mechanischer, chirurgisch angehbarer Verschlußikterus	
Bilirubinurie	+	+	
Harnurobilinogen	+	–	
BSG	normal	beschleunigt	
Serumkupfer	normal	erhöht	
Serumeisen	+ +	(+) bis normal	
Cholesterin	normal	erhöht	
Alkalische Phosphatase	(+)	+ +	
Leucinamino-peptidase	(+)	+ +	
Serumprotein	erniedrigt	normal	
Transaminasen	+ +	(+) bis normal	
Thymol	über 4	unter 4	
Bromsulphthalein	+ + (Früh)	(+)	
Vitamin-K-Test nach Koller	bleibt pathologisch	Normalisierung	
		Tumor, Striktur:	Steine:
Anamnese	ohne Koliken Kapseldauer-schmerz (wenige Tage) Fieber	ohne Koliken Leistungsknick Alter Fieber Schüttelfrost	Kolik Fieber Schüttelfrost
Leber	schmerzhafte Leber, Zirrhose-befund	ohne Befund	ohne Befund
Ikterus	rot	gelbgrün	gelbgrün
Milz	(+)	–	–
Haut	Zirrhosebefunde	–	–
Röntgenuntersuchung leer:	–	–	Steine
Orale, i.v. oder Transhep. Kontrastdarstellung	–	Stop	Stop
Laparoskopie Biopsie	Oberfläche: rot Parenchym-befund	grün Cholostase	grün Cholostase

Seine Ursache ist primär bereits in den Leberzellen (hepatozellulär) zu suchen oder prähepatisch (S. 342) im Rahmen eines hämolytischen Ikterus. Klinisch wird ein Ikterus ab 1,5 mg Serumbilirubinspiegel erkennbar.

Pankreas

Pankreaserkrankungen sind gekennzeichnet durch

1. Exkretorische (bei chron. Entzündung) und
2. Inkretorische (bei Inselzelltumoren) Störungen
3. Kininogen-(Kallikrein-)Ausschüttung mit Schock (bei akuter Entzündung)
4. Mechanische Beeinträchtigung der Nachbarschaft (bei Mißbildung und Tumor).

Pankreasfunktion

Exkretorisch

Eiweißspaltend:	Trypsinogen, Chymotrypsinogen, Karbopeptidase A und B
KH-spaltend:	α-Amylase
Fettspaltend:	Lipase, Phospholipase A, Cholinesterase
Nukleolyse:	Ribo- und Desoxyribonuklease
Inkretorisch:	Insulin (β-Zellen) und sein Antagonist Glukagon (α-Zellen)

Mißbildungen

An *kongenitalen Veränderungen* im Pankreas kennen wir: Das Pancreas aberrans, das Pancreas anulare und die zystische Pankreasfibrose (Mukoviszidose).

Pancreas aberrans

- Ektopisches Pankreasgewebe in Magen, Duodenum, MECKEL-Divertikel oder Dünndarm.

Typisch ist ein tumorartiger Befund, der zur mechanischen Passagebehinderung führt und deshalb reseziert werden muß.

Pancreas anulare (s. S. 374)

- Ringförmige Bauchspeicheldrüsenmißbildung, die die Passage des Duodenums einengt.

Tabelle 23.10 **Untersuchungstechnik**

Diastasebestimmung in Serum und Harn
Glykogenase- und Lipasebestimmung im Serum
Sekretin- und Pankreozymin-Provokationstest der Pankreassekretion (Bartelheimer-Sonde): HCO_3 und Fermentbestimmung
Trypsin-Chymotrypsinbestimmung im Stuhl
Stuhlanalyse nach Schmidt-Probekost auf Neutralfettgehalt, unverdaute Fleischfasern und Stärkekörner
Stuhlfettbestimmung (quantitativ)
D-Xyloseabsorptionstest (Diff. Diagn.)
Blutzuckerbelastung
Röntgenkontrastdarstellung des Duodenums (großes C oder Duodenalimpression, Bulbusdeformierung, Gießkannenphänomen, hypotone Duodenographie und Doppelkontrastdarstellung)
Duodenoskopische Pankreatikographie
Arteriographie
Splenoportographie (Impression der V. lienalis)
Szintigraphie
Gerinnungsdiagramm
Ultraschallecholot (bei Zysten)

Sie erfordert deshalb die operative Behandlung mit Umgehungsanastomose entweder in Form einer Duodeno-Duodenostomie oder einer Duodeno-Jejunostomie.

Zystische Pankreasfibrose (Mukoviszidose)

- Erbliche Dysplasie der exokrinen Drüsen des Pankreas, aber auch des Bronchial- und Schweißdrüsensystems, die zum Mekoniumileus, zu Bronchiektasen, Analprolaps und allgemeinen Verdauungsstörungen führt.

Die *Erkennung* der Krankheit basiert neben dem Nachweis der Sekundärfolgen auf dem Nachweis des erhöhten NaCl-Gehaltes im Schweiß. Die Behandlung kann nur symptomatisch sein: Fermentsubstitution und Antibiotika. Ernste Komplikationen der Mukoviszidose sind der Mekoniumileus, die Mekoniumperitonitis (s. S. 378) und die Bronchiektasen (s. S. 258). Die Prognose des Grundleidens ist infaust.

Akute Pankreatitis

- Umschriebene oder diffuse Entzündung der Bauchspeicheldrüse verschiedener Schweregrade, vom Ödem bis zur Totalnekrose reichend.

Ätiologische Faktoren s. Abb. 23.19

Pathologische Entwicklungsstadien und Phänomene sind:

1. Das *Ödem* durch Freisetzung und Aktivierung von Kallikreinogen
2. Die *Gefäßschädigung* durch Zytokinasefreisetzung mit Aktivierung des Trypsins und nachfolgender Kolliquationsnekrose
3. Die *Parenschym- und Fettnekrose* durch die Aktivierung der Phospholipase A und Lipase, vor allem bei Gallereflux
4. Die extrapankreatische *Fettgewebsandauung* (Kalkspritzer) und Peritonitis.

Ursächlich kommen der Reihenfolge nach in Frage: 60 % chologen (Gallensteine), 10 % Alkoholismus, 5 % übermäßige Fettzufuhr, 5 % endokrine Ursachen (Nebenschilddrüse). Die restlichen 20 % s. Abb. 23.19.

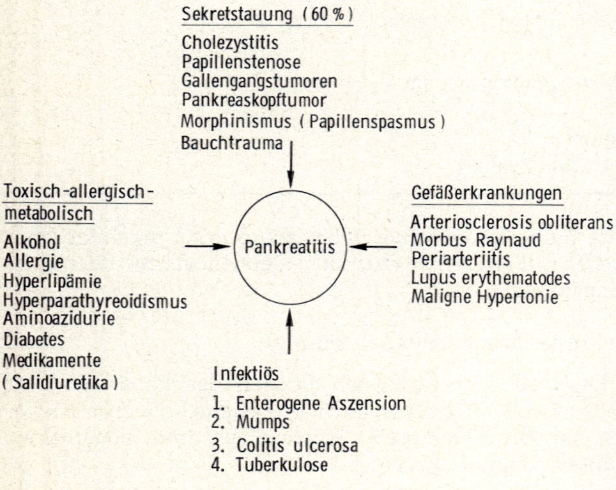

Abb. 23.19
Pankreatitis.
Entstehungsursachen

Symptome: Epigastrischer und gürtelförmiger Vernichtungsschmerz mit Ausstrahlung unter den linken Rippenbogen und zwischen die Schulterblätter, besonders paravertebral links zwischen dem 7. und dem 12. Brustwirbelkörper, Spannungsgefühl im Oberbauch, Schock, Erbrechen, Stuhl- und Windverhaltung.

Diagnose: Die Erhebung der Vorgeschichte hat diagnostischen Wert. Sie ergibt nicht selten einen chronischen Alkoholismus, opulente Mahlzeiten und Erkrankungen des Gallensystems.

Objektiv lassen sich folgende *Befunde* erheben: Gelbsucht bis zu 3 mg% Serumbilirubin, Oberbauchresistenz mit Peritonealanzeichen paralytischer Ileus, Pulsanstieg, Blutdruckabfall (zunehmender Schock), Leukozytose über 20 000, Pseudoflush, wenig erhöhte Temperaturen, Singultus, BOAS-Druckschmerz (paravertebraler Druckschmerz links Th 8), druckschmerzhaftes Epigastrium, besonders links unter dem Rippenbogen.

Im Röntgenbild sieht man eine diffuse Oberbauch- und Mittelbauchverschattung; ein Gallensteinnachweis ist oft schwer zu erbringen. Die basale linksseitige Pneumonie und die exsudative Pleuritis (pleuropulmonales Syndrom), sowie die Paralyse der oberen Dünndarmschlingen geben indirekte Hinweise.

Erst eine erhöhte Serumlipase und Urin-Diastasurie von über 512 WE haben spezifische Bedeutung. Wichtig ist es, hierfür in kurzen Abständen abgenommene Urinproben zu untersuchen. Der Negativbefund spricht nicht gegen die Pankreatitis. Die Hyperglykämie ist selten.

Die *Behandlung* der akuten Pankreatitis erfolgt zunächst konservativ und besteht in Schockbekämpfung (Blut und Albuminersatz), Antibiotikagaben (5 Mega Penicillin), Nahrungskarenz, fortlaufender Magenabsaugung, Atropin $4 \times 0{,}5$ mg i. m., Panthesin-Hydergin 2×200 mg in 1000 ml 5%iger Glukoselösung, Kalzium i. v. und Bettruhe. *Cave* Morphium: Papillenspasmus!

Ein inkarzerierter Papillenstein muß sofort entfernt werden.

Komplikationen der akuten Pankreatitis (Abb. 23.20)

Frühkomplikationen sind: Nekrose, Blutung, Abszeß, Peritonitis, pleuropulmonales Syndrom, Schock, Gelbsucht, Anurie und Myokardveränderungen.

Intermediär-Komplikationen sind: Abszeß, Zyste, Choledochusstriktur, Pleuraerguß.

Spätkomplikationen (Abb. 23.20) sind: Zysten, Abszeß, Nekrose, Sepsis, intestinale Blutung, Peritonitis und Darmparalyse, Steinbildungen, Rezidiventzündungen.

Charakteristisch für *Pankreassequester* mit *Abszeßbildung* sind der rezidivierende, septische Verlauf mit undulierenden Leukozyten- und Temperaturwerten, Schüttelfrost und Oberbauchresistenz.

Die *Pankreaspseudozyste* ist an der zunehmenden, glatt begrenzten Resistenz im Oberbauch mit dem röntgenologischen Nachweis der Verdrängung der Nachbarorgane zu erkennen.

Die *akute Blutung* tritt entweder transpapillär als intestinale Massenblutung mit Kreislaufkollaps und intestinalem Blutabgang, oder als Blutung in die Bauchhöhle mit zunehmender Abwehrspannung und Kreislaufkollaps auf.

Die Komplikationen stellen selektiv eine Indikation zur operativen Behandlung dar. Der Eingriff besteht im Ausräumen von Sequestern, der Drainage eines Abszesses, der Gefäßligatur bei Arrosionsblutung, die auch aus den großen Gefäßen, z. B. der A. lienalis, stammen kann.

Eine Zyste wird erst nach 8 bis 10 Wochen mit dem Darm anastomosiert, d. h. dann, wenn sich die Zystenwand zu einem anastomosierungsfähigen Gewebe entwickelt hat.

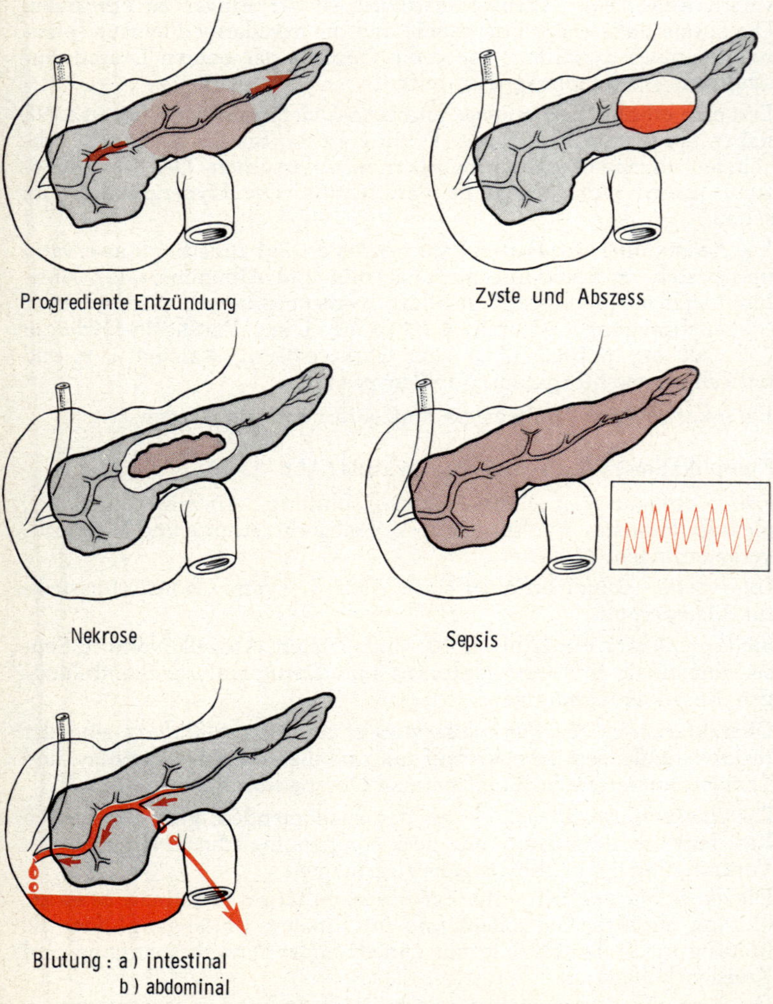

Abb. 23.20 **Akute Pankreatitis.** Sekundärkomplikationen

Die *fibröse Degeneration* ist ein Übergang in das chronische Stadium der Pankreatitis und führt zu konsekutiver Pankreasinsuffizienz. Eine Ausheilung kann letztlich mit multiplen Verkalkungsherden einhergehen. Diese können ohne Bedeutung sein.

Tabelle 23.11 **Zysten des Pankreas**

Postnekrotisch
Posttraumatisch
Polyzystischer Organbefall (parallel mit Niere und Leber)
Angeborene Mißbildungszysten (Dermoide und Teratome) (extrem selten)
Parasitäre Zysten (Echinokokkus)
Zystische Tumoren
Zystische Fibrose
Kongenitale Solitärzyste

Tabelle 23.12 **Anzeichen der Frühkomplikationen nach akuter Pankreatitis**

Anhalten oder Wiederkehr der Initialsymptome, Schüttelfrost, zunehmende Bauchdeckenspannung, anhaltend hohe Diastasewerte, Temperatur- und Leukozytenerhöhung, Anämie, Peritonitis, Gelbsucht, Singultus, trockene Zunge, Pulsfrequenzanstieg

Chronische Pankreatitis

- Chronisch verlaufender, mit Induration einhergehender Parenchymuntergang, der von der Fibrose (Zirrhose) bis zur Verkalkung und Steinbildung reichen kann.

Die chronische Pankreatitis entsteht entweder schubweise auf dem Boden einer fibrotischen Vernarbung einer akuten Pankreatitis oder primär chronisch bei chronischem Gallensteinleiden, bei allergischer Disposition, bei chronischem Alkoholismus, bei endokrinem Grundleiden (Hyperparathyreoidismus). Der klinische Nachweis kann außerordentlich schwierig sein, zumal die chronische Pankreatitis in ihrem Verlauf unterschiedliche Schweregrade aufweist. Der Endzustand kann die exokrine Pankreasinsuffizienz mit Maldigestion sein. *Symptome* sind der anfallsweise auftretende, bisweilen 2–3 Stunden anhaltende Kreszendo-Schmerz im Oberbauch. Er strahlt unter den linken Rippenbogen aus und kann mit Ikterus einhergehen. Ausstrahlungen zwischen die Schulterblätter sind typisch, aber nicht immer vorhanden. In extrem heftigen Anfällen kann Erbrechen auftreten.

Diagnose: Nachweis einer erhöhten Stuhl-Fett-Ausscheidung, wenn ein Maldigestionsphänomen vorliegt, ferner Diabetes mellitus, tastbare Resistenz, positiver BOAS-Druckpunkt, paraumbilikaler Druckschmerz rechts – insbesondere bei der Pankreaskopf-Pankreatitis – und ein unter den linken Rippenbogen ausstrahlender Druckschmerz bei der Pankreasschwanz-Pankreatitis. In fortgeschrittenen Stadien Kachexie und unerträgliche Schmerzen (Alkaloidsucht!) *Differentialdiagnose:* Pankreaskarzinom.

Röntgenologisch ist nicht immer eine Verkalkung des Parenchyms oder der Gänge nachweisbar. Indirekte Hinweise geben im Röntgenbild der positive Nachweis von Gallensteinen sowie die vergrößerte Duodenalschlinge, das sog. große C. Weitere Aufschlüsse kann die Zöliakographie geben, ferner der Sekretin-Pankreozymin-Test und die Splenoportographie.

Komplikationen sind Pseudozysten und Abszesse, das Ulcus duodeni et ventriculi und das Pankreaskarzinom.

Therapie: Eine kausale Behandlung ist nur möglich, wenn Pankreasgangsteine, chologene Faktoren, Hyperparathyreoidismus oder eine Colitis ulcerosa als Ursachen nachweisbar sind. Bei erstgenannten Befunden führen die Cholezystektomie und Sphinkterotomie zur Heilung. Die Pankreasgangstenose verlangt die Drainage der gestauten Drüse in den Dünndarm (Abb. 23.21).

In allen anderen Fällen ist zunächst die konservative Dauerbehandlung mit Panthesin-Hydergin 2 × 200 mg in 1000 ml 5 %-Glukose-Infusion, hochkalorischer Eiweißdiät, hochdosierter Fermentsubstitution und Gabe von mittelkettigen Triglyzeriden oder die Splanchnikusanästhesie angezeigt.

Erst wenn diese Maßnahmen ohne Erfolg bleiben und der Schmerzzustand unerträglich geworden ist, muß die Duodenopankreatektomie in Erwägung gezogen werden.

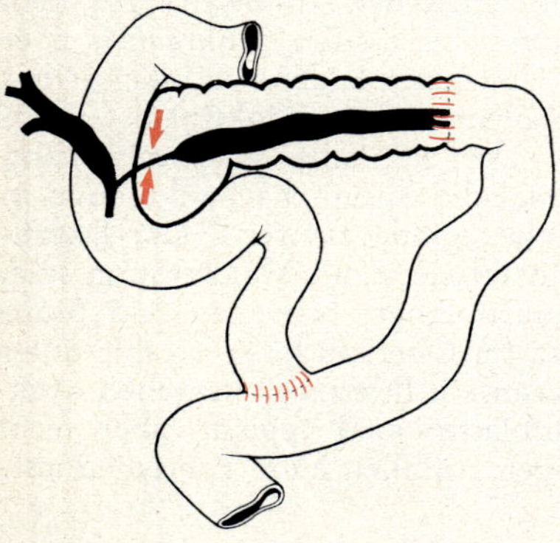

Abb. 23.21 **Pankreasgangstenose im Kopf** (Tumor, Steine, Striktur, Entzündung). Retrograde Drainage mit ausgeschalteter (ROUX) Dünndarmschlinge (MERLIN-DUVAL).

Pankreasverletzungen

- Durch Oberbauchtraumen bedingter subkapsulärer Parenchymriß *(stumpfe Verletzung)* oder transkapsulärer Parenchymriß *(perforierende Verletzung)* mit oder ohne Gangeröffnung.

Die Folge des subkapsulären Risses — mit Gangverletzung— ist die Entwicklung einer Pseudozyste.

Die Folge des transkapsulären Risses mit Gangeröffnung ist die diffuse Peritonitis mit späterer Fistelbildung. *Symptome* sind die der akuten Pankreatitis.

Die *Behandlung* der *stumpfen* Verletzung ist exspektativ, d. h. mit Verlaufskontrolle des physikalischen Abdominalbefundes und Douglas-Raumes, der Leukozyten, des Pulses, Blutdrucks und Röntgenbildes, dazu ex juvantibus 2 Mega Penicillin und bei Schmerzen nur Spasmolytika. Die Behandlung der *perforierenden* Pankreasverletzung besteht in der sofortigen operativen Revision mit Gang- und Parenchymnaht über einem Drain oder Blindverschluß des proximalen Pankreasstumpfes oder -ganges, ferner dem Einpflanzen des distalen Pankreasanteiles und -ganges in eine nach Roux ausgeschaltete Dünndarmschlinge.

Eine *konsolidierte Pankreasfistel* wird ebenfalls in eine ausgeschaltete Dünndarmschlinge eingepflanzt.

Pankreastumoren

Gutartige Tumoren

des Pankreas sind selten. Wir kennen Lipome, Zystadenome (angeborene Zysten) und Inselzelladenome.

Inselzell-Adenome

Insulin-Adenom

- Insulinproduzierende β-Zelladenome der Langerhans'schen Inseln

Sie sind in 90 % der Fälle benigne, in 10 % zeigen sie bereits Anzeichen maligner Entartung. Sie treten im 3. und 4. Dezennium infolge ihrer Insulinüberproduktion in Erscheinung, lokalisieren sich zu 75 % im Pankreaskörper und besitzen einen Durchmesser von 1—2 cm.

Etwa 10 % der benignen Adenome treten primär multipel auf. Kardinalsymptome sind der hypoglykämische Anfall, ferner Anfälle von allgemeiner Körperschwäche und Schweißausbrüchen sowie Parästhesien, besonders nach körperlicher Belastung.

Der Blutzucker liegt im Anfall unter 50 mg%. Auf intravenöse Glukoseinfusion erfolgt schlagartige Besserung des Zustands.

Prodromalsymptome sind Heißhunger, Unruhe, Schwitzen, Blässe, Schwäche, Stupor, Erregung, Desorientiertheit sowie tonische und klonische Krämpfe.

Diagnose: Die im Intervall vorgenommene Testuntersuchung wird mit 1 g Tolbutamid in 20 ml NaCl durchgeführt, das langsam i. v. gespritzt wird, dabei Blutzuckerkontrolle. Bei Abfall der Blutzuckerwerte unter 50 mg % innerhalb von 30 Minuten ist ein Adenom wahrscheinlich. Danach Normalisierung des Blutzuckerspiegels in 1—2 Stunden. Wird der provozierte hypoglykämische Anfall lebensbedrohlich, so ist die intravenöse Glukosegabe notwendig.

Eine weitere Untersuchung ist der *Hungertest:* 72 Stunden wird absolute Nahrungskarenz eingehalten. Der Flüssigkeitsbedarf wird mit Kaffee oder Mineralwasser gedeckt. Fällt der Blutzucker innerhalb von 72 Stunden auf 30 mg% ab, so ist ein Adenom wahrscheinlich.

Differentialdiagnostisch gilt es, die funktionelle Hypoglykämie, einen Morbus ADDISON, eine Hypothyreose, einen Leberschaden, extrapankreatische Tumoren und eine renale Glukosurie abzugrenzen.

Lokalisation der Adenome erfolgt mittels Szintigraphie und Arteriographie des Pankreas, Sicherstellung mit Probelaparotomie.

Die *Behandlung* besteht in der Exstirpation unter 10 %igem Glukosedauertropf. In 90 % gelingt damit die Dauerheilung. Bei multiplen Adenomen ist die subtotale Pankreasresektion unumgänglich.

Als *Komplikation* kennen wir die maligne Degeneration.

Zollinger-Ellison-Adenom

- Nichtinsulinproduzierendes Adenom des Pankreas, das aus δ-Zellen besteht, die ein gastrinähnliches Hormon sezernieren und eine hartnäckige Ulkusdiathese bewirken.

In ca. $^1/_5$ der Fälle treten die Ulzera multipel auf und zeichnen sich durch Therapieresistenz, rasche Rezidivfolge und hohe Komplikationsrate aus. Neben den Ulkusbeschwerden treten in ca. 30 % heftige Diarrhöen mit Kaliumverlust auf, deren Ursache in einem Überangebot sauren Magensaftes an Duodenum und Jejunum zu suchen ist. Adenome oder Hyperplasie anderer endokriner Organe (Parathyreoidea, Hypophyse, Thyreoidea, Nebenniere und Pankreasinseln) finden sich gleichzeitig bei rund 25 % der betroffenen Patienten (hereditäres pluriglanduläres Syndrom, WERMER).

Die ungezügelte Ausschüttung von Gastrin stimuliert neben der Säuresekretion auch die Neubildung von Belegzellen in der Magenschleimhaut und kann so zu umschriebener oder diffuser glandulärer Hyperplasie führen. 50 % der ZOLLINGER-ELLISON-Adenome zeigen bereits bei ihrer klinischen Manifestation eine maligne Degeneration. Bei Verdacht auf ein ZOLLINGER-ELLISON-Syndrom ist die Laparotomie mit Exploration von Pankreas, Leber, Duodenum und regionären Lymphknoten angezeigt. Bei lokalisiertem Befund erfolgt die Resektion des tumortragenden Anteils. Liegt kein isolierter Knoten vor, so sind die subtotale Pankreasresektion oder die totale Gastrektomie (Entfernung des Erfolgsorgans) angezeigt.

Diagnose: Neben Anamnese, klinischem Bild, Röntgenbefund und Histologie der Magenschleimhaut kommt der quantitativen Magensaftanalyse zentrale Bedeutung zu. Ein ZOLLINGER-ELLISON-Syndrom sollte immer in Erwägung gezogen werden, wenn die Nüchternsekretion 30 mval übersteigt und mit Pentagastrin nicht mehr zu steigern ist oder das nächtliche Saftvolumen 100 ml beträgt. Diagnostisch bedeutsam ist auch das Verhältnis der basalen zur maximalen Sekretion, das bei Patienten mit ZOLLINGER-ELLISON-Syndrom 60 % und mehr ausmacht.

Verner-Morrison-Adenom (WDHA)

- Wäßrige Diarrhöen, Hypokaliämie und Achlorhydrie kennzeichnen das nicht β-Inselzelladenom.

Klinisch stehen die Folgeerscheinungen des Flüssigkeits- und Kaliumverlustes (Hypotonie, Muskelschwäche, Nephropathie, Azidose und Schock) im Vordergrund. Als durchfallauslösendes Agens wird eine Serotoninüberproduktion des Tumorgewebes diskutiert. Neben dem Versuch mit Cortison ist die Exstirpation des Tumors die Therapie der Wahl.

Pankreaskarzinom

- Vom Gangsystem ausgehendes, malignes Epitheliom (Adenokarzinom), das mit seiner Obduktionsfrequenz von 0,5 % relativ häufig ist.

Männner sind doppelt so häufig betroffen wie Frauen.

Symptome und Diagnostik: Ursächlich wird die chronische Pankreatitis angeschuldigt. 75 % der Tumoren finden sich im Pankreaskopf und führen hier zu einer Choledochus-Kompression mit meist schmerzlosem, kontinuierlich zunehmendem Ikterus. Erst später kommt es infolge der Pankreasgangverlegung und Fermentstauung zu sekundären pankreatitischen Anzeichen. In 60 % der Fälle ist klinisch eine gestaute vergrößerte Gallenblase tastbar (COURVOISIER). Subjektiv stehen Inappetenz, Übelkeit, Erbrechen, ein mechanischer Ikterus und eine vergrößerte Leber im Vordergrund. *Röntgenologisch* ist ein vergrößertes Duodenalknie mit Eindellung des Duodenums nachweisbar. Im Arteriogramm und Splenoportogramm zeigen sich atypische Gefäßaufzweigungen. Die Metastasierung erfolgt in die peripankreatischen Lymphknoten der Mesenterialwurzel, ferner in Leber, Lunge, Niere und Skelett.

Spätsymptome sind der Aszites und der Rückenschmerz. Letzterer tritt infolge des Tumoreinbruchs in den Plexus solaris auf.

Indikation und Behandlung: Probelaparotomie ist aus diagnostischen Gründen immer gerechtfertigt. Bei vergrößerten und metastatisch durchsetzten Drüsen ist nur ein Palliativvorgehen möglich. Es besteht in der Umgehungsanastomose der tumorverlegten Gallenwege

Tabelle 23.13 **Abdominelle Palpationsbefunde**

Mittlerer Oberbauch

- Pankreastumoren und -zysten
- Magentumoren
- Penetriertes Ulkus mit Netztumoren
- Pylorospasmus des Kindes
- Hepatomegalie (Tumormetastasen, Abszesse, parasitäre Zysten)
- Lymphknotenpakete
- Tumoren des Querkolons
- Epigastrische Hernie

Rechter Oberbauch

- Lebertumoren, -zysten, -metastasen und -abszesse
- Hydrops der Gallenblase
- Tumoren der Gallenwege
- Stauungsgallenblase (Courvoisier-Zeichen)
- Nierentumoren
- Lymphknotenmetastasen
- Netztumoren
- Leberschnürlappen

Linker Oberbauch

- Milztumor
- Colon-transversum- und linke Flexur- und Sigmatumoren
- Netzkonvolute
- Pankreasschwanzzyste
- Milzarterienaneurysma
- Nierentumoren
- Nebennierentumoren
- Vergrößerung des linken Leberlappens (Zysten)

Rechter Unterbauch

- Perityphlitistumor
- Karzinom, Tuberkulose, Morbus Crohn des Zökums
- Senkungsabszeß
- Ovarialzysten
- Netzkonglomerattumoren
- Retroperitoneale Befunde
- Hernien

Linker Unterbauch

- Ovarialzysten
- Konglomerattumoren
- Kolon- und Sigmatumoren (Divertikulitis)
- Kottumoren bei Megakolon
- Colitis ulcerosa
- Hernien

Mittlerer Unterbauch

- Überfüllte Harnblase
- Narbenhernien
- Atypischer Appendixtumor
- Aortenaneurysma
- Uterustumoren

und des komprimierten Duodenums, d. h. der Choledochoduodenostomie, der Choledochojejunostomie oder der Gastroenterostomie.

Sind keine Drüsen und keine Fernmetastasen nachweisbar und ist der Tumor vom Retroperitoneum abhebbar, so ist eine Radikaloperation (Duodenopankreatektomie) partiell oder total möglich. Die 5-Jahres-Überlebensquote liegt bei 10%.

Milz

Trauma

- Milzverletzung in Form von Quetschung, Berstung oder Zerreißung.

Sie ist die häufigste Indikation zur Milzoperation, d. h. der Milzentfernung. Ursache der Verletzung ist das auf die linke Körperflanke treffende, stumpfe Bauchtrauma. Es führt zur Berstungsruptur der Konvexität, bisweilen auch der scharfkantigen Ränder mit Massenblutung. Eine besondere Form ist die zentrale Parenchymverletzung ohne Kapselriß. Sie ist dadurch kompliziert, daß es erst nach symptomfreiem Intervall von einigen Tagen bis Wochen zum Kapselriß mit Massenblutung kommt (zweizeitige Milzruptur).

Symptome sind: Flanken-, Oberbauch- und Phrenikusschmerz, Rippenfrakturen, Prellmarken, Blutungsschock und Kollaps, Blässe, kalter Schweiß, Leukozytose, Douglas-Vorwölbung und Zunahme des Bauchumfangs. Flankendämpfung links. Röntgenologisch: Oberbauchverschattung links; Magenkontrast ergibt Verdrängung des Organs nach rechts, Zwerchfellgrenzen verwaschen.

Die *Behandlung* besteht in der Milzexstirpation. Postoperative *Komplikationen* sind die basale Pneumonie mit basalem Pleuraerguß links und die postoperative Magen-Darm-Atonie.

Splenomegalie

Die *Milzvergrößerung* (Milz-„Tumor" oder Splenomegalie) basiert im wesentlichen auf drei Ursachenkomplexen. Einmal der *infektiös* bedingten Milzvergrößerung, ferner der *Pfortaderstauung*, zum anderen auf den mit Milzvergrößerung einhergehenden *Blutbildungsstörungen*. Eine chirurgische Indikation zur Splenektomie liegt nur bei der letzten Gruppe vor, und zwar bei der hämolytischen Anämie (hämolytischer Ikterus), der essentiellen Thrombopenie (Morbus WERLHOF), ferner bei der Milzvenenthrombose, dem Abszeß und den Zysten (s. S. 340).

Hämolytischer Ikterus

- Vermehrter Anfall von Gallenfarbstoff in Geweben und Körperflüssigkeiten, hervorgerufen durch anfallsweise auftretenden Erythrozytenzerfall.

Die hämolytische Anämie ist ein familiäres Leiden. Ihre *Symptome* sind Anämie, schubweiser Ikterus, Milzvergrößerung und Gallensteine beim Jugendlichen. Begleitbefunde sind Turmschädel und Infantilismus. Die *Indikation zur Splenektomie* erfordert eine exakte Diagnostik, den Nachweis der kleinen Erythrozyten mit verminderter osmotischer Resistenz von 0,5—0,7 % NaCl und den positiven Urobilinogennachweis im Urin sowie den dunkelgrünen Gallegehalt des Duodenums. Ferner sind hämatologische Untersuchungen notwendig, vor allem auch der nuklearmedizinische Nachweis des gesteigerten Erythrozytenabbaus in der Milz.

Komplikationen sind die bereits im Jugendlichen- und Kindesalter auftretenden Gallensteine.

Morbus Werlhof, Essentielle Thrombopenie

- Primärer Hypersplenismus; ursächlich werden Thrombozytenzerstörungen in der Milz, Zytolyse der Milz durch Milzantikörper und Reifehemmung durch Milzstoffe diskutiert.

Die essentielle Thrombopenie Werlhof ist gekennzeichnet durch eine Thrombozytenverminderung auf $^1/_{10}$ der Norm, d. h. unter 30 000. Mit dem Druck- und Saugtest der Haut ist die Blutungsneigung nachweisbar. Außerdem ist die Blutungszeit verlängert bei normaler Gerinnungszeit und verzögertem Thrombelastogramm.

Differentialdiagnostisch ist mit der Knochenmark-(Sternal-)punktion eine primäre Knochenmarkerkrankung oder ein sekundärer Hypersplenismus auszuschließen.

Die *Behandlung* der essentiellen Thrombopenie besteht in der Milzexstirpation.

Milzvenenthrombose

- Partieller prähepatischer Pfortaderblock.

Sie ist bedingt durch Trauma, entzündliche Befunde oder eine angeborene Stenose. Ihre *Symptome* sind die Splenomegalie, sichtbare Kollateralbahnen, die Varizenblutung, die Leukopenie und Thrombopenie. Die *Behandlung* besteht in der Milzexstirpation, nachdem man durch Splenoportographie die Stenose lokalisiert hat. Voraussetzung ist der *differentialdiagnostische* Ausschluß eines intrahepatischen und prähepatischen Blocks anderer Genese.

Abszeß

Der *Milzabszeß* ist selten. Er beruht auf septischen Embolien bei Endokarditis und Sepsis. Er erfordert die Milzexstirpation.

Zysten

Milzzysten können parasitären (Echinokokkus) Ursprungs sein. Ferner kann es sich um Epidermoidzysten, Mesotheliome, Lymphzysten und Blutzysten handeln. Die *Behandlung* besteht in der Milzexstirpation.

Darmerkrankungen

Untersuchungstechnik

Tabelle 23.14 **Dünn- und Dickdarm-Untersuchungsmethoden**

Allgemeine Untersuchung:	Inspektion, Perkussion, Auskultation, Palpation
Röntgenuntersuchung:	Leeraufnahme des Abdomens im Stehen und seitlich im Liegen MDP und Kontrasteinlauf Angiographie
Endoskopische Untersuchung:	Rekto-, Sigmoido- und Koloskopie mit PE Duodenoenteroskopie mit PE Laparoskopie
Screening-Test:	Stuhluntersuchung auf Blut und Schleim, unverdaute Fasern, Fett- und Stickstoffgehalt, Chromalbumintest
Resorptionstests:	1. Laktosetoleranz (Stuhl und Serum) 2. D-Xylosetest 3. B_{12}-(Schilling)Test
Allgemeine Bestimmungen:	Serum-Karotin, -Kalzium, -Phosphat, alkalische Phosphatase und -Prothrombin CO_2-Exhalationstest (dekonjugierte Gallensäuren)
Therapeutische Tests:	Eliminationsdiät mit Milch und Gluten Substitution mit Pankreasfermenten Schilddrüsenhormonen, Vitamin D und Kalzium
Spezielle Untersuchungen:	Verschluckbarer Darmsender (Temperatur, Druck und pH-Werte) Blutungsquelle: Fluoreszenz-Wollfaden-Test Parasiten: Duodenalsonde

Duodenum

Mißbildungen

Im Duodenum begegnen uns *Atresien, Stenosen, Membranteil- und Totalverschlüsse, Megaduodenum, Duplikaturen, Pancreas anulare,* angeborene *Lageanomalien,* Kompression durch *Peritonealbänder.*

Atresie

- Angeborene Totalverlegung der Duodenallichtung, die Hauptursache des kompletten Neugeborenenileus und meist unterhalb der Papille lokalisiert ist.

Symptome: Hoher Ileus, ab 1. Lebenstag nach der Mahlzeit bei suprapapillärem Sitz weißes, bei infrapapillärem Sitz gallehaltiges Erbrechen im Strahl bei weichem Bauch und Abgang von Hungerstühlen.

Diagnose: Im Röntgenbild findet sich die typische Anordnung zweier Gas-Flüssigkeits-Spiegel. Der eine liegt links oben im erweiterten Magen, der andere rechts darunter im oberen Duodenum. Der FARBER-Test ist positiv, d. h. verschluckte Hornschuppen lassen sich im Stuhl nicht nachweisen.

Therapie: Sofortige Operation mit Anlage einer Seit-zu-Seit-Duodenojejunostomie oder Membranexzision.

Megaduodenum

- Angeborene oder erworbene atonische Vergrößerung des Duodenums.

Sie ist meist Folge einer Stenose, einer Avitaminose, eines Elektrolytmangels, nachbarschaftlicher Entzündungen, eines Eiweißmangels oder eines Lupus erythematodes.

Klinisches Symptom ist die Passageverlangsamung, die mit der Röntgenkontrastuntersuchung objektiviert werden kann. *Differentialdiagnostisch* sind Divertikel abzugrenzen.

Behandlung: Beseitigung der Ursachen.

Pancreas anulare

- Angeborene, das Duodenum umgreifende „Pankreasklammer" (s. S. 360), die den absteigenden Duodenalschenkel stenosiert.

Die *Symptome* werden von der Duodenalstenose mit hohem Ileus bestimmt, der im 1.—12. Monat nach der Geburt auftritt, sich aber auch erst jenseits des 20. Lebensjahres bemerkbar machen kann. Charakteristisch für die Spätmanifestation ist die kontinuierlich zunehmende Passagebehinderung.

Behandlung: Das Hindernis wird mit einer Duodenojejunostomie umgangen. Bei der seltenen Stenose oberhalb der Papille ist die BILLROTH-II-Resektion unumgänglich.

Bänderkompression des Duodenums

- Kompression der Duodenallichtung durch ein Gallenblasen-Kolon-Band, ein Band zwischen Lobus caudatus und Bulbus duodeni, oder eine Bandverbindung zwischen Mesokolon, Retroperitoneum und Duodenum.

Der Befund ist meist mit einer Malrotation kombiniert. Die *Symptome* sind die der Duodenalstenose.

Behandlung: Einfache Durchtrennung. Wenn die Bänderkompression mit einer Fehldrehung des Dünndarms verbunden ist, stehen die Dünndarmverschluß-Symptome im Vordergrund. Die Behandlung erfordert dann neben der Durchtrennung der Bänder die Retorsion des Dünndarms.

Duodenaldivertikel

- Angeborene, umschriebene transmuskuläre Prolapse der Duodenalschleimhaut.

Sie lokalisieren sich hauptsächlich an der kleinen Kurvatur im absteigenden und aufsteigenden Schenkel. Jeder 3. bis 4. Divertikelbefall ist multipel und hat Walnußgröße.

Symptome macht das Divertikel erst dann, wenn es zu Komplikationen kommt, dies ist bei 4—5 % aller Divertikel der Fall.

Komplikationen sind die Infektion, die Kompression der Darmlichtung, die Perforation, die Erosionsblutung, die maligne Degeneration und die Papillenkompression mit Ikterus. Ihre Symptome sind Schmerz, Obstipation, Singultus, Übelkeit, Erbrechen, Blutung und Ikterus.

Diagnose: Mit der Röntgenkontrastdarstellung in allen Richtungen sind die Divertikel darzustellen. *Differentialdiagnostisch* müssen Leber-, Galle-, Pankreas- und Magenerkrankungen abgegrenzt werden.

Indikation: Erst nach Ausschluß aller anderen möglichen Ursachen der Beschwerden und nach Erhärtung der Divertikelkomplikation ist die Indikation zur Operation gerechtfertigt. Die *Operation* besteht in der Abtragung des Divertikelsackes und dem Nahtverschluß seiner Basis.

Arteriomesenterialer Darmverschluß

- Bei Magersucht oder Lordose durch Anspannung des Ileozökalwinkels durch Bauchfelladhäsionen zur Kompression des Duodenums führende Dünndarmgekrösewurzel.

Wahrscheinlich handelt es sich um ein funktionelles Krankheitsbild.

Symptome: Akute Magendilatation mit Oberbauchschmerz, vorwiegend nach den Mahlzeiten. Charakteristisch ist die sofortige Besserung in Knie-Ellbogen-Lage. Der Röntgenbreischluck ergibt im akuten Zustand die Dilatation des auf- und absteigenden Duodenalschenkels, der sich nach Bauchlage schlagartig entleert.

Die *Behandlung* besteht in der Anlage einer Duodenojejunostomie, einer Gastroenterostomie, einer Billroth-II-Resektion, einer Vagotomie, oder, was am besten ist, der Durchtrennung des Treitz-Muskels und Lösung der Adhäsionen im Ileozökalbereich.

Verletzungen

- 10 % aller Bauchtraumen ausmachende retroperitoneale Duodenalwandruptur.

Als Unfallmechanismus kommen in Frage: Von ventral auftreffende Schlag- und Stoßeinwirkungen; dadurch wird das Duodenum im Bereich seines oberen und unteren Knies gegen die Wirbelsäule gequetscht.

Symptome sind Schock, Oberbauchschmerz mit nachfolgendem, beschwerdefreiem Erholungsintervall, das bis zu 48 Stunden anhalten kann. Danach kommt es zur intestinalen Blutung, zum Schmerz im Epigastrium, zu Leukozytose, Flankenknistern und Durchwanderungs-Peritonitis.

Komplikationen: Nebenverletzungen von Pankreas, Leber, Magen, Niere und Colon transversum.

Die Behandlung besteht in der operativen Nahtversorgung mit Drainage des Abdomens und des Retroperitoneums.

Tumoren

- Seltene, vornehmlich in Papillennähe angesiedelte Adenome, Lipome, Myome, Karzinome und Sarkome.

Symptome: Papillennah machen sie Zeichen des Pankreaskopftumors mit Verlegung des Ductus choledochus und positivem COURVOISIER-Zeichen (60 %). Die übrigen Lokalisationen verursachen nur eine Duodenalpassagebehinderung mit Übelkeit, Schmerz und Erbrechen. Die Röntgenkontrastdarstellung ergibt nicht immer einen positiven Befund.

Behandlung: Maligne Tumoren werden mit der Duodenopankreatektomie entfernt. Bei gutartigen Tumoren genügt die lokale Abtragung. Die Prognose des Papillen- und des Duodenalkarzinoms liegt bei 25 % Fünfjahres-Rezidivfreiheit.

Dünn- und Dickdarm

- Leitsymptom aller chirurgischen Darmerkrankungen sind die Beeinträchtigung der Passage, die Störung der Blutversorgung und die Mitbeteiligung des Peritoneums.

Jejunum und Ileum

Mißbildungen

Atresien, Stenosen, Doppelbildungen, Drehungsanomalien (Mekoniumileus) und MECKEL-Divertikel.

Atresien und Stenosen

- Vorwiegend im Ileum anzutreffende angeborene Engen und Klappen sowie komplette Verlegungen, die sich je nach ihrem Stenosegrad mehr oder weniger früh manifestieren.

Die Regel ist der 2 Tage nach der Geburt auftretende Ileus. Es gilt die Allgemeinerfahrung: Je höher und kompletter der Verschluß, um so früher und dramatischer seine Symptomatik. Dem Erbrechen folgt rasch die Austrocknung. Beim hohen Jejunumverschluß ist das Abdomen weich, beim Ileumverschluß dagegen aufgetrieben.

Das Röntgenleerbild im Hängen ergibt unter dem Magen- und neben dem Duodenalspiegel mehrere Dünndarmspiegel im Mittelbauch.

Differentialdiagnose: Malrotation, innere Hernien, Mekoniumileus und Doppelbildungen.

Behandlung: Sie besteht in der Resektion der Atresie und dem gestauten, überdehnten, oralen Darmabschnitt und der Wiedervereinigung der Darmstümpfe mit End-zu-End-Anastomose mit gleichzeitiger Enterostomieentlastung. Damit gelingt in 60—70 % die Heilung.

Tabelle 23.15 **Diarrhoe**

Infektiöse Diarrhoe	Gastroenterogene Infekte (Nahrungsmittel) Gärungs- und Fäulnisdyspepsie Allergie (Anaphylaxie) Wurminfekte
Morphologisch bedingte Diarrhoe	Tumorstenosen (paradoxe Diarrhoe) Divertikulitis Tbc Colitis ulcerosa Enteritis regionalis (Crohn) Lues Aktinomykose Ausgedehnte Darmresektion
Fermentdyspeptische und durch *Mukosaveränderungen* bedingte Diarrhoe	Pankreatitis Achlorhydrie Lipodystrophie Sprue Urämie Metallintoxikationen (Arsen, Hg und Pb) Irritables Kolon
Hormonell bedingte Diarrhoe	Hyperthyreose Nebenniereninsuffizienz Nebenschilddrüsenhyperplasie Diabetes mellitus Zollinger-Ellison-Syndrom Verner-Morrison-Syndrom

Diarrhoe mit Gewichtabnahme und Blutbeimengung erfordert dringende Abklärung: *Karzinomverdacht!*

Zystische Doppelbildungen

- Angeborene sackartige Doppelmißbildungen, Mesenteriallymph- und Chyluszysten.

Sie finden sich vorwiegend im unteren Dünndarm. Sie machen sich meist erst zwischen dem 6. und 40. Lebensjahr bemerkbar, und zwar an ihren Komplikationen wie Blutung, Infektion, Ventilfüllung mit Kompression der Darmlichtung, Perforation und Peritonitis.

Symptomatik: Kennzeichnend sind Schmerzen, Meteorismus, Erbrechen, Hyperperistaltik, Darmsteifungen, Temperaturerhöhung, Meläna und Peritonitis.

Behandlung: Mit der *Enukleation* oder Darmresektion erzielt man Beschwerdefreiheit.

Drehungsanomalie (Abb. 23.22)

- Relativ häufige, fetale Mangeldrehung der Darmwurzel.

Sie wird nach ihren Drehungsgraden eingeteilt: +90 Grad = Nonrotation, +180 Grad = Malrotation I, +270 Grad = inkomplette Rotation, +360 Grad nach rechts = der Dickdarm hat sich über den Dünndarm geschlagen, dies ist an sich der Normal- oder Endzustand. Ausbleiben kann dabei aber die Verklebung des Dickdarm-Mesenteriums mit dem Retroperitoneum, daraus resultiert das Lig. ileocolicum commune. Eine seltene Anomalie ist die sog. kombinierte + 90 Grad und –90 Grad Drehung = Malrotation II, bei der sich Dünn- und Dickdarmschleifen gegenläufig drehen.

Die *Symptome* hängen vom Grad der Drehung ab. Je nachdem kommt es zum mehr oder weniger kompletten Torsionsverschluß. Eine eigentliche Frühsymptomatik besitzt lediglich die Malrotation I, bei der gleichzeitig eine Bänderfixation zur rechten lateralen Bauchwand vorliegt, die das Duodenum komprimiert und frühzeitig zum Dünndarmvolvulus mit allen klinischen Anzeichen des Strangulationsverschlusses führt. Die Röntgenleeraufnahme ergibt multiple Spiegel in hochgestellten Schlingen. Die Röntgenkontrastdarstellung des Kolons zeigt eine linksseitige Doppelflintenlage des aszendierenden und des deszendierenden Kolons.

Behandlung: Mit der operativen Rückdrehung des Volvulus, der Durchtrennung der Bänder und der Fixation des Kolonmesenteriums an der dorsalen Bauchwand sind die Kinder zu heilen.

Mekoniumileus, Mukoviszidose

- Zum Dünndarmverschluß führende, infolge pankreatogener Hypofermentie ausbleibende Mekonium-Verflüssigung.

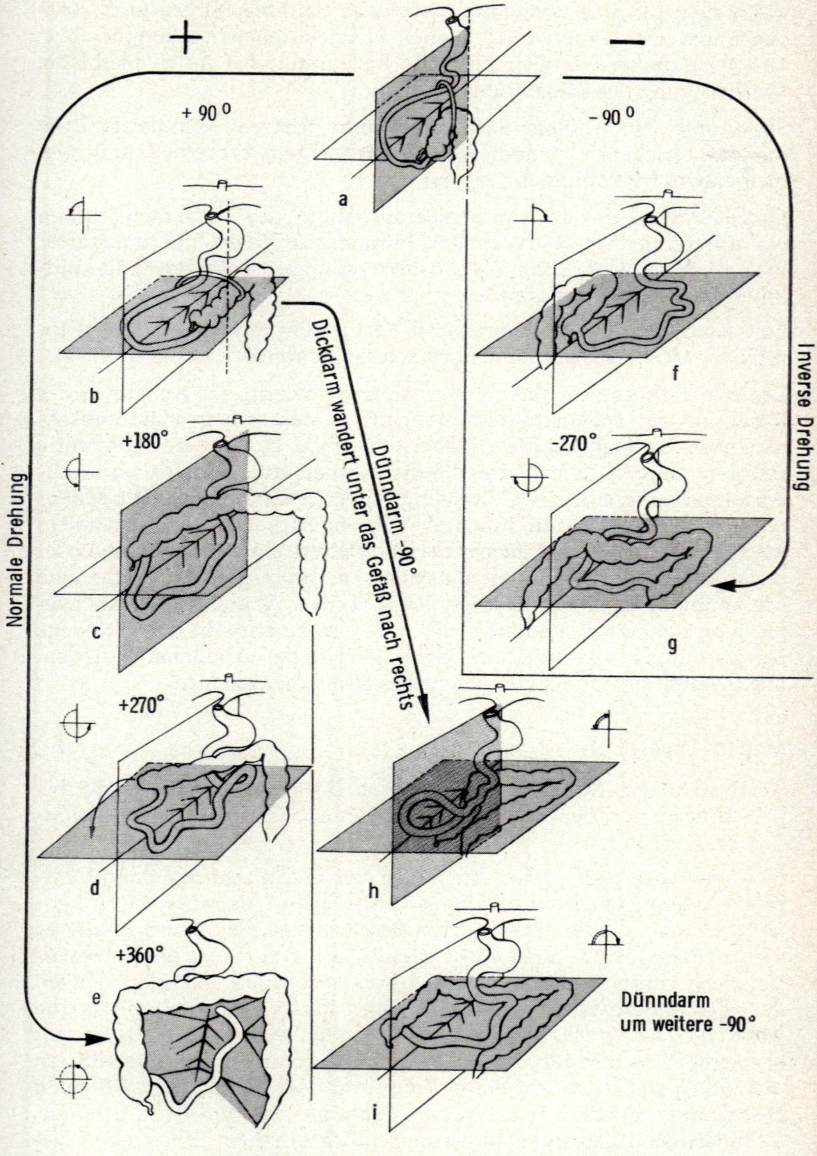

Abb. 23.22 **Mangel- oder Fehldrehungen des Dünn- und Dickdarms**
a) Nonrotation b) Malrotation I h) und i) Malrotation II.

Meist liegt ihr eine kongenitale zystische Pankreasfibrose (s. S. 361) zugrunde, die bei etwa 1 % aller Neugeborenen vorkommt. Nur 10—50 % davon erlangen klinische Bedeutung; bei ihnen bleibt die Verflüssigung des Mekoniums aus.

Symptome: Unmittelbar nach der Geburt tritt ein kompletter Ileus mit aufgetriebenem, jedoch weichem Abdomen, Erbrechen und ausbleibendem Mekoniumabgang auf.

Diagnostik: Auf der Röntgenleeraufnahme des Abdomens sehen wir unterschiedlich weitgestellte Dünndarmschlingen mit unscharfer Wandkontur. *Differentialdiagnostisch* sind alle übrigen frühkindlichen Ileusbilder abzugrenzen.

Eine *Komplikation* ist die pränatale Perforation mit Mekoniumperitonitis. Sie ist oft mit der Dünndarmatresie kombiniert.

Die *Behandlung* des *Mekoniumileus* ist schwierig, sie besteht in der Resektion des spastisch verengten, mit zementartiger Masse ausgemauerten Darmabschnittes. Dabei müssen u. U. größere Abschnitte geopfert werden. Die Darmstümpfe werden mit einer End-zu-End-Anastomose vereinigt. Damit gelingt in 30 % die Heilung. Die *Mekoniumperitonitis,* die auf pränataler Darmperforation bei pränatalem Mekoniumileus basiert, macht bei der Geburt ein maximal aufgetriebenes Abdomen mit harten Bauchdecken, Erbrechen und fehlendem Mekoniumabgang. Im Röntgenleerbild des Abdomens sieht man Kalkspritzer und unscharf begrenzte, meteoristisch aufgetriebene Darmschlingen, die sich unregelmäßig über das Abdomen verteilen. Die *Behandlung* ist die gleiche wie beim Mekoniumileus.

Meckel-Divertikel

- Sackartiges Restgebilde des fetalen Dottergangs, das sich 60 bis 100 cm vor der Ileozökalklappe an der amesenterialen Ileumwand findet.

Es kommt bei 2—3 % aller Menschen vor und macht nur dann Symptome, wenn sich *Komplikationen* entwickeln. Als wesentliche kennen wir das *Ulkus* (in versprengten Magenschleimhautinseln), es macht einen postprandialen Mittelbauchschmerz; ferner die *Ulkusblutung,* sie führt zur Meläna; die *Ulkusperforation* mit allen Folgen des Perforationsbauches: Schock und Perforationsperitonitis; die MECKEL-*Divertikulitis* macht die Symptome einer Appendizitis mit atypischer Lokalisation, *Adhäsionsstränge* können zum Ileus führen; die *Nabelfistel* entspricht einer Darmfistel oder einem sezernierenden Nabel und schließlich macht die *Invagination* das Bild eines Strangulationsileus mit Passagebehinderung, reflektorischem Erbrechen, Pulsfrequenzanstieg und Leukozytose.

Oft kommen die Komplikationen kombiniert vor.

30 % der Komplikationen manifestieren sich bis zum 1. Lebensjahr, der Rest kann sich noch bis zum 6. Dezennium unter den Anzeichen der *atypisch lokalisierten Appendizitis* bemerkbar machen. Mit der operativen Abtragung des Divertikels sind die Kranken geheilt.

Mesenterialgefäßverschluß

- Durch *arterielle Embolie*, meist nach Vorhofflimmern bei Herzvitien, ferner durch *arterielle Thrombose* bei einer Arteriosclerosis obliterans und Thrombangitis und schließlich durch *venöse Thrombose* bei erhöhter Gerinnungsneigung entstandene Darm- und Mesenterial-Ischämie.

Vorwiegend ist der Dünndarm, seltener der Dickdarm betroffen.

Die *Symptome der arteriellen Embolie* sind stürmisch mit akutem Abdominalschmerz, der nicht lokalisierbar ist, Meteorismus, diffuser Abwehrspannung, anfangs völliger Darmparese, die sich zwischenzeitlich wieder erholen kann, zunehmender Abwehrspannung der Bauchdecken; später Kreislaufverfall, Erbrechen, rektaler Temperatursturz, Leukozytose über 15 000, allmählich palpable Resistenz, rektaler Blutabgang und (in der Vorgeschichte) ein kardialer Befund.

Die *arterielle und venöse Thrombose* macht einen Kreszendo-Schmerz im ganzen Abdomen mit allgemein zunehmendem Peritonealschock, Leukozytose, wechselnder Darmparese und tastbarer Resistenz. In der Vorgeschichte ist bisweilen eine Angina abdominalis erkennbar, der Blutabgang ist nicht obligatorisch. Die Röntgenleeraufnahme ergibt im Frühstadium vereinzelte Spiegel wie bei der Strangulation, später sieht man die ödematöse Darmwand — erkennbar an der Auseinanderdrängung der luftgefüllten, jedoch nicht erweiterten Darmschlingen. Die Probepunktion ergibt blutiges Exsudat.

Behandlung: Bei gesicherter venöser Thrombose ist konservativ mit Nikotinsäure, Streptokinase oder Liquemin zu behandeln. Dauertropf i. v. 40 000 E Heparin (8 ml) in 1 l 5%iger Glukoselösung, über 24 Std. Nach 3 Tagen Umstellen auf Marcumar nach Thromboplastinwert. Bei allen übrigen Fällen ist die Laparotomie erforderlich. Dabei wird entweder der infarzierte Darm reseziert, oder bei der Embolie der Embolus mit Endarteriektomie aus dem Stamm der Arterie entfernt. Bei nicht ausschälbaren Intimapolstern am Abgang der A. mesenterica aus der Aorta ist eine Neostomie der Aorta mit der A. mesenterica erforderlich.

Die Letalität des Krankheitsbildes liegt heute noch bei 70—80 %. Komplikationen sind das postoperative Rezidiv und nach der Spontanheilung die Darmstenosierung und Malabsorption.

Blindsacksyndrom (Blindschlingenbildung).

- Stase in ausgeschalteten Darmabschnitten und -anteilen, z. B. Divertikeln oder dilatierten Stümpfen einer Seit-zu-Seit-Anastomose.

Die Stase führt zur Überwucherung Vitamin B_{12} konsumierender Erreger, sowie zur Entkoppelung konjugierter Gallensäuren. Die Wirkung der Gallensäuren auf die Mukosa ist toxisch. Resorptionsstörungen, Steatorrhö und Anämie sind die Folge (s. Tab. 23.17). Diagnose: Mit dem Atemlufttest mit ^{14}C-Glycocholat sind dekonjugierte Gallensäuren nachweisbar. Behandlung: Kausal operativ (s. unten).

Dünndarmdivertikel

- Paramesenterial angesiedelte multiple Darmwandaussackungen.

Primär sind sie symptomlos. Erst ab 50. Lebensjahr — wenn sie Komplikationen verursachen — machen sie sich bemerkbar. Symptome sind die stasebedingte Divertikelentzündung mit Enteritis, Ulkusbildung mit Schmerzen, die Perforation mit Peritonitis und die Blutung. Die Befunde sind dabei unterschiedlich. Im chronischen Komplikationsstadium herrscht durch Vitamin-B_{12}-Mangel bedingte Anämie vor (s. Blindsacksyndrom). Die chronische Komplikation ist die Malassimilation (s. S. 388).

Die *Diagnose* wird mit der Röntgenkontrastdarstellung, dem Atemlufttest, dem Schilling-Test und dem Nachweis okkulten Blutes und vermehrten Fettgehaltes im Stuhl gestellt.

Behandlung: Bei Stase und blander Entzündung besteht die Behandlung in der Gabe von Breitbandantibiotika, Vitamin B_{12} (300 Gamma tgl.), Vitamin-B-Komplex (2 Amp. tgl.), Vitamin K (10 mg) und Folsäure; ferner Vitamin A und Vitamin D_3.

Bei Blindsack und Schlingen sowie großen Divertikeln empfiehlt sich die Abtragung bzw. die Resektion. Bei Ulkusperforation und Blutung ist die Resektion des gesamten divertikeltragenden Abschnittes oft dringlich.

Entzündungen und Degenerationen des Dünndarms

Jejunitis

- Auf unterschiedlicher Genese beruhende, meist allergisch, hyperergisch oder fermentdyspeptisch bedingte Darmwandentzündung, die in drei Schweregraden auftritt und mit Dysbakterie einhergeht.

Symptome: Die Jejunitis macht vermehrte Peristaltik, Borborygmus (Bauchknurren), krampfartige Schmerzen und eine chronische Malabsorption.

Differentialdiagnose: Sie ist gegen die Appendizitis wie auch die Enteritis regionalis oft nur schwer abzugrenzen.

Im Röntgenbild sehen wir nur eine gestörte Passage und verdickte Mukosa.

Mit der konservativen *Behandlung* mit Eliminationsdiät (Eiweiße und andere Allergene), Spasmolytika (Avafortan, Spasmo-Cibalgin usw.), Fermentsubstitution (Pankreon comp.) sind die Beschwerden zu bessern.

Phlegmone (Darmbrand)

- Entzündliche, phlegmonöse Infiltration der gesamten Darmwand, die bei Penetration, Perforation und Peritonitis zum akuten Schockbild führt.

Sie macht die *Anzeichen* eines septisch-toxischen Allgemeinbildes mit dem typischen Bild der Peritonitis, einen hochgradigen auffallenden Leibschmerz im Mittel- und Oberbauch mit Abwehrspannung und gesteigerter Pulsfrequenz, hoher Leukozytose, erhöhten Temperaturen, Erbrechen, Diarrhöe und späterer kompletter Darmparese.

Differentialdiagnose: Die Abgrenzung gegen eine akute Appendizitis oder eine Appendicitis perforata mit abnormer Lokalisation kann schwer sein.

Behandlung: Das Frühstadium wird konservativ mit hohen Dosen Antibiotika (Neomycin und Achromycin) und Cortison (Prednison 20 mg tgl.) behandelt. Bei Perforation muß unter Antibiotikaschutz reseziert werden. (*Cave:* Eiweißersatz-Präparate, wenn eine allergische Genese in Frage kommt!) Bei ausgedehntem Darmbefall ist die *Prognose* infaust.

Ulcus simplex

- Solitäres, peptisches Jejunalgeschwür.

Es ist selten und entsteht nach oralen Langzeitgaben von Kaliumpräparaten, ferner auf dem Boden von Endangitis, Thrombangitis und versprengter Magenschleimhaut sowie einem ZOLLINGER-ELLISON-Syndrom. Es findet sich meist im fixierten Abschnitt des oberen Dünndarms.

Symptome sind typische, bei leerem Magen und Darm auftretende Ulkusbeschwerden und Blutungen sowie bei Perforation die Peritonitis.

Mit der Dünndarmsegmentresektion ist der Kranke zu heilen.

Sklerodermie

- Im Rahmen einer generalisierten Kollagenose auftretende Sklerosierung der Darmwand, die die Gesamtfunktion des Organs beeinträchtigt und zu mechanischen Komplikationen führen kann.

Dünndarmbefall führt zu chronischem Ileus mit Malabsorption. Im Röntgenbild zeigen sich längsgerillte Schleimhautkonturen. Konservativ wird mit Cortison meist eine Besserung erzielt. Bisweilen läßt sich eine ausgedehnte Resektion nicht umgehen.

Strahlengeschädigter Dünndarm

- Durch Röntgenstrahlen hervorgerufener Darmwandschaden, der zum Durchbruch neigt.

Betroffen sind an die vordere Bauchwand fixierte Darmabschnitte. Dies führt zur Malabsorption, zum inkompletten, chronischen Ileus oder zur gedeckten Darmperforation. Im Röntgenbild ergeben sich veränderte, starre Schlingen mit enger Lichtung. Die Resektion kommt nur dann in Frage, wenn lebensbedrohliche Komplikationen wie Spontanperforation und Bauchdeckenfisteln eintreten.

Pneumatosis cystoides

- Kleine subseröse, submuköse und muköse, gasgefüllte Zystenbildungen, die die Wand von Dünndarm und Zökum, aber auch von Gallenblase und Mesenterium durchsetzen.

Die Erkrankung kann im 6. und 7. Dezennium, aber auch im Kindesalter auftreten. Meist handelt es sich um einen Begleitbefund von Magenulzera, Magenkarzinom usw.

Symptome: Bauchschmerz macht die Pneumatosis nur dann, wenn sie die Passage behindert und sich ein Meteorismus ausbildet. Selten sind der Abgang hellroten Blutes und die paradoxe Diarrhöe. An Komplikationen fürchten wir den Gasaustritt in die Bauchhöhle (Pneumoperitoneum) und den paralytischen Ileus. Die Röntgenaufnahme zeigt eine typische traubenförmige Luftansammlung. Nur bei gravierender Symptomatik ist die Resektion des veränderten Darmabschnittes angezeigt. Meist läßt sich die Gasfüllung der Zysten mit O_2-Beatmung, die zur Gasresorption führt, beseitigen.

Aktinomykose (Strahlenpilzerkrankung)

- Aus einer enteralen Durchwanderung verschluckter Aktinomyzeten hervorgegangenes Myzetom, das sich vorwiegend im Ileozökalbereich lokalisiert.

Von hier aus wandern die Pilze durch die Bauchdecken nach außen oder in die Portalvene ein und bewirken hier Bauchwandinfiltrate oder Leberabszeßbildungen.

Symptome sind die einer chronischen Appendizitis, einer Hepatomegalie, eines Zökaltumors oder einer Hautfistel, aus der sich gelbkörniger Eiter entleert.

Die *Diagnose* wird mit dem Drusennachweis im Eiter gesichert.

Therapie: Resektion des Ileozökaltumors unter Schutz von Breitbandantibiotika und Sulfonamiden.

Typhus

- Chirurgische Komplikationen des heute seltenen Typhus sind neben der Osteomyelitis die Darmperforation mit Peritonitis und die Blutung.

Sie treten in der 2. und 3. Erkrankungswoche auf. Die Anzeichen der Perforation sind durch das Grundleiden, insbesondere die Leukopenie larviert. Die Diagnose läßt sich nur mit dem Nachweis freier Luft im Abdomen, der lokalisierten Abwehrspannung und der kompletten Darmparese stellen. Nur die frühzeitige Übernähung des perforierten Ulkus kann den Kranken retten. Die Blutung läßt sich mit Hämostyptika (COHN-Fraktion I, Konakion), Fibrinogen und Frischbluttransfusionen in der Regel beherrschen.

Darmtuberkulose

- Von offenem spezifischem Pulmonalherd und infiziertem verschlucktem Sputum ausgehende, sich vorwiegend im Ileozökalbereich absiedelnde, zirkulär angeordnete Ulzera oder tumoröse Veränderungen.

Die *Symptome* sind Diarrhoe, Malabsorption, Schmerzen und ein tastbarer Tumor. *Differentialdiagnostisch* sind das Malignom und die Enteritis regionalis CROHN oft schwer abzugrenzen. Das Röntgenbild zeigt die neben dem tuberkulösen Lungenbefund anzutreffende typische Einengung des Zökums und des Colon ascendens. Die tumoröse Form wird konservativ mit *Tuberkulostatika-Rotationstherapie* und 20 mg Prednisolon tgl. behandelt: 2 Monate: PAS 24 g (bei Darm-Tbc nur Infusion) + Streptomycin 1,0 5x/Woche + INH (Neoteben) 10 mg/kg; 6 Wochen: PAS 24 g/die + 3 x 1,0 Streptom./Woche; 4 Wochen: PAS 24 g + INH 10 mg/kg. Je nach Verlauf wieder Übergang auf Dreierkombination oder Rotation mit Zweierkombination in 4—6 Wochen: Streptomycin — INH; PAS — Streptomycin; INH — PAS, immer dazu Vit. B_6 100 mg/die. Statt der oben genannten Antituberkulostatika können auch Rifampizin (R.M.P.), Ethambutol (B.M.B.) in die Rotation mit INH eingeschaltet werden. Die stenosierende, strikturierende Form erfordert dagegen die Resektion unter tuberkulostatischem Schutz.

Mesenterial-Lymphknotentuberkulose (Tabes mesaraica)

- Subakute, in der Symptomatologie der Appendizitis ähnliche Lymphknotenschwellung im ileozökalen Mesenterium.

Sie beruht auf einer Schluckinfektion mit enteraler Wandpassage. Meist begegnet uns die Erkrankung als Zufallsbefund bei einer fehldiagnostizierten Appendizitis und deren Operation. Probeexzision und Tierversuch erhärten den Befund. Mit Tuberkulostatika und Klimakur ist der Infekt ausheilbar. Die Dauer der Behandlung richtet sich nach dem Lungenbefund.

Enteritis regionalis (Crohn)

- Submuköse, die Darmwand sklerosierende, jeweils scharf begrenzte, chronische, komplikationsgefährdete Entzündung unklarer Genese.

Sie tritt oft auf hyperergischer Basis als Zweiterkrankung auf und verläuft schubweise mit zunehmender elephantiastischer Verdickung der Darmwand, des Mesenteriums und der dazugehörigen Lymphknoten. Durch das Ödem und die Schrumpfung der Submukosa kommt es zur Schleimhautrasterung (Pflastersteinrelief). Die Stenose führt zur relativen Muskelhypertrophie. Komplikationen sind die von

Nachbarschlingen gedeckten Fistelaufbrüche (Abb. 23.23), die Blutung, die Stenose, der Ileus und die malabsorptionsbedingte Kachexie. Hauptlokalisationen sind das untere Ileum, das Kolon und das Jejunum. Selten ist der Befall von Ösophagus, Magen, Duodenum und Anus.

Symptome und *Diagnostik:* Die Kennzeichen der akuten Enteritis regionalis sind die einer Appendizitis oder eines inkompletten akuten Ileus mit Schmerzen im rechten Unterbauch, Blähungsverhaltungen, Brechreiz, Fieber, Übelkeit, Malabsorption und reduziertem Allgemeinbefinden. Objektiv ist im rechten Unterbauch ein Tumor zu tasten. Weitere Hinweise sind die Leukozytose und die meist länger als bei der Appendizitis und relativ uncharakteristisch verlaufende Schmerzanamnese. Im Röntgenkontrastbild sehen wir das typische Pflastersteinrelief der gebogenen und konisch zulaufenden letzten Ileumschlinge.

Behandlung: Bei klinisch und röntgenologisch gesicherter Diagnose wird die *akute* Enteritis regionalis konservativ mit Antibiotika, Azulfidine, Cortison, ACTH und Eliminationsdiät (s. S. 409) behandelt. Bei irrtümlicher Operation als Appendizitis ist die Resektion des gesamten befallenen Darmabschnittes vorzunehmen, da bei alleiniger Appendektomie die Gefahr der Appendixstumpffistel besteht.

Die *unkompliziert verlaufende chronische Enteritis regionalis* macht ein anderes klinisches Bild als die akute und die komplizierte Enteritis. Sie bietet die Anzeichen einer chronischen Darmentzündung mit rezidivierendem Meteorismus, krampfartigen Bauchschmerzen, Unverträglichkeit von Milch und Süßspeisen, Gewichtsabnahme und Diarrhoe. Die Behandlung ist konservativ mit 2 g Tetracyclin tgl., Prednison 30 mg tgl. und Azulfidine 8 g tgl. als Dauertherapie. Gegen die Schmerzen Baralgin 1 Amp. langsam i. v.

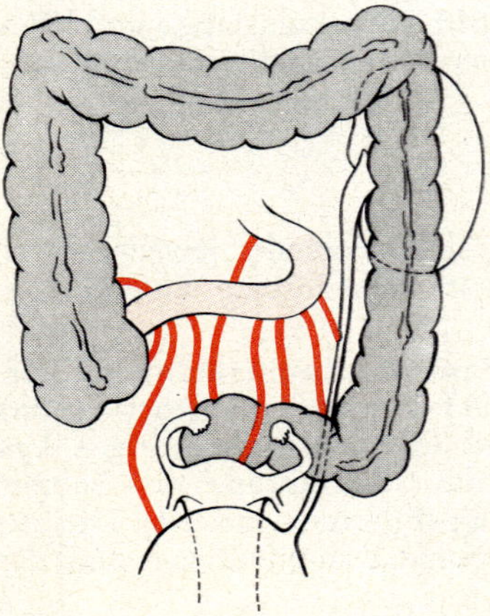

Abb. 23.23 **Enteritis regionalis.** Von der veränderten unteren Ileumschlinge ausgehende Fisteln.

Anders bei der *komplizierten chronischen Enteritis regionalis*, die die *Symptome* des kompletten Ileus, der Blutung und – bei Perforation – der lokalen Peritonitis oder einer inneren Fistel mit Peritonealabszeß bietet. Nach Lokalisation und Beurteilung der Schwere des Befundes mit der Röntgenkontrastdarstellung ist hier die ausgedehnte *Resektion* notwendig.

Tabelle 23.16 **Exsudative Enteropathie** (nach Ammann)

Begleiterscheinung einer bekannten Magendarmaffektion:

Entzündliche:	— Colitis ulcerosa — Enteritis regionalis — Infektiöse Gastroenteritis
Neoplastische:	(gut- oder bösartig) — Polyposen — Polyadenomatosen — Magen-Darm-Karzinome — Maligne Lymphome
Diverse:	— Idiopathische Sprue — Allergische Gastroenteropathie

Lymphabflußstörungen (intestinal)

Primäre:	— Intestinale Lymphangiektasie
Sekundäre:	— Chylusstauung (Tumor, Entzündung) — Chylus-Darmfistel — Massive Venendrucksteigerung bei Rechtsinsuffizienz und Pericarditis constrictiva

Es gibt 2 Möglichkeiten zum Nachweis eines enteralen Eiweißverlustes:

Qualitativer, immunologischer Nachweis im Magen-Darm-Sekret (technisch schwierig)

Quantitative Bestimmung der fäkalen Ausscheidung von intravenös verabreichten, radioaktiv markierten Makromolekülen (^{51}Cr-Albumin, ^{67}Cu-Coeruloplasmin)

Spruesyndrom

- Chirurgisch nicht angehbare, enterale Resorptions- oder Nahrungsverwertungsstörung mit Verlust von fettlöslichen Vitaminen infolge von Steatorrhoe, Kohlenhydrat-, Eiweiß- und Mineralausscheidung mit dem Stuhl.

Gluteninduzierte Sprue des Erwachsenen mit Malabsorption (entspricht der kindlichen Zöliakie). Ätiologisch liegt eine Unverträglichkeit des Getreideproteins Gluten zugrunde (Enzymdefekt? Peptidasemangel? Immunreaktion?). Die Diagnose wird durch Biopsie gestellt, *Behandlung:* Eliminationsdiät.

Die *Whipple Erkrankung* (polyarthritische Schübe, Lymphknotenvergrößerung, Hautpigmentierung und massive Steatorrhoe) wird ebenfalls durch Biopsie und den Nachweis des Glykoproteins (Schiff-Reagenz) nachgewiesen. Die Ursache ist unbekannt, gutes Ansprechen auf Breitbandantibiotika.

Ausgedehnte Dünndarmresektion

- Nicht spontan ausgleichbare Malassimilation (Digestions- und Absorptionsstörung) infolge erheblich verringerter intestinaler Funktionsfläche.

Ab $^1/_2$-Dünndarmresektion ist mit latentem, nur labormäßig erfaßbarem, ab $^2/_3$-Dünndarmresektion mit klinisch manifestem Stoffwechseldefizit zu rechnen, wenngleich auch der Restdarm durch Adaptation und Autoregulation eine gewisse Kompensation ermöglicht.

Spezielle Korrelationen bestehen zwischen reseziertem Abschnitt und Art des Absorptionsausfalls, wie z. B. das Gallensäure- und Fettdefizit beim Ileumverlust. Immer liegen gallige Durchfälle, Steatorrhoe, Anzeichen des Mineral-, Flüssigkeits-, Vitamin- und Eiweißmangels vor. (Laboruntersuchungen s. S. 361 u. 373.)

Behandlung: Konservative Maßnahmen sind: Häufige kleine warme Mahlzeiten; wegen Disaccharidasemangel milchfreie Diät, wegen Fettabsorptionsstörung Triglyceride; Eiweißgaben in Form von oralen Aminosäurenpräparaten oder i. v. Aminotrat, Aminofusin, Omnifundol; Vitaminsubstitution: A, B_{12}, D und K. Zum Stoppen des Gallensaftverlustes Cholesthyramin: Cuemid, Quantalan oder Questran. Operativ kann eine Transportverlangsamung versucht werden entweder mit der antiperistaltischen Einpflanzung eines unteren Dünndarmsegmentes oder mit der Schaffung eines Sphinktermechanismus im untersten Dünndarm durch ringförmige Ablösung der äußeren Längsmuskelschicht.

Malassimilationssyndrom (Maldigestion und Malabsorption)

- Fehlverdauung und -resorption der Nahrungsstoffe im Dünndarm mit hochgradiger Zunahme der Stuhlmengen auf Grund der in Tab. 23.17 aufgeführten Ursachen.

Dünndarmverletzung

- Perforierende Darmwandläsion

Ursachen sind das stumpfe und perforierende Bauchtrauma, Spontanrupturen, Darmwandhämatome und verschluckte Fremdkörper.

Tabelle 23.17 **Malassimilationssyndrom** (nach E. Martin und F. Bohrer)

I. Teilweiser oder vollständiger Mangel der *Pankreasenzyme* bei:
Primärer Pankreasatrophie, zystischer Pankreasfibrose, chronischer Pankreatitis, Pankreasgeschwülsten und nach Pankreatektomie.

II. Teilweiser oder vollständiger Ausfall der *Salzsäure* oder der *Galle:*
Nach Magenresektion, bei Retentions- und Obstruktionsikterus, Leberzirrhose oder -karzinom.

III. Veränderungen der *Darmflora:*
Nach massiver Antibiotikatherapie, bei gastrokolischer Fistel, Divertikulose, Unterernährung (Kwashiorkor), Syndrom der blinden Schlinge (blind-loop), Hypogammaglobulinämie und beschleunigter Darmpassage.

IV. *Darmoperation:*
Nach ausgedehnten Darmresektionen (s. S. 388)

V. Abflußstauung in den *Lymphgefäßen*, den *Mesenteriallymphknoten* bzw. Verschluß der A. mesenterica sup. bei Abdominaltuberkulose, Morbus Boeck-Besnier-Schaumann, Lymphosarkom und Morbus Hodgkin.

VI. *Parasitosen:*
z. B. Lambliasis.

VII. Läsionen an *Lymphgefäßen* oder *Kapillaren* in der *Darmwand* selbst:
Bei Enteritis regionalis Crohn, exsudativer Enteropathie (Gordon) und Whipple-Krankheit, Röntgenbestrahlungsschaden.

VIII. *Systemische* Affektionen:
z. B. Sklerodermie und Amyloidose

IX. Die verschiedenen *Sprueformen:*
Zöliakie, idiopathische und tropische Sprue.

X. *Endokrinopathien:*
Diabetische Enteropathie, Hyperparathyreoidismus, Morbus Addison, Hyperthyreose.

Das Bauchtrauma verletzt vorwiegend die fixierten Dünndarmabschnitte des Jejunums, des unteren Ileums und des Duodenums. Die perforierende Verletzung führt zur sofortigen Peritonitis. Die alleinige Wandquetschung führt bei Ausheilung zur sekundären Stenose. Sie kann aber auch bei fortschreitender Wandnekrose noch nach Tagen eines symptomfreien Intervalls Ausgangspunkt einer Perforationsperitonitis werden.

Die *Symptomatik* kann beim *Quetschtrauma* anfangs spärlich sein (Leukozytose und lokaler Schmerz). Nach symptomfreiem Intervall kommt es dann bei Nekrose und Perforation zum Peritonealschock. Die *primär perforierende Verletzung* ist durch den initialen Perforationsschock infolge der Enzymperitonitis, das initial brettharte Abdomen und den diffusen Bauchschmerz gekennzeichnet. Weitere Symptome sind: Kollaps, Leukozytose über 15 000, steiler Pulsanstieg, Erbrechen, Singultus und zunehmender Meteorismus, Flankendämpfung, Stille über dem Abdomen. Das Röntgenleerbild zeigt freie Luft unter dem Zwerchfell. Die Punktion in 4 Quadranten ergibt Darminhalt oder Blut.

Therapie: Allein die unverzügliche Übernähung oder Resektion kann den Verletzten retten. Dazu Reverin 2 × 275 mg i. v. + 1 g Paraxin, Elektrolytdauertropf 2—3 l/die, Schockbehandlung, Peritonealperfusion mit Tetracyclin 2 g und 5 % Glukose-Ringerlösung, Gasanalyse und pH-Kontrolle, Nierenstarter (Mannit).

Mesenterialabriß

- Abriß des ernährenden Gefäßstiels, der entweder zur Blutung in die freie Bauchhöhle oder zur sekundären Darmwandnekrose mit Perforationsperitonitis führt.

Symptome sind Peritonealschock, begrenzte Resistenz, vorgewölbter Douglas-Raum (Blutansammlung), zunehmender Bauchumfang, Flankendämpfung, die über 15 000 ansteigende Leukozytose, die zunehmende Blässe und die komplette Darmparese mit Pulsanstieg und Blutdruckabfall. Das Krankheitsbild erfordert die Laparotomie mit Blutstillung und bei Darmwandnekrose die Darmresektion.

Spontanruptur

- Von Ulzera und Divertikeln ausgehender, dem Darminnendruck nachgebender Wanddurchbruch.

Er macht die gleiche Peritonitis-Symptomatik wie die Ulkusperforation. Die Behandlung besteht in der Frühresektion.

Darmwandhämatom

- Traumatisch als Folge eines stumpfen Bauchtraumas oder spontan nach Antikoagulantienbehandlung oder im Verlauf einer hämorrhagischen Diathese entstehende subseröse Blutansammlung.

Symptome sind lokalisierter Abdominalschmerz, geringfügige Peritonealzeichen, lokalisierter Meteorismus mit partieller Darmparese, Darmstenosezeichen und eine Leukozytose von über 15 000 sowie eine Meläna. Die fraktionierte Röntgenbreipassage stellt die Einengung der Darmwand dar.

Die *Behandlung* ist konservativ und exspektativ.

Verschluckte Fremdkörper

finden wir bei Kaptivi, beim Suizidversuch und bei Kindern. Meist passieren die Fremdkörper den Verdauungstrakt ungehindert und machen keine Symptome. Kritische Stellen sind lediglich der Magenausgang, das Duodenalknie, die Flexura duodenojejunalis und die Ileozökalklappe. Mit der Röntgenleeraufnahme erkennen und lokalisieren wir schattengebende Fremdkörper. Eine Komplikation ist die Penetration, die aber selbst bei Nadeln nur in etwa 5 % eintritt.

Behandlung: Mit Gaben von Kartoffelbrei und Sauerkraut lassen sich die meisten Gegenstände per vias naturales abtreiben. Ständige Röntgen- und Stuhlkontrollen zur Beobachtung der Fremdkörperwanderung und des Abgangs sind ratsam. Bei klinisch und röntgenologisch nachweisbarem Stopp und anderen Komplikationen (Penetration und Perforation) ist die Laparotomie und die Fremdkörperentfernung mittels Enterotomie angezeigt.

Darmfistel

- Epithelisierte Verbindung von Darm zu Darm oder vom Darm zum Hautepithel.

Wir unterscheiden die *operativ angelegten Fisteln,* die sog. Stomata (Kolostomie, Ileostomie) und die *spontan, traumatisch oder postoperativ* entstandenen, sog. unwillkürlichen Fisteln. Ihre Ursachen sind Naht- und Stumpfinsuffizienzen, Darmperforationen, Ulkusperforationen, Aktinomykose, Tuberkulose, Karzinom, Enteritis regionalis, Fremdkörperdurchwanderung und Meckel-Divertikel.

Symptom der äußeren Fistel ist der Austritt von Darminhalt. Die Höhenlokalisation geschieht mit Untersuchung des Fistelsekretes, d.h . der Klärung, ob das austretende Sekret Dünn- oder Dickdarminhalt ist, ob der Inhalt die Hautumgebung verätzt, ferner mit der Bestimmung der Passagezeit eines Farbstoffes bis zur Fistel und schließlich mit der Röntgendarstellung der Fistel von innen und außen. Die hohe Fistel mit erheblichem Flüssigkeits-, Eiweiß-, Ferment-, Mineral- und Nahrungsverlust muß so früh wie möglich verschlossen werden. Bei der Fistel in tieferen Darmabschnitten dagegen kann man die spontane Heilung abwarten. Die konservative Behandlung geschieht mit parenteralem Flüssigkeits- und Mineralersatz, ständigem Absaugen durch das Eingeben eines Saugschlauches und gleichzeitiger Instillation von Milchsäure zum Neutralisieren des alkalischen Darmsaftes. Die Fistelumgebung wird mit Karaya-Puder oder Zinkpaste-, Tierkohle-, Aluminiumpudergemisch oder Silikonpaste vor der Verätzung geschützt. Beim operativen Fistelverschluß ist der fisteltragende Dünndarmabschnitt zu resezieren.

Tumoren des Dünndarms

Gutartige Tumoren

sind Adenome, Myome, Lipome, Fibrome, Hämangiome, Neurinome und Fibromyome.

Symptome sind der Subileus oder die chronische Obstipation, Krampfschmerzen und bei Erosion auch die Blutung.

Komplikationen sind in 15—20 % die maligne Entartung und die Tumorinvagination.

Peutz-Jeghers-Adenom

- Mit perioraler und periokulärer Haut- und Schleimhautpigmentierung — in der Art von Sommersprossen — vergesellschaftete Dünndarmpolyposis (wahrscheinlich Hamartome).

Mit der fraktionierten Röntgenkontrastuntersuchung des Dünndarms erfassen wir 30 % der kleinen Blastome. Die Angiographie ist mit einer Treffsicherheit von 90 % ergiebiger. Die operative Entfernung ist immer angezeigt. Die lokale Abtragung oder Resektion ist ein relativ risikoloser Eingriff.

Karzinoid

- Prämaligne oder semimaligne, hormonaktive (serotoninproduzierende) Tumoren des Verdauungstraktes.

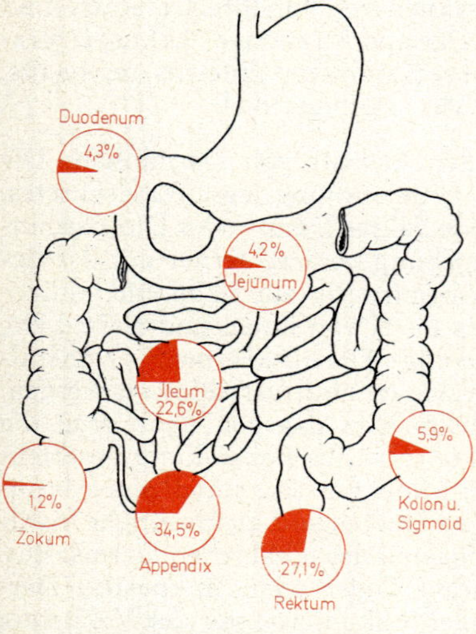

Abb. 23.24 **Karzinoid.** Lokalisation im Verdauungstrakt.

Sie gehen von den hellen, chromaffinen, serotoninproduzierenden Mukosazellen — vorwiegend des unteren Dünndarms, der Appendix des Dickdarms und Mastdarms — aus (Abb. 23.24). Die anfangs kleinen, grauen Tumoren wachsen langsam und metastasieren erst relativ spät in die regionären Lymphknoten von Mesenterium und Leber. Sie sind klinisch maligne Geschwülste und können solitär oder multipel auftreten. In der Appendix führen sie zur *Lichtungsverlegung* und machen hier die Zeichen einer Appendizitis. Die Karzinoide der übrigen Lokalisationen machen sich meist erst infolge ihrer *Hormonaktivität* (5-Hydroxytryptamin = Serotonin-Überschuß) bemerkbar.

Die klinisch manifeste Hormonaktivität des Karzinoidsyndroms setzt größere Tumormassen voraus, d. h. der Primärtumor muß groß sein und Lymph- und Lebermetastasen gemacht haben. Lebermetastasen führen dazu, daß das in der Leber normalerweise durch Monoaminooxydase abgebaute Serotonin unverändert über Kurzschlüsse direkt in den großen Kreislauf gelangt und den *Flush* auslöst. Seine Zeichen sind: Diarrhoe, Asthma, Herzbeschwerden und Hautrötung der oberen Körperhälfte mit Schweißausbrüchen. Der Karzinoidnachweis ist mit der Serotoninreaktion — nur positiv bei Ausscheidung von mehr als 15 mg/die im Urin — (UDENFRIED und WEISBACH) zu erbringen. Sekundärerscheinungen sind fibrotische Veränderungen der Trikuspidalklappe und die Pulmonalstenose.

Die Therapie besteht in der Resektion des Primärtumors und der so weit wie möglichen Entfernung der Metastasen. Damit werden die Kranken von dem Flush befreit und unter Umständen Überlebenszeiten bis zu 15 Jahren erzielt.

Die konservative Behandlung des Flush besteht in eiweißreicher Kost und Gaben von Nikotinsäureamid zum Ersatz des dem Körper für die Serotoninbildung entzogenen Tryptophans, weiter Deseril 250 mg, das die Serotoninsynthese aus 5-Hydroxy-Tryptophan verhindert, und 1 g Presinol alle 6 Stunden, ferner 4 x tgl. 3—4 Tbl. Periactinol.

Bösartige Dünndarmtumoren

Karzinome und *Sarkome* sind im Dünndarm extrem selten. Das Karzinom manifestiert sich meist im 6. und 7., das Sarkom im 3. bis 5. Dezennium. Karzinome bevorzugen das Jejunum, Sarkome das Ileum. Die *Hauptsymptome* werden vom inkompletten und kompletten Ileus bestimmt und bestehen in Koliken, ferner in Gewichtsverlust und Blutung. Die *Diagnose* ist im Röntgenkontrastbild von Darm und Gefäßen zu stellen. Mit der ausgedehnten Dünndarmresektion ist in 20 % eine Fünfjahres-Rezidivfreiheit zu erzielen.

Appendizitis

Allgemeines

- Enterogene, allergische, hämatogene, mechanische (Kotstein) oder lymphatische Entzündung des Wurmfortsatzes verschiedener Schweregrade.

Häufigste chirurgische Abdominalerkrankung. Die *unterschiedlichen morphologischen Befunde* und *Verlaufsformen*, die *variierende Lokalisation*, die *Vielzahl* primärer *Komplikationsmöglichkeiten* und nicht zuletzt *altersbedingte Unterschiede* führen oft zu *uneinheitlicher Symptomatologie* und erklären die mit der Frühdiagnostik verbundenen Probleme. Nicht weniger reichhaltig ist die *Skala ätiologischer Möglichkeiten.* Sie reicht von der familiären Disposition über Allergie, Trauma, generalisierte lymphatische Reaktion, Wurminfekt bis zum enterogenen Infekt, wie wir ihn u. a. von der interstitiellen Divertikulitis mit engem Hals kennen. Aber alle ätiologischen Überlegungen können uns nicht mehr als diagnostische Hinweise geben.

Befunde, Symptomatologie und Indikation s. S. 396

Differentialdiagnose: Gegen die Appendizitis sind abzugrenzen die Pyelitis, der Harnleiterstein, eine rupturierte Tubargravidität oder ein Tubarabort, eine Ovarialzyste, Adnexitis, Tuberkulose, Enteritis regionalis, Hernien, die rechtsseitige basale Pneumonie, der Ileus, die akute Galle, die Pankreatitis, ein penetriertes Ulcus duodeni, ein MECKEL-Divertikel, Invaginationen, Volvulus, ein Psoashämatom bei Hämophilie (s. S. 104) und nicht selten ein Wirbelsäulensyndrom. Ferner Zökal- und rechtsseitiger Nierentumor, Ren mobilis, Lymphadenitis mesenterialis (Tabes mesaraica), Typhus und Paratyphus.

Typische Symptome sind: McBurney- oder Lanz-Schmerzpunkt (Abb. 23.25), schmerzhaftes Sherrens-Dreieck und Abwehrspannung, Rovsing-Schiebeschmerz von links, Blumberg-Loslaßschmerz, Douglas-Schmerz rechts mehr als links, Leukozytose und rektal-axillare Temperaturdifferenz. Erythrozyten im Urin schließen eine Appendizitis nicht aus. Typisch sind Brechreiz, Erbrechen und belegte Zunge.

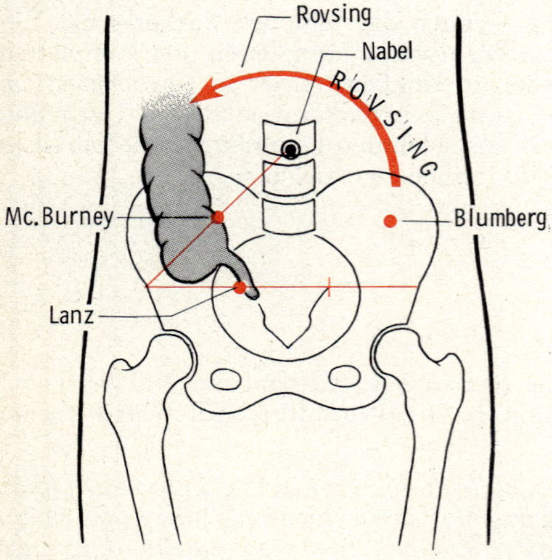

Abb. 23.25 **Appendizitis.** Typische Druckpunkte.

Spezielle Formen

Frühkindliche Appendizitis

- Infolge zahlreicher differentialdiagnostischer Möglichkeiten schwer erkennbare Wurmfortsatzentzündung.

Ihre *Symptome* sind gekennzeichnet durch die überschießende Entzündungsreaktion mit hohem Fieber, erheblicher Leukozytose, hoher Pulsfrequenz und hochgradig gestörtem Allgemeinbefinden, Erbrechen (peritonealer Reiz) und nächtlicher Unruhe.

Differentialdiagnostisch kommen alle typischen kindlichen Infekte von der Enteritis bis zu den Masern in Frage. Die *Diagnose* kann schwer

Tabelle 23.18 **Schematische Übersicht der Verlaufsformen**

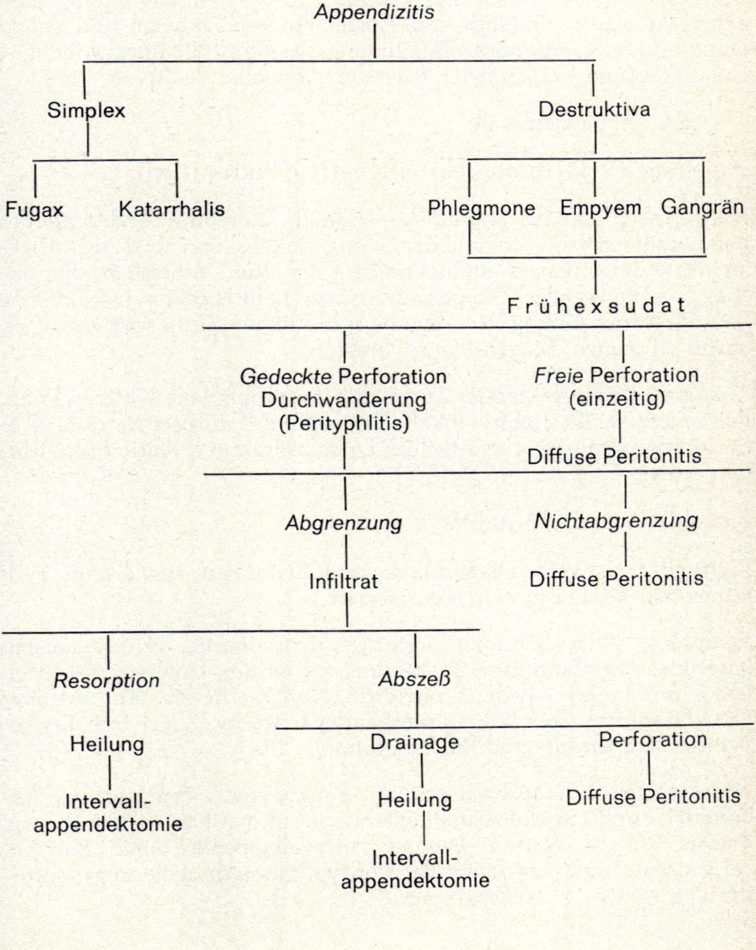

sein. Beim schreienden Kleinkind helfen wir uns mit der Palpation auf dem Arm der Mutter; beim größeren Kind lassen wir uns den maximalen Schmerzpunkt mit dem Zeigefinger zeigen.

Akute katarrhalische Appendizitis:

Beim ersten Anfall Magenschmerz für 6 Stunden, dann Herunterwandern in den rechten Unterbauch, Zökalblähung, Stuhlverhaltung, Brechreiz, belegte trockene Zunge, Pulsbeschleunigung, axillar-rektale Temperaturdifferenz von mindestens 0,8° C bei minimaler absoluter Erhöhung. McBurney, Rovsing, Blumberg meist positiv. Meteorismus lokal (Zökalgurren), Psoasstreckschmerz, Leukozytose – im allgemeinen nicht sicher verläßlich, mit Ausnahme von Empyem und phlegmonöser oder gangränöser Entzündung, wo sie 10 000 überschreitet –. Douglasbefund bei kaudaler Lage der Appendix positiv.

Therapie: Appendektomie

Appendizitis perforata (einzeitige, freie Perforation)

Nach Anzeichen der akuten Appendizitis plötzliche Änderung des Bauchschmerzcharakters und der Schmerzlokalisation sowie des Allgemeinbefindens (Facies abdominalis). Singultus, Erbrechen, Pulsanstieg, nachhinkender Temperaturanstieg, hohe Leukozytose, diffuse Bauchdeckenspannung, trockene belegte Zunge, diffus schmerzhaftes, hartes Abdomen. Magen-Darm-Parese.

Therapie: Appendektomie. Zur Adhäsionsprophylaxe Netzresektion. Bei begrenzter Peritonitis lokale Drainage. Bei diffuser Peritonitis 4-Quadrantendrainage einschließlich Douglasdrain mit Antibiotika-Ringerperfusion.

Konsolidierte Perityphlitis

Perityphlitis ist keine Diagnose, die nach Zeitablauf, sondern nur nach klinischem Befund gestellt werden darf.

Symptome: Anzeichen lokalisierter Rechtsperitonitis, Défense musculaire oder tumorähnlicher Tastbefund im rechten Unter- und Mittelbauch, anfänglich unscharf begrenzt. Nur bei tiefem Sitz positiver Douglasbefund. Der linke Unterbauch ist in der Regel frei. Leukozytose, Temperatur- und Pulserhöhung.

Therapie: Verlaufsbeobachtung mit Leukozyten-, Temperatur-, Abdominal- und Rektalbefundkontrolle. Antibiotika, Eisblase resp. feuchte Wärme. Nach 6 Wochen Intervallappendektomie. Bei Anzeichen einer Einschmelzung der Perityphlitis (Abszedierung): sofortige extraseröse Abszeßspaltung.

Altersappendizitis

- Beim alten Menschen larviertes klinisches Bild, bei dem typisch entzündliche Symptome fehlen.

Die Reaktionen sind torpide: Der Bauch ist weich, der Puls anfangs nicht beschleunigt. Temperaturreaktionen bleiben aus. Eine Schmerzlokalisation ist nur schwer zu treffen, obgleich der Operationsbefund meist weit fortgeschritten ist.

Schwangerschaftsappendizitis (Abb. 23.26)

- Wegen Zökumverlagerung und infolgedessen fehlendem Mc-Burney und Rektalbefund sowie schwer lokalisierbarer Bauchdeckenspannung atypischer Appendizitisbefund.

Differentialdiagnostisch ist an Pyelitis, Ureterenatonie, Uterusschmerz (Primipara) und Cholezystitis zu denken. Allein die Symptome der konstanten, relativ begrenzten Schmerzangabe, das Erbrechen, der Puls- und Leukozytenanstieg können uns Hinweise geben. Nach Prolutonvorbereitung (20 mg Proluton am Vorabend, 20 mg am Operationstag und 250 mg Depotproluton, besonders im ersten Trimenon notwendig), erfolgt die Operation.

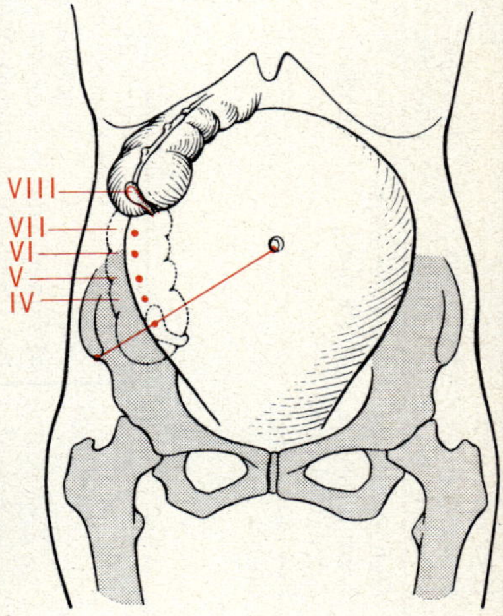

Abb. 23.26 **Schwangerschaftsappendizitis.** Der Schmerzpunkt verlagert sich vom McBurney-Punkt mit dem aufsteigenden Zökum in kranialer Richtung.

Wochenbettappendizitis

Sie muß gegen eine Lochien-Stauung und eine Adnexitis abgegrenzt werden. Ihr Hauptsymptom ist die in den weichen Bauchdecken gut tast- und lokalisierbare Schmerzhaftigkeit.

Tabelle 23.19 **Megakolon**

Einteilung	Klinische und röntgenologische Merkmale	Ätiologie	Patho-morphologische Befunde: In engem Segment oder Stenose	Patho-morphologische Befunde: In dilatiertem Kolon	Behandlung
Primäres, idiopathisches, angeborenes Megakolon (Pseudohirschsprung)	Generalisierte Erweiterung u. Adynamie *ohne* Passagehindernis	Innervierungsmißbildung	Keine Enge vorhanden	Kongenitale Hypoganglioese oder Hypoplasie der intra- und extramuralen Ganglien Normale Azetylcholinesteraseaktivität in parasympathischen Fasern und Mukosa	Versuch der medikamentösen Tonisierung mit Hydergot, Bepanthen, Prostigmin, Ubretid, Einläufen und Diät. Bei Erfolglosigkeit: Subtotale oder totale Kolektomie
Sekundäres Megakolon	Passive Dilatation des Kolons *oberhalb* vom Passagehindernis	a) Aganglionäres enges Segment: *Hirschsprung*	Agangliose Erhöhte Azetylcholinesteraseaktivität in extramuralen parasympathischen Fasern, erkennbar mit Mukosaexzision	ohne spezifischen Befund	*Dehnungsbehandlung;* Bei Dekompensation der dilatierten Abschnitte *Resektion* von Striktur, Stenose oder engem Segment mitsamt Dilatation
		b) Organische Stenosen: Mißbildung, entzündliche oder narbige Engen und Strikturen	Organische Stenosen ohne spezifisch path.-morph. Befund		
Erworbenes Megakolon	Generalisierte Erweiterung und Adynamie *ohne* Passagehindernis	Chagas-Krankheit oder Colitis ulcerosa	Keine Enge vorhanden	Atrophie und Degeneration der intramuralen Ganglien und der extramuralen parasympathischen Fasern (Muskelatrophie)	Kolektomie

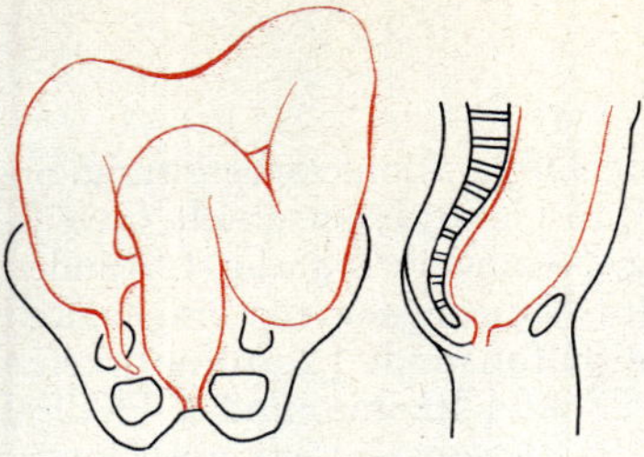

Primäres Megakolon
Erworbenes generalisiertes Megakolon

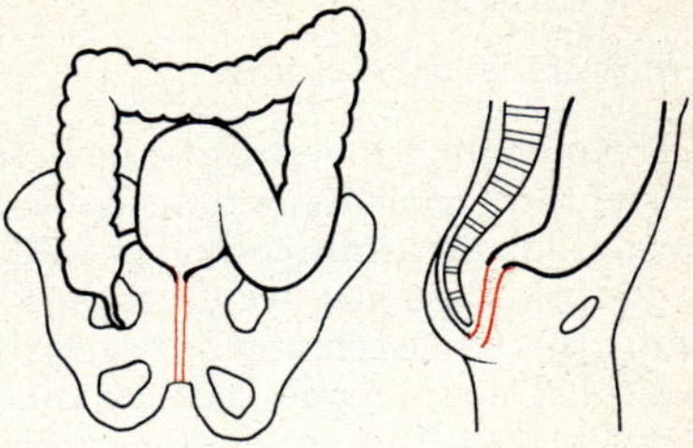

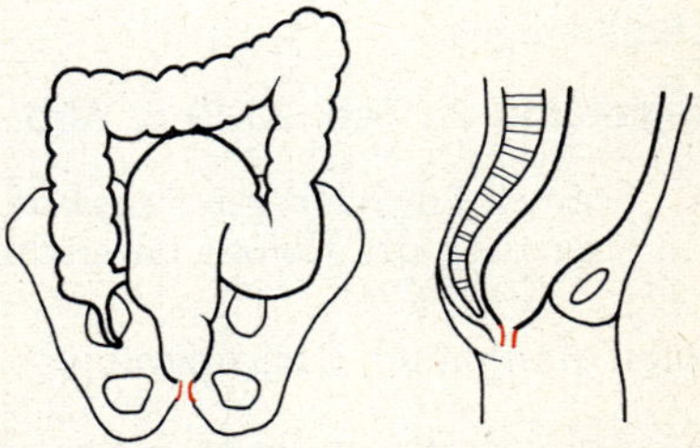

Abb. 23.27 **Megakolon**

Sekundäres Megakolon
Oben: M. Hirschsprung (Enges Segment)
Unten: Andere Ursachen, z. B. Analstenose

Appendixtumoren

sind selten. Wir begegnen ihnen als Zufallsbefund und sehen Neurofibrome, Mukozelen, Karzinome und Karzinoide.

Kolon

Spezielle Untersuchungsverfahren

Stuhluntersuchung
Rektale Palpation
Anoskopie
Rektosigmoidoskopie
Koloskopie
Biopsie
Röntgenkontrasteinlauf
(Doppelkontrast mit Luftfüllung)
Lavage
Druckregistrierung

Stuhluntersuchung auf:
Blut
Wurmeier
Schleim
Eosinophile
Unverdaute Nahrungsbestandteile
Krebszellen und abnormen
Bakteriengehalt

Operationsvorbereitung

Der Koloneingriff verlangt eine besondere Operationsvorbereitung. Sie besteht in Heber-Reinigungseinläufen, in Elektrolytausgleich, Eiweißersatz, lokaler Antibiotikabehandlung, Neomycin 1 g alle 4 Stunden täglich. 2 Tage vor der Operation wird Nahrungskarenz eingehalten (nur trinken lassen und schwerlösliche Sulfonamide [Resulfon], keine Milch). Dazu abends laxieren mit 1 Eßlöffel Rizinus und 1 Eßlöffel Paraffin. Am Tag vor der Operation 4 Reinigungseinläufe mit Ringerlösung – bis der Rücklauf klarflüssig ist.

Fehlbildungen

Megakolon (s. Tab. 23.19 u. Abb. 23.27)

- Segmentäre oder generalisierte Lichtungserweiterung und Verlängerung des Kolons unterschiedlicher Ursache und Struktur.

Colon elongatum, Dolichokolon

- Anlagebedingte lange Sigmaschleife oder Doppelflintenbildung der linken Kolonflexur oder sekundäre Dilatation und Elongation oberhalb chronischer Stenosen im Rektosigma.

Der Befund ist häufig Folge von gynäkologischen Erkrankungen oder entzündlichen Veränderungen im Analbereich. Die Kranken klagen über chronische, schmerzhafte Obstipation mit intermittierendem Meteorismus. Der Kontrasteinlauf klärt die Diagnose. Mit der linksseitigen Hemikolektomie und End-zu-End-Anastomose sind die Kranken heilbar.

Tumoren

Gutartige Tumoren des Kolons und Rektums

In erster Linie finden sich polypöse Adenome, seltener Lipome, Fibrome und Karzinoide.

Adenome (Abb. 23.28)

- Gutartige, drüsenbildende Tumoren der Schleimhaut, die gestielt, breitbasig oder zottenförmig wachsen und sich bei 7 % aller Menschen finden.

Bis zur Erosion sind sie klinisch stumm. Bisweilen prolabieren sie durch den Anus. Bei Erosion kommt es zur Blutung. Eine typische besondere Form des zottigen Polypen ist das eiweiß- und kaliumsezernierende Zottenadenom.

Komplikation: Die am meisten gefürchtete Komplikation des polypösen Adenoms ist die *maligne Entartung*, nämlich dann, wenn das atypische Epithel die Muscularis mucosae zu durchbrechen beginnt.

Wir unterscheiden 3 Grade der Epitheldegeneration: 1. superfizielle Atypien (auch Carcinoma in situ genannt), sie sind harmlos, 2. die Invasion der Muscularis mucosae – sie ist ein malignes Frühstadium und 3. die Invasion des Stieles, sie ist ein typisches Dickdarm-Mastdarm-Karzinom.

Die *Diagnose* wird rektoskopisch, bioptisch und mit dem Röntgenkontrasteinlauf gestellt.

Behandlung: Jedes rektoskopisch zugängliche Adenom muß entfernt werden. Im höheren Kolon verlangt das Adenom eine abgestufte Behandlung bei folgenden Kriterien:

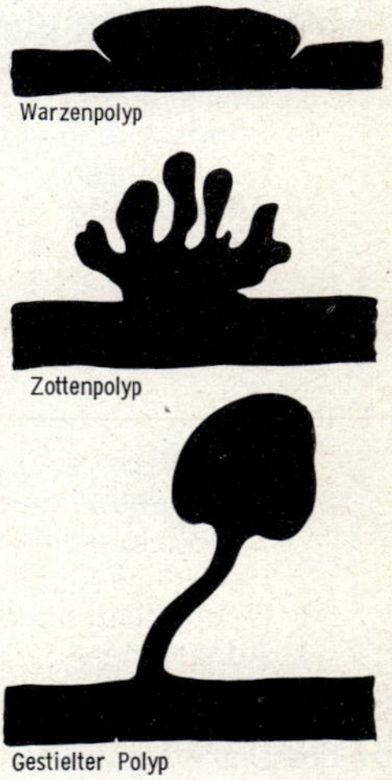

Abb. 23.28 **Polypöse Adenome** des Kolons und Rektums.

Ab 1,0 cm Durchmesser, bei rascher Größenzunahme, bei Breitbasigkeit, bei dichter Besiedlung in Form eines Polypenrasens und bei Zottenstruktur ist die Laparotomie mit Kolotomie und Entfernung des Polypen angezeigt. Gleichzeitig wird durch die Kolotomie der übrige Darm koloskopiert, womit man weitere Polypen entfernen kann. Eine rektoskopische und röntgenologische Nachkontrolle des Kolons ist in 6monatigen Abständen erforderlich.

Familiäre Adenomatose

● Diffuse, generalisierte, dominant heterozygote erbliche Polypose.

Die dichte Besiedlung des Kolons bestimmt das Ausmaß der Blut- und Schleimabgänge. Komplikationen sind der Eiweiß- und Blutverlust und die in frühem Alter auftretende maligne Entartung. 60 % aller familiären Polyposen werden krebsig. Die Entartung ist bereits im 10. bis 15. Lebensjahr möglich. Die *Diagnose* läßt sich mit der Rektosigmoidoskopie und der Doppelkontrastdarstellung des Kolons sichern. Das negative Ergebnis schließt allerdings das Kolonadenom nicht aus, wichtig ist vielmehr die Familienvorgeschichte. *Differentialdiagnostisch* abzugrenzen ist die im Rahmen einer Colitis ulcerosa auftretende polypöse Pseudoadenomatose. Die *Behandlung* der familiären Adenomatose besteht in der subtotalen ein- oder zweizeitigen Kolektomie mit End-zu-End-Ileorektostomie. Die im Rektum belas-

Tabelle 23.20 **Chirurgisch angehbare Obstipation**

Intraintestinale Ursachen:

1. Gut- und bösartige Tumoren (mit Invagination)
2. Divertikulitis
3. Entzündliche Strikturen (Tbc)
4. Megakolon – Hirschsprung
5. Dolichokolon
6. Blindsackbildungen
7. Duplikaturen
8. Analbefunde: Fissur
   Hämorrhoiden
   Fistel
   Abszeß
   Proktitis

Paraintestinale Ursachen:

1. Chronisch rezidivierende Appendizitis und Perityphlitis
2. Lage- und Fixationsanomalien
   Zökokolon mobile, Jackson-Membran, Malrotation, Hernia mesocolica
3. Doppelflintenbildung und Flexuren
4. Adhäsionen
5. Kompression von außen (Pankreas, Blase, Milz)

Extraintestinale Ursachen:

Reflektorisch:

Gallenstein
Magen- und Duodenalulkus
Pankreatitis
Ureterstein – Prostatitis
Gynäkologische Befunde
Leberzirrhose mit portaler Hypertension

Neurogen:

Idiopathisches Megakolon

Humorale Störungen:

Phäochromozytom
Nebenschilddrüsenadenom

Behandlung der nicht operativ angehbaren Obstipation:

1. Diät: Schlackenreich – vor dem Frühstück 1 Glas heißes Wasser, abends 1 Eßlöffel Paraffinöl oder Feigensirup
2. Quellmittel: 3 x tgl. 2 Teelöffel Leinsamen
3. Körperliche Bewegung
4. Spasmolytika (Avacan, Bellafolin)
5. Olivenöl 2–3 Eßlöffel in heißer Milch
6. Dulcolax, Agarol, Agiolax, Pursennid, Oleum Ricini, Brustpulver, Prostigmin, Mestinon

senen Adenome werden in 6monatigen Abständen abgetragen, können sich aber auch nach einiger Zeit spontan zurückbilden.

Sonderformen der Adenomatose sind die *Gardner-* und *Turkot-Adenomatosen*, die mit Tumoren von Knochensystem, Unterhautzellgewebe und Hautanhangsgebilden kombiniert sind.

Bösartige Tumoren

Kolonkarzinom

- Neben den seltenen Melanomen und Fibrosarkomen ist das Adenokarzinom das häufigste Malignom im Dickdarm. Es wächst polypös, ulzerös oder infiltrierend und kommt in 7 % als Doppeltumor vor.

Männer sind gegenüber Frauen im Verhältnis von 3 : 2 betroffen. Die Altersspitze liegt zwischen dem 50. und 70. Lebensjahr. Disponierende Erkrankungen sind Ruhr, Colitis ulcerosa, familiäre Polyposis, Einzelpolypen und das Granuloma inguinale.

Lokalisation: (s. Abb. 23.30).

Symptome: Typisch für den *rechtsseitigen* Sitz ist die relativ späte Manifestation der Beschwerden. Der flüssige Kotstrom passiert hier den Tumor noch lange ohne Behinderung. Flatulenz, Dünndarmkrämpfe, chronische Anämie und Gewichtsabnahme, Schmerzen wie bei einer Appendizitis oder einer Cholezystitis und Leistungsknick sind die ersten Anzeichen. „Der Kranke hat von seiten des Tumors immer noch Zeit, krank zu werden."

Häufig ist der konstante Nachweis okkulten Blutes. Der Tumor selbst läßt sich erst im Spätstadium tasten.

Beim *linksseitigen* Sitz steht die früher einsetzende Passagebehinderung im Vordergrund. Der Tumor wächst strikturierend. Erste An-

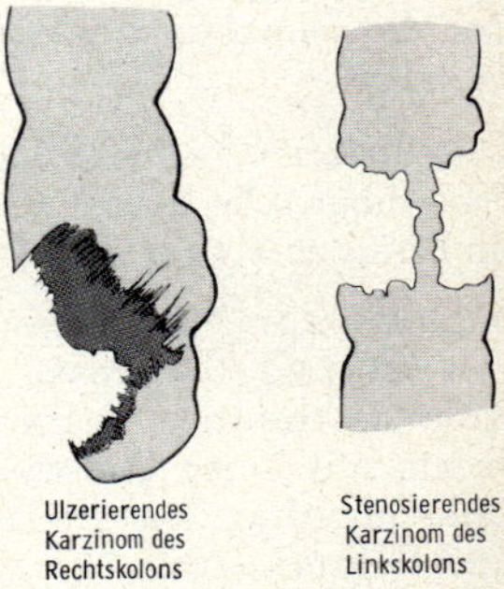

Abb. 23.29 Typische Röntgenbefunde des Kolonkarzinoms (Spätbefunde).

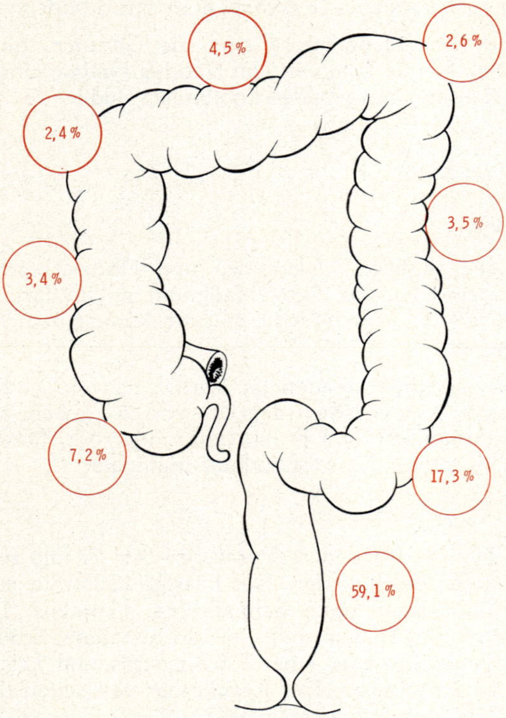

Abb. 23.30 **Rektokolonkarzinom.** Frequenz der einzelnen Lokalisationen.

zeichen sind die chronische Obstipation mit paradoxer Diarrhoe, die allmählich in einen inkompletten Ileus übergehen kann, ferner Blut- und Schleimabgang. Anämie und Gewichtsabnahme sind Spätsymptome.

Diagnose: 90 % der Sigmoid-Karzinome sind rektosigmoidoskopisch erkennbar. Die hochsitzenden Tumoren stellen sich koloskopisch und im Röntgen-Kontrastbild dar.

Behandlung: Nach Keimfreimachung des Darms, Darmreinigung, Eiweiß- und Blutersatz erfolgt die Resektion des tumortragenden Kolonabschnittes in Form der Hemikolektomie. Die Passage wird rechts mit einer End-zu-End-Ileotransversostomie wiederhergestellt, links mit einer End-zu-End-Anastomose zwischen Colon transversum und Rektum (Abb. 23.31).

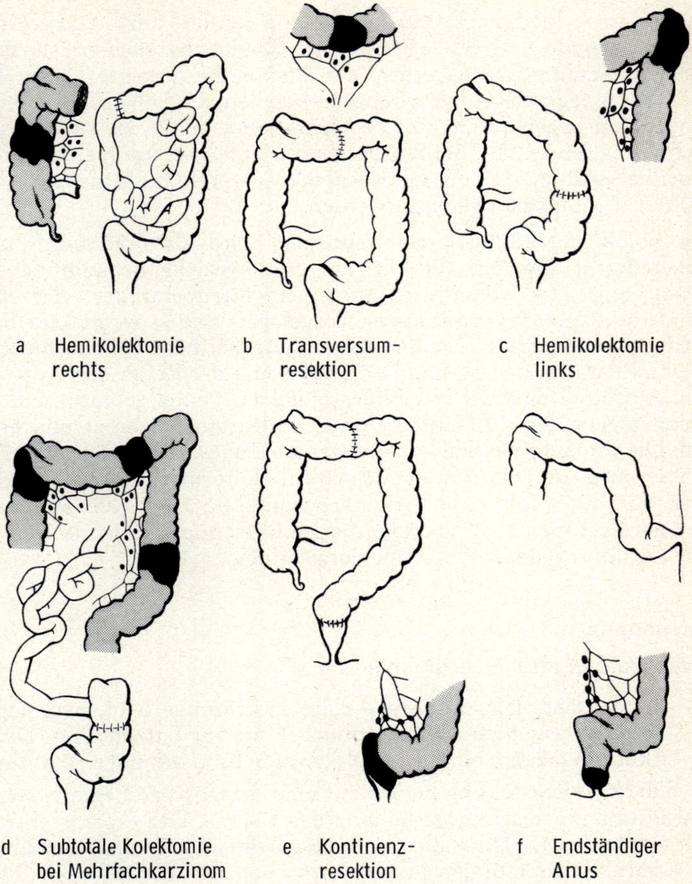

Abb. 23.31 **Kolonkarzinom.** Typische Resektionen. a–e: Kontinenzwiederherstellende Resektion; f: Verzicht auf Kontinenz-Wiederherstellung.

Im *Ileus* wird mehrzeitig vorgegangen, d. h. zunächst auf die Resektion verzichtet. Beim Linkskarzinom wird hier eine Kolostomie, beim Rechtskarzinom eine umleitende Ileotransversostomie vorausgeschickt. In zweiter Sitzung wird dann hemikolektomiert und in dritter Sitzung die Kolostomie wieder verschlossen. Mit der Hemikolektomie ist eine globale Fünfjahres-Rezidivfreiheit von 55 bis 60% zu erzielen. Besonders günstig sind die Dukes-A-Stadien (Abb. 23.34) des oberflächlichen Schleimhautbefalls mit einer 70%igen Fünfjahres-Rezidivfreiheit. Schlechter sind die Ergebnisse des Dukes-B-Stadiums, bei dem der

Tumor die Schleimhaut und Muskularis bereits durchwuchert hat. Hier werden nur noch 50 % Fünfjahres-Überlebenszeiten erzielt. Beim Dukes-C-Stadium durchwuchert der Tumor die gesamte Darmwand und hat die regionären Lymphknoten befallen, die Fünfjahres-Überlebensquoten liegen bei 30 %. Die Operationsletalität der Kolonresektion beträgt etwa 4 %. Bei Rezidiv oder Metastasen kann eine Fluoro-Uracilbehandlung (15 mg/kg Körpergewicht tgl. in Infusionen von 500 ml 5 % Glukose) versucht werden.

Die *Kolostomie* (Anus praeternaturalis) wird als Präliminar- oder Dauereingriff angelegt. Sie verlangt eine spezielle Behandlung und Versorgung. Das Kolon wird auf einem Elfenbeinreiter oder einer Hautbrücke zunächst geschlossen vorgelagert und — wenn kein Ileus vorliegt — erst nach 2 Tagen eröffnet. Dann wird der Patient mit Rizinus und Paraffin laxiert, nach 10 Tagen kann der Reiter entfernt werden. Auf das Stoma wird ein Kolostomieklebebeutel gebracht und das Kolon regelmäßig mit Einläufen zur Entleerung angeregt und erzogen. Die Einläufe werden zur konstanten Tageszeit mit 500—1000 ml Wasser und einem Druck von 30—60 cm Höhe ausgeführt. Vorbedingung für die erfolgreiche Irrigatorbehandlung ist 1. die komplette Kolonentleerung, 2. die blande, die Motilität nicht reizende Kost, 3. eine zeitlich regelmäßige Klysmenanwendung.

Entzündungen

Divertikulose und Divertikulitis

- Paramesenteriale, transmuskuläre sackförmige Mukosaprolapse, besonders im Sigma (Divertikulose), die zur Entzündung (Divertikulitis) neigen, häufigster Dickdarmbefund des über 50jährigen.

Die Divertikelentstehung beruht auf einer spastischen Segmentierung und intraluminalen Druckerhöhung des Kolons. Der Prolaps entwikkelt sich in den Gefäßkanälen als transmuskulärer Vorfall. Wir unterscheiden die intramuralen inkompletten von den transmuralen kompletten Divertikeln. Hauptlokalisation ist das Colon sigmoideum; Divertikel können sich aber auch in allen übrigen Kolonabschnitten und generalisiert manifestieren. Jenseits des 70. Lebensjahres lassen sie sich bei 80 % aller Menschen nachweisen. Bei nicht entzündlich veränderten Divertikeln sprechen wir von *Divertikulose;* sie ist symptomlos und bedarf keiner Behandlung.

Die *Hauptkomplikation der Divertikulose* ist die Entzündung oder *Divertikulitis* (30 % der Divertikulosen). Eine weitere Komplikation ist die *Blutung.* Sie tritt bei Hypertonikern im Alter auf, wird aber selten lebensbedrohlich. Meist ist es möglich, die Resektion auf das blutungsfreie Intervall zu verschieben.

Die *Divertikulitis* beruht auf der stasebedingten Infektion.

Der stagnierende Kot infiziert die Schleimhaut. Hauptlokalisation der Divertikulitis ist das Sigma. Ihrerseits kann nun die Divertikulitis zu lebensbedrohlichen *Sekundärkomplikationen* führen.

Komplikationen der Divertikulitis sind der *Divertikulitistumor* (die Sklerosierung der Darmwand einschließlich des parakolischen Gewebes), er kann zum Ileus führen; die *Penetration* und die *gedeckte Perforation* mit Fistel- und Abszeßbildung und schließlich die *freie Perforation* mit Peritonitis.

Symptome: Fokale, septische und toxische Reaktionen, Fieber, Leukozytose, Peritonealsymptome sowie die lokale Beeinträchtigung der Darmpassage und bei Perforation die Peritonitis.

Behandlung: Die wirksame Behandlung zur Verhütung lebensbedrohlicher Sekundärkomplikationen ist die Frühresektion. Das Operationsrisiko liegt bei 1 % Mortalität. Bei Eintritt der lebensbedrohlichen Komplikationen steigt das Risiko auf 20—30 % an. Bei leichten Fällen ist die konservative Behandlung angezeigt: Sigmamycin 3 × tgl. 50 mg; Tetracyclin 1 g tgl. für 6 Tage. Milde Laxativa (Paraffin), Vermeidung von blähenden Gemüsen (Bohnen, Spargel, Tomaten usw.).

Colitis ulcerosa

- Akute oder chronische, unspezifische, geschwürige Dickdarmentzündung mit blutigen, schleimigen oder wäßrigen Diarrhöen.

Über das Kolon verteilen sich von infizierten Kryptenabszessen ausgehende multiple Schleimhautulzera, zwischen denen sich die verbliebenen Schleimhautreste in Regenerat-Hyperplasien (Pseudoadenome) umbilden. Die Ätiologie ist unbekannt, meist wird sie heute als Autoimmunerkrankung interpretiert. Der Verlauf kann kontinuierlich oder schubweise vor sich gehen und von unterschiedlicher Schwere sein. Die Erkrankung beginnt meist zwischen dem 20. und 30. Lebensjahr. In 95 % zeigen sich die ersten Veränderungen im Rektum.

Symptome: Primär besteht eine Proktitis, bei deren Aszension die Diarrhoe (bisweilen bis zu 100 Stühle am Tag), eine zunehmende Anzahl von Blut- und Schleimabgängen, septisch-toxische Zustände mit Malnutrition und Gewichtsabnahme, die Parenchymvergiftung, die Entzündungen der Gelenke und der Haut sowie der Augen auftreten. Die Diagnose ist mit *Rektoskopie* und *Biopsie* sowie Röntgenkontrasteinlauf zu stellen. Dabei sehen wir die Ulzera, den Tonusverlust und später die Schrumpfung des Kolons.

Differentialdiagnostisch kommen Sprue, irritables Kolon, Colica mucosa, Ruhr, Amöbiasis, Tuberkulose und Enterokolitis CROHN infrage.

Tabelle 23.21 **Differentialdiagnose**

	Colitis ulcerosa	Morbus Crohn (s. S. 385)
Darmwand makroskopisch	Subseröse Hyperämie dünne Wand Atrophische Mukosa	Subseröses- und Mesenterialödem (Elephantiasis) Dicke Wand Harte dicke Drüsen Scharfe Begrenzung
mikroskopisch	Kryptenabszesse (Leukozyten, Zellinfiltrate) Thrombosierungen Schleimhautulzera	Riesenzellen Eosinophilie Lymphödem
Lokalisation der Entzündung	Schleimhaut	Alle Schichten
Röntgenbefund	Geschwüre (Kragenknopf) Pseudoadenomatose Starre und Weitstellung von Kolon und Rektum Fisteln selten Dilatation möglich	Pflastersteinrelief, Rillenartige Geschwüre meist im Rechtskolon, unteren Ileum und Starre und Schrumpfung der Lichtung, scharfe Begrenzung, wenn Dünndarmbefall typische Dreigliederung des befallenen Bereiches: a) Orale Stauung mit keilartigem Rezessus b) „Girlande" (Dilatation) und c) aboral enges „Pflastersteinsegment"
Lokale Komplikationen	Freie Perforation Toxische Dilatation Karzinom Analsepsis (Abszesse, Fistel) Blutung Striktur	Gedeckte Perforation Innere- und Bauchwandfisteln, Analfisteln, Analsepsis selten, Strikturen, Blutung
Allgemeine Komplikationen	Arthralgien Cholangitis Pankreatitis Iritis, Uveitis Dermatitis gangraenosa Anämie, Exsikkose, Eiweißmangel, Ödeme, Depressionen, Kachexie	Arthralgien Trommelschlegelfinger Ekzem Iritis Infantilismus Malabsorption Blindsack- oder *Stagnant-Loop-Syndrom*

Lokale Komplikationen sind Pseudoadenome, Strikturen, Perforationen, Blutung, ferner akute toxische Dilatation und in 3,4 % die karzinomatöse Entartung.

Allgemeinkomplikationen sind die chronische Cholangitis und Pankreatitis, ferner Gelenkschäden, Thrombophlebitiden, Ekzeme, Hautnekrosen und Augenerkrankungen.

Behandlung: Das therapeutische Vorgehen ist je nach Stadium und Verlaufsform unterschiedlich. Die schwere chronische Colitis ulcerosa kann 3 bis 4 Jahre konservativ behandelt werden. Bei dann ausbleibender Besserung ist allerdings die Kolektomie notwendig. Die akute fulminante Form sollte nur bis zum 14. Tag konservativ behandelt werden, bei dann ausbleibender Besserung ist auch hier zur Lebensrettung die Kolektomie angezeigt. An konservativen Maßnahmen stehen uns zur Verfügung: die Rotationsbehandlung mit Tetracyclin und Sulfonamiden, Azulfidine (bis zu 12 g/die), ACTH und Prednison 40 mg tgl., Eiweißsubstitution, Plasma und Bluttransfusion, Elektrolytersatz, Sedativa (Valium) und Antidiarrhoika (Reasec 3 × tgl. 1 Tbl.) sowie schlackenarme Kost: Vivasorb.

Eine diagnostisch und therapeutisch wichtige Rolle spielt die *Eliminationsdiät.* Sie besteht in der Austestung von Süßigkeiten, insbesondere Zucker; ferner der Prüfung von Weizenmehlprodukten, die bei Gluten-Überempfindlichkeit schlecht vertragen werden, Ersatz durch Reisdiät, Prüfung von Fett- und Milchunverträglichkeit.

Bei therapieresistentem Verlauf empfiehlt sich die Resektion. Ob wir nach der Entfernung des Herdes eine primäre Anastomose anlegen, hängt von der Ausdehnung und dem Entzündungsgrad ab. In der Regel wird die totale Kolektomie mit endständiger Ileostomie der Eingriff der Wahl sein. Die damit erzielte Heilungsquote liegt bei 80 bis 90 %. Problematisch kann die Pflege des endständigen endgültigen Ileumafters sein. Seine Komplikationen sind die Verätzung der Hautumgebung, der Prolaps, die Fistel und die Striktur. Die Verätzung läßt sich mit dem bereits auf dem Operationstisch angebrachten Plastikbeutel und seiner ständigen Erneuerung in den ersten 4 bis 6 Wochen verhüten.

Der *Hautpflege* dienen Silikon-Pasten sowie ein Gemisch von Zink, Rizinus, Tierkohle und Aluminiumpuder oder Nobecutan-Spray. Der in den ersten 14 Tagen auftretende Flüssigkeitsverlust ist substituierbar. Ein weiter anhaltender erheblicher Verlust flüssiger Stühle spricht für einen inkompletten Ileus der untersten Ileumschlinge und verlangt die operative Revision. Prolaps und Fistelbildung erfordern ebenfalls eine operative Korrektur. Eine Hautstriktur muß plastisch erweitert werden.

Enterocolitis regionalis Crohn (s. auch S. 385)

Sie tritt nahezu ebenso häufig im Kolon wie im Dünndarm auf.

Symptome: Blut- und Schleimabgang, Diarrhoe, krampfartige und schmerzhafte Peristaltik, tastbarer verdickter Dünn- und Dickdarmbereich. Es besteht ein Malabsorptionssyndrom mit Fieberschüben.

Diagnose: Bei Magen-Darm-Passage und Kontrasteinlauf zeigt sich eine Verkürzung und Schrumpfung des befallenen Kolons mit typischem Pflastersteinrelief. Rektoskopische Probeexzision mit Granulomnachweis.

Komplikationen sind ausgedehnte Analabszesse und Fisteln sowie hochgradige Strikturen im Dünn- und Dickdarm.

Die *Behandlung* sollte zunächst konservativ sein mit Cortison, ACTH, Azulfidine und Eliminationsdiät (s. S. 409). Beim Eintreten von Komplikationen wie Blutung, Striktur, Ileus, Perforation, Analfisteln und -abszessen ist die Resektion angezeigt.

Ischämische Kolitis

- Primäre oder auch postoperativ auftretende segmentäre Mesenterialvenen-Thrombose oder embolischer Gefäßverschluß vorwiegend im Bereich des linken Kolons.

Nach subakutem Verlauf (partieller Verschluß) mit Blutung und Diarrhöe heilt die Region mit segmentärer Enge oder Wandstarre aus. Der akute gangränöse Verlauf verlangt die sofortige Resektionsbehandlung.

Pseudomembranöse oder Staphylokokken-Enterokolitis

- Meist postoperativ nach Breitbandantibiotika-Gaben auftretende profuse Diarrhoen.

Ätiologisch kommen Disposition, Schock, Darmgefäßveränderung und Resistenzminderung in Frage.

Diagnose: Blutkultur, Staphylococcus aureus-Nachweis im Stuhl.

Behandlung: Schocktherapie (hochdosierter Flüssigkeitsersatz, Cortison) und staphylokokkenwirksame Antibiotika.

Irritables oder Reizkolon

- Kolon-Manifestation einer vegetativen Allgemeinstörung, meistens einer Allergie.

Es ist ohne chirurgische Bedeutung und *differentialdiagnostisch* gegen eine Colitis ulcerosa und ein Kolonkarzinom mit dem Nachweis eines Abganges eosinophilenhaltiger Schleimhautfetzen abgrenzbar.

Rektum

Tumoren

Karzinom

- Meist vom Drüsenepithel, seltener vom versprengten Plattenepithel ausgehende, exophytische oder ulzeröse, bösartige Geschwulst.

Neben den gutartigen Krankheiten wie Hämorrhoiden, Analfissuren und Fisteln ist das Karzinom der häufigste chirurgische Befund im Rektum. Männer sind doppelt so häufig betroffen als Frauen, 6 %

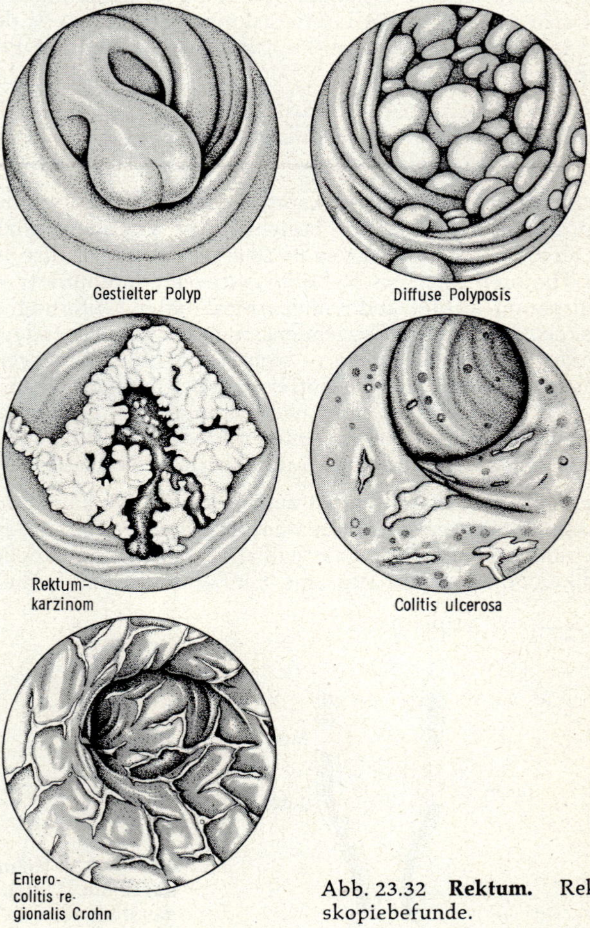

Abb. 23.32 **Rektum.** Rektoskopiebefunde.

aller Malignome sind Rektumkarzinome. Disponierte Altersklassen sind das 6. bis 8. Dezennium. In 80 % liegen Adenokarzinome vor, der Rest sind schleimbildende Karzinome und der Szirrhus. Bei der Erkennung lassen sich bei 40 % der Karzinome bereits Lymphknotenmetastasen nachweisen, 23 % haben schon auf dem Blutweg gestreut und 10 % sind in die Nachbarschaft eingebrochen. 2/3 der Tumoren ulzerieren, der Rest wächst infiltrierend.

Kardinalsymptome sind der veränderte Defäkationsmodus, Schmerzen und Tenesmen, der Abgang von Blut und Schleim und unwillkürlicher Windabgang. Beim Sitz im oberen Rektum steht die mit Diarrhoe abwechselnde Obstipation (paradoxe Diarrhoe) im Vordergrund. Erst spät macht sich ein Leistungsknick bemerkbar. 2/3 der Tumoren sind tastbar, der Rest rektoskopisch zu sehen und mit Probeexzision zu differenzieren.

Differentialdiagnostisch (Abb. 23.32) gilt es Adenome, Prostatakarzinom, Endometriom, Colitis ulcerosa, Enterokolitis CROHN und Ulcus simplex abzugrenzen.

Therapie: Die Behandlung kann, wenn keine Kontraindikation vorliegt, nur in der Resektion bestehen. Mit Kontinenzerhaltung ist sie nur ab einer Tumorhöhe von 8—10 cm möglich, bei allen tiefer sitzenden Tumoren muß das Rektum exstirpiert (amputiert) werden. Die Exstirpation erfolgt abdominoperineal unter Opferung des Schließmuskels. Der Kolon-Deszendensstumpf wird als endgültiger, endständiger Anus praeter iliacus sigmoideus links herausgeleitet. Wichtig ist die radikale En-bloc-Entfernung der Lymphstraßen, die im oberen Rektumstockwerk nur nach kranial, im mittleren Stockwerk kranial und seitlich und im unteren Stockwerk nicht nur kranial und seitwärts, sondern auch noch kaudalwärts in die Leistendrüsen ziehen.

Wie beim Kolonkarzinom ist auch beim Rektumkarzinom die Palliativresektion angezeigt. Im Senium ist beim oberflächlichen, gestielten Rektumkarzinom die lokale palliative Abtragung möglich. Mit der Radikaloperation läßt sich eine Fünfjahres-Rezidivfreiheit von etwa

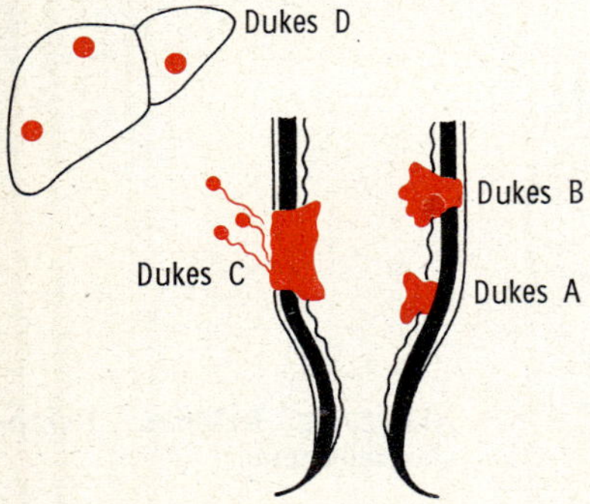

Abb. 23.33 **Kolon-Rektum-Karzinom.** Einteilung der Tumorstadien (nach DUKES).

50 % erzielen. Die Prognose ist auch hier abhängig vom Infiltrationsgrad und Drüsenbefall (DUKES) (Abb. 23.33).

Eine ernste *Komplikation* des Rektumkarzinoms ist der Ileus. Er erhöht das Operationsrisiko auf 15 % und erfordert bei Resektion und Exstirpation ein mehrzeitiges Vorgehen. In erster Sitzung wird ein Anus praeter iliacus oder ein Anus praeter transversus angelegt, in zweiter Sitzung erfolgt die Exstirpation oder Resektion, und in dritter Sitzung wird der Anus praeter wieder verschlossen. Eine weitere Komplikation ist die *Tumorperforation*, die beim Rektumkarzinom relativ seltener als beim Kolonkarzinom auftritt. Als Erstmaßnahme muß hierbei ein Anus transversus angelegt werden, in zweiter Sitzung erfolgt dann die Resektion oder Exstirpation. Eine weitere Komplikation sind die Einbrüche in die Nachbarorgane, häufig in die Blase. Hier ist ebenfalls als erstes die Kolostomie erforderlich und später evtl. die Exstirpation des Tumors mit Teilresektion der Blasenwand. Einbrüche in das weibliche Genitale können auch hier bisweilen noch mit Resektion geheilt werden. Einbrüche in die Nervenplexus lassen nur noch die Bestrahlungsbehandlung zu.

Analkarzinom

- Plattenepithelkrebs, der 1 % aller Darmkarzinome ausmacht und sich unter den Anzeichen der Blutung und des bei der Defäkation auftretenden Schmerzes bemerkbar macht.

Der Tumor ist tast- und sichtbar und anfangs mit einem Geschwür oder Ekzem zu verwechseln. *Differentialdiagnostisch* kommen pigmentarme, maligne Melanome, Hämorrhoiden, Fissuren und eine Kryptitis in Frage.

Die *Diagnose* ist mit Probeexzision sicherzustellen.

Komplikationen sind die Infiltration des Sphinkters und die Aussaat in die Leistendrüsen. Mit der abdominoperinealen Exstirpation und der regionären Nachbestrahlung wird in 30 % eine Fünfjahres-Überlebensquote erzielt. Ein Alternativverfahren beim früherfaßten Karzinom des äußeren Analrandes ist die lokale Exzision und Nachbestrahlung.

Weitere Malignome des Anorektums

Wir kennen das *Basaliom* (Morbus BOWEN), dessen lokale Abtragung mit Hautplastik zur Heilung führt, und das extrem *bösartige Melanom*, das *differentialdiagnostisch* oft schwer von thrombosierten Hämorrhoidalknoten abzugrenzen ist. Nur wenige Behandlungsversuche mit Rektumexstirpation und Leistendrüsenausräumung haben bisher zu längeren Überlebenszeiten geführt.

Mißbildungen (Abb. 23.34)

- Entwicklungshemmung des Anogenitale bei Ausbleiben der normalerweise durch die herabwandernde Urogenitalmembran erfolgenden Septierung sowie Fehlen der Invagination des Proktodäums von kaudal her gegen das Intestinalrohr und der daraus resultierenden Entwicklung des Anorektalkanals.

Solche Befunde begegnen uns in einer Frequenz von 1 auf 7000 Geburten.

Inkomplette Kloakenreste manifestieren sich als Fisteln zum Urogenitalsystem vor allem beim männlichen Neugeborenen und als Fisteln zum Damm. Hiervon sind männliche und weibliche Säuglinge gleich häufig betroffen. In 40 % liegt eine Kombination mit einer zweiten Mißbildung vor.

Symptome sind die fehlende Anal- oder Rektumöffnung und infolge des Darmverschlusses die Auftreibung des Leibes mit Erbrechen.

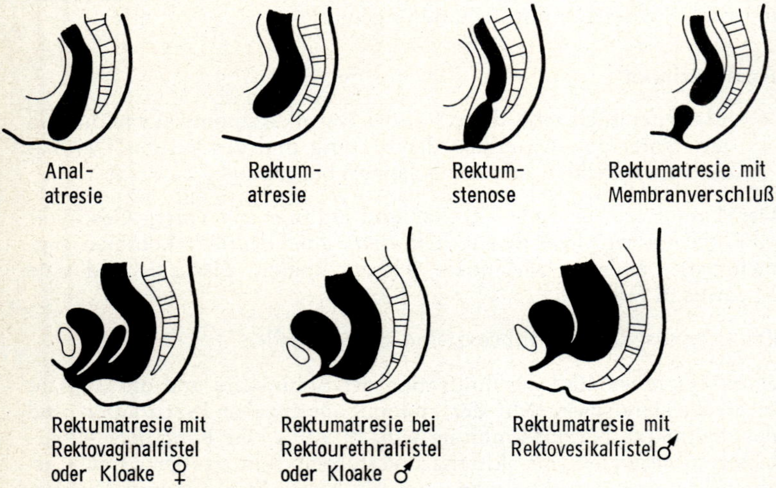

Abb. 23.34 **Anal- und Rektumatresie**

Die *Diagnostik* besteht in der Testung der Analregion mit elektrischer Stimulation, dem Sondieren sichtbarer Fisteln, der Untersuchung des Fistelinhaltes auf Mekonium, Gas, Urin und der Messung der Fistellänge. Der Urin wird auf Stuhlbeimengungen und Kolibakterien geprüft. Ihr Nachweis spricht für eine rektovesikale bzw. rektourethrale Fistel. Eine intermittierende Fistelverstopfung durch einen Mekoniumpfropf kann den Fistelnachweis erschweren. 24 Stunden nach der

Geburt wird eine Röntgen-Abdomen-Leeraufnahme im Hängen mit Kopf-Tief-Lagerung angefertigt. Die vom Kind verschluckte Luft ist inzwischen an den Rektumblindsack vorgedrungen. Die meßbare Distanz der im Rektumstumpf sichtbaren Luftblase zur Analhaut, die mit einer Bleimarke markiert wird, ergibt die Länge der Atresie. Die Fisteldarstellung erfolgt mit einem Kontrastmittel, das durch die Harnröhre oder die externe Fistel eingespritzt wird.

Analatresie

- Imperforierter After bei normal angelegten Sphinkteren, Levatoren und innerem Sphincter recti.

Das Mekonium schillert bläulich durch die Analmembran.

Die funktionelle Prognose der Analatresie ist gut, da meist das Schließmuskelorgan intakt angelegt ist. Nach Durchtrennung der Hautmembran kommt es deshalb zur normalen Kontinenz.

Schwieriger ist die Behandlung, wenn gleichzeitig *Fisteln* vorliegen. Als *anovestibulare* Fisteln des Dammes sind die *anobulbäre* Fistel des männlichen Säuglings und die *anoperineale Fistel* des männlichen oder weiblichen Säuglings zu erwähnen.

Rektumatresie

- Völliges Fehlen der Rektumlichtung.

Man sieht weder ein Analgrübchen noch eine bläuliche Verfärbung. Das Rectum imperforatum kann mit und ohne Fisteln vorkommen. Die Fisteln unterscheiden wir in die rektourethrale und die rektovesikale Fistel des männlichen und die rektovaginale Fistel des weiblichen Säuglings. Die Levatorschlinge ist meist erhalten, jedoch ist kein innerer Rektumschließmuskel vorhanden. Deshalb kann hierbei mit der operativen Eröffnung und dem Kolondurchzug immer nur eine relative und unzureichende Kontinenz, die wir als Levatorkontinenz bezeichnen, erzielt werden. Fehlt im Röntgenbild der 2. und 3. Sakralwirbel, so fehlt gewöhnlich auch der Levator, eine Levatorkontinenz ist deshalb nicht zu erhoffen. Es ist hier ratsam, auf einen Durchzug zu verzichten und von vornherein einen Anus praeter anzulegen.

Allgemeine Behandlungsgrundsätze: Bei der Analatresie wird bei einer kurzen Distanz von 1,5 cm die Perforation von kaudal her ausgeführt. Bei der Rektumatresie ist eine plastische Operation des Anus (Durchzug des Kolons) nur angezeigt, wenn Anhaltspunkte für eine funktionierende Levatorschlinge gegeben sind.

Entzündungen

Proktitis

- Akute oder chronische, unspezifische, katarrhalische, ulzeröse und proliferative Mukosaentzündung des Mastdarms.

Differentialdiagnostisch auszuschließen sind eine Enteritis regionalis CROHN (Histologie) und ein Lymphogranuloma venereum (Lymphknotenschwellung in der Leiste, mikroskopischer Virusnachweis). Ferner sind versprengte Plattenepithelkeime (weiße Plaques), zumal wenn sie zur Blutung neigen, schwer abzugrenzen. Weiterhin kommen in Frage das Ulcus callosum recti – ein gelbspeckiges unspezifisches Ulkus –, das stets die Klärung mit Probeexzision verlangt, die Lues I und III und die Gonorrhoe.

Symptome sind die erhebliche Blutungsneigung, granulomatöse Schleimhautschwellung, pseudoadenomatöse und ulzeröse Veränderungen, ferner blutig schleimige, eitrige Diarrhöen, Tenesmen, relative Sphinkterparese und Inkontinenz.

Die *Diagnose* ist mit der Rektoskopie und Probeexzision zu stellen.

Behandlung: Eliminierung allergisierender Noxen (Zigarettenmundstücke, Lippenstift, Nahrungsbestandteile usw.) sowie Verordnung einer blanden, reizlosen, gewürzarmen Diät und Cortison-, (S. 409) oder Ichthyol-Suppositorien, Kamillen-Tropfeinläufe oder Klysmen (lauwarm) von 150 ml Enterovioformlösung (4 Tbl. auf 150 ml Kamillenlösung).

Eine besondere Form der Proktitis ist die *Procto-colitis ulcerosa.* Sie ist oft das erste Stadium einer aszendierenden ulzerösen Colitis, und deshalb auch schwer zu beherrschen. Sie wird mit Kortisonsuppositorien, Betnesol-Klysmen, Instillationen von Kamille, oralen Gaben von Azulfidine 8–10 g tgl., Tetracyclinen, Prednison 30 mg tgl. und Eliminationsdiät behandelt (S. 409). Die Indikation zur Resektion ist nur beim Aufsteigen und der Destruktion des Rektums mit Phlegmonen, Fisteln und Kloaken (Analsepsis) gegeben.

Enteritis regionalis Crohn (s. S. 385, 410)

Diese Proktitisform ist durch Fisteln und Abszesse charakterisiert und erfordert die Bereinigung des Primärherdes (Entfernung durch Hemikolektomie oder Ileumresektion), bevor man die Analsepsis angeht.

Lymphogranuloma inguinale (s. oben)

- Venerische Infektion, die durch großes, mikroskopisch sichtbares Virus hervorgerufen wird und am Leitsymptom der Leistendrüsenschwellung mit braunroter Überhäutung und der Elephantiasis des Genitales zu erkennen ist.

Sie erfordert im fortgeschrittenen Stenose- und Fistelstadium die Rektumexstirpation, da hierbei die Karzinomgefahr hochgradig ist.

Bestrahlungsproktitis

- Durch ionisierende Strahlen hervorgerufene chronische Schleimhaut- und Darmwandentzündung.

Sie ist häufig und kann noch nach Jahren als diffuse, chronische Entzündung oder als Ulkus im Rektalgebiet auftreten, dann auch wieder spontan ausheilen.

Kryptitis, Papillitis und Analfissur

- Chronische Entzündungen im Bereich der anorektalen Grenzlinie.

An der Nahtstelle von Intestinalrohr und Proktodäum können Reste der Analmembran in Form von *Krypten* und *Papillen* unterschiedlicher Tiefe und Größe verbleiben. Infolge Kotstauung in den Kryptensäckchen auftretende Entzündungen führen zur *Kryptitis, Papillitis* und die narbige Reaktion zur *Fissur* (Dekubitalulkus).

Die *Diagnose* ist mit Inspektion, behutsamer Palpation und Anoskopie zu stellen.

Die *Symptome* der Fissur und der übrigen entzündlichen Befunde sind der eine halbe Stunde nach der Defäkation anhaltende schneidende Schmerz — er kehrt von Zeit zu Zeit stichartig wieder —, die minimale Blutung bei der Afterreinigung und die unwillkürliche schmerzbedingte Obstipation.

Eine *Komplikation* ist die Pektenosis: Im Grund des Fissurulkus wandelt sich der Unterrand des Sphincter ani internus bindegewebig und narbig um und bildet einen Stenosering. Weitere Komplikationen sind die von der Kryptitis und Papillitis ausgehenden Hämorrhoiden, die Proktitis sowie die Fisteln und Abszesse (s. S. 420).

Die *Behandlung* der Kryptitis, der Papillitis und der Fissur besteht nach konservativem Therapieversuch mit Tampositorien B und Phenylbutazon-Salbe in der Analtoilette mit Spaltung der Krypten, dem Abtragen der Papillen, der Sphinkterdehnung und der Fissurektomie. Die chronische Fissur muß total exzidiert werden. Ein vorhandenes Pektenband wird eingekerbt. Bestehen Hämorrhoiden III. Grades, so werden sie mitentfernt.

Hämorrhoiden

- Hyperplasie der Corpora cavernosa recti et ani unterschiedlichen Ausmaßes.

Ihre Entstehung basiert auf einer individuellen Disposition und lokalen chronischen Entzündungen. Die *inneren Hämorrhoiden* werden von den Ästen der Aa. haemorrhoidales superior et media versorgt, die rechts an zwei Stellen, und zwar auf 7 und 11 Uhr (in Steinschnittlage gesehen) (Abb. 23.36) und links auf 5 Uhr durch die Rektumwand austreten und in den entsprechenden Segmenten die Schwellkörper bilden. Zwischen diesen Hauptknoten können sich Nebenknoten, sog. Satellitenknoten, entwickeln.

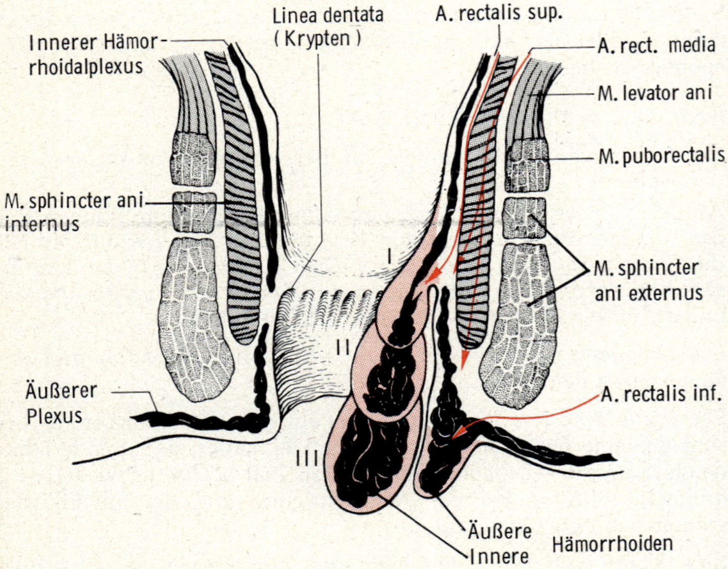

Abb. 23.35 **Innere Hämorrhoiden,** Stadieneinteilung und arterielle Versorgung, **äußere Hämorrhoiden.**

Die *äußeren* Hämorrhoiden werden von den Ästen der A. rectalis inferior versorgt. Sie thrombosieren meist spontan und haben therapeutisch nur im akuten Entzündungsstadium Bedeutung.

Die Entwicklungsstadien der inneren Hämorrhoiden sind (Abb. 23.35):

Stadium I: Blutung ohne Schmerz (nur im Rektoskop oder Anoskop sichtbare Schwellung).

Stadium II: Die Knoten wölben sich beim Pressen vor. Nach Defäkation ist ein bleibender, stark schmerzhafter Prolaps möglich.

Stadium III: Größenzunahme der Knoten, Vorfall beim Stehen und Gehen, Inkarzerationsgefahr und heftige Blutung.

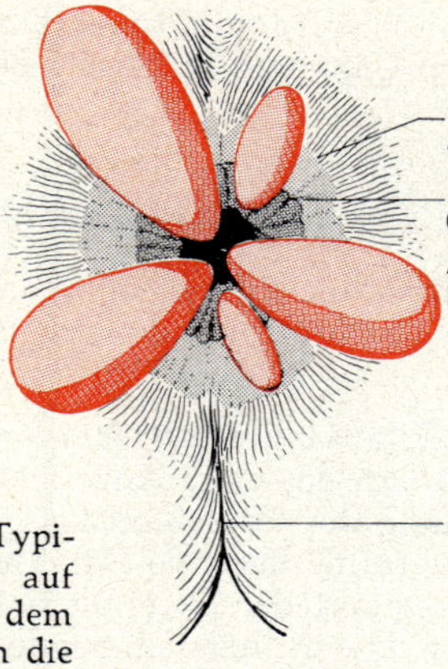

Abb. 23.36 **Hämorrhoiden.** Typischer Sitz der Hauptknoten auf 5, 7 und 11 h (entsprechend dem Durchtritt der Arterien durch die Rektumwand).

Die *Diagnose* erfolgt mit Analpalpation, Anoskopie, Provozieren der Knoten mit der BIER-Saugglocke nach heißem Sitzbad und Pressen sowie Rektoskopie zum Ausschluß eines ursächlichen Karzinoms. – Das Stadium I kann konservativ mit Suppositorien (Anusol, Scheriproct usw.) oder Salben (Posterisan), kalten Kompressen nach dem Stuhlgang in Bauchlage auf den Anus gebracht, Sorge für weichen Stuhl, *behandelt* werden. Ferner kann es mit Verödung – mit Injektion von 5 %igem Phenol-Mandelöl oder anderen sklerosierenden Lösungen (wie Chinin dihydrochlorium 20 % mit Novocain) in das periarterielle Bindegewebe – ausgeheilt werden.

Die Stadien II und III erfordern die operative Ligatur des Arterienstammes und das Ausschälen der Hauptknoten unter Belassung von Schleimhautbrücken. Deshalb ist auf das gleichzeitige Entfernen größerer Satellitenknoten zu verzichten; es bleibt nach Ausheilung einer zweiten Sitzung vorbehalten.

Komplikationen der Hämorrhoiden sind die Inkarzeration eines prolabierten Knotens mit seiner Anschwellung und perianalem Ödem.

Die *Behandlung* ist konservativ mit feuchten Verbänden, Eisblase und vorsichtiger Reposition – u. U. in Narkose – ferner 3 × tgl. 1 Tbl. Tanderil. Eine weitere Komplikation ist die *Thrombosierung* eines Knotens. Bei Schmerzhaftigkeit wird er in Lokalanästhesie gespalten, der Thrombus ausgeräumt und in die Höhle ein Fibrintampon eingelegt. Die Thrombosierung der inneren Knoten wird konservativ mit kühlen Kompressen behandelt. Bei erheblichem Befund wird in Lokalanästhesie der Thrombus nach Umstechung der Basalarterie enukleiert. Die chronische Hämorrhoidalblutung kann zur sekundären Anämie führen. Die akute Blutung erfordert die sofortige Blutstillung mit 2 %iger Tanninlösung, Fibrintampons, Adrenalin getränkter Tabotamp-Gaze und Eisblase oder die operative Abtragung des Knotens.

Analabszeß (Abb. 23.37) **und Analfistel** (Abb. 23.38)

- Perianale, subkutane Eiteransammlung oder eitersezernierende, epithelisierte Fistelöffnung, die sich im ischiorektalen Raum lokalisiert.

Der *Abszeß* entsteht aus einer von einer Kryptitis ausgehenden Infektion. Er ist gewöhnlich das erste Anzeichen der Fistelentwicklung. Er muß unter Schonung des Schließmuskels gespalten werden. Die der Abszeßbildung zugrunde liegende Fistel aufzufinden, ist meist nicht möglich. Ausgangspunkt der Fistel ist nahezu immer eine gestaute, entzündete Krypte. Die ihr entstammende Infektion breitet sich über die Proktodäaldrüsen in das Perianalgebiet oder in kranialer Richtung pararektal aus. Sie kann extrasphinktär oder transsphinktär verlaufen. Die Behandlung besteht in der einzeitigen Fistelspaltung. Damit werden zwar Teilfasern des Schließmuskels zerstört, bei querer Durchtrennung ist dies jedoch funktionell ohne Bedeutung, da er sich später wieder stellt. Da die Fisteln primär von den Krypten ausgehen, berühren sie in der Regel nur Teilbereiche des Sphinkterorgans. Nur die um den inneren Sphinkter herumziehenden, hohen Fisteln (Levatoransatz) müssen sukzessive gespalten werden, andernfalls entsteht eine Insuffizienz.

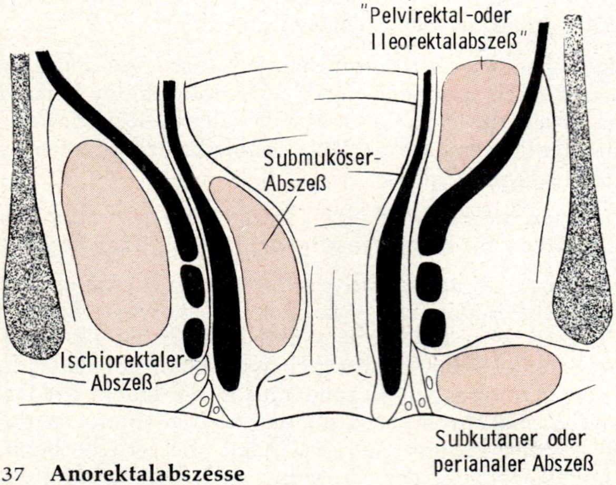

Abb. 23.37 **Anorektalabszesse**

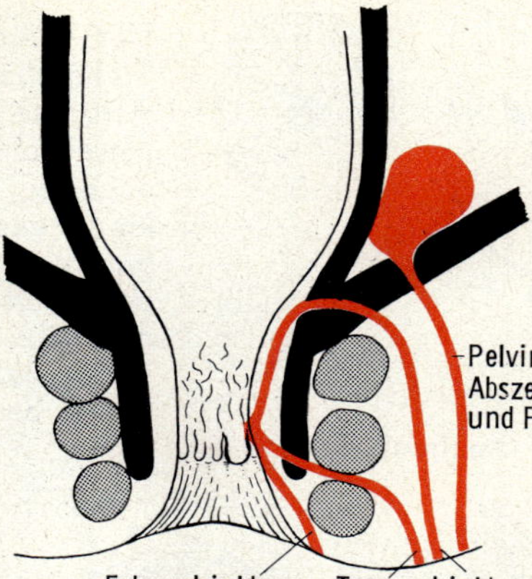

Abb. 23.38 **Analfisteln.**
Typische Verlaufsformen.

Die *Mastdarmfistel* zieht durch den pelvirektalen Raum und geht meist von der hohen Rektumetage aus. Ihre Ursachen sind Mißbildungen, Verletzungen und eine perforierte Divertikulitis. Seltener ist die in den pelvirektalen Raum heraufziehende Kryptenfistel. Die *Behandlung* der Mastdarmfistel besteht in der operativen Entfernung des Fistelursprungs auf abdominellem oder parasakralem Zugangsweg. Meist ist ein zweizeitiges Vorgehen mit präliminarem Anus praeter unumgänglich.

Prolaps

- Schleimhaut- und Wandvorfall von Anus oder Rektum.

Wir unterscheiden den *Analprolaps* vom *Rektalprolaps.*

Analprolaps

- Hämorrhoiden- oder Analhautvorfall.

Er beruht auf einem Prolaps eines Hämorrhoidalknotenkranzes, erkennbar an seiner radiären Fältelung (Abb. 23.39) – oder einem Vorfall der Analhaut bei Sphinkteratrophie.

Behandlung: Abtragen der Hämorrhoidalknoten oder radiäre Koagulation des Mukosaprolapses. Bei Kindern sollte man mit der perianalen, perirektalen Injektion sklerosierender Lösungen (u. a. Variglobin, sterilisierte Milch) auszukommen versuchen.

Rektalprolaps

- Vorfall der Rektummukosa, der am zirkulären Faltenverlauf („Bienenkorb") erkennbar ist.

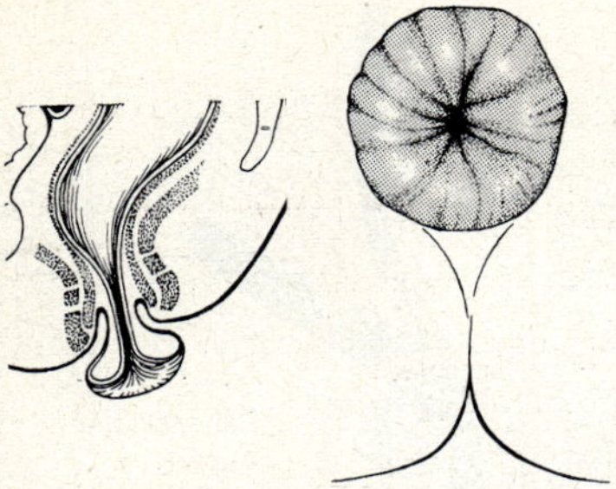

Abb. 23.39 **Analprolaps**

Der Tastbefund ergibt die dünne Schleimhaut. Die Ursache ist eine Atrophie des submukösen Bindegewebes. Der *Rektumwandvorfall* dagegen, die Procidentia recti, ist eine Invagination von Rektum und Sigma mitsamt dem Sphinkterapparat. Der Tastbefund ergibt die dicke Rektumwand und den Umschlag der Analhaut. Die Vorfalllänge beträgt etwa 10 cm und mehr.

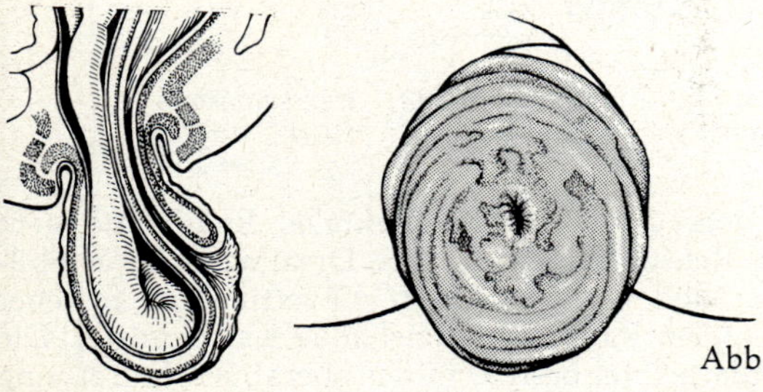

Abb. 23.40 **Rektalprolaps**

Behandlung: Entweder Resektion mit Beckenbodenplastik von kaudal her oder Anheftung des Rektosigmoids in der Kreuzbeinhöhle vom Abdomen her, bei Kindern Thiersch-Ring. *Komplikationen* sind die Spannungsnekrose und die Dünndarminkarzeration.

Pruritus ani

- Chronisches Afterjucken mit ekzematöser Hautveränderung.

Es geht aus von Fisteln, Fissuren, Follikulitiden, Pilzinfekten (nach Antibiotikaabusus), Medikamentenabusus, starker Alkaleszenz des Darmsekretes, allergischer Dermatitis, Parasiten, Oxyuren, ferner Leberschaden, psychischen Ursachen und Diabetes.

Die *Behandlung* erfolgt mit der Ausschaltung der bekannten Ursachen, eiskalten Umschlägen, Waschen mit warmem Wasser *ohne* Seife, danach Cortisonsalbe, (Scherofluron [tgl. 1mal aufstreichen]) oder Xeroform-Schüttelmixtur, hiermit ist Beschwerdefreiheit zu erzielen.

Kondylome

- *Condylomata acuminata* sind virusbedingte peri- und intraanal lokalisierte Papillome.

Sie werden mit 25 %igem Podophyllin in Benzointinktur abgeätzt. Im Analkanal empfiehlt sich die elektrische Abtragung durch das Anoskop. Die Rezidivneigung ist groß.

Condylomata lata sind Folge eines luischen Infektes.

Strikturen

- Zelt- oder segelartige, auf die Haut und Schleimhaut beschränkte oder alle Wandschichten von Anus und Rektum einbeziehende Lichtungseinengung.

Es werden *angeborene* (inkomplette Atresia ani) und *narbige* Strikturen unterschieden. Narbige Engen sind meist die Folge von unsachgemäß ausgeführten Hämorrhoidenoperationen und Traumen.

Symptome: Strikturen bewirken Dyschezie und Obstipation. Der Kranke entleert bei schmerzhafter Defäkation Bleistiftstühle. Sekundär bilden sich Fissuren und Fisteln aus. Mit der Bougierungsdilatation oder der operativen plastischen Erweiterung erzielen wir einen Heilerfolg.

Entzündliche Strikturen

basieren in erster Linie auf dem Lymphogranuloma venereum. Wir erkennen den Infekt an den vergrößerten Leistendrüsen (Bubo), die mit braunroter Haut überzogen sind, der Serum-Globulinerhöhung und dem Virusnachweis im Mikroskop.

Differentialdiagnose: Epidermoidkarzinom.

Behandlung:

Initial kann man versuchen, mit hohen Dosen Oxy-Tetracyclin (2 g/die für 10—30 Tage) und Durenat (4 g über 14 Tage) die Strikturentwicklung zum Stillstand zu bringen. In späteren Stadien ist die Kolostomie oder aus karzinompräventiven Gründen auch die Amputation des Rektums unvermeidlich.

Verletzungen des Ano-Rektums

beruhen meist auf einem Pfählungstrauma. Mit der sofortigen Wiederherstellung der zerrissenen Schließmuskeln erreicht man meist wieder eine komplette Kontinenz.

Rektumfremdkörper sehen wir vor allem bei Sexualperversen und Psychopathen. Die Entfernung des Fremdkörpers wird mit Instrumenten oder mit einer sehr kleinen Hand durchgeführt. Bei großen Fremdkörpern, z. B. Bierflaschen usw., ist die Laparotomie und Kolotomie oft nicht zu vermeiden.

Rektoanalinkontinenz

- Gestörter Verschlußmechanismus des Ano-Rektums (absolute Insuffizienz).

Ursache sind meist Verletzungen, Geburtstraumen, insbesondere ein Dammriß III. Grades und Operationen. Seltener ist die kongenitale Form. Die plastische Operation des Schließmuskels führt in der Regel zur Wiederherstellung der Schlußfähigkeit.

Steißbeinzyste

- Entweder angeborene Dermoidzyste oder durch Einziehung der behaarten Haut entstandener Steißbeinsinus. Die Zyste befindet sich über dem Kreuzbein oder der Steißbeinspitze.

Die *Diagnose* ist mit der Sondierung des immer vorhandenen kleinen Kanals in der oberen Rima ani und der Palpation der Zyste zu stellen.

Komplikationen sind die häufige Infektion (Abszedierung) und selten die maligne Entartung.

Behandlung: Radikale Exzision der Zystenwand mit primärem Wundverschluß oder sekundärer Heilung.

Der *Steißbeinabszeß* (infiziertes Sakraldermoid) erfordert die Spaltung. Nach 2–3 Wochen kann die Exzision erfolgen.

Steißbeinfistel

- Von infizierter Zyste ausgehender, eitrig sezernierender epithelialisierter Kanal.

Sie ist entweder die Folge eines nicht oder konservativ behandelten, spontan perforierten Steißbeinabszesses (Behandlung wie Abszeß), seltener die Folge einer perforierten Steißbein- oder Kreuzbeinosteomyelitis, nicht selten einer Tuberkulose.

Schließlich kann auch eine hohe Ano-Rektalfistel zur Sakral- oder Steißbeinfistel führen.

Die *differentialdiagnostische* Abklärung erfolgt mit der Röntgenkontrastdarstellung. *Behandlung* wie Zyste.

Tabelle 23.22 **Differentialdiagnostik des akuten Bauches**

Mittlerer Oberbauch

Ulcus duodeni et ventriculi (Perforation und Penetration): Freie Luft unter dem Zwerchfell (60 %); in den rechten Unterbauch wandernder Schmerz; brettharte Bauchdecken; typische Magenanamnese; akute Anamnese: Bauchpresse bei vollem Magen

Akute Gastritis: Anamnese (unverträgliche Mahlzeit)

Akute Galle: leichter Ikterus, Schmerzausstrahlung in Leber und rechtes Schulterblatt

Kapselspannung der Leber (Metastasenleber, Leberabszeß): Lokaler Tastbefund, Schmerzausstrahlung wie Galle, alkalische Phosphatase

Akute Pankreatitis: Vernichtungsschmerz, Leukozytose über 15 000, Diastasurie, Linksschmerz, positiver Boas-Druckpunkt

Zwerchfellhernie: Retrosternaler Schmerz

Magenvolvulus: Erleichterung nach Magenschlauch

Epigastrische Hernie: Tastbefund

Treitz-Hernie: Übersichtsaufnahme des Abdomens (Luftspiegel im Mittelbauch)

Pleuritis: Auskultation

Herzinfarkt: Fermentdiagnostik, Ekg

Rechter Oberbauch

Akute Galle (Kolik, Hydrops, Empyem, Gangrän, Perforation): Leichter Ikterus, in den Rücken ausstrahlender Rechtsschmerz; Tastbefund; Leukozytose

Ulcus duodeni (Penetration und Perforation): Magenanamnese. Spezielle Anamnese: Bauchpresse bei vollem Magen; bretthartes Abdomen; Schmerz, vom Epigastrium in den rechten Unterbauch wandernd; freie Luft unter dem Zwerchfell

Nieren- und Harnleiterkolik: Druckschmerzhaftes Nierenlager, Urinbefund, Schmerzausstrahlung entlang dem Ureter

Interpositio Chilaiditi (Koloninterposition subdiaphragmal): Abdomenübersichtsaufnahme

Hochgeschlagene Appendizitis: Isolierter Druckschmerz und Abwehrspannung subhepatisch, Leukozytose, Rovsing- und Blumberg-Zeichen positiv

Kolontumoren: Obstipationsanamnese, Anämie, Tastbefund, okkultes Blut

Duodenalinversion: Magen-Darm-Passage mit wäßrigem Kontrastmittel

Duodenalverschlüsse (angeboren, Mißbildungen, Kompression): Typischer Doppelspiegel bei Abdomenübersicht, leerer Unterbauch, Magenreflux

Leberabszeß, Metastasenleber, Stauungsleber: Schmerz wie Galle, lokaler Tastbefund, Hepatomegalie, alkalische Phosphatase

Subhepatischer und subphrenischer Abszeß: Phrenikusschmerz, lokaler Druckschmerz, septische Temperaturen, Leukozytose

Pleuritis: Auskultations- und Röntgenbefund

Linker Oberbauch

Pankreasschwanzpankreatitis: Lokaler Druckschmerz unter linkem Rippenbogen, positiver Boas-Druckpunkt, Leukozytose, Stuhlbefund, Urindiastase

Milznekrose und -blutung: Lokaler Druckschmerz, Leukozytose, Phrenikusschmerz links, Douglas positiv, Blutungsanämie

Akute Stauungsmilz: Tastbarer Milztumor (Leukopenie)

Niereninfarkt: Hämaturie, schmerzhaftes Nierenlager, Fermententgleisung

Nierenbeckenstein: Koliken, schmerzhaftes Nierenlager

Nierenblutung (Tumor): Hämaturie, Angiogramm, Leistungsknick

Volvulus der linken Kolonflexur: Abdomenübersicht, Darmspiegel und geblähter, torquierter Kolonabschnitt

Perforierter Kolontumor: Abdomenübersicht – freie Luft, paralytischer Ileus, multiple Darmspiegel, brettharter Bauch, Tachykardie, Erbrechen

Herzinfarkt: Fermententgleisung (LDH, CPK), EKG

Pleuritis: Auskultations- und Röntgenbefund

Mittelbauch

Perforation eines Ulcus pepticum jejuni (nach Gastroenterostomie): Anamnese, freie Luft unter Zwerchfell, paraumbilikale Resistenz, okkultes Blut im Stuhl

Treitz-Hernie: Oberbauchresistenz, Abdomenübersicht ergibt Ileusbild

Ileus: Auskultation, Hyperperistaltik oder Ruhe, Tachykardie, Meteorismus, schmerzhafte Abwehrspannung, Erbrechen, Singultus

Jejunitis: Paralytischer Ileus, Leukozytose, tastbare Jejunumschlingen, peritonitische Anzeichen, Temperaturerhöhung

Enteritis regionalis: Längere intermittierende Schmerzanamnese, tastbare Darmschlingen, Temperaturerhöhung, Gewichtsabnahme

Colon-transversum-Karzinom: Obstipationsanamnese, Gewichtsabnahme, Meteorismus, tastbarer Tumor, Anämie

Angina abdominalis: Malassimilation, nahrungsabhängiger Schmerz

Meckel-Divertikel: Intermittierender Ileus, Komplikationsprodrome, Blutungsanamnese, Lokalisierter Schmerz, Leukozytose

Mesenterialinfarkt: Paralytischer Ileus, Darmspiegel, Leukozytose, Erguß, Blutstuhl

Dünndarmperforation: Freie Luft, peritonitischer Befund mit Darmparalyse, Leukozytose

Spontanes Darmwandhämatom (Antikoagulantienbehandlung, hämorrhagische Diathese): Prothrombinzeit verlängert, Anamnese

Colitis ulcerosa (mit Komplikationen): Anamnese mit Diarrhoe und Blutstühlen, Gewichtsabnahme, Analfistel

Nabelhernie (Tastbefund)

Harnverhaltung: gefüllte Blase (Perkussion)

Akutes Wirbelsäulensyndrom: Lokalbefund, dislozierter Dornfortsatz, Klopfempfindlichkeit, paravertebrale Druckempfindlichkeit

Periarteriitis nodosa: Bauchschmerz, Leukozytose, Probeexzision aus der Muskulatur

Rupturiertes Bauchaortenaneurysma: Blutungsschock, Anamnese, Abdomenübersicht ergibt Kalkschalen und Verschattung, Leukozytose, paralytischer Ileus, Flankenmasse links mit Dämpfung

Bleiintoxikation: Berufsanamnese, spastische Obstipationsanamnese, Bleisaum an den Zähnen, basophile Tüpfelung der Erythrozyten

Akuter Morbus Addison: Paralytischer Ileus, Pigmentierung, Adynamie, Muskelkrämpfe, fehlende Achselhaare

Coma diabeticum: Fötor, Exsikkose, Urinzucker, Azetonnachweis, Leukozytose

Porphyrie: Urinfarbe, Wäscheflecken!, Nachdunkeln des Urins, Leukozytose (Unverträglichkeit von Schlafmitteln, Sulfonamiden, Pyrazolon, Procain, Griseofulvin)

Tetanie: Trousseau- und Chvostek-Zeichen positiv, Laryngospasmus, Serumkalzium nicht immer erniedrigt, intravenöser Kalziumtest positiv

Morbus Hodgkin: Bauch- und Rückenschmerzen, leichte Temperaturerhöhung, Hautjucken, Gewichtsabnahme, teigige Bauchdecken

Rechter Unterbauch

Appendizitis: Lokaler Tastbefund, Rovsing- und Blumberg-Zeichen positiv, Leukozytose

Ureterstein: Kolik mit Ausstrahlung in Leiste und Genitalien, Hämaturie, weicher Bauch

Adnexitis: Tiefer retropubischer Schmerz mit Ausstrahlung ins Kreuz, mensesabhängig, Temperatur, Leukozytose, Vaginalbefund

Tubarruptur: Blutungsschock, paralytischer Ileus; Anamnese, Douglas positiv

Stielgedrehte Ovarialzyste: Peritonealschock, reflektorische Abwehrspannung, paralytischer Ileus, Leukozytose

Meckel-Divertikel: Wie Appendizitis

Zökalblähung bei Stenose im Sigma und Colon transversum sowie Rektum: Anamnese mit paradoxer Diarrhoe, perkutorisch nachweisbarer hochklingender Rechtsrahmenmeteorismus

Inkarzerierte Hernie: Tastbefund

Invagination: Walze nur innerhalb der ersten 24 Stunden tastbar, Leukozytose, mechanischer Ileus, Blutabgang ist Spätzeichen!

Enteritis regionalis: Tastbefund, schmerzhafte Darmschlingen, Durchfallanamnese, Gewichtsabnahme, Fieber

Ileozökal-Tbc: Anamnese, tastbarer Tumor, Diarrhoe

Coecum mobile: Lokaler Meteorismus und Schmerz, Zökalquatschen

Linker Unterbauch

Kolontumor: Anamnese, Leistungsknick, paradoxe Diarrhoe, tastbarer Tumor, Dickdarmspiegel; Meteorismus im Kolonrahmen, der am tastbaren Tumor abbricht; okkultes Blut

Sigmadivertikulitis: Tastbare schmerzhafte Walze, Anamnese (Schleim), intermittierende Obstipation, chronisch inkompletter Ileus

Rektumkarzinom und Ileus: Rektoskopie, Blut- und Schleimabgang, Obstipationsanamnese, Leistungsknick

Harnleiterstein: Kolik, Ausstrahlung in Leiste und Genitale, Hämaturie

Adnexitis: Retropubischer Linksschmerz, ausstrahlend ins Kreuz, Leukozytose, mensesabhängige Verschlechterung, Temperaturen, Vaginalbefunde

Tubarruptur: Blutungsschock, paralytischer Ileus, Anamnese, Douglas positiv

Inkarzerierte Hernie: Lokalbefund

Megakolon: Obstipationsvorgeschichte, Meteorismus, tastbarer Tumor

Koprolithen: Tastbare Resistenz, Obstipation, Röntgenübersicht ergibt Kalkbefund

Enteritis regionalis: Schmerzhafte Darmschlingen tastbar, Gewichtsabnahme, Temperatur, intermittierende Schmerzanamnese

Colitis ulcerosa: Anamnese: blutige Diarrhoe, Gewichtsabnahme; rektoskopischer Befund

---

Akutes Abdomen

- Von einem intraabdominellen Krankheitsgeschehen ausgehender viszeroviszeraler Reflexschock, der zu schweren Allgemeinreaktionen des Körpers führt. Erst später folgen organspezifische Reaktionen.

Die *Ursachen* reichen von der peritonealen Reizung über Peritonitis, Ileus, Organstieldrehung, die Strangulation, Perforationen und Verletzungen, die Pankreatitis, bis zu den abdominellen Blutungen.

Kardinalsymptome des akuten Bauches sind: Bauchschmerz, Kreszendoschmerz oder peristaltiksynchrone Kolik, Kreislaufverfall, Tachykardie sowie gestörte Magen-Darm-Motorik mit Übelkeit, Singultus, reflektorischem und Überlauferbrechen.

Oberstes Ziel der Diagnostik ist zunächst die Entscheidung, ob ein operativer Eingriff notwendig oder eine konservative Behandlung möglich ist. Dies setzt die Klärung der Krankheitsurache voraus.

Diagnostische Maßnahmen sind: Die Abschätzung der Krankheitsschwere, die Erhebung der Vorgeschichte auf Ulkus, gynäkologische Befunde, frühere Operationen usw., die Prüfung der Kreislaufwerte (Blutdruck, Pulsfrequenz, Venendruckverlauf), der Temperatur und der Zunge, ferner die Untersuchung des Abdomens mit Palpation, Auskultation und Perkussion, insbesondere der Bruchpforten und des DOUGLAS-Raumes und Lokalisierung des maximalen Schmerzes.

Die Röntgenleeraufnahme des Abdomens dient der Feststellung einer pathologischen Luftansammlung im Darm; zu achten ist ferner auf Verschattungen, Exsudatschleier, freie Luft unter dem Zwerchfell und Flüssigkeits-Gas-Spiegel im Darm.

An Laborwerten werden Leukozyten, Erythrozyten, Hämatokrit, Urinbefund, Serumelektrolyte und Blut-pH-Werte untersucht.

Die Probepunktion des Abdomens sollte zurückhaltend gehandhabt werden.

Tabelle 23.23 **Einteilung und Symptomcharakteristik der Intraabdominellen Organverletzungen**

1. *Verletzung solider Organe* (Leber, Milz, Niere, Pankreas): Blutung mit allmählich an Schwere zunehmendem hämorrhagischem Schock
2. *Zerreißung größerer Gefäße* (Mesenterium, Cava, Aorta): Blutung mit initialem, schwerem, hämorrhagischem Schock
3. *Hohlorganverletzung* (Verdauungskanal, Gallenwege, Harnwege): Bei oberem Verdauungstrakt: chemisch-toxische Peritonitis mit reflektorischem, sofort eintretendem, abdominellem Schockbild
   Bei unterem Verdauungstrakt, Gallen- und Harnwege: Sukzessiv eintretende Peritonitis
4. *Zwerchfellwunde mit Inkarzeration:* Epigastrischer Schmerzschock mit Dyspnoe
5. *Zwerchfellwunde ohne Inkarzeration:* Dyspnoe allein

Bauchtrauma

Es kann die Bauchorgane *perforierend* oder *stumpf* treffen.

Perforierendes Trauma

Die Verletzung hat zur Eröffnung des Abdomens geführt.

Es ist ohne diagnostische und indikatorische Probleme. Dagegen macht die stumpfe Verletzung klinisch umfangreiche Überlegungen erforderlich.

Stumpfes Trauma

Die Bauchdecken sind nicht perforiert. Die Gewalteinwirkung hat aber zur intraabdominellen Verletzung von Hohl- oder parenchymatösen Organen geführt.

Ursachen sind stumpfe Gewalteinwirkungen, Kontusion, Schlag, Stoß, Kompression. *Häufige Begleitverletzungen* sind: Rippen-, Becken-, Wirbel-, Extremitätenbrüche, Thorax- und Schädelverletzungen.

Symptome des Bauchtraumas:

Darmgeräusche (Nachlassen, Aufhören)
Darmgeräusche im Thorax nachweisbar
Bauchdeckenspannung: gleichbleibend oder zunehmend
Leukozytose: gleichbleibend oder zunehmend
Schock: anhaltend oder sich verstärkend (Facies abdominalis)
Urinsekretion: nachlassend
Bauchumfang: zunehmend
Venendruck: abfallend
Röntgenbild Abdomen: freie Luft
Diastase- und Lipasewerte: erhöht
Rektale und axillare Temperaturdifferenz: zunehmend
Magensonde: entleert blutiges Sekret
Ausstrahlende Schmerzen in die Schultern
Begrenzte Resistenzen in der Bauchhöhle, die an Umfang zunehmen
Flankendämpfung: deutlicher werdend
Schmerzhafter Douglas
Douglasvorwölbung
Intravenöses Pyelogramm: keine Ausscheidung
Blutiges, seröses Exsudat bei Bauchpunktion in 4 Quadranten

Differentialdiagnose:

In erster Linie gilt es, eine einfache *Bauchwandprellung* auszuschließen. Sie macht folgende *Symptome:*

Lokalbefund: tastbares, begrenztes Hämatom oder umschriebener Bauchwanddefekt
Leukozytose: bildet sich in kurzer Zeit zurück
Tangentiale Röntgenaufnahme der Bauchwand ergibt lokalisierte Verdickung
Röntgen-Leeraufnahme des Abdomens: ohne Befund
Magensonde: kein Reflux, keine Blutbeimengungen
Schockindex: normalisiert sich spontan innerhalb von 1½ Stunden
Brechreiz: bildet sich spontan zurück

Die Verletzung von Hohlorganen macht einen reflektorischen Peritonealschock, der beim Kolon auf einem Bakteriotoxin-, bei Magen, Blase, Pankreas und Galle auf einem chemischen Reizschock beruht. Immer kommt es nach Verletzungen von Hohlorganen zur Peritonitis.

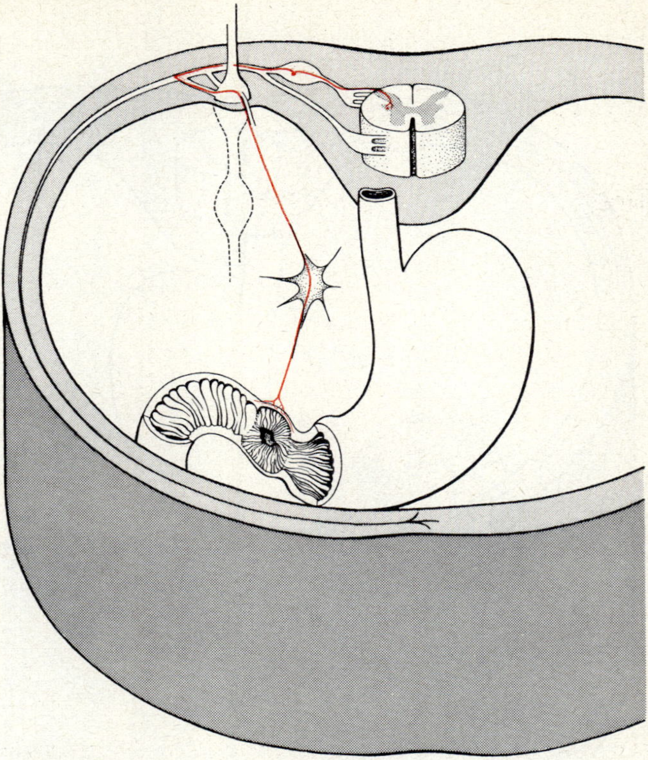

Abb. 23.41 **Viszeraler Schmerz** (Ulcus duodeni) (Ganglion coeliacum — Grenzstrang — Spinalganglion — Rückenmark, nicht lokalisiert).

Das *diagnostische Schema* umfaßt neben der Symptomfeststellung (s. S. 430) und differentialdiagnostischer Abwägung (s. S. 430) das Hämogramm, die Registrierung von Pulsfrequenz, arteriellem und Venendruckverhalten und die halbstündliche Verlaufsbeobachtung des Bauchumfangs, ferner die perkutorische, auskultatorische und palpatorische Kontrolle.

Behandlung. Nur bei primär nicht eindeutigem, nicht bedrohlichem Befund ist die Verlaufsbeobachtung gerechtfertigt. Dabei besteht die Behandlung in Nahrungskarenz, Magendauersonde, Meiden von Analgetika, – allenfalls Gabe von Spasmolytika. (*Cave:* Alkaloide!) Bei Zunahme eines der oben genannten Befunde ist die Laparotomie mit Versorgung der intraabdominellen Verletzung, Verschluß der Perforationsöffnung oder Stillung der Blutung erforderlich. Verletzungen der einzelnen Organe (Leber, Milz, Darm usw.) s. S. 337, 371, 388.

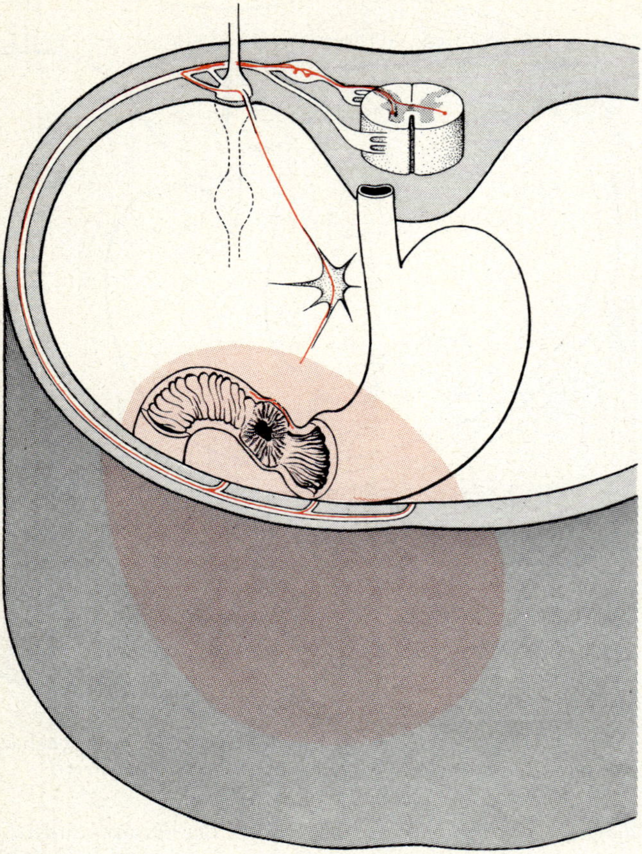

Abb. 23.42
Umwandlung des Schmerzcharakters nach Ulkusperforation: Der viszerale Schmerz wird von genauer lokalisierbarem, somatischem Peritonealschmerz (Spinalnerv) überlagert.

Peritonitis

- Bakterielle, serös-fibrinöse und eitrige Entzündung des viszeralen und parietalen Peritoneums.

Sie entsteht auf dem Boden eines *Infektes*, der von den gastrointestinalen oder Harnwegshohlorganen sowie von außen ausgeht, seltener ist der metastatische Weg (Strepto- und Pneumokokken). Haupterreger sind Staphylokokken, Streptokokken, E. coli, Pneumokokken

Tabelle 23.24 **Abdomineller Schmerz**

Organ	Schmerzart	Lokalisation	Schmerz-charakter	Schmerz-leitung
Peritoneum (Peritonitis)	*somatisch* (außer Retro-peritoneum)	lokalisierbare Empfindung	brennend scharf schneidend	sensibler Spinalnerv, Rückenmark
Hohlorgan z.B. unkompli-zierte Appen-dizitis oder Ulcus duodeni	*viszeraler vegetativer* Schmerz	nicht direkt lokalisierbar, nur über embryonales Entstehungs-segment	dumpf oder wellenartig bis zur Kolik	Sympathikus-Grenzstrang Rückenmark
Hohlorgan-perforation oder -pene-tration (Mit-beteiligung des Perito-neums, z. B. Perforation eines Ulcus duodeni)	*viszeraler* Schmerz wird von intensivem, *somatischem* Schmerz überlagert	gut lokalisierbar	heftig scharf schneidend	sowohl Sympathikus als auch Spinalnerv

und Gonokokken. Die *chemisch-toxische Peritonitis* geht von Pankreas- und Gallensekreten, Blut- und Urinextravasaten aus.

Bei protrahierter, breitgestreuter und anhaltender Einwirkung entsteht die *diffuse* Peritonitis. Bei einmaliger und begrenzter Einwirkung der Erreger und Toxine entsteht die *lokale* Peritonitis, mit der der Körper meist selbst fertig wird.

Tabelle 23.25 **Peritonitisursachen** *(nach Wachsmuth)*

Appendix	71,2 %
Postoperativ	14,4 %
Jejunum und Ileum	5,0 %
Posttraumatisch	2,4 %
Zökum und Rektum	2,3 %
Galle und Pankreas	2,3 %
Verschiedenes	2,4 %

Symptome: Im Vordergrund stehen Pulsanstieg, trockene Zunge, Bauchdeckenspannung, Singultus, Brechreiz, Schmerz, Übelkeit und mäßiges Fieber sowie Atemschonung und allgemeiner Kräfteverfall.

Diagnose: Eindeutige Befunde sind: Meteorismus, Darmparalyse, Stille über dem Abdomen, Oligurie, Rest-N-Erhöhung, Leukozytose, Elektrolytentgleisung, positiver Schockindex, rigide Bauchdecken besonders bei der chemischen Peritonitis, sowie Kreislaufzusammenbruch.

Die Röntgenleeraufnahme des Abdomens im Stehen ergibt die typischen über das gesamte Abdomen verteilten Darmspiegel des Dünn- und Dickdarms. Bei perforiertem Ulkus und bei der Pankreatitis besteht die typische Exsudatverschattung. Freie Luft unter dem Zwerchfell (Luftsichel) spricht für die Perforation eines Hohlorgans (Magen oder Darm). *Differentialdiagnostisch* sind abzugrenzen die Pneumonie, die Pleuritis, die diabetische Azidose, Stauungs- und Metastasenleber, Herzinfarkt, Meningitis, Urämie und Harnleiterstein.

Die *Behandlungsprinzipien* der infektiösen und chemisch-toxischen Peritonitis sind der Verschluß der Infektionsquelle durch Naht oder Resektion, die Beseitigung des toxischen und infektiösen Bauchinhaltes mit Absaugung und Austupfen der Bauchhöhle und Drainage am tiefsten Bauchpunkt im DOUGLAS-Raum, u. U. mit Anlage einer Gegenspülung (Perfusion). Das oberste Prinzip der operativen Revision ist es, die genannten Behandlungsziele mit dem kleinsten Eingriff zu erreichen. Während der Operation wird eine Miller-Abbott-Sonde bis an die Ileozökalklappe vorgeschoben. Dies ermöglicht die intra- und postoperative Leersaugung des Darms und verhütet den postoperativen Adhäsionsileus. Zusätzliche Maßnahmen sind: Die allgemeine Infektbekämpfung mit Antibiotika (10 Mega Penicillin/ 24 h); Sulfonamiden, die Schockbekämpfung mit Transfusion und Infusion und O_2-Atmung – die Infusionsdosierung erfolgt nach Urinsekretion und Venendruckverhalten. Die Darmtätigkeit wird bei Nahrungskarenz mit Gaben von molaren Kaliumlaktatzusätzen zur Infusion, Dihydergot 2 ml/24 h, Rheomakrodex und Complamin, 40 ml 20 %ige NaCl (halbstündlich), 0,5 mg Prostigmin und 3–6 IE Hypophysin wiederholt in mehrfachem halbstündlichen Wechsel i. v. (Prostigmin-Hypophysinstoß), ferner 500 mg Bepanthen i. v. angeregt.

Komplikationen der diffusen Peritonitis sind *Abszeßbildungen* zwischen den Schlingen, im DOUGLAS-Raum (Abb. 23.43), Subphrenium, im subhepatischen Raum und am Beckenrand (Abb. 23.44) sowie der Adhäsionsileus (s. S. 446).

Symptome der Peritonealabszesse sind Wiederaufflackern der Temperaturen mit nachhinkendem Pulsanstieg, Wiederanstieg der Leukozy-

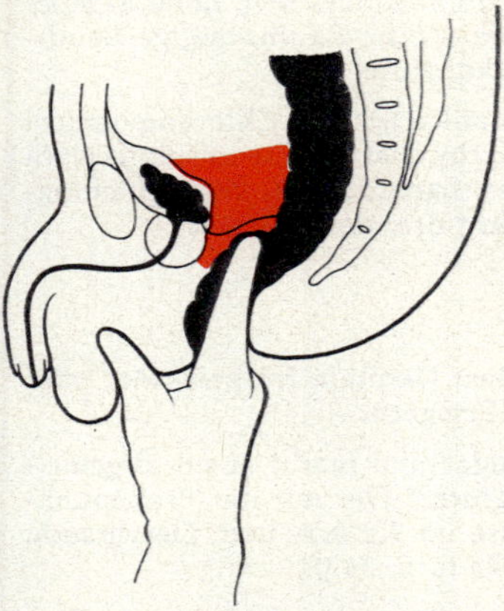

Abb. 23.43 **Douglasabszeß** (rektaler Digitalbefund)

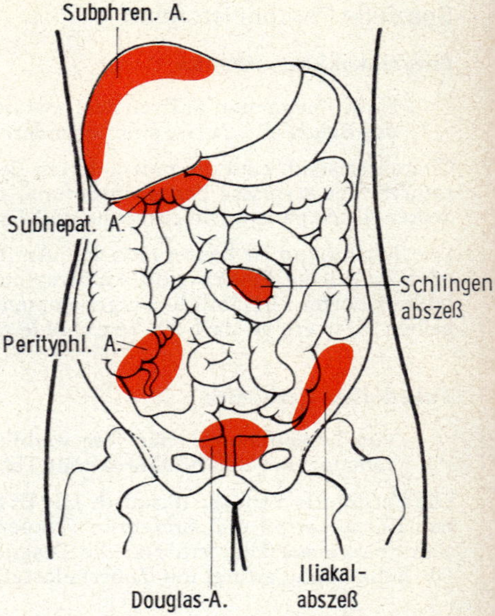

Abb. 23.44 **Intraperitoneale Abszesse** (Hauptlokalisation)

ten auf 15000–20000 und verzögerte Darmpassage. Der DOUGLAS-*Abszeß* zeigt die rektale Vorwölbung, Meteorismus und Diarrhoe. Der *subphrenische* und der *subhepatische Abszeß* machen den typischen supraklavikularen Schmerz (Phrenikus), Zwerchfellhochstand, vergrößerte Leberdämpfung und schmerzhafte Leberpalpation. Röntgenologisch sind Zwerchfellhochstand und rechtsseitige, basale Atelektasen erkennbar. Sie beruhen auf einer Durchwanderungspleuritis. Eine seltene Komplikation ist die transdiaphragmale Perforation in den Thorax.

Der nach der perforierten Appendizitis auftretende *Beckenschaufelabszeß* führt zu lokal tastbarer Resistenz im rechten Unterbauch.

Die *Behandlung des* DOUGLAS-*Abszesses* erfolgt mit der transrektalen oder transvaginalen DOUGLAS-Drainage.

Der *subphrenische* und der *subhepatische* Abszeß werden mit der Rippenbogenrandinzision drainiert.

Der *Beckenschaufelabszeß* erfordert die extraperitoneale Inzision entlang der Beckenschaufel.

Spezielle Peritonitisformen

Pneumokokkenperitonitis

- Nach Pneumonie auftretende, metastatische Pneumokokkeninfektion des Bauchfells. Sie ist eine besondere Form der Peritonitis.

Charakteristisch sind die protrahierten Peritonitisanzeichen, hohe Temperaturen, der atypische Peritonitisbefund, der weiche Bauch, teigige Bauchdecken, Darmparese, Meteorismus und Leukozytose.

Die *Behandlung* ist konservativ mit Antibiotika tgl. 2 g Chloramphenicol oder 2 x 275 mg Reverin und 2 g Streptomycin, 100 mg Prednisolon. Nach fehlindizierter, irrtümlich vorgenommener Laparotomie, die schleimig-gelben Eiter ergibt, darf die Bauchhöhle nicht drainiert werden.

Tuberkulöse Peritonitis

- Von Lymphknoten oder vom weiblichen Genitale fortgeleiteter oder hämatogener Bauchfellinfekt mit Tbc-Erregern.

Die Peritonitis verläuft chronisch mit Exsudat und macht einen allgemeinen Körperverfall und subfebrile Temperaturen. Der mit der Probepunktion gewonnene Eiter erhärtet die Diagnose im Kultur- und Tierversuch. Die Behandlung erfolgt mit Tuberkulostatika (s. S. 385).

Gonokokkenperitonitis

- Seltene, durch Aszension von infiziertem Genitale weiblicher Kinder entstehende Bauchfellentzündung.

Sie heilt nach Antibiotikabehandlung (Testung) aus.

Gastrointestinalblutung

- Von Ösophago gastrointestinalen Blutungsquellen ausgehende Blutung in den Verdauungstrakt von unterschiedlicher Heftigkeit.

Lokalisation und Genese

Wir unterscheiden 3 Gruppen von Blutungsursachen (Abb. 23.45).

85 % der Blutungen gehen von Quellen im Ösophagus, Magen und Duodenum aus, der Rest vom Dick- und Dünndarm (Abb. 23.46). Die Ösophagus-Magen- und Duodenalblutungen schlüsseln sich auf in:

12 % Ösophagus- und Magenvarizenblutungen infolge portaler Hypertension; 68 % aus Ulcera duodeni und Ulcera ventriculi; etwa 20 % verteilen sich auf die erosive Gastritis, polypöse Adenome, Karzinome, Sarkome, Neurinome und das Mallory-Weiss-Syndrom (s. S. 307); Aneurysmen kleiner Magenwandarterien und das hochsitzende Mikroulkus (Dieulafoy) im Fundus.

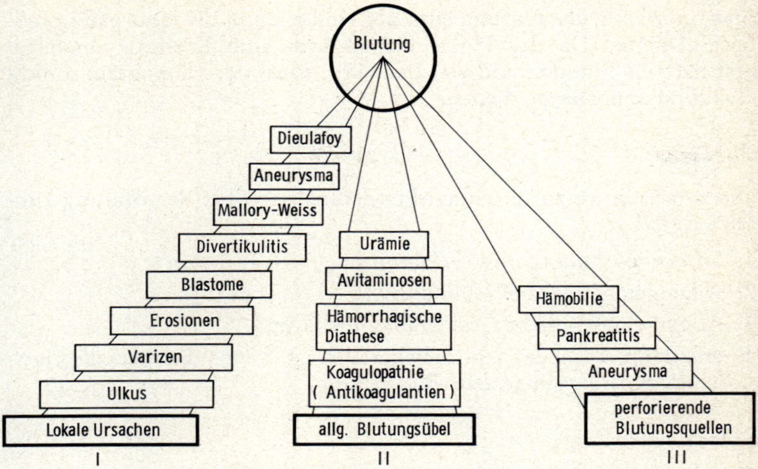

Abb. 23.45 **Gastrointestinalblutung.** Ursachen.

15 % Dünn- und Dickdarmblutungen verteilen sich auf: Dünn- und Dickdarmdivertikel, Adenome, Karzinome, Sarkome, Angiome, Myome, Neurinome, Karzinoide, Colitis ulcerosa, Enteritis (Crohn) und perforierende Aneurysmen von Aorta und A. mesenterica sowie arterielle Embolien.

Seltenere Blutungsmechanismen sind die hämorrhagische Diathese, medikamentös verursachte Blutungen, Blutungen aus Hiatushernien, der Mukosaprolaps in den Pylorus, Hämobilie und Pankreatitis.

Symptomatik

Bei Blutungsquellen oberhalb des Pylorus wird das Blut *erbrochen* (Hämatemesis). Bei Blutungsquellen unterhalb des Pylorus steht der *intestinale* Blutabgang, die Meläna, im Vordergrund.

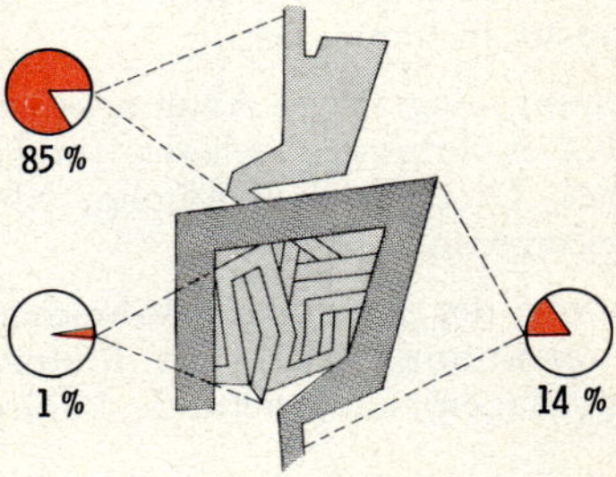

Abb. 23.46

Gastrointestinalblutung.
Frequenzverteilung.

Spätsymptome der Blutung sind der Kollaps und die labormäßig faßbare Anämie. Da das Hgb-, Hämatokrit- und Erythrozytendefizit erst nach 24 Stunden nachweisbar wird, kann das Hämogramm nicht als Frühdiagnostikum dienen.

Therapie

Die synchron auszuführenden Erstmaßnahmen bei der Blutung richten sich auf

1. *Schockbeurteilung und -bekämpfung*
2. Allgemeine, ungezielte *Blutstillung*
3. Allgemeine klinische *Quellendiagnostik* und
4. erst dann, wenn der Schock beherrscht ist, folgen die *spezielle Quellendiagnostik* und *gezielte Blutstillung*.

Schockbeurteilung:

Hautfarbe, -temperatur und -feuchtigkeit, fortlaufende Registrierung von Schockindex, zentralem Venendruck und Urinsekretion. Palmarzeichen, Sensorium, Hämogramm, Abschätzen verlorener Blutmenge.

Schockbekämpfung:

O_2-Beatmung, Kopftieflagerung, Blutgruppenbestimmung, Blutkreuzen, Blutersatz (Macrodex), Frischblutkonserven, Extremitäten auswickeln.

Allgemeine, ungezielte Blutstillung

Bettruhe, Frischblutdirekttransfusion, PPSB, Gerinnungsfraktion I, Fibrinogen, Vitamin K, (5 Ampullen Konakion i. m.), lokale Eisblase, Antazida (Gelusil Lac etc.). In desolaten, nicht operablen Fällen allgemeine Unterkühlung für 24 Stunden auf 30—32 °C Körpertemperatur.

Allgemeine klinische Quellendiagnostik

(Wenn Blutungsquelle primär nicht bekannt oder primär eine gezielte Diagnostik nicht möglich).

Gerinnungsdiagramm, Anamnese: Frühere Blutungen, Zahnfleisch- und Nasenblutungen, Magen- und Leberleiden, Ikterus, Hepatitis, Alkohol, Dicumarolbehandlung, Medikamentenabusus (Kortikoide, Phenylbutazon).

Beachtung der Häufigkeitswahrscheinlichkeit der Blutungsursachen, Blutungsrichtung, Blutfarbe, Blutungsintensität, Oberbauchschmerz (Leber, Magen), Laborbefunde, klinische Zirrhosezeichen.

Gezielte Quellendiagnostik

Magenschlauch, Endoskopie, gezielte Angiographie (Arteriographie, Splenoportogramm), Magen-Darm-Passage, evtl. Fluoreszenz-Wollfaden-Test.

Gezielte Hämostyptik (Laparotomieindikationen)

Die persistierende Blutung oder die rezidivierende schwere Blutung erfordern bei Operabilität die Laparotomie.

Die *Behandlung des blutenden Ulkus* ist die Umstechung mit Vagotomie und Pyloroplastik oder die Resektion.

Die *Mallory-Weiß-Rhagade* (s. S. 307) wird übernäht. Bei *blutender erosiver Gastritis* $^3/_4$-Resektion.

Die *Erstbehandlung der hochgradigen Ösophagus- und Fundusvarizenblutung* besteht im Einlegen einer Sengstaken-Sonde (s. S. 344), Blutersatz (Frischblut und niedermolekulares Dextran), zweistündlicher Magenspülung mit Antazida, Eingeben von Biogastrone, dazu 8 g/24 Std. Neomycin und Magnesiumsulfat. Daneben Klysmen, bis die Stuhlentleerung hell wird.

Gelingt damit die Stase, werden im blutungsfreien Intervall die Gefäßverhältnisse der Pfortader durch Splenoportographie und die Leberfunktion mit Leberchemie abgeklärt. Im Falle der Rezidiv- oder fortgesetzten Blutung: Sofortige Shunt- oder Sperroperation (s. S. 344).

Bei inoperablem Befund (Allgemeinzustand und Leberdekompensation): Fortsetzen der Stasemaßnahmen mit Sengstaken-Sonde und den oben genannten übrigen Maßnahmen sowie Ornicetil oder Thioctsäure-Infusionen, Lebercocktail, zur Blutstillung PPSB und evtl. kontrollierte Heparinisierung (sechsstündlich 5000 E).

Blutende Blastome erfordern je nach Befund die radikale Entfernung mit Resektion.

Blutende Dickdarmdivertikel werden konservativ behandelt, Magen-, Duodenal-, Dünndarm- und Meckel-Divertikel werden im Intervall reseziert.

Die *Prognose* der Blutung ist abhängig von der Blutungsquelle, von der Vorschädigung durch das Grund- und Begleitleiden, von der Blutungsintensität und dem Alter des Kranken.

Die Letalität der gastrointestinalen Massenblutung beträgt im Durchschnitt 30 %.

Darmverschluß (Ileus)

- Inkomplette oder komplette Störung der normalen Darmpassage auf dynamischer (Paralyse) oder mechanischer Basis (Hindernis).

Tabelle 23.26 **Diagnostische Erstmaßnahmen bei Ileusverdacht**

Anamnese
Inspektion
Auskultation
Perkussion
Palpation (einschl. Douglas)
Röntgenleeraufnahme im Stehen und Liegen
Magenschlauch
Hebe-Senk-Einlauf
(Prostigmintest bei unklarer Differentialdiagnostik gegenüber paralytischem Ileus)

Einteilung:

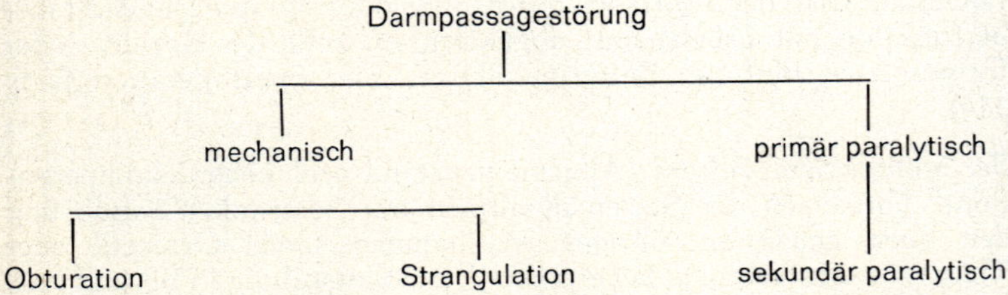

Mechanischer Ileus

Pathogenese und Pathophysiologie:

Obturations- oder Okklusionsverschlüsse *ohne Beteiligung der Mesenterialgefäße* (Abb. 23.47) entstehen durch Verwachsungsstränge (Briden), Hernien, Tumoren, Atresien, Mekoniumverschlüsse, Strikturen, Gallensteine, Fremdkörper, Wurmkonvolute, Megakolon und Kotsteine.

Strangulationsverschlüsse mit Abschnürung der Mesenterialgefäße und Störung der Darmwandernährung (Abb. 23.48) sind primär schwere Krankheitsbilder, da bei ihnen sowohl eine Gewebsernährungsstörung als auch eine mechanische Passagebehinderung vorliegt.

Der Strangulationsverschluß entsteht durch Briden, die das Gekröse abschnüren, durch *Einklemmung von Darm und Mesenterium* in Bruchpforten und Mesenteriallücken sowie durch einen Volvulus, eine Invagination oder eine Malrotation (Abb. 376).

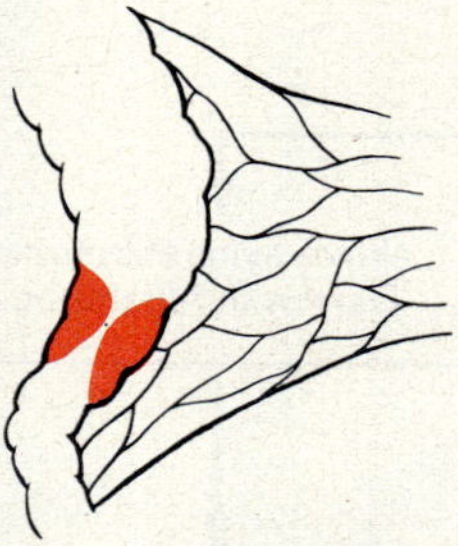

Abb. 23.47 **Darmverschluß** Obturationsileus.

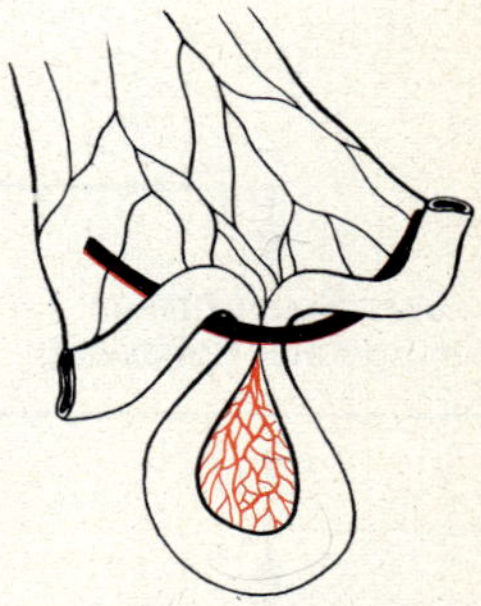

Abb. 23.48 **Darmverschluß.** Strangulationsileus.

Die *Komplikation* des mechanischen Verschlusses ist die *Verschlußkrankheit.* Sie basiert in erster Linie auf einem Schockgeschehen (Tab. 23.27) zweierlei Ursprungs. Einmal geht der Schock von der Verschlußstelle unmittelbar aus (A): Die *neurovaskuläre Reaktion* geht direkt zum Zwischenhirn (morphologische Veränderungen konnten nachgewiesen werden).

Andererseits entsteht der Schock (B) durch *Volumenmangel infolge Unterbrechung des Intestinalen Mineral- und Flüssigkeitskreislaufs* (Sekretion oberhalb des Hindernisses, ausbleibende Resorption unterhalb des Hindernisses) mit allen Folgen der Sequestration.

Symptome. Örtliche Kennzeichen des mechanischen Ileus sind der plötzliche, mit der peristaltischen Kolik einhergehende, gut lokalisierbare Schmerz, das Aufstoßen und Erbrechen. Ferner der Pulsanstieg, die reflektorische Abwehrspannung, lokalisierbarer Meteorismus, hörbare Hyper- und Widerstandsperistaltik bis zu klingenden, spritzenden Darmgeräuschen, ferner das charakteristische Röntgenbild mit den typischen Darm-Flüssigkeits-Gas-Spiegeln (Abb. 23.55). Leukozytose (nur bei Strangulation), der erhöhte Hämatokrit, der erhöhte Rest-N und die Oligurie.

Tabelle 23.27 **Darmverschluß** (Pathophysiologie)

Ileus

Zentrale Reaktion

Lokale Reaktion

Schockphase I

Neurovaskulärer Schock

Infolge passiver Unterbrechung der Intestinalbewegung

über Splanchnikus zentripetaler Reflexweg

aktive sympatikotone Darmwanddilatation

Schockphase II

dienzephale Dysregulation

gestörte Neurosekretion des Hypothalamus

Vagotone Gegenregulation mit erhöhtem Muskeltonus und passiver Darmwandüberdehnung

Darmwandhypoxie

Resorptionsstop

Sekret – Gasstau

gesteigerte Sekretion von Eiweiß, N_2O und Elektrolyten

Überdehnungsstreß

Schockphase III

Mikrozirkulationsstörung

Azidose

Parenchymschaden (Anoxie)

Gestörte Entgiftungsfunktion (Membranpotentialstörungen)

Energetische Insuffizienz (ATP-Verluste)

Exitus

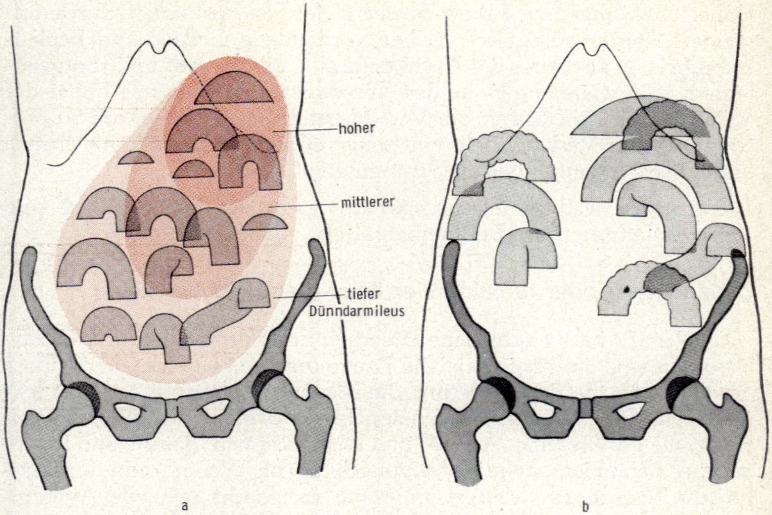

Abb. 23.49 a Formen des Dünndarmileus

Abb. 23.49 b Paralytischer Ileus bzw. dekompensierter Dickdarmileus

Typischer Röntgenbefund: Leeraufnahmen im Stehen zeigt Gas-Flüssigkeit-Spiegel in den überblähten Darmschlingen.

Dünndarmspiegel (u. U. mit durchgehender Faltung):	Dünndarmileus
Dickdarmspiegel (großer Querschnitt mit Halbhaustrierung):	kompensierter Dickdarmileus
Dünn- und Dickdarmspiegel:	a) dekompensierter Dickdarmileus (Insuffizienz der Ileozökalklappe) oder b) paralytischer Ileus

Verlaufsunterschiede zwischen Strangulations- und Okklusionsileus sind deutlich.

Die Unterscheidung, ob ein Strangulations- oder ein Okklusionsileus vorliegt, darf von der Erfahrung ausgehen, daß die Strangulation *früh*, – die Okklusion dagegen *spät* zur *Ileuskrankheit* führt, d. h. das Hauptkriterium ist die *Relation von Dauer der Vorgeschichte zur Schwere der Ileuskrankheit*.

Dabei wird aber der Faktor *Schwere der Ileuskrankheit* durch folgende *Kriterien* relativiert: 1. Die vorhandene Grund- und Begleitkrankheit, 2. das Alter des Kranken und 3. die klinisch und röntgenologisch nachgewiesene Höhe des Verschlusses. Beispiel: Je höher der Verschluß, um so rascher die Verschlechterung; je tiefer, um so protrahierter der Verlauf, d. h. ein hoher Okklusionsileus kann ebenso dramatisch verlaufen wie ein Strangulationsileus.

Unverläßlich, weil immer erst spät auftretend, ist die sog. Stuhl- und Windverhaltung (leere Rektumampulle).

Dynamischer oder funktioneller Ileus (paralytischer Ileus)

Ätiologie: Er hat verschiedene Ursachen und Formen. Seine *toxischen Ursachen* sind die Peritonitis, die Pneumonie, die Urämie, die Azidose der Diabetes, die Porphyrie und die Morphinvergiftung. Seine *reflektorischen Ursachen* sind der postoperative Streß, die Gallen-Nieren-Kolik, die Pankreatitis, Adnex- und Netztorsionen, Bauch- und Retroperitonealtraumen sowie der Myokardinfarkt. Weiter kann der paralytische Ileus durch *Mangelsymptome* verursacht sein wie Avitaminose, Hypoproteinämie oder Hypokaliämie, und schließlich kann er auch *gefäßbedingt* sein durch eine portale Hypertension oder eine kardiale Stauung sowie lokale Ischämie oder Infarzierung.

Symptomatik: Der *primäre paralytische Ileus* macht folgende Symptome: die komplette, mit peristaltikanregenden Maßnahmen (s. S. 434) nicht überwindbare Parese, Meteorismus über Dick- und Dünndarm, Stille über dem Abdomen, gespannte Bauchdecken — bei Peritonitis auch harte Bauchdecken, trockene Zunge, Überlauferbrechen und anhaltender Singultus.

Therapie: Der allgemeine *Behandlungsgrundsatz des paralytischen Ileus* ist es, die Ursache anzugehen und zu beseitigen. Für die Peritonitis bedeutet dies die Ausschaltung der Peritonitisursache mittels unverzüglicher Laparotomie mit Anlage einer Darmfistel. Die Bauchdrainage erfolgt am tiefsten Punkt. Die Bauchhöhle wird besonders in den einzelnen Bauchfellrezessus ausgetupft und wenn möglich mit gegenläufiger Perfusion durchspült.

Reflektorische und toxische Ursachen rechtfertigen zunächst den Versuch der konservativen Ausschaltung der Noxen und die medikamentöse Blockade der die Peristaltik hemmenden Reflexe.

Die Peristaltik wird medikamentös (s. S. 434), ferner mit Dauerabsaugung des Magens und ständigen Hebereinläufen sowie Wärmeapplikation auf das Abdomen angeregt. Erst wenn die konservative Behandlung ohne Erfolg bleibt und der paralytische Darm infolge Zwerchfellhochdrängung zur Kreislaufbedrohung führt, ist auch hier die Anlage einer Darmfistel notwendig.

Gemischter Ileus

Eine Zwischenform des mechanischen und des primär paralytischen Ileus ist der *gemischte Ileus*. Er bildet eine Kombination von lokaler Peritonitis, Darmparese und adhäsionsbedingtem, mechanischem Verschluß.

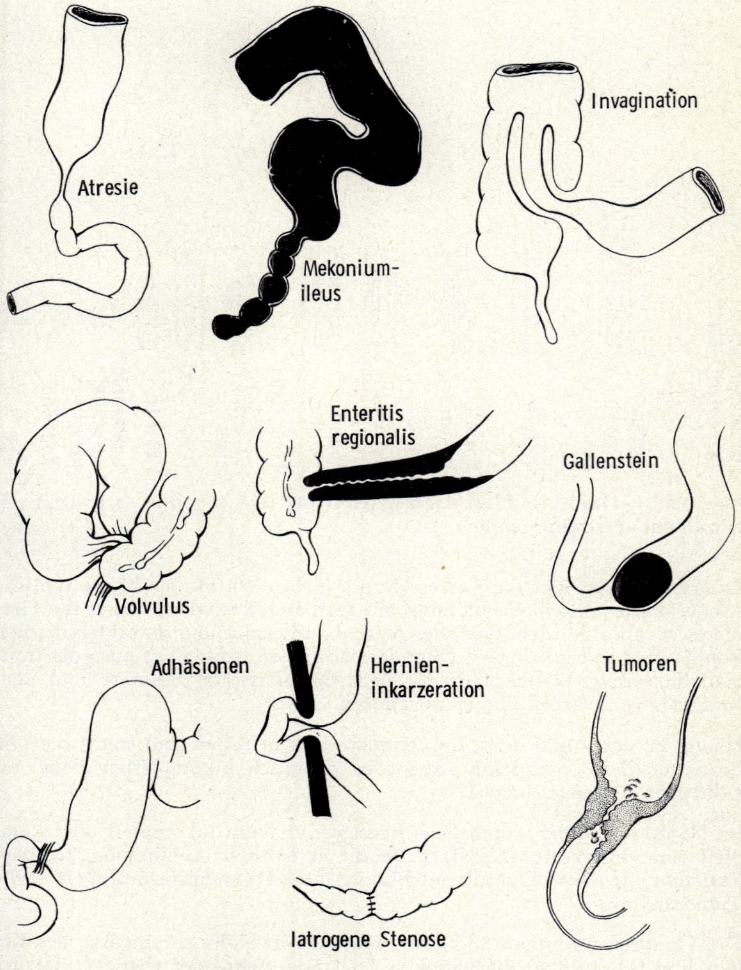

Abb. 23.50 **Darmverschluß.** Typische Verschlußursachen.

Spezielle, häufige Ileusursachen (Abb. 23.50 u. 23.51).

Die *häufigsten Ileusursachen* sind die *Bauchfelladhäsionen.* Sie sind die Folge vorausgegangener Laparotomien. Diagnostisch müssen wir deshalb immer auf Operationsnarben achten. An zweiter Stelle steht die *inkarzerierte Hernie,* und zwar sowohl die äußere, die in der Bruchpforte leicht erkennbar, als auch die innere Hernie, die klinisch nur schwer zu diagnostizieren ist.

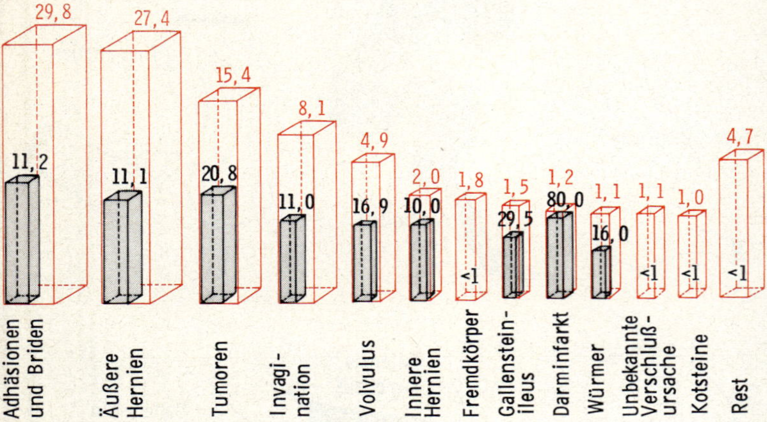

Abb. 23.51 **Darmverschluß.** Häufigkeit (rot) und Letalität (schwarz) der einzelnen Verschlußursachen.

Zu erwähnen ist hier die TREITZ-Hernie (s. S. 457). Sie macht die typische schmerzhafte Mittelbauchblähung mit tastbarer Resistenz, ferner die Hernia mesocolica mit dem typischen Mittelbauchtumor und charakteristischen Röntgenbild mit massierten Dünndarmschlingen, schließlich auch die traumatischen Zwerchfellhernien mit dem epigastrischen Schmerz und dem Nachweis von Darmschlingen im Thorax.

Häufig ist der *Tumorileus.* Im *Dünndarm* ist er selten und macht hier die Prodrome der Obstipation sowie des chronisch inkompletten Ileus mit sichtbaren Darmsteifungen.

Im *Dickdarm* ist der Tumorileus häufiger; er kann inkomplett oder komplett sein. Im rechten Dickdarm macht er Mittelbauchlähmung, tastbare Resistenz, geblähte Dünndarmschlingen und Dünndarmsteifungen sowie Tumoranämie.

Die Tumoren im linken Dickdarm machen eine Rahmentympanie des Kolons und führen über die paradoxe Diarrhoe mehr oder weniger plötzlich zur kompletten Stenose.

Frühkindlicher Ileus

(Duodenalatresie s. S. 374)

Besondere Verschlußformen sind hier: die Jejunal- und Ileumatresie, die Malrotation, der Mekoniumileus und die Invagination.

Die *Jejunal- und Ileumatresie* ist an dem erst nach mehreren Tagen beginnenden Erbrechen, der Mittel- und Oberbauchblähung und zahlreichen Röntgenspiegeln erkennbar. Die gleiche Symptomatik machen die *Malrotation* und der *Mekoniumileus*.

Die *Mekoniumperitonitis* zeigt das unmittelbar nach der Geburt auftretende harte, akute Abdomen mit Gefäßzeichnung, Erbrechen und den im Röntgenbild sichtbaren, im Abdomen verteilten Kalkspritzern. Die *Invagination* (Darmeinscheidung — meist Dünn- in Dickdarm an der Ileozökalklappe) betrifft vorwiegend Knaben etwa vom 6. Lebensmonat ab. Sie zeigen als erstes krampfartige Bauchschmerzen, reflektorisches Erbrechen und die im rechten Unterbauch, Mittelbauch (Transversum) oder links (Deszendens) tastbare Invaginationswalze. Bei beiden letzteren Befunden ist der rechte Unterbauch „leer" zu tasten (Dance-Zeichen). Die Invaginationswalze ist aber nur innerhalb der ersten 24 Stunden nachweisbar. Später verhindert die Bauchdekkenspannung eine differenzierte Palpation. Im Röntgenleerbild sehen wir die Spiegelbildung im Dünndarm. Der Kontrasteinlauf ergibt die Aussparung des konvexen Invaginates. Blut im Stuhl oder am rektal tastenden Finger ist ein Spätzeichen. Das sicherste Behandlungsverfahren, das neben der Desinvagination oder Resektion die operative Beseitigung der Ursache (Anheftung des Zökums an die hintere Bauchwand) ermöglicht, ist die Laparotomie.

Eine *seltene Ileusform des Erwachsenenalters* ist der *Dickdarm-Volvulus*. Er führt zu akutem Strangulationsbild mit hochgradigem Meteorismus. Im Ileozökalbereich ist er seltener als im Sigma. Im Röntgenleerbild sehen wir die typische luftgefüllte, stehende, torquierte Dickdarmschlinge. Beim Kontrasteinlauf stellt sich die „Bischofsmütze" dar.

Behandlung: Rektoskopie, Intubation, Laparotomie mit Zurückdrehen oder Resektion.

Weitere Verschlußformen sind der *Mesenterialinfarkt* (s. S. 381) und der *alimentäre Ileus*, der durch angesammelte Nahrungsbestandteile (Apfelsinenfasern — besonders bei Kindern und geistig Gestörten) hervorgerufen wird. Zunächst macht er eine Verstopfung, die sich erst später zum Okklusionsverschluß steigert.

Auf *Aktinomykose und Tuberkulose* (s. S. 384 ff) weist die typische Vorgeschichte hin. Lokal sind entzündliche schmerzhafte Infiltrate oder Tumoren tastbar. Im Vordergrund stehen die extreme Blutsenkungsbeschleunigung und ein chronischer Verlauf mit Fieber und Gewichtsabnahme. Der Verschluß entwickelt sich chronisch, *Behandlung* s. S. 385.

Hernien

Allgemeines

- Vorfall von Eingeweideanteilen (Bruchinhalt) in Vorbuchtung des parietalen Peritoneums (Bruchsack) durch eine Bauchwandlücke (Bruchpforte).

Die gewöhnliche Bruchform ist der *äußere* Bruch, seltenere Formen sind die *inneren* Brüche, besonders im Zwerchfellbereich. Als *atypische* Brüche bezeichnen wir die Einklemmung von intraabdominellen Organen in Mesenteriallücken und Peritonealrezessus.

Bruchterminologie

Hernia congenita: Leisten-, Nabel- und Zwerchfellhernie.

Hernia acquisita: Später erworbene Hernie.

Gleithernie: Vorfall von Eingeweideanteilen, die nur partiell mit viszeralem Peritoneum überzogen sind, und bei denen ein Wandanteil des Bruchsacks durch das Organ selbst ersetzt wird.

Symptomatische Hernie: z. B. als Folge von Tumorkachexie.

Bruchkanal: Bereich zwischen innerer und äußerer Bruchpforte.

Bruchsack: Vorgewölbter Peritonealsack.

Bruchinhalt: Alle Organanteile, die sich im Bruchsack befinden.

Bruchwasser: Seröse Flüssigkeitsansammlung im Bruchsack.

Bruchhüllen: Subkutis und Haut.

Ätiologie: Die Hernienbildung kann angeboren oder erworben sein. Ursache der erworbenen Hernie ist ein Nachgeben des Stützgewebes an anatomisch schwachen Stellen. Traumen sind als Ursache nur bei direkter Gewalteinwirkung und unmittelbar nachweisbarer Zerstörung der Bauchwand anzuerkennen. Nicht traumatisch bedingt ist der Bruch, der nur nach starkem Pressen oder beim Heben auftritt.

Lokalisation: Je nach Lokalisation unterscheiden wir an äußeren Brüchen: Die Leistenhernie (indirekt 60 %, direkt 15 %), die Nabelhernie (umbilikal und paraumbilikal) 9 %, die Narbenhernie 9 %, die Schenkelhernie 3 %, die Epigastrische Hernie 3 %. Der Rest verteilt sich auf seltene Bruchformen.

Komplikationen sind die sog. *Bruchzufälle,* an erster Stelle die *Inkarzeration* (Einklemmung) von Darm, Netz, Ovarien. Ihre Symptome sind Schmerzen, Erbrechen, Kreislaufverfall und Fieber. Der eingeklemmte, strangulierte Bruchinhalt wird seinerseits Ausgangspunkt von Komplikationen: Nekrose, Darmperforation, Peritonitis.

Ein besonderer Mechanismus der Einklemmung ist die *elastische Einklemmung:* Bei der Bauchpresse kommt es zunächst zur Erweiterung des elastischen Bruchringes, danach bei Nachlassen wieder zur Kontraktion und Abschnürung des Darms.

Weitere Einklemmungsformen sind 1. die *Koteinklemmung.* Sie kommt zustande durch die zunehmende Kotfüllung der zuführenden Darmschlinge und bewirkt die Kompression und Abklemmung der abführenden Schlinge im Bruchhals; 2. der *Darmwandbruch* (RICHTER-LITTRÉ) (Abb. 23.52). Bei ihm ist die Passage nicht gestört, trotzdem kann es zur Darmwandnekrose kommen.

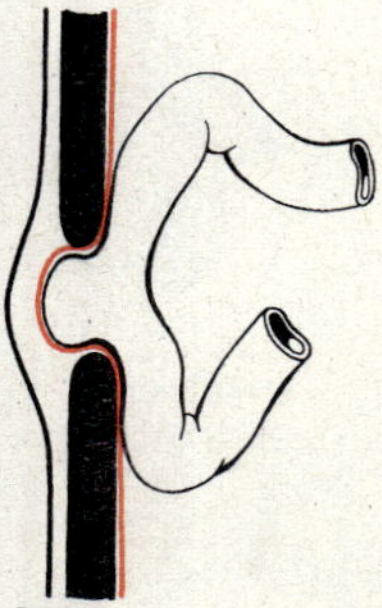

Abb. 23.52 **Darmwandbruch (RICHTER-Hernie).**

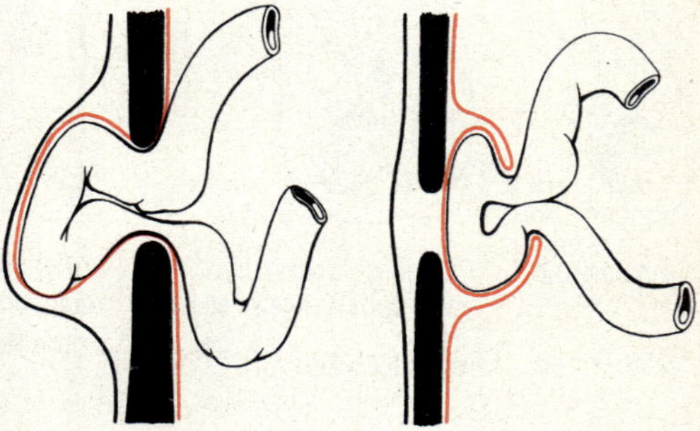

a b

Abb. 23.53 **Inkarzerierte Hernie** (links) und Zustand nach **Pseudoreposition (en bloc)** (rechts).

Behandlung

Die Therapie der Brüche besteht in der nichtoperativen oder der operativen Reposition mit Bruchsackversorgung und plastischem Verschluß der Bruchpforten.

Bruchreposition: Der Bruchinhalt wird manuell durch die Bruchpforte zurückgedrückt. Maßnahmen zur Erleichterung der Bruchreposition (Taxis) sind: Der Patient wird auf eine harte Unterlage gelegt, seine Bauchdecken durch Anziehen der Beine entspannt und der Bruch bei tiefen Ein- und Ausatmungsbewegungen sukzessive digital reponiert. Eine weitere Erleichterung ist die Reposition im Bad, ferner die Chloräthylbesprühung zur Vereisung des sichtbaren Bruches.

Zu achten ist auf die *Gefahr* einer *Partialreposition* einzelner Anteile des Bruchinhaltes oder der *Reposition en bloc* (Abb. 23.53 a und b). Bei nicht möglicher Reposition ist die sofortige operative Reposition und Bruchpfortenplastik erforderlich.

Leistenhernie

- Angeborener oder später erworbener, durch den Leistenkanal, entlang den Samenstrangsgebilden hervortretender, aus parietalem Peritoneum bestehender Bruchsack, in den von viszeralem Peritoneum ganz oder zum Teil (Gleithernie) überzogene Eingeweide vorfallen.

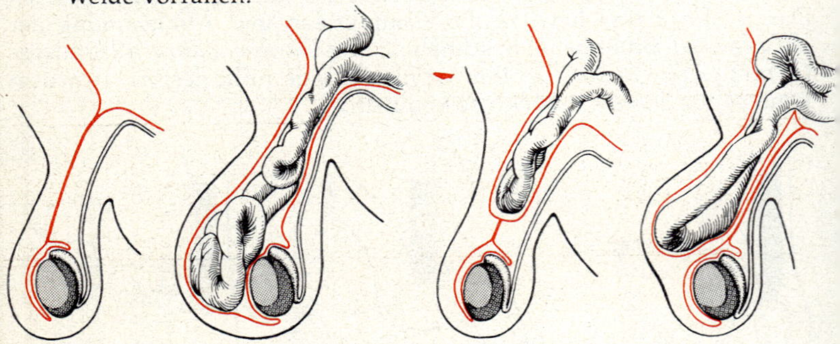

Abb. 23.54 **Leistenhernien**

Der *Entstehungsart* entsprechend unterscheiden wir zwei Formen: Die angeborene und die erworbene Leistenhernie.

Angeborene Leistenhernie

- Infolge angeborener Fehlrückbildung nach dem Hodendeszensus offengebliebener Processus vaginalis.

Er bildet den Bauchfellsack, der partiell in den Leistenkanal oder total bis an den Hoden herunterreichen kann, also den Bruchsack, in den die Eingeweide bereits unmittelbar nach der Geburt hineinschlüpfen.

Erworbene Leistenhernie

- Neben dem im Fetalleben normal verklebten Processus vaginalis neugebildeter Bruchsack, der infolge Wandschwäche oder Erweiterung der Bruchringe hervortritt und in den Netz und Darm vorfallen können.

Je nach anatomischer Eintrittsstelle des Bruchsacks in den Leistenkanal unterscheiden wir nun dabei die indirekte oder direkte Hernie.

Indirekte Leistenhernie

Die Bruchsackentwicklung beschreitet den normalen anatomischen Weg durch den gesamten Leistenkanal (vom inneren zum äußeren Leistenring), und zieht entlang dem embryonalen Weg des Deszensus. (So können also grundsätzlich angeborene Hernien auch nur indirekte Hernien sein.)

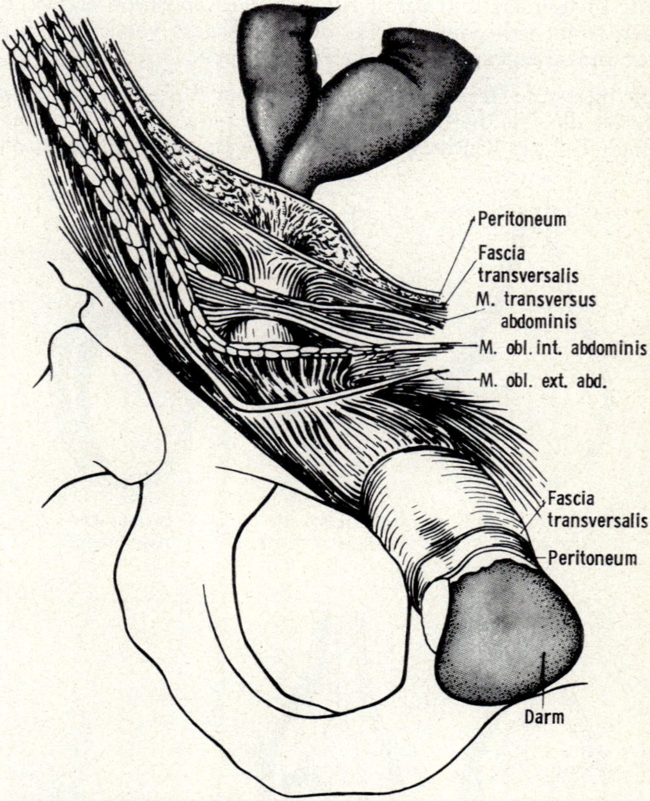

Abb. 23.55 **Indirekte Leistenhernie**

Direkte Leistenhernie

Sie geht einen nicht präformierten Weg, d. h. sie tritt unter Aussparung des inneren Leistenringes unmittelbar von medial der Vasa epigastrica in den Leistenkanal ein und findet sich vorzugsweise bei älteren Individuen, bei Männern 9mal häufiger als bei Frauen. Hier liegt also eine Schwäche der medialen Leistenkanalwand vor.

Symptome der Leistenhernie: Vorwölbung in der Leiste, die im Stehen deutlich ist und im Liegen verschwinden kann. Mit Husten und Pressen provozierbarer Vorfall, subjektiv bestehen leichtes Brennen, Schmerzen und Druckgefühl.

Die *Diagnostik* basiert auf der klinischen Untersuchung. Die Skrotalhaut wird mit dem Zeigefinger in Richtung auf den äußeren Leistenring invaginiert und damit zugleich die Reposition erzielt. Beim Husten wölbt sich dann der Pol des Bruchsacks wieder durch den Ring vor und schlägt spürbar an die Fingerkuppe.

Die bilaterale Hernie tritt vor allem beim älteren Menschen auf. Häufig ist die Gleithernie, dabei bilden Kolon und Blase oder Adnexe einen Teil des Bruchsacks. *Differentialdiagnostisch* gilt es, die Hydro-

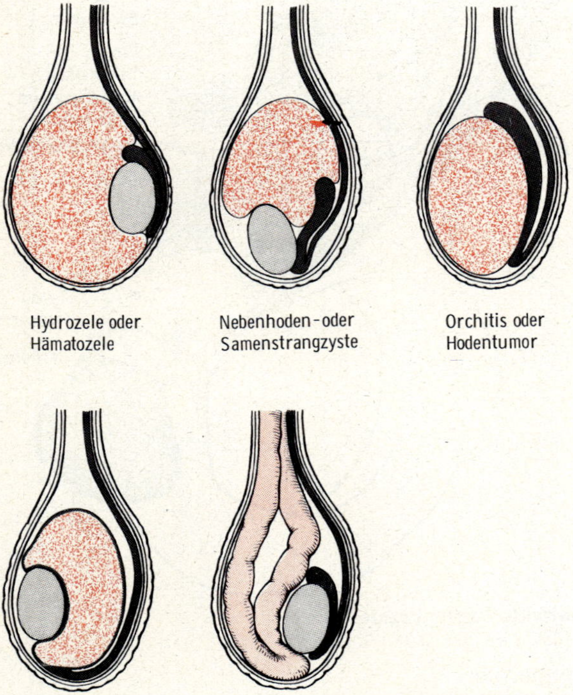

Abb. 23.56 **Skrotalbefunde.** Differentialdiagnose.

zele (durch Diaphanie klärbar), die Varikozele (Gefäßkontur und teigige Konsistenz) und die Lymphknoten (harte knotige Konsistenz) abzugrenzen (Abb. 23.56).

Die definitive *Behandlung* der Leistenhernie erfolgt immer operativ, ausgenommen im Senium. Das Operationsverfahren besteht in der Herniotomie und Hernioplastik (Plastik der Bruchpforte).

Das Prinzip ist die Verlagerung des Samenstranges vor den M. obliquus internus. Die Rezidivhäufigkeit liegt bei etwa 1%. Postoperativ

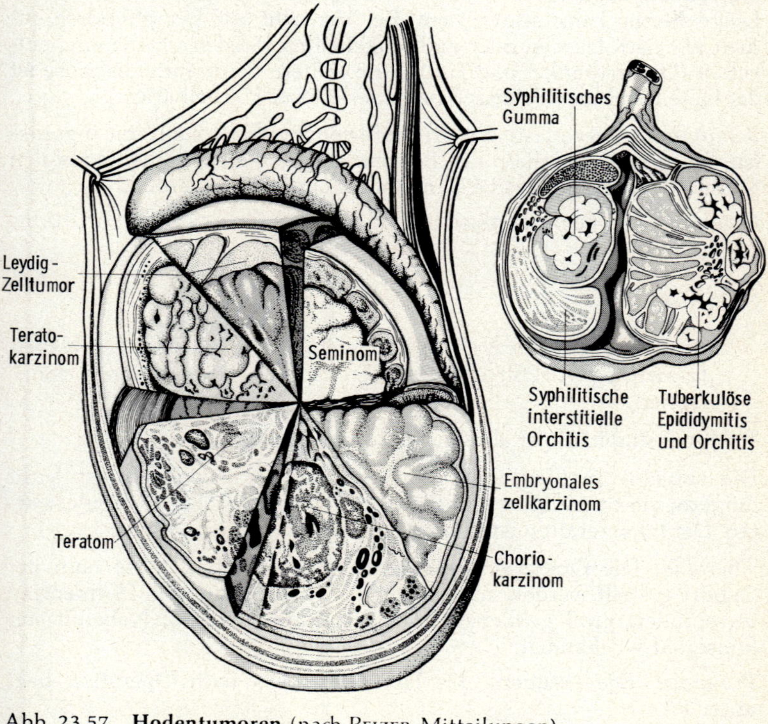

Abb. 23.57 **Hodentumoren** (nach PFIZER-Mitteilungen)

sind für 4–8 Tage Bettruhe einzuhalten und Husten und Pressen zu vermeiden. Anschließend ist der Kranke für 2 Wochen arbeitsunfähig. Schweres Heben ist erst nach 3 Monaten erlaubt.

Femoral- oder Schenkelhernie

- Im Femoralkanal unter dem Leistenband, d. h. durch die Lacuna vasorum in der Fossa ovalis heraustretender Bruchsack.

Die mediale Begrenzung bildet der M. pectineus, die laterale Begrenzung die V. femoralis. Betroffen sind meist Frauen im Alter von 40 bis 70 Jahren. Die Darm- und Netzinkarzeration ist häufig.

Symptome: Die Schenkelhernie macht Leistenschmerz, Stuhlunregelmäßigkeit, Blasenbeschwerden, Dysurie, Hämaturie. Diese Anzeichen sind meist bereits vorhanden, bevor der Bruch in Erscheinung tritt und tastbar wird.

Differentialdiagnose: Die Abgrenzung gegen Lymphknoten und eine Leistenhernie kann schwer sein. Bei Verdacht auf Lymphknoten suchen wir nach Herden oder nach abgeheilten Herden im Lymphquellgebiet (Unterschenkel und Fuß). Eine weitere Differentialdiagnose ist der kalte (Senkungs-)Abszeß bei tuberkulöser Wirbelkaries.

Behandlung: Der plastische Bruchpfortenverschluß kann mit inguinalem Vorgehen (oberhalb des Leistenbandes) oder mit der femoralen Methode (unterhalb des Leistenbandes) ausgeführt werden.

Prognose: Die Femoralinkarzeration hat eine Sterblichkeit von 10 bis 30 %.

Nabelhernie

- Bruchsack, der durch einen kongenital offen verbliebenen Nabelfaszienring vorfällt und sich bereits beim Neugeborenen manifestiert.

Mädchen sind häufiger als Knaben betroffen.

Die subjektiven *Symptome* sind spärlich, die Reposition ist leicht möglich, ein Spontanverschluß nur in den ersten 4 Wochen zu erwarten. Die Inkarzeration ist selten.

Therapie: Die Operationsindikation sollte erst 1–2 Jahre nach der Geburt gestellt werden, nämlich dann, wenn Hernie und Hernienring unverändert groß geblieben sind. Bis dahin wird mit Nabelpflaster konservativ behandelt.

Prognose: Die Frequenz des Hernienrezidivs nach Operation liegt unter 1 %.

Nabelschnurbruch oder Omphalozele (Abb. 23.58)

- Prolaps von Leber, Darm, Netz und Magen in die Nabelschnur.

Der Nabelring ist weit, der Bruchsack vom graugrünen Amnionbeutel überzogen. Begleitbefunde sind angeborene Fehldrehungen des Darms und Herzfehler.

Die *Behandlung* besteht in der Frühoperation. Bei großen, nur unter Zwang reponiblen Nabelschnurbrüchen erfolgt in der 1. Sitzung nur die Hautlappendeckung des unberührt bleibenden Sackes. Nach 24 Monaten wird in der 2. Sitzung der plastische Verschluß der Bauchdecken nachgeholt. Der in einer Sitzung ausgeführte Primärverschluß hat eine Sterblichkeit von über 60 %.

Bei *kleiner* Omphalozele wird der Bruchsack umschnitten, eröffnet, und die Organe werden in einer Sitzung reponiert. Der Rest des Bruchsacks wird abgetragen, der Bruchsack verschlossen und die Bruchpforte plastisch gedeckt. Die Letalität dieses Vorgehens liegt bei 10–25 %.

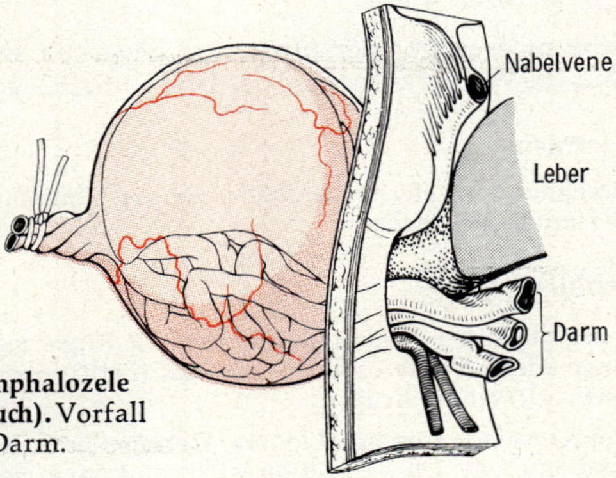

Abb. 23.58 **Omphalozele (Nabelschnurbruch).** Vorfall von Leber und Darm.

Epigastrische Hernie

- Vorfall von Bruchsack und Bruchinhalt durch Bruchlücken in der faszienschwachen Linea alba zwischen Schwertfortsatz und Nabel.

Kleine Hernien bestehen meist aus dem prolabierten Lig. falciforme. Nicht selten liegen Mehrfachhernien vor. Häufig ist die *paraumbilikale* Lokalisation. Die *Diagnose* ist bei fetten Menschen schwierig zu stellen, da der Tastbefund oft unklar bleibt. *Differentialdiagnostisch* ist an ein Lipom, ein Ulkus, eine Gallenaffektion und an eine Pankreatitis zu denken. Die Reposition ist oft nicht möglich. Immer empfiehlt sich die operative Herniotomie mit Faszienverschluß.

Rektusdiastase

- Angeborene oder erworbene Verbreiterung der Linea alba oberhalb und unterhalb des Nabels mit Auseinanderweichen der Rektusmuskelstränge in ihrer Scheide.

Sie behindert die Patienten nur bei körperlicher Arbeit. Die Rektusdiastase wird mit einer Leibbinde oder mit Verankerung des Muskels in der Faszie oder bei Verbreiterung der Mittelfaszie mit Raffung behandelt.

Narbenhernie

- Auseinanderweichen (Dehiszenz) der Faszien im Bereich einer Operationsnarbe, meist auf Grund einer Wundinfektion, heftigen postoperativen Hustenanfällen oder verzögerter Heilung bei Eiweiß- und Vitaminmangel.

Der sichtbare Bruch macht oft heftige Schmerzen und kann zur Inkarzeration führen. Immer ist die tastbare Lücke, nämlich der Bruchring, nachzuweisen. Die Behandlung besteht im operativen Verschluß, der nicht vor Ablauf eines Jahres nach der ersten Operation — aber auch nicht später — erfolgen sollte.

Große Brüche müssen vor der Operation gewickelt werden, um das Abdomen auf die Wiederaufnahme des Bruchinhaltes vorzubereiten.

Seltenere Hernien

sind die Beckenhernien: Hernia *lumbalis*, Hernia *ischiadica*, Hernia *obturatoria* und Hernia *perinealis*.

Hernia lumbalis

- Durch das obere Lendendreieck zwischen 12. Rippe und dem M. erector spinae oder im unteren Lendendreieck (Petiti) oberhalb der Crista iliaca hervortretender Bruch.

Differentialdiagnostisch kommen Lipome, Fibrome, Senkungsabszesse und Muskelhernien in Frage. Die Operation ist absolut angezeigt.

Hernia ischiadica

- Im Foramen ischiadicum kann der Bruch oberhalb und unterhalb des M. piriformis heraustreten und macht meist Ischias- und nur bei Inkarzeration auch Bauchsymptome.

Selten ist der Bruch am Glutaealrand sichtbar. Die Operation ist immer angezeigt.

Hernia obturatoria

- Im Foramen obturatum unter dem horizontalen Schambeinast meist bei Frauen jenseits des 50. Lebensjahres austretender Bruch.

Immer besteht eine hochgradige Inkarzerationsgefahr. Leitsymptom ist der Schmerz des N. obturatorius, der an die Innenseite des Oberschenkels ausstrahlt. Mit der Operation (Laparotomie) wird die Lücke verschlossen.

Hernia perinealis

- Seltene Hernie, die sich in der Fossa ischiorectalis entwickelt.

Der Bruch tritt hinter dem M. transversus perinei aus und dringt in die große Schamlippe vor. Auch hier ist die Operation angezeigt. Sie wird entweder von außen oder per laparotomiam von innen vorgenommen.

Besondere Hernienformen

Extraabdominelle, aber außen nicht sichtbare Brüche sind die paraösophageale Hernie, die Hiatushernie, die laterale Zwerchfellhernie, die LARREY-Hernie, die BOCHDALEK-Hernie (Leberprolaps durch das rechte Zwerchfell) und der Upside-down stomach, meist kombiniert mit einer paraösophagealen Hernie (s. S. 300).

Ihr operativer Verschluß ist nur bei klinischer Symptomatik angezeigt.

Innere Hernien

- Intraabdominelle Verlagerung von Eingeweidepartien in abnorm vergrößerte Bauchfelltaschen.

Sie finden sich im Foramen epiploicum, im Mesokolon (Hernia mesocolica) und in der TREITZ-Lücke (Recessus duodeno-jejunalis). Streng genommen sind es keine Hernien, sondern nur innere Eingeweideeinklemmungen, da sie keinen eigenen Bruchsack besitzen. Ihre Symptome sind der inkomplette oder komplette Ileus und das intermittierend auftretende akute Abdomen. Die Behandlung besteht in der operativen Reposition und dem Verschluß der Hohlräume.

24. Urogenitaltrakt

von H. MELCHIOR

Diagnostik

Die *Diagnostik* des Urogenitaltraktes umfaßt die Erhebung der allgemeinen und speziellen Vorgeschichte, die klinische Untersuchung sowie gezielte Labor- und Röntgenuntersuchungen. Instrumentelle, funktionelle und endoskopische Untersuchungsmethoden ermöglichen eine weitgehende Exploration der abführenden Harnwege; diese Techniken gehören in die Hand des Spezialisten.

Symptome

Die wichtigsten *Symptome* bei Erkrankungen des Urogenitaltraktes sind Schmerzen, Blutharnen, Miktions- und Kontinenzstörungen sowie Veränderungen der Vita sexualis des Mannes. Allgemeinsymptome wie Fieber, Gewichtsverlust und Leistungsknick sowie Begleitsymptome seitens des Gastrointestinaltraktes ergänzen das klinische Bild.

Schmerzen können lokal und fortgeleitet auftreten: Der *Nierenschmerz* ist dumpf und anhaltend, oft gürtelförmig, und wird durch

Spannung der Nierenkapsel ausgelöst. *Koliken* sind typische Ureterschmerzen, verursacht durch einen lokalen Ureterspasmus um korpuskuläre Bestandteile im Ureterlumen (Steine, Koagel usw.) mit sekundärer Harnstauung. Je nach Sitz des Ureterspasmus wird der Schmerz fortgeleitet in Unterbauch, Hoden, Penis, Skrotum, Schamlippen oder

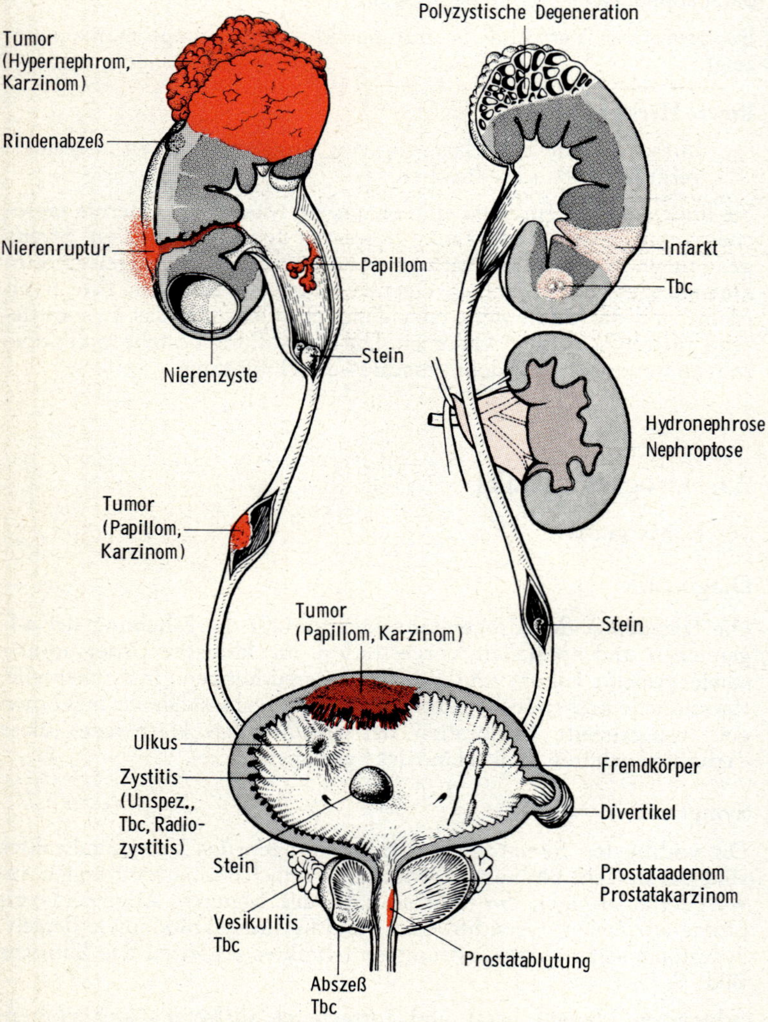

Abb. 24.1 **Ursachen der Hämaturie** (nach LUTZEYER)

Oberschenkel (Reflexbogen über Plexus renalis und Ganglion coeliacum). *Blasenschmerzen* treten bei gefüllter Harnblase in Form des schmerzhaften Harndranges auf (Tenesmen), bei Infektionen und infiltrativ wachsenden Tumoren oft schon bei minimaler Füllung. Blasenschmerzen projizieren sich auch während und nach der Miktion in die Harnröhre. Äußerst heftig und typisch sind *Hodenschmerzen.*

Eine **Hämaturie** ist immer pathologisch und bedarf der dringenden Abklärung: Tumoren, Steine, spezifische und unspezifische Entzündungen, Fremdkörper, Traumen sowie Mißbildungen kommen als Ursachen in Frage. Dabei ist es wichtig zu wissen, daß eine Hämaturie bei Tumoren des Nierenparenchyms erst als Spätsymptom auftritt und nur bei papillären Tumoren der Schleimhaut ein relatives Frühsymptom ist.

Miktionsstörungen können mechanischer (Blasenstein, Harnröhrenstriktur, Prostataadenom oder -karzinom) oder funktioneller (entzündlich, neurogen) Genese sein. Sie führen zu Pollakisurie (häufiger Harndrang), Nykturie (nächtlicher Harndrang), imperativem Harndrang, Algurie (Schmerzen beim Wasserlassen), Tenesmen (Blasenkrämpfe) und Restharnbildung. Dagegen sind Polyurie und Oligurie Ausdruck vermehrter oder verminderter Urinausscheidung.

Harninkontinenz ist die Folge eines gestörten Zusammenspiels von Austreibungs- und Verschlußmechanismus der Blase: Harnträufeln bei Sphinkterinsuffizienz, Ischuria paradoxa bei Überlaufblase, relative Harninkontinenz oder Streßinkontinenz bei Beckenbodeninsuffizienz und Deszensus, imperativer Harndrang bei Reizblasen und Entzündungen (*Differentialdiagnose:* Harnträufeln bei Urinfisteln oder ektoper Harnleitermündung).

Fieber deutet immer auf einen Befall parenchymatöser Organe hin: Niere, Prostata, Hoden. *Gewichtsverlust* und *Leistungsknick* findet man bei auszehrenden Erkrankungen wie malignen Tumoren, chronischen Entzündungen und Niereninsuffizienz. *Gastrointestinale Symptome* können zusammen mit fortgeleiteten Schmerzen zu differentialdiagnostischen Schwierigkeiten führen: Schmerzen im Abdomen und Meteorismus bei Pyelonephritis, Subileus bei Koliken, Inappetenz und Diarrhoen bei Niereninsuffizienz.

Differentialdiagnose: Erkrankungen von Appendix, Colon ascendens, Duodenum, Leber und extrahepatischen Gallenwegen auf der rechten Seite, links von Colon descendens, Sigma, Magen, Pankreasschwanz und Milz. Außerdem die Radikulitis (Herpes zoster).

Störungen der *Vita sexualis* des Mannes wie mangelhafte Erektionsfähigkeit, vorzeitige Erschlaffung des Gliedes, Ejaculatio praecox, mangelnde Libido werden meist als „Prostatabeschwerden“ geklagt und nur selten direkt angesprochen. Klarer sind die Angaben bei Impotentia generandi.

Klinische Untersuchung

Die klinische Untersuchung des urologischen Patienten umfaßt neben der Erhebung des Allgemeinbefundes die Exploration des Abdomens unter besonderer Berücksichtigung der bimanuellen Nierenpalpation, der Palpation der Blasenregion und der digitalen Untersuchung der Prostata sowie die Inspektion und Palpation des äußeren Genitales. Zusätzliche differentialdiagnostische Informationen liefert die allgemeine neurologische Untersuchung sowie die Blutdruckmessung.

Die *palpatorische Exploration des Abdomens* hat neben den klassischen peritonealen Symptomen auf Schmerzen, Tumoren und Resistenzen zu achten. Perkussion, Auskultation und Fluktuationsproben klären den Befund weiter ab: Geschwulst, Abszeß, Hydronephrose, Hautödem, Aszites oder Meteorismus. Eine Palpation der gesunden Niere (bimanuelle Palpation) ist meist nur bei schlanken Patienten mit weichen Bauchdecken möglich, da die Nieren gut geschützt hoch unter dem Zwerchfell im Retroperitonealraum liegen. Typisch für die Nieren ist ihre Atemverschieblichkeit in kraniokaudaler Richtung. Eine gut palpable Niere bedeutet daher meist einen pathologischen Befund. Nierentiefstand deutet auf Dystopie oder abnorme Beweglichkeit (Nephroptose) hin. Eine akut entzündete Niere ist sehr schmerzhaft und druckempfindlich. Sie wird begleitet von reflektorischer Verspannung der Muskulatur. Ein Übergreifen auf das umgebende Gewebe (Perinephritis) beraubt die Niere ihrer Atemverschieblichkeit. Extravasate, Hämatome und Tumoren treten als Flankentumoren in Erscheinung und können perkutorisch abgegrenzt werden.

Eine *Palpation der Blase* ist nur in gefülltem Zustand möglich (über 150 ml). Ist die Blase noch nach der Miktion palpabel, so liegt eine beträchtliche Restharnbildung vor. Die bimanuelle abdominorektale oder abdominovaginale Untersuchung der Blase in Narkose dient der Abgrenzung infiltrativ wachsender Prozesse im kleinen Becken.

Bei der klinischen Untersuchung des männlichen und des weiblichen Genitales hat man zu achten auf Ausfluß aus der Harnröhre, Tumoren, Entzündungen (Balanoposthitis) sowie Mißbildungen. *Eine verhärtete Stelle im Hoden ist so lange tumorverdächtig, bis das Gegenteil bioptisch gesichert ist.* (*Cave:* Punktion bei Tumorverdacht: Zellverschleppung).

Durch die *rektale Untersuchung* werden neben dem Sphinkter ani und dem unteren Rektum vor allem die Prostata und die Samenblasen beurteilt: Größe, Form und Konsistenz sowie die Beweglichkeit und Schleimhautverschieblichkeit sind die wichtigsten Kriterien. *Ein tastbarer harter Knoten oder Bezirk ist karzinomverdächtig, eine harte Prostata ist meist ein Karzinom.* Die Diagnose muß durch Biopsie gesichert werden. *Differentialdiagnose:* granulomatöse Prostatitis, Prostatastein, Prostata-Tbc. Das durch digitale Prostatamassage gewonnene Exprimat kann mikroskopisch und bakteriologisch untersucht werden. Die Samenblasen sind nur palpabel, wenn sie pathologisch verändert sind.

Laboruntersuchungen

Die wichtigsten Laboruntersuchungen zur Diagnose urologischer Krankheiten sind die Urinuntersuchung, die Bestimmung der harnpflichtigen Substanzen im Serum (Rest-N, Kreatinin, Harnstoff), der Serum-Elektrolyte (K^+, Na^+, Cl^-, Ca^{++}), der Phosphatasen (alkalische, saure und Prostataphosphatase), der Harnsäure sowie die Kontrolle von BSG, Blutbild und Nierenfunktion.

Die *Urinuntersuchung* achtet neben Eiweiß und Zucker auf Reaktion und Sediment: Erythrozyten, Leukozyten, Kristalle, Epithelien, Bakterien und Zylinder. Wichtig ist, frisch gelassenen Urin zu untersuchen (nicht den Morgenurin). Leukozyten (Leukurie, Pyurie) deuten immer auf einen entzündlichen Prozeß im Bereich der Nieren und abführenden Harnwege hin, Erythrozyten (Mikro-, Makrohämaturie) vor allem auf Tumor, Stein Trauma oder Tbc. Leukurie bei alkalischer Reaktion spricht für eine unspezifische Entzündung, bei saurer Reaktion mehr für einen spezifischen Prozeß (Tbc).

Über den Sitz der Erkrankung informiert die *3-Gläser-Probe:*

1. Glas (initiale Urinportion): Harnröhre; 2. Glas (mittlere Urinportion): Blase, obere Harnwege, Niere; 3. Glas (terminale Urinportion): Prostata, Samenblasen.

Für bakterielle Untersuchungen eignet sich nur steril aufgefangener Urin (Mittelstrahl-, Katheterurin). Das *Antibiogramm* gibt Auskunft über Keimzahl (über 10000/ml ist pathologisch), Keimart und Resistenz der Erreger.

Merke: Jede Form der Hämaturie sowie jede Leukurie, die nicht innerhalb von 10 Tagen beherrscht wird oder die rezidiviert, bedarf der exakten differentialdiagnostischen Abklärung.

Blutuntersuchungen: Eine hypochrome Anämie findet man bei chronischer Pyelonephritis, bei Urämie oder fortgeschrittenen Malignomen. Eine Polyglobulie ist oft das Zeichen einer renalen Erkrankung: Tumor, Zyste, Hydronephrose. Eine Vermehrung der Leukozyten (über 10000/mm^3) findet man bei akuten parenchymatösen Entzündungen oder Abszessen, eine beschleunigte BSG bei Niereninsuffizienz und bei malignen Tumoren im Stadium der Progredienz.

Die *Erhöhung* der *harnpflichtigen Substanzen* im Serum (Rest-N, Kreatinin, Harnstoff) ist ein Zeichen eingeschränkter Nierenfunktion, wobei die Ursache prärenal, intrarenal oder postrenal liegen kann: Verminderte Nierendurchblutung bei Schock oder Herzinsuffizienz, eingeschränkte Nierenfunktion durch entzündliche oder degenerative Erkrankungen des Parenchyms sowie vermehrte tubuläre Rückresorption bei Harnstauung. *Normalwerte:* Kreatinin unter 1,5 mg%, Harnstoff unter 50 mg%, Rest-N unter 35 mg%.

Von den *Nierenfunktionsproben* kommt bereits der einfachen Bestimmung des Konzentrationsvermögens (Morgenurin, Konzentrationsversuch nach VOLHARD) eine besondere Aussagekraft zu. Ein Konzentrationsvermögen unter 1030 deutet auf eine eingeschränkte Nierenfunktion hin. Isosthenurie (1012 bis 1014) oder Hyposthenurie (unter 1010) sind Zeichen der Niereninsuffizienz.

Spezielle Nierenfunktionsproben sind die *Clearance-Untersuchungen*, welche auch für die Differentialdiagnose von Nierenparenchymerkrankungen von Bedeutung sind: Endogene Kreatinin-Clearance (allgemeine Nierenfunktion), PAH-Clearance (Tubulusapparat), Inulin-Clearance (Glomeruli).

Wenig belastend, aber mit großem apparativem Aufwand verbunden sind die Nierenfunktionsproben mit radioaktiv markierten Substanzen: *Isotopennephrogramm* (Hippuran ^{131}J oder Hippuran ^{125}J), seitengetrennte Isotopenclearance, Sequenzszintigraphie. Diese Untersuchungsmethoden geben Auskunft über Nierendurchblutung sowie Konzentrationsvermögen und Ausscheidungsfunktion des Tubulusapparates.

Röntgenuntersuchungen

Röntgenuntersuchungen mit geeigneter Technik spiegeln vor allem den morphologischen Befund wider, können aber auch unter Ausnutzung sämtlicher Möglichkeiten als Funktionsproben angesehen werden. Die röntgenologischen Standarduntersuchungen für den Urogenitaltrakt sind Abdomenübersichtsaufnahme und intravenöse Ausscheidungsurographie. Nierenangiographie und instrumentelle Röntgentechniken bedürfen der besonderen Indikation.

Bei der *Abdomenübersichtsaufnahme* interessieren neben dem Nierenschatten besonders der Psoasrand (verstrichen bei Nierentumoren, Hydronephrosen und Abszeß) sowie konkrementverdächtige Verschattungen im Bereich der Nieren und abführenden Harnwege. Daneben können Knochenmetastasen im Bereich des Beckens und der LWS bei Verdacht auf Prostatakarzinom sichtbar werden.

Das *Ausscheidungsurogramm* informiert über Morphologie und — in gewissen Grenzen — Funktion von Nieren und abführenden Harnwegen: Während man in der ersten Aufnahme (5 Min. p. i.) vor allem Ausscheidungs- und Konzentrationsvermögen der Nieren erkennen kann, dient die Aufnahme 15 Min. p. i. der Beurteilung von Morphologie und Transportvermögen der oberen Harnwege. Bei fehlender oder verminderter Kontrastmittelausscheidung einer Niere werden Spätaufnahmen angefertigt: 1, 2, 6, 12, 24 Std. p. i. Scheidet eine Niere nach 24 Std. kein Kontrastmittel sichtbar in das Hohlsystem aus, spricht man von einer röntgenologisch stummen Niere. Durch Blasenaufnahmen 20 Min. p. i. vor und nach der Miktion können Mißbildungen, Morphologie und Motilität der Harnblase beurteilt werden (Tumor, Stein, Divertikel, endovesikale Prostata, Restharn).

Zusätzliche Informationen werden durch die Tomographie (Tumoren, Zysten, Kavernen), durch Aufnahmen mit Lagewechsel (Bauchlage, im Stehen), durch das Veratmungspyelogramm sowie durch die Ausscheidungsurographie mit vermehrtem Kontrastmittel- oder Flüssigkeitsangebot (Infusionsurogramm, Hydrationsurogramm) oder durch das Frühurogramm gewonnen.

Die *Nierenangiographie* (Etagenaortographie, selektive Nierenarteriographie) dient der Diagnose und der exakten Lokalisierung von Gefäßveränderungen (Stenose, Aneurysma), Parenchymveränderungen (Tumoren, Zysten) und Mißbildungen (Doppelanlagen, Fehlanlagen, Hufeisenniere). Die Indikation wird aufgrund des Ausscheidungsurogramms gestellt.

Instrumentelle Röntgentechniken, bei denen das Kontrastmittel direkt in die Hohlräume des Urogenitaltraktes eingebracht wird, gehören in die Hand des Spezialisten: Pyelographie, Ureteropyelographie, Zystographie, Urethrographie, Vesikulographie. Diese „retrograden" Untersuchungsmethoden geben schärfere Kontraste und erlauben somit die gezielte Darstellung destruierender, tumoröser oder stenosierender Veränderungen des Hohlraumsystems.

Instrumentelle Untersuchungsmethoden

Das Rüstzeug für instrumentelle Untersuchungen in der Praxis besteht aus mehreren Sonden, einigen Nelaton-Kathetern (Charr. 14—22), einigen Tiemann-Kathetern (Charr. 14—22), einigen Ballonkathetern (Charr. 16 bis 20), Katheterstöpseln, Blasenspritzen, Schüsseln für Spüllösungen sowie Tupfern und Gleitmitteln (Abb. 24.2).

Voraussetzung für einen komplikationslosen instrumentellen Eingriff sind gute Lagerung des Patienten, sorgfältige Asepsis, ausreichende Gleitmittel und fachgerechte Handhabung des Katheters (Abb. 24.8) sowie eine ausreichende Sedierung unruhiger Patienten. Anderenfalls sind Komplikationen wie Via falsa mit Blutung und Urinphlegmonen, aszendierenden Infektionen und sekundären Strikturen fast unausbleiblich. Die Indikation zur diagnostischen Blasenkatheterung ist gegeben bei Verdacht auf Anurie oder Harnverhaltung, zur Restharnbestimmung sowie bei Verdacht auf Striktur. Eine therapeutische Blasenkatheterung bei chronischem Restharn oder Harnverhaltung kann intermittierend oder durch Dauerkatheter erfolgen. Zur einmaligen Blasenkatheterung verwendet man am besten Nelaton-Katheter Charr. 16—18, zur Dauerableitung weichere Ballonkatheter: bei klarem Urin Charr. 18, bei Makrohämaturie oder flockiger Pyurie Charr. 22—24.

Mit *funktionellen Untersuchungsmethoden* wie Elektromanometrie, Urorheographie, Uroflowmetrie und Sphinkterometrie gelingt es, die dynamischen Parameter des peristaltischen Harntransportes sowie von Blasenentleerung und Blasenverschluß quantitativ zu erfassen, funktionelle Störungen von mechanischen abzugrenzen und einer gezielten Behandlung zuzuleiten.

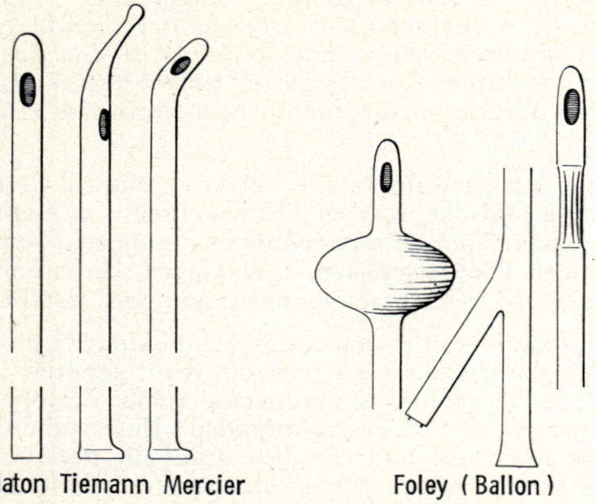

Abb. 24.2
Harnblasenkatheter.

Die Techniken der *Zystoskopie* und *Urethroskopie* gestatten die direkte Inspektion von Blase und Harnröhre. Sie erlauben zugleich die Entnahme von Gewebsproben oder therapeutische Eingriffe wie Steinzertrümmerung, Tumor- und Prostataresektion („transurethrale Technik"). Außerdem können zu diagnostischen (gezielte Urinentnahme, retrograde Ureterographie) und therapeutischen (Spülungen, Harnableitung) Zwecken die Ureteren durch das Zystoskop mit einem Ureterkatheter sondiert werden. Die endoskopischen Untersuchungs- und Behandlungsmethoden gehören ausschließlich in die Hand des Fachmannes.

Mißbildungen

Embryologie

An der Entwicklung von Niere und ableitenden Harnwegen sind Bildungsmaterialien verschiedener Quellen beteiligt, welche in einem zeitlich wie räumlich fein abgestimmten Entwicklungsgang zu einer Funktionseinheit heranreifen: Kurz bevor der mesodermale Ausführungsgang von Vor- und Urniere, der Wolffsche Gang, Anschluß an die entodermale Kloake findet, sprießt aus seinem Knie die Ureterknospe, welche nach kranial vorwächst und durch Kontakt mit dem metanephrogenen Gewebe die Bildung der Nachnieren induziert. Das kraniale Ende der Ureterknospe weitet sich zu einer primären Ampulle aus, welche den Ausgangspunkt für das spätere Nierenbecken, die Kelche sowie das Sammelrohrsystem darstellt.

Die Nachnieren aszendieren in die Lumbalregion, wo sie ihren endgültigen Platz finden. Während der Aszension erhalten die Nieren ihre Blutversorgung aus den jeweiligen Segmenten des arteriellen Systems. Mit der Reifung und Determinierung des metanephrogenen Gewebes zum Nierenparenchym finden die Tubuli Anschluß an das System der Sammelrohre. Unter dem Druck der einsetzenden Urinsekretion werden die epithelialen Septen des Rohrsystems gesprengt und gleichzeitig das Hohlraumsystem ausgeweitet. Das zeitliche Zusammenspiel von Einsetzen der Urinsekretion und Sprengung der Septen ist für die spätere Form des Nierenbeckens verantwortlich: dendritisches oder ampulläres Nierenbecken.

Der Ureter selbst wird bereits vor dem Einsetzen der Urinsekretion von einer mesenchymalen Scheide umgeben, die das Anlagematerial für die Ureterwand darstellt. Diese Scheide ist dafür verantwortlich, daß der Ureter nicht in die Ausweitung des Hohlraumsystems mit einbezogen wird.

Im Bereich des Mündungsgebietes des WOLFFschen Ganges in die Kloake finden mit der Determinierung der Blase Gewebsverschiebungen statt, wobei der distale Abschnitt des WOLFFschen Ganges mit in die Blasenwand einbezogen wird und durch eine simultane Rotation zum späteren Trigonum vesicae heranreift. Die primär lateral gelegenen Ureterostien wandern dabei nach hinten oben und die Mündungsstellen der Samenleiter (aus WOLFFschem Gang) nach mediokaudal in die hintere Harnröhre (Colliculus seminalis).

Durch Vorwachsen des Septum urorectale wird die Kloake in Sinus urogenitalis und Enddarm getrennt. Mit der Obliteration des Allantoisganges (Urachus) reift die Blase zu ihrer endgültigen Form.

Die embryonalen Anlagen der Keimdrüsen stehen in enger Beziehung zu den Urnieren. Beim männlichen Geschlecht entwickeln sich aus den Keimdrüsenanlagen die Hoden, aus Urnieren samt WOLFFschem Gang die Nebenhoden und Samenleiter. Hoden und Nebenhoden deszendieren aus dem Retroperitonealraum durch den Leistenkanal in den Hodensack. Die inneren weiblichen Geschlechtsorgane entwickeln sich aus dem MÜLLERschen Gang, welcher vom WOLFFschen Gang determiniert wird.

Mißbildungen der Niere

Nierenagenesie, Nierenhypoplasie

Bei der Nierenagenesie ist entweder eine Ureterknospe gar nicht angelegt oder sie hat eine Nierenanlage aus dem metanephrogenen Gewebe nicht induzieren können. Dann findet man nur einen mehr oder weniger entwickelten, blind endenden Ureterstumpf.

Differentialdiagnose: Stumme Niere.

Die hypoplastische Niere ist insbesondere gegen die pyelonephritische Schrumpfniere sowie gegen Schrumpfniere bei Nierenarterienstenose abzugrenzen.

Die Abklärung einer Nierenagenesie oder Nierenhypoplasie erfordert den Einsatz sämtlicher differentialdiagnostischer Möglichkeiten: Infusionsurographie mit Spätaufnahmen und Tomographie, Nierenszintigraphie und Isotopennephrographie, Etagenaortographie sowie zystoskopische Exploration mit retrograder Ureteropyelographie.

Polyzystische Nierendegeneration (Zystenniere)

Die polyzystische Nierendegeneration ist eine hereditäre Erkrankung, welche sich entweder im frühen Säuglingsalter oder aber in 2.—4. Dezennium manifestiert. Embryologisch unterscheidet man die glomeruläre Form von der tubulären. Sie beruhen auf einer Fehlentwicklung bei der Differenzierung des Nierengewebes, in dessen Verlauf die Tubuli keinen Anschluß an die Sammelrohre finden. Setzt die Harnsekretion ein, so werden bei erhaltener Funktion der Glomeruli die blindenden Tubuli zystisch aufgetrieben und verfallen der Degeneration. Durch Verdrängung werden auch benachbarte intakte Tubuli zerstört. Die polyzystische Nierendegeneration tritt fast immer bilateral auf. Die bereits bei Neugeborenen nachweisbare Form ist im allgemeinen nicht mit dem Leben vereinbar, die Erwachsenenform verläuft meist bis in das mittlere Lebensalter stumm, führt dann aber rasch zur progredienten Niereninsuffizienz.

Symptome und Befunde: Unklare Nierenschmerzen durch zunehmende Kapselspannung, Makrohämaturie, oft mit Koliken, Druck im Oberbauch durch „Tumor", Kopfschmerzen bei Hypertonie, Übelkeit und Erbrechen durch zunehmende Niereninsuffizienz, Schüttelfrost und septische Fieberschübe bei Infektion. Im allgemeinen sind die Nieren bei polyzystischer Degeneration stark vergrößert und gut palpabel.

Laborbefunde: Zeichen der Niereninsuffizienz mit Retention harnpflichtiger Substanzen, Elektrolytstörungen und Anämie, Albuminurie, Mikro- oder Makrohämaturie sowie Zeichen des Harnwegsinfektes. Verminderte Konzentrationsfähigkeit der Nieren.

Röntgenbefund: Vergrößerte Nierenschatten, ausgezogenes und verdrängtes Nierenbeckenkelchsystem mit verbreiterten, halbmondförmig ausgezogenen Kelchenden. Verzögerte Kontrastmittelausscheidung und verminderte Kontrastmittelkonzentration erfordern oft ein retrogrades Zielpyelogramm zur Sicherung der Diagnose.

Differentialdiagnose: Nierentumor (Renovasographie), Nierenzyste.

Therapie: Möglichst konservativ. Bei Niereninsuffizienz eiweißarme, kohlenhydratreiche Diät (Kartoffel-Ei-Diät) in Verbindung mit ausreichender Flüssigkeitszufuhr (über 2 l/die). Gezielte Infektbehandlung (Antibiogramm). Infizierte Zysten müssen eröffnet und drainiert werden. Eine Nephrektomie darf nur aus vitaler Indikation (schwere Makrohämaturie, Pyonephrose mit toxischem Bild) vorgenommen werden.

Störung der Nierenaszension

Als Folge einer gestörten Aszension der Nachniere tritt eine Reihe von Nierenmißbildungen auf, denen nur bedingt pathologische Bedeutung zukommt: Malrotation, gekreuzte oder ungekreuzte Dystopie sowie die verschiedensten Variationen von Verschmelzungsnieren (Hufeisenniere, Kuchenniere, Verschmelzungsniere mit gekreuzter Dystopie). Im allgemeinen führen solche Veränderungen nicht zu klinisch manifesten Krankheitsbildern, da die Nierenfunktion nicht eingeschränkt ist. Allerdings kommt es bei Nierenmißbildungen durch den anomalen Ureterverlauf oder durch aberrierende Gefäße häufig zu Harntransportstörungen, die dann für rezidivierende Pyelonephritiden oder Steinbildung verantwortlich zu machen sind. Außerdem kann eine Beckenniere bei Frauen ein Geburtshindernis darstellen.

Eine thorakale Nierendystopie wirft vor allen Dingen *differentialdiagnostische* Probleme auf: Zwerchfellhernie, Zwerchfellhochstand, Lungentumor.

Symptome und Befunde: Nur bei Sekundärerkrankung (Pyelonephritis, Nephrolithiasis, Harnstauung) manifeste Symptome. Klinisch sind dystope Nieren und Verschmelzungsnieren meist zu palpieren. Die Diagnose wird röntgenologisch gestellt. Dabei ist wichtig zu wissen, daß praktisch alle Störungen der Nierenaszension mit einer Malrotation einhergehen.

Therapie: Eine Operationsindikation ist grundsätzlich nur bei Sekundärerkrankungen gegeben (Nierenstein, Hydronephrose). Im Falle einer operativen Revision sollte bei Nierendystopie oder bei Verschmelzungsnieren stets die Ursache einer Harntransportstörung korrigiert werden: Durchtrennung einer Hufeisenniere (*Cave:* „Neumondniere"!), Rotationspexie, Pyeloplastik. Immer vesikoureteralen Reflux ausschließen!

Nephroptose (Ren mobilis)

Unter physiologischen Bedingungen sind die Nieren beweglich im Retroperitonealraum angelegt, so daß sie bei Lagewechsel vom Liegen zum Stehen 1–1½ Wirbelkörper tiefertreten können. Unter pathologischen Bedingungen aber ist der Halteapparat so weit gelokkert, daß die tiefertretende Niere durch Zug am Nierenstiel und durch Abknickung des Harnleiters in ihrer Funktion beeinträchtigt werden kann: Minderdurchblutung und Harnstauung im Stehen. Eine Nephroptose tritt häufiger rechts als links auf und bevorzugt junge Frauen.

Symptome und Befunde: Rückenschmerzen im Sitzen und Stehen, Proteinurie oder Hämaturie nach Belastung, rezidivierender Harnwegsinfekt. Klinisch palpable Niere im Stehen. Durch Minderdurchblutung Erhöhung der Fermentausscheidung (Transaminasen, LDH) nach Belastung und Anstieg des diastolischen Blutdruckes im Stehen. Im Ausscheidungsurogramm Tiefertreten der Niere mit Achsendeviation im Stehen („welkende Nelke") unter Umständen mit „reitendem" Ureter und Harnstauung. Im Isotopennephrogramm die Zeichen der Minderdurchblutung oder Harnstauung bei aufrechter Körperhaltung.

Differentialdiagnose: Lumbago, Nierendystopie.

Therapie: Nephropexie.

Mißbildungen der Ureteren

Mehrfachbildungen

Durch frühzeitige Aufzweigung oder primäre Doppelanlage der Ureterknospe entstehen komplette oder inkomplette Doppelureteren (Ureter duplex, Ureter fissus) mit entsprechender Doppelanlage der zugehörigen Niere (eine dreifache Ureteranlage ist selten). Dabei sind die Übergänge vom Ureter fissus zum dendritischen Nierenbekken mit extrarenaler Kelcheinmündung fließend. Beim Ureter fissus können durch Induktion einer Antiperistaltik mit ureteroureteralem Reflux Harntransportstörungen ausgelöst werden. Der Ureter duplex wird oft durch einen vesikorenalen Reflux kompliziert, bedingt durch Fehlanlage des Trigonum vesicae mit Insuffizienz des vesikoureteralen Ventilmechanismus. Nicht selten ist bei Ureter duplex eine ektope Uretermündung (Urethra, Vulva, Samenblasen) Ursache einer „Harninkontinenz". Die Folge von ureteroureteralem Reflux, vesikorenalem Reflux oder Ostiumdystopie sind Harntransportstörungen, Ektasie des Hohlraumsystems, rezidivierende Harnwegsinfekte, Steinbildung und letztlich der pyelonephritische Untergang des Nierenparenchyms.

Beim Ureter duplex verlaufen die beiden Ureteranlagen stets gekreuzt, so daß das Ostium der oberen Nierenanlage kaudal des der unteren Nierenanlage zu finden ist (MEYER-WEIGERTsches Gesetz). Die Ursache hierfür ist in der embryonalen Rotation des Trigonum vesicae zu sehen.

Symptome und Befunde: Die Diagnose einer Mehrfachbildung wird röntgenologisch und endoskopisch gestellt: Langer Nierenschatten und Doppelanlage im Ausscheidungsurogramm. Ist eine Anlage hydronephrotisch zerstört oder durch Stein verlegt, können erhebliche differentialdiagnostische Schwierigkeiten entstehen, die den Einsatz des gesamten diagnostischen Rüstzeugs erfordern: Endoskopische Exploration unter besonderer Beachtung des Trigonums (Asymmetrie) mit Suche nach ektopen Ureterostien, Nierenarteriographie, unter Umständen retrograde Darstellung des Hohlraumsystems.

Therapie: Je nach Indikation (Hydronephrose, Pyelonephritis) Heminephrektomie unter Mitnahme des zugehörigen Ureters, Antirefluxplastik, Ureteroureterostomie.

Ureterozele

- Zystische Vorwölbung des intramuralen Ureters, bedingt durch eine kongenitale Stenose der epithelialen Auskleidung.

Diese stellt ein Abflußhindernis dar, so daß Harnstauung und rezidivierende Harnwegsinfekte die zugehörige Niere bedrohen. Die Diagnose wird röntgenologisch und endoskopisch gestellt: „Schlangenkopfartige" Auftreibung des distalen Ureterendes mit mehr oder weniger ausgeprägter Harnstauung im Ausscheidungsurogramm, endoskopisch zystische Vorwölbung der Blasenschleimhaut mit punktförmigem Ureterostium.

Therapie: Transvesikale Abtragung der Zystozelle und Ureterozystoneostomie. Eine transurethrale Schlitzung führt meist zum vesikorenalen Reflux. Bei ausgeprägter Hydronephrose Heminephroureterektomie (bei Doppelanlage) oder Nephroureterektomie.

Funktionelle Ureterstenosen

- Ureterektasie ohne nachweisbare mechanische Obstruktion. Synonyma: atonisches Segment, aperistaltisches Segment, segmentale Ureteratonie, nichtobstruktive Hydronephrose, Ureterachalasie.

Funktionelle Ureterstenosen führen ebenso wie mechanische Abflußbehinderungen zu Harnstauung mit Dilatation und Elongation sowie Hypertrophie der Ureterwand: Hydronephrose, Megaureter. Ursache: Fehlanordnung der glatten Muskelfasern, Mißverhältnis von kollagenen zu elastischen Elementen der Ureterwand; verspätetes Einreißen der epithelialen Uretersepten ursächlich möglich; akzessorische Nierengefäße oder bindegewebige Stränge meist nur bei Nierendystopie oder Rotationsanomalie funktionell entscheidend. Prädilektionsstellen: pyeloureterales Segment (= subpelvine Ureterstenose), intramurales Uretersegment (= prävesikale Ureterstenose). Funktionelle Harntransportstörungen verlaufen stets progredient und führen unbehandelt früher oder später zur Niereninsuffizienz: durch Druckerhöhung im Hohlraumsystem Druckatrophie des Parenchyms, durch Störung des Selbstreinigungsmechanismus aszendierende Infektion.

Subpelvine Ureterstenosen sind die Ursache angeborener Harnstauungsnieren (Hydronephrose): Zunehmende Dilatation des Nierenbeckenkelchsystems mit Druckatrophie des Nierenparenchyms, am Ende steht die funktionslose „Wassersackniere".

Symptome: Druckgefühl im Nierenlager, insbesondere nach Flüssigkeitsaufnahme, bei Kindern gastrointestinaler Beschwerden durch Verdrängung der Bauchorgane, Gedeihstörungen bei zunehmender Niereninsuffizienz.

Diagnose: durch Ausscheidungsurographie (mit Spätaufnahmen), Nierenarteriographie, retrograde Zielpyelographie; Isotopennephrographie und seitengetrennte Isotopen-Clearance wichtig für Operationsindikation.

Therapie: Pyeloplastik mit en-bloc-Resektion des stenosierten Segmentes und Pyeloureteroneostomie. Bei stark funktionsgeschädigten Organen (Durchblutung weniger als 100 ml/Min.) keine plastische Operation, bei vitaler Indikation präliminare Harnableitung.

Prävesikale Ureterstenosen führen zu Dilatation und Elongation des Harnleiters mit Muskelhypertrophie: primärer Megaureter. Die Dilatation nimmt meist von kaudal nach kranial ab. Trotz maximaler Ureterdilatation häufig nur geringe intrarenale Stauung, Nierenfunktion lange Zeit kompensiert. Ist die funktionelle Ureterstenose des intramuralen Uretersegmentes kombiniert mit einer Insuffizienz des vesikoureteralen Ventilmechanismus, dann Megaureter mit vesikorenalem Reflux.

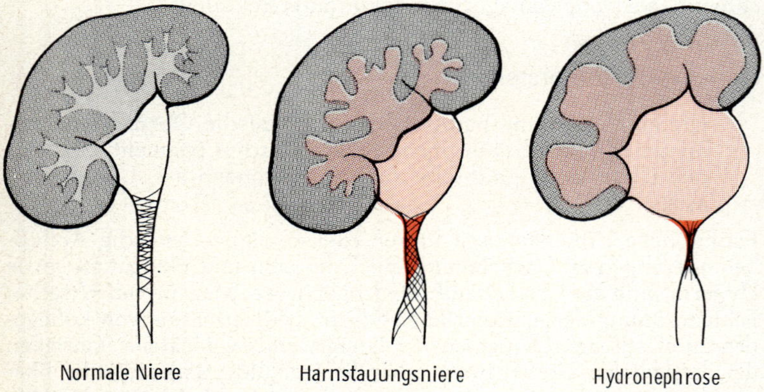

Abb. 24.3 **Hydronephrose:** Funktionelle Stenose im Bereich des pyeloureteralen Segmentes.

Symptome und Befunde: Rezidivierende Harnwegsinfekte. Bei Kindern Gedeihstörungen, bei bilateraler Erkrankung Azotämie.
Röntgenbefund: Dilatation und Elongation des Hohlraumsystems proximal des Abflußhindernisses, oft mit verzögerter Kontrastmittelausscheidung im Ausscheidungsurogramm.

Differentialdiagnose: Sekundäre Harnstauung bei Blasenentleerungsstörung (Restharnbestimmung, Miktionszystogramm), bei neurogenen Blasenfunktionsstörungen (Myelomeningozele, neurologische Exploration) oder bei mechanischer Abflußbehinderung (Stein, Ureterozele, retrokavaler Ureter, Kompression von außen).

Therapie: Operative Resektion des stenosierten Segmentes und Reanastomose bzw. Neueinpflanzung des Ureters nach plastischer Umformung des ektatischen Hohlraumsystems (Modellage).

Ektopes Ureterostium

Ektope Ureterostien sind die Ursache einer Fehlentwicklung des Trigonum vesicae, sie finden sich meist im Bereich der Urethra, der Samenblasen oder der Vulva. Durch ständiges Harnträufeln täuschen sie eine Inkontinenz vor. Aszendierende Infekte und Harnstauung führen zu rezidivierenden pyelonephritischen Schüben. Die Diagnose wird meist nur durch sorgfältige Suche eines ektopen Ureterostiums (Blauanfärbung nach Indigokarmin-Injektion) gestellt.

Differentialdiagnose: Harninkontinenz, Enuresis.

Mißbildungen der unteren Harnwege und des männlichen Genitale

Ein *persistierender Urachus* kann als Nabelfistel oder als präperitoneale Zyste in Erscheinung treten. Komplikationen: Infektion, Karzinombildung, Steinbildung.

Therapie: Exzision.

Blasenextrophie

Bei der *Blasenextrophie* handelt es sich um eine Spaltbildung der vorderen Bauchwand, bedingt durch eine Entwicklungsstörung im Bereich des Sinus urogenitalis: Die vordere Bauchwand wird teilweise von der aufgeklappten Blase eingenommen, so daß die Blasenschleimhaut unmittelbar in die umgebende Haut übergeht und der Urin direkt aus den Ureterostien nach außen entleert wird. Gleichzeitig weichen die beiden Schenkel des M. rectus abdominis und die Schambeinäste weit auseinander, eine Symphyse ist nicht angelegt. Häufig besteht gleichzeitig eine Epispadie. Da aszendierende Infekte und Harnstauung frühzeitig zum pyelonephritischen Untergang der Nieren führen, ist eine rechtzeitige Behandlung dringend indiziert: Operative Rekonstruktion der Blase mit Blasenerweiterungsplastik oder Harnableitung durch Illeumconduit oder Ureterosigmoidostomie.

Urethrastenosen und -Klappen

Urethralklappen finden sich vor allem in der Pars prostatica von Knaben und bilden ein Miktionshindernis. Ebenso wie Urethrastenosen führen sie durch Blasenentleerungsstörungen zu Detrusorhypertrophie und -dilatation mit Restharnbildung. Sekundäre Rückwirkungen auf die oberen Harnwege (Harnstauung, Reflux) sind die funktionellen Konsequenzen. Rezidivierende Harnwegsinfekte, Enuresis, unklare Fieberschübe und Gedeihstörungen stehen klinisch im Vordergrund. Wegen der Gefährdung der Nieren ist eine frühzeitige Abklärung wichtig: Im Ausscheidungsurogramm Stauung im Bereich der oberen Harnwege sowie unregelmäßig begrenzte Blasenkonturen (Balkenblase, Divertikel). Im Miktionszystogramm verzögerte Blasenentleerung, häufig vesikoureteraler Reflux. Oft gelingt mit dem Miktionszystourethrogramm die Darstellung einer Stenose oder Klappenbildung im Bereich der Harnröhre. Inspektion der Klappen oder Ringe durch prograde Urethroskopie.

Therapie: Frühzeitige operative Korrektur.

Hypospadie, Epispadie

Bei der *Hypospadie* mündet die Urethra auf der Unterseite des Penis oder im Bereich des Skrotums: Hypospadia glandis penis seu scrotalis. Durch eine Chorda ist der Penis gleichzeitig gekrümmt. Einerseits geht die Hypospadie oft mit einer Meatusstenose einher (Blasenentleerungsstörung), andererseits stellt die Abknickung des Penis bei der Erektion (bedingt durch die Chorda) ein Kohabitationshindernis dar.

Therapie: Operative Korrektur, möglichst im Vorschulalter (Denis Browne, Johanson).

Bei der *Epispadie* mündet die Harnröhre auf der Dorsalseite des Penis. Da sie meist mit einer Sphinkterinsuffizienz einhergeht, besteht gleichzeitig eine Inkontinenz.

Therapie: Zirkumzision.

Phimose, Paraphimose

Bei einer *Phimose* kann die Vorhaut nicht über die Glans penis zurückgezogen werden. Die Folge sind rezidivierende Balanitiden. Eine Phimose kann auch ein Miktionshindernis darstellen.

Therapie: Dorsale Inzision, Zirkumzision.

Bei einer *Paraphimose* kann die über die Glans zurückgezogene Vorhaut nicht mehr zurückgestreift werden. Nach Art eines Schnürringes führt sie zu venöser Stauung mit Ödembildung im Bereich der Glans (spanischer Kragen), unter Umständen zu Gangrän.

Therapie: Reposition nach manueller Expression der Glans, dorsale Inzision mit späterer Zirkumzision.

Induratio penis plastica

Die Induratio penis plastica ist eine Fibrose von Tunika albuginea und Septum penis (vgl. DUPUYTREN-Kontraktur), welche durch mangelnde Elastizität eine schmerzhafte Krümmung des Penis bei der Erektion auslöst. Die derbe fibröse Platte ist palpatorisch gut abgrenzbar.

Therapie: Hydrocortison-Infiltration und lokale Ultraschall- oder Röntgenbestrahlungen. Versuch mit Potaba und Vitamin E im Frühstadium indiziert.

Hodendystopie („Kryptorchismus", „Maldeszensus")

Kryptorchismus bedeutet den unvollkommenen oder dystopen Deszensus des Hodens: Der Hoden liegt nicht im Skrotalfach. Man unterscheidet den Bauchhoden, Leistenhoden sowie den dystopen (perinealen, femoralen) Hoden. Wegen der Temperaturempfindlichkeit der spermatogenen Zellen ist die Funktion des kryptorchen Hodens erheblich eingeschränkt, was insbesondere nach dem 6. Lebensjahr deutlich wird. Häufig ist der Kryptorchismus mit einer Leistenhernie kombiniert.

Therapie: Präliminare Hormonbehandlung (Gesamtdosis 10 000 IE Gonadotropin i. m.). Operative Korrektur: Orchidopexie, unter Umständen mit Hernioplastik, möglichst vor dem 4. Lebensjahr.

Störungen des Harntransportes und des Harnabflusses

Störungen des peristaltischen Harntransportes

Störungen des peristaltischen Harntransportes (Nierenbeckenkelchsystem, Ureter), seien sie mechanisch oder funktionell bedingt, führen in jedem Falle zur Harnstauung und mit zunehmender Hydronephrosebildung zum Untergang der Niere. Ein mechanisches oder funktionelles Abflußhindernis wird im Stadium der Kompensation durch vermehrte Ureteraktivität mit Wandhypertrophie überwunden und eine Harnstauung verhindert. Dagegen findet man im Stadium der Dekompensation eine weitgehende Dilatation des Hohlraumsystems proximal des Hindernisses bis hinein in die End- und Nebenkelche, Elongation und Schleifenbildung des Ureters sowie ausgedehnte Druckatrophie des Nierenparenchyms und Einschränkung der Nierenfunktion. (Zunächst nur verminderte Konzentrationsfähigkeit durch Einschränkung der Tubulusfunktion, erst terminal Sistieren der Urinausscheidung). Unter physiologischen Bedingungen beträgt der Druck im Nierenbeckenkelchsystem weniger als 10 mmHg, während akuter Harnstauung kann er bis 70 mmHg ansteigen (Filtrationsdruck), im chronisch gestauten Hohlraumsystem ist er dagegen nur wenig oder gar nicht erhöht. Für die Hydronephrosebildung kommt neben der

Abflußbehinderung vor allem der Infektion eine besondere Bedeutung zu.

Ursachen: Konkremente, Tumoren, Kompression von außen durch Lymphknotenmetastasen oder retroperitoneale Tumoren, Tumorinfiltration, Knickbildung durch narbige Verziehung, funktionelle Stenosen durch periureterale Adhäsionen (retroperitoneale Fibrose), durch segmentale entzündliche oder narbige Zerstörung des physiologischen Wandaufbaus, iatrogene postoperative oder posttraumatische Strikturen, erhöhter Abflußwiderstand durch erhöhten intravesikalen Druck bei Blasenentleerungsstörungen.

Symptome und Befunde: Schmerzen im Nierenlager, Hämaturie (Konkrement, Tumor), gastrointestinale Symptome, Schüttelfrost, Fieber, Algurie, Pollakisurie bei Infektion, Übelkeit, Erbrechen, Gewichtsverlust und Schwindel bei beidseitiger Hydronephrose (Urämie). Bei schlanken Patienten und Kindern bimanuelle Palpation der vergrößerten Niere möglich, Nierenlager druckschmerzhaft.

Laborbefunde: Mikrohämaturie, Leukozyturie, Bakteriurie, bei Niereninsuffizienz Retention harnpflichtiger Substanzen.

Röntgenbefund: Verstrichener Psoasrand und vergrößerter Nierenschatten in der Abdomenübersichtsaufnahme, unter Umständen konkrementverdächtige Verschattungen. Im Ausscheidungsurogramm verzögerte Kontrastmittelausscheidung (Spätaufnahmen!), Darstellung des ektatischen Hohlraumsystems bis zum Abflußhindernis. Bei ungenügender Hohlraumdarstellung und gegebener differentialdiagnostischer Indikation retrograde Hohlraumdarstellung unter antibiotischem Schutz. Dokumentation des funktionsfähigen Restparenchyms durch Isotopennephrogramm, Szintigramm und Renovasogramm.

Funktionelle Untersuchungsmethoden dienen der Abgrenzung mechanischer und funktioneller Abflußbehinderungen.

Differentialdiagnose: kongenitale Ureterstenosen (Megaureter).

Therapie: Beseitigung eines mechanischen Abflußhindernisses (Uretero- oder Pyelolithotomie), Ureterolyse bei Kompression von außen oder retroperitonealer Fibrose, Segmentresektion und Reanastomose bzw. Ureterozystoneostomie bei Stenosen oder Strikturen, Nephrektomie bei hydronephrotisch zerstörten funktionslosen Nieren. Bei allen organerhaltenden Operationen ist die Sicherung des Urinabflusses eine conditio sine qua non für den Erfolg (temporäre Nephrostomie, Schiene, Drainage).

Vesikoureteraler Reflux (VUR)

- Rückfluß des Urins von der Blase in die oberen Harnwege durch Insuffizienz des vesikoureteralen Ventils.

Unter physiologischen Bedingungen ist das Zusammenspiel des peristaltischen Pumpmechanismus (Ureter) und des Speicherorgans (Blase) fein abgestimmt: Während der Ruhedruck in der Blase niedrig ist und jederzeit durch die peristaltischen Ureterkontraktionen überwunden werden kann, wird während der Miktion trotz intravesikaler Druckerhöhung auf über 50 mmHg durch einen Ventilmechanismus der Rückfluß des Urins aus der Blase in die oberen Harnwege verhindert. Aufgrund des Verlaufs des terminalen Uretersegmentes durch einen Schrägkanal in der Blasenwand und aufgrund der Ausstrahlung der Muscularis ureteris in die Blasenwand unter Bildung des Trigonum vesicae wird eine funktionelle Verknüpfung von Geweben verschiedener Herkunft (Ureter mesodermal, Detrusor entodermal) erreicht und der Urintransport in nur einer Richtung gewährleistet: Während der Miktion wird durch simultane Kontraktion des Trigonum das intramurale Uretersegment gestreckt und verschlossen. Ist dieser Mechanismus gestört, kommt es zum vesikoureteralen oder vesikorenalen Reflux mit Hydronephrosebildung und durch den ständigen Rückfluß bakterienhaltigen Blasenurins in die oberen Harnwege zum chronischen Harnwegsinfekt mit Pyelonephritis.

Ursachen: Kongenitale Fehlanlage des Trigonum, kurzes intramurales Segment, ektope Harnleitermündung, funktionelle Störungen des Trigonum (neurogene Blasenstörungen, Entzündungen, Tumorinfiltration), iatrogene Zerstörung des Ventilmechanismus (Durchtrennung der Trigonalmuskulatur) sowie Veränderungen der Blasenwand mit Erweiterung des Hiatus uretericus (Divertikel).

Nicht selten ist die Kombination von Reflux und Megaureter durch Extravesikalisation des intramuralen Uretersegmentes mit ausschließlicher Längsmuskulatur in Verbindung mit Veränderungen im Wandaufbau dieses Segmentes. Dadurch ist einerseits die Pumpkapazität vermindert und andererseits durch den vesikoureteralen Reflux das Flüssigkeitsangebot ständig erhöht.

Symptome und Befunde: Rezidivierende Harnwegsinfekte (gestörter Selbstreinigungsmechanismus), ziehende Schmerzen in Unterbauch und Nierenlager nach der Miktion. Ausschluß von Blasenentleerungsstörungen. Progrediente Pyelonephritis. Terminal die Zeichen der Niereninsuffizienz mit gastrointestinalen Symptomen wie Übelkeit, Erbrechen, Diarrhö sowie Hypertonie. Nachweis des vesikoureteralen Refluxes im Miktionszystogramm.

Merke: Jede ungeklärte rezidivierende Pyurie, insbesondere im Kindesalter, ist refluxverdächtig und bedarf der exakten differentialdiagnostischen Abklärung.

Stadieneinteilung:

Stadium I: *vesikoureteraler* Reflux ohne Veränderungen der oberen Harnwege im Ausscheidungsurogramm.

Stadium II: *vesikorenaler* Reflux ohne Veränderungen der oberen Harnwege im Ausscheidungsurogramm.

Stadium III: *vesikorenaler* Reflux mit mäßiger Dilatation der oberen Harnwege im Ausscheidungsurogramm **oder** röntgenologischen Zeichen der Pyelonephritis.

Stadium IV: *vesikorenaler* Reflux mit schweren Veränderungen der oberen Harnwege im Ausscheidungsurogramm (Dilatation, Pyelonephritis).

Therapie:

1. *Konservativ:* Infektbehandlung, Anhalten zur häufigen Blasenentleerung (alle Std.) ohne Pressen. Eine konservative Behandlung ist nur im Stadium I und II indiziert, bei Kindern bis 4 Jahre ist eine spontane Heilung durch Maturation des Trigonum möglich.
2. *Operativ:* Stadium II bis IV in jedem Lebensalter, wenn keine Aussicht auf spontane Ausheilung besteht (Fehlanlage des Trigonum) sowie bei Nachweis stärkerer Harnstauung oder Megaureterenbildung (bei neurogenen Blasenstörungen keine Antirefluxplastik).

Die operative Behandlung besteht im Stadium II und III in einer plastischen Rekonstruktion des vesikoureteralen Ventilmechanismus (transvesikal oder extravesikal). Im Stadium IV kann eine Ureterozystoneostomie mit Modellage des Ureters erforderlich sein. Voraussetzung für den Operationserfolg sind: präliminare Sanierung eines Harnwegsinfektes, ausreichende Nierenfunktion, simultane Korrektur eines infravesikalen Abflußhindernisses (Blasenhalsplastik, Urethroplastik, Meatotomie). Bei ausgedehnten Blasenfunktionsstörungen (Schrumpfblase, neurogene Blasenstörung) bleibt oft nur die innere oder äußere Harnableitung (Ileumconduit, Rektumblase, Ureterosigmoideostomie, Ureterokutaneostomie).

Störungen der Blasenentleerung und des Blasenverschlusses

Die Harnblase bildet ein Urinreservoir, welches den von den Nieren permanent ausgeschiedenen Urin speichert und intermittierend nach

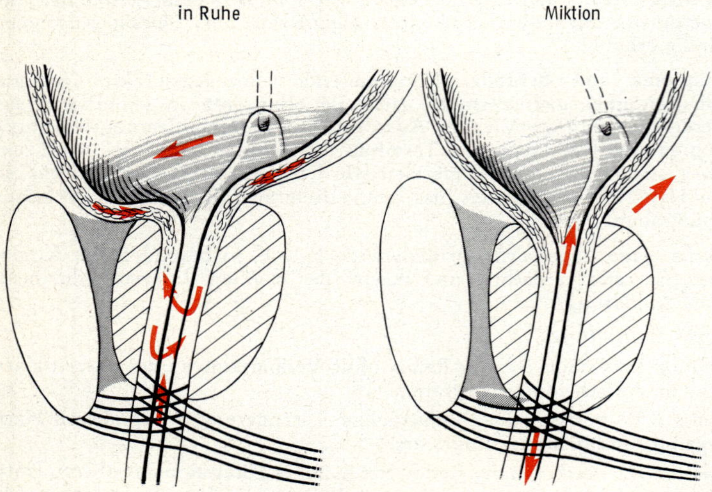

Abb. 24.4 **Verschluß des Blasenhalses durch schleifenförmig angeordnete Muskelfasern des Detrusor vesicae.** Zusammenspiel von Blasenhals und Trigonum vesicae bei Blasenverschluß (in Ruhe) und während der Miktion.

außen entleert. Während der Speicherphase ist der Detrusor vesicae schlaff, der Blasenhals durch schleifenförmig angeordnete Muskelbündel des Detrusors verschlossen. Zugleich verstreicht der trichterförmige Blasenhals zu einer flachen Platte durch Kontraktion und Anhebung des Beckenbodens. Der Blasenverschluß wird unterstützt durch die Kontraktion des quergestreiften Sphincter externus. Ist die Blase gefüllt, wird reflektorisch die Blasenentleerung (Miktion) ausgelöst: Erhöhung des Detrusortonus zur Urinaustreibung, Kontraktion des Trigonum vesicae mit Verstreichen der hinteren Lippe des Meatus internus sowie trichterförmige Öffnung des Blasenhalses durch Erschlaffen und Tiefertreten des Beckenbodens.

Die Blasenfunktion wird reflektorisch gesteuert, wobei sowohl sensorische Efferenzen als auch motorische Afferenzen über den Nervus pelvicus des Plexus pudendus den Detrusor mit dem parasympathischen Blasenzentrum im Sakralmark (S2—S4) verbinden. Dieser Reflexbogen unterliegt der Kontrolle übergeordneter Zentren. Die Innervation der quergestreiften Beckenbodenmuskulatur einschließlich des Sphincter vesicae externus erfolgt über die Nervi pudendi.

Blasenentleerungsstörungen

Blasenentleerungsstörungen können durch mangelnde Öffnung des Blasenhalses (Prostataadenom, Sklerose des Blasenhalses = „Sphinktersklerose"), durch Verlegung der Ausflußbahn (Urethrastriktur, Blasenstein) oder durch mangelhafte Kontraktionsfähigkeit des Detrusor vesicae (hypotone Blasenfunktionsstörungen, Megazyste) bedingt sein. Ein erhöhter Ausflußwiderstand induziert zunächst eine Hypertrophie des Blasenmuskels. Die einzelnen hypertrophierten Muskelstränge wölben sich dann trabekelartig in die Blasenschleimhaut vor („Balkenblase") und bilden divertikelartige Ausstülpungen („Pseudodivertikel"). Während im Stadium der Kompensation das Abflußhindernis durch erhöhte Detrusoraktivität überwunden wird, kommt es mit zunehmender Dekompensation zur Restharnbildung bis Harnverhaltung oder zur Ausbildung einer Überlaufblase mit Ischuria paradoxa.

Bei hypotonen Blasenfunktionsstörungen wird trotz großer Füllungsvolumina (über 1000 ml) kein Miktionsreflex ausgelöst, sondern entweder werden bei erhaltenem Miktionsdrang durch Betätigung der Bauchpresse nur geringe Urinmengen ausgeschieden, oder aber es kommt zur Ausbildung einer typischen Überlaufblase.

Sowohl durch Erhöhung des intravesikalen Druckes bei Detrusorhypertrophie als auch durch Überdehnung der Blasenwand kommt es zur sekundären Störung der Harnleiterdynamik mit Erhöhung des Strömungswiderstandes, wobei einerseits der erhöhte intravesikale

Druck wie ein mechanisches Abflußhindernis und andererseits das mit der Blasenwand überdehnte intramurale Segment wie eine funktionelle Ureterstenose wirksam werden: Hydronephrosebildung.

Therapie: Beseitigung des mechanischen Abflußhindernisses (Prostatektomie, Blasenhalsplastik, Urethraplastik), bei hypotonen Blasenfunktionsstörungen Blasendoppelungsplastik, Fixation der Blase an der vorderen Bauchwand zur Streckung des urethrovesikalen Winkels, intermittierende Blasenkatheterung oder temporäre Dauerableitung, bei Indikation Elektrostimulation des Detrusors bzw. der versorgenden Nerven.

Harninkontinenz

- Unwillkürlicher Urinabgang.

Bei der Harninkontinenz handelt es sich um ein Mißverhältnis zwischen intravesikalem Druck und Verschlußmechanismus. Ein erhöhter intravesikaler Druck findet sich in Form des imperativen Harndranges vor allem bei der „Reizblase", bei Zystitiden sowie bei Blasentumoren, eine Insuffizienz des Verschlußmechanismus oft nach Traumen, nach operativen Eingriffen (Prostatektomie, transurethrale Resektion), bei Beckenbodeninsuffizienz (Deszensus) sowie bei neurologischen Erkrankungen. Die *differentialdiagnostische* Abgrenzung der Harninkontinenz bedarf der exakten endoskopisch-funktionellen Exploration.

Therapie: Während die Harninkontinenz bei Zystitiden und Tumorerkrankungen allein durch Behandlung des Grundleidens erfolgversprechend behandelt werden kann, bildet die hypertone Reizblase nach wie vor ein therapeutisches Problem: Parasympathikolytika (3 x 2 Buscopan) in Verbindung mit Psychopharmaka oder Sedativa (Limbatril, Nobrium) sowie autogenes Training. Eine Beckenbodeninsuffizienz kann nur durch Korrektur eines Deszensus in Verbindung mit Stützung des urethrovesikalen Winkels (Marshall-Marchetti, Faszienlappen oder Kunststoffband) erfolgreich behandelt werden. Bei neurologischen Erkrankungen steht die Tonisierung und Straffung der Beckenbodenmuskulatur durch Elektrostimulation zur Diskussion.

Neurogene Blasenfunktionsstörungen

Neurogene Blasenfunktionsstörungen treten vor allem in Zusammenhang mit Erkrankungen des Zentralnervensystems, insbesondere bei Rückenmarkläsionen (Paraplegie, Tetraplegie) auf. Sitzt die Läsion oberhalb des parasympathischen Blasenzentrums im Sakralmark (S2—S4), so bleibt der Miktionsreflex erhalten, es kommt zur Ausbildung einer automatischen oder Reflexblase: In Abhängigkeit von der Blasenfüllung wird reflektorisch die Miktion ausgelöst, wobei jedoch die Öffnung des Blasenhalses durch fehlende Erschlaffung des Beckenbodens unvollkommen bleiben muß. Es kommt zu Restharnbildung und sekundärer Detrusorhypertrophie. Erhöhter intravesikaler Druck in Verbindung mit mangelhaft koordinierter Funktion des Trigonum führen zum vesikoureteralen Reflux. Restharnbildung und Reflux aber haben in Verbindung mit der fast unausbleiblichen Infektion und sekundären Steinbildung früher oder später den Untergang der Nieren zur Folge.

Sitzt die Läsion distal des parasympathischen Blasenzentrums, so wird der Reflexbogen unterbrochen; eine reflektorische Steuerung der Blasenfunktion ist nicht mehr möglich. Mit zunehmender Blasenfüllung kommt es zwar sowohl direkt durch Überdehnung der Detrusormuskulatur als auch durch die Tätigkeit des intramuralen Plexus zu einzelnen unkoordinierten Detrusorkontraktionen, ohne daß jedoch eine suffiziente Blasenentleerung ausgelöst werden könnte. Daher kommt es zu großen Restharnmengen mit Ischuria paradoxa sowie Überdehnung und Atonie des Detrusors.

Diagnose durch Zystomanometrie, Zystographie und neurologischen Status.

Prognose: Bei akuten Erkrankungen oder Traumen im Bereich des Rükkenmarks kommt es initial immer zu einer schlaffen Blasenlähmung. Die Differenzierung nach oberer oder unterer, kompletter oder inkompletter Blasenlähmung ist erst nach Ablauf dieses Stadiums des „spinalen Schocks" möglich. Während bei einer „upper motorneuron lesion" stets die Ausbildung einer gut funktionierenden Reflexblase abgewartet werden kann und soll, ist die Prognose der autonomen Blasenfunktionsstörung bei „lower motorneuron lesion" ungünstiger.

Therapie: Im Stadium des spinalen Schocks intermittierende Blasenkatheterung unter streng aseptischen Kautelen (zweimal täglich, keine Dauerkatheterableitung), später „Blasentraining". Bei „hypotonen Blasenstörungen" Expression der Blase (Bauchpresse plus CREDEscher Handgriff), unter Umständen Elektrostimulation des Detrusor vesicae. Bei Sphinkterhypertonie Sphinkterotomie. Bei hypertonen Blasenstörungen mit Schrumpfblase Alkoholblock der Kauda. Medikamentöse Beeinflussung des Detrusortonus durch alpha-Blockade (Phenoxybenzamin). Häufig nur äußere Urinableitung möglich (Ileum- oder Kolonkonduit).

Urolithiasis

Der Nieren-, Ureter- oder Blasenstein ist im allgemeinen das Symptom einer übergeordneten Krankheit. Ein solcher Stein enthält 95 % kristalline Substanzen und 5 % Matrixanteile. Je nach dem Aufbau der kristallinen Substanz unterscheidet man anorganische (Oxalat, Phosphat), organische (Harnsäure, Zystin), Matrixsteine (nur Gerüstsubstanz) und Mischsteine. Hinsichtlich der Formalpathogenese stehen sich die Kristallisations- („Auskristallisation der Harnsalze") und die Kolloid- oder Matrixtheorie (primäre organische Steinmatrix mit sekundärer Kristallisation) gegenüber. Sicher ist, daß es ohne Kristallisationskern und Übersättigung des Urins keine Steinbildung gibt.

Als Kristallisationskerne kommen Kolloide, Mikrokristalle, Fremdkörper oder Gewebsnekrosen in Frage. Die Auskristallisation von Harnsalzen wird begünstigt durch eine Mehrausscheidung steinbildender Substanzen (Kalzium, Oxalat, Phosphat, Zystin, Harnsäure) oder durch eine Minderausscheidung kristalloider Lösungsvermittler (Magnesium, Zitrat, Phosphat). Außerdem spielt für die Löslichkeit der Harnsalze der Urin-pH eine entscheidende Rolle: Mit steigendem Urin-pH nimmt die Löslichkeit für Zystin und Harnsäure zu, für die Phosphate dagegen ab. Für die Löslichkeit von Kalziumoxalat ist der Urin-pH von untergeordneter Bedeutung.

Aufgrund dieser Gesetzmäßigkeit begünstigt einerseits ein chronischer Harnwegsinfekt mit begleitender Alkalisierung des Urins die Bildung von Phosphatsteinen, während andererseits durch chronische Harnstauung mit verlängerter Verweildauer des Urins in Toträumen und sekundärer Harnkonzentrierung die Steinbildung ganz allgemein gefördert wird.

Eine Mehrausscheidung steinbildender Substanzen findet man bei Störungen des Kalzium-Stoffwechsels (Hyperparathyreoidismus, Vitamin-D-Intoxikation, osteolytische Prozesse, Milchalkalisyndrom), bei Störungen des Purinstoffwechsels (Gicht, idiopathische Hyperurikämie, proliferative Prozesse wie Tumoren) sowie bei intrarenalen Störungen (Störungen des Säure-Basen-Haushaltes, idiopathische Hyperkalziurie, Zystinurie, Xanthinurie).

Die Behandlung des Harnsteinleidens darf sich daher nicht allein auf die Entfernung diagnostizierter Konkremente beschränken, sondern hat zugleich eine gezielte Steinrezidivprophylaxe zum Ziel, deren Grundlage die Kenntnis der Steinzusammensetzung (Steinanalyse), die Bestimmung von Kalzium, Phosphor und Harnsäure im Serum, von Kalzium und Phosphor im Urin sowie die Bestimmung des Urin-pH und des Konzentrationsvermögens bilden. Bei Verdacht auf Hyperparathyreoidismus (Serum-Kalzium über 10 mg% bzw. 5 mval, reduziertes Konzentrationsvermögen der Nieren unter 1020) Nebenschilddrüsenszintigramm sowie Röntgenuntersuchungen des Skelettes zum Ausschluß osteolytischer Prozesse.

Symptome und Befunde: Der ruhende Harnstein macht meist keine Symptome. Erst die Mobilisation des Steines und seine Einklemmung in den Kelchhals oder Ureter führt durch lokale Spasmen zur typischen Kolik und durch sekundäre Harnstauung mit Dehnung der Nierenkapsel zum dumpfen Nierenschmerz. Meist Hämaturie, Übelkeit, Erbrechen (reflektorisch). Schüttelfrost und Fieber erst bei Infektion (Übergreifen auf das Parenchym). Durch Ausgußstein meist wenig Beschwerden: selten Nierenschmerz, aber Unterhaltung eines Harnwegsinfektes.

Laborbefunde: Mikro- oder Makrohämaturie, Leukozyturie, Bakteriurie, Kristallurie. Wichtig die Untersuchungen zur Steingenese (s. Vorhergehendes). SULKOWITSCH-Probe zur Kontrolle der Kalzium-Ausscheidung (positiv bei Hyperkalziurie).

Röntgenbefunde: 70—80% aller Nierensteine sind strahlenundurchlässig: konkrementverdächtige Verschattungen in Projektion auf die Nieren oder ableitenden Harnwege in der Abdomenübersichtsaufnahme. (*Differentialdiagnose:* verkalkte Lymphknoten, Rippenknorpel, Gallensteine, kalkhaltige Medikamente). Strahlendurchlässige Konkremente (Harnsäuresteine) kommen erst als Kontrastmittelaussparung im Ausscheidungsurogramm zur Darstellung (*Differentialdiagnose:* Blutkoagel, Tumoren).

Komplikationen: Aszendierende Infektion mit septischer Pyelonephritis oder Pyonephrose, durch chronische Harnstauung Hydronephrose mit Druckatrophie des Nierenparenchyms, selten Plattenepithelkarzinom.

Therapie: Harnsteine können einerseits operativ oder instrumentell entfernt, andererseits chemisch oder mechanisch gelöst bzw. zertrümmert werden. Die Indikation zum konservativen oder aktiven Vorgehen wird von einer Reihe von Faktoren beeinflußt: Beim Harnleiterverschlußstein (stumme Niere) mit den Zeichen septischer Infektion (Schüttelfröste), beim Nierenbeckenventilstein mit rezidivierenden Koliken und Hämaturien sowie beim Nierenbeckenausgußstein mit intrarenaler Harnstauung und zunehmendem Parenchymuntergang baldige operative oder instrumentelle Steinentfernung. Beim Korallenstein des Nierenbeckenkelchsystems (Rezidivgefahr) und beim ruhenden Nierenbeckenausgußstein mit Harnwegsinfekt relative Operationsindikation. Bei jeder operativen Steinentfernung sollten Harnabflußstörungen grundsätzlich mit behoben werden.

Die medikamentöse Behandlung des Harnsteinleidens besteht in der Therapie der Steinkolik, der Austreibung des Konkrementes, der Litholyse sowie der Rezidivprophylaxe. Zur Behandlung der Steinkolik sind zentral angreifende Analgetika (Novalgin), insbesondere in Kombination mit Psychopharmaka oder Sedativa (Valium) geeignet. Beta-Adrenergika wirken spasmolytisch (*Cave:* Tachykardie, RR-Abfall). Die medikamentöse Steinaustreibung wird vor allem durch diuresefördernde Maßnahmen begünstigt (reichliche Flüssigkeitszufuhr, Diuretika) in Verbindung mit abschwellenden Maßnahmen (Tanderil, Reparil, Röntgenentzündungsbestrahlung) und aktiver Bewegungstherapie.

Eine orale Litholyse ist bisher nur bei Harnsäure- und Uratsteinen durch Alkalisierung des Urins auf pH 6,2 bis 7,0 mit Uralyt-U möglich (*Cave:* Phosphatsteinbildung bei Alkalisierung über pH 7,0). Unterstützt wird die orale Litholyse durch Verminderung des Harnsäurespiegels im Blut durch Allopurinol (Zyloric). Die instrumentelle Litholyse durch Spülbehandlung über einen doppelläufigen Ureterkatheter mit Äthylen-diamin-tetra-Essigsäure ist bei kalkhaltigen Konkrementen bedingt möglich, aber langwierig und nicht ungefährlich (Hämaturie, Schmerzen, aszendierende Infektion). Blasensteine sind der endoskopischen, mechanischen oder elektrohydraulischen Steinzertrümmerung zugänglich. Daneben können Blasensteine auch durch Ultraschall zertrümmert werden.

Zur Steinrezidivprophylaxe sind diuresefördernde Maßnahmen (Konzentration unter 1012), gezielte Infektbehandlung (Antibiogramm) sowie Kontrollen des Urin-pH von Bedeutung. Diätetisch ist nur eine Reduktion von Milch und Molkereiprodukten (Kalziumgehalt) wichtig und Lösungsvermittler erfordern eine genaue Steinanalyse.

Merke: Die Urolithiasis stellt ein chronisch-rezidivierendes Leiden dar. Daher ist für eine erfolgreiche Behandlung eine exakte klinische Abklärung und kritische Indikationsstellung ebenso wie ein gewebs- und organschonendes Vorgehen Grundvoraussetzung.

Unspezifische Entzündungen

Unter physiologischen Bedingungen unterliegen die abführenden Harnwege einem Selbstreinigungsmechanismus. Während die Urethra stets mehr oder weniger mit Keimen besiedelt ist, ist bereits das Blasenmilieu meist steril. Durch regelmäßige ungestörte Miktion werden eventuell in die Blase übergetretene Keime herausgespült. Ureter und Pyelon sind unter physiologischen Bedingungen immer keimfrei. Mechanische oder funktionelle Störungen (Abb. 24.5) der Blasendynamik mit verzögerter oder unvollständiger Blasenentleerung, vesikoureteraler Reflux, Störungen des peristaltischen Harntransportes im Bereich der oberen Harnwege mit verlangsamter Strömungsgeschwindigkeit oder Harnstauung sowie Fremdkörper (Steine, Katheter) verhindern eine effektive Selbstreinigung und prädisponieren zur Harninfektion ebenso wie eine Minderung der allgemeinen Abwehrkraft (Diabetes mellitus, Leukämie, hohes Alter, nach schweren Operationen). Von den Infektionswegen überwiegt die aszendierende intrakanalikuläre Infektion, während der hämatogene oder lymphogene Infektionsweg (Dickdarm, Zervix) sowie das direkte Übergreifen aus der Nachbarschaft (perityphlitischer Abszeß, Divertikulitis, periproktitischer Abszeß) seltener sind. Die wichtigsten Erreger sind:

1. Gramnegative Stäbchen: Escherichia coli, Proteus vulgaris, Proteus mirabilis, Pseudomonas aeroginosa (Bacterium pyocyaneum),

2. grampositive Kokken: Streptococcus faecalis und Staphylococcus aureus.

Während eine Infektion des Hohlraumsystems klinisch lästige Beschwerden verursacht (Pollakisurie, Algurie, Tenesmen), geht die größere Gefahr von der Infektion parenchymatöser Organe (Nieren, Prostata, Hoden) aus, wobei der Infektion des Nierenparenchyms (Pyelonephritis) eine besondere Bedeutung zukommt: Drohende Niereninsuffizienz durch Parenchymuntergang.

Die akute Pyelonephritis

- Akute, bakterielle Entzündung des Nierenparenchyms.

Die aszendierende diffuse Pyelonephritis findet sich vor allem bei Harnstauung und Reflux, die hämatogene herdförmige bei streuenden Fokalherden.

Symptome: Nierenschmerz durch Kapselspannung, Pollakisurie, Nykturie, Algurie, Tenesmen. Oft septische Temperaturen und Allgemeinsymptome: Tachykardie bei kleiner Blutdruckamplitude, muskuläre Abwehrspannung, lokaler Druckschmerz, verminderte Darmperistaltik (reflektorisch).

Laborbefunde: Leukozytose, BSG erhöht, im Urin wenig Eiweiß, einige Erythrozyten bei reichlich Leukozyten und Bakterien (Antibiogramm), nicht selten Bakteriämie.

Röntgenbefund: Selten Einschränkung der Nierenfunktion, spastisch verengte Nierenkelche, verzögerte Ausscheidung und erweitertes Hohlraumsystem bei Harnstauung (Stein, Stenose, Tumor). Zum Ausschluß eines vesikoureteralen Refluxes immer Miktionszystogramm.

Differentialdiagnose: Pankreatitis, basale Pleuropneumonie, Appendizitis, Divertikulitis, Cholezystitis, Herpes zoster.

Komplikationen: Übergang in chronische Pyelonephritis, sekundäre Steinbildung, toxischer Schock durch Bakteriämie, Anurie.

Therapie: Wichtig ist der freie Urinabfluß. Daher bei Restharnbildung und Reflux präliminar Blasenkatheter. Bei Harnstauung durch Stein oder Stenose Beseitigung des Abflußhindernisses, unter Umständen präliminar Ureterkatheter oder temporäre Nephrostomie. Gezielte Infektbehandlung (Antibiogramm), im Notfall Breitbandantibiotika (Ampicillin, Cephalotin, Gentamycin) in Verbindung mit diuresefördernden Maßnahmen (Selbstreinigung). Bettruhe, Schockbehandlung, Schmerzbekämpfung (keine Parasympathikolytika).

Merke: Klingt ein akuter Harninfekt innerhalb von 48 bis 72 Stunden nicht ab, ist eine fachurologische Abklärung erforderlich.

Die **nekrotisierende Papillitis** ist eine Sonderform der akuten Pyelonephritis, sie findet sich bei Diabetikern, bei Harnabflußstörungen sowie bei Patienten mit Phenazetinabusus (chronische interstitielle Nephritis, steriler Harn). Typisch rezidivierende pyelonephritische Schübe mit Koliken und hohem Fieber.

Laborbefunde: Leukozyturie und Bakteriurie, Glukosurie, Zeichen der eingeschränkten Nierenfunktion.

Röntgenbefund: Nachweis von Ulzerationen oder Höhlenbildung im Bereich der abgestoßenen Papillen, im Infusionsurogramm, Kompressionsurogramm oder retrogradem Zielpyelogramm.

Differentialdiagnose: Tbc.

Der **Nierenkarbunkel** wird durch einseitige hämatogene Infektion der Niere ausgelöst (meist Staphylococcus aureus): umschriebene Einschmelzung unter Ausbildung eines multilokulären Abszesses, bei Penetration oder Perforation paranephritischer Abszeß. Bei akutem Beginn lokale Schmerzen mit septischen Temperaturen, lokales Hautödem, Zwerchfellhochstand, selten palpabler Tumor.

Röntgenbefund: Vergrößerter Nierenschatten, verstrichener Psoasrand, im Ausscheidungsurogramm Verdacht auf raumfordernden Prozeß.
Differentialdiagnose: Akute Cholezystitis, Appendizitis, subphrenischer Abszeß.

Therapie: Operative Drainage des Karbunkels, Heminephrektomie oder Nephrektomie.

Der **perinephritische Abszeß** ist meist Folge einer Nierenentzündung (Nierenkarbunkel, Stein, Pyonephrose, infizierte Hydronephrose). Er entwickelt sich zwischen perirenaler Faszie und Nierenkapsel.

Symptome: Allgemeinsymptome (Fieber), Flankenschmerz, Druckschmerzhaftigkeit des Nierenlagers, palpable Resistenz in der Lendengegend, Abwehrspannung der Muskulatur, Zwerchfellhochstand, symptomatischer Pleuraerguß, Skoliose der LWS und Adduktion des isolateralen Beines durch Psoasspasmen.

Röntgenbefund: Verstrichener Nierenschatten und Psoasrand, Kalkschatten bei Steinpyonephrose, verzögerte Kontrastmittelausscheidung oder stumme Niere. Pathognomonisch ist die fehlende Atemverschieblichkeit der Niere.

Differentialdiagnose: Der paranephritische Abszeß liegt außerhalb der Fascia perirenalis (z. B. bei Wirbelsäulen-Tbc).

Therapie: Abszeßdrainage, unter Umständen Nephrektomie.

Die chronische Pyelonephritis

- Chronische, bakterielle Entzündung des Nierenparenchyms.

Die chronische Pyelonephritis kann hämatogen (Fokalherd), lymphogen oder aszendierend kanalikulär entstehen (Abb. 24.5). Seltener durch unzureichende Behandlung einer akuten Pyelonephritis. Rezidivierende Entzündungen und Vernarbungen führten zu Parenchymuntergang und Niereninsuffizienz.

Symptome und Befunde: Schleichender Verlauf, erst spät gastrointestinale Beschwerden oder Anämie, nur im akuten Schub Zeichen der Harnwegsinfektion, terminal Urämie (pyelonephritische Schrumpfnieren), oft Hypertonie (diastolisch über 100 mmHg).

Laborbefunde: Leichte Leukozyturie, Bakteriurie, eingeschränkte Nierenfunktion (Clearanceuntersuchung), Retention harnpflichtiger Substanzen.

Röntgenbefunde: Kleiner Nierenschatten im Ausscheidungsurogramm, verzögerte Ausscheidung und verminderte Konzentrationsfähigkeit bei eingeschränkter Nierenfunktion, Kelchdestruktion (retrogrades Zielpyelo-

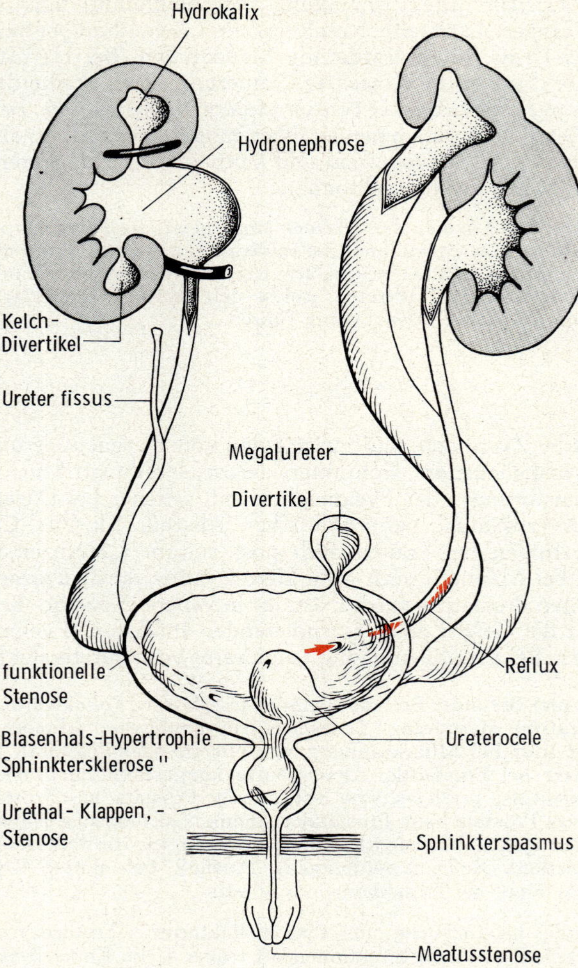

Abb. 24.5 Hydrodynamische Ursachen der aszendierenden Pyelonephritis

gramm), verzögerte Ausscheidung und Harnstauung bei Abflußbehinderung (Stein, Stenose). Immer Miktionszystogramm zum Ausschluß eines vesikoureteralen Refluxes.

Differentialdiagnose: Nieren-Tbc.

Komplikationen: Hypertonie, terminale Niereninsuffizienz mit Urämie.

Therapie: Gezielte Infektbehandlung (Antibiogramm) über 4 Wochen und länger. Langzeitbehandlung mit Chemotherapeutika, Ansäuern des Urins, diuresefördernde Maßnahmen. Bei Harnstauung oder Reflux chirurgische Korrektur. Sanierung von Fokalherden. Bei einseitiger pyelonephritischer Schrumpfniere Nephrektomie, bei beidseitigem Befall und zunehmender Niereninsuffizienz Übernahme in das chronische Dialyseprogramm und Vorbereitung zur Nierentransplantation (bilaterale Nephrektomie).

Unspezifische Infektionen des Ureters sind meist die Folge chronischer Pyelonephritiden. Durch entzündliche Infiltration der Ureterwand mit narbiger Schrumpfung können sekundäre Ureterstrikturen oder funktionsgestörte Uretersegmente auftreten, welche den peristaltischen Harntransport behindern und zur Harnstauung führen.

Zystitis

Unspezifische Zystitiden sind meist Folge von Blasenentleerungsstörungen (Prostataadenom, Sphinktersklerose, Urethrastriktur, neurogene Blasenstörung) oder Pyelonephritiden, seltener bei Darminfektionen (Divertikulitis, perityphlitischer Abszeß, Morbus Crohn). Akute Zystitiden bei Frauen auch post coitum („Hochzeitsreisenzystitis"), bei Männern auch sekundäre Zystitis durch Exazerbation einer latenten Prostatitis durch Excessus in venere et baccho. Bei jeder Zystitis ist die Gefahr einer aszendierenden Infektion (Pyelonephritis) gegeben. Bei Zystitiden häufig temporärer vesikoureteraler Reflux.

Symptome und Befunde: Brennen beim Wasserlassen, Pollakisurie, Nykturie, imperativer Harndrang, Tenesmen, suprapubischer Schmerz, meist kein Fieber (nur bei Miterkrankung von Nieren oder Prostata), Nebenhodenschmerz bei Prostatitis, schmerzhafte kongestionierte Prostata bei akuter Prostatitis, prallelastische vergrößerte Prostata bei Prostataadenom, höckrige Prostata beim Prostatakarzinom. Neurologische Abweichungen bei neurogenen Blasenentleerungsstörungen (Sensibilitätsstörungen, Gangunsicherheit, Reflexabweichungen), Ausfluß bei akuter Urethritis (Gonorrhöe), Fluor bei Trichomonadenvaginitis.

Laborbefunde: Leukozyturie oder Pyurie, Bakteriurie, Erythrozyturie (3-Gläser-Probe). Bei akuten Infektionen oft trüber Urin. Keine Beeinträchtigung der Nierenfunktion.

Röntgenuntersuchungen zum Ausschluß einer Harnstauung, einer Urolithiasis oder Tuberkulose.

Instrumentelle Untersuchungen sind während der akuten Phase einer Zystitis nicht indiziert (Reflux). Erst nach Abklingen der akuten Gefahr zum Ausschluß von Blasentumor, Stein, Fremdkörper oder spezifischen Entzündungen.

Differentialdiagnose: Prostatitis, allergische Zystitis, Reizblase, tuberkulöse Zystitis, Blasentumor.

Therapie: Sulfonamide, Nitrofurantoin, Spasmolytika (Buscopan), heiße Sitzbäder, Instillationen (3 %ige Guajakol-Lösung, Cystomyacine, Aristasept-Lösung).

Merke: Jede akute Zystitis, die nicht innerhalb von 10 Tagen ausheilt, bedarf einer gründlichen fachurologischen Abklärung.

Ursachen: Chronische Infektionen der oberen Harnwege und Nieren, Nephrolithiasis, Megaureter, Hydronephrose, vesikorenaler Reflux, Restharnbildung bei Harnröhrenstriktur, Blasenhalsobstruktion (Sphinktersklerose, Prostataadenom, Prostatakarzinom), neurogene Blasenstörungen oder hypotone Blasenstörungen (myogene Detrusorschwäche).

Differentialdiagnose: Blasentumor, spezifische Blasenentzündung, Strahlenzystitis, interstitielle Zystitis (Zystoskopie).

Prostatitis

- Bakterielle Entzündung der Prostata.

Die Prostatitis kann hämatogen entstehen oder durch Aszension von Bakterien aus der Harnröhre (iatrogen nach instrumentellen Eingriffen). Eine akute Prostatitis kann abszedieren oder spontan in das Rektum, die Harnröhre oder das Perineum perforieren.

Symptome: Fieber, Pyurie, Blasenschmerzen, Tenesmen, Pollakisurie, Nykturie, terminale Hämaturie (3-Gläser-Probe), eitriger Harnröhrenausfluß, Schmerzen am Damm, Schmerzen im Rektum mit Stuhldrang ohne Stuhlentleerung. Häufig Harnverhaltung. Rektal tastet man eine hochgradig empfindliche, vergrößerte heiße Prostata. Fluktuation weist auf Abszeß hin. Nicht exprimieren.

Therapie: Tetracycline (hohe Gewebsspiegel), Analgetika, heiße Sitzbäder, Bettruhe.

Orchidoepididymitis

Während eine bakterielle Infektion des Hodens meist hämatogen erfolgt, muß für die Epididymitis in erster Linie der aszendierende intrakanalikuläre Infektionsweg verantwortlich gemacht werden. Die enge Nachbarschaft von Hoden und Nebenhoden bedingt meist ein Übergreifen des Infektes von dem einen auf das andere Organ. Eine Primärinfektion des Nebenhodens ist dabei die häufigere. Transurethrale Eingriffe wie wiederholte Katheterungen oder Dauerkatheter, Zystoskopie unter Vernachlässigung steriler Kautelen sowie operative Eingriffe an der Prostata (Prostatektomie oder transurethrale Prostataresektion) begünstigen die Bakterienaszension. Daher sollte man vor entsprechenden Eingriffen die präliminare Vasektomie vornehmen. Häufig ist die Orchidoepididymitis Folge einer gonorrhoischen Urethritis (Ausfluß).

Symptome und Befunde: Schmerzen im Skrotum mit Ausstrahlung entlang dem Samenstrang, Druckschmerz und Schwellung des Nebenhodens, hohes Fieber, Ausfluß aus der Harnröhre, seltener zystitische Beschwerden. Die Skrotalhaut ist entzündlich gerötet und infiltriert, der Samenstrang verdickt. Häufig Hydrozele, nicht selten Abszedierung. Meist Begleitprostatitis. Bei Gonorrhoe mikroskopischer Diplokokkennachweis.

Differentialdiagnose: Tuberkulöse Orchidoepididymitis, Hodentumor, Hodentorsion, Mumpsorchitis.

Therapie: Bettruhe, Hodenhochlagerung, kühle Kompressen, Infiltration des Samenstranges mit einem Leitungsanästhetikum, Antibiotika (Penicillin, Ampicillin), später Suspensorium, bis die Schwellung völlig zurückgegangen ist. Vermeidung sexueller Erregungszustände und körperlicher Anstrengung.

Merke: Eine akute Orchidoepididymitis heilt bei entsprechender Behandlung innerhalb weniger Tage ab. Im Zweifelsfalle ist die Hodenfreilegung indiziert (Verdacht auf Hodentumor).

Urethritis

Die *Urethritis* ist meist gonorrhoischer Genese, aber auch Folge einer Prostatitis. Virusurethritis bei Morbus Reiter. Parasitäre Urethritis durch Trichomonaden. Bei Knaben abakterielle Urethritis durch Schaumbadpräparate. Akute abszedierende Urethritis durch Fremdkörper (Masturbation).

Symptome und Befunde: Harnröhrenausfluß, Juckreiz, Brennen, Schmerzen bei der Miktion. Der Harnröhrenausfluß sollte immer mikroskopisch (Nativpräparat, Methylen- und Gramfärbung) untersucht werden.

Komplikationen: Kavernitis, Zystopyelitis, Prostatitis, sekundäre Harnröhrenstriktur.

Therapie: Extraktion von Fremdkörpern, Antibiotika (Tetracycline, Ampicilline), Vermeidung von Geschlechtsverkehr und Alkoholgenuß.

Spezifische Entzündungen

Urogenitaltuberkulose

Die Urogenitaltuberkulose ist meist nicht eine Erkrankung eines isolierten Organs, sondern des gesamten Urogenitaltraktes. Sie bevorzugt Erwachsene im 2. bis 4. Dezennium. Durch hämatogene Streuung von einem Primärherd aus (Lunge, Darm) kommt es zur Bakterienansiedlung in parenchymatösen Geweben (Niere, Prostata), wo entsprechende spezifische Gewebsreaktionen mit narbiger Ausheilung oder käsiger Einschmelzung ablaufen. Findet ein solcher Einschmelzungsherd Anschluß an das Nierenhohlsystem (ulzerokavernöse Tbc), kommt es zur intrakanalikulären Bakterienaussaat: Die Urogenital-Tbc ist offen. Während an den parenchymatösen Organen die käsige Einschmelzung im Vordergrund steht, führt eine Infektion am Hohlraumsystem über Tuberkelbildung und Ulzerationen zu charakteristischen Wandveränderungen mit Schrumpfung: Kelchhalsstenose, subpelvine oder prävesikale Ureterstenose, tuberkulöse Schrumpfblase, Urethrastriktur, perlschnurartiger Samenleiter.

Symptome und Befunde: Neben Allgemeinsymptomen (Fieber, Inappetenz, Nachtschweiß) treten klinische Symptome erst im ulzerokavernösen Stadium auf: Pollakisurie, Tenesmen, Algurie, Hämaturie, selten Nierenschmerzen.

Klinischer Befund: Höckrige Prostata, vergrößerte Samenblasen, infiltrierter Nebenhoden, Hydrozele, perlschnurartiger Samenstrang.

Laborbefunde: Abakterielle Leukozyturie oder Pyurie bei saurer Harnreaktion (bei Mischinfektion auch Bakteriurie und alkalische Reaktion), Mikro- oder Makrohämaturie, Anämie. Nachweis des Mycobacterium tuberculosis im Urin und Prostataexprimat (primär mikroskopisch, Kultur und Tierversuch).

Zytoskopische Befunde: Urethrastriktur, verminderte Blasenkapazität, typische Tuberkulome oder Ulzerationen der Schleimhaut (bevorzugt im Bereich der Ostien, „golflochartige" Einziehungen der Ostien). (*Cave:* retrograde Uretersondierung: Keimverschleppung).

Röntgenbefunde: Verstrichener Psoasschatten bei paranephritischem Abszeß und Harnstauungsniere, kalkdichte Verschattungen bei intrarenalen Verkalkungen in der Abdomenübersichtsaufnahme. Im Ausscheidungsurogramm: Stadium I: Isolierte „mottenfraßähnliche" Destruktionen an Papille und Kelch. Stadium II: Dilatation und Destruktion einer ganzen Kelchgruppe oder eines Nierenpols. Stadium III. Zerstörung mehrerer Kelche mit Destruktion der gesamten Niere. Stadium IV: Stumme Niere bei Autonephrektomie. Bei subpelviner oder prävesikaler Ureterstenose Harnstauung. Im Zystourethrogramm vesikoureteraler Reflux, ulzerokavernöse Veränderungen im Bereich der Prostata, Harnröhrenstriktur.

Therapie: Grundsätzlich so organerhaltend wie nur irgend möglich, da die Urogenital-Tbc keine isolierte Organerkrankung ist. Medikamentös tuberkulostatische Kombinationstherapie nach Resistenzprüfung im Antibiogramm.

Tuberkulostatische Kombinationsbehandlung:

Initial: PAS 16—24 g/die + Streptomycin 1 g/die + INH 1 g/die + Vitamin B_6 100 mg/die

nach 6—8 Wochen: Ethambutol 1—2 g/die oder Rifampicin 1600 mg/die + Thiokarlit 6 g/die + INH 400—600 mg/die + Vitamin B_6 100 mg/die

Zusätzlich zur medikamentösen Behandlung Heilverfahren.

Operative Behandlung: Plastische Korrektur einer subpelvinen oder prävesikalen Ureterstenose, Harnröhrenstriktur oder Schrumpfblase nur nach erfolgreicher medikamentöser Behandlung (wiederholte Untersuchungen auf Tbc-Bakterien negativ). Bei zunehmender Harnstauung mit Niereninsuffizienz kann eine präliminare Nephrostomie lebensrettend sein. Eine Indikation zur Nephrektomie oder Nierenteilresektion ist zurückhaltend zu stellen.

Prophylaxe: Bei allen Patienten mit bekannter Tbc-Anamnese (unabhängig von der Organmanifestation) regelmäßige Urinkontrollen!

Venerische Erkrankungen

Lues (Syphilis)

Der luische Primäraffekt des Penis tritt 3 Wochen nach Infektion mit Treponema pallidum auf: an Glans penis, Sulcus coronarius, Präputium, Penisschaft, im Schambereich oder an der Vulva schmerzlose Papel oder Pustel, später induriertes ausgestanztes Ulkus. Diagnose durch Spirochätennachweis im Geschwürsekret (Dunkelfeld).

Therapie: Penicillinkur (1 Woche 1 Mill. E. Penicillin/die). Komplikation bei Nichtbehandlung: Generalisation (Lues II) mit den typischen Spätfolgen wie Gummenbildung und Tabes dorsalis (Lues III und IV, Gonorrhoe).

Die **Gonorrhoe** ist primär eine Urethritis, die Gonokokken werden ausschließlich beim Geschlechtsverkehr übertragen.

Komplikationen: Prostatitis, Epididymitis, Harnröhrenstriktur, Endokarditis, Arthritis.

Symptome: Eitriger Harnröhrenausfluß, Brennen beim Wasserlassen, Juckreiz in der Harnröhre.

Diagnose: Nachweis der intrazellulär liegenden Diplokokken im Harnröhrenabstrich (Gramfärbung).

Therapie: Antibiotikabehandlung (1 Woche 1 Mill. E. Penicillin/die) Partnerbehandlung.

Das **Ulcus molle** ist prima vista dem luischen Primäreffekt sehr ähnlich, jedoch fehlt ihm die typische Induration. Typische inguinale Lymphknotenschwellung. Diagnose durch Biopsie: Endotheliale Proliferation mit nur geringer Bindegewebsbildung in der Mittelzone.

Therapie: Tetracycline (1 Woche 4 x 0,5 g/die).

Das **Lymphogranuloma venerum** ist eine Viruserkrankung. Typisch ist die schmerzhafte Schwellung der inguinalen und subinguinalen Lymphknoten mit Neigung zur Einschmelzung und zu multiplen Fisteleiterungen.

Komplikation: Mastdarmstriktur bei Frauen.

Therapie: Chloramphenicol und Tetracycline (1 Woche 4 x 0,5 bis 1 g/die).

Parasitäre Erkrankungen

Ein *Trichomonadenbefall* macht nur wenig urologische Symptome: Pollakisurie, Ausfluß. Bei Frauen steht in jedem Fall der typische Fluor vaginalis im Vordergrund. Wegen der Erregerübertragung beim Geschlechtsverkehr sollten immer beide Sexualpartner behandelt werden. Therapie: Clont-Kur.

Die *Bilharziose* ist vor allem in Afrika, in Griechenland und Portugal sowie im Nahen und Mittleren Osten epidemisch verbreitet. Das *Schistosoma haematobium* befällt hauptsächlich die Blase, wo es zu typischen Schleimhautveränderungen mit Knötchenbildung, Ulzerationen und sekundärer Narbenschrumpfung führt (Schrumpfblase). Die Bilharziose ist eine Präkanzerose. Diagnose durch Nachweis von Bilharzioseeiern in Biopsie.

Therapie: Stibophen (Fuadin).

Tumoren

Tumoren des Nierenparenchyms

Gutartige Tumoren des Nierenparenchyms treten klinisch selten in Erscheinung und werden meist nur bei der Autopsie gefunden: Adenome, Hämangiome, Fibrome, Lipome, Myome, Angiome, Neurofibrome. Nur wenn die Tumoren eine gewisse Größe erreichen, können sie auch klinisch als palpabler Tumor oder durch Nierenschmerzen in Erscheinung treten. Eine Abgrenzung gegen maligne Nierentumoren ist klinisch kaum möglich, so daß letztlich nur durch Nierenfreilegung und gezielte Gewebsentnahme die Diagnose gesichert und das weitere therapeutische Vorgehen bestimmt werden können: Tumorenukleation, Nierenteilresektion oder Nephrektomie.

Nierenzyste

Die solitäre Nierenzyste ist zu den gutartigen Nierentumoren zu rechnen. Ihre Ätiologie ist noch nicht sicher geklärt (Verlegung der Tubuli?).

Symptome und Befunde: Nierenschmerz, palpabler Tumor oder Hämaturie, meist jedoch röntgenologischer Zufallsbefund: Im Ausscheidungsurogramm Vergrößerung des Nierenschattens, Verdrängung und Elongation der Kelche („raumfordernder Prozeß"). Sicherung der Diagnose durch Renovasographie: Gefäßreicher Hohlraum.

Differentialdiagnose: Zentral nekrotisch zerfallendes Nierenkarzinom.

Komplikation: Traumatische Ruptur, Infektion, Blutung in die Zyste.

Therapie: Bei differentialdiagnostischen Schwierigkeiten sowie wegen gehäuft auftretender karzinomatöser Veränderungen an Zystenwand und Zystengrund ist die Nierenfreilegung zur Abtragung der Zyste indiziert.

Nierenkarzinom (Hypernephroides Nierenkarzinom, Grawitz-Tumor)

Die meisten Nierentumoren sind Nierenkarzinome (70—80 %). Sie entstehen aus den Zellen der Nierentubuli oder aus den benignen Adenomen. Nierenkarzinome sind vorwiegend im Bereich der Nierenpole lokalisiert und wachsen je nach Malignität mehr verdrängend oder mehr infiltrierend mit Einbruch in das perirenale Gewebe und in die venöse Abflußbahn (Vena cava). Die Metastasierung erfolgt vorwiegend hämatogen in Lungen, Knochen, Leber und Gehirn.

Symptome und Befunde: Hämaturie (60—70 %), Verdrängungserscheinungen benachbarter Organe (Magen, Darm, Milz, Zwerchfellhochstand) durch Tumorausdehnung, Varikozele links bei Tumorthrombose der Nierenvene, untere Einflußstauung bei Kavathrombose, Gewichtsverlust, Leistungsknick, Fieber bei Tumorzerfall, häufig tastbarer Nierentumor (höckrig-derb), beschleunigte BSG, Anämie (in 4—5 % auch Polyglobulie), Uraturie, Stauffer-Syndrom (alkalische Phosphatase +, Bromsulphaleintest +, α_2-Globuline +, Hypalbuminämie, Prothrombinzeit +) bei Metastasierung.

Merke: Obwohl eine Hämaturie erst nach Tumoreinbruch in das Nierenhohlsystem auftritt und somit ein Spätsymptom des Nierenkarzinoms darstellt, ist sie das Leitsymptom bei der überwiegenden Mehrzahl der Patienten (60—70 %).

Röntgenbefund: Raumfordernder Prozeß im Bereich der Nieren mit Vergrößerung des Nierenschattens, Veränderungen der Nierenkontur (Buckelbildung) sowie Verdrängung, Elongation und Kompression des Nierenbeckenkelchsystems im Ausscheidungsurogramm. Sicherung der Diagnose durch Nierenarteriographie: Gefäßreichtum, pathologische Gefäße (Pharmakoangiographie).

Therapie: Radikale Nephrektomie unter Mitnahme der hilären Lymphknoten. Bei Tumoreinbruch in die Vene Thrombektomie oder Wandresektion der Vena cava. Nachbestrahlung. Bei manifesten Lungenmetastasen nur Nephrektomie aus vitaler Indikation (massive unstillbare Hämaturie).

Wilms-Tumoren (embryonales Nierensarkom, Adenosarkom)

Der WILMS-Tumor ist ein sehr bösartiger Mischtumor des Kleinkindes (unter 6 Jahre), wahrscheinlich kongenitaler Genese (embryonale Zellen). Häufigster Bauchtumor bei Kindern überhaupt. Wegen des symptomfreien Wachstums sehr heimtückisch. Metastasierung hämatogen in Lungen, Leber und Gehirn sowie lymphogen in die regionalen Noduli.

Symptome und Befunde: Palpabler Tumor, selten Schmerz, Inappetenz und Gedeihstörungen, gastrointestinale Symptome durch Verdrängung, selten Hämaturie, da nur selten Einbruch in das Nierenhohlsystem. Labordiagnostik nicht aufschlußreich.

Röntgenbefund: Vergrößerter Nierenschatten, oft verkalkte Tumorkapsel, Verdrängungszeichen am Darm. Im Ausscheidungsurogramm Deformierung und Verdrängung des Nierenbeckenkelchsystems oder „stumme Niere". Sicherung der Diagnose durch Nierenarteriographie.

Differentialdiagnose: Neuroblastome, Hydronephrose, polyzystische Nierendegeneration.

Therapie: Radikale Nephrektomie, unter Umständen nach präoperativer Hochvoltbestrahlung zur Verkleinerung des Tumors. Hochvoltnachbestrahlung und zytostatische Therapie (Actinomycin D, Vincristin) verbessern die Heilungschancen. Prognose heute 60 % Heilungschancen (Verdoppelung des Lebensalters).

Tumoren der oberen Harnwege (Pyelon, Ureter)

Die Tumoren der oberen Harnwege sind meist epithelialer Genese: Polypen, Papillome, papilläre Karzinome, Plattenepithelkarzinome (Malignome mesenchymaler Genese äußerst selten). Die Ätiologie dieser Tumoren ist noch nicht aufgeklärt; aromatische Amine, polyzyklischen Kohlenwasserstoffe, Tryptophanmetaboliten Analgetika-Abusus (Phenacetin) sowie chronische Entzündungsprozesse (z. B. Urolithiasis) werden ursächlich diskutiert. Während die papillären Tumoren relativ gutartig sind und sich eher durch lokale Rezidive als durch infiltratives Wachstum und Metastasierung auszeichnen, sind die Plattenepithelkarzinome äußerst maligne.

Symptome und Befunde: Hämaturie (Frühsymptom), Nierenschmerzen (Stauung), Koliken (Blutkoagel), Anämie bei starker Blutung, Pyurie bei Infektion. Im Urinsediment Tumorzellen (exfoliative Zytologie), Harnstauung und Kontrastmittelaussparung („Füllungsdefekt") im Ausscheidungsurogramm. Sicherung der Diagnose durch retrograde Ureteropyelographie. Die Nierenarteriographie ist meist wenig ergiebig.

Differentialdiagnose: Schattennegatives Konkrement (Harnsäure-, Uratstein), Blutkoagel, Parenchymtumor, Tuberkulose, abgestoßene Papillennekrosen (Diabetes mellitus) sowie periureterale Prozesse (retroperitoneale Lymphknoten, Tumoren des weiblichen Genitale) und Gefäßimpressionen.

Therapie: Nephroureterektomie unter Mitnahme einer Blasenmanschette, da häufig Abklatschmetastasen im Bereich der Abflußbahn (wichtig: präoperative Zystoskopie). Bei Verdacht auf Systemerkrankung (Analgetika-Abusus, Farbenarbeiter, Gummiarbeiter) möglichst organerhaltend operieren, da häufig bilateraler Befall. Bei Restniere oder funktioneller Einzelniere sowie bei gesicherter Benignität ebenfalls organerhaltende Operation. Die Strahlenempfindlichkeit epithelialer Tumoren der oberen Harnwege ist gering. Die Prognose dieser Tumoren hängt vom Malignitätsgrad ab: bei benignen Papillomen 75 %, bei entdifferenzierten papillären Karzinomen 25 % Fünfjahresheilung.

Blasentumoren

Blasentumoren sind nach den Prostatatumoren die häufigsten Neubildungen des Urogenitaltraktes. Sie bevorzugen Männer über 50 Jahre (ca. 75 %). Die Ätiologie epithelialer Blasentumoren analog den Urotheltumoren der oberen Harnwege wird in Zusammenhang mit aromatischen Aminen (Anilin-Krebs, Rehn 1895), polyzyklinischen Kohlenwasserstoffen, Tryptophanmetaboliten sowie mit Analgetika-Abusus (Phenacetin) gesehen. Die aromatischen Amine werden in Leber und Nieren metabolisiert, die eigentlichen Kanzerogene sind die im Urin freiwerdenden Ortho-Aminophenole. Außerdem gilt der Kausalzusammenhang mit Blasenbilharziose als erwiesen. Die meisten Blasentumoren sind epithelialer Natur unterschiedlicher Malignität (Papillome, papilläre Karzinome, anaplastische oder Übergangsepithelkarzinome, Plattenepithelkarzinome und Adenokarzinome). Sarkome sind selten, sie bevorzugen Kinder und metastasieren frühzeitig. Daneben gibt es noch die Endometriose der Blase. Je nach ihrem Sitz können die Blasentumoren durch Verlegung der Ureterostien und des Blasenhalses zu Komplikationen wie Harnstauung oder Harnverhaltung führen. Ulzerationen mit Hämaturie oder Infektion sind die Leitsymptome.

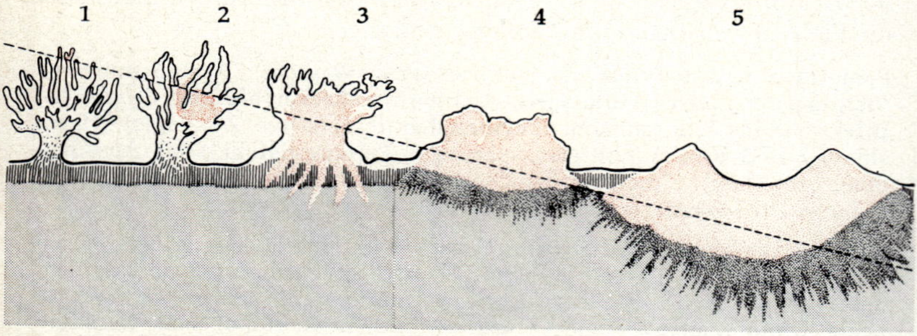

Abb. 24.6 **Blasentumoren:**

Blasenpapillom (1), „malignes" Blasenpapillom (2), papilläres Blasenkarzinom (3), Übergangsepithelkarzinom (4), Plattenepithelkarzinom mit infiltrativem Wachstum (5), (nach Heusch).

Die Mehrzahl der Blasentumoren sind papilläre Tumoren, deren Malignität abhängig ist von der Wandinfiltration (vgl. Abb. 24.6). Das benigne Blasenpapillom (1) geht von der Schleimhaut aus und ist gestielt. Es tritt solitär oder multipel (Papillomatose) auf und zeichnet sich durch große Rezidivfreudigkeit lokal oder als Abklatschmetastase (auch bei Nierenbecken- oder Harnleitertumoren) aus. „Maligne" Blasenpapillome (2) und papilläre Blasenkarzinome (3) sind durch breite Tumorbasis und zunehmende Wandinfiltration gekennzeichnet. Anaplastische oder Übergangsepithelkarzinome (4) sowie Plattenepithelkarzinome (5) wachsen primär infiltrierend („Eisbergphänomen") und metastasieren früh in das perivesikale Gewebe sowie in die hypogastrischen und iliakalen Lymphknoten.

Symptome und Befunde: Hämaturie, Pollakisurie, Algurie, Tenesmen (Infektion und Wandinfiltration), Dysurie (Verlegung des Blasenhalses), Nierenschmerz (Verlegung der Ureterostien). Die bimanuelle Palpation in Narkose dient der Feststellung des Infiltrationsgrades. Im Urinsediment finden sich neben Erythrozyten und Leukozyten auch Tumorzellen (exfoliative Zytologie).

Röntgenbefunde: Im Zystogramm Kontrastmittelaussparung (raumfordernder Prozeß), im Stufenzystogramm Wandstarre, im Ausscheidungsurogramm Harnstauung bei Ostienverlegung (wichtig ist der Ausschluß von Nierenbecken- und Harnleitertumoren). Die Diagnose wird zystoskopisch gesichert (Probeexzision).

Differentialdiagnose: Penetrierende Kollum- oder Darmtumoren, Morbus CROHN, ulzeröse Zystitis, Tbc, Urolithiasis.

Merke: Bei jeder Hämaturie ist die exakte endoskopische Exploration der unteren Harnwege zum Ausschluß eines Tumors eine conditio sine qua non.

Therapie: Transurethrale Elektroresektion kleinerer papillärer Tumoren Sectio alta zur Exzision mit oder ohne Wandresektion bei größeren papillären Tumoren, bei infiltrativ wachsenden Tumoren Blasenteilsektion oder Zystektomie mit innerer oder äußerer Urinableitung. Hochvolttherapie und zytostatische Therapie bisher nur wenig erfolgversprechend.

Wegen der ausgesprochenen Rezidivneigung regelmäßige zystoskopische Kontrolluntersuchungen im Abstand von 3—6 Monaten auch ohne subjektive Beschwerden erforderlich.

Prostatatumoren

Prostataadenom („Prostatahypertrophie")

- Adenomyomatose der periurethralen Drüsen, welche durch Verlegung des Blasenhalses die Blasenentleerung behindern.

Durch den erhöhten Miktionswiderstand kommt es zur Blasenwandhypertrophie mit Trabekel- und Divertikelbildung. Zunehmende Restharnbildung (Stadium II) und Überlaufblase (Stadium III) sind Dekompensationszeichen. Erhöhter intravesikaler Druck und Veränderungen der Blasenwand führen zu Harnstauung und Reflux. Restharn- und Divertikelbildung begünstigen Infekt und Steinbildung.

Symptome und Befunde: Dysurie mit verzögertem Miktionsbeginn und abgeschwächtem Harnstrahl, Pollakisurie (durch Restharnbildung und Infektion), Nykturie, Harnverhaltung, Harnträufeln (Überlaufblase), seltener Hämaturie. Mit zunehmenden Restharnmengen suprapubische Schmerzen und Blasentenesmen. Nierenschmerzen bei Harnstauung, gastrointestinale Symptome bei zunehmender Niereninsuffizienz, palpabler Tumor im Unterbauch bei Restharnbildung über 150 ml.

Die rektale Untersuchung klärt den Befund: Glatte, prallelastische, mehr oder weniger vergrößerte Prostata ohne Indurationen (isolierte Verhärtungen und Knotenbildungen sind immer karzinomverdächtig).

Urinuntersuchung zur Infektabgrenzung, Kontrolle der Nierenfunktion (Rest-N, Kreatinin, Harnstoff, Serum-Elektrolyte), bei Karzinomverdacht Kontrolle der Serumphosphatasen. Röntgenuntersuchungen dokumentieren den Funktionszustand der Nieren und oberen Harnwege (Harnstauung, Restharnbildung) und endovesikales Wachstum der Prostata (Anhebung des Blasenbodens).

Die *Zystoskopie* dient

1. der exakten Restharnbestimmung,
2. der Abgrenzung von Seitenlappen- oder Mittellappenhypertrophie,
3. dem Ausschluß intravesikaler Tumoren oder Steine.

Ihr kommt somit eine besondere Bedeutung für die Indikationsstellung zu.

Differentialdiagnose: Prostatakarzinom, Prostatitis, funktionelle Blasenentleerungsstörungen (neurogene Blase, Sphinktersklerose), Harnröhrenstriktur, Blasensteine.

Therapie: Im Stadium II und III ist die Entfernung des Prostataadenoms indiziert: Prostatektomie (transvesikale, retropubische oder perineale Enukleation des Prostataadenoms), transurethrale Elektroresektion durch das Operationszystoskop, „Kryoprostatektomie" (Zerstörung des Prostatagewebes durch Kältenekrosen). Bei desolaten Patienten Harnableitung durch Katheter (transurethral oder suprapubisch), bei akuter Harnverhaltung präliminare Blasenentleerung durch Katheter.

Prostatakarzinom

Während das Prostataadenom von den periurethralen Drüsen ausgeht und verdrängend von zentral nach peripher wächst, handelt es sich beim Prostatakarzinom um eine maligne infiltrativ wachsende Geschwulst des Prostatagewebes (chirurgische Kapsel). Da es sich harnröhrenfern entwickelt, bleibt es lange symptomlos. Es bevorzugt Männer über 50 Jahre (20 % aller Männer im höheren Alter haben

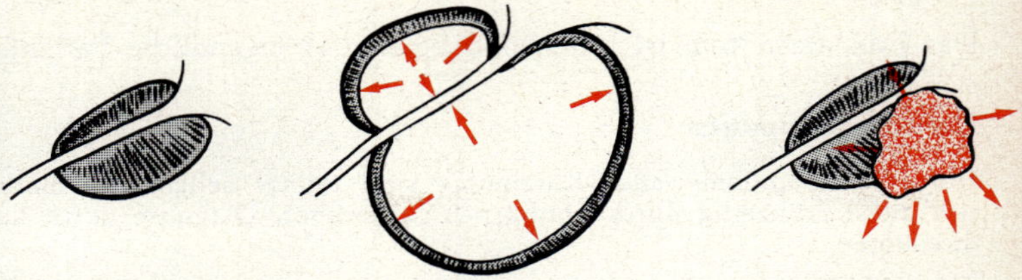

Abb. 24.7 **Prostataadenom und Prostatakarzinom**

latente Karzinomanlagen). Das Prostatakarzinom unterliegt einer auffallenden Hormonabhängigkeit, es metastasiert vorwiegend in das Skelett (Becken, LWS).

Symptome und Befunde: Im Stadium I Zufallsbefund bei Prostatektomie oder Elektroresektion) und Stadium II (isolierter Knoten holzartiger Konsistenz) keine klinische Symptomatik. Im Stadium III (infiltratives Wachstum) zunehmend dysurische Beschwerden mit Restharnbildung, im Stadium IV (Infiltration der Umgebung, Nah- und Fernmetastasen) Knochenschmerzen, Allgemeinsymptome und erhöhte Phosphatasenaktivität im Serum (saure Phosphatase bei Infiltration der Prostatakapsel, alkalische Phosphatase bei Knochenmetastasen), Harnwegsinfekt bei Restharnbildung, selten Hämospermie.

Instrumentelle endoskopische und röntgenologische Untersuchungen dienen nur der Karzinomabgrenzung und damit der Indikationsstellung.

Merke: Ein Prostatakarzinom wird durch rektale Palpation diagnostiziert: Isolierter Knoten, Konsistenzwechsel oder knochenharte knotige Prostata. Die Diagnose muß durch Biopsie gesichert werden.

Differentialdiagnose: Prostataadenom, Prostatitis, Prostata-Tbc, Prostatasteine.

Therapie: Im Stadium I und II Heilung durch radikale Prostatektomie möglich (Komplikationen: Inkontinenz, Impotenz, Fistelbildung). Palliative Maßnahmen: transurethrale Resektion bei Restharnbildung, gegengeschlechtliche Hormonbehandlung: 1 mg/die Stilböstrol (Implantation von Cyren-A-Kristallen) oder ca. 500 mg/die phosphoriliertes Stilböstrol (Honvan), Orchiektomie, radiologische Therapie, (Bestrahlung, Radiogoldimplantation).

Merke: Das Prostatakarzinom im Stadium I und II ist heilbar, daher ist die rektale Palpation der Prostata im Rahmen einer Allgemeinuntersuchung unumgänglich und gilt heute als Präventivuntersuchung (ab 45. Lebensjahr).

Prostatasarkom

Das Prostatasarkom ist selten und bevorzugt jugendliche Patienten.

Harnröhrentumoren

Harnröhrenpapillome und -Karzinome sind relativ selten und machen sich meist frühzeitig durch Blutharnen bemerkbar. Diagnose durch Urethroskopie.

Therapie: Transurethrale Elektrokoagulation bzw. Resektion, bei infiltrativem Wachstum Urethraresektion beim Mann, Urethraexstirpation bei der Frau.

Penistumoren

Das *Peniskarzinom* sitzt bevorzugt bei alten Männern unter dem Präputium (Glans, Sulcus coronarius). *Differentialdiagnose:* Luischer Primäraffekt, Kondylome, Balanoposthitis bei Phimose.

Therapie: Penisamputation, Hochvolttherapie, Bleomycin.

Hodentumoren

Praktisch alle Hodentumoren sind bösartig, sie bevorzugen junge Männer zwischen 20 und 40 Jahren. 60—70 % weisen bereits bei Klinikaufnahme Fernmetastasen auf.

Merke: Jeder Knoten, jede Verhärtung, jede Schwellung des Hodens ist malignomverdächtig, bis das Gegenteil bewiesen ist.

Die überwiegende Mehrzahl (96 %) der Hodentumoren gehen vom germinativen Hodengewebe aus: Seminom, Teratom, Teratokarzinom, embryonales Karzinom, Chorionkarzinom. Agerminale Tumoren sind selten: Zwischenzelltumoren (Leydig-, Sertolizellen) und lymphoretikuläre Tumoren. Die Metastasierung erfolgt lymphogen. Erste Lymphknotenstation sind die paraaortalen und die retrokavalen Lymphknoten, rechts im Bereich der Einmündung der Vasa spermatica, links im Bereich des Nierenhilus. Die iliakalen Lymphknoten werden erst sekundär befallen. Eine Metastasierung in die inguinalen Lymphknoten praktisch nur nach Operationen am Samenstrang. Chorionkarzinome metastasieren vorwiegend hämatogen.

Symptome und Befunde: Schmerzlose Hodenschwellung, oft mit Hydrozele, Verhärtung oder Vergrößerung des Hodens. Bei hormonaktiven Tumoren Gynäkomastie und Choriongonadotropin im Urin. Röntgenuntersuchungen dienen allein dem Nachweis von Metastasen: Lungenübersicht, Ausscheidungsurogramm (Verdrängung des Ureters durch retroperitoneale Metastasen) und Lymphangiographie.

Therapie: Semikastration. Bei histologisch gesichertem, reinem Seminom Hochvoltbestrahlung der paraaortalen, iliakalen und hilären Lymphknoten. Bei allen anderen Karzinomen radikale retroperitoneale Lymphadenektomie und zusätzliche zytostatische „Triple-Drug-Intervalltherapie": Actinomycin D, Vincristin, Bleomycin. Bei metastasierenden Seminomen zyklische Phosphamide.

Prognose: Fünfjahresheilung der Seminome 80 %, Teratokarzinome 50–60 %, Chorionkarzinome unter 1 %.

Hydrozele

- Flüssigkeitsansammlung innerhalb der Hodenhüllen. Sie kann idiopathisch oder symptomatisch (spezifische, unspezifische Entzündung, Trauma, Tumor) auftreten.

Symptome und Befunde: Prallelastischer zystischer Tumor im Skrotum. Diaphanoskopie positiv. *Differentialdiagnose:* Hodentumor, Leistenhernie.

Therapie: Operative Abtragung des Hydrozelensackes.

Spermatozele, Varikozele

Spermatozelen sind meist deutlich kleiner als Hydrozelen und lassen sich gut vom Hoden palpatorisch abgrenzen, da sie meist direkt über oder hinter diesem liegen.

Therapie: Operative Abtragung nur bei Beschwerden erforderlich.

Varikozele: Variköse Erweiterung des Plexus pampiniformis. Während eine Varikozele meist durch Insuffizienz der venösen Klappen entsteht, kann sie auch das erste Symptom eines Nierentumors sein. Da die linke V. testicularis unmittelbar in die V. renalis mündet, kommt es bei Verschluß der V. renalis sinistra durch Thrombus oder Tumoreinbruch zur venösen Stauung im Bereich der V. testicularis.

Die durch eine Varikozele bedingten Zirkulationsstörungen können die Spermiogenese beeinflussen.

Therapie: Unterbindung der Vasa spermatica interna (Palomo) oder der V. testicularis interna (Bernardi).

Verletzungen

Verletzungen des Urogenitaltraktes stehen heute ursächlich in erster Linie in Zusammenhang mit Verkehrsunfällen, wogegen Berufsunfälle wie Sturz von Leitern und Gerüsten oder Verschüttungen in Bergbau und Gruben in den Hintergrund getreten sind. Neben den Nierenverletzungen haben vor allem die Blasen- und Harnröhrenverletzungen eine besondere Bedeutung.

Nierenverletzungen

Während offene perforierende Nierenverletzungen relativ selten sind, finden sich geschlossene Verletzungen einerseits nach direkten stumpfen Bauchtraumen als Kompressions- und Berstungsrupturen und andererseits nach indirekter Gewalteinwirkung (Fall aus großer Höhe, frontaler Autozusammenstoß (als contre-coup-Effekt mit Nierenstiel-Ein- oder Abriß, bedingt durch die Schleuderwirkung. Gerade bei Kombinationsverletzungen treten häufig differentialdiagnostische Schwierigkeiten auf. Für die Beurteilung und das therapeutische Handeln hat sich folgende Klassifizierung der Nierenverletzungen bewährt:

1. *Nierenkontusion* mit Beteiligung des subkapsulären Parenchyms: nur geringe klinische Symptomatik.
2. *Nierenruptur* mit oder ohne Eröffnung des Hohlraumsystems: perirenales Hämatom oder Urinextravasat und Blutung in das Hohlraumsystem. *Symptome:* Schock, Flankenschmerz, zunehmender Flankentumor, Hämaturie.
3. *Nierenzerreißungen* mit multiplen radiär verlaufenden Parenchymeinrissen, Polabrissen oder totaler Nierenzertrümmerung. Klinisch nicht von 2. zu unterscheiden.
4. *Nierenstielverletzungen:* Während isolierte Nierenarterien- oder Venenverletzungen oft durch Spätkomplikationen aufgedeckt werden (Hypertonie), ist der Nierenstielabriß ein hochakutes Krankheitsbild: Schwerer Schock mit den Zeichen einer massiven inneren Blutung, peritoneale Symptomatik, Flankenschmerz, Flankentumor ohne Hämaturie.
5. *Kombinationsverletzungen:* Hier bestimmt das bunte Bild der Möglichkeiten die klinische Verlaufsform: Akutes Abdomen, Thoraxverletzungen oder Schädel-Hirn-Trauma stehen im Vordergrund und maskieren das Nierentrauma.

Diagnostisches Vorgehen: Nach allgemeiner Schockbehandlung (Bluttransfusion, Blutersatz) klinische Untersuchung (Schmerz, Prellmarken, Flankentumor, Blutbild, Hämaturie), Abdomenübersichtsaufnahme (Psoasrand, Nierenschatten), Thoraxübersicht (Zwerchfellhochstand), Ausscheidungsurographie (stumme Niere, verzögerte Kontrastmittelausscheidung, Extravasat) und im Zweifelsfall Nierenarteriographie (Etagenaortographie).

Therapie: Bei Nierenkontusion mit oder ohne subkapsulärem Hämatom sowie bei kleineren Parenchymeinrissen oder Urinextravasaten ohne Schock ohne zunehmenden Flankentumor oder massive Hämaturie zunächst konservative, exspektative Behandlung: Verlaufsbeobachtung (Blutdruck, Puls, Hämatokrit, Hb, Urinausscheidung, Bauchumfang, peritoneale Symptomatik) unter Kreislaufsubstitution (Bluttransfusion, Plasmaexpander, diuresefördernde Maßnahmen, Hämostyptika). Beobachtungsdauer 10 Tage. Schwere Nierentraumen wie tiefe Parenchymeinrisse, Polabrisse oder Nierenstielverletzungen erfordern eine rasche operative Revision (möglichst organerhaltendes Vorgehen, vor Nephrektomie Funktion der kontralateralen Niere kontrollieren).

Spätkomplikationen: Hypertonie, pararenale Pseudohydronephrose, Hydronephrose, Nierenatrophie, perirenale Fibrose, Gefäßaneurysmen.

Ureterverletzungen sind wegen der geschützten Lage des Ureters im Retroperitonealraum selten. Sie sollten stets unter dem Gesichtspunkt der rekonstruktiven Chirurgie versorgt werden: Reanastomose, Ureterozystoneostomie mit oder ohne Schiene oder proximale Urinableitung (Nephrostomie).

Blasenverletzungen

Je nach Entstehungsmechanismus unterscheidet man offene perforierende und stumpfe geschlossene Blasenverletzungen, nach der Lokalisation intraperitoneale, extraperitoneale und kombinierte Blasenrupturen. Die offenen penetrierenden Blasenverletzungen erfordern die sofortige chirurgische Revision der Blase, nachdem der Verletzungsumfang diagnostisch abgeklärt ist. Geschlossene stumpfe Traumen treten insbesondere nach Alkoholgenuß gehäuft auf (volle Blase bei reduzierter Sensibilität): Bei 25 % aller schweren Bauchverletzungen.

Merke: Jeder Verdacht auf Blasenruptur bedarf der sofortigen diagnostischen Abklärung, da sich die Letalität bei 24stündigem Zuwarten bereits vervierfacht.

Symptome: Prellmarken, Spontanschmerz im Unterbauch, Peritonismus, Druckschmerz der Blasenregion, Blasentenesmen, Urinabgang, imperativer Harndrang mit Dysurie, „blutige Anurie", allgemeine Schocksymptome.

Untersuchungsgang: Klinische Untersuchung, rektale Palpation, Beckenübersichtsaufnahme, Ausscheidungsurographie mit Blasenaufnahme, vorsichtige Blasenkatheterung unter streng aseptischen Kautelen, wenn keine Harnröhrenverletzung vorliegt. Im Zweifel zuvor retrograde Urethrozystographie mit wasserlöslichen Kontrastmitteln. Eine alleinige Spülprobe ohne Kontrastmittel zur Diagnose einer Blasenverletzung ist unzureichend. Keine Zystoskopie.

Therapie: Im Vordergrund steht die Schockbehandlung, bei Verdacht auf Blasenruptur chirurgische Revision möglichst in den ersten 6 Stunden: Extraperitonealisieren und Übernähen der Rißstelle, suprapubische und transurethrale Urinableitung, paravesikale Saugdrainage.

Harnröhrenverletzungen

Durch Fall auf den Damm, bei Schambeinfrakturen oder Symphysensprengungen kommt es zu Quetschungen oder Abscherungen der hinteren Harnröhre. Im Vordergrund steht die von der Miktion unabhängige Blutung aus der Harnröhre bei gleichzeitiger Harnverhaltung.

Merke: Vor jedem diagnostischen instrumentellen Eingriff muß die rektale Untersuchung klären, ob ein supra- oder infradiaphragmaler Harnröhrenabriß vorliegt: Mobilität der Prostata. Im Zweifelsfalle Urethrographie.

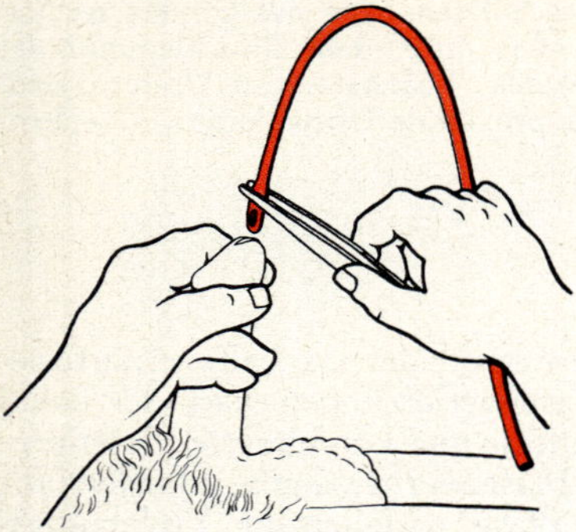

Abb. 24.8 **Sterile Katheterisierung**

Therapie: Bei kleinen Einrissen ist vorsichtiger Katheterismus indiziert, bei jeder Harnröhrenruptur suprapubische Urinableitung und primäre operative Revision anstreben.

Komplikationen: Urinphlegmone, para- oder periurethraler Abszeß, Strikturen.

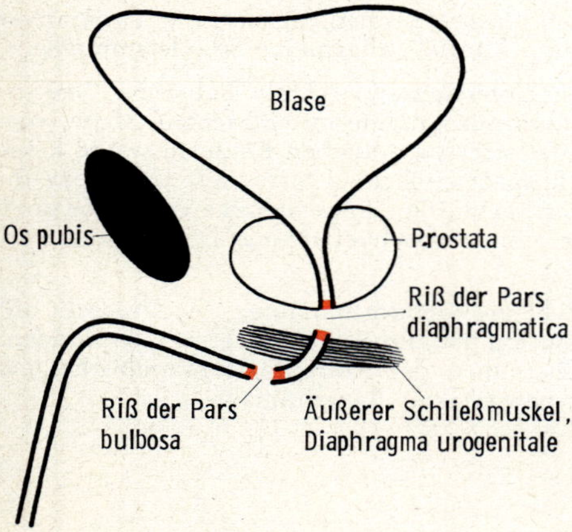

Abb. 24.9 **Typische Harnröhrenverletzung infolge stumpfen äußeren Traumas,** z. B. Beckenfraktur.

Hodentorsion

Akut einsetzender Schmerz in der Leiste mit Ausstrahlung in den zugehörigen Hoden nach Belastung (Springen, Radfahren): Verdacht auf Hodentorsion mit Drosselung des venösen Blutabflusses. Die Folge ist eine hämorrhagische Infarzierung des Hodens: Hodenhochstand, Hodenquerstand, Kollapszeichen, ödematöse Schwellung des Skrotums, Hoden und Samenstrang verdickt und druckschmerzhaft.

Differentialdiagnose: Inkarzerierte Hernie, Appendizitis, Nierenkolik, akutes Abdomen, akute Epididymitis.

Therapie: Sofortige chirurgische Revision, nach 1 Stunde bleibt meist nur noch die Semikastration, Pexie des kontralateralen Hodens.

Störungen der Vita Sexualis

Eine *Impotentia coeundi* kann funktionelle und anatomische Ursachen haben. Während funktionelle Störungen (hormonelle, zentralnervöse, psychische) durch yohimbinhaltige Präparate oder Testosterone günstig zu beeinflussen sind, bedürfen anatomische Veränderungen (Hypo- oder Epispadie, traumatische Schäden) einer plastischen Korrektur.

Bei der *Impotentia generandi* sind die anatomischen Verhältnisse normal und die Potentia coeundi gewährleistet. Das Ejakulat enthält jedoch keine oder nur wenige bzw. veränderte Spermien. Ergibt die Hodenbiopsie eine normale Spermiogenese und enthält das Ejakulat wenig oder keine Spermien, so liegt eine *Transportsterilität* vor. Ursachen: Gonorrhoe, Tbc.

Therapie: Darstellung des anatomischen Hindernisses (Vesikulographie) und operative Beseitigung (Epididymodeferentoneostomie).

Bei der *Produktionssterilität* ist die Spermiogenese gestört. Ursachen: Endokrine Störungen, Infektionskrankheiten (Mumps). Die Diagnose wird aufgrund der Hodenbiopsie sowie der mikroskopischen und biochemischen Untersuchung des Ejakulates gestellt.

Therapie: Gezielte Gonadotropin-Behandlung. *Prognose:* Ungünstig.

Hypertonie

Aus dem großen Spektrum der Hypertonieformen kommt dem renalen Hochdruck eine besondere Bedeutung zu. Er kann einerseits durch doppelseitige parenchymatöse Nierenerkrankungen (Glomerulonephritis, chronische Pyelonephritis) und andererseits durch einseitige Nierenerkrankungen bedingt sein. Doppelseitige parenchymatöse Erkrankungen sind die Domäne der konservativen medikamentösen Behandlung.

Dagegen können einseitige Erkrankungen wie angeborene Nierenhypoplasie, einseitige pyelonephritische Schrumpfniere oder Hydronephrose sowie Nierenarterienstenosen einer operativen Behandlung zugeführt werden. Daher ist die suffiziente differentialdiagnostische Abklärung der Hypertonie eine conditio sine qua non für den Therapieerfolg: Ausscheidungsurogramm mit Frühaufnahmen, Isotopennephrogramm, Nierenszintigramm, Nierenarteriographie, seitengetrennte Clearance. Bei gesicherter einseitiger renaler Ursache (Schrumpfniere) ist die Therapie der Wahl die Nephrektomie. Harntransportstörungen bedürfen der plastischen Korrektur. Nierenarterienstenosen können plastisch korrigiert werden. Bei beidseitiger Niereninsuffizienz mit Hypertonie kann auch die bilaterale Nephrektomie und Übernahme des Patienten in das chronische Dialyseprogramm zur Transplantationsvorbereitung indiziert sein.

Neben den renalen Ursachen der Hypertonie sind auch Erkrankungen der Niebenniere einer chirurgischen Behandlung zugänglich: Phäochromozytom, CONN-Syndrom, Morbus CUSHING (vgl. S. 129 ff).

Merke: Jede unklare Hypertonie, insbesondere im jugendlichen Alter, ist suspekt auf renale oder adrenale Genese und somit meist einer chirurgischen Behandlung zugänglich.

25. Spezielle Extremitätenbefunde

Schulterregion

Schulterarmsyndrom

- Durch akute oder chronische Wirbelblockade (kleine Wirbelgelenke) verursachte Kompressions- und Anspannungs-Irritation der sympathischen Rami communicantes, die einen trophischen Reizzustand der Schulterweichteile, Muskeln und Gelenkbindegewebe, der Weichteile des Ellenbogengelenks und der Handwurzel verursacht.

Auslösende Ursache ist meist ein vorangegangenes Oberkörpertrauma mit Kontusion und Distorsion der Halswirbelsäule, die bei bereits vorliegender meist myogener Bewegungsstörung der kleinen Wirbelgelenke eine Spontanreposition verhindert. Die klinische Manifestation ist die Periarthrosis humeroscapularis, die Bursitis calcarea, die Brachialgia paraesthetica nocturna, Tendinosen, Epikondylitis, Pannikulitis, Karpaltunnel-Syndrom und Styloiditis.

Symptome und Diagnose: Isolierter Klopfschmerz der Halswirbelsäule, Bewegungseinschränkung, Querfortsatz- und Halsplexusschmerz, Schulterknarren, Druckpunkte über dem Supraspinatus- und Deltoideus- sowie Pektoralisansatz, Hartspann der Nacken- und Halsmuskulatur, Fehlhaltung der HWS (Streckung im Röntgenbild). *Behandlung:* Stellatumblockade, lokale Röntgenbestrahlung, Butazolidin. Intraartikulär bzw. lokal Kortison: 20 mg Ultracortenol + 50 000 E Penicillin, Massage der Nacken-Schulter-Muskulatur, evtl. chiropraktische Gymnastik und Reposition.

Neurovaskuläres Kompressionssyndrom

- Komplexes Syndrom, das sowohl Durchblutungsstörungen als auch neuralgiforme und paretische Beschwerden im Bereich des Armes auslöst.

Ursächlich kommen in Frage:

1. Halsrippe (Wirbelsäulenmißbildung, röntgenologisch erkennbar),
2. Skalenussyndrom (s. S. 224),
3. Kostoklavikularsyndrom: Abklemmung des Gefäß-Nerven-Stranges zwischen Rippe und Klavikula. Therapie: Fixation der 1. an die 2. Rippe (paravertebral).
4. Hyperabduktionssyndrom: Anspannung der A. axillaris um den Oberarmkopf bei extremer Abduktionsstellung vor allem im Schlaf.

Axilla und Thoraxwand

Lymphadenitis. Die Infektion der Achsellymphknoten, die sogenannte *Lymphadenitis axillaris,* ist der häufigste Befund der Achsel. Ausgangsherde sind Infektionen der Hand und des Unterarms, die über eine Lymphangitis in zentraler Richtung streuen. Erreger sind meist Staphylokokken und Streptokokken. Die Adenitis entwickelt sich unter den Zeichen der subkutanen Rötung, der schmerzhaften Schwellung und der Adduktionskontraktur des Oberarms. Als Komplikation fürchten wir die Subpektoralphlegmone.

Behandlung: Bei Infiltration wird die Entzündung mit Bettruhe, Antibiotika, Ruhigstellung in Abduktion, feuchten Verbänden und Spaltung des Ausgangsherdes behandelt. Bei Fluktuation ist die Spaltung angezeigt (*Cave:* darunter liegende Nerven und Gefäße!).

Duftdrüsenabszeß (Schweißdrüsenabszeß). Zweithäufigster Befund der Achsel. Meist Folge einer kanalikulären Staphylokokken- oder Streptokokkeninfektion und erkennbar an ihrer typischen intrakutanen Schwellung und Rötung.

Behandlung: Im Frühstadium Antibiotika (1 Mega Penicillin i. m. über 6 Tage), Alkoholverbände und Abduktions-Ruhigstellung auf der Triangel. Bei Fluktuation Spaltung mit Stichinzision nach Abdekkung der Nachbarschaft mit Zinkpaste. Bei Rezidiv Röntgenverödung der Drüsen.

Differentialdiagnostisch sind Lymphknotenpakete (Morbus HODGKIN) und Metastasen abzugrenzen.

Schmerzhafte Rippenbefunde

Osteomyelitis. Ursache kann ein Durchbruch eines septischen Empyems, eine tuberkulöse Knochenmetastase, ein infiziertes Fraktur-

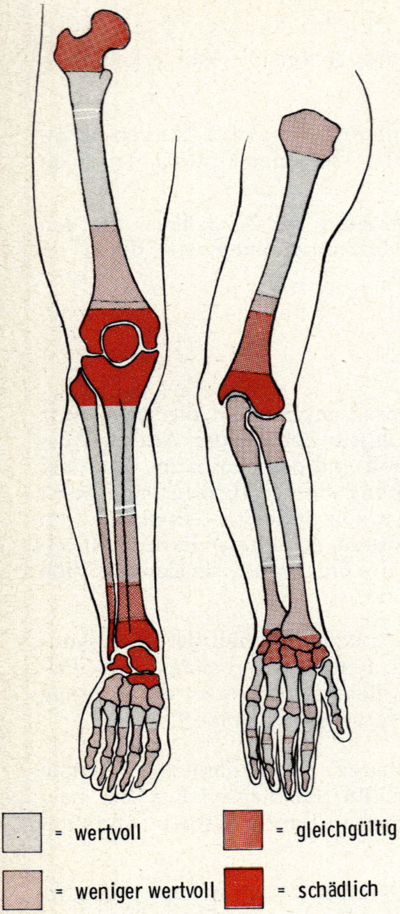

Abb. 25.1 **Amputation der Gliedmaßen.** Wertigkeit der einzelnen Gliedmaßenabschnitte für die Funktion des Amputationsstumpfes (ZUR VERTH).

hämatom, Staphylokokken- oder Typhusinfektion oder eine perforierende Lungenaktinomykose sein. Die Behandlung richtet sich nach dem Infektionscharakter und -ausgangspunkt.

Tietze-Syndrom

- Schmerzhafte Auftreibung der 1. und 2. Rippe an der Knorpel-Knochengrenze.

Dieses Phänomen basiert wahrscheinlich auf einem trophischen Reizzustand mit Überlastungsschaden des Periosts infolge chronischer Muskelanspannungen.

Behandlung: Massage und Wärmebehandlung der Brustwirbelsäule und Lokalinjektion von Impletol oder Decortin H 25 mg.

Oberarm

Knochen

Am Humerus sehen wir folgende Knochenerkrankungen: An der Diaphyse: Osteomyelitis (s. S. 164), an der Metaphyse: Sarkom (s. S. 162). Jugendliche Knochenzyste, Fibrom und Riesenzelltumor (s. S. 154 ff).

Sehnen

Der*Riß der langen Bizepssehne* ist degenerativen Ursprungs und führt bei Beugung des Oberarms im Ellbogengelenk zur distalen Muskelbauchbildung. Eine Therapie ist hierbei nicht notwendig. Der Riß der *distalen Bizepssehne* dagegen erfordert die Nahtfixation an der Tuberositas radii.

Differentialdiagnostisch ist an die *traumatische Muskelhernie:* Anamnese, lokales Hämatom und hochgradige Schmerzhaftigkeit (s. S. 525) zu denken. Bei Anspannung ist der vorgewölbte Muskelbauch und bei Entspannung die Faszienlücke zu tasten.

Ellbogen, Unterarm und Hand

Gelenke

In den Gelenken begegnen uns:

1. **Empyem** (s. S. 176),
2. **Tuberkulose,**
3. **Osteochondrosis dissecans** (s. S. 172),
4. **Chondromatose** (s. S. 179).

Das **Empyem** erfordert die Drainage und Perfusion mit Antibiotika (Fucidine $^1/_2$ %-Lösung, auch parenteral 3 x tgl. 2 Tbl. oder Cephalotin 6—10 Amp. tgl. i. v.) und Gipsfixation in Semiflektion.

Die **Tuberkulose** des Ellbogengelenks und der Handwurzel kann hämatogen bedingt sein oder geht von einem lokalen *Kontaktinfekt* mit dem Tuberkelbazillus des Typus bovinus — vor allem bei Abdekkern und Ärzten — aus. Dabei kann sich eine ossäre oder synoviale Form entwickeln und sich entweder ein Fungus, ein spindeliges, hartes, weißes Ödem mit warmem Tumor, ein kalter Abszeß oder torpide, livide Fisteln mit unterminierten Rändern ausbilden. Das Röntgenbild zeigt die für die Tbc typische Atrophie mit Knochenherden und die Verschmälerung der Gelenkspalte.

Differentialdiagnostisch kann die *Abgrenzung* gegen Sarkom, chronisches Gelenkrheuma und eine gonorrhoische Arthritis schwer sein. Der Tbc-Nachweis ist nur mit dem Tierversuch des Punktates zu erbringen.

Die *Behandlung* besteht in Kortison (Prednison 20 mg über 4 Tage), Tuberkulostatika-Rotationstherapie (s. S. 385), Helio- und Klimakuren, bei Abszessen in sterilen Punktionen mit lokaler Instillation von Tuberkulostatika. Behandlungsdauer 12 Monate über die klinische Heilung hinaus.

Eine Sonderform der Tuberkulose ist die *tuberkulöse Fingerosteomyelitis* des Kleinkindes im 2.—5. Lebensjahr: Die sog. *Spina ventosa.* Sie basiert auf einem hämatogenen Infekt der Diaphyse und führt infolge der Periostreaktion zur spindelförmigen Auftreibung des Gliedes.

Den Tuberkulosen der Handwurzel eigen ist folgende *Komplikation:* Der Infekt greift rasch auf die Nachbarschaft, insbesondere auf die Nachbargelenke und Sehnenscheiden über.

Von tuberkulösen Herden ausgehende *Fistelbildungen* erfordern die Allgemeinbehandlung mit Tuberkulostatika, dann die Exkochleation des Fistelganges mit Ruhigstellung und Klimatherapie. *Differentialdiagnostisch* ist an syphilitische Fisteln, infizierte Osteochondrome oder Chondrome zu denken.

Knochen-Periostbefunde

An Knochenbefunden begegnen uns die **Epicondylitis humeri** und die **Styloiditis radii et ulnae** (trophische Periostose). Sie gehen von einem Hals(wirbelsäulen)-Schulter-Arm-Syndrom aus, können aber auch eine lokale Überlastungsperiostose sein. Mit dem THOMSON-Handgriff – dem aktiven Anheben des Handrückens gegen Widerstand – läßt sich der Schmerz am Epikondylus auslösen. Ebenso ist das Phänomen am lokalen Druckschmerz des Processus styloideus radii et ulnae erkennbar. Die Behandlung besteht in der medikomechanischen Therapie der Halswirbelsäule, Stellatumblockaden und subperiostaler Kortisoninjektion (25 mg Decortin). Operative Verfahren der Epikondylitis sind die Ablösung der Streckeransätze und die Denervierung.

Sehnen

Peritenonitis oder Paratenonitis crepitans

- Schmerzhaftes rauhes knirschendes Sehnenspiel als Folge von Fibrinausschwitzung ins Peritenoneum.

Im Bereich des Unterarms und der Unterarmbeuge ist die Erkrankung häufig und bei Palpation am Schneeballknirschen und den schmerzhaften Sehnensträngen erkennbar. Die *Behandlung* besteht in Tanderil 3 x 2 Tbl., Ruhigstellung, Diathermie, Ultraschall, Butazolidin und Prednisolon (25 mg Hostacortin H) lokal, sowie Heparin über 3 Tage 3 x 1ml, i. v.

Chronische Peritenonitis. Die chronische Peritenonitis – meist am Unterarm – erfordert die Halswirbelsäulenbehandlung mit Stellatumblockade, Muskelmassage der Nackenmuskeln und chiropraktischer Reposition. Lokal Ultraschall.

Tendovaginitis stenosans (DE QUERVAIN)

- Durch Sehnenfachverengung behindertes Sehnenspiel.

Sie findet sich an den Sehnen des M. extensor pollicis brevis und des M. abductor pollicis longus. Meist liegt eine Verdickung der Scheidenwand vor. Folge ist die schmerzhafte Bewegung mit typischer Schmerzlokalisation über dem Processus styloides radii. Mit der Spaltung des Sehnenfachs ist das Beschwerdebild schlagartig zu beheben.

Karpaltunnelsyndrom

- Schädigung des N. medianus im verengten Karpaltunnel infolge Verdickung des Retinaculum flexorum (Lig. carpi transversum).

Die Symptome sind motorische Ausfälle, sensible Störung des N. medianus und der Nachtschmerz. Objektivierbar ist die Atrophie des

Daumenballens mit lokalisiertem Schmerz. Nach Durchtrennung des Retinaculum flexorum schwinden die Beschwerden schlagartig.

Tendinitis oder **Tendovaginitis hyperplastica** der Beugesehnen von Fingern oder Daumen (schnellender Finger). Sehnenscheiden- oder Sehnenverdickung über Mittelhandköpfchen, tastbar an der Durchtrittsstelle von Profundus- durch Superfizialissehne. Alle Finger können betroffen sein.

Behandlung: Spaltung der Sehnenscheide im verdickten Bereich, Ausschälung des Knotens aus der Sehne.

Sehnenscheidenhygrom

- Chronisch entzündliche, sackartige Erweiterung der Beugesehnenscheide mit serösem oder serofibrinösem Erguß meistens tuberkulöser (95 %) Natur, über volarer oder dorsaler Handwurzel.

Wegen seiner Form wird es als zwerchsack- oder hantelförmiges Hygrom bezeichnet. Die Form ist durch die dorsale oder volare Einschnürung durch die Ligg. carpi bedingt. Im Sack können die Fibringranula, die wir als Reiskörper bezeichnen, getastet werden.

Behandlung: Unter tuberkulostatischer Abschirmung mit PAS-Infusion (24 g tgl.) und Streptothenat 1g i. m. 3 x pro Woche wird der gesamte Sehnenscheidensack in toto exstirpiert und das Wundbett postoperativ mit Tuberkulostatika (Streptomycin) beschickt.

Xanthome der Sehnenscheide

- Lipoidhaltige Riesenzelltumoren, die die Sehnenscheiden verdikken. Sie werden in toto enukleiert.

Akut entzündliche Sehnen- und Sehnenscheidenentzündung s. Panaritien, S. 514.

Dupuytren-Kontraktur

- 1832 von Dupuytren beschriebene Hyperplasie und Proliferation der Palmarfaszie mit knotigen, entzündlich narbigen Veränderungen.

Im histologischen Bild reichlich Fibroblasten. Als Ursachen werden angeschuldigt: Eine halswirbelsäulenbedingte trophische Störung, ein Ulnarisschaden und eine fibroblastische Diathese. Außerdem werden erbbiologische Hinweise diskutiert. Blutfaktoren $Rh_1 - Rh_2$, Kombination CDe/cDe-Typ.

Als Begleitbefunde sehen wir die Dupuytren-Kontraktur des Fußes, die Induratio penis plastica und den Myokard- und Leberschaden.

Die Fortsätze der proliferierenden Palmaraponeurose ziehen

1. in Richtung auf den Handrücken,
2. in Richtung auf die Hohlhandhaut,
3. in Längsrichtung an die Fingergrundglieder.

Mehr als die Hälfte der Befunde sind doppelseitig. Anfangs schmerzen nur die Knoten, dann stellt sich eine Gelenkbehinderung ein, die allmählich in eine Fingerdauerkontraktur – vor allem der ulnaren Handhälfte – übergeht.

Die konservative *Behandlung* besteht in der Röntgenbestrahlung der Halswirbelsäule, lokaler Infiltration mit 20 mg Ultracortenol, allgemein Vitamin E, tgl. 600 mg, Heparingaben und Langzeitbehandlung mit Potaba 6 x tgl. 4 Tabl. Sie ist jedoch nur im Frühstadium zu versuchen. Die manifeste Kontraktur erfordert die operative Behandlung mit Totalausräumung der Palmarfaszie (Palmarektomie). Sie gewährleistet den sichersten Schutz vor dem Rezidiv.

Eine ernste *postoperative Komplikation*, der wir rechtzeitig mit Stellatumblockaden begegnen müssen, ist die SUDECK-Dystrophie.

Muskel

Myositis ossificans

- Traumatisch oder trophisch bedingte, selten angeborene Muskelverkalkung, die vorzugsweise im Muskelbauch, seltener an Sehne und Ansatz (von Beugern und Streckern) lokalisiert ist.

Am Arm tritt sie meist im M. brachialis internus auf.

Die *Behandlung* mit Kortison (Prednison 3 x tgl. 1 Tabl.), Röntgenbestrahlung und hyperämisierenden Maßnahmen führt nur im frühen Entwicklungsstadium zum Ziel. Bei ausgeprägter Ossifizierung kann nur noch die operative Ausräumung die Bewegungseinschränkung beheben.

Ischämische Muskelkontraktur (VOLKMANN)

- Akute anoxiebedingte Muskeldegeneration, die sich in progredienter bindegewebig-narbiger Muskelschrumpfung manifestiert.

Ursachen:

1. Traumatisch bedingte Drosselung der A. cubitalis (suprakondyläre Fraktur),
2. Einspießen bzw. Abklemmen der Arterie durch Fragmente einer suprakondylären Fraktur,

3. Subfasziales Hämatom, das in Beugestellung die Gefäße stranguliert,
4. Stumpfe Intimaverletzung der Arterie durch den Frakturmechanismus und
5. Strangulierende Zirkulärverbände.

Die Ischämie tritt bereits wenige Stunden nach dem Trauma ein. Allein die *Frühbehandlung:* Reposition, Gipsentfernung, Faszienspaltung, bei arteriographisch gesicherter Arterienschädigung die Gefäßfreilegung und -plastik, schützt vor der Dauerkontraktur. Ist sie eingetreten, kann nur noch die Quängelbehandlung, die plastische Sehnenverlängerung mit Sehnenumpflanzung und die Ablösung der Muskelursprünge die Streckfähigkeit wiederherstellen.

Schleimbeutel (Bursa olecrani)

Bursahygrom

- Nicht entzündlicher Hydrops einer Bursa mit Schwellung an typischer Stelle, der nach chronischen Traumen entsteht.

Behandlung: Ergußpunktion und Kortisoninjektion (20 mg Hostacortin) nach Lokalanästhesie mit 1 % Scandicain oder Novocain, anschließender Kompressionsverband auf Schiene. Besser ist die sofortige Exstirpation.

Bursitis purulenta, Bursaempyem

- Traumatisch bedingter eitriger Schleimbeutelinfekt.

Behandlungsziel ist, zunächst die akute Entzündung zum Abklingen zu bringen (Antibiotika und Ruhigstellung), um dann die Bursa im Intervall exstirpieren zu können. Eine *Komplikation* des Empyems ist die Perforation in das periartikuläre Gewebe mit periartikulärer Phlegmone. Sie erfordert ebenso wie die antiphlogistisch nicht zum Abklingen zu bringende akute Bursitis die Inzision und Gegeninzision auf der radialen und ulnaren Seite des Olekranon, Drainage, feuchte Verbände, Ruhigstellung auf Schiene und 1 Mega Penicillin tgl. Nach Abheilung der Phlegmone wird dann in 2. Sitzung die Bursa selbst exstirpiert.

Verletzung der Hand (s. S. 12)

Traumatisches Handrückenödem

- Teigige, bläuliche, aber nicht schmerzhafte Kissenbildung des Handrückens, die nach stumpfer Handverletzung, besonders nach Quetschung entsteht.

Es kann das Sehnenspiel der Strecker behindern.

Die *Behandlung* besteht in Kortisoneinnahme (Prednison 20 mg über 4 Tage), Tanderil, Butazolidin, Kurzwelle, Ultraschall, Lasonilsalbe, Ruhigstellung in Gips, Hochlagerung und feuchten Verbänden.

Differentialdiagnostisch ist an ein Hämatom infolge Ruptur einer Handrückenvene (Behandlung mit Punktion) oder auch Artefakte (erkennbar an der Schnürfurche am Oberarm) sowie eine SUDECK-Dystrophie zu denken.

Weichteile

Tumoren

Häufig sind Lipome, Fibrome und Neurofibrome, ferner in Gelenk- und Sehnenscheidennähe die Ganglien.

Ganglion oder Überbein

- Glatte, derbe, auf der Unterlage kaum verschiebliche, harte, zystisch erscheinende Geschwulst, meist paraartikuläre Arthromzyste oder synoviales Zystom.

Vorwiegend ist es am radialen Handrücken lokalisiert. Seine Wand besteht aus synoviaähnlichem Gewebe (versprengte Synoviakeime), das ein gelatinöses Sekret ausscheidet. Disponiert sind bindegewebsschwache Personen, vor allem jugendliche Frauen zwischen dem 16. und 20. Lebensjahr.

Die *Behandlung* besteht in der Exstirpation in Anästhesie und Blutleere. Alle übrigen Maßnahmen wie Zertrümmerung und Verödungsinjektion haben sich als nicht erfolgreich erwiesen. Die Indikation zur Entfernung ist nur bei Beschwerden infolge Druck auf Nerven und Knochen gegeben. Eine Spontanremission ist durchaus möglich. Die posttherapeutische Rezidivquote liegt bei 50 %.

Differentialdiagnostisch ist an eine Exostose der Basis des Mittelhandknochens zu denken.

Glomustumoren

- Angeborene, außerordentlich schmerzhafte arteriovenöse Anastomosen der subungualen Weichteile oder der Hohlhand.

Die erbsgroßen Tumoren sieht man unter dem Nagel oder der Haut bläulich durchschimmern. Sie werden in Lokalanästhesie und Blutleere entfernt.

Epithelzysten der Fingerkuppe

entstehen durch Einsprengung von Fremdkörpern, die die Epithelkeimschicht in die Tiefe mitreißen. Disponiert sind vor allem Drahtspleißer, Goldschmiede usw. Die in Lokalanästhesie durchgeführte Enukleation schafft Beschwerdefreiheit.

Hautkarzinome der Hand

finden sich meist auf dem Handrücken und entstehen auf dem Boden chronisch ulzerierender Narben (insbesondere Verbrennungsnarben). Charakteristisch ist das chronische Ulkus mit Nekrose und hartem, wallartigem Rand. Der Tumor wird im Gesunden exzidiert und der Defekt plastisch gedeckt. Die Prognose ist gut.

Weichteilsarkome

begegnen uns am Unterarm vorwiegend als Fibromyxosarkome – besonders an der Volarseite. Sie erfordern die Exzision im Gesunden und die Nachbehandlung mit Röntgenstrahlen und Zytostatika.

Subunguale Melanome der Finger (s. S. 219 u. 529).

Ernst zu nehmende Neubildungen, die oft nur wenig pigmentiert sind und deshalb kaum auffallen.

Behandlung: Fingerexartikulation und Nachbestrahlung der regionären Lymphbahnen und Lymphknotenbereiche oder von vornherein Ausräumung des gesamten korrespondierenden Lymphstranges bis zur Achsel, einschließlich der Lymphknoten.

Hand und Unterarm

Mißbildungen

Madelungdeformität

- Bajonettförmige Abknickung der Hand nach volar und radial durch vorzeitige Epiphysenverknöcherung im ulnaren Abschnitt der distalen Radiusepiphyse.

Syndaktylie

Mit der Radiusosteotomie ist Gradstellung zu erzielen.

- Ossäre oder kutane Verschmelzung zweier oder mehrerer Fingerstrahlen.

Die Finger werden operativ getrennt und die Haut mit Lappenplastik gedeckt.

Die Polydaktylie macht die Entfernung der überzähligen Knochen und Gliedmaßen – meist am Daumen – erforderlich.

Kamptodaktylie. Kongenitale Krümmung des 4. und 5. Fingers im Mittelgelenk. *Differentialdiagnostisch* ist sie gegen eine Dupuytren-Kontraktur abzugrenzen. Eine Therapie ist nicht möglich.

Seltenere Mißbildungen sind die Spalthand, überzählige Knochen, angeborene Luxationen, die Klumphand, Schnürfurchen am Unterarm und die angeborene Daumenkontraktur.

Infektion

Panaritium (Abb. 25.2)

- Ein meist traumatisch entstandener Infekt der Finger, der einer Phlegmone entspricht, *Erreger* sind vorwiegend Staphylokokken.

Ätiologie: Eintrittspforte ist vorzugsweise die Volarseite der Finger, meist die Fingerkuppe im Bereich von eingesprengten Fremdkörpern, kleinen Rhagaden, Ekzemen usw.

Disponierende Faktoren für die dem Finger eigene Verlaufs- und Ausbreitungsform der Phlegmone sind die derbe Volarkutis, die die Erkennung der Entzündung erschwert und die spontane Entleerung des Eiters nach außen verhindert, — ferner die senkrecht ziehenden Bindegewebssepten der Subkutis, die den Infekt in die Tiefe, in präformierte anatomische Hohlräume wie Sehnenscheiden, Fingergelenke und Fingerknochen drainieren.

Das *Panaritium cutaneum* (Abb. 25.2 a) ist eine oberflächlich sichtbare Eiterblase, die nach der Abtragung der Blasenkuppe ausheilt. Die Eiterblase kann aber auch nur die erste Manifestation eines tief sitzenden Panaritiums, insbesondere des Panaritium subcutaneum oder tendovaginosum sein. Wir sprechen dann von einem sog. Kragenknopfpanaritium (Abb. 25.2 e).

Je nach befallenem Gewebsbereich unterscheiden wir:

Das Panaritium cutaneum, das Panaritium *cutaneum parunguale,* das Panaritium *subcutaneum,* das Panaritium *subunguale,* das Panaritium *cutaneum et subcutaneum,* die *Interdigitalphlegmone,* das Panaritium *tendinosum,* das Panaritium *articulare* und das Panaritium *ossale.*

Das **Panaritium cutaneum parunguale,** die **Paronychie** (Abb. 25.2 b), ist eine Nagelwalleiterung der Kutis mit Eiterblase. Es erfordert die Entfernung des Nagelbetts.

Das häufigste Panaritium ist das **Panaritium subcutaneum** (Abb. 25.2 c). Es sitzt meist an der Fingerkuppe. Seine *Symptome* sind der klopfende Nachtschmerz und die Auftreibung. Die *Diagnose* ist mit der Lokalisation des Schmerzmaximums mit der Knopfsonde und zum Ausschluß eines Knochenpanaritiums mit dem Röntgenbild zu stellen. Die *Behandlung* besteht in Hautinzision und Herauspräparieren der Nekrose in Blutleere und Leitungsanästhesie. Dabei ist der Revision der Sehnenscheiden und der Gelenke zum Ausschluß einer eventuellen

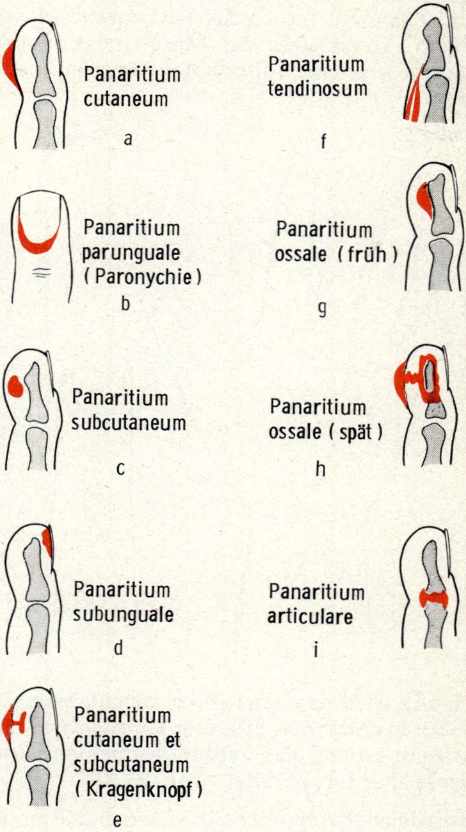

Abb. 25.2 **Panaritium**

Tiefenausbreitung besondere Aufmerksamkeit zu schenken. Die Lokalanästhesie wird nach dem Prinzip der *Oberst*-Anästhesie und Blutleere mit einem 1—2 ‰igen suprarenin*freien* Anästhetikum (anderenfalls Gefahr der akralen Nekrose!) durchgeführt. Die *Schnittführung* (Abb. 25.3 a und b) hat die Gesichtspunkte der lokalen Präparation, der genügenden Drainage und der postoperativen Narbenbildung zu berücksichtigen. Bei Fingerkuppenbefunden genügt meist der einfache laterale oder bilaterale Fingerkuppenrandschnitt. Nach Ausräumung der Nekrose wird eine Gummilasche eingelegt. Anschließend erfolgt die Ruhigstellung auf dorsaler oder volarer Handgipsschiene.

Komplikationen sind das Übergreifen auf Sehnenscheiden, Gelenke und Knochen, ferner das Fortschreiten in proximaler Richtung. Aus einem Primärinfekt des Mittel- oder Grundgliedes des Fingers entwickelt sich eine Interdigital- oder eine subkutane Hohlhandphlegmone.

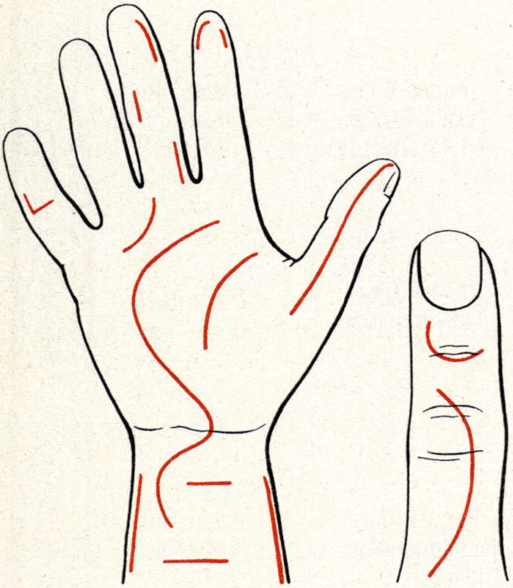

Abb. 25.3 a u. b **Schnittführung** bei Finger- und Handinfektion.

Häufig wird das Panaritium subcutaneum nicht erkannt. Die aus der Tiefe herrührende Eiterung kann sich als ein scheinbar kutanes Panaritium tarnen, das irrtümlich nur oberflächlich inzidiert wird, in der Tiefe aber fortschreitet (Abb. 25.2).

Schwielenabszeß. Der Schwielenabszeß findet sich meist als tief unter der Schwielenschicht sitzende Eiterung über dem Mittelhandköpfchen. Er breitet sich, da er sich nicht nach außen entleeren kann, seitwärts aus. *Symptome* sind diffuse Schwellung, Handrückenödem und der erhebliche lokale Druckschmerz. Fast immer fehlt die Rötung.

Die Inzision wird in Allgemeinanästhesie am Schwielenrand ausgeführt, dann die Nekrose herauspräpariert. Meist ist die parallele Gegeninzision am gegenüberliegenden Schwielenrand erforderlich. Für 6 Tage wird eine Gummilasche durchgezogen und die Hand auf Unterarmgips für 10 Tage ruhiggestellt.

Ein häufiger Fehler der Behandlung ist die wegen der verdickten Haut zu oberflächliche Spaltung. Sie ist daran erkennbar, daß sich kein Eiter entleert. Sichere Anzeichen für die erfolgreiche Inzision sind der abklingende Schmerz und die Rückbildung des Handrückenödems.

Interdigitalphlegmone. Sie macht die gleichen Anzeichen wie der Schwielenabszeß. Der Patient hält jedoch hierbei die Finger in Spreizstellung, da dies den Schmerz lindert. Die Behandlung erfolgt mit Präparation in Blutleere nach volarer Inzision und Gegeninzision und ausgiebiger Drainage. Ein Fehler der Inzision ist das Durchinzidieren auf den Handrücken (Kontraktur der Mm. interossei).

Panaritium subunguale (s. Abb. 25.2 d). Es ist eine besondere Form des subkutanen Panaritiums und geht von Fremdkörperverletzungen des Nagelbetts, auch von infizierten Hämatomen aus. Das parunguale Gewebe schwillt an und ist gerötet. Bisweilen ist die subunguale Eiteransammlung sichtbar.

Die *Behandlung* besteht in der beiderseitigen Inzision des Nagelfalzgewebes in proximaler Richtung, Querdurchtrennung des proximalen Nagels und Auslösung der Nagelbasis aus der Matrix. *(Cave:* Verletzung der Nagelwurzel). Damit liegt der Eiterherd frei und kann ausgeräumt werden. Der Wundbereich wird mit Salbenverbänden abgedeckt und der Finger für einige Tage auf Schiene ruhiggestellt. Der distale Nagelrest wird zur Vermeidung einer unangenehmen Berührungsempfindlichkeit belassen (Abb. 25.4) und in wenigen Wochen durch den nachfolgenden Nagel spontan abgestoßen.

Panaritium tendinosum (s. Abb. 25.2 f). Seine häufigste Ursache ist die tiefreichende Stich- oder Schnittverletzung der volaren Fingerseite, seltener das sekundäre Übergreifen eines subkutanen Panaritiums.

Seine *Symptome* sind der heftige Nachtschmerz und die leichte Beugehaltung des Fingers. Bei seiner aktiven oder passiven Beugung gehen die Nachbarfinger zur Schmerzentlastung automatisch mit. Typisch ist die mit dem Sondenknopfdruck nachweisbare, dem Sehnenverlauf entsprechende Schmerzhaftigkeit. Sie reicht bis zum Mittelhandköpfchen.

Die *Behandlung* besteht in der Inzision der Sehnenscheiden über der wahrscheinlichen Eintrittspforte. Entleert sich trübes Exsudat, so wird es abgesaugt und eine Gegeninzision der Sehnenscheide über dem Mittelhandköpfchen angelegt. Von hier aus wird die Sehnenscheide in distaler Richtung mit einer Knopfkanüle gespült und für eine 6tägige Dauerperfusion mit Fucidine ein Polyäthylenkatheter eingeführt.

Bei Eiterabfluß und beginnender Sehnennekrose ist die ausgiebige Spaltung der gesamten Sehnenscheide über dem Finger durch getrennte Hautinzision unvermeidlich. Eine spätere Sehnenplastik kann versucht werden. Da es jedoch meist zu einer kompletten Fingerver-

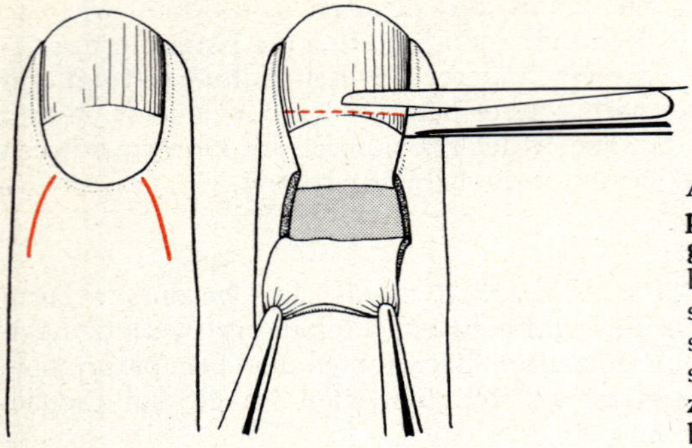

Abb. 25.4 **Panaritium parunguale bzw. subunguale.** Typische Nagelbasisresektion. Der distale Nagel wird belassen und vom nachwachsenden Zweitnagel sukzessive herausgeschoben.

steifung kommt, ist im Prinzip die Exartikulation des Fingers vorzuziehen.

V-Phlegmone (Abb. 25.5). Eine besondere Form des tendovaginösen Panaritiums ist die sog. V-Phlegmone. Ihre Ursache ist eine mit dem Unterarm kommunizierende Infektion des 1. oder 5. Fingers.

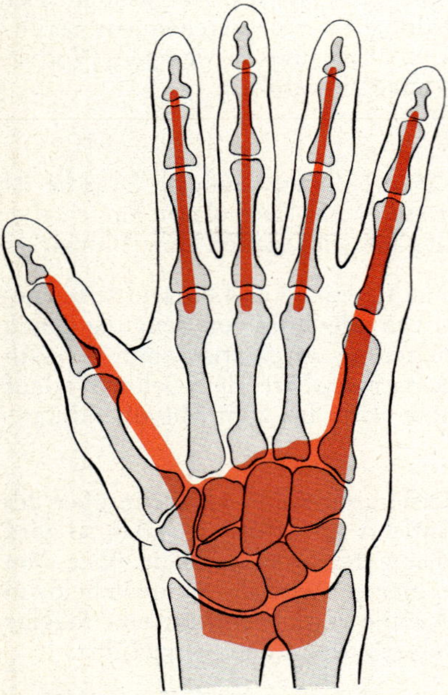

Abb. 25.5 **Panaritium-Handphlegmone.** Ausbreitungswege von Sehnenscheidenpanaritien: Entstehung einer V-Phlegmone.

An *Symptomen* stehen Hohlhandschwellung, Spannungsschmerz, Handrückenödem, Bewegungsbehinderung, Druckschmerz der Hohlhand und Unterarmsehnenscheiden und ein allgemein septisches Krankheitsbild im Vordergrund.

Die *Behandlung* erfordert die ausgiebige Spaltung der Sehnenscheiden über dem Finger, der Hand und dem Unterarm, die lokale (Penicillin 50 000 E) und allgemeine (1 Mega Penicillin tgl.) Applikation von Antibiotika, Bettruhe und Ruhigstellung auf Gipsschiene.

Die **Unterarmphlegmone** entwickelt sich in der epi- und subfaszialen Loge. Als *Ursachen* kennen wir oberflächliche lokale Infekte, die besonders nach Traumen auftreten, das Furunkel, die Lymphangitis sowie die von der Hand aufsteigende Tendovaginitis oder Peritenonitis purulenta. Die Phlegmone schreitet immer in proximaler Richtung fort.

Die *Behandlung* besteht in der frühen Spaltung in Blutleere bis in den gesunden Bereich hinein. Anschließend ausgiebige Drainage, feuchte Verbände, Ruhigstellung auf Oberarm-Unterarm-Handgips in Horizontallage, Bettruhe und Antibiotika (1 Mega Penicillin tgl. über 8 Tage).

Eine besondere Form ist die *putride Phlegmone.* Sie erfordert nach der breiten Spaltung die H_2O_2-Berieselung, Tetracyclingaben und Ruhigstellung in Gips.

Das **Panaritium ossale** (s. Abb. 25.2 g u. h) ist eine Osteomyelitis, die nach Stichverletzung oder fortgeleitetem Panaritium der Subkutis, der Sehne und des Gelenkes entsteht.

Die *Symptome* sind hochgradiger bohrender Schmerz besonders nachts und kolbige Auftreibung des gesamten Fingers. Seine *Vorgeschichte* ist typisch: Meist liegt ein chronisch subkutanes Panaritium, das trotz Spaltung und Nekroseentfernung nicht ausheilt, vor. Erst nach 14 Tagen wird im Röntgenbild die Knochenzerstörung sichtbar. Die *Behandlung* besteht im Ausräumen des Knochenherdes, Auskratzen der Sequester und Dauerberieselung mit Fucidine und Allgemeinbehandlung mit Antibiotika. Anschließend Gipsfixation.

Das **Panaritium articulare** (s. Abb. 25.2 i) entsteht entweder durch direkte Verletzung oder ein fortgeleitetes Panaritium der Subkutis oder der Sehnenscheiden.

Seine *Symptome* sind Gelenkschmerz mit Bewegungseinschränkung, Beugeschonhaltung und der Stauchungs- und Zugschmerz im Gelenk. Das Röntgenbild ergibt erst später die Verschmälerung des Gelenkspaltes mit Knorpelzerstörung. – Deshalb muß die Indikation klinisch gestellt werden, um rechtzeitig und wirksam behandeln zu können.

Die *Behandlung* besteht in der wiederholten Gelenkpunktion mit Penicillininstillation (50 000 E Penicillin) und Gipsfixation in Fingerbeugestellung, der Gelenkperfusion, der Resektion und Versteifung oder letztlich der Amputation, vor allem beim älteren Menschen und Diabetiker.

Differentialdiagnostisch gegen das Staphylokokkenpanaritium ist der *Schweinerotlauf* Erysipeloid, s. S. 37) abzugrenzen.

Besondere Verletzungen

Tintenstiftverletzungen. Basische Anilinfarbstoffe, die in der Wunde verbleiben, führen zu langdauernden eitrigen Entzündungen und Gewebsnekrosen. Aus diesem Grunde ist hierbei eine ausgiebige Wundexzision, die selbst spezifische Gewebe (Sehnen und Periost) nicht schonen darf, erforderlich. Nur lockere Situationsnaht.

Leuchtstoffröhrenverletzung. Das in Neonlampen aufgebrachte Beryllium führt in Schnittwunden zu tuberkuloseähnlichen Hautknötchen. *Behandlung:* Ausgiebige Wundexzision ohne Naht!

Leichtmetallverletzung. Besonders die Leichtmetall-Legierungen (Dural und Elektron) spalten in der Wunde Wasserstoffgas ab. Es sprengt und zerstört das Gewebe und schafft so einen Nährboden für ausgedehnte, langwierige Infektionen. Hinzu kommt, daß die Leichtmetallstücke infolge ihrer rauhen Oberfläche multiple Hautverletzungen setzen. Aus diesem Grunde sind eine subtile, weitgreifende Wundexzision und Auswaschung der Wunde mit Rivanol-Wasserstoffsuperoxydlösung (1 : 1000) erforderlich und die Wunde der Per-secundam-Heilung zu überlassen (*Cave:* primäre Wundnaht).

Nagelbetthämatom

Der infolge Fingerquetschung unter dem Nagel entstandene Bluterguß wird in Oberstscher Anästhesie nach Nageldurchbohrung mit einer Kanüle entleert. Anschließend für 3 Tage Druckverband.

Untere Extremität

Knochen und Gelenke

Degenerative Erkrankungen

Arthrosis deformans Hüfte und Knie (s. S. 173)

Osteochondrosis coxae (Perthes) – **Epiphysennekrose des Oberschenkelkopfes.** Diese Erkrankung betrifft Kinder im Alter von 5–10 Jahren.

Symptome sind Ermüdung der Extremität, intermittierende Schmerzen im Knie, die später auch auf die Hüfte übergreifen, und Schonungshinken.

Objektiv besteht eine Abduktions- und Rotationseinschränkung, eine Muskelatrophie des Quadrizeps und infolge Trochanterhochstand ein Trendelenburg-Phänomen. Im Röntgenbild sind im Hüftkopf subchondrale *Aufhellungsherde* und später der zum Pilzkopf führende Umbau erkennbar.

Die *Behandlung* besteht in Extension und Abduktion. Zunächst wird der Patient längere Zeit im Bett gehalten, später kann ein entlastender Abduktionsgehgips angelegt werden. Eine Ausheilung ist erst nach 3–4 Jahren zu erwarten. Die früh erfaßten Befunde heilen ohne Defektbildung aus, spät erfaßte Befunde führen zur Arthrosis deformans.

Osteochondrosis dissecans in Hüfte, Knie und Patella des 20- bis 30-jährigen. *In der Hüfte* besitzt sie Ähnlichkeit mit dem Morbus Perthes. Anfangs besteht leichter Hüftschmerz, später kommt es zur Einklemmung mit erheblichen Schmerzzuständen. *Im Knie* lokalisiert sich die Osteochondrosis am äußeren Kondylus, es kommt zum Reizerguß. Gelenksperren sind im Knie deutlicher als in der Hüfte. Im Röntgenbild sieht man das Mausbett mit noch adhärentem Sequester oder freiem Gelenkkörper (Gelenkmaus). Die *Behandlung* besteht bei noch nicht völliger Ablösung der Gelenkmaus in der Ruhigstellung mit dem Ziel, die Wiedereinheilung zu erreichen. Ist der Gelenkkörper bereits abgelöst und bewirkt er Einklemmungen, wird er mit Arthrotomie entfernt und dabei das Mausbett geglättet.

Chondropathia patellae. Eine nicht seltene Lokalisation ist die Osteochondrosis dissecans der *Kniescheibe,* die sog. Chondropathia patellae. Sie betrifft die Patellagelenkfläche beim Kind und Jugendlichen.

Symptome sind Knieschmerz und Reizerguß. Im Röntgenbild sieht man die Zerklüftung der Patellagelenkfläche. Bei Beklopfen am gebeugten Knie erscheint die Patella schmerzhaft, bei gestrecktem Knie dagegen schmerzlos.

Die *Behandlung* besteht bei wenig ausgeprägten Herden in konservativen Maßnahmen. Bei sichtbaren malazischen Veränderungen und vor allem bei mausbettähnlichem Röntgenbefund in der operativen Ausräumung.

Osgood-Schlatter-Nekrose, *Apophyseonecrosis tibiae.* Die beim Jungen auftretende Nekrose der Tuberositas tibiae macht Schmerzen beim Radfahren und Treppensteigen und ist durch lokalisierten Druckschmerz nachweisbar. Im Röntgenbild ist die schollenartige Auflockerung der Apophyse typisch. Außer der Schonung des Beines ist eine Therapie nicht erforderlich.

Morbus Köhler I, *Nekrose des Kahnbeins.* Sie tritt im 5.—10. Lebensjahr in Erscheinung und manifestiert sich in der lokalisierten Schwellung und Schmerzhaftigkeit. Im Röntgenbild erkennt man die Zusammensinterung des Kahnbeins an der Verschmälerung seines Durchmessers und den unscharfen Konturen. Die Behandlung besteht in der mehrmonatigen Entlastung im Fußgips.

Morbus Köhler II, *Nekrose im Köpfchen des 2. und 3. Metatarsalknochens.* Sie manifestiert sich im gleichen Alter wie der Morbus Köhler I. Er macht die Beschwerden eines Plattfußes mit lokalisiertem Belastungs- und Druckschmerz. Das Röntgenbild zeigt die Verdickung der Metatarsalköpfchen. Zur Dauerentlastung wird für 6—8 Wochen ein Gipsschuh anmodelliert.

Hammerzehe (Abb. 25.6). Im Sinne der Hammerzehe können nahezu alle Zehen deformiert sein. Ihre Entstehung beruht auf Fehlhaltungen des Fußes, insbesondere infolge unzweckmäßigen Schuhwerks, ferner ischämischen Störungen oder vorausgegangenen Traumen.

Die Behandlung der Hammerzehe geschieht operativ und besteht in der Resektion des Grund- bzw. Mittelgliedes im distalen Abschnitt.

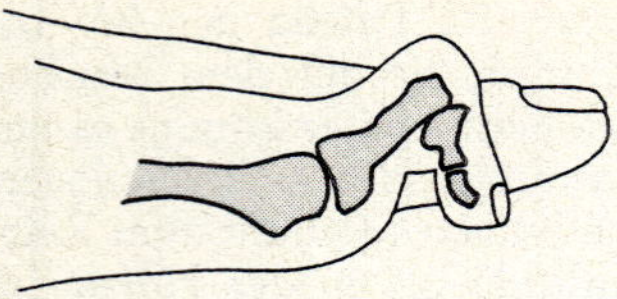

Abb. 25.6 **Hammerzehe**

Digitus quintus varus. Die fünfte Zehe steht in Varusstellung. Das Köpfchen des Mittelfußknochens ist deutlich prominent. Darüber bildet sich ein Schleimbeutel, der sich häufig entzündet und dann die operative Entfernung erfordert. Im entzündungsfreien Intervall ist dann das Abmeißeln der Exostose angezeigt.

Digitus quintus superductus: Die fünfte Zehe ist über die vierte geschlagen, was zu erheblichen Beschwerden führen kann. Als Behandlungsmaßnahmen sind stellungskorrigierende Operationen angezeigt. Die Amputation der fünften Zehe ist nicht empfehlenswert, da sie statische Fehlhaltungen und Beschwerden zur Folge hat.

Hallux valgus. Abduktionskontraktur der Großzehe. Über dem prominenten ersten Mittelfußknochen bildet sich ein Schleimbeutel, der sich häufig infiziert. Die Primärbehandlung ist konservativ mit Spezialeinlagen. Bei rezidivierenden Entzündungen im Bereich des prominenten Mittelfußköpfchens ist entweder das Abmeißeln der medialen Seite des Köpfchens (SCHEDE) oder die Resektion der Basis des Grundgliedes angezeigt.

Entzündliche Knochenveränderungen

Osteomyelitis (s. S. 164). Im Bereich der unteren Extremität sind Femur- und Tibiametaphyse bevorzugt befallen.

Die *Symptome* des gelenknahen Herdes sind anfänglich oft nur der sterile sympathische Erguß im Hüft- und Kniegelenk. Erst später entwickeln sich die typischen Osteomyelitissymptome (s. S. 167).

Die Diagnose ist mit der Punktion des subperiostalen Abszesses und dem Erregernachweis zu stellen.

Eine besondere Form der Oberschenkel- und Unterschenkelosteomyelitis ist der knienahe BRODIE-*Abszeß* der Metaphysen. Er stellt eine blande, abgeschwächte Verlaufsform der Osteomyelitis dar und führt zu Schwellung und lokaler Schmerzhaftigkeit. Behandlung s. S. 167.

Eine weitere seltene Form der Tibiaosteomyelitis ist die *kortikale Osteomyelitis des Tibiaschaftes.* Sie erfordert die lokale Freilegung und Biopsie, denn ohne Histologie ist sie nur schwer gegen ein Sarkom abzugrenzen.

Kalkaneodynie. Von einem Kalkaneussporn mit oder ohne Begleitbursitis (Bursitis achillea) (s. S. 527), einer Exostose oder einer Apophysitis calcanei (aseptische Nekrose des Jugendlichen) ausgehender Kalkaneusschmerz.

Symptome sind der spontane Fersenschmerz, lokale Druckempfindlichkeit, Ödem, lokale Temperaturerhöhung und der mit Achillessehnenanspannung provozierbare Schmerz. Im Röntgenbild sind nicht immer eine periostale Reaktion, Nekrose oder Exostose zu erkennen.

Die *Therapie* besteht in Verordnung besonderen Schuhwerks, das den Kalkaneus mit entlastenden Einlagen ausspart. Weitere Maßnahmen sind Ruhigstellung, Diathermie, lokale Applikation von Hydrokortison sowie Tanderil und DMSO

Gelenkentzündungen

Gelenkempyem. Häufigste Lokalisation im Kniegelenk, hier meist als Folge eines perforierenden Traumas oder einer perforierten Osteomyelitis. Behandlung s. S. 176.

Kniegelenksgonorrhoe (s. S. 178).

Tuberkulose. Die *Kniegelenkstuberkulose* macht entweder einen Hydrops (synoviale Form) oder einen Fungus (synovial-ossäre Form) mit Verdickung des oberen Rezessus.

Die *Diagnose* wird mit der Untersuchung (Tierversuch) des Punktates gestellt. Klinisch steht der Fungus, der weiße, warme, spindelige Tumor, der den verdickten Kapselkonturen entspricht, im Vordergrund. Das Röntgenbild zeigt die Atrophie mit den primären oder sekundären ossalen Einschmelzungsherden und eine Gelenkspaltverschmälerung.

Ist das Punktat im Ausstrich (Ziehl-Neelsen) und im Tierversuch negativ, muß die Diagnose durch Probearthrotomie erzwungen werden. Die *Behandlung* ist konservativ mit Beckengips, Tuberkulostatika (s. S. 385), Helio- und Klimatherapie. Bei chronisch therapieresistentem Hydrops kann die Synovektomie, bei verkäsender, destruierender Form des Erwachsenen die Gelenkresektion die Heildauer abkürzen.

Sprunggelenkstuberkulose: Sie gilt als seltene Lokalisation und tritt meist im Rahmen einer Alterstuberkulose auf. Der Verlauf ist chronisch progredient, sukzessive werden alle Gelenke und Knochen der Fußwurzel befallen und es kommt zur spindeligen Auftreibung und später zu Fistelaufbrüchen. Im Röntgenbild sind Atrophie und Zerstörungsherde zu sehen.

Differentialdiagnostisch ist an Sarkom oder Sudeck-Dystrophie zu denken.

Behandlung: Beim älteren Menschen ist die Amputation angezeigt, beim Jugendlichen der Versuch der konservativen Behandlung mit Ruhigstellung in Gips, Tuberkulostatika und Klimakur gerechtfertigt.

Sehnen

Sehnenscheidenphlegmone des Fußes. Selten traumatisch bedingt, meist Folge einer bei Durchblutungsstörung auftretenden Gangrän (s. S. 199). Im letzten Falle ist ihre *Behandlung* konservativ mit Ruhigstellung, sparsamer Inzision und Drainage. Die Drainage darf nur dorsal *oder* volar erfolgen, niemals darf durchdrainiert werden, da es sonst zur Infektion der Intermetatarsalräume kommt. Bei Fortschreiten des Befundes (Diabetes, Arteriosclerosis obliterans) ist die Amputation angezeigt.

Achillessehnenriß. Zum Abriß oder Einriß der Achillessehne kommt es bei Sportunfällen oder Fehltritten am Trottoir. Meist liegt der Zerreißung eine Sehnendegeneration zugrunde.

Symptome sind das schmerzhafte Hämatom, die tastbare Sehnenlücke und die partielle Insuffizienz beim Versuch der Plantarflexion.

Die *Behandlung* besteht in der primären Nahtversorgung und anschließendem Oberschenkelgips in Kniebeugung und Plantarflexion für die Dauer von 6 Wochen.

Zysten und Tumoren. Im Bereich der unteren Extremität begegnen uns die sog. **„Reiskörner"-Hygrome** der Peroneussehnen (s. S. 509). Sie sind meist metastatisch-tuberkulöser Natur und erfordern die unter Tuberkulostatikaschutz ausgeführte Exstirpation.

Xanthomyxofibrome finden sich an den Sehnen des Unterschenkels und der Füße als langsam wachsende, gut tastbare Geschwülste, die im Gesunden zu exstirpieren sind.

Das **Kniegelenksganglion** der Kniekehle des Jugendlichen geht meist von der Gelenkkapsel, seltener der Sehne des M. gastrocnemius aus. Mit der operativen Entfernung kann man, wenn der Befund keine Beschwerden macht, zuwarten, da eine spontane Rückbildung möglich ist. Wird der Befund größer, ist die Exstirpation bis auf den Kapselansatz mit Stielunterbindung erforderlich.

Schnellende Hüfte. Das hörbare Gleiten des Tractus iliotibialis über den Trochanter major ist ein Zufallsbefund ohne Belang. Es kommt dadurch zustande, daß ein Trochanter prominens vorliegt, über dem sich eine Bursa ausgebildet hat oder eine gelockerte Fascia lata vorliegt. Nur in extrem lästigen Fällen ist die *Behandlung* mit Abmeißelung des Trochanter major und Entfernung der Bursa oder die subtrochantäre Durchtrennung der Fascia lata erforderlich.

Muskel

Faszienriß. Auch im Bereich der unteren Extremität kann es zum Einreißen der oberflächlichen *Faszie* mit *Muskelhernien* kommen. Ebenso wie die Muskelhernien der oberen Extremitäten sind sie im Entspannungszustand an der Faszienlücke erkennbar.

Muskelriß. Muskelzerreißungen sind primär am ausgedehnten, hochschmerzhaften Hämatom erkennbar. Vorwiegend sind die Waden- und Oberschenkelmuskulatur betroffen. Nur selten läßt sich primär die Lücke in der Muskulatur tasten. Da meist nur Anteile des Muskels zerrissen sind, wird die Gliedmaße 4 Wochen auf Schiene ruhiggestellt. Sind jedoch größere Muskelpartien zerrissen und besteht eine nachweisbare Muskelinsuffizienz, so ist die primäre Muskelnaht erforderlich.

Myositis ossificans (s. S. 510). An den unteren Extremitäten findet sie sich meist in der Becken- und Adduktorenmuskulatur und wird hier als „Reitknochen" bezeichnet.

Die *Differentialdiagnose* gegen einen Tumor ist anfangs nur mit Probeexzision zu sichern.

Eine *Behandlung* ist nur bei Beschwerden erforderlich. Im Frühstadium besteht sie in der Lokalinjektion von 25 mg Decortin H und Röntgenbestrahlung; im Spätstadium kann wegen Bewegungsbehinderung die Exstirpation der verknöcherten Partien erforderlich werden.

Weichteile

Entzündliche Erkrankungen

Lymphadenitis acuta und chronica. Sie lokalisiert sich vorwiegend in der Leiste, selten an der Innenseite des distalen Oberschenkels und geht meist von vorausgegangenen Infekten im Fußbereich aus (die bereits ausgeheilt sein können).

Die *Behandlung* ist antiphlogistisch mit feuchten Verbänden. Erst bei Einschmelzung wird der Lymphknoten inzidiert oder exstirpiert.

Differentialdiagnostisch ist immer an Karzinom- oder Melanommetastasen zu denken.

Lymphadenitis oder Lymphangitis chronica sive recidivans. Sie ist meist die Ursache für eine Elephantiasis (s. S. 181).

Thrombophlebitis. Häufigste Ursache sind infizierte Varizen, seltener posttraumatische Infektionen. *Symptome* sind schmerzhafte, gerötete Venenstränge mit Begleitödem. *Behandlung:* Mit Antiphlogistika (feuchten Verbänden, Lasonil-Salbe), Bettruhe, Hochlagerung der Extremitäten, eventuell auch Antibiotika ist der Heilvorgang zu beschleunigen (s. S. 183).

Ulcus cruris varicosum. Ursache des chronischen trophischen Unterschenkelgeschwürs oder „offenen Beins" ist ein gestörter Venenabfluß mit Gewebshypoxie und sekundärer Nekrose. Typische Lokalisation ist die Innenseite des distalen Unterschenkels, seltener die Außenseite. Die eigentliche Entstehungsursache sind kleine thrombophlebitische Herde.

Als *Komplikationen* fürchten wir den Sekundärinfekt, vor allem das rezidivierende Erysipel, das chronische Ödem und letztlich bei Langzeitbestehen das Karzinom.

Differentialdiagnostisch ist an ein luisches Ulkus (bohnenförmige Ulzera besonders an der Außenseite), trophisches und arteriosklerotisches Ulkus, ein tuberkulöses Ulkus (livide, unterminierte Ränder) und schließlich an ein Karzinom (harter, derber Wallrand mit Basisnekrosen) zu denken.

Die *Behandlung* (s. S. 186) besteht in durchblutungsfördernden Maßnahmen wie Hochlagerung, Varizenstripping mit Entfernung der insuffizienten V. communicantes, Infektbekämpfung. Zur Nekrosebeseitigung feuchte Verbände (Kochsalz, Rivanol), Bewegungsübungen und schließlich plastische Geschwürsdeckung. Bei Granulation Aufbringen eines dünnen Thiersch-Lappens.

Erkrankungen der Schleimbeutel (s. S. 511)

Am horizontalen Schambeinast findet sich die **Bursitis iliopectinea,** die lokale Schmerzen macht und zur Schonbeugehaltung führt. Selten ist die entzündete Bursa als runder Tumor tastbar. Meist besteht nur eine lokalisierte Druckschmerzempfindlichkeit mit Ausstrahlung in den Oberschenkel.

Die *Behandlung* besteht in Ruhigstellung und Punktion mit Kortisoninstillation (Ultracortenol 20 mg).

Die **Bursitis trochanterica profunda et superficialis** führt zu lokalem Druckschmerz am Oberrand des großen Rollhügels. *Differentialdiagnostisch* sind eine Koxitis und ein von einer Wirbelkaries ausgehender tuberkulöser Iliopsoassenkungsabszeß abzugrenzen.

Die *Behandlung* ist konservativ (s. S. 511). Erst bei Versagen müssen die Bursae exstirpiert werden.

Die **Bursitis praepatellaris** und praetibialis begegnen uns häufig. Das Hygrom tritt nach chronischer Traumatisierung (häufigem Knien) auf. Die Bursitis purulenta ist meist Folge eines traumatischen, selten hämatogenen Infekts. Nach der traumatischen Eröffnung kommt es nicht selten zur *Fistelbildung,* nämlich dann, wenn bei der Versorgung einer Kniegelenkswunde die Exstirpation der eröffneten Bursa unterlassen wurde. Komplikationen der Bursitis praepatellaris purulenta sind Perforation und periartikuläre Phlegmone. Die Phlegmone muß mit Spaltung zur Ausheilung gebracht werden, bevor die Bursa entfernt werden kann.

Die **Bursitis achillea** entsteht auf dem Boden von Druckstellen im Schuh, seltener bei der Gonorrhoe, meist ist sie rheumatischer Genese. Ihre *Symptome* sind die der bursogenen Achillodynie.

Behandlung: Konservativ mit Kortison (4 x tgl. 1 Tbl. Prednison über 3 Tage), Tanderil (3 x tgl. 1 Tbl.), Butazolidin und Wechsel des Schuhwerks.

Infiziertes Hämatom. Es lokalisiert sich vor allem im Bereich des Oberschenkels und am Schienbein und ist meist traumatischer Genese, seltener geht es von einer hämorrhagischen Diathese oder einer Antikoagulantientherapie aus. Es bedarf wie ein Abszeß der breiten Inzision.

Panaritium der Zehen. Es ist meist *Symptom* einer Durchblutungsstörung, einer Mykose oder eines Unguis incarnatus. Seltener beruht es auf einem traumatischen Infekt.

Die *Therapie* ist kausal und besteht in der Behandlung der Infektionsursache.

Plantarphlegmone (Abb. 25.8) **Ursache** ist ein traumatischer Infekt bei nicht versorgten Einspießungswunden insbesondere mit verbliebenen Fremdkörpern (s. S. 517 Sehnenscheidenphlegmone).

Die *Behandlung* besteht in der Spaltung, Fremdkörperentfernung, Bettruhe und Antibiotika (1 Mega Penicillin tgl.), Tetanusprophylaxe. Eine ernste *Komplikation* ist die in die tieferen Logen vordringende Infektion.

Jede Fußsohlenverletzung erfordert die primäre Exzision und Tetanusprophylaxe.

Zehennekrose und -gangrän (s. Durchblutungsstörung, S. 199).

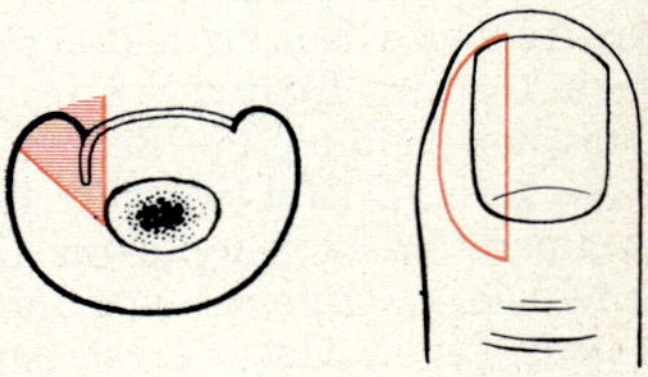

Abb. 25.7 **Unguis incarnatus (Umlauf).** Keilexzision des lateralen Nagelbetts bis auf die Endphalanx.

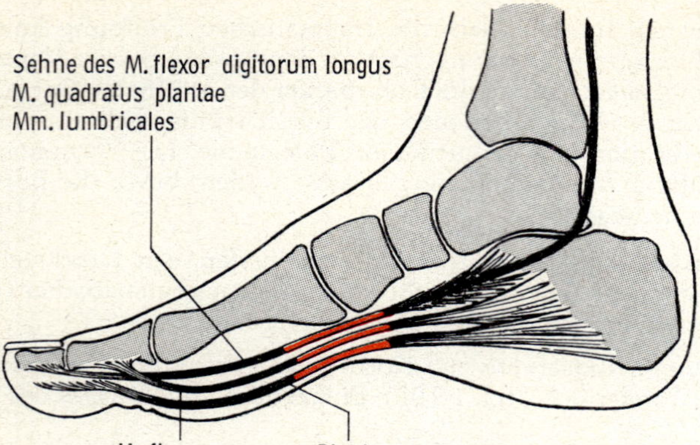

Abb. 25.8 **Plantarphlegmone.** Längsschnitt durch die drei Faszienlogen.

Unguis incarnatus. Eingewachsener Nagel (Abb. 25.7). Bei einseitiger Einziehung des Nagelrandes in das Nagelbett genügen die Hemiunguiektomie und Teilexzision des Nagelbettes. Der Eingriff wird in Leitungsanästhesie ausgeführt. Anschließend offene Behandlung. Bei beiderseitig eingewachsenem Zehennagel muß die Totalexstirpation des Nagels mit seiner Matrix erwogen werden.

Im Frühfall läßt sich der Unguis incarnatus verhindern durch konkaves Schneiden des Nagelendes, Dünnen des Nagelrückens und Unterlegen der einwachsenden Ränder mit kleinen, in Alkohol getränkten Wattebäuschchen.

Arthritis urica (Gicht)

- Erbliche (primäre) oder acquirierte (sekundäre) Störung des Purinstoffwechsels mit arthritischen Anfällen (Harnsäuresynovitis).

Charakteristisch ist die über Nacht (in den frühen Morgenstunden), meist nach vorausgegangener opulenter Mahlzeit, auftretende hochgradig schmerzhafte Rötung und Schwellung über dem Grundgelenk der Großzehe. Objektivierbar sind lokale Wärme und Rötung, erhöhter Harnsäurespiegel im Blut – und nicht selten ein Diabetes. Im Anfang wird Kolchizin (0,5 mg/Std.), Solu-Decortin 50–75 mg i. v., dazu 1 Amp. Irgapyrin i. m. gegeben. Im Intervall wird die Harnsäureausscheidung mit Benemid gefördert, das man von 0,5 g (1 Tbl.) – auf 1,0 g (2 Tabl.) steigert. Bei Resistenz Flexin 1/4 Tabl. Harnsäurehemmend wirkt Allopurinol (Zyloric) 200–400 mg tgl. Dazu purinarme Diät: Vermeiden von Innereien wie Niere, Bries, Zunge, Lunge, Kaviar, Leber, Milz, Wurst, Sardinen.

Tumoren

Gutartige Tumoren

Lipome. Die meist bei Frauen vorkommenden Fettgeschwülste des Oberschenkels können Kindskopfgröße erreichen und werden mit ihrer Kapsel entfernt.

Bösartige Tumoren

Fibromyxo- oder Leiomyosarkome gehen vom Unterhautzellgewebe oder von den Sehnen aus und werden mit ausgedehnter Weichteilresektion, Nachbestrahlung und Zytostatika (Thio-Tepa i. v. 10 mg tgl. über 10 Tage) behandelt.

Differentialdiagnostisch kommen Fibromyome und Neurofibrome in Frage, die als gut abgrenzbare Tumoren imponieren. Ihre Behandlung besteht in der Exstirpation.

Narbenkarzinom. An der unteren Extremität entsteht es vorwiegend auf dem Boden von Verbrennungsnarben oder chronischem Ulcus cruris. *Symptome* sind blutende Granulationen, harter Grenzwall, schmierige Nekrosen im Grund und schlechte Heilungsneigung. Der Tumor wird ausgiebig im Gesunden mitsamt der darunterliegenden Faszie exzidiert und der Defekt plastisch gedeckt. Die Prognose ist günstig.

Melanom. Pigmenttumor der Haut, der benigne oder maligne sein kann. Die malignen Melanosarkome oder Melanokarzinome lokalisieren sich auch an der unteren Extremität bevorzugt subungual oder plantar und können als wenig pigmentierte Warzen imponieren. Charakteristisch für die Bösartigkeit sind das rasche Wachstum, nässende Aufbrüche, Juckreiz und der entzündliche Randbereich. Die Behandlung besteht in der Injektion von Isotopen in die regionären Lymphbahnen, der anschließenden Zehenamputation und Exzision der regionären Lymphbahn- und Knotenbereiche. Bei plantarer Lokalisation ist die weite Exzision im Gesunden mit Nachbestrahlung erforderlich. Bei Verdacht auf lokale Streuung hat sich die isolierte Extremitätenperfusion mit Thio-Tepa (alkylierendes Zytostatikum, Lokaldosis anfangs 50 mg) bewährt.

Wirbelsäule

Mißbildungen

Dorsale Spaltbildungen

Die dysraphischen Störungen sind die häufigsten Mißbildungen der Wirbelsäule.

Eine **Spina bifida** ist eine angeborene Spalte des Wirbelbogens.

Diagnose: Röntgenbild. Sie ist oft kombiniert mit einer dorsalen oder ventralen Sakral- oder Lumbalgeschwulst (Desmoid, Fibrom oder Lipom), die bei Beschwerden (Neuralgien, Enuresis usw.) entfernt werden muß. Es kann ferner zum Vorfall der Rückenmarkshäute oder anderer Teile des Rückenmarks unter die Haut kommen. Sie sind deutlich als zirkumskripte, teigige, dolente Geschwulst erkennbar, die oft Kindskopfgröße annimmt.

Die **Meningozele** beruht auf einer Vortreibung der Rückenmarkshäute.

Die **Meningomyelozele** stellt einen Vorfall von Rückenmarks- oder Kaudafasern in die Zele dar.

Die **Myelozystozele** ist eine zystische Mißbildung des Zentralkanals.

Die **Myelozele** ist selten und kaum mit dem Leben vereinbar, da Teile des Rückenmarks fehlen können.

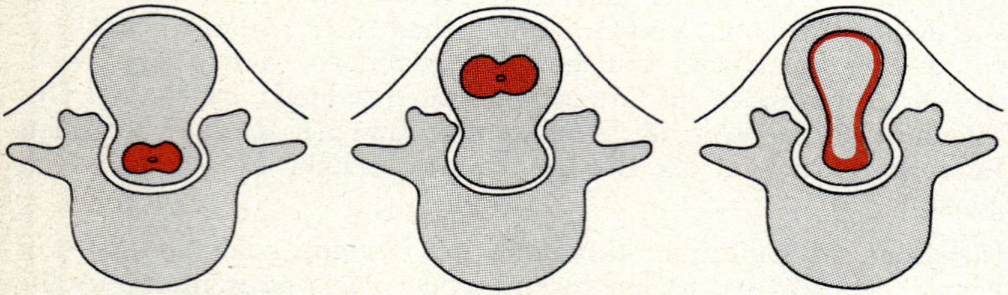

Abb. 25.9 **Spina bifida**

Die Zelen erfordern die operative Behandlung. Der Zeitpunkt der Operation hängt vom Lokalbefund ab. Ein häufiger Begleithydrozephalus ist keine Kontraindikation.

Sakralisation und Lumbalisation

- Die *Sakralisation* ist eine partielle Synostose des unteren Lendenwirbelkörpers mit dem Kreuzbein. Bei der *Lumbalisation* ist der erste Sakralwirbel mit der Lendenwirbelsäule verschmolzen und vom Kreuzbein nahezu mehr oder weniger isoliert.

Bei Einseitigkeit der Lumbalisation oder Sakralisation kommt es zur statischen Fehlhaltung. Klinisch stehen Haltungsbeschwerden, Wurzelschmerzen und Fehlhaltung der gesamten Wirbelsäule im Vordergrund.

Die *Behandlung* beschränkt sich auf medikomechanische Maßnahmen.

Spondylolisthesis

- Wirbelgleiten des 5. Lendenwirbelkörpers über den 1. Sakralwirbelkörper, das auf einer kongenitalen Spalte der Wirbelbögen und Lockerung der interartikulären Verbindungen beruht.

Symptome sind ein beiderseitiger Hartspann der Lendenwirbelstrekker und Schmerzen, die sich bei Bewegung verschlimmern und sich über die gesamte Wirbelsäule bis zum Kopf erstrecken.

Behandlung: Medikomechanische Maßnahmen, Wärme, Ultraschall, Muskelmassage.

Klippel-Feil-Syndrom

- Angeborene Keil-, Halb- oder Spaltwirbel im Bereich der Halswirbelsäule, seltener auch in der übrigen Wirbelsäule.

Sie machen einen verkürzten Hals. Die Behandlung ist symptomatisch.

Chordareste (Chorda-Persistenz)

- Trichterartige Grübchen im Bereich der Deckplatten der Wirbelkörper.

Gegenüber der axialen Belastung sind sie ein Locus minoris resistentiae und disponieren deshalb zu schleichenden Impressionsfrakturen.

Fehlhaltungen

Kyphose

- Gesteigerte, bogenförmige Vorwärtskrümmung der Hals- oder Brustwirbelsäule, die angeboren oder erworben sein kann.

Die *erworbene Kyphose* ist die Folge von Myopathien, Myasthenie, Poliomyelitis, angewöhnten Fehlhaltungen, einer Adoleszentenkyphose oder im Wachstum erworbenen Störungen. Weitere erworbene Formen sind die Alterskyphose, die traumatische, die infektiöse und schließlich die osteoporotische Kyphose (Osteoporose s. S. 533).

Die *Behandlung* ist medikomechanisch und soweit wie möglich kausal. Die aseptische Knochennekrose (Morbus SCHEUERMANN) verlangt so lange Bettruhe, Liegeschalenbehandlung und Massage der Rückenmuskulatur, bis die Wirbelkörper sich wieder aufgebaut haben.

Skoliose

- Chronische Seitenkrümmung der Wirbelsäule, die meist auf einer Fehlbildung im Sinne einer halbseitigen Sakralisation oder Lumbalisation beruht.

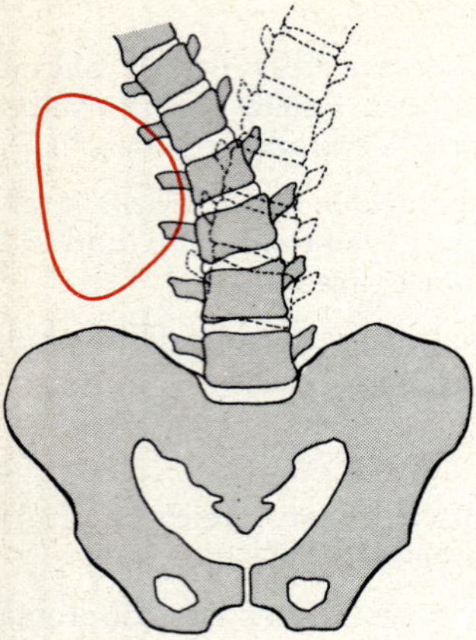

Abb. 25.10 **Symptomatische Skoliose bei schmerzhaften Retroperitonealprozessen** (Niere, Harnleiter, Wirbelblockade, Muskelinfiltrate usw.).

Weitere Ursachen sind Knochenkrankheiten, Trauma und entzündliche, myogene Reflexe, die vorwiegend zur akuten Seitenkrümmung führen (Abb. 25.10). Die *Behandlung* kann konservativ-medikomechanisch sein. Die operative Behandlung besteht in der korrigierenden Versteifung.

Degenerative Erkrankungen

Spondylosis deformans

- Sehr häufige Degeneration der großen Wirbelgelenke, die der Arthrosis deformans entspricht.

Im Bereich der Halswirbelsäule wird sie als Osteochondrose bezeichnet. Die klinischen Beschwerden sind: Rheumaschmerz, Lumbago, Migräne, Schulterarmsyndrom. Die *Diagnose* erfolgt klinisch und röntgenologisch. Auf den Aufnahmen in 2 Ebenen sieht man die Veränderungen der Wirbelkanten mit Apposition von Arthrophyten oder Spangenbildung.

Die *Behandlung* erfolgt mit Butazolidin, Extensionsbehandlung und Stellatumblockade oder lokalen paravertebralen Impletol- und Neurotropan-(Hy)Injektionen.

Nukleusprolaps

- Bandscheibenvorfall durch Degeneration des Faserringes, wodurch der Nukleus seinen Halt verliert und die Rückenmarkswurzel komprimiert.

Der Vorfall findet sich häufig vergesellschaftet mit einer Spondylosis deformans.

Klinisch imponiert er als akutes Bild mit Wurzelkompressionsschmerz. Nach sogenannter falscher Bewegung der Lendenwirbelsäule kommt es zum „Hexenschuß“ 90 % der Prolapsfälle betreffen die Lendenwirbelsäule im Lumbosakralabschnitt. Die *Diagnose* ist am lokalen paravertebralen Druckschmerz, der Hyperästhesie im Wurzelgebiet, am Husten- und Niesschmerz sowie dem positiven *Lasègue*-Zeichen zu stellen.

Die *Behandlung* ist konservativ mit Wärmeanwendung, tiefer Muskelmassage, Gymnastik, chiropraktischer Reposition und paravertebralen Impletol- und Neurotropan-(Hy)Injektionen, Amuno und Butazolidin. Bei Querschnitts-, Kauda- oder Wurzelparesen ist nach myelographischer Verifizierung des Prolapses die operative Entfernung des Nukleus erforderlich.

Kümmell-Erkrankung

- Schleichende (pathologische) Kompressionsfraktur eines oder mehrerer Wirbelkörper, die allmählich zur Gibbusbildung führt.

Als *Ursachen* werden angeschuldigt aseptische Nekrosen des Wirbelkörpers, chronische Traumen, trophische Störungen des Knochens, übersehene Frakturen, eine SUDECK-Dystrophie und Ermüdungsfrakturen. Die *Behandlung* besteht in langdauernder entlastender Ruhigstellung.

Osteoporose

- Diffuse, mangelnde Osteoidbildung mit röntgenologisch nachweisbarer Verminderung des Kalkgehaltes der Wirbelkörper und Schmerzen.

Als Ursache werden angeschuldigt Störungen im Hormonhaushalt (Diabetes, SIMMONDS-Erkrankung, Hyperparathyreoidismus, Hypothyreose (Kretin), Kortisonüberdosierung und Klimax), ferner Störungen im Vitaminangebot (C und D), Störungen im Zucker- und Fettstoffwechsel sowie Eiweißmalassimilation. Weitere Ursachen sind Tumorkachexie und chronische Streßeinwirkungen, lange Ruhigstellung, besonders posttraumatisch (Inaktivitätsatrophie).

Die *Therapie* ist kausal mit Anabolika, Vitaminen, Calcium, Hormonen, medikomechanischer, vor allem Bewegungstherapie.

Entzündliche Erkrankungen

Wirbelosteomyelitis typhosa

- Typhöse Infektionsmanifestation, wie jede hämatogene Wirbelosteomyelitis im Wirbelkörper beginnend.

Typisch ist die über die Bandscheibe auf die Nachbarkörper übergreifende Entzündung, die mit Ankylose ausheilt.

Morbus Paget (s. S. 171)

Morbus Bechterew-Strümpell-Marie (Spondylarthritis ankylopoetica)

- Dem rheumatischen Formenkreis zuzuordnende chronisch-entzündlichprogredient verlaufende Erkrankung der kleinen Wirbelgelenke und der Wirbelsäulenbänder, die in 25 % auch periphere Gelenke befällt.

Nach subklinischer Veränderung der Iliosakralfugen manifestiert sich die Versteifung in den kleinen Wirbelgelenken der BWS, dann in den Hüft- und Schultergelenken und in der HWS und BWS. Die Versteifung basiert auf der Verkalkung und Versteifung der Bänder. Die Erkrankung tritt überwiegend bei Männern auf und wird als Zweitkrankheit im Gefolge von Gonorrhöe, Tuberkulose, Ruhr und chronischen Fokalinfekten aufgefaßt. Offenbar ist jedoch zur Entstehung der Erkrankung eine genbedingte Reaktionsbereitschaft erforderlich.

Symptome: Die klinischen Beschwerden gehen von der zunehmenden Beugeversteifung der Wirbelsäule aus. Der erste röntgenologische Befund ist die verwaschene Grenzlinienkontur der Darmbein-Kreuzbeinsyndesmose. Weitere Symptome sind die beschleunigte Blutsenkungsgeschwindigkeit, Anämie, positive Rheumaserologie, erhöhter Eiweißgehalt im Liquor und Gammaglobulinerhöhung im Serum.

Die *Behandlung* besteht in Butazolidin- oder Amunogaben (tgl. 100 bis 125 mg), ferner Prednison (1 mg/kg Körpergewicht für die ersten Tage, dann zurückgehen auf tgl. 40 mg, nach 14 Tagen auf 5—25 mg tgl. reduzieren: *Erhaltungsdosis*). Ist diese Behandlung effektiv, so kann man auf Volon, Betnesol oder Celestan übergehen. Röntgenbestrahlung und medikomechanische Maßnahmen sind eine wesentliche Unterstützung.

Geschwülste

Gutartige Geschwülste

In der Wirbelsäule begegnen uns Lipome, Fibrome, Osteome und Osteochondrome (vor allem im Wirbelbogen), ferner Zysten, Riesenzellgeschwülste und Hämangiome.

Osteome können Übergröße erreichen und machen deshalb eine rechtzeitige Entfernung erforderlich.

Osteochondrome lassen sich durch Wirbelbogenresektion entfernen, neigen aber zu Rezidiven.

Riesenzellgeschwülste verlangen die Auskratzung des Tumors und Auffüllung des Knochendefektes mit Chips.

Hämangiome finden sich in der Wirbelsäule bei 10 % aller Menschen. Sie sind der Strahlentherapie zugänglich, die jedoch nur bei Größenwachstum angezeigt ist.

Bösartige Tumoren

Der häufigste maligne Befund in der Wirbelsäule ist die *Knochenmetastase.*

Die *Behandlung* beschränkt sich auf Röntgenbestrahlung und Zytostatikagaben und bei Mamma- und Prostata-Karzinommetastasen auf Hormontherapie.

Sarkome: Sie sind in der Wirbelsäule (Ewing- und Retikulosarkome) selten. Nur 1—2 % aller Sarkome siedeln sich hier an.

Plasmozytom (Myelom) (s. S. 163). Die generalisierte Myelomatose macht klinisch primär in der Wirbelsäule Beschwerden.

Symptome und Diagnose (s. S. 159)

Die Diagnose ist mit Elektrophorese (Paraproteinämie), der Immunelektrophorese und der Knochenmarksbiopsie (Sternalpunktion) sicherzustellen. Im Röntgenbild sieht man multiple, später konfluierende Herde, die die Knochenbälkchen allmählich auflösen und den Knochen wie zerfressen erscheinen lassen.

Als *Komplikation* ist die traumatische Kompressionsfraktur zu fürchten.

Die *Behandlung* erfolgt mit Zytostatika (s. S. 163).

Chordom. Der von Chordaresten ausgehende maligne Befund zerstört Lendenwirbelsäule, Schädel und Halswirbelsäule wabenartig und findet sich vor allem beim Jugendlichen. Die Behandlung erfordert zur Druckentlastung die Laminektomie mit nachfolgender Röntgenbestrahlung.

26. Frakturen und Luxationen

Allgemeines

Diagnostik

Die *Diagnostik* des Knochenbruchs basiert auf der Feststellung der Phänomene wie Deformierung, abnormer Beweglichkeit, Krepitation, Schmerzen, Bluterguß und Funktionsausfall, ferner auf der Röntgenuntersuchung, und zwar der Aufnahme in 2 Ebenen mit Einbeziehung beider benachbarter Gelenke; dabei ist auf die Konturen der Kortikalis zu achten. Zu untersuchen ist der Kranke ferner auf lokale Begleitkomplikationen der Muskeln, Gelenke, Sehnen, Nerven und Gefäße. Der Primärbefund ist vor der Reposition in Krankenblatt oder Karteikarte einzutragen.

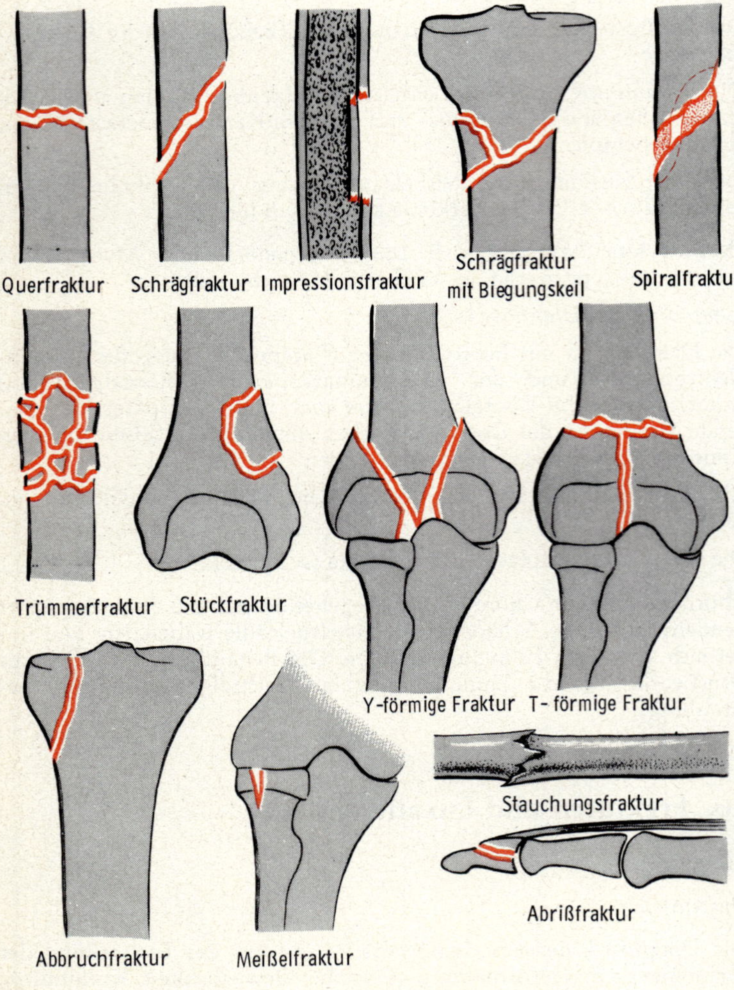

Abb. 26.1 **Frakturtypen**

Tabelle 26.1 **Untersuchungsschema bei Frakturen**

Inspektion auf	Hämatom, Verkürzung, Verlängerung, Achsenstellung und Verdrehung Messung von Fehlstellungswinkeln, Umfang und Länge
Palpation auf	Krepitation
Erhebung des neurologischen Befundes	
Erhebung des peripheren Gefäßbefundes (Oszillogramm), evtl. Arteriogramm	
Funktionsprüfung der betroffenen Region	
Röntgenbild in 2 Ebenen	

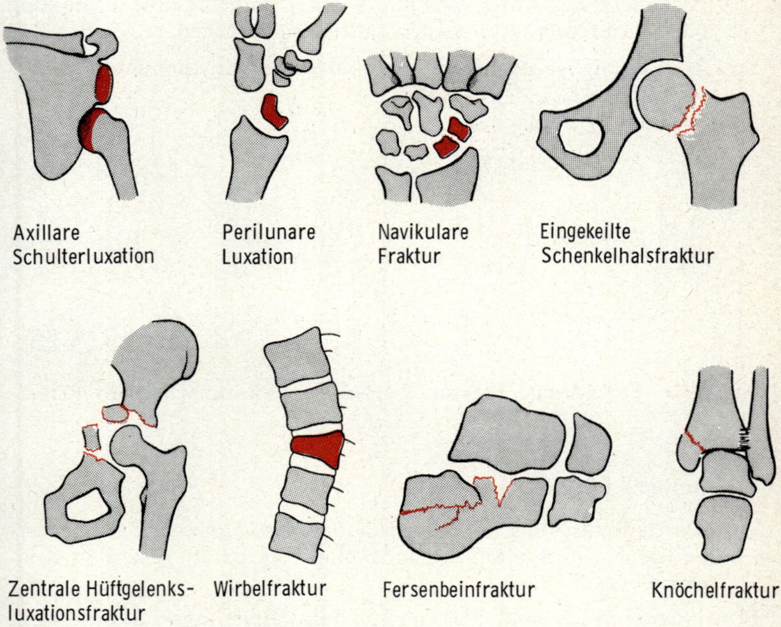

Abb. 26.2 **Häufig übersehene Luxationen und Frakturen** (modif. n. Ehalt)

Fraktureinteilung

Pathologische Fraktur

- Kontinuitätslösung des Knochens ohne adäquates Trauma bei tumorös oder zystisch veränderten oder entkalkten, trophisch gestörten Knochen.

Disponierende *Krankheiten* sind Osteomyelitis, Tuberkulose und Lues. *Zysten und Geschwülste,* die die Bruchneigung erhöhen, sind jugendliche Knochenzysten, Riesenzellgeschwülste und solitäre Knochenzysten, ferner Sarkome und Krebsmetastasen. *Entkalkungsknochen* finden sich bei seniler Osteoporose, Osteomalazie, Osteodystrophia fibrosa cystica und Osteogenesis imperfecta. *Trophische Störungen* treten z. B. bei Nervenleiden mit Lähmungen wie Tabes und Syringomyelie auf.

Schleichende Fraktur (Abb. 26.3)

- Frakturen nach lokalisierter Auflockerung der Knochenstruktur in disponierten Knochenpartien, die durch chronisches Trauma, besondere Belastung (Marschfraktur), pathologische Ermüdung oder nach fehlerhaften Osteosynthesen entstehen.

Ihre *Behandlung* ist die gleiche wie die der traumatischen Fraktur.

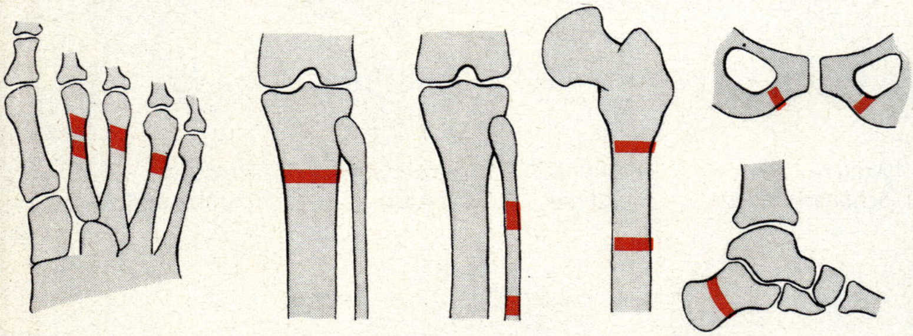

Abb. 26.3 **Schleichende Fraktur.** Typische Lokalisationen (nach REISCHAUER).

Traumatische Fraktur

- Durch direkte oder indirekte adäquate Gewalteinwirkung hervorgerufene Kontinuitätstrennung eines bis dahin gesunden Knochens.

Bruchmechanismen sind Biegungs-, Dreh-, Berstungs-, Stauchungs-, Abscher- und Abrißvorgänge. Der *Biegungsbruch* bewirkt eine Zugspannung an der Konvexität und eine Druckspannung an der Konkavität und führt so zur Dreiecksaussprengung. Am Schädel verlaufen die Bruchlinien dem Äquator parallel. Zum *Abbiegungsbruch* kommt es bei einseitig fixierten Knochenenden, z. B. bei der suprakondylären Fraktur. Der *Drehbruch* ist eine Schrauben- und Spiralfraktur, die besonders am Unterschenkel auftritt. Der *Dreh-Biegungsbruch* ist eine häufige Kombination. Beim *Stauchungsbruch* (Kompression) wirken Kräfte in Richtung der vermehrten Druckspannung, gefolgt von der

Zugspannung. Der *Berstungsbruch* verläuft z. B. am Schädel den Meridianen parallel. *Scher- oder Abscherfrakturen* treten bei gebeugter Gelenkstellung, z. B. der Schienbeinbruch bei gebeugtem Knie auf. Zu *Abrißbrüchen* kommt es infolge vermehrter Muskelgewalt, sie führen zum Abriß des Knochens mitsamt seinem Muskelansatz.

Frequenz und Altersdisposition

Als *unvollständige Brüche* (ohne Dislokation) bezeichnen wir Fissuren und Grünholzfrakturen. Letztere sind bedingt durch den dicken Periostschlauch des Kindes, der die Verschiebung der Bruchstücke verhindert. Bei der *eingekeilten Fraktur* sind die Bruchstücke meist gelenknahe, im vornehmlich spongiösen Bereich, ineinander verkeilt oder eingestaucht und fixiert.

Die *Epiphysenlösung* des Kindes verläuft meist ohne Wachstumsschaden. Knaben sind häufiger betroffen als Mädchen. Die epiphysenkreuzende Frakturlinie und die Epiphysenlösung mit gleichzeitiger Dia- und Epiphysenfraktur führen dagegen zu Wachstumsstörungen.

Der *komplizierte oder offene Bruch* kommuniziert mit der Hautoberfläche.

Die *Verschiebung (Dislokation)* (Abb. 26.4) der Bruchstücke erfolgt entweder durch die Gewalteinwirkung selbst oder durch den Sehnen- und Muskelzug. Der Dislokationsmodus besteht in der Verschiebung ad latum, ad axim, ad longitudinem und ad peripheriam. *Begleitbefunde* sind Blutergüsse, Muskelstörungen und Gelenkbeeinträchtigungen. Die *klinische Symptomatik* basiert auf den *sicheren* Anzeichen wie Deformierung, abnormer Beweglichkeit und Krepitation und

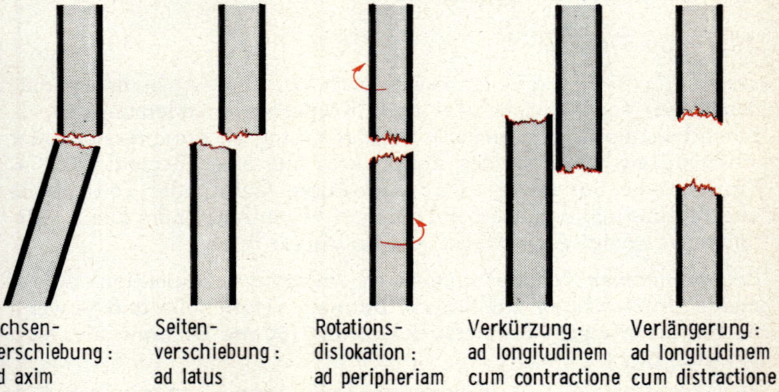

Abb. 26.4 **Typische Frakturdislokationen**

den *wahrscheinlichen* Anzeichen wie Funktionsausfall, Schmerz und Bluterguß.

Der erste Häufigkeitsgipfel der Frakturen ist im 2., der zweite Häufigkeitsgipfel im 3. Dezennium zu erkennen. Folgende Altersdispositionen bestimmter Frakturlokalisationen sind deutlich: z. B. beim Kind die Schlüsselbein-, die Oberschenkel- und die suprakondyläre Oberarmfraktur, im Alter die Radius-, Schenkelhals- und Oberarmkopffraktur. Auch die Geschlechtsabhängigkeit ist signifikant, z. B. tritt die Altersradius- und Altersschenkelhalsfraktur vorwiegend bei Frauen auf.

Allgemeine Komplikationen sind Fettembolie (s. S. 110) und Schock (s. S. 43 ff).

Vorgang der Knochenbruchheilung

- Eine Knochenheilung (Kallus- oder Primärheilung) kann nur nach Ausschaltung jeglicher mechanischer Irritation erfolgen.

Als erstes werden Fibrozyten gebildet. Sie werden geliefert von Periost und Mark (über die HAVERS-Kanäle) sowie vom Bindegewebe der Umgebung. Die Fibrozyten scheiden eine kolloidale Substanz, die sog. interzelluläre Substanz aus. Diese lagert Kalk ein und entwickelt sich zu chondroidem Gewebe, das sich allmählich festigt und zu osteoidem Gewebe wird. Zugkräfte fördern die Bindegewebsneubildung, Druckkräfte fördern die Knochenneubildung, Scher- und Biegungskräfte erzeugen Knorpel. Die Heilungsdauer des Knochenbruchs hängt ab vom Alter des Kranken, von der Frakturlokalisation, von der Art der Fraktur, besonders der Länge der Frakturlinien, von der Vaskularisation der Fragmente, von der Anzahl und Schwere der Nebenverletzungen und der Fixation.

Allgemeine Therapie

Erste Hilfe: 1. 50 mg Dolantin i. v. nach Wirkung (Ausnahme: Schädeltrauma sowie Mehrfach- und Körperhöhlenverletzungen!), 2. Schockbekämpfung (Infusion), 3. Blutstillung — Kompression oder Abschnürung (Fixieren des Zeitpunktes auf einer Begleitkarte), 4. Provisorische Schienung (ohne Reposition, Gefahr der Fettembolie und Blutung), 5. Behutsamer Transport, wenn notwendig alle 30 Minuten für wenige Augenblicke Abschnürbinde lösen.

Erstmaßnahmen bei der stationären Aufnahme. Inspektion: Allgemeine Untersuchung auf Schock, Blutung, Fettembolie und — wenn noch nicht erfolgt — Schmerzbekämpfung (50 mg Dolantin i. v. nach Wirkung),

Flüssigkeitsersatz: I. v. Infusion mit kolloidalen Lösungen (s. S. 73).

Provisorische Ruhigstellung (Abb. 26.5),

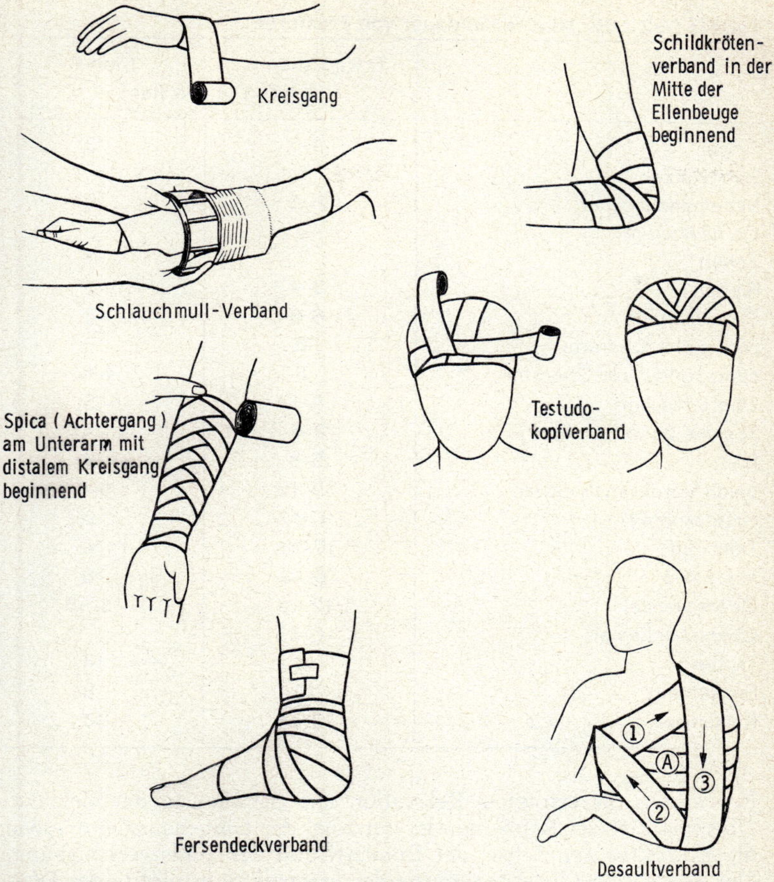

Abb. 26.5 **Chirurgische Verbandstechnik.** Hauptverbände.

Röntgendiagnostik erst nach Schockbekämpfung, danach Entscheidung, ob Reposition unter Durchleuchtung und Fixation oder operative Behandlung (Osteosynthese).

Grundsätzliches zur Frakturbehandlung

Ein allgemeingültiges Behandlungsschema gibt es nicht. Jede Fraktur bedarf der eigenständigen Therapie. Diese basiert auf 1. der Einrichtung (Reposition), sie hat *sofort* zu erfolgen, 2. der ununterbrochenen Ruhigstellung bis zur endgültigen knöchernen Heilung, 3. der aktiven Bewegung der nicht betroffenen Gelenke und Muskelpartien.

Tabelle 26.2 **Die Mindestheildauer von Frakturen**

	Erwachsene (Zeit in Wochen)	Kinder
Finger	4–6	3
Handwurzel	6	
Mittelhandknochen	6–8	6
Os naviculare	13	
Zehen	3	3
Rippen	3–4	3
Schlüsselbein	6–8	4
proximaler Oberarm	6	6
suprakondylärer Oberarm	8	4–6
Oberarmschaft	8–12	6
Speiche (loco typico)	3–6	4
Elle	5–8	6
beide Vorderarmknochen	10–12	6–8
Unterschenkel	10–12	6
Tibiakopf	10–18	6
Malleolus	6–10	6
Oberschenkel	12–16	8–10
Oberschenkelhals	16–20	
Wirbel	16	14
Beckenring	16	8
Kalkaneus	12–15	10

Reposition: Sie erfolgt in Relaxation und Semiflexion der Gelenke. Oberstes Ziel der Reposition ist zunächst der Längenausgleich sowie die Korrektur der Achse, der Rotation und der Seitenverschiebung. Die Adaptation (die Annäherung der Fragmente) erfolgt in der Wei-

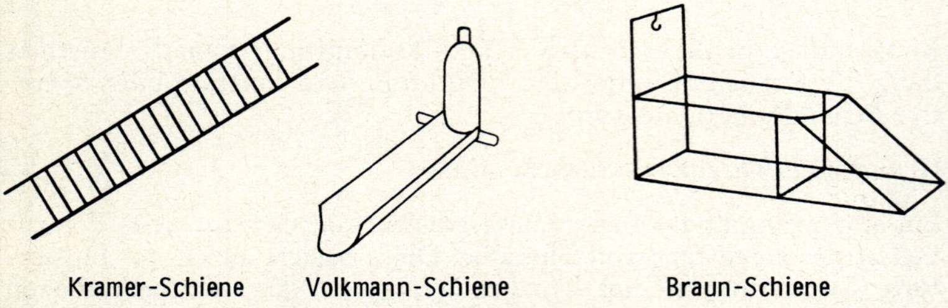

Abb. 26.6 **Fixationsschienen für Extremitäten**

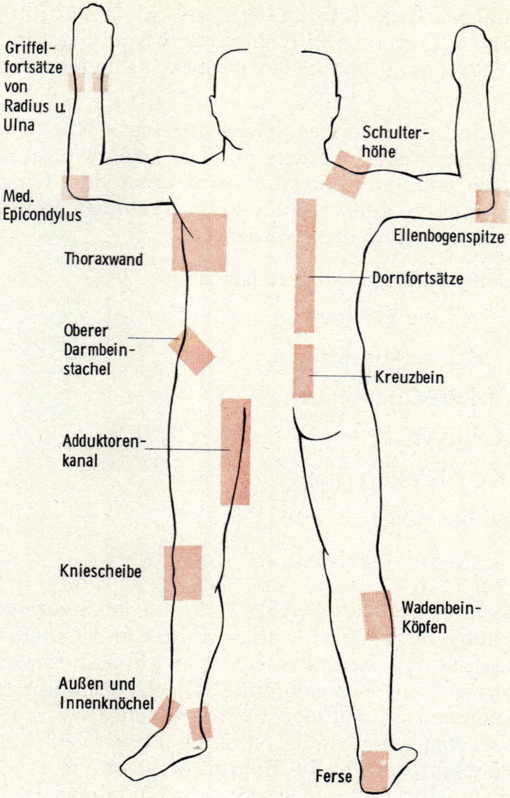

Abb. 26.7 **Druck- und Auflagestellen,** die bei Gipsanlage und längerer Bettruhe gepolstert werden müssen.

se, daß das periphere Fragment an die Stellung des zentralen angeglichen wird. Hauptrepositionsmechanismus ist der Zug. Bei Brüchen der oberen Extremität kann die Reposition mit Zug von Hand erfolgen. Bei Brüchen der unteren Extremität und kurzen Knochen wie Tibiakopf und Kalkaneus erfolgt sie mit Drahtextension. Die Reposition wird unter Röntgenkontrolle mit dem Bildwandler durchgeführt. Die Wiederherstellung der axialen Position, der Länge und der Ausgleich eines Rotationsfehlers ist bei der Extremitätenfraktur wichtiger als der Ausgleich der Seitenverschiebung. Eine Verschiebung um $^3/_4$ Schaftbreite ist klinisch ohne Bedeutung.

Ruhigstellung: Die reponierte Fraktur wird bei starker Schwellung auf einer Schiene, anderenfalls im Gips und bei damit nicht gewährleisteter Fixation im Dauerzug in Kombination von Gips und Zug oder besser noch mit operativer Osteosynthese ruhiggestellt (Abb. 26.8 u. 26.9).

Der *Gipsverband* wird ungepolstert angelegt. Nur Gelenke und druckempfindliche Stellen werden mit Filz oder Watte abgepolstert (Abb. 26.7). Bei empfindlicher Haut wird unter dem Gips ein Zinkleimverband angelegt. Der nach frischen Traumen angelegte zirkuläre Gips muß sofort gespalten werden.

Folgende *Gelenkstellungen* sind zu beachten:

Finger: Beugestellung 80 Grad

Handwurzel: leichte Dorsalflexion

Ellbogen: 90 Grad Mittelrotation

Schulter: 45 Grad Abduktion

Hüfte: 45 Grad Abduktion

Knie: 10 Grad Beugung

Sprunggelenk: Rechtwinkelstellung

Drahtextension mit Dauerzug (Abb. 26.8): Sie ist angezeigt, wenn der Gips die Stellung nicht hält, meist bei Ober- und Unterschenkelbrüchen. Zu beachten ist die sukzessive Gewichtsreduzierung, andernfalls verzögert sich die Kallusbildung. Die Lagerung erfolgt bei der Unterschenkelextension auf der Braun-Schiene. Bei starker Extension ist ein Gegenzug notwendig. Komplikationen der Dauerextension sind die Pseudarthrose und die Bohrdrahtosteomyelitis. Die Kombination von Extension und Gipsfixation ist bei labilen Frakturen, insbesondere multiplen Stück- oder Trümmerfrakturen, notwendig.

Osteosynthese (Abb. 26.9): Sie stellt die operative, d. h. blutige Fixation der Fragmente dar und kann je nach Frakturform Lagerungs-, Übungs- oder Belastungsstabilität erreichen. Vorteile der operativen Knochenbruchbehandlung sind: Bessere Fragmentstellung, Vermeidung von Gelenkversteifung, kürzere Heilungsdauer. Gefahren bei fehlerhafter Osteosynthese sind: Osteomyelitis und Pseudarthrose. Die Osteosynthese wird durchgeführt 1. mit operativer Verhakung der Fragmente, 2. mit Drahtumschlingung — bei langen oder schrägen Flötenschnabelbrüchen —, 3. mit Platten und Schrauben (AO [Arbeitsgemeinschaft für Osteosynthese]), 4. mit der Marknagelung a) Schenkelhals- und Küntscher-Nagel, b) Rush-pin (Dreipunkte-Fixation) bei Querbrüchen, 5. mit Zuggurtung (Knöchel-, Patella- und Olekranonfrakturen).

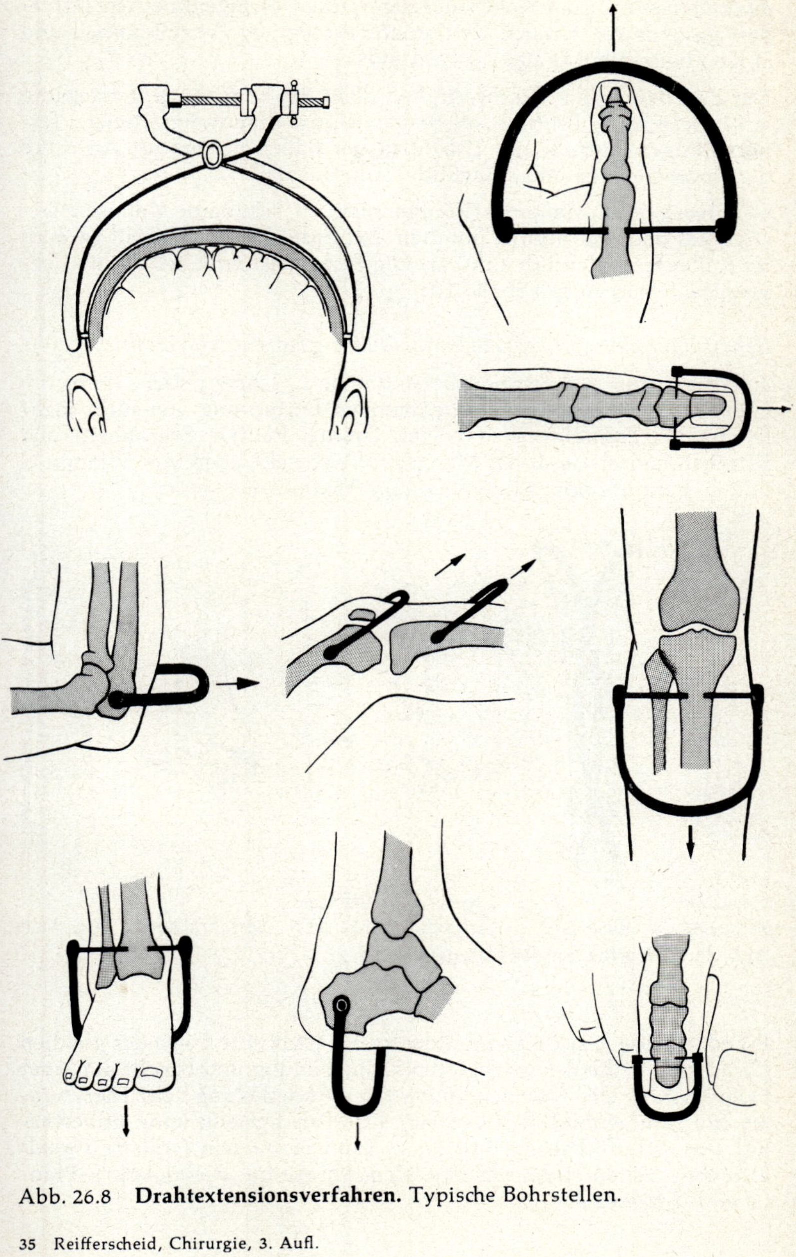

Abb. 26.8 **Drahtextensionsverfahren.** Typische Bohrstellen.

Knochenersatz: Zum Knochenersatz werden a) Eigenknochen (erfordert gesonderten Eingriff an Entnahmestelle), b) Fremdknochen und c) Knochenzement (Palakos) verwandt.

Der *Beurteilung der Bruchfestigkeit* dient die klinische Untersuchung auf Federn sowie Prüfung auf Biegungs- und Stauchungsschmerz, ferner Röntgenkontrolle auf Durchbau der Bälkchenstruktur, Anschluß der Knochenenden und schließlich Kallusausmaß.

Verzögerte Kallusbildung. Röntgenologisch sichtbarer Kallus verfestigt sich nach der normal üblichen Zeit nicht. Der Bruchspalt ist auch im Kallus noch deutlich sichtbar. Die Fraktur ist schmerzhaft und beweglich. Ursachen s. Abb. 26.10.

Behandlung der verzögerten Kallusbildung (offene Markhöhle)

1. Fortsetzung der Fixationsbehandlung, 2. Isometrische Übung im Gips, 3. Bei infizierten Knochenwunden Entfernung von nicht mehr fixierenden Fremdkörpern (Nägel, Drähte, Platten, Schrauben) und Knochensequestern, 4. Bei Mangelstoffwechsel Gaben von Vitamin C und D, Parathormon, Mineralien und Anabolika.

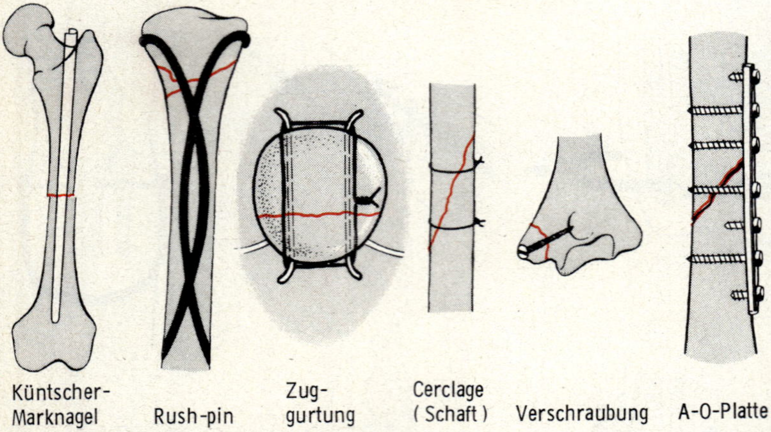

Abb. 26.9 **Verfahren der Osteosynthese**

Pseudarthrose (Falschgelenkbildung). Sie ist oft die Folge der gleichen Ursachen wie die der verzögerten Kallusbildung und beruht auf einer Sklerosierung der Fragmentenden mit „Abdeckelung" der Markhöhlen (im Röntgenbild nachweisbar). Das Falschgelenk kann unbeweglich sein (straffe Pseudarthrose), es kann mobil sein (schlaffe Pseudarthrose). Selten bildet sich eine Neoarthrose mit Pseudokopf, -Pfanne und -Synovia aus.

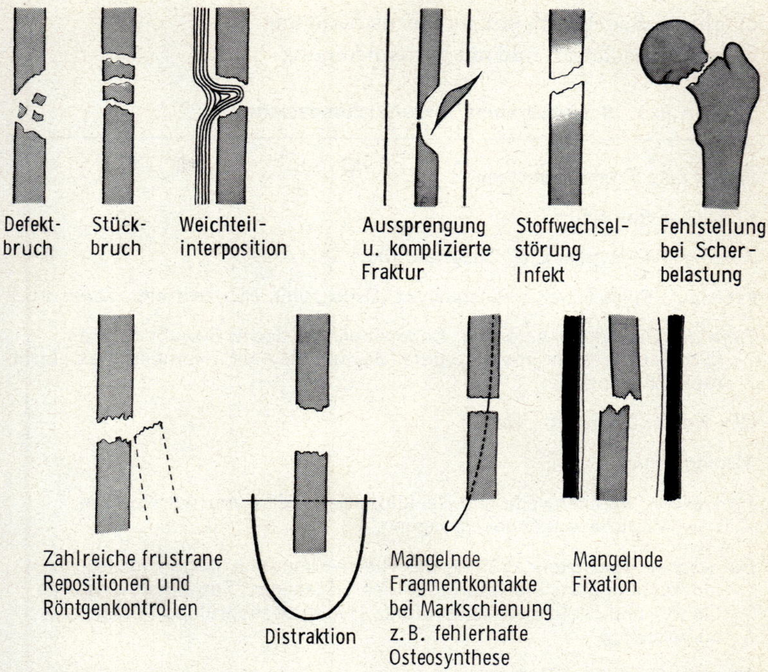

Abb. 26.10 **Ursachen der verzögerten Knochenbruchheilung und der Pseudarthroseentstehung**

Behandlung: Operative Anfrischung und Druckosteosynthese mit Marknagel, Platte oder Spananlagerung.

Nachbehandlung der Fraktur

Sie hat wegen der Gefahr der SUDECK-Dystrophie schmerzlos zu erfolgen und besteht in aktiven Bewegungsübungen, Unterwassermassage, Wechselbädern, Packungen, Massage der frakturfernen Muskelpartien, Zinkleimverbänden, Hautpflege, Einlagen, Ausgleichsport und allgemeiner Rehabilitation des Verletzten.

Schädeltrauma

Das Schädeltrauma kann verlaufen

a) ohne Schädelbruch und ohne Hirnschädigung
b) mit Schädelbruch und ohne Hirnschädigung

c) ohne Schädelbruch und mit Hirnschädigung
d) mit Schädelbruch und mit Hirnschädigung

Tabelle 26.3 **Schädeltrauma, Untersuchungstechnik**

Eigen- oder Fremdanamnese

Klinischer Befund:

Atmung: Atemtypus, z. B. Cheyne-Stokes

Kreislauf: Pulsfrequenz, Pulsqualität (Druckpuls), RR, zentraler Venendruck

Tiefe der Bewußtseinsstörung: Benommenheit, flache Bewußtlosigkeit (Schmerzreaktion positiv), tiefe Bewußtlosigkeit (Kornealreflex, Lichtreaktion erloschen)

DD: Koma (Diabetes, Urämie)

Meningismus

Hirnnerven: Pupillenweite und Reaktion, Seitendifferenz der Pupillen, unwillkürliche Augenbewegungen

Bei wachen Verletzten: Prüfung des Riechvermögens, Augenmuskelinnervation, Sensibilitätsprüfung des Trigeminus, Fazialisprüfung, Gehör- und Gleichgewichtsprüfung, Hypoglossusprüfung (Zungenabweichung)

Motorik: Tonus und Reflexe

Sensibilität: Berührung, Schmerz, Temperatur

Zusatzmaßnahmen:

Röntgen:

Schädel und Schädelbasis, Orbita
Echoenzephalographie
EEG
Karotisangiographie
Lumbalpunktion
Probebohrung

Laboruntersuchungen sofort: Hb, Hämatokrit, Blutgruppe, Kreuzblut

später: Elektrolyte, Säure-Basen-Haushalt, Blutzucker, Rest-N, Urinsediment

Schädelbruch (ohne Hirnschädigung) (Abb. 26.11 u. 26.12)

- Nach der *Lokalisation* unterscheiden wir den Kalotten- und Basisbruch; nach der *Bruchform* den Spalt- oder Fissurbruch, den

Stückbruch, den Lochbruch und den Impressionsbruch; nach dem *Entstehungsmechanismus* den Biegungs-, Berstungs- und den Schußbruch.

Symptome: Der geschlossene Kalottenbruch ist allein klinisch von der Schädelprellung nicht zu unterscheiden. Erst das in 2 Ebenen angefertigte Röntgenbild erhärtet die Diagnose. Eine Ausnahme bildet lediglich die tastbare Impressionsfraktur. Sie ist andererseits oft schwer gegen ein Kopfschwartenhämatom (Randwall) abzugrenzen.

Die Symptome der unkomplizierten, ohne Hirnschädigung verlaufenden Schädelbasisfraktur sind das doppelseitige Lid- und Konjunktival- oder Brillenhämatom und das Hämatom über Mastoid und im Rachen. Im Röntgenbild ist die Basisfraktur nur selten zu verifizieren.

Die *Behandlung* ist im Prinzip konservativ. Nur der um Tabuladicke dislozierte Impressionsbruch wird operativ gehoben und Knochensplitter werden entfernt.

Hirnverletzung oder -schädigung

Wir unterscheiden die *gedeckte* oder *geschlossene* (s. Tab. 26.5) und die *perforierende* oder *offene Hirnverletzung* oder *-schädigung* sowie die *komplizierte Hirnschädigung.*

Gedeckte Hirnschädigung

- Bei geschlossenem Schädel durch Schleuder- und Contre coup-Mechanismus entstandene Hirnverletzung.

Wir untergliedern diese geschlossene oder gedeckte Hirnschädigung nach ihren prognostischen Gesichtspunkten (Tönnis und Loew). Dabei werden Art und Ausmaß der Verletzung nach der Rückbildungsgeschwindigkeit der Ausfallserscheinungen beurteilt (s. Tab. 26.4).

Symptome der traumatischen Hirnschädigung sind retrograde Amnesie, Übelkeit, Erbrechen, Schwindel, Kopfschmerz, Bewußtlosigkeit, neurologische Ausfälle, vegetative Störungen mit Kreislauf-, Temperatur-, Wasser- und Mineralhaushalt-, Blutzucker- und Grundumsatzveränderungen.

Die Mehrzahl der Hirnverletzungen geht ohne Komplikationen einher und wird in die herkömmlichen Definitionsgruppen der Commotio oder der Contusio cerebri eingeordnet.

Commotio: Reversibles klinisches Bild ohne Herdzeichen.

Contusio: Herdausfälle unterschiedlicher Schweregrade (s. Tab. 26.6), zunehmender Hirndruck.

Die *Behandlungsmaßnahmen* richten sich nach der Schwere der Verletzung.

Der *Leichtverletzte* wird nur mit Bettruhe, Flüssigkeitsersatz, Osmotherapie und Bilanzierung des Mineralhaushaltes behandelt. Bei moto-

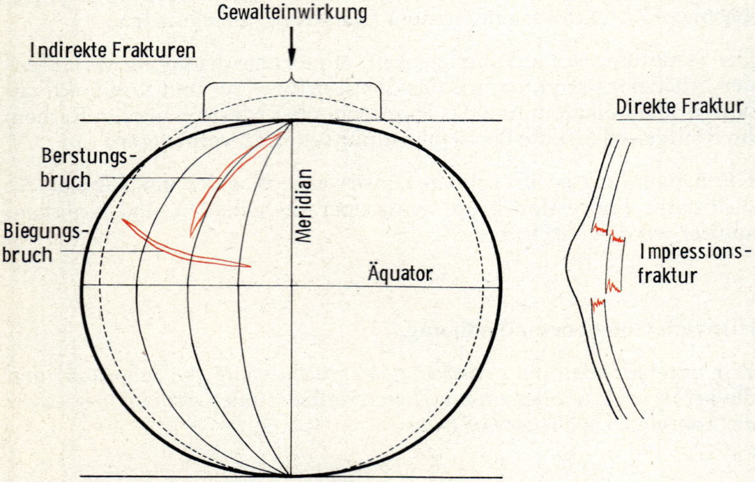

Abb. 26.11 **Schädelbruch.** Indirekte und direkte Frakturen.

rischer Unruhe: Valium i. v. oder Sedierungscocktail: 25 mg Dolantin und 25 mg Atosil + 1 mg Atropin, dazu vegetative Blockade mit Hydergin (0,5 mg) oder Pendiomid (in 2- bis 3stündigen Abständen zu wiederholen). Bei Hyperthermie physikalische Abkühlung. Ferner wird auf Puls, Atmung, Bewußtseinslage, Pupillen und neurologische Befunde geachtet. Zweck der Beobachtung ist die rechtzeitige Erkennung von sekundären Hirnschädigungs-Komplikationen (Hirndruck) – *Zweiphasenverlauf* mit sekundärer Bewußtlosigkeit nach freiem Beginn oder *Dreiphasenverlauf* mit wiedereintretender Bewußtlosigkeit nach freiem Intervall –. Sie hat über 24–48 Stunden zu gehen.

Beim *Schwerverletzten (Einphasenverlauf* mit anhaltender Bewußtlosigkeit) sind als erste Hilfsmaßnahmen die Schaffung freier Atemverhältnisse – evtl. Mund-zu-Mund-Beatmung –, Absaugung und O_2-Beatmung, Intubation oder Tracheotomie und u. U. Herzmassage, Stabilisierung des Kreislaufs, d. h. Schockbekämpfung mit Blutersatz erforderlich. Erst danach detaillierte Diagnostik mit neurologischer Befunderhebung, Röntgenuntersuchung (Schädelübersicht und Karotisangiogramm) sowie Elektro- und Echoenzephalogramm. Das Ergebnis entscheidet über das weitere Vorgehen. Therapie bei Hirndruckanzeichen s. unten.

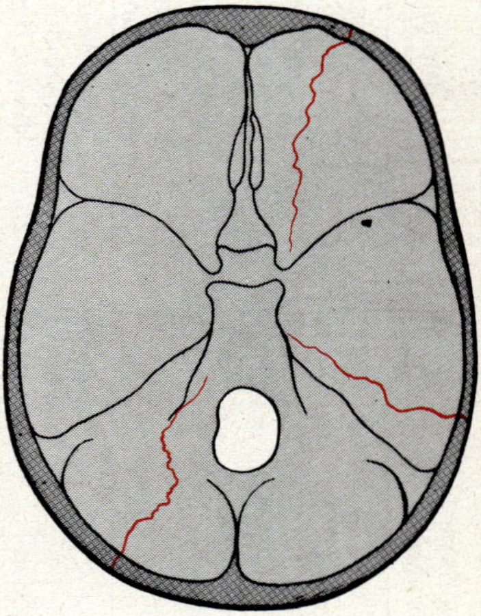

Abb. 26.12 **Schädelbasisbruch.** Typischer Frakturlinienverlauf.

Perforierende oder offene Hirnschädigung oder -verletzung (s. Tab. 26.5)

- Komplizierter Schädelbruch mit Duraverletzung in Form von Impressions-, Schuß- und Perforationsbruch, wozu auch die Basis- und Frontalfrakturen mit Eröffnung der Nasennebenhöhlen gehören.

Die Diagnose ist meist ohne Problematik. Basis- und Nebenhöhlenfrakturen erkennt man am Blut-, Hirnbrei- und Liquoraustritt sowie am Röntgenbild.

Behandlung: Aus Gründen der Infektionsprophylaxe ist die unverzügliche Behandlung erforderlich. Die Basisfraktur ohne Nasennebenhöhlenverletzung wird antibiotisch behandelt. Bei allen Duradefektverletzungen, insbesondere wenn sie mit bakteriell besiedelten Nachbarsystemen Verbindung haben, ist nach Entfernung von Hirnsequestern, Absaugen des Hämatoms oder Ausräumung mitverletzter Nasennebenhöhlen die Duranaht und Plastik notwendig.

Die komplizierte Hirnschädigung (s. Tab. 26.5)

- Sowohl im Verlauf geschlossener als auch offener Hirnschädigungen auftretende, zusätzliche, lokale Verletzungsfolgen (Hirndruck, Substanzschäden).

Tabelle 26.4 **Schweregradeinteilung des traumatischen gedeckten Hirnschadens**

Schweregrad	Bewußtlosigkeit	psychische Veränderungen	vegetative Regulationsstörungen	neurologische Ausfälle	Spätfolgen
I	0 bis 1 Std.	Verwirrtheit Unruhe Automatismen Bis zum 4. Tag	Blutdruckabfall Pulsanstieg evtl. Veränderungen der Homöostase Bis 4 Tage	Bis zum 4. Tag sensible und motorische Zeichen	Wenn keine Restitution Subjektive Beschwerden wie Kopfschmerzen und Schwindel u. U. Wochen bis Monate andauernd
II	0 bis 24 Std.	Bis zur 3. Woche	Bis 3 Wochen	Periphere Herdsymptome bilden sich bis zur 3. Woche zurück	Kopfschmerz Schwindel klingen bei 80 % in spätestens 2 Jahren ab
III	bis 1 Woche	Länger als 3 Wochen	Meist über 3 Wochen nachweisbar	Herdzeichen länger als 3 Wochen vorhanden	Meist dauernde Beschwerden und Hirnleistungsausfälle
IV	über 1 Woche	Bleibend	Monate nachweisbar	Bleibende schwere neurologische Ausfälle	Dauernde Hirnleistungsschwäche, psychische Beeinträchtigung und subjektive Beschwerden, evtl. posttraumatische Epilepsie

Wir erkennen sie an dem unmittelbar oder nach freiem Intervall in Erscheinung tretenden Bewußtseinsausfall, den Pupillenveränderungen und spastischen Plegien. Ursächlich kommen hierfür entweder ein sekundäres Hirndruck- oder Kompressionssyndrom (s. S. 552) oder eine primäre Hirnzerstörung oder Stammhirnblutung, eine unfallbedingte Atem- und Kreislaufstörung, eine traumatisch bedingte Temperatursteigerung und eine mit Schock einhergehende Fettembolie in Frage. Grundsätzlich orientiert sich unsere Diagnostik in erster Linie am *Hirndruck als gefährlichster und häufigster Komplikation* (s. Tab. 26.6). Er ist die Folge eines am 3. Tage auftretenden Hirnödems oder einer nach 24 Stunden manifest werdenden intrakraniellen Blutung. Nur die extreme Notsituation des akuten Hirndrucks ändert die Reihenfolge (s. Tab. 26.3) der diagnostischen und therapeutischen Maßnahmen; denn hierbei ist die unverzügliche Druckentlastung mit Trepanation erforderlich (Abb. 26.13).

Tabelle 26.5

A) **Gedeckte Hirnschädigung**

1. Ohne Komplikationen (Commotio cerebri)
2. Mit Komplikationen

Frühkomplikationen		Spätkomplikationen
Substanzschäden: (Kontusion)	Kortikale Ausfälle Stammkontusion Enthirnung	Hirnschädigung I–IV: s. Tab. 26.4 Aneurysma nach Gefäßzerreißung der Karotis oder des Sinus cavernosus Hirnnarbe nach Substanzschäden mit Epilepsie
Raumbeengung: (Kompressio s. Tab. 26.6)	Optikus-, Fazialisschaden Hirnödem oder intrazerebrales, epi- oder subdurales Hämatom	

B) **Offene Hirnschädigung**

Immer mit Komplikationen einhergehend

Frühkomplikation	Intermediärkomplikation	Spätkomplikation
Quetschung (Impression)	Hirnödem	Neurologische Ausfälle
Substanzverlust	Empyem	Liquorfistel
Liquoraustritt	Enzephalitis	Epilepsie
Äußere Blutung	Liquorfistel	Abszeß Hirnleistungsschwäche

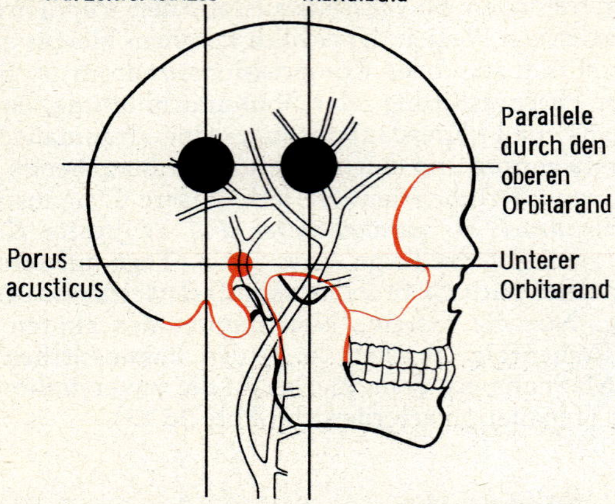

Abb. 26.13 **Lokalisation des intrakraniellen, posttraumatischen Hämatoms zur Trepanation** (KRÖNLEIN)

Tabelle 26.6 **Compressio cerebri**
Entwicklungs- und Verlaufsstadien
Behandlung: Operative Dekompression

Stadien einteilung	Pathogenese	Symptome
I Stumm	Initiales Ausweichen des Temporallappens in Tentoriumschlitz	Keine
II Drohende Enthirnung	a) Bei weiterer Druckzunahme quetscht Temporallappen den N. oculomotorius an Clivuskante ab und b) klemmt Mittelhirn in Tentoriumschlitz ein	Einseitige oder seitengleiche Pupillenstarre. Diff.-Diagn.: Okulomotoriusschaden durch Schädelbasisfraktur Bewußtseinsstörung, kontralaterale spast. Parese Diff.-Diagn.: Kontusionsdelir
III Enthirnung (Großhirn)	Weitere Kompression von Okulomotorius und Mittelhirn in Kleinhirnloge (Anoxie)	Beiderseitige Pupillenstarre Bewußtlosigkeit Streckkrämpfe
IV Enthirnung (Großhirn und Medulla oblongata)	Konsekutive Inkarzeration der Kleinhirntonsillen in großes Hinterhauptsloch mit Schädigung der Medulla oblongata	Lähmung von Atem- und Kreislaufzentrum

Meningitis

Die traumatische Meningitis ist meist Folge des offenen Schädeltraumas. Wir weisen sie am leukozytenhaltigen oder bereits makroskopisch eitrigen Liquor nach, den wir mit Lumbalpunktion gewinnen.

Die Behandlung besteht in der wiederholten Lumbalpunktion mit Liquorluftaustausch und Antibiotikainstillationen sowie in sofortiger, hochdosierter intravenöser Penicillintherapie bis zum Eintreffen des Antibiogramms.

Wirbelsäule

Wirbelbrüche (Abb. 26.14 u. 26.15)

Allgemeines

Entstehungsmechanismus: Ursache einer Wirbelsäulenverletzung ist selten die direkte Gewalt. Häufiger sind indirekt einwirkende Stauchungstraumen infolge Sturz aus größerer Höhe auf Gesäß oder Kopf, ferner Gewalteinwirkungen in Form von Drehung, Biegung und Überstreckung. Stauchungstraumen mit Überbeugung führen zur Keilfraktur, während die Überstreckungsfraktur und das Wirbelabrutschen seltenere Verletzungsfolgen sind.

Die **Einteilung** orientiert sich an den anatomischen Veränderungen. Danach unterscheiden wir folgende *Verletzungsarten:*

1. Wirbelkörperbruch ohne Bandscheibenverletzung
2. Wirbelkörperbruch mit Bandscheibenverletzung
3. Kompressionsbruch mit Verletzung der Bandscheiben, der Gelenkbänder, der kleinen Gelenke und der Wirbelbögen
4. Verrenkungsbruch
5. Bogenbruch
6. Bruch der Gelenk- oder Querfortsätze
7. Distorsion
8. Luxation ohne Bruch

Die *funktionelle Einteilung* der Wirbelbrüche unterscheidet die *stabilen* Frakturen von den *instabilen* Frakturen. Zur letzteren gehört der gleichzeitige Bruch von Wirbelkörper, Bandscheibe, Gelenkfortsatz und Bogen sowie die Luxationsfraktur.

Die *Diagnose* fußt auf der typischen Vorgeschichte, der Untersuchung in Rücken- oder Bauchlage auf fester Unterlage und der lokalen Untersuchung mit Betasten und Beklopfen der Dornfortsätze. Ein Vorsprung der Dornfortsätze findet sich bei Überbiegungsbrüchen, eine relative Kyphose sehen wir bei Halswirbel- und Lendenwirbelbrüchen, eine Skoliose bei seitlichem Wirbelkörpereinbruch, eine Stufe beim Verrenkungsbruch.

Eine weitere Prüfung ist der Fernstauchungsschmerz. Sein negatives Ergebnis schließt zwar eine Fraktur nicht aus, spricht aber für eine stabile Fraktur.

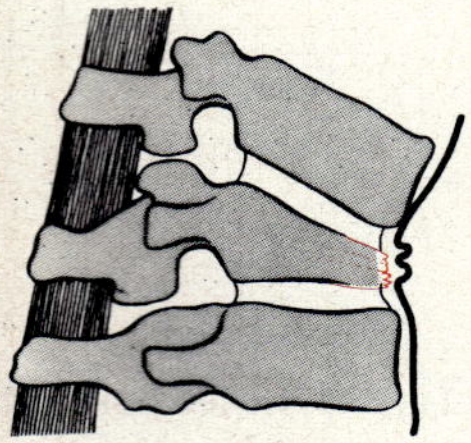

Abb. 26.14 **Wirbelkörperfraktur.** Stabiler Wirbelbruch; keilförmiger Kompressionsbruch.

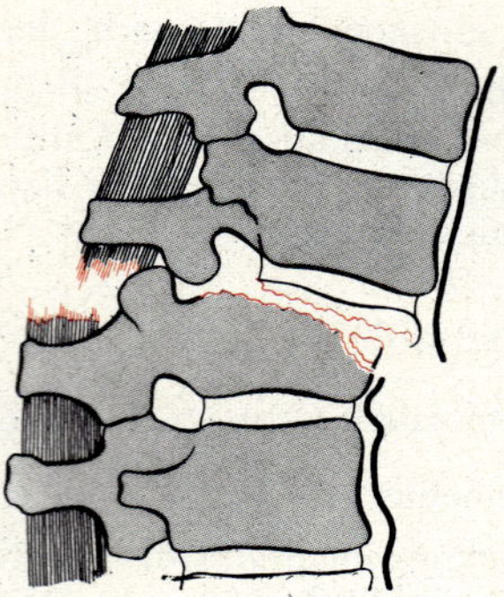

Abb. 26.15 **Wirbelkörperfraktur.** Instabiler Wirbelbruch: Deckplatten- und Vorderkantenbruch, Bänderzerreißung, Luxation der Wirbelgelenke, dabei meist Medullaverletzung.

Der Erhebung des neurologischen Befundes folgt die Röntgenuntersuchung mit ausgeblendeter Zielaufnahme, Vergrößerungsaufnahme, Schrägaufnahme der kleinen Gelenke, u. U. auch Spezialaufnahmen von Atlas und Epistropheus, bei Bogenbrüchen Schichtaufnahmen und schließlich Funktionsaufnahmen.

Behandlung: Wirbelkörperbrüche *ohne* wesentliche *Deformierung* werden auf harter Unterlage mit Brett unter der Matratze für 6 Wochen ruhiggestellt. Ab 3. Woche wird in Bauchlage mit Widerstandsübungen und Massage begonnen. Bei *Wirbelkörperdeformierung* ist jedoch die feste Bettruhe für 12 Wochen erforderlich. Die Ausheilungszeit bis zur Belastungsfähigkeit beträgt beim Wirbelkörperbruch insgesamt 3–4 Monate.

Eine *besondere Behandlung* verlangt der *mit Keilbildung und Begleitfrakturen* einhergehende Wirbelkörperbruch. Eine der Behandlungsmöglichkeiten ist die so früh wie möglich ausgeführte Aufrichtung nach Böhler im ventralen oder dorsalen Durchhang (Abb. 26.16). Der Durchhang muß etwa eine Stunde eingehalten werden. Dann wird ein schwachgepolstertes Gipskorsett angelegt, das vorne der Symphyse und dem Brustbein und hinten der Wirbelsäule aufliegt. Bei Brüchen *ab mittlerer Brustwirbelsäule* muß auch der Kopf mit in die Fixation einbezogen werden. Dauer der Gipsfixation 5 Monate. Während dieser Zeit funktionelle Therapie mit Aufstehen, Gewichtetragen und

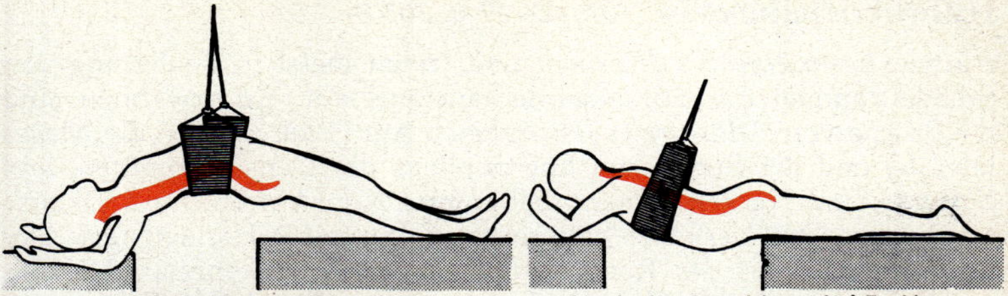

Abb. 26.16 **Durchhangbehandlung der Lendenwirbelsäulenfraktur** (BÖHLER).

Gymnastik der Extremitäten. *Kontraindiziert* ist das Verfahren des ventralen Durchhangs bei allen Hyperextensionsfrakturen, bei Abbrüchen der Hinterkanten und bei Luxationsfrakturen. *Indiziert* ist der Durchhang bei Brüchen des Brustwirbelkörpers 12, des Lendenwirbelkörpers 1 mit Keilform und Achsenknickung der Wirbelsäule um 15—20 Grad, ferner bei Frakturen des jüngeren Menschen ohne degenerative Veränderungen der Wirbelsäule.

Ein anderes Behandlungsverfahren ist die *Lagerung des Kranken* mit *Kyphoseausgleich* und sofortiger funktioneller Behandlung. Sie ist indiziert bei stabilen Frakturen (s. o.), bei Keilwirbeln mit weniger als 15 Grad Achsenknickung, bei Frakturen der unteren Lendenwirbelsäule, bei Frakturen der mittleren bis oberen Lendenwirbelsäule, bei älteren Menschen jenseits des 50. Lebensjahres, bei Fettleibigen und bei Patienten mit degenerativen Wirbelsäulenveränderungen.

Komplikationen: Die bei Wirbel- und Verrenkungsbrüchen auftretenden Lähmungen basieren auf Nervenwurzelverletzungen, einem Kauda- oder Rückenmarkschaden und vegetativen Störungen des Truncus sympathicus. Die Schäden können das Rückenmark total und partiell betreffen. Die *totale* Querschnittslähmung infolge Quetschung oder Hämatomyelie ist *irreparabel.* Bei inkompletter Querschnittslähmung ist die spontane Rückbildung möglich. Die Wirbelfraktur mit Nervenläsion erfordert einen äußerst vorsichtigen Transport in die Klinik. In der Klinik kann man sich bei totalem Querschnitt auf die lordosierende Lagerung beschränken, man kann extendieren oder auch laminektomieren. Die Laminektomie kann sofort oder erst nach Anzeichen einer Besserung, also ab 3. oder 4. Tag durchgeführt werden. Wichtig sind die Vorbeugung eines Dekubitus, das Legen eines Blasendauerkatheters und die wiederholte Einlaufbehandlung, besonders wegen der durch den Rückenmarkschock oder die Sakralmarkschäden bedingten Blasen-Mastdarm-Störungen. In späteren Stadien ist die Blasen-Heber-Drainage zum Blasentraining angezeigt.

Halswirbelsäulenbrüche (Abb. 26.17 u. 26.18)

machen *besondere Bruchformen* und treten meist in Begleitung von Schädeltraumen mit Schleudermechanismus auf. Zu erwähnen sind die Brüche von *Atlas und Epistropheus.* Am *Atlas* brechen die Massa lateralis und der Bogen, am Epistropheus der Dens. *Symptome und Befunde* sind Nackenschmerz, behinderte Kopfdrehung und Okzipitalschmerz. Der Verletzte hält seinen Kopf mit 2 Händen fest. Der Bruch ist nur auf der Röntgenschichtaufnahme erkennbar. Die *Behandlung* besteht in GLISSON-Schlingenzug, Crutchfield-Zwinge (s. Abb. 26.8) von 1 kg oder Gipskrawatte für 6 Wochen. Danach wird für 4 Wochen eine SCHANZ-Wattekrawatte angelegt.

Der *Bruch des Dens epistropheus* entsteht beim Schleudertrauma des Schädels durch Stauchung, Überbeugung oder Überstreckung. Die Fraktur ist meist kombiniert mit der Atlasluxation nach vorne. Selten sind Rotations- und seitliche Verschiebungsbrüche. Bei der Atlasluxation schützt der Densabbruch das Rückenmark vor der Zerquetschung (Abb. 26.17 u. 26.18). Die *Symptome* des Densbruches sind schmerzhafte Nackensteife, Nacken- und Okzipitalschmerz und Schluckbeschwerden. Bei der Röntgenaufnahme darf keine Funktionseinstellung vorgenommen werden. Die *Behandlung* besteht in der Zugreposition mit GLISSON-Schlinge. Nach 4 Wochen wird für weitere 4 Monate ein Kopf-Hals-Brustgips oder ein Kunststoffkopfhalteapparat angelegt. Die *Gefahr* und *Komplikation* der Epistropheusfraktur ist die Spätdislokation oder Pseudarthrose des Dens mit Medullakompression. Sie führt zum plötzlichen Exitus. Bei wiederholten, flüchtigen Rückenmarksymptomen kann die knöcherne Fixation der Dornfortsätze I. II, III gegeneinander notwendig werden.

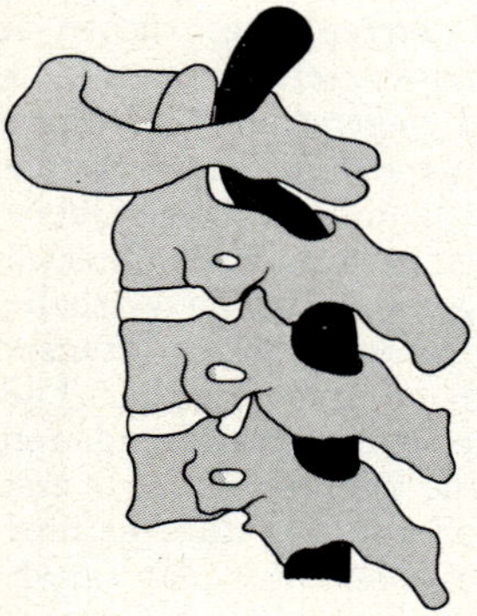

Abb. 26.17 **Luxation des Atlas ohne Densfraktur.** (Immer tödlich!)

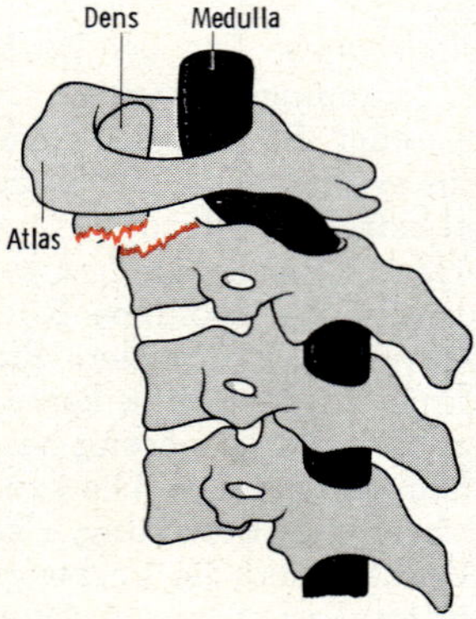

Abb. 26.18 **Luxation des Atlas mit Densabbruch.**

Frakturen der mittleren Halswirbelsäule

entstehen durch Hyperflexion und sind meist mit Bogenbrüchen kombiniert. Der Bruch kann a) mit Bogenbruch, b) mit Luxation der Gelenkfortsätze und Verhakung, c) mit Rückenmarkläsion (Hyperthermie und Exitus nach wenigen Tagen) einhergehen. Das Röntgenbild zeigt die klaffenden Dornfortsätze. Die *Behandlung* besteht in Extension und Reposition im Dauerzug mit der CRUTCHFIELD-Kopfklammer (Abb. 26.8). Nicht reponible Verhakungen der Gelenkfortsätze erfordern die operative Lösung.

Isolierte Bogenbrüche

entstehen durch direkte Gewalteinwirkung infolge Auftreffens scharfkantiger Gegenstände. Ihre Heildauer beträgt etwa 3—6 Monate. Eine Komplikation ist die Dislokation mit Rückenmarkkontusion.

Gelenkfortsatzbrüche

sind oft schwer zu erkennen, meist führen sie zu hochgradigem lokalen Schmerz mit Ausstrahlungen in das Wurzelgebiet. Als *Komplikation* kann das Intervertebralloch eingeengt werden, was die operative Erweiterung erforderlich macht.

Querfortsatzbruch

In isolierter Form findet er sich meist nur im Bereich der Lendenwirbelsäule. Er macht einen lokalen Spontan- und Druckschmerz. Im Röntgenbild ist er leicht erkennbar. Nach 8 Tagen Bettruhe, Einreiben mit DMSO und 8tägiger medikomechanischer Behandlung ist die Arbeitsfähigkeit wiederhergestellt.

Dornfortsatzbrüche

entstehen durch erhöhten chronischen und akuten Muskelzug. Vorzugsweise betroffen sind der 1. Lenden- und der 7. Halswirbelkörper. Auf protrahierter Entstehungsweise beruht der Ermüdungsbruch des Dornfortsatzes. Als Ermüdungserkrankung (Schipperkrankheit) ist er eine pathologische Fraktur. Die Behandlung besteht in 6wöchiger Arbeitsruhe und lokaler DMSO-Einreibung.

Kreuzbein- und Steißbeinbrüche

entstehen durch direkte und indirekte Gewalteinwirkungen. Das *Kreuzbein* bricht meist in Höhe des 3. Sakralwirbels mit querverlaufender Bruchlinie. Symptom ist der Sakralwurzelschaden mit typischer Reithosenanästhesie. Im Röntgenbild ist die Bruchlinie oft schwer zu erkennen. Die Behandlung besteht in 4wöchiger Bettruhe. Der *Steißbeinbruch* entsteht durch direktes, lokal einwirkendes Trauma, meist beim Sturz aufs Gesäß. Dabei reißt die fibröse Verbindung zum Kreuzbein, das Steißbein knickt in ventraler Richtung ab und es kommt zum heftigen lokalen Schmerz. Die Diagnose ist mit der bimanuellen rektalen und sakralen Palpation zu stellen. Die *Behandlung* besteht in der Reposition, der lokalen Injektion von Impletol und Kortison und dem Aufgeben von DMSO. Als Spätzustand resultiert die Kokzygodynie: ein Steißbeindauerschmerz.

Pathologische Wirbelbrüche

- Schleichend verlaufendes Zusammensintern der Wirbelkörper durch chronische Traumatisierung und Ermüdung sowie Atrophie (Kümmell).

Als Atrophieursachen kennen wir die hormonelle Atrophie der Menopause, die primäre Osteoporose, die Osteomalazie und die Ostitis deformans. Weitere pathologische Wirbelfrakturen entstehen auf dem Boden von Tumoren wie Hämangiomen, Sarkomen, Myelomen, Karzinommetastasen und fortgeleiteten Entzündungen (z. B. Tuberkulose).

Wirbelverrenkungen

kommen eigentlich nur an der Halswirbelsäule vor. Hier kennen wir die *Atlassubluxation ohne Densfraktur*, die eine vorsichtige Reposition erfordert, ferner die häufige Luxation der mittleren Halswirbelsäule. Die *Dislokation* kann eine Subluxation sein, ferner ein Reiten der Gelenkfortsätze oder eine Verhakung. Meist ist damit eine Verletzung der Zwischenwirbelscheiben verbunden. Die Behandlung erfolgt mit Reposition im Glisson-Zug in Relaxation. Bei Verhakung der Gelenkfortsätze ist die blutige Reposition evtl. mit Knochenfusion durch Spongiosablock oft unumgänglich.

Die *Subluxation der Halswirbelsäule* ist eine traumatisch bedingte Partialsubluxation der Wirbelkörper infolge der Läsion von Gelenkbandapparat und Bandscheibe. Im Funktionsröntgenbild ist der Befund im Gegensatz zur chiropraktisch angehbaren Wirbelblockade deutlich sichtbar. Die Symptome sind der traumatische Schiefhals mit akuter Bewegungssperre. Die *Behandlung* besteht in der Reposition unter Zug in Relaxation und anschließender medikomechanischer Nachbehandlung. *Differentialdiagnostisch* ist der rheumatische Schiefhals abzugrenzen, der auf Wärmebehandlung und Butazolidingaben anspricht.

Distorsionen

treten meist im Verlauf von Schädeltraumen auf und sind Ausgangspunkt vegetativer Störungen, die oft mit der Commotio verwechselt werden. Lokal finden sich ein paravertebraler Druckschmerz, druckempfindliche Dorn- und Querfortsätze, ein Schulter-Arm-Syndrom, eine Dislokation eines Dornfortsatzes und ein Hartspann der Halsmuskulatur. Die Behandlung besteht in der medikomechanischen Therapie der Muskulatur und nach klinischem und röntgenologischem Ausschluß einer knöchernen oder Gelenkverletzung anschließender chiropraktischer Reposition.

Rippen

Rippenfrakturen

entstehen als Biegungsbrüche entweder aufgrund indirekter oder direkter Gewalteinwirkung. Die seitlich auf den Thorax treffende Gewalt führt zu paravertebralen oder parasternalen Rippenserienbrüchen. Mehrfachfrakturen einer Rippe nennt man Rippenstückbrüche.

Symptome sind der Kompressionsschmerz, die Krepitation und der posttraumatisch sofort auftretende Atemschmerz.

Komplikationen sind Rippenserienfrakturen mit Verkürzungsdislokation, instabilem Thorax und Ateminsuffizienz, ferner die Zwerchfellruptur, die Zerreißung einer Interkostalarterie (Hämatothorax) und die Anspießung der Lunge (Pneumothorax, Ventilpneu, Haut- und Mediastinalemphysem [s. S. 245 ff]). Eine weitere Komplikation

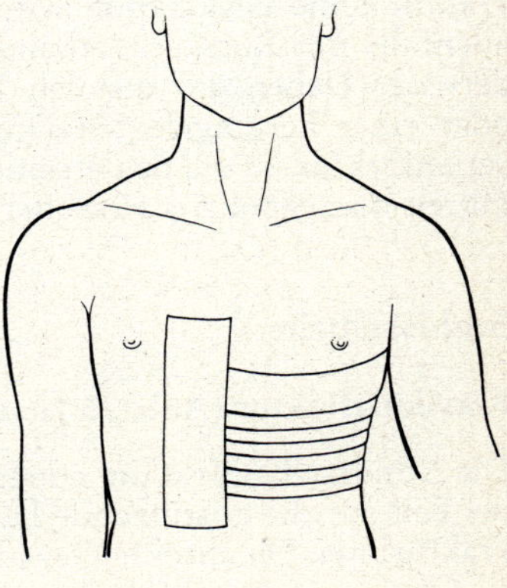

Abb. 26.19 **Rippenfraktur.** Dachziegelverband mit breiten Heftpflasterzügen. Ventral und dorsal auf der gesunden Seite mit Längszug verankert.

ist die Kontusion und Kompression des Thorax *(subkonjunktivale Stauungsblutung)* mit Kontusionspneumonie und Atelektasen.

Therapie (Abb. 26.19): Die Behandlung der Rippenfraktur ohne Komplikationen besteht im Dachziegel-Heftpflasterverband oder Thoraxgurt, ferner Leitungsanästhesie oder Analgetika. Die Heilungsdauer beträgt 4–6 Wochen.

Differentialdiagnostisch ist ein subperiostales Rippenhämatom abzugrenzen. Typisch für diesen Befund ist der erst 8–14 Tage nach dem Trauma auftretende Schmerzhöhepunkt.

Komplizierte Rippenfraktur

Sie ist eine Thoraxverletzung und erfordert eine Spezialbehandlung (s. S. 242 ff).

Brustbein

Sternumfraktur

Der *Entstehungsmechanismus* beruht auf direkter Gewalteinwirkung von Stoß und Schlag (Steuerrad-Kompressionstrauma). Die Frakturlinien verlaufen quer zwischen Manubrium und Korpus und bewirken bei Mobilität des distalen Fragmentes besonders bei Mehrfachfrakturen die Sternum*impression*. *Symptome* sind der lokale Schmerz, Hämatombildung, Dyspnoe, mechanische und schmerzbedingte Atembehinderung und bei gleichzeitigen Rippenfrakturen die paradoxe Atmung. *Komplikationen* sind Verletzungen von Mediastinum, Pleura und Lunge sowie die Contusio cordis und bei gleichzeitigen Rippenfrakturen der instabile Thorax mit seinen Folgen (s. S. 249).

Die *Behandlung* richtet sich nach dem Schweregrad der Fraktur. Die Fraktur ohne Dislokation wird mit einfacher Ruhigstellung im Bett, allenfalls mit Rucksackverband fixiert. Die Impressionsfraktur erfordert das Heben des distalen Fragmentes an einem „Korkenzieher" oder einer herumgelegten Drahtschlaufe. Bei gleichzeitiger Rippenserienfraktur ist die beiderseitige Fixation durch Rippen und Sternum mittels quergebohrter KIRSCHNER-Drähte angezeigt.

Schlüsselbein

Klavikulafraktur (Abb. 26.20 u. 26.21)

Die Schlüsselbeinfraktur entsteht durch indirekte Gewalteinwirkung bei Fall auf die abstützende Hand. Typisch ist die quere oder schräge Frakturlinie. Die direkte Gewalt infolge Schlag scharfkantiger Gegenstände auf das Schlüsselbein führt dagegen zu atypischen Frakturlinien. Immer wird durch den Zug der Armmuskulatur und des M. pectoralis major das laterale Fragment nach kaudal disloziert. Das mediale Fragment wird vom M. sternocleidomastoideus kranialwärts gezogen (Abb. 26.20).

Komplikationen sind Gefäß- und Nervenirritationen. Direkte Verletzungen sind selten.

Die *Diagnose* ist mit der Palpation des Frakturspaltes und dem Nachweis der Fragmentdislokation zu stellen. Der primäre Nerven- und Gefäßbefund muß auf der Karteikarte fixiert werden. *Differentialdiagnostisch* kommen die lateralen und medialen Luxationen des Schlüsselbeins in Frage. Laterale Frakturen sind schwer gegen die akromioklavikulare-, mediale Frakturen schwer gegen die sternoklavikulare Luxation abzugrenzen.

Behandlung (Abb. 26.21): Zur Reposition sind zwei Personen notwendig. Die eine übt mit beiden Händen von dorsal her einen beiderseitigen Schulterzug in dorsaler Richtung aus, wobei sie das Knie gegen die Wirbelsäule stemmt. Die andere Person adaptiert die Fragmente manuell und legt einen Rucksackverband an. Dieser besteht aus einer mit Watte ausgestopften Trikotschlauchbinde. Sie wird so angelegt, daß sie dorsal um den Nacken, dann vorne durch beide Achselhöhlen nach hinten zieht und dort über den Schulterblättern miteinander verknüpft wird. Dann werden Nacken- und Schulterschlaufe durch einen Zügel gegeneinander gezogen. Das Unterpolstern der Achseln mit Wattekissen schützt vor Druckerscheinungen. Der Verband wird nach

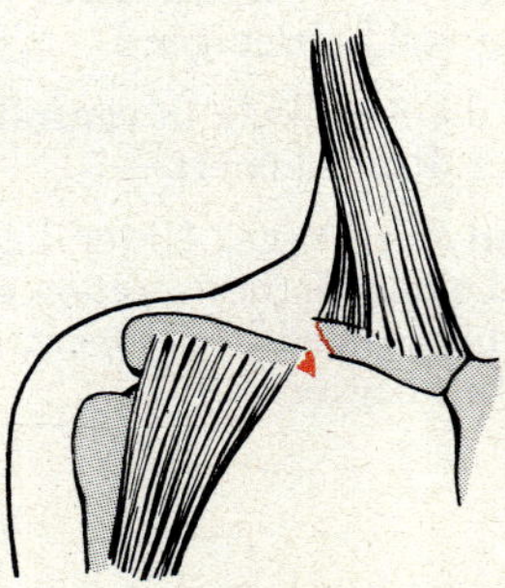

Abb. 26.20 **Schlüsselbeinbruch.** Typische Dislokation infolge von Muskelzügen des M. pectoralis major und des M. sternocleidomastoideus.

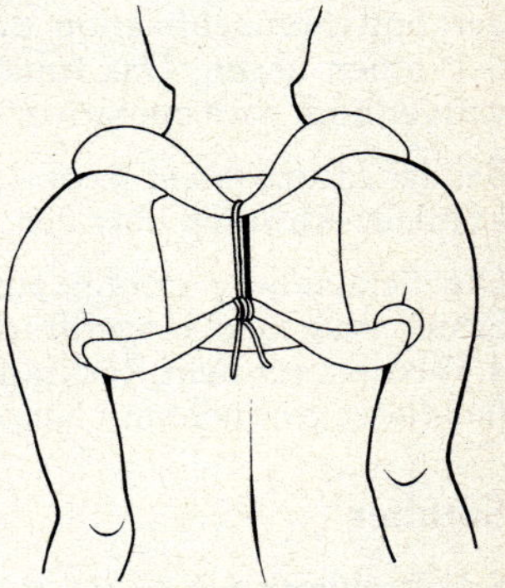

Abb. 26.21 **Schlüsselbeinbruch.** Fixation mit dem Rucksackverband.

24 Stunden das erste Mal und nach 3 und 6 Tagen wiederholt nachgezogen, dann bleibt er etwa 4—5 Wochen liegen. Ein alternativer Behandlungsweg ist die *operative Auffädelung*, Verplattung oder Zuggurtung. Sie ist nur bei komplizierten Frakturen mit Hautdurchspießung, bei Frakturen des lateralen Endes sowie beim akromioklavikularen Gelenkbruch, bei Kompression von Nerven und Arterien, bei extremer kosmetischer Entstellung und schließlich bei Pseudarthrosen angezeigt. Beide Fragmente werden entweder auf einem Marknagel oder Rushpin geschient oder mit Verplattung oder Zuggurtung gegeneinander fixiert.

Eine *Spätkomplikation* ist der Callus luxurians mit Kompression der Nervengeflechte. Letztere bildet sich zwar meist spontan zurück, eine kosmetische Entstellung kann aber bleiben.

Klavikulaluxation

Die akromioklavikulare ist häufiger als die sternoklavikulare Luxation. Die akromiale Luxation führt immer zur Zerreißung des Bandapparates, des Lig. acromioclaviculare oder coracoclaviculare. Das Schlüsselbein ist kranial verschoben, was am „Klaviertasten"-Phänomen nachweisbar ist.

Therapie: Wenn keine allzu große Dislokation und keine komplette Lösung vorliegt, wird für 5 Wochen ein Abduktionsverband oder herunterziehender Heftpflasterzugverband (Olympiaverband) angelegt. Die *operative Behandlung* ist angezeigt bei völliger Zerreißung des Bandapparates. Beide Bänder werden genäht, besser noch ist die Faszienplastik. Klavikula und Akromion werden mit durchgeschlagenem Marknagel gegeneinander fixiert. Eine weitere Möglichkeit ist die Federkopfschraubenfixation durch Klavikula und Korakoid. Sie bleibt 5 Wochen liegen. Das funktionelle *Ergebnis* ist weder nach konservativer noch nach operativer Behandlung voll befriedigend.

Bei der *Luxation am sternalen Ende* ist die Klavikula in ventraler und kranialer Richtung über den Ansatz der 1. Rippe luxiert.

Die *Behandlung* erfolgt auf konservativem Wege. Unter lateralem Schulterzug und Fingerdruck wird in Lokalanästhesie reponiert und 4 Wochen mit dem Rucksackverband ruhiggestellt. Die *operative Behandlung* geschieht mit KIRSCHNER-Draht-Fixation.

Schulter

Schulterblattbruch (Abb. 26.22)

Er kann verschiedene Abschnitte des Knochens betreffen. Der *Körperbruch* ist wegen des umhüllenden Muskelmantels ohne klinische Bedeutung und verlangt lediglich die Ruhigstellung bis zur Resorption des Hämatoms. Nach spätestens 14 Tagen wird mit funktioneller Behandlung begonnen. Der Bruch des Akromion- und Korakoidfortsatzes wird mit dem DESAULT-Verband für 3 Wochen ruhiggestellt.

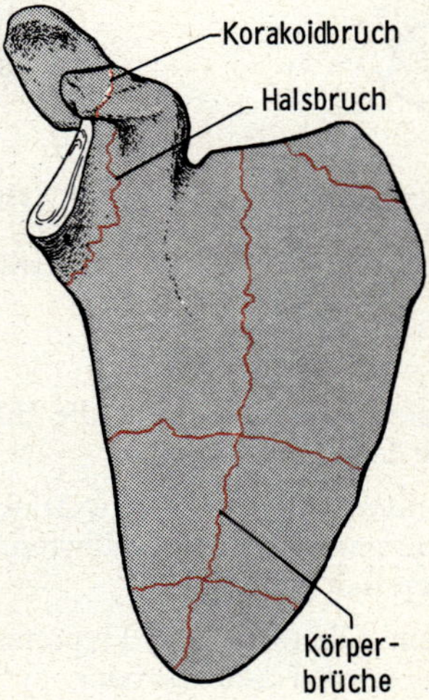

Abb. 26.22 **Schulterblattbrüche**

Schulterblatthalsbruch

Schulterblatthalsbrüche erfordern die Ruhigstellung auf Abduktionsgips für 3 Wochen oder die Halbrohrplattenosteosynthese. *Komplikationen* sind die dislokationsbedingten Nervenschädigungen.

Schulterluxation (Abb. 26.23)

Sie ist im eigentlichen Sinne eine Oberarmluxation und entsteht durch Stauchung des Oberarms in Abduktions-, Außenrotations- oder Hebestellung bei Fall auf Schulter oder Ellenbogen. Begünstigend wirkt sich das Mißverhältnis von Pfannen- und Oberarmkopfgröße aus. Begleitbefunde sind Zerreißungen von Gelenkkapsel und Labrum glenoidale. Die *häufigste Dislokation* ist die Luxatio *axillaris* und die Luxatio *subcoracoidea* oder *infraclavicularis.* Die seltenste Dislokation ist die Luxatio *posterior* oder *infraspinata.*

Symptome sind Schmerz und hochgradige Bewegungseinschränkung, federnde Fixation, Abflachung der Schulter und scheinbare Verlängerung des Armes. Das Röntgenbild in zwei Ebenen ergibt die leere Pfanne.

Komplikationen sind der Abriß des unteren und vorderen Pfannenrandes, der Abriß der Tuberkula und des Processus coracoideus, die

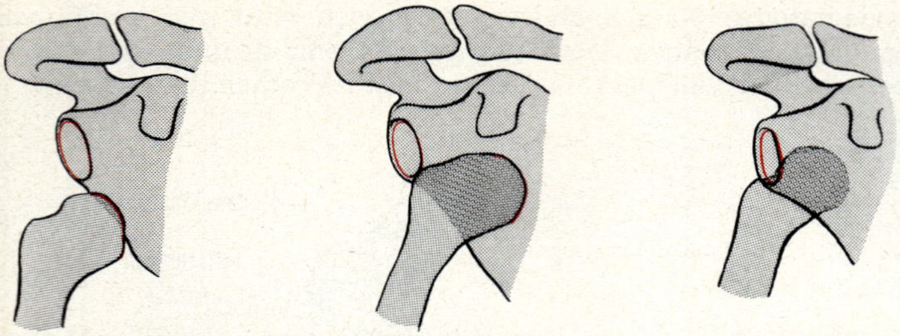

Abb. 26.23 **Schulterluxation**

subkapitale Humerusfraktur, die Infraktion des Oberarmkopfes und die Parese des N. axillaris.

Die *Behandlung* der Schulterluxation besteht in der so früh wie möglich in Kurznarkose durchgeführten Einrenkung. Folgende Techniken sind anwendbar:

1. Zug am Oberarm mit Hypomochlion in der Achsel, entweder im Liegen durch Fußdruck oder im Sitzen auf der gepolsterten Armlehne eines Stuhls.

2. Kocher-Repositionstechnik im Liegen mit folgenden ineinander übergehenden Bewegungsabläufen: a) maximale Adduktion bei gebeugtem Unterarm, dann b) Außenrotation bei Adduktion, c) Elevation in Adduktion und schließlich d) die Innendrehung und Hereindrehung des Kopfes. Danach wird für 3—4 Tage ein Desault-Verband angelegt. Bei Abbruch des Tuberculum majus wird die Schulter für 8—10 Tage ruhiggestellt. Die veraltete Luxation erfordert die operative Reposition.

Die habituelle Schulterluxation ist die Folge wiederholter traumatischer Luxationen, eines Abrisses des Labrum glenoidale oder einer Pfannendysplasie.

Sie erfordert die kausale operative Behandlung mit der vorderen Pfannenrandplastik, bei der ein Knochenspan eingepflanzt oder die Gelenkkapsel mit dem M. subscapularis gerafft wird.

Oberarm

Brüche des proximalen Humerus (subkapitale Fraktur) (Abb. 26.24)

Beim Bruch des Oberarmkopfes unterscheiden wir die Kopftrümmerfraktur, die Kollumfraktur im *anatomischen Hals,* den Abriß des

Tuberculum majus, die *pertuberkuläre Fraktur* und die *Kollumfraktur im chirurgischen Hals* (Abb. 26.24).

Entstehungsmechanismus ist meist der Sturz auf den ausgestreckten Arm oder Ellbogen oder auf die Schulter selbst.

Symptome sind die schmerzhafte Schulterregion, Functio laesa des Schultergelenks, Schwellung und Hämatombildung am Oberarm. Die *Diagnose* wird mit dem Röntgenbild in zwei Ebenen oder einer durch den Thorax geschossenen Achselhöhlen-Aufnahme erhärtet.

Komplikationen sind der ausgedehnte Bluterguß, der bis zum Unterarm reicht und die Druck- und Zerrungsschäden des N. axillaris. Die typische *Dislokation* der Fragmente ist bei der Abduktionsfraktur der in a. p. Richtung nach außen offene Winkel (valgus) und bei der Adduktionsfraktur der nach innen offene Winkel (varus).

Sonderformen der proximalen Humerusfraktur sind die eingekeilte, gestauchte, subkapitale Fraktur sowie die Epiphysenlösung des Kindes.

Behandlung der mobilen Frakturen des proximalen Humerus: Die Reposition erfolgt bei der *Abduktionsfraktur* durch die Adduktion des distalen Humerus über dem als Hypomochlion in die Achsel eingeschobenen Oberarm des Arztes (Abb. 26.25). Nach der Adduktion

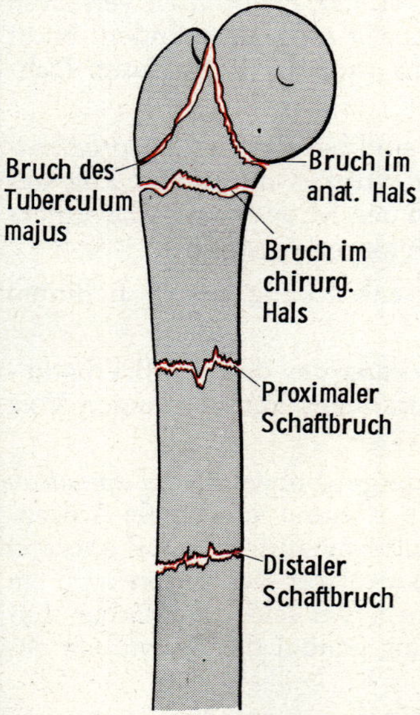

Abb. 26.24 **Oberarmfraktur**

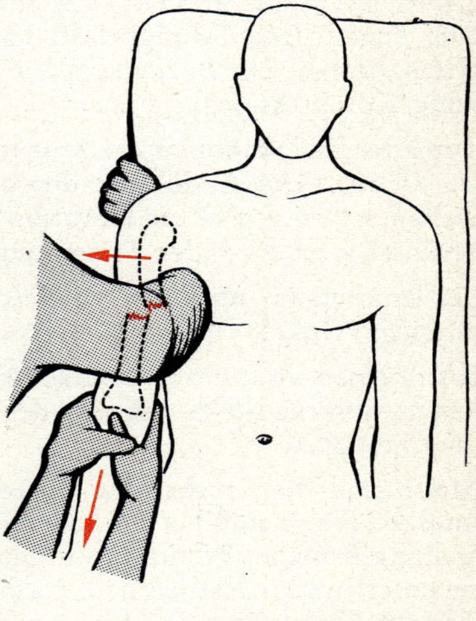

Abb. 26.25 **Oberarmschaftfraktur.** Reposition über Hypomochlion: Unterarm des Repositeurs unter gleichzeitigem Längszug am Unterarm des Verletzten durch Hilfsperson.

wird der Oberarm in Längsachse gezogen. Ist die Reposition gelungen, versucht man die Einkeilung mit Stauchung des gebeugten Ellbogens. Anschließend Gipsfixation in Abduktion für 3—4 Wochen. Gelingt die Reposition oder die Fixation nicht, so ist es beim Jugendlichen besser, den Kopf blutig mit einem Pin, mehreren Drähten, T-Platte oder Schrauben zu fixieren. Die Reposition der *Adduktionsfraktur* erfolgt mit Vorwärts- und Seitwärtsheben des Arms, dann wird der Arm 90 Grad auswärts gedreht und bei rechtwinkligem Ellbogengelenk ein Längszug ausgeübt. Nach der Reposition wird der Oberarm im Abduktionsgips für 3—4 Wochen ruhiggestellt. Ein anderes Verfahren, das besonders für ältere Patienten geeignet ist, ist die *funktionelle Behandlung* mit POELCHEN-Extension, d. h. ein Streckgips mit Gewichtszug in der Hand, oder Hängegips: Der Verletzte wird aufgefordert, bei gebeugtem Oberkörper mit dem Gewicht zu schwingen.

Spätkomplikationen sind die SUDECK-Dystrophie und die Schultersteife, sie treten besonders nach der schlecht reponierten Abduktionsfraktur auf.

Humerusschaftfraktur (Abb. 26.24 u. 26.25)

Entstehungsmechanismus ist die direkte oder indirekte Gewalteinwirkung. Selten entstehen Brüche infolge Zugwirkung des Deltamuskels, des M. pectoralis und M. latissimus dorsi. Die *Bruchlinien* verlaufen quer oder schräg. Schrägbrüche haben meist nur kurze Enden. Nicht selten besteht ein *Begleitschaden* des N. radialis (Zerreißung, Dehnung, Kompression).

Typische *Dislokationen der Fragmente* sind bei Brüchen im *proximalen Drittel:* Die Abduktion des oberen Stückes durch den Zug des Deltamuskels, ferner die Elevation durch den M. pectoralis, das untere Bruchstück ist durch den Trizepszug nach hinten verschoben.

Bei Brüchen im *mittleren Drittel:* Achsenknickung mit nach hinten offenem Winkel.

Bei Brüchen im *unteren Drittel:* Abknickung des distalen Bruchstükkes nach vorne durch den Zug des M. brachialis und der langen Vorderarmbeuger.

Meist sind die Bruchstücke übereinandergeschoben. Die *Reposition* muß die Fragmente bis auf halbe Schaftbreite und in normale Achsenstellung bringen. Wenn dies unblutig nicht möglich ist, muß operativ reponiert und fixiert werden. Nach konservativer Reposition wird ein Thorax-Abduktionsgips für 4—6 Wochen, bei leichten Brüchen nur ein Oberarmgips angelegt; beim Säugling genügt das Anwickeln des gestreckten Armes an den Körper.

Die *stabile Osteosynthese* des Oberarms ist angezeigt bei verzögerter Kallusbildung, insbesondere bei schlecht heilenden Querbrüchen. Sie wird entweder mit HACKETHAL-Bündelnagelung, mit bündigem Marknagel (KÜNTSCHER) oder einer AO-Platte durchgeführt. Spätkomplikationen der Oberarmfraktur sind die Pseudarthrose und infolge von Fragment- oder Kallusdruck die Radialisparese.

Die Pseudarthrose ist die Folge einer in den ersten 4 Wochen instabilen Fixation. Sie erfordert die operative Anfrischung der abgedeckelten Markräume, Spananlagerung oder die operative Fixation der Knochen mit Druckplatte. Die Radialisparese verlangt die Neurolyse.

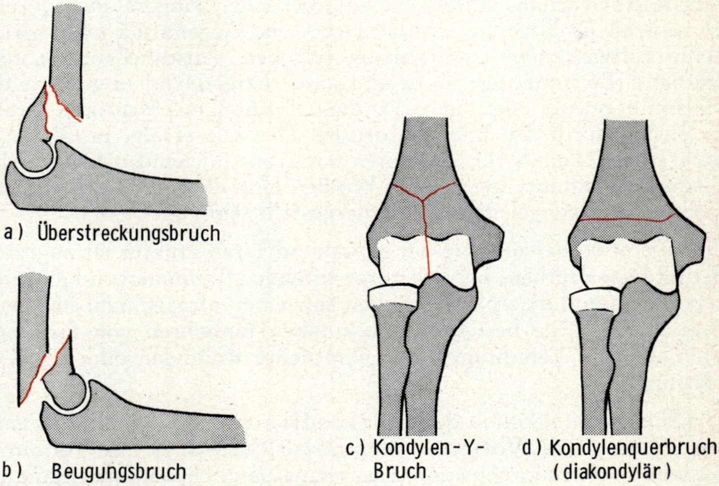

Abb. 26.26 a—d **Suprakondyläre Fraktur**

Suprakondyläre Fraktur (Abb. 26.26)

Eine häufige und komplikationsbelastete Fraktur des Kindes. Ihre beiden Typen sind die *Extensions-* und die *Flexions*fraktur. Die häufigere *Extensionsfraktur* entsteht durch Sturz auf die gestreckte Hand. Die Bruchlinie verläuft von vorne unten nach hinten oben. Die seltenere *Flexionsfraktur* entsteht durch Sturz auf den gebeugten Ellbogen. Die Bruchlinie verläuft von vorne oben nach hinten unten. Besondere Formen der suprakondylären Fraktur sind die trans- oder perkondylären, die Y- und U-Brüche des gelenknahen kondylären Humerus. *Symptome* sind hochgradige Schwellung der Ellbogenregion, eingeschränkte Beweglichkeit und Deformierung des Ellbogengelenkes.

Diagnose: Sie wird mit dem Röntgenbild erhärtet. Die Radialispulse und die Nerven müssen unmittelbar zu Anfang der Untersuchung geprüft werden. Bei der Untersuchung ist die Provokation der Beweglichkeit oder Krepitation zu unterlassen.

Behandlung: Behandlungsziel ist es, die Trochlea an die richtige Stelle zu bringen oder sie wiederherzustellen. Brüche ohne Dislokation werden in einem Kragen-Manschetten-Verband nach Blount für 3–6 Wochen fixiert.

Mit Achsenknickung, Seitenverschiebung, Verkürzung und Verdrehung verschobene Brüche erfordern die Reposition mit Ausgleich der Verkürzung, der Verdrehung und der Achsenknickung mit Zug in Längsrichtung am pronierten Unterarm. Wenn erforderlich, wird die radiale Abweichung mittels des eindrückenden Fingers ausgeglichen. Die dorsale Dislokation wird mit Druck und Gegendruck unter gleichzeitig fortgesetztem Unterarmzug behoben. Anschließend Blount-Verband (Beugung über 90 Grad, traumaseitige Hand an gegenseitige Halsseite gelegt) oder für 3 Wochen Fixation mit Baumann-Draht-Extension durch den Ellbogenfortsatz. Der Zug erfolgt in Oberarmlängsachse. Danach für 2 Wochen Gips, anschließend medikomechanische Behandlung. In wenigen Wochen muß die normale Beweglichkeit des Ellbogengelenkes wiederhergestellt sein.

Die *operative Behandlung* der suprakondylären Fraktur ist angezeigt bei offenen Brüchen, bei gelenkzerstörenden Trümmerbrüchen, nicht reponiblen und fixierbaren Brüchen sowie bei intraartikulär liegenden Bruchstücken. Sie besteht im perkutanen Einbohren von Fixationsdrähten, dem Verschrauben abgebrochener Kondylen oder der Verplattung.

Die *Hauptkomplikation* der suprakondylären Fraktur ist die *ischämischen Kontraktur* (Volkmann-Kontraktur) (s. S. 510). Ihre Verhütung besteht in der Frühreposition, Faszienspaltung, Hämatomausräumung oder der Arterienplastik.

Die *Gefahren des radialen Kondylenabrisses* sind Pseudarthrose und Ulnarislähmung. Letztere kann bei kindlicher Fraktur als Folge der Hypervalgisierung noch nach 10 Jahren auftreten.

Der *mediale Kondylenabriß* ist meist die Folge einer Ellbogenluxation und kann, wenn er im Gelenk interponiert ist, die Reposition verhindern. In diesem Fall und bei Ulnarisirritation muß er operativ reponiert und fixiert werden.

Ellbogen

Ellbogenluxation

Entstehung durch Sturz auf den ausgestreckten Arm, der zur typischen Verschiebung des Olekranons nach dorsal und proximal führt. Seltener ist die Dislokation nach seit- oder vorwärts. Eine Ausnahme ist die nur bei Kindern vorkommende divergierende Luxation, d. h.

die Verschiebung der Ulna nach vorne und die Verschiebung des Radius nach dorsal.

Die *Diagnose* wird mit dem Röntgenbild in 2 Ebenen, dem Nachweis der federnden Fixation und der typischen Dislokation der Ellbogenspitze gestellt. *Differentialdiagnostisch* abzugrenzen ist die suprakondyläre Fraktur.

Behandlung: Reposition in Narkose mit Zug am überstreckten Unterarm in Längsrichtung und anschließende Beugung. Danach für einige Tage Gipsschienung in Beugestellung.

Olekranonbrüche

entstehen durch Fall auf den gebeugten Ellbogen infolge Sturz auf die Hand bei überstrecktem Ellbogengelenk. Die Frakturlinie verläuft meist quer.

Die *Behandlung* besteht in der operativen Fixation des Fragmentes mit Zuggurtung, Spongiosazugschraube oder bei Mehrfachfraktur mit Halbrohrplatte.

Bruch des Kronenfortsatzes

Die Entstehung beruht auf dem gleichen Unfallmechanismus wie die Luxation und tritt auch hierbei als Begleitverletzung auf.

Die *Behandlung* kleiner Absprengungen wird funktionell durchgeführt. Ein größeres Fragment muß angeschraubt werden. Bei verbliebener Bewegungseinschränkung oder Pseudarthrosenentstehung ist die Exstirpation des abgebrochenen Fragmentes erforderlich.

Unterarm

Schaftbrüche der Elle

Entstehungsmechanismus ist die direkte Gewalteinwirkung durch Schlag und Stoß auf die abwehrende Elle (Parierfraktur). Die Frakturlinie verläuft quer.

Die *Behandlung* besteht in der Osteosynthese mit AO-Platte oder Marknagel oder für 10–12 Wochen mit einem Oberarmgips in Beugestellung, der die Fingergrundgelenke einschließt.

Spätkomplikation ist die Pseudarthrose, die die operative Fixation erfordert.

Biegung der Elle (MONTEGGIA-Fraktur) (Abb. 26.27)

Proximale Ellenschaftfraktur mit ausgesprengtem Dreieck und gleichzeitiger Luxation des Radiusköpfchens nach vorne. Sie kann zum *Druckschaden des N. radialis* führen. Die Behandlung erfolgt durch Osteosynthese mit konischem Ellenmarknagel oder Platte oder konservativ mit Reposition: Bei gebeugtem oder supiniertem Unterarm wird das Radiusköpfchen mit dem Daumen hereingedrückt. Anschließend für 8 Wochen Oberarmgips in Beugestellung.

Radiusköpfchenfraktur (Abb. 26.28)

Frakturen am *oberen Radiusende* in Form von Köpfchen- und Halsfrakturen kommen meist bei Kindern vor.

Entstehungsmechanismus: Fall auf die Hand. In Streckstellung bricht der hintere, in Beugestellung der vordere Kopfanteil, bei Abduktion entsteht die Meißelfraktur. *Erkennbar ist die Fraktur* am lokalen Druckschmerz und an der schmerzhaften Bewegungseinschränkung.

Die *Diagnose* wird mit dem schräg zur Radiusachse aufgenommenen Röntgenbild erhärtet. Die typische Fragmentstellung ist die Dislokation nach lateral und vorne.

Die *Behandlung* erfolgt mit der Reposition unter Bildwandlerkontrolle. In maximaler Streckung wird das Fragment mit dem Finger hereingedrückt oder perkutan mit Pfriem reponiert. Für 3 Wochen wird dann in Beugestellung im Gips fixiert. Ist die Reposition auf diese Weise nicht möglich, muß operativ vorgegangen werden. Dies geschieht entweder mit der Stiftbolzung (gekreuzte KIRSCHNER-Drähte), mit Verschraubung, einem in den Gelenkspalt eingebrachten Knochenspan oder der Entfernung des Köpfchens (kindliche Fraktur ausgenommen).

Eine oft übersehene Traumafolge (Hochzerrung am Ärmchen) ist die **Radiusköpfchensubluxation** (CHASSAIGNAC) oder **Pronation doulou-**

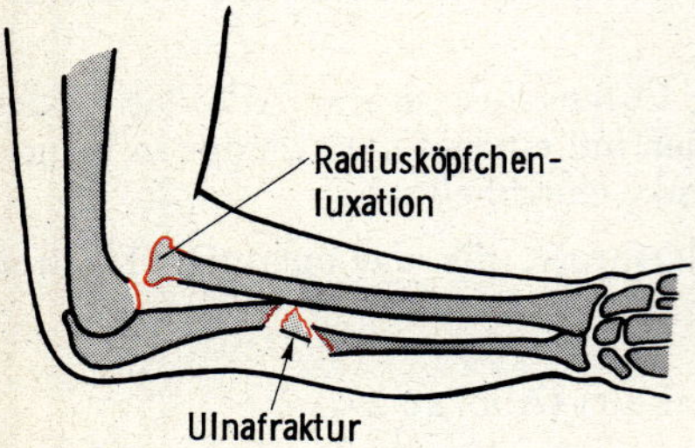

Abb. 26.27 MONTEGGIA-**Fraktur**

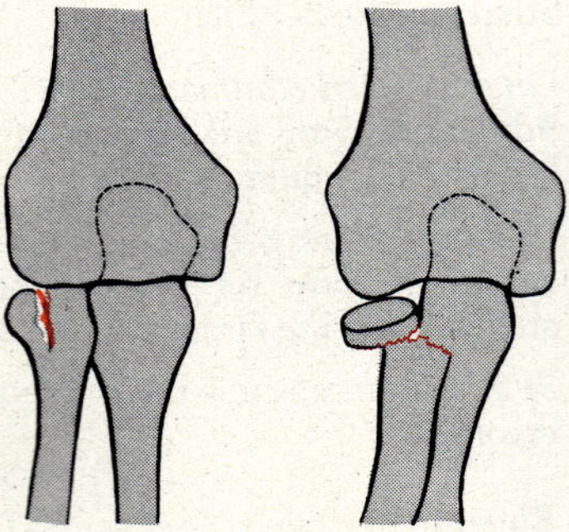

Abb. 26.28 **Radiusköpfchenbrüche**

reuse des Kleinkindes. *Symptom:* Schonhaltung und starker Schmerz. *Behandlung:* Streckung, schnelle Supination mit Eindrücken des Köpfchens ohne Narkose.

Doppelte Unterarm- oder Vorderarmschaftbrüche (Abb. 26.28)

entstehen durch Schlag auf den Unterarm oder Biegungsbeanspruchung bei Fall auf die Hand. Der Radius bricht in der Mitte, die Ulna im mittleren oder unteren Drittel. *Typisch ist die Dislokation* ad peripheriam, d. h. das zentrale Fragment steht in Supination, das distale Fragment in Pronation. Frakturen der Ulna sind oft kompliziert.

Behandlung: Unter Zug und Drehung gelingt die *Reposition* meist leicht. Anschließend Fixation von Unter- und Oberarm in Mittelstel-

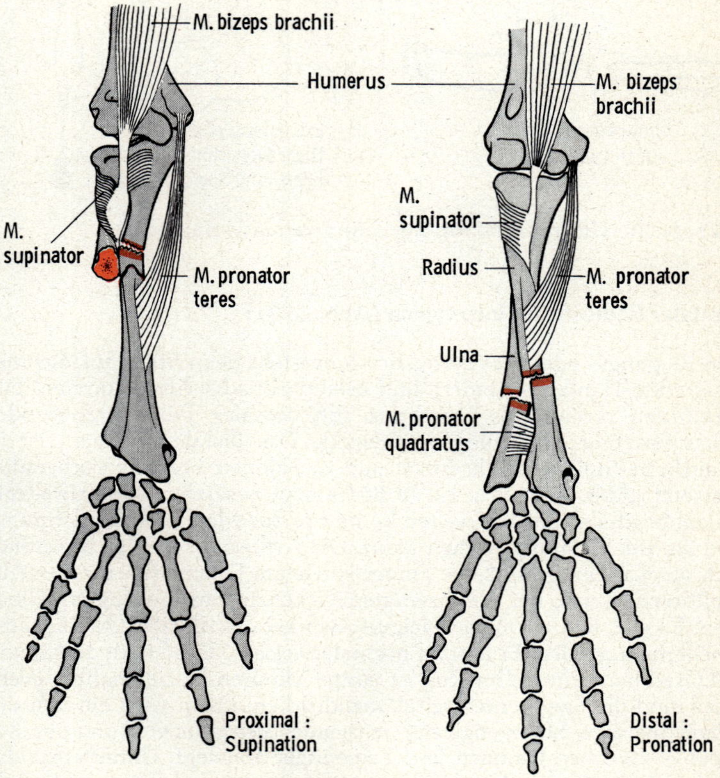

Abb. 26.28 **Vorderarmbruch.** Typische Dislokationen: Proximales Fragment: Supination; Distales Fragment: Pronation.

lung mit zirkulärem Gips für die Dauer von 8 Wochen (Abb. 26.30). Röntgenkontrolle nach wenigen Tagen. Proximale Frakturen werden zur Vermeidung von Brückenkallus in Supinationsstellung fixiert.

Eine *Komplikation*, besonders bei gleichhoher Fraktur beider Knochen, ist das Dislokationsrezidiv, das bei Nichterkennung zur Pseudarthrose führt, deshalb hierbei frühzeitige operative Behandlung. Dabei erfolgt die Fixation mit Plattenosteosynthese.

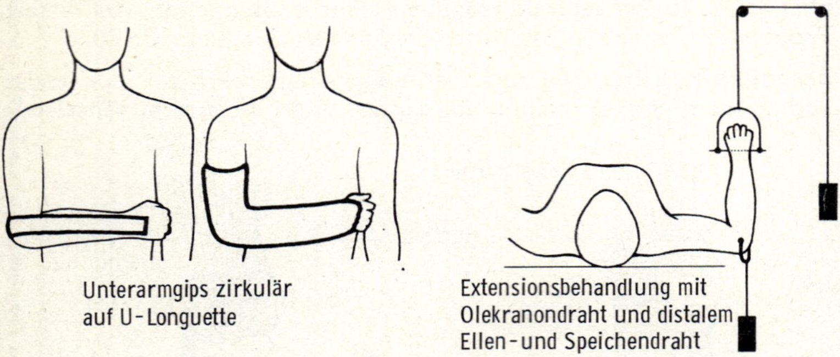

Abb. 26.30 **Unterarmfraktur.** Typische Fixationsverfahren.

Distaler Radiusbruch loco typico (Abb. 26.31)

Ein Biegungs- oder Stauchungsbruch entsteht beim Sturz auf die ausgestreckte Hand. Disponiert sind osteoporotische Altersknochen. Die *Bruchlinie* verläuft als Querbruch mit dorsaler Trümmerzone oder Aussprengung eines Biegungsdreiecks. Das distale Fragment ist in Fourchette-Stellung nach dorsal und in Bajonett-Stellung nach radial versetzt (Abb. 26.31 a u. b). In 50 % liegt zusätzlich ein Griffelfortsatzabbruch der Elle vor, selten kommt es zur Medianusüberdehnung, die bis zur Lähmung reichen kann. Die *Reposition* erfolgt unverzüglich mit Längszug am 2.–5. Finger sowie am Daumen in ulnarer Abduktionsrichtung bei gleichzeitigem Gegenzug am gebeugten Ellbogen. Es gilt, den normalen Neigungswinkel der distalen Radiusfläche wiederherzustellen. Er beträgt normalerweise 10 Grad nach dorsal und 30 Grad nach ulnar. Der Zug ist einige Minuten beizubehalten, eventuell sind die Fragmente digital anzudrücken. Dann wird ein von der Hand bis zum Ellbogengelenk reichender gespaltener Rundgips mit Spange zwischen Daumen und Zeigefinger angelegt. Unmittelbar danach Röntgenkontrolle; wegen Abrutschgefahr sind Röntgenkontrollen nach 8 und 14 Tagen erforderlich. Dauer der Fixation je nach Verlauf 3–8 Wochen.

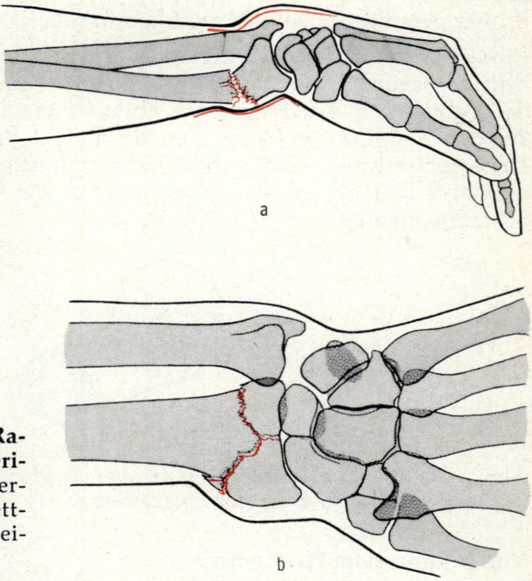

Abb. 26.31 **Typische Radiusfraktur mit charakteristischer Dislokation,** erkennbar an der Bajonettstellung der Hand. a) Seitenansicht; b) Aufsicht.

Hand

Kahnbeinbruch (Abb. 26.31)

Die Navikularfraktur ist der häufigste Handwurzelknochenbruch. Er *entsteht* durch Sturz auf die ausgestreckte Hand. Das Problem liegt in der Früherkennung. Die häufigste Fehldiagnose ist die Distorsion des Handgelenks.

Symptome sind Schwellung des Handgelenks, Druckschmerz in der Tabatière, schmerzhafte Dorsalflexion von Daumen und Handwurzel, Daumenstauchungsschmerz und kraftloser Händedruck.

Die *Diagnose* kann oft nur mit der Röntgenspezialaufnahme der Handwurzel in Dorsalflexion gestellt werden. Bei primär negativem Befund ist die Kontrolle nach 8 Tagen angezeigt.

Behandlung: Schon beim Verdacht ist ein typischer Kahnbeinspezialgips in Adduktionsstellung für die Dauer von 14 Tagen anzulegen.

Die danach angefertigte Röntgenkontrolle entscheidet über die endgültige Diagnose. Erhärtet sich der Verdacht: Gipserneuerung. Länge des Gipsverbandes und Dauer der Ruhigstellung richten sich nach der Bruchform (s. Abb. 26.32). Nach 6 Wochen erfolgt Röntgenkontrolle, anschließend ungepolsterter Gips. Nicht reponible Fragmente werden primär verschraubt (AO-Navikularschraube).

Komplikation: Infolge Nekrose des proximalen Fragmentes (gestörte Blutversorgung [Abb. 26.32]), mangelnder Ruhigstellung oder fehlender Adaptation der Fragmente entsteht die *Pseudarthrose* (s. Abb. 26.10). Ihr klinisches Anzeichen ist die bei Belastung, insbesondere Liegestützprüfung, hochgradige Schmerzhaftigkeit. Sie erfordert die operative Bolzung mit dem Knochenspan, die BECK-Bohrung oder die Schraubenfixation.

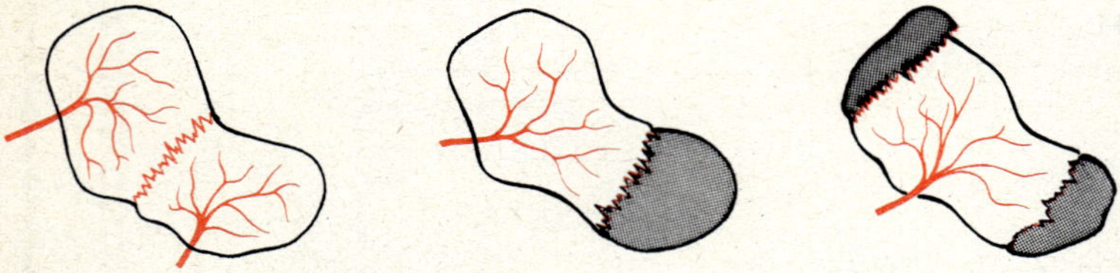

Abb. 26.32 **Navikularfraktur.** Die verschiedenen Frakturformen und die Bedeutung der Blutversorgungsvarianten.

Verrenkungen im Handgelenk

gehen meist mit Frakturen, nahezu immer mit Bänderzerreißungen einher. Die häufigste Luxation ist die zwischen Ulna, Radius und Handwurzelknochen oder zwischen Handwurzel- und Mittelhandknochen. Sie *entsteht* durch Sturz auf die überstreckte Hand. Eine relativ häufige Verletzung ist die *perilunäre Luxation.* Sie entsteht dadurch, daß die Handwurzel beim Sturz dorsal abweicht, während das Os lunatum an Ort und Stelle verbleibt. Eine Modifikation dieses Entstehungsmechanismus ist der *Ausriß des Os lunatum* aus dem Bandapparat und seine Drehung um die Längsachse.

Die *Diagnose* erfordert die Röntgenaufnahme in drei Ebenen.

Die *Reposition* erfolgt nach längerem manuellem Zug in Längsrichtung mit digitaler Reposition des dislozierten Mondbeins. Anschließend wird für 2–4 Wochen ein zirkulärer Gipsverband angelegt. Bei Anschwellung ist der Gips sofort zu spalten.

Eine *Primärkomplikation* der perilunären Luxation ist die Kombination mit dem Kahnbeinbruch: *Transskaphoideoperilunäre Luxation* (DE QUERVAIN). Als *Spätkomplikation* fürchten wir die Lunatummalazie.

Mittelhandfraktur (Abb. 26.33)

Meist Schaft- oder Halsbruch des Mittelhandknochens. Der seltene Basisbruch betrifft meist nur den ersten Mittelhandknochen und wird hier als BENNETT-Fraktur bezeichnet (s. unten).

Der *Entstehungsmechanismus* beruht auf direkter, lokalisierter Gewalteinwirkung, z. B. Boxen, Stockschläge. Nicht selten ist die Fraktur mit schwerer Weichteilverletzung kombiniert. Die Fragmente stehen in volar offenem Winkel, infolgedessen ist das Grundgelenk überstreckt und ein Faustschluß nicht möglich. Das Köpfchen ist in der Volarhand zu tasten.

Die *Diagnose* erfordert die Röntgenuntersuchung in zwei Ebenen.

Die *Behandlung* besteht in der Reposition unter Zug der Finger in Streckstellung. Anschließend zirkulärer Gips von der Hand bis zum Unterarm. Die Finger werden dabei in Beugestellung über einem Hypomochlion fixiert (Abb. 26.33). Wenn auf diesem Wege keine gute Stellung zu erreichen ist, werden die Fragmente auf KIRSCHNER-Drähten aufgefädelt, verschraubt oder verplattet.

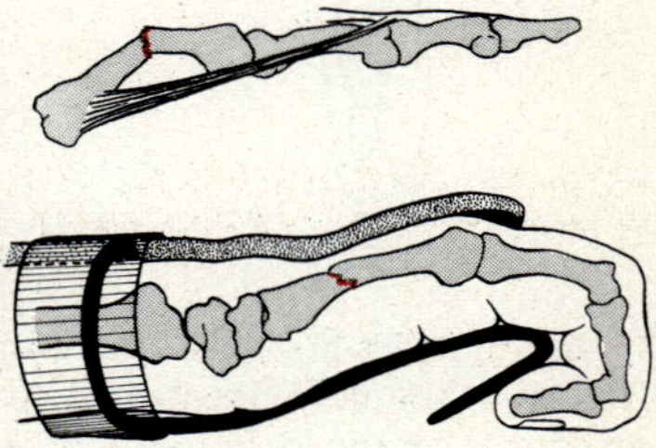

Abb. 26.33 **Mittelhandfraktur.** Zirkulärer Gips in Fingerflexion und leichter Handwurzeldorsalflexion.

Eine häufige *Form der Mittelhandfraktur* ist die *subkapitale Mittelstrahlfraktur V*. Nach Reposition erfolgt die Fixation auf einer dorsalen, auf die ulnare Handfläche übergreifenden Gipsschiene.

Eine *Sonderform* ist die sog. BENNETT-*Fraktur* (Abb. 26.34) (Handballerverletzung). Dieser Verrenkungsbruch der Basis des 1. Mittelhandstrahls stellt einen *Gelenkbruch* dar, der durch Fall auf den opponierten, adduzierten Daumen entsteht. Dies führt zum Abbruch der ulnaren Gelenkfläche mit Luxation des Mittelhandstrahls in radialer und dorsaler Richtung. Die *Reposition* wird mit Zug am Daumen in Abduktion und Opposition unter digitalem Druck auf die Basis des 1. Mittelhandstrahls durchgeführt. Anschließend zirkulärer Unterarmgips, der den Daumenballen in Abduktion umgreift. Gelingt die Reposition nicht unblutig, wird der 1. Mittelhandstrahl mit KIRSCHNER-Drähten am 2. fixiert.

Fingerfraktur (Abb. 26.35)

Sehr häufige, meist komplizierte Verletzung, die durch direkte Gewalteinwirkung, besonders bei Betriebsunfällen entsteht. Betroffen sind die Fingergrund- und Endglieder. Die Fragmente der Schaftbrü-

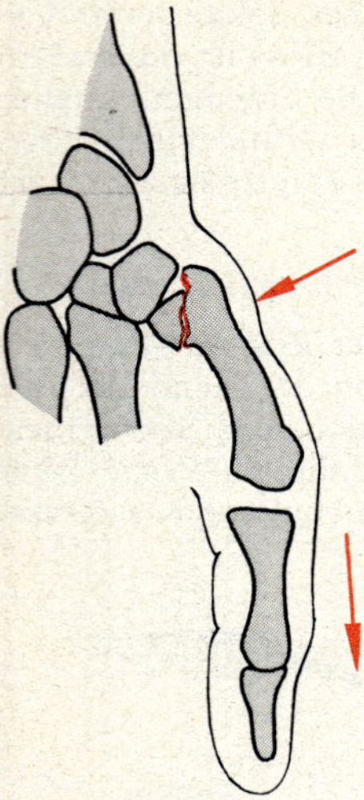

←Abb. 26.34 **Basisbruch des Os metacarpale I** (Bennett-Fraktur). Reposition mit Längszug in Abduktion und Druck auf proximales Os metacarpale von radial her.

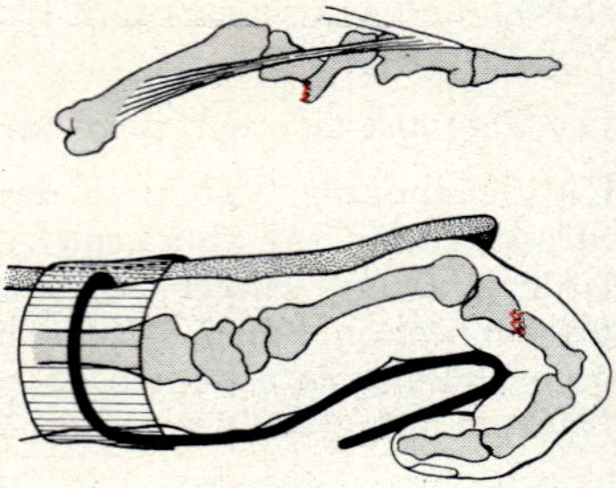

Abb. 26.35 **Fingergrundgliedfraktur.** Zirkulärer Gips in Fingerflexion und Dorsalflexion der Handwurzel.

che sind infolge des Zugs der Mm. lumbricales et interossei in dorsal offenem Winkel verschoben. Die *Reposition* erfolgt mit Fingerlängszug, die *Fixation* in Fingerbeugestellung mit dorsalem, volarem oder am besten zirkulärem Gips. Eine Dauerdrahtextension durch das Fingerendglied ist nur bei Trümmerbrüchen angezeigt. *Auch hierbei ist die Beugestellung der Finger einzuhalten.* Die Dauer der Ruhigstellung kann je nach Frakturlinien und Heilverlauf 5–6 Wochen in Anspruch nehmen.

Fingerluxation

Luxation des 2.–5. Fingers

Infolge eines Überstreckungsmechanismus erfolgt die Verschiebung der distalen Knochen meist nach dorsal. Die Reposition erfolgt unter Zug, anschließend Fixation für 3 Wochen in Beugestellung auf Gipsschiene.

Luxation des Daumens

Entstehungsursache ist eine maximale Überstreckung.

Behandlung: Unter maximaler Daumenabspreizung wird seine Basis wieder auf das Mittelhandköpfchen gedrückt. Gelingt die Reposition damit nicht, so liegt mit Sicherheit eine Interposition der langen Beugesehne hinter dem Mittelhandköpfchen vor, die operativ beseitigt werden muß.

Strecksehnenabriß an den Endgliedern 2—5 (Abb. 26.36 a u. b)

Entstehung durch gewaltsame passive Überstreckung und Stauchung des Endgliedes.

Die *Behandlung* erfolgt entweder mit der Schienung in maximaler Beugung des Mittelgelenks und maximaler Überstreckung des Endgelenks oder mit transartikulärer perkutaner Stahlstiftung in Überstreckstellung (Abb. 26.36 b). Dauer der Wiederanheilung 6 Wochen.

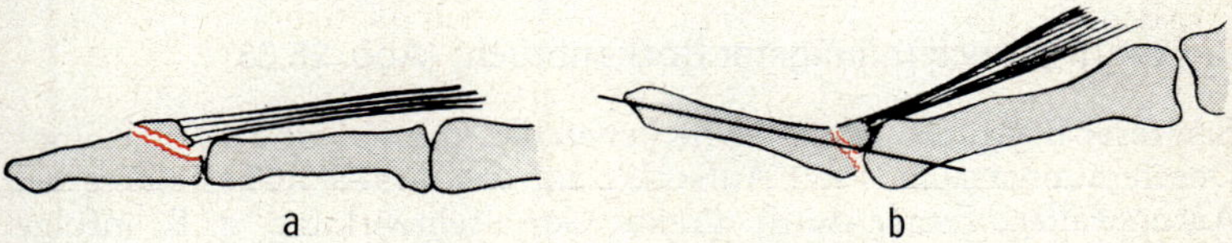

Abb. 26.36 **Fingerendgliedbruch mit Strecksehnenabriß.** Ruhigstellung des Basisbruchs (Schlagballfinger) in Dorsalflexion mit Splintung.

Hüfte

Beckenbruch (Abb. 26.37 u. 26.38)

Bruch eines, mehrer oder aller das Becken bildenden Knochen. Die Verletzung macht 1—3 % aller Frakturen aus und entsteht durch indirekte oder direkte Gewalteinwirkung, z. B. durch Muskelzug bei Autounfällen oder Sturz aus größerer Höhe mit Aufschlagen auf den Rücken. Nach anatomischen und therapeutischen Gesichtspunkten werden die Beckenfrakturen eingeteilt in den *Beckenrandbruch*, den *Beckenringbruch* und den *Hüftgelenkspfannenbruch*.

Beckenrandbruch

Die Stabilität des Beckens ist erhalten. Die Brüche betreffen nur periphere Beckenanteile (Abb. 26.37). Die *Bruchlinien* verlaufen schräg oder quer. Die *Dislokation* der Fragmente besteht in einer Verdrehung oder Verkantung. Abrißfrakturen des Darmbeinstachels und Sitzbeinhöckers sind meist Folgen von Sportunfällen.
Symptome sind lokaler Druckschmerz, Stauchungsschmerz und Anspannungsschmerz.

Behandlung: Der Randbruch wird mit 4—6wöchiger Bettruhe und Lagerung des Beins auf BRAUN-Schiene behandelt.

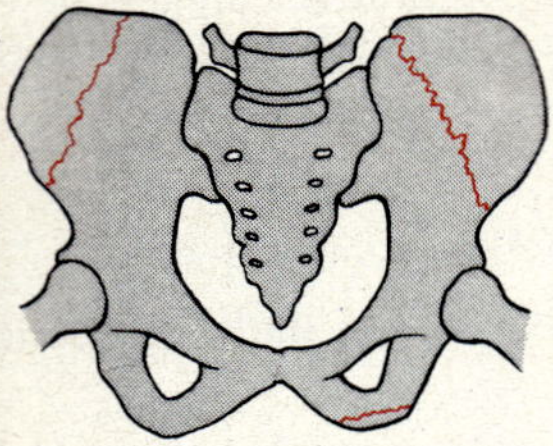

Abb. 26.37 **Beckenrandbrüche**

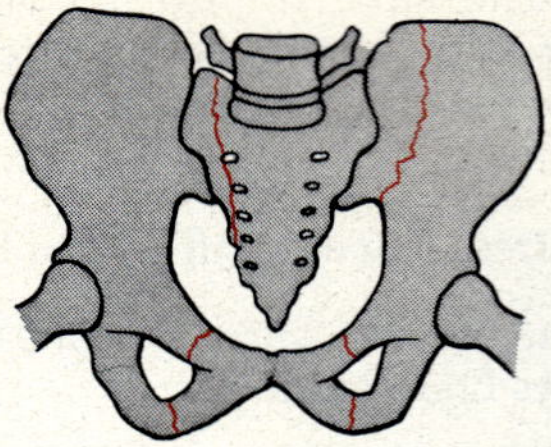

Abb. 26.38 **Beckenringbrüche** (Malgaigne-Fraktur)

Beckenringbruch (häufigster Beckenbruch) (Abb. 26.38)

Schwerer Bruch mit gestörter Beckenstatik. Er *entsteht* als Folge eines Dezelerationstraumas mit Aufschlag auf das Gesäß, insbesondere bei Autounfällen, ferner durch direkte Gewalteinwirkung, z. B. infolge Überfahrenwerdens.

Harmlos sind die *isolierten Frakturen* des Scham- oder Sitzbeins ohne Dislokation. Schwerwiegender sind die *vorderen oder unteren Ringbrüche.* Hierbei geht die Bruchlinie durch den oberen *und* unteren Scham- oder Sitzbeinast, entweder ein- oder doppelseitig. Ebenso schwer sind die *oberen* oder *hinteren Ringbrüche.* Bei ihnen geht die Bruchlinie durch das Darmbein parallel zur Iliosakralfuge.

Totaler Ringbruch. In seiner Folge besonders gravierend ist der totale, obere *und* untere Ringbruch. Er kann einseitig oder doppelseitig vorkommen und wird als Malgaigne-Fraktur bezeichnet. Da die Bruchlinie sowohl durch Darmbein als auch Sitz- und Schambein geht, ist die Beckenstatik zerstört (Abb. 26.38).

Varianten des Ringbruchs sind die Sprengungen der Schambein- und der Iliosakralfuge.

Die *Diagnose* des totalen Ringbruchs ist aufgrund des Stauchungsschmerzes der Beckenschaufel, des einseitigen Hochstandes einer Bekkenschaufel, der Functio laesa bei Belastung und des eindeutigen Röntgenbildes zu stellen.

Allgemeine Komplikationen des Beckenbruches sind die Crush-Niere, die Fettembolie und die häufigen Nebenverletzungen von Blase (besonders bei vollem Zustand), Urethra in der Pars membranacea und der Nervenwurzeln des Sakralplexus, ferner das ausgedehnte Hämatom, das nach mehrstündiger Latenz auftritt, die Begleitfrakturen von Wirbelkörpern und der paralytische Ileus.

Bei Verdacht auf *Harnwegsverletzungen* sind folgende *diagnostische Maßnahmen* erforderlich: Die Übersichtsröntgenaufnahme, die Miktionsprüfung, der Katheterismus, die Röntgendarstellung von Urethra und Blase. Wir unterscheiden folgende *Harnröhrenverletzungen:* Die Schleimhautverletzung, die partielle Ruptur und die Totalruptur. Bei beiden letzteren Formen sind die operative Harnröhrenfreilegung und die Nahtversorgung erforderlich (s. S. 501).

Die *Behandlung* der dislozierten Beckenfraktur besteht in der Reposition, der suprakondylären Drahtextension und der Lagerung auf BRAUN-Schiene sowie der Schwebelagerung mit Beckenmatte. Ringfissuren werden für 4 Wochen, Ringfrakturen für $1^1/_2$–$2^1/_2$ Monate ruhiggestellt. Spätkomplikation: Geburtshindernis bei Deformierung.

Hüftgelenks- oder Pfannenbruch

Er kann den Pfannenrand (insbesondere nach Luxation) und den Pfannengrund (nach Stauchung) betreffen.

Pfannenrandbruch. Seine Entstehung basiert auf der axialen Femurstauchung bei gebeugtem Knie (Autofahrer), er führt zur Instabilität und Gefahr der chronisch rezidivierenden Hüftluxation.

Pfannengrund- oder Querbruch und Pfeilerfrakturen. Sie sind im Röntgenbild oft schwer erkennbar. Meist handelt es sich um eine Begleitverletzung des Beckenringbruchs. Die ernsteste Komplikation des Pfannengrundbruchs ist die *zentrale Luxation,* die durch hochgradige Einstauchung des Schenkelhalses in axialer Richtung in die Pfanne entsteht. Eine akute Komplikationsgefahr ist der Ischiadikusdruckschaden.

Symptome sind der Trochanterhochstand mit scheinbarer Verkürzung und die Bewegungsbehinderung.

Die *Behandlung* (Abb. 26.39) erfolgt im Dauerzug mit 10–15 Pfund für 6–8 Wochen, und zwar wird ein Draht durch das Trochantermassiv gelegt und in lateraler Richtung extendiert, ferner ein Kondylendraht in axialer Richtung gezogen. Das Bein wird in 45 Grad Abduktion auf BRAUN-Schiene gelagert. Bei funktionell relevanten Dislokationen ist die operative Reposition der Pfannenfragmente und ihre Stabilisierung mit AO-Platten angezeigt. Als Spätkomplikationen der Pfannenfraktur fürchten wir die Hüftkopfnekrose und die Arthrosis deformans.

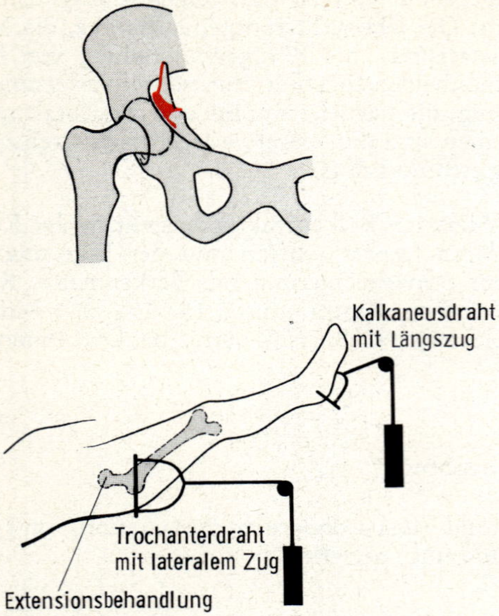

Abb. 26.39 **Zentrale Hüftgelenksluxation, Pfannengrundbruch.** Extensionsbehandlung.

Traumatische Hüftluxation (Abb. 26.40)

Entstehung durch Stauchung auf den gebeugten Oberschenkel sowie bei passiver Drehung mit gleichzeitiger Hebelung im Sinne der Ad- oder Abduktion. Die häufigste Form ist die Luxation nach dorsal-kranial, die sog. Luxatio iliaca, die zweithäufigste Form ist die Luxation nach dorsal-kaudal, die sog. Luxatio ischiadica. Selten ist die Luxation nach vorne oben, d. h. die Luxatio pubica und die Luxation nach vorne unten, die sog. Luxatio obturatoria. Bei jeder Luxation zerreißen Kapsel und Lig. capitis femoris. Erhalten bleibt nur das Lig. iliofemorale.

Sofortkomplikationen sind die Ischiadikusparese infolge Zerrung und Dehnung und die Intimazerreißung der Femoralarterie.

Symptomatisch sind die typischen Stellungsanomalien: Bei der dorsalen Luxation die Innenrotation und bei der ventralen Luxation die Außenrotation, ferner die federnde Fixation und die auf dem Röntgenbild erkennbare leere Pfanne.

Die *Behandlung* besteht in der Reposition in Relaxationsnarkose. Hierfür sind folgende Maßnahmen zu treffen: Lagerung des Patienten auf dem Rücken und Fixierung des Beckens auf fester Unterlage. Dann Beugung des Hüft- und Kniegelenks und Anlegen eines Gurtes, der durch die Kniekehle und über den Nacken des Repositeurs geführt

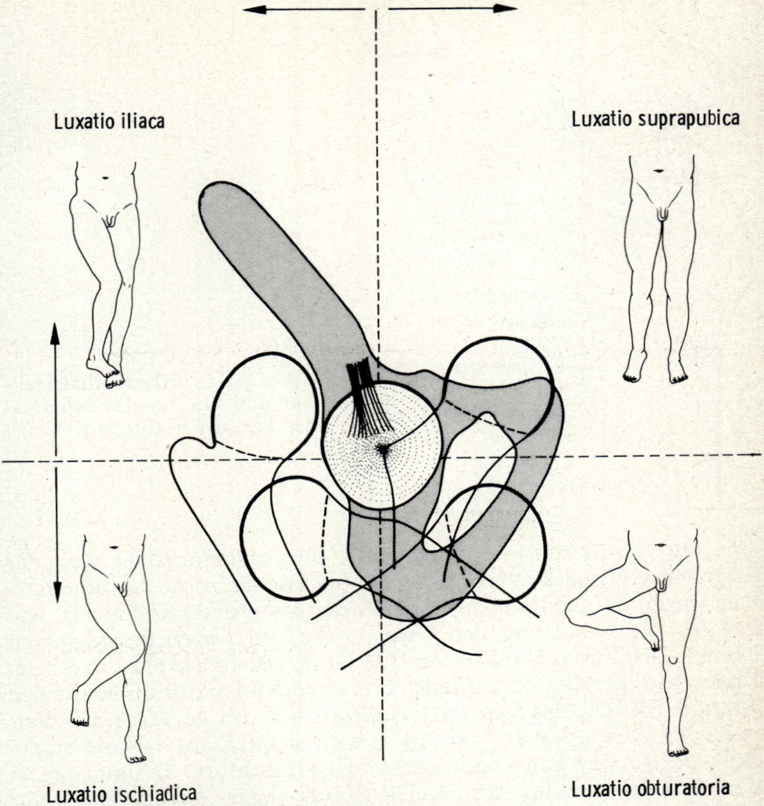

Abb. 26.40 **Traumatische Hüftgelenksluxation.**

wird. Nun wird am Gurt deckenwärts gezogen, und zwar bei der Luxatio dorsalis unter Beininnenrotation und -Adduktion, bei der Luxatio ventralis unter Innenrotation und Abduktion. Anschließend Bettruhe für 3 Wochen mit aktiven Bewegungsübgungen.

Oberschenkel

Schenkelhalsbruch (Abb. 26.41 ff)

Entstehungsmechanismus: Der Schenkelhals bricht *medial* oder intrakapsulär, *lateral* oder extrakapsulär sowie *pertrochantär*. Der Bruch entsteht gewöhnlich durch Sturz auf die Hüfte, durch Verdrehung des Beines durch Bagatelltraumen – wie Abscherung des Oberschenkels beim Aussteigen aus dem Auto und bei unvermuteter Niveauänderung der Gangebene, z. B. zwischen Gehsteig und Straße.

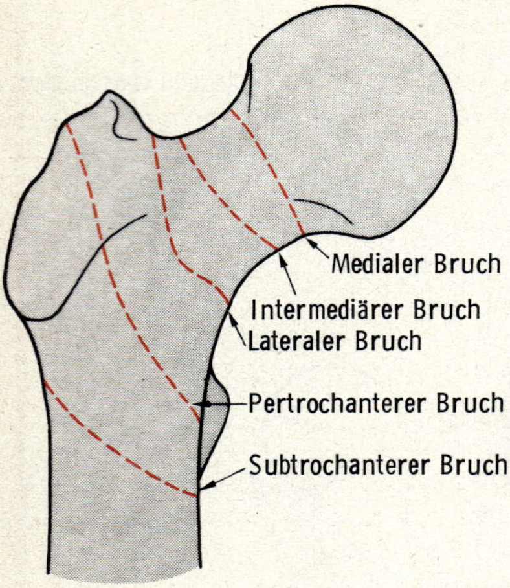

Abb. 26.41 **Schenkelhalsfraktur und Fraktur des proximalen Femur** (Bruchlinienverlauf)

Der *Frakturmechanismus* wird durch den reflektorischen Zug der kräftigen Hüftmuskulatur ausgelöst. Bei Frauen bricht der Schenkelhals wegen der anatomischen Prominenz des großen Rollhügels, wegen der postklimakterischen Osteoporose und wegen des kleineren Kollum-Diaphysen-Winkels von 125 Grad, gegenüber 132 Grad beim Mann, häufiger. Bei der *medialen* und *lateralen* Fraktur unterscheiden wir noch Stellung des Kopfes *2 Bruchformen* (Abb. 26.42): 1. Die *Valgus- oder Abduktionsfraktur* (10 %); meist intrakapsulär und eingekeilt, der Kranke kann noch gehen; diese Bruchform kommt nur bei der medialen Fraktur vor. 2. Die *Varus- oder Adduktionsfraktur* (90 %); sie ist fast nie eingekeilt.

Symptome: Schmerzhaftes Auftreten oder Unfähigkeit aufzutreten, ferner Stellungsanomalie. Bei der Abduktionsfraktur ist die *Stel-*

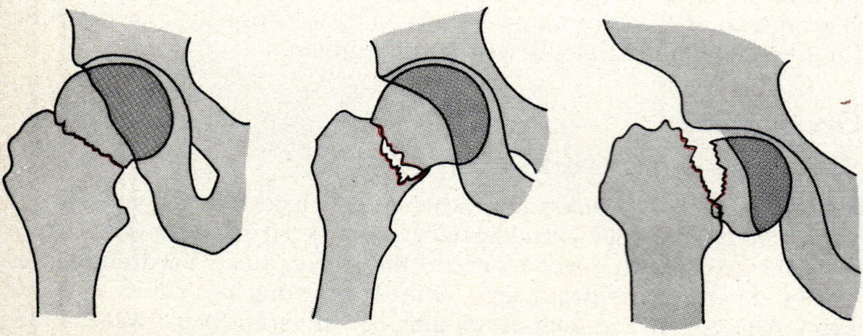

Abb. 26.42 **Schenkelhalsfraktur.** Fragmentstellung.

lungsanomalie relativ geringfügig, weshalb sie in eingekeilter Form zunächst leicht übersehen werden kann. Für die Adduktionsfraktur und die pertrochantäre Fraktur sind folgende Stellungsanomalien typisch: Außenrotation infolge des Zugs des M. iliopsoas, Trochanterhochstand infolge Zugs der Hüftgürtelmuskulatur und scheinbare Beinverkürzung sowie Adduktion infolge Adduktorenzugs, Unfähigkeit, das Bein anzuheben und Schmerzprojektion in das Knie.

Die *Diagnose* wird neben der Inspektion mit der Prüfung der Beweglichkeit, der Untersuchung der Knochenkonturen und der Röntgenaufnahme in 2 Ebenen sowie Beckenübersicht zum Vergleich der Schenkelhälse gestellt. *Differentialdiagnostisch* ist an eine Luxation, eine Distorsion und eine subtrochantäre Fraktur zu denken. *Spätkomplikationen* sind Pneumonie, Thrombose, Fettembolie, Nierenversagen und Dekubitus.

Die *Behandlung* kann konservativ oder operativ erfolgen. Die *Indikation* hängt ab vom Frakturbefund und vom Allgemeinzustand des Verletzten. Funktionsdiagnostisches Frakturkriterium ist der Winkel der Frakturlinie zur Horizontalen (nach Pauwels) (Abb. 26.43). Je steiler er ist, desto notwendiger die Nagelung. Die operative Behandlung strebt die übungs- und belastungsstabile Osteosynthese an. Von der Fraktur her gesehen ist die Operationsindikation *relativ* bei der eingekeilten medialen Abduktions- oder Valgusfraktur, ferner bei der pertrochantären Fraktur. Sie ist *absolut* bei der medialen, lateralen bzw. intermediären Varus- oder Adduktionsfraktur. Relativiert wird diese Beurteilung durch den Allgemeinzustand.

Behandlung: Erstmaßnahmen der Frakturbehandlung sind: Die Anlage einer suprakondylären Drahtextension in überkompensierter Bohrrichtung von medial ventral nach lateral dorsal zum Ausgleich der Außenrotation. Dann maximale Innenrotation, Lagerung in 45 ° Abduktion. Die Adduktionsfraktur wird damit in eine Abduktionsfraktur verwandelt. Ein Zug wird nur, soweit es die Ruhigstellung erfor-

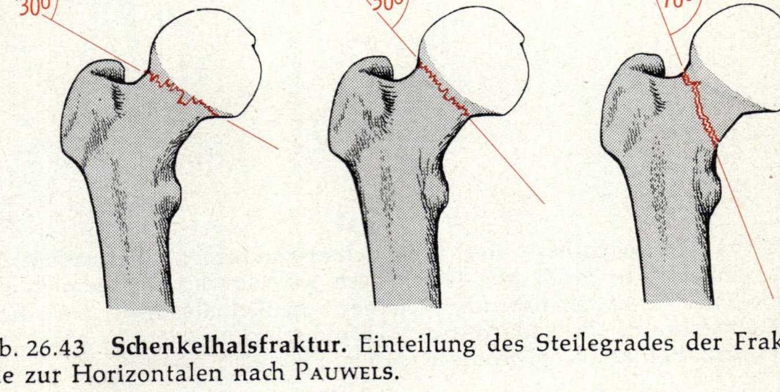

Abb. 26.43 **Schenkelhalsfraktur.** Einteilung des Steilegrades der Frakturlinie zur Horizontalen nach Pauwels.

dert, ausgeübt. Eine Extension ist kontraindiziert. Bei geplanter Osteosynthese erfolgt die Reposition erst auf dem Operationstisch unter Bildwandlerkontrolle, anderenfalls wird sie unmittelbar vorgenommen.

Die konservative Behandlung erfordert die Lagerung des Beins bis zu 12 Wochen in Abduktion. Während dieser Zeit medikomechanische Behandlung, danach schrittweise Belastung.

Nagelung oder Verschraubung sind so früh wie möglich anzustreben. Der Verletzte kann täglich aus dem Bett genommen werden.

Die Schenkelhalsfraktur hat eine Letalität von 10–20 % (überwiegend durch erzwungene Bettruhe bedingte Komplikationen). Eine gute Funktion wird in 60–70 % der Fälle erzielt. Spätkomplikationen sind die Pseudarthrose und die Hüftkopfnekrose.

Die Pseudarthrose erfordert die Doppelnagelung, die PAUWELS-Umlagerung oder die Kopfexstirpation mit Hüftkopf- und Pfannenprothese (MOORE) oder eine Einstellung des Halsstumpfes in die Pfanne.

Besondere Osteosyntheseoperationen sind bei lateraler und pertrochantärer Fraktur angezeigt. Hierzu verwendet man Schenkelhalslaschenschraube oder -nagel, einen Kondylen-Marknagel, den 3-Punkt-Nagel nach ENDER oder AO Winkel- oder Kondylenplatte.

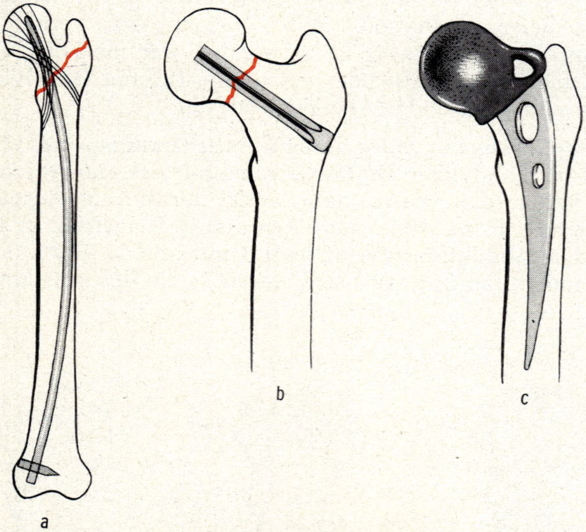

Abb. 26.44 **Osteosynthese der Schenkelhalsfraktur.** a) Pertrochantärer Oberschenkelbruch, Trochanter-Nagel nach KÜNTSCHER; b) Medialer oder intermediärer Schenkelhalsbruch, typischer Schenkelhalsnagel; c) Medialer Schenkelhalsbruch, Pseudoarthrose, Trümmerbruch oder Kopfnekrose; Kopfexstirpation und Kopfprothese (MOORE).

Eine seltene Form der Hüftkopf- oder Schenkelhalsfraktur ist die *kindliche Epiphysenlösung*. Sie wird entweder konservativ nach Reposition fixiert oder nach IMHÄUSER-Aufrichtung osteotomiert.

Oberschenkelfraktur (Abb. 26.43)

Subtrochantärer und proximaler Schaftbruch im oberen Drittel

Er betrifft die Altersklassen zwischen dem 20. und 50. Lebensjahr und macht 10 % der Oberschenkelbrüche aus.

Sein *Entstehungsmechanismus* beruht auf Biegung und Drehung bei Sturz aus größerer Höhe, bei Überfahrenwerden oder bei Verschüttungstraumen. Das proximale Fragment steht in Abduktion und infolge des Iliopsoaszuges in Anteflexion und Außenrotation. Das distale Fragment ist infolge des Adduktorenzuges adduziert.

Symptome sind ein ausgedehntes Hämatom und die typische Deformierung. Bei passiver Prüfung der Rotation bleibt der Trochanter stehen.

Die *Reposition* erfolgt unblutig. Dabei sind die Muskelzüge auszugleichen. Dies geschieht mit einer durch die Tuberositas tibiae gelegten Drahtextension mit einem Zug von 6—10 kg und Lagerung des Unterschenkels auf BRAUN-Schiene in Abduktion und Flexion in Hüfte und Knie. Nach 4—6 Wochen wird ein zirkulärer Becken-Oberschenkel-Gips für die Dauer von 8 Wochen angelegt. Die fortlaufende Röntgenkontrolle ist wegen späterer Fragmentverschiebungen erforderlich. Wird durch den tibial gelegten Zug keine genügende Fixation erreicht, ist der Versuch mit einer durch die Kondylen gelegten Extension angezeigt. Die *operative Reposition und Fixation* ist erforderlich, wenn es nicht gelingt, die Fragmente unblutig zu fixieren. Die blutige Fixation geschieht mit einer Laschenschraube oder bei Schrägbrüchen mit langer AO-Platte.

Oberschenkelschaftbruch der Mitte

Mehrzahl aller Oberschenkelbrüche. Sein *Entstehungsmechanismus* beruht auf Biegungs- und Drehungskräften sowie der Einwirkung direkter Gewalt. Bruchformen sind die Abscher-, Trümmer-, Dreh- und Schraubenbrüche. Die *Dislokation* (Abb. 26.45) *der Fragmente* hängt davon ab, ob die Bruchlinie oberhalb oder unterhalb des Adduktorenansatzes liegt. Bei oberer Lage verschieben sich die Fragmente wie bei der subtrochantären Fraktur. Bei unterer Lage oder Bruchverlauf im Adduktorenansatz ist das proximale Fragment infolge des Beugezuges der Beckenmuskeln vorne tastbar. Das distale Fragment ist durch den Zug der Adduktoren medial und körperwärts ge-

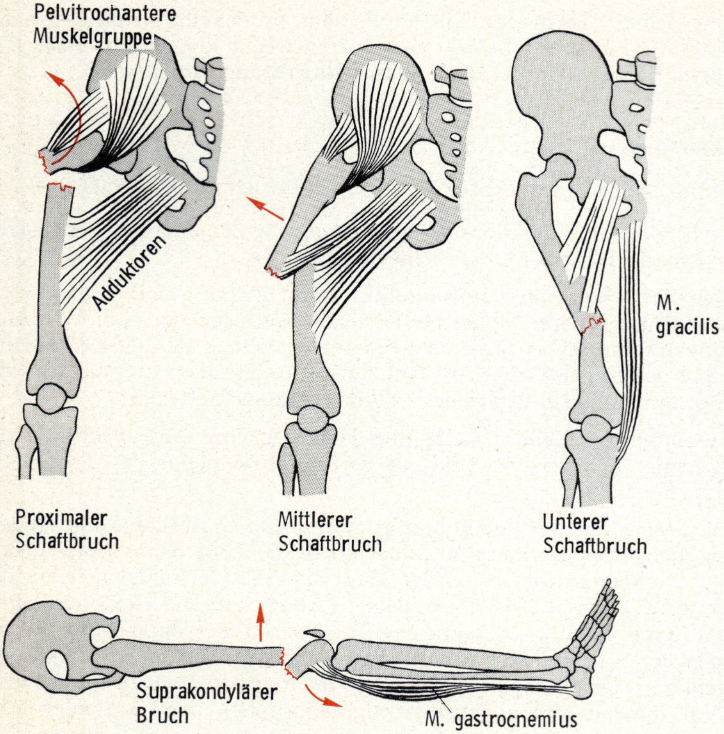

Abb. 26.45 **Oberschenkelbruch.** Typische Dislokationen.

zogen und infolge des Zuges der Kniebeuger (M. gastrocnemius) nach dorsal abgekippt. *Symptome* sind die ausgedehnte Schwellung (Hämatom), die Deformierung mit sichtbaren Fragmentenden, die Abknikkung, die Verkürzung und der hämorrhagische Schock.

Komplikationen sind die komplizierte offene Fraktur und die Fettembolie. Bei Transport und Reposition ist deshalb Vorsicht geboten.

Behandlung: Die *unblutige Behandlung* besteht in der Drahtextension durch die Tuberositas tibiae oder der Distraktion mit $^1/_7$ bis $^1/_{10}$ des Körpergewichtes und Lagerung auf BRAUN-Schiene. Damit läßt man zunächst einige Tage die Allgemeinreaktion abklingen. Erst dann vorsichtige Reposition. Bei längerer, über die 5. Woche hinausgehender Extension ist der Tibiadraht durch einen Oberschenkel-Kondylen-Draht zu ersetzen, vorausgesetzt, daß eine Osteosynthese nicht angestrebt wird.

Eine Überbrückung mit weichem Kallus ist bei Jugendlichen in 3 Wochen, bei älteren Patienten erst nach 6–8 Wochen zu erwarten. Danach Abnahme der Extension und Röntgenkontrolle. Eine eventuell eingetretene Achsenknickung kann noch bei Anlage des Beckengipses ausgeglichen werden. Dann erneute Fixation im Beckengips für weitere 4 Wochen. Nach Ausgipsen erneute Röntgenkontrolle und Beginn mit vorsichtiger medikomechanischer Behandlung und Belastung. Die Dauer der Arbeitsunfähigkeit beträgt bei konservativer Behandlung insgesamt 6 Monate.

Die *operative Behandlung*, d. h. die Osteosynthese mit dem Marknagel, ist bei allen Querbrüchen angezeigt. In den ersten drei Tagen ist sie meist geschlossen, später in der Regel nur noch offen durchzuführen. Bei *Schrägbrüchen oder Aussprengungen* ist die AO-Platte, bei *Stückbrüchen* der Marknagel mit Drahtcerclage der Fragmente angezeigt. Die Vorteile der Marknagelosteosynthese sind: Eine nach drei Wochen belastungsstabile Osteosynthese. Da kein Gips angelegt werden muß, können Muskeln und Gelenke zur Funktionserhaltung bewegt werden. Die Arbeitsfähigkeit ist spätestens nach 2 bis 4 Monaten wieder hergestellt.

Komplikationen: Vermeidbare Schäden sind die Verkürzung, der Rotationsfehler und die Pseudarthrose. Die Therapie der Fehlstellungen besteht bei jüngeren Menschen in der Korrekturosteotomie, die Therapie der Pseudarthrose in der Anfrischung, der Marknagelung oder AO-Platte.

Die kindliche Oberschenkelschaftfraktur

Bis zum 6. Lebensjahr wird sie mit dem Schwebestreckverband mit Pflasterzug behandelt (Abb. 26.46). Die *Komplikationsgefahr* dabei ist der Rotationsfehler! Die Heilungsdauer liegt bei 4 bis 5 Wochen. Der Zeitpunkt der Abnahme aus der Strecke ist abhängig vom sichtbaren Kallus, durchschnittlich etwa nach 14 Tagen bis 3 Wochen. Jenseits des 5. Lebensjahres wird die Fraktur mit Heftpfla-

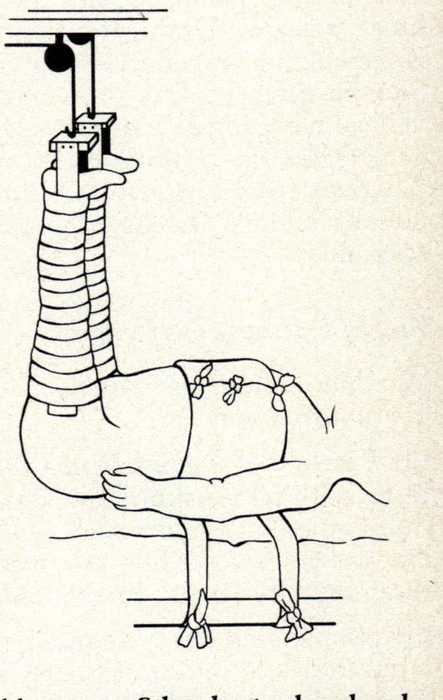

Abb. 26.46 **Schwebestreckverband zur Fixation des kindlichen Oberschenkelschaftbruchs,** etwa bis zum 6. Lebensjahr anwendbar.

sterstrecke auf Braun-Schiene mit $1^1/_2$—4 kg Dauerzug für 5 Wochen extendiert, danach für weitere 3 Wochen in Bettruhe medikomechanisch behandelt. Folgende Fehlstellungen werden vom Kind im allgemeinen ausgeglichen: eine Achsenknickung bis zu 15 Grad, eine Verkürzung bis zu 3—4 cm und eine Verschiebung um Schaftbreite. Nicht ausgeglichen wird ein Rotationsfehler. Eine grundsätzliche *Kontraindikation* zur Osteosynthese (Marknagel) gibt es beim Kind nicht.

Suprakondyläre Oberschenkelfraktur (Abb. 26.45)

Entstehungsmechanismus: Fall auf das gebeugte Knie führt meist zum Quer- oder Schrägbruch. Nur direkte Traumen machen Trümmerbrüche. Das proximale Fragment steht infolge des Adduktorenzuges vorne und innen, das distale Fragment ist durch Zug des M. gastrocnemius nach dorsal gekippt und außenrotiert. Sichtbar ist eine erhebliche Verkürzung und Verschwellung, tastbar eine abnorme Beweglichkeit.

Komplikationen sind der Überdehnungsschaden der Nn. tibiales et fibulares und die Intimaläsion der A. poplitea. Es kann zur Hautdurchspießung des proximalen Fragmentes kommen.

Behandlung: Unblutig wird die Fraktur an der durch die Tuberositas tibiae gelegten Drahtextension gezogen und gestellt und in starker Kniebeugung zur Entlastung des Gastroknemiuszuges auf Braun-Schiene gelagert. Das proximale Fragment wird zur Reposition von ventral nach dorsal gedrückt. Der Dauerzug bleibt etwa 6 Wochen liegen. Dann für 4 Wochen Beckengips. Gesamtdauer der Arbeitsunfähigkeit etwa 5 Monate. *Operative Behandlung:* Zur Erzielung einer übungsstabilen Osteosynthese wird eine AO-Kondylenplatte angeschraubt.

Kondylenbrüche des Femurs

kommen selten als mono-, häufiger als diakondyläre V-, Y- und T-Frakturen vor.

Ihr *Entstehungsmechanismus* ist eine durch erhebliche Gewalt ausgelöste seitliche Ausknickung des Kniegelenks oder eine axiale Stauchung, die den Femurschaft zwischen die abgebrochenen Kondylen in das Gelenk spießt. Die selten isolierten, unilateralen Kondylenfrakturen betreffen meist den äußeren Kondylus.

Symptome sind der hochgradige Kniegelenkerguß mit typischer Stellungsanomalie in Varus- oder Valgusposition und abnorme Beweglichkeit der Knieregion.

Komplikationen sind die offene Fraktur mit Hautdurchspießung oder die Zerreißung der A. poplitea.

Die *Behandlung* kann *unblutig* mit Extension und Reposition erfolgen, dazu gehört die sofortige Kniegelenkpunktion und die manuelle Reposition der Kondylen von beiden Seiten. Gelingt die *Reposition* damit nicht, so ist die *operative* Fixation mit der Kondylenplatte erforderlich. Oberstes *Ziel der Behandlung* muß die Wiederherstellung der Gelenkflächen sein. Eine Zerreißung der A. poplitea wird mit dem Angiogramm lokalisiert und mit einem Patch versorgt. Gelingt die Reposition auf konservativem Wege, so wird ein zirkulärer bis zum Fuß reichender, sofort gespaltener Oberschenkelgips angelegt. Die Gipsfixation erfolgt in Streckstellung. Nach 2 Wochen Röntgenkontrolle und anschließend ungepolsterter Beingips. Die Dauer der Gipsfixation beträgt je nach Fragmentstellung etwa 8—10 Wochen. Daran schließt sich die medikomechanische Übungsbehandlung an. Ab 12. Woche kann belastet werden. Dauer der Arbeitsunfähigkeit insgesamt etwa 6 Monate. Restfolgen sind bei Valgus- oder Varusstellung das Gelenkschlottern, ferner die Beugehemmung und bei Bandläsionen das Wackelknie. Letzteres wird für 1—2 Jahre im Schienenhülsenapparat fixiert. Spätfolge kann die Arthrosis deformans sein, die je nach Schwere u. U. eine Arthrodese (operative Gelenkversteifung) erfordert.

Kniegelenk

Kontusion

Entstehung durch direkte Gewalteinwirkung. *Symptome* sind äußere Prellmarken, schmerzhafte Bewegung, Schwellung der Kniegelenkregion, verstrichene Konturen, Schonhaltung und -bewegung sowie Ergußbildung. *Differentialdiagnostisch* sind Frakturen, Bänderzerreißungen und Meniskusschäden abzugrenzen.

Behandlung: Nach Punktion des Ergusses (zytologische und mikrobiologische Untersuchung) Kompressionsverband und für 8 Tage Ruhigstellung in 30 ° Hochlagerung. Auf die Schwellung der Umgebung feuchte Verbände, Hirudoid- und Lasonil-Salbe, DMSO-Einreibungen. Gaben von Tanderil 3 x tgl. 2 Dragées.

Rezidivierender posttraumatischer Kniegelenkerguß

Postkontusionell oder post distorsionem auftretend. Punktion und Untersuchung des Punktates auf Bakterien und Zellgehalt. Erst der negative Kultur- und Tierversuch schließen eine tuberkulöse Genese aus. Ein primär aseptischer Erguß mit *Erythrozyten* spricht für einen *traumatischen* Binnenschaden, Gehalt an *Lymphozyten* für einen *älteren traumatischen* Erguß und der Gehalt an *Leukozyten* für einen *bakteriellen* Infekt. Bei Rezidiverguß erneute Punktion. Kleine Ergüsse werden mit resorptionsfördernden Maßnahmen, Bettruhe,

Wärme, Tanderil behandelt, eventuell im Oberschenkelgips in leichter Beugestellung für 14 Tage bis 3 Wochen ruhiggestellt, anschließend mit medikomechanischer Behandlung wieder mobilisiert.

Bandverletzungen

Seitenbandabrisse

Sie *entstehen* durch passive Seiten- oder Drehbelastung des Kniegelenks bei feststehendem Fuß. Wegen des häufig lateral auftreffenden Traumas ist das Innenband bevorzugt betroffen.

Anamnestisch wird eine beim Trauma verspürte Rißempfindung angegeben.

Symptome: Schmerzhafte Kniebewegung, isolierte Schwellung und Schmerzregion über der Abrißstelle, später Kniegelenkerguß. Röntgenologisch ist mit der gehaltenen Funktionsaufnahme der Aufklappmechanismus des Kniegelenks erkennbar. Bisweilen ist ein positiver STIEDA-Schatten (abgesprengte Knochenschale) zu sehen.

Behandlung: Entweder konservativ mit Punktion und Gipstutor für 12 Wochen oder operativ mit Bändernaht oder Bandplastik.

Kreuzbandriß

Folge einer passiven Überstreckung des vorderen Bandes. Bei passiver Abscherbewegung des Oberschenkels nach vorne bei gebeugtem Knie zerreißt auch das hintere Kreuzband.

Symptome: Blutiger Erguß, Schwellung und typischer Bewegungsschmerz.

Diagnose: Schubladenphänomen positiv. Röntgenologisch ist bisweilen der Ausriß der Eminentia intercondylaris zu erkennen.

Therapie: Konservativ mit Gelenkpunktion und Gipstutor in leichter Beugestellung für die Dauer von 15 Wochen, die Prognose ist unsicher.

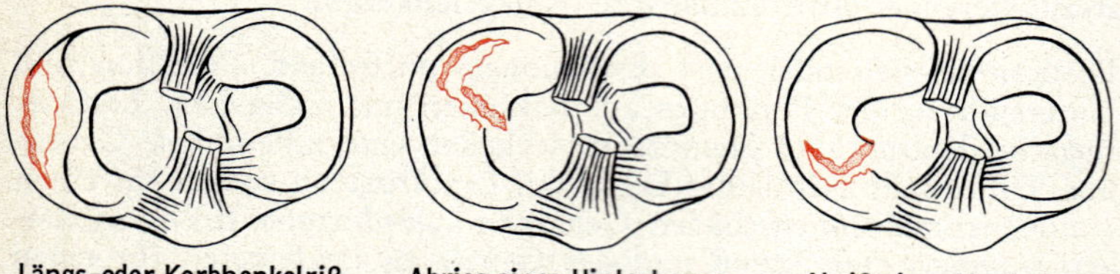

Abb. 26.47 **Innenmeniskusverletzung** (linkes Knie)

Eine *Komplikation* ist die Spätarthrose, insbesondere, wenn ein Wakkelknie verblieben ist.

Die *operative Behandlung* mit Bänderplastik ist vor allem bei jüngeren Patienten und bei ausgerissener dislozierter Eminentia intercondylaris angezeigt, ihr Resultat ist besser als das der alleinigen Ruhigstellung.

Meniskusläsion (Abb. 26.47)

- Ein-, Durch-, Aus- und Längsrisse meist der inneren, halbmondförmigen Knorpelscheibe des Kniegelenks.

Entstehungsmechanismus: Ähnlich wie der Seitenbandabriß durch passiv bewirkte, gewaltsame Körperrotation auf gebeugtem Knie und fixiertem Fuß. Sie setzt den Innenmeniskus unter Druck- und Scherkräfte. Voraussetzung für die Läsion eines nicht vorgeschädigten Meniskus ist eine sowohl plötzliche als auch erhebliche Gewalteinwirkung. Bei einem durch chronische, berufliche oder sportliche Traumatisierung vorgeschädigten, degenerativ veränderten Meniskus genügt zum endgültigen Meniskusschaden ein Bagatelltrauma. Längsrisse sind häufiger als Querrisse, Innenrisse häufiger als Außenrisse.

Symptome: Beim Meniskus ohne Dislokation, d. h. ohne Einklemmung, sind die subjektiven Anzeichen relativ spärlich. Bei Dislokation kommt es zu Einklemmungssymptomen mit Gelenksperre in mittlerer Beugestellung, d. h. Streckhemmung. Ein Erguß ist immer vorhanden.

Diagnose: Verläßliche Kriterien sind der schmerzhafte Gelenkspalt, die eingeschränkte Beuge- und Streckfähigkeit, das positive STEINMANN-Zeichen I (Druckschmerz des Gelenkspaltes bei Innenrotation des Unterschenkels) und STEINMANN II (von ventral nach dorsal wandernder Gelenkspaltschmerz bei Innenrotation und Beugung). Die Röntgenspezialaufnahme in Beugestellung ergibt eine Verschmälerung des betroffenen Gelenkspaltes. Bei nicht akutem Meniskus ist die Provokation mit Gelenkbelastung notwendig, z. B. mit Erheben aus dem Schneidersitz. Eine weitere diagnostische Maßnahme beim chronischen Meniskus ist die Arthrographie.

Behandlung: Bei einmaliger akuter Einklemmung ist der Versuch der Reposition und Ruhigstellung gerechtfertigt. Für 4 Wochen Gipstutor, dann Massage. Bei rezidivierendem und primär nicht reponiblem Meniskus ist die sofortige Operation angezeigt. Bei ihr wird der beschädigte Meniskusanteil reseziert oder der gesamte Meniskus entfernt. Die Prognose ist günstig.

Luxationen

Luxation der Kniescheibe

Sie entsteht durch plötzliche Anspannung des Quadrizeps bei außenrotiertem Unterschenkel. Voraussetzung für die Luxation ist die anatomische Disposition in Form eines flachen lateralen Femurkondylus.

Die *Diagnose* ist leicht an der abnormen Lokalisation der Kniescheibe nach lateral zu stellen. Zum Ausschluß von Begleitfrakturen ist die Röntgenaufnahme unumgänglich.

Die *Reposition* erfolgt in Kurznarkose, anschließend Gipstutor für 3 Wochen.

Luxation des Kniegelenks

Eine seltene Verletzung, die durch direkte, auf Ober- und Unterschenkel gleichzeitig divergierend einwirkende, erhebliche Gewalt entsteht. Die Tibia kann sowohl nach dorsal als auch ventral luxiert sein.

Komplikationen sind Bänder- und Kapselrisse, Gefäßzerreißungen, Meniskusläsionen sowie Nervenzerreißungen und Überdehnungen.

Die *Diagnose* ist an der Gelenkdeformierung, der Gelenksperre und dem Röntgenbild zu stellen.

Behandlung: Schonende Reposition in Relaxationsnarkose unter Beugung des Gelenkes, Zug am Unterschenkel, Punktion des meist blutigen Ergusses und Anlage eines Gipstutors für 4 Monate.

Spätkomplikation ist das Schlottergelenk, das oft eine Arthrodese erforderlich macht.

Patellafraktur (Abb. 26.48)

Entstehungsmechanismus: Die Kniescheibe bricht infolge direkter Gewalteinwirkung, z. B. beim Stoß des gebeugten Knies gegen das Armaturenbrett oder direkten Schlag auf das Knie, ferner indirekt durch Beugebeanspruchung infolge maximalen Quadrizepszuges bei gebeugtem Knie. Wir unterscheiden nach dem Bruchlinienverlauf Quer- und Sternbrüche (Abb. 26.48) und nach der Funktionsstörung Brüche mit und ohne Zerreißung des Lig. patellae und des Reservestreckapparates.

Differentialdiagnose: Im Röntgenbild ist eine angeborene Patella bioder tripartita an den glatten Konturen abzugrenzen.

Symptome sind Schwellung über der Kniescheibe, bei Zerstörung des Reservestreckapparates Unfähigkeit zu gehen und das Knie im Liegen zu strecken. Bei Zerstörung des Lig. patellae – aber Erhaltung des Reservestreckapparates – die schmerzhafte Bewegung.

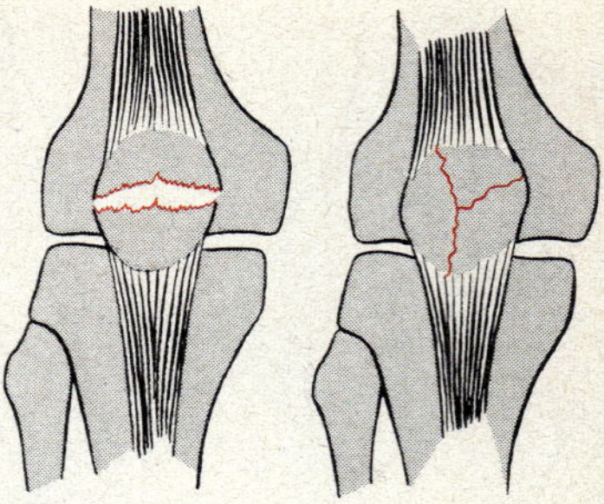

Abb. 26.48 **Patellafraktur.**
Links: Querfraktur
Rechts: Sternfraktur

Typische Befunde sind der Gelenkerguß, die periartikuläre Schwellung, Prellmarken und die tastbare Patellalücke. Die Streckapparatprüfung im Liegen (Anheben des gestreckten Beins) ergibt die Insuffizienz. Die seitliche und sagittale Röntgenaufnahme zeigen den Frakturmodus.

Behandlung: Die Patellafraktur wird konservativ behandelt bei fehlender Dislokation, erhaltenem Streckapparat und infizierten Wunden. Die operative Patellanaht ist angezeigt bei allen übrigen häufigeren Befunden. Die konservative Behandlung besteht in der Punktion des Hämarthros, der Versorgung der Hautwunde, in der Ruhigstellung mit Streckgipstutor für 6 Wochen und danach Beginn mit funktioneller Behandlung. Die operative Fixation der Fragmente erfolgt mit Drahtcerclage oder Zuggurtung und Naht von Kapsel und Bändern, danach sofortiger Beginn mit funktioneller medikomechanischer Behandlung.

Sonderformen der Patellafraktur sind z. B. die völlige Zertrümmerung, sie erfordert die Patellektomie, ferner die komplizierte Fraktur, sie verlangt die sofortige Wundversorgung und Osteosynthese.

Unterschenkel

Tibiakopffraktur, Tibiakondylenfraktur und Fraktur der Eminentia intercondylaris

Entstehungsmechanismus: Meist ist sie beim Fußgänger die Folge einer Stoßstangenverletzung mit seitlicher Gewalteinwirkung auf das gestreckte Knie. Seltener ist der Tibiakopfbruch die Folge von Sprung oder Fall. Vorwiegend ist das laterale Kondylenmassiv gebrochen. Wir kennen einfache Bruchlinien (Spaltbruch), den Impressionsbruch, den Trümmerbruch und den Abbruch der Eminentia intercondylaris (Abb. 26.49).

Symptome sind die abnorme Beweglichkeit (infolge obligater Begleitzerstörung des Bandapparates), die periartikuläre Schwellung, der Gelenkerguß und die Belastungsunfähigkeit.

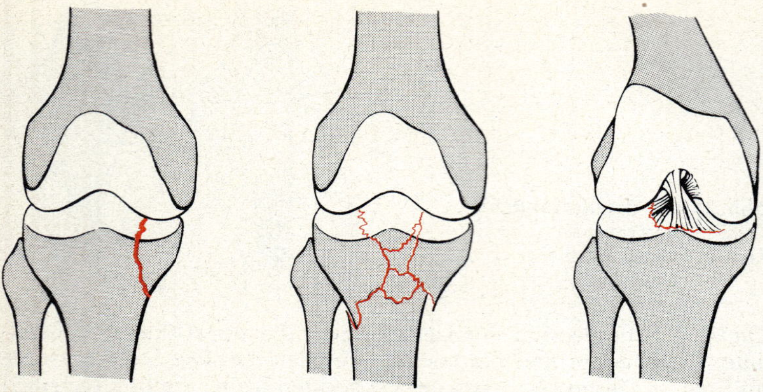

Abb. 26.49 **Schienbeinkopfbruch.** Typische Bruchformen.

Zur *Diagnostik* gehört das Röntgenbild in 2 Ebenen.

Komplikationen sind Nerven- und Gefäßschäden, Meniskusverletzung und Hautwunden.

Behandlung

Die *Erstbehandlung* besteht in der Kniegelenkpunktion. Das weitere Vorgehen hängt vom Frakturbefund ab. Eine Indikation zur *konservativen* Behandlung stellt die einfache Bruchlinie ohne Gelenkstufe oder die Gelenkstufe beim älteren Kranken dar, die sich auf Zug einstellen läßt. Die Indikation zur *operativen* Behandlung bilden die nicht reponible Stufe im Gelenk, der Bänderriß und der Ausriß der Eminentia intercondylaris, ferner Trümmerbrüche und die Einsprengung des Meniskus.

Konservative Behandlung: Das Vorgehen besteht in der Extension mit Kalkaneusdraht, Lagerung auf BRAUN-Schiene, Versuch der Redression in Lokalanästhesie oder Narkose. Die apparative Voraussetzung hierzu ist der BÖHLER-JUNG- oder der PHELPS-GOCHT-Apparat und zur funktionellen Behandlung die Frankfurter Schwebeschiene. Zur Reposition des einseitigen Tibiaplateauabbruchs kantet man das Knie nach der gegenüberliegenden Seite ab, um so durch Zug der Seitenbänder das dislozierte Knochenstück wieder heraufzuziehen. Nach 14 Tagen für 6–8 Wochen Oberschenkelgips, 10 Wochen nach der Fraktur wird mit funktioneller Behandlung ohne Belastung begonnen, nach 4 Monaten volle Belastung.

Die *operative Behandlung* besteht im Anheben der Gelenkstufe durch Unterfütterung mit Spongiosa, der Fixation der Fragmente mit Tibiakopfschraube oder T-Platte, besonders bei doppelseitigen Brüchen, und der Fixation der abgerissenen Eminentia intercondylaris.

Bei jedem Tibiakopfbruch besteht die Gefahr der späteren Arthrosis deformans.

Infrakondyläre Tibiafraktur

Ursachen sind die direkte Gewalteinwirkung oder Stauchung, wobei es zu queren und schrägen Brüchen kommt.

Die *Behandlung* besteht in Reposition und Drahtextension, Lagerung auf BRAUN-Schiene und Gipsfixation für 6—10 Wochen.

Unterschenkelschaftfraktur. Tibia- und Fibulabrüche machen etwa 15 % aller Frakturen aus.

Entstehungsmechanismus: Ein direktes Trauma führt zum Biegungs-, Torsions-(Dreh-), Stauchungs- oder Abscherbruch. Wegen verzögerter Kallusbildung ist die Querfraktur der unteren Schafthälfte problematisch. Schrägfrakturen haben meist eine primär schlechte Stellung, neigen immer wieder zum Abgleiten und lassen sich deshalb nur schwer unblutig stellen. Häufigste Lokalisation der Unterschenkelfraktur ist der Übergang vom mittleren zum unteren Drittel. Am Übergang vom proximalen zum mittleren Drittel überwiegen die kurzen Schräg- und Querbrüche, im distalen Drittel die langen Schräg- und Spiralbrüche.

Die *Diagnose* ist am Palpationsbefund einfach zu stellen.

Symptome: Neben allgemeinen Fraktursymptomen kommt es zum erheblichen Hämatom und in $^2/_3$ der Fälle zur sichtbaren Deformierung. Immer sind die Fragmentenden tastbar. Es bestehen abnorme Beweglichkeit und Krepitation, das Röntgenbild ist beweisend.

Komplikationen sind die komplizierte Fraktur, die Arterienzerreißung (der A. tibialis posterior und anterior) und die Dehnungslähmung des N. peronaeus.

Sonderformen der Unterschenkelfraktur sind die isolierten Fibula- und Tibiafrakturen ohne Dislokation, die klinisch oft schwer zu erkennen sind, ferner die *Grünholzfraktur* des Kindes.

Die *Behandlungsindikation* richtet sich nach der Lokalisation, der Form, der Stellung und der Repositions- und Fixationsmöglichkeit des Bruches.

Konservative Therapie: Die Unterschenkelfraktur *ohne Dislokation* wird mit O.-Schenkelgips fixiert, die Heildauer beträgt 10—14 Wochen.

Die Unterschenkelfraktur *mit Dislokation* erfordert die primäre Reposition unter Bildwandlerkontrolle; dann zirkulärer Gips oder Fixation mit Drahtextension (Kalkaneusdraht) und, wenn Distraktion notwendig, auch mit gleichzeitigem Draht durch die Tuberositas tibiae. Daran wird ein manueller Distraktionszug ausgeübt und die Fragmente aneinandergedrückt. Von Form und Halt der Fragmente hängt es ab, ob danach die Gipsfixation alleine genügt, ob eine Gipsfixation in Distraktion erforderlich oder eine operative Osteosynthese notwendig ist.

Die *konservative Gipsbehandlung* ist ferner *indiziert* bei verzahnten Querbrüchen, bei gutstehenden Trümmerbrüchen und bei adaptierten Schrägbrüchen.

Im Gips wird die Bruchstellung in 8tägigen Abständen röntgenkontrolliert. Bei Abrutschen, meist im Sinne der Rekurvation, ist die erneute Reposition und Gipsanlage erforderlich. Bei genügender bindegewebiger Fixation wird nach 6—8 Wochen ein Oberschenkel-Gehgips für weitere 10 Wochen angelegt. Bei nicht in der Repositionsstellung haltbaren Schrägbrüchen ist u. U. ein Gips unter gleichzeitiger Drahtextension oder Distraktion angezeigt.

Indikation zur operativen Therapie

Die *Osteosynthese* mit Küntscher-Nagel, AO-Platten oder Schraubenfixation ist absolut indiziert 1. bei abgleitenden Quer- und kurzen Schrägbrüchen, die nicht stell- und fixierbar sind, 2. bei verzögertem Kallus, 3. bei drohender Pseudarthrose, 4. bei Mehrstückbrüchen. Die Drahtcerclage, am besten perkutan nach Götze in Kombination mit Gips ist erlaubt bei Schräg- und Torsionsbrüchen. Nachteil: Längere Ruhigstellung der Gelenke durch den Gips. Vorteil: Rasche und überall praktizierbare, ungefährliche, fast konservative Maßnahme. Entfernung der Cerclage nach 6—10 Wochen.

Nachbehandlung der Fraktur nach dem Ausgipsen:

1. Behandlung der Haut mit Salbenverbänden und Vollbädern für 4—5 Tage, 2. Maßeinlagen, 3. Zinkleimverband bis Mitte Oberschenkel für 14 Tage bis 3 Wochen, 4. Muskelmassage mit aktiver Bewegung und Wärmebehandlung, 5. durchblutungssteigernde Maßnahmen (z. B. Synkardonmassage), Bewegungsbäder, Schwimmen.

Komplikationen

Frühkomplikation ist die verzögerte Kallusbildung.

Spätkomplikationen sind die Sudeck-Dystrophie und die Pseudarthrose.

Behandlung der Pseudarthrose s. S. 546.

Behandlung der Sudeck-Dystrophie s. S. 147.

Knöchel-, Malleolar- oder Sprunggelenkfraktur (Abb. 26.50)

- Durch Mehrfachfraktur der sprunggelenkbildenden Knochen charakterisierte Sprengung der Knöchelgabel mit Subluxation oder Luxation der Talusrolle und Sprengung der Bandverbindung zwischen Tibia und Fibula.

Durch mehr oder weniger ausgeprägte Luxation der Talusrolle kommt es zur Sprengung der Knöchelgabel. Normalerweise spielt bei Bildung der Knöchelgabel der Außenknöchel und die Syndesmose von Tibia und Fibula (das Ligamentum tibiofibulare anterius und posterius) die erste, und der Innenknöchel sowie die Kollateralbänder (medial: Ligamentum deltoideum, lateral: Ligamenta fibulotalare anterius und posterius sowie fibulocalcaneare) die zweite Rolle.

Entstehungsmechanismus: Distorsionen, die das Fußgelenk in maximaler Supination oder Pronationsstellung treffen, führen zur Supinations-Adduktions-Fraktur bzw. zur Pronations-Abduktions-Fraktur (s. Abb. 26.48). Kommt nun zu der Supinations- oder Pronationsstellung im Augenblick des Bruches noch eine Rotationsbewegung nach außen (Eversion) oder seltener nach innen (Inversion) hinzu, so besteht entweder eine Supinations-Eversions- oder eine Pronations-Eversions-Fraktur, seltener Inversions-Fraktur.

Häufig genügt für die Eversionsfraktur eine Vermehrung der Adduktion bei der Supination.

Eine *Sonderform* ist die ligamentäre Supinations-Inversions-Fraktur, die meist als Distorsion diagnostiziert wird. Hierbei reißen die Kollateralbänder (talofibulare, calcaneofibulare und calcaneocuboideum) ein. Auf Spezialaufnahmen ist der schmale Fibulaspitzenabriß erkennbar.

Symptome: Schwellung der Knöchelregion, rasche Hämatombildung. Schmerzhafte passive und aktive Bewegung, Unfähigkeit aufzutreten. Heftiger Adduktionsschmerz. Typische tastbare Knochenschmerzpunkte über der distalen Fibula.

Diagnostik: Röntgenaufnahme in a. p. 20 ° Innenrotationswinkel und seitlich. An der Höhe der Fibulafraktur ist die Syndesmosen- und Membrana-interossea-Sprengung erkennbar. Bei Kollateralbandriß oder ligamentärer Fibulaspitzenfraktur besteht Aufklappbarkeit des Gelenkes (in Lokalanästhesie oder Rausch zu prüfen), gehaltene Röntgenaufnahme.

Konservative Behandlung: So behandelt werden die reponierbaren einfachen Malleolarfrakturen (beachte Außenknöchel) ohne Syndesmosensprengung. Nach manueller und digitaler Reposition mit Andrükken der Fragmente und Reluxation des Talus für 14 Tage gepolsterter Unterschenkel-Liegegips. Dann Röntgenkontrolle und Ersatz durch ungepolsterten Liegegips für 4—6 Wochen. Anschließend für 14 Tage

Tabelle 26.7 **Einteilung der Knöchelbrüche** (Abb. 26.50 a–g)

Supination — Adduktion (15 %)

Außenknöchelabriß (quer)

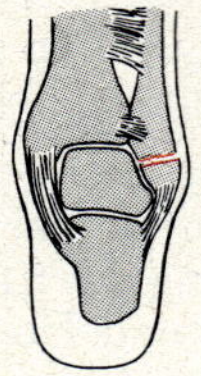

Außenknöchelabriß (quer)
Innenknöchelabscherung (längs)

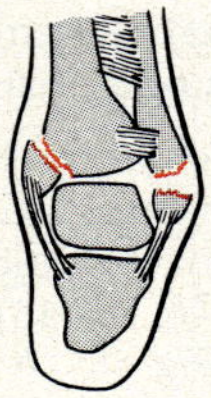

Pronation — Abduktion (10 %)

Innenknöchelabriß (quer)

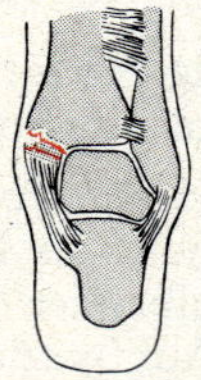

Innenknöchelabriß (quer)
Syndesmosensprengung
(Lig. tibiofibulare)
mit oder ohne Außenknöchelabscherung

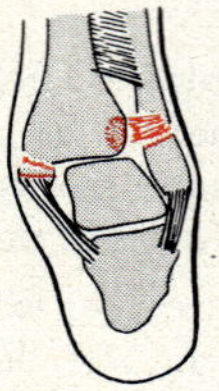

Supination — Eversion (68 %)

Syndesmosensprengung
(Lig. tibiofibulare)

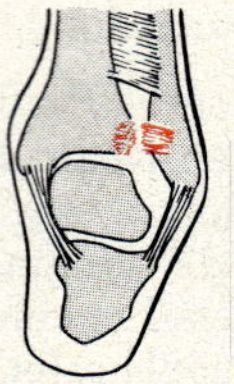

Syndesmosensprengung
Fibuladrehbruch
Hinterer Tibiakantenabbruch *(Volkmann)*
infolge Subluxatio tali
Abriß des Innenknöchels

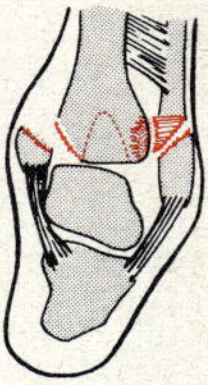

Pronation — Eversion (8 %)

Innenknöchelabriß
Syndesmosensprengung und
Sprengung der Membrana interossea mit
oder ohne (6–8 cm) hohem Fibuladrehbruch
Abbruch eines *Volkmann*-Dreiecks

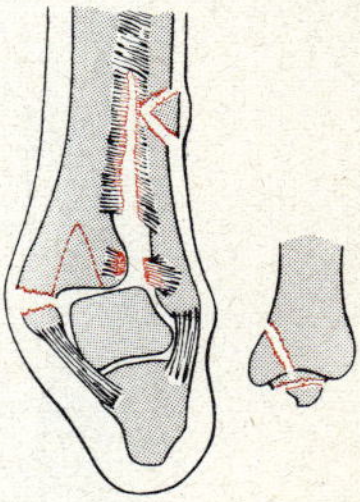

Gehgips, für weitere 14 Tage Zinkleimverband und Einlagenverordnung.

Operativ werden alle nicht reponierbaren und konservativ nicht fixierbaren Frakturen der oberen Kategorie sowie alle Syndesmosensprengungen (die meist mit Abbruch des hinteren Tibiakanten-Dreiecks kombiniert sind) behandelt, wenn keine lokalen und allgemeinen Kontraindikationen vorliegen, ferner die etwa 3—4 cm aufklappbare ligamentäre Fraktur der Fibulaspitze.

Fuß

Talusfraktur (Abb. 26.49)

Entstehungsmechanismus: Abscher- und Stauchungsfraktur (z. B Fallschirmspringer). Sie ist häufig mit Luxation des unteren Sprunggelenks kombiniert. Die Bruchlinie verläuft im Talushals oder -körper (Trümmerbruch).

Die *Symptome* sind denen des Knöchelbruchs ähnlich.

Die *Diagnose* ist nur mit dem Röntgenbild zu stellen.

Behandlung: Die Halsfraktur wird mit Gips in Plantarflexion ruhiggestellt, die Körperfraktur mit Kalkaneusdraht und Gegenzug mit

Tibiadraht extendiert und fixiert. Die *operative Behandlung* mit Verschraubung ist angezeigt, wenn die Fragmente unblutig nicht genügend reponierbar sind. Die *Talusentfernung* ist erforderlich, wenn beim komplizierten Trümmerbruch Infektionsgefahr besteht.
Sowohl nach operativer als auch konservativer Behandlung ist eine Ruhigstellung für 3—6 Monate erforderlich.

Komplikationen sind Hautnekrosen, Infektion, Zerreißung der A. tibialis posterior und wegen der spärlichen Blutversorgung die aseptische Nekrose.

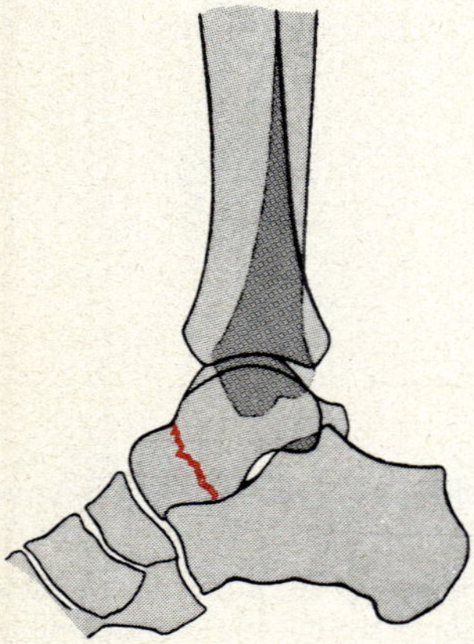

Abb. 26.49 **Typischer Talusbruch.** Querbruch im Talushals als Folge senkrecht einwirkender Stauchungskräfte bei Sturz auf die Füße.

Kalkaneusfraktur (Abb. 26.50)

Entstehungsmechanismus: Biegung und Stauchung bei Fall sowie plötzlicher extremer Zug an der Achillessehne. Oft ist sie kombiniert mit Lendenwirbelkörper- und Handfrakturen. *Symptome* sind lokalisierter Fersendruckschmerz, Gelenkschwellung, abgeflachtes Fußgewölbe und die verplumpte Ferse.

Diagnose: Sie wird mit der Röntgenspezialaufnahme in maximaler Dorsalflexion gestellt.

Nach Vidal-Böhler teilen wir die Brüche in folgende Schweregrade ein:

I. Isolierte Fraktur *ohne* Gelenkbeteiligung.

II. Trümmerbruch mit *leichter* Gelenkbeteiligung oder Bruch von Außenwand und Körper mit Tubergelenk-Winkelverkleinerung (Abb. 26.50), aber **ohne** Gelenkbeteiligung. Der normale Winkel beträgt 35 bis 45 Grad,

III. Trümmerbruch mit *schwerer* Gelenkbeteiligung und abgeflachtem Tubergelenkwinkel. Verschiebung und Kompression von Körperanteilen.

Das Behandlungsziel ist die Wiederherstellung eines positiven Tubergelenkwinkels und die Aufrichtung der Gelenkfläche. Wichtig ist die Verhütung von Druck- und Spannungsblasen. Die Behandlung der Fraktur Grad I und II ist absolut konservativ mit Gips für 10—12 Wochen. Bei Verbreiterung des Kalkaneus wird eine bilaterale Kompression ausgeübt, beim Entenschnabelbruch ein Spitzfußgips mit gebeugtem Knie angelegt.

Die Behandlung der Fraktur III. Grades erfolgt mit Drahtzug in Tibiarichtung oder Zug in Schräg- und Kalkaneusrichtung. Dann wird ein Gips anmodelliert. Bei negativem Tuberkalkaneuswinkel ist die operative Versorgung zu erwägen, entweder die Aufrichtung mit Spongiosaplastik oder von vornherein die Arthrodese des unteren Sprunggelenks.

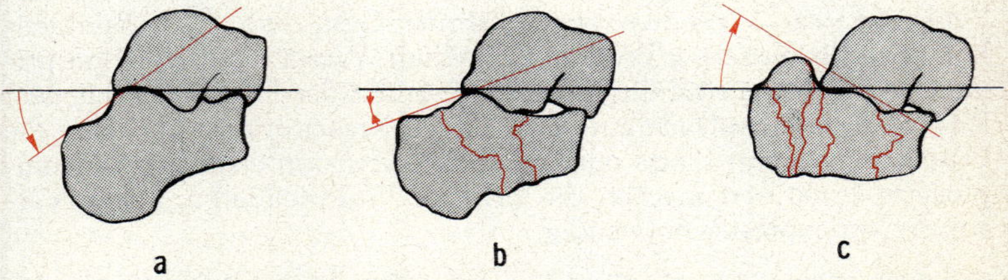

Abb. 26.50 **Fersenbeinbrüche.** a) Normaler Tubergelenkwinkel von ca. 30° zwischen Tangente am Fersenbeinhöcker und fast waagerecht stehender Sprungbeinachse; b) Stauchungsbruch des Fersenbeins mit Verkleinerung des Winkels; c) Trümmerbruch des Fersenbeins mit negativem Winkel.

Mittelfußfraktur (Abb. 26.51)

Entstehungsmechanismus: Direkte Gewalteinwirkung, z. B. Auftreffen schwerer Gegenstände und Überfahren; hierbei entstehen meist Querbrüche. Bei indirekter Gewalteinwirkung, z. B. beim Umknicken des Fußes entstehen Schräg- und Torsionsbrüche. Die unterschiedliche Anatomie der einzelnen Mittelfußknochen, besonders ihr Durchmesser, ihre Lage und ihre Befestigung erklären die unterschiedlichen Frakturlinien der einzelnen Knochen. Als Belastungsknochen besonders exponiert sind der Mittelfußstrahl I und V; durch seine Fixation gefährdet ist der Mittelfußstrahl II.

Symptome sind der Belastungsschmerz im Mittelfuß, die erhebliche Schwellung des Fußrückens sowie der Zug- und Druckschmerz der Zehen.

Die *Diagnose* erfordert die Röntgenaufnahme in zwei Ebenen (seitliche und schräge Fächeraufnahme!). Bei fehlender Dislokation kann die Erkennung der Bruchlinie oft schwer sein. Die nach 2–3 Tagen wiederholte Kontrolle ergibt sie dann eindeutig. Ein röntgenologischer Irrtum ist die Verwechslung der Tuberositas des V. Mittelfußstrahls, des Ansatzes des M. peronaeus brevis mit einer Fraktur. Diese Apophyse kann bis zum 18. Lebensjahr persistieren. Eine ernste *Komplikation* des Mittelfußbruches ist die verschmutzte Weichteilquetschverletzung. Sie kann die rechtzeitige operative Stellung der Fragmente gefährden.

Behandlung: Die Fraktur ohne Dislokation wird mit Bettruhe, Schiene und feuchtem Verband behandelt. Nach 8–10 Tagen wird ein ungepolsterter Schuhgips mit Gehrolle angelegt, dabei ist das Fußgewölbe zu modellieren. Bei Verschiebung der Fragmente ist die frühe Reposition erforderlich (anderenfalls Spannungsblasen!). Eine Dislokation von Kortikalisbreite ist ohne Bedeutung und wird belassen. Die Reposition erfolgt in Lokalanästhesie unter Bildwandlerkontrolle mit Zehenzug. Für 3 Wochen ungepolsterter Gipsschuh, nach Röntgenkontrolle für weitere 6 Wochen Gipsschuh. Wenn die Reposition primär nicht gelingt, sind die operative Fixation der Fragmente mit dem Rush pin, die Auffädelung auf einem KIRSCHNER-Draht oder die Osteosynthese mit Platte oder die Drahtextension erforderlich. Komplizierte Frakturen machen die primäre Weichteildeckung mit Verschiebelappenplastik notwendig.

Zur Behandlung der *Abrißbrüche an der Basis des V. Mittelfußstrahls* genügt die Anlage eines Zinkleimverbandes.

Ermüdungsbruch (Marschfraktur)

Eine besondere Form des Mittelfußbruchs ist der durch chronische lokalisierte Belastung entstandene Ermüdungsbruch. Er betrifft die Mittelfußstrahlen II und III und wird mit mehrwöchigem Gipsschuh behandelt. Die häufige Fraktur wird oft erst an der Kallusspindel später erkannt. Ein ausnahmsweise auftretender störender Kugelkallus bildet sich nach Monaten spontan zurück.

Zehenfrakturen (Abb. 26.52)

Sie entstehen durch Schlag, Stoß und Auftreffen schwerer Gegenstände.

Symptome der nicht selten komplizierten offenen Fraktur sind Hämatom, Druck- und Spannungsblasen bzw. sichtbare Verletzungswunden.

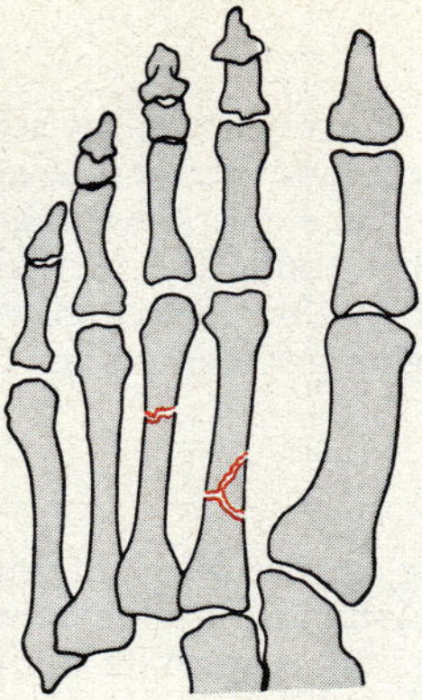

Abb. 26.51 **Mittelfußbruch**

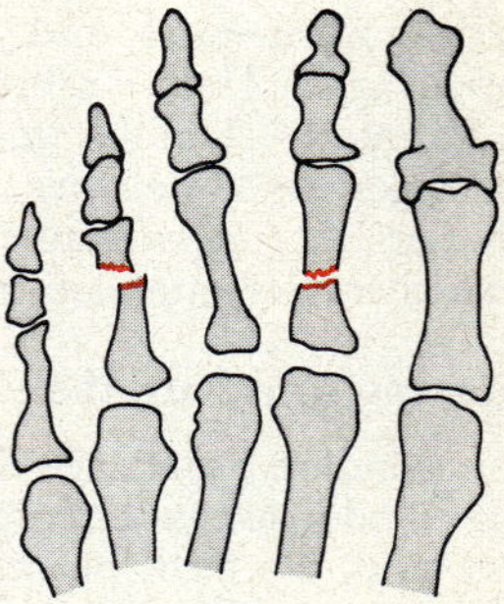

Abb. 26.52 **Zehenfraktur.** Typische Frakturlinien beim Kontusionstrauma (**Auftreffen schwerer Gegenstände**).

Die *Behandlung* besteht bei Brüchen ohne Dislokation und ohne Hautwunde im Heftpflaster-Dachziegelverband für 14 Tage bis 3 Wochen, bei Dislokation der Großzehe in Extension, bei infizierten, komplizierten Frakturen in Bettruhe und Wundbehandlung bis zur Heilung, bei offenen Trümmerbrüchen in der Amputation (Ausnahme Großzehe).

27. Versicherungswesen

Versicherungen

Es gibt eine gesetzliche oder Pflichtversicherung (Sozialversicherung) einerseits und eine private oder freiwillige Versicherung andererseits.

Pflichtversicherung

Versicherungsträger sind: Krankenkassen, Berufsgenossenschaften und Landesversicherungsanstalten. Die Pflichtversicherung bezieht sich auf vier Versicherungszweige, nämlich die Kranken-, Unfall-, Renten- und Arbeitslosenversicherung. Zur Schlichtung von Streitigkeiten zwischen Versicherten und Versicherungsträgern sind besondere Behörden vorgesehen, und zwar die Sozialgerichte, die Landessozialgerichte und das Bundessozialgericht.

Privatversicherung

Die private Versicherung basiert auf einem Privatvertrag zwischen Versicherungsnehmer und Versicherungsträger und bezieht sowohl Feuer-, Hagel-, Tier-, Transport-, Haftpflicht-, Lebensversicherung als auch Kranken-, Unfall- und Rentenversicherung ein. Die Versicherungsträger sind meistens Aktiengesellschaften. Streitigkeiten zwischen Versicherungsnehmer und Versicherungsträger werden vor den ordentlichen Gerichten ausgetragen.

Berufsgenossenschaftliche Versicherung

Eine besondere gesetzliche Unfallversicherung, in der alle Unternehmerverbände zusammengeschlossen und alle Arbeitnehmer pflichtversichert sind, die nicht beamtet sind. Der Versicherungsschutz bezieht ein: Berufs- und Betriebsunfälle sowie Berufskrankheiten.

Definition des Berufsunfalls: Der Unfall muß innerhalb der Schicht einschließlich des Weges von und zur Arbeit erfolgt sein.

Leistungen. Der Versicherte erhält folgende Versicherungsleistungen:

a) ein Heilverfahren,

b) Berufsfürsorge und

c) Geldleistungen.

Das *Heilverfahren* beinhaltet die Krankenbehandlung. Sie besteht in

1. Durchgangsarztverfahren (D-Arzt),
2. Verletzungsartenverfahren,
3. Beratungsfacharztverfahren und
4. speziellen Versorgungsverfahren bei bestimmten Organverletzungen (Auge, HNO).

Aufgaben des *D-Arztverfahrens* sind die Erstuntersuchung (D-Bericht), die Behandlung (laufende Berichte an die BG) und die Wiedereingliederung in den Beruf (Rehabilitation).

Das *Verletzungsartenverfahren* sieht vor, daß besondere Verletzungsarten in bestimmten Krankenanstalten (von der Berufsgenossenschaft ausgewählt oder ihr eigen) behandelt werden.

Das *Beratungsfacharztverfahren* sieht die Möglichkeit vor, daß bei örtlich besonders gelagerten Fällen der praktische Arzt einen beliebigen Facharzt zu Rate ziehen kann.

Ist das Heilverfahren abgeschlossen, so erfolgt die Festsetzung der Rente mit dem *Rentenverfahren.* Die Bemessung erfolgt in Prozent der Erwerbsminderung.

Während der Heilbehandlung erhält der Verunfallte *Geldleistungen.* Sie bestehen

a) in Krankengeld (bei ambulanter Behandlung),
b) in Hausgeld oder Tagegeld (bei stationärer Behandlung) oder
c) in einer Rente (wenn das Heilverfahren über die 13. Woche anhält und eine Erwerbsminderung von mindestens 20 % bleibt).

Die Hinterbliebenenrente wird bei unfall- und berufskrankheitsbedingtem Ableben geleistet.

Private Unfallversicherung

Privatversicherung zwischen Versicherungsnehmer und -Träger. Ihr Abschluß beruht auf freiwilliger Basis und schließt alle Unfälle ein. Die Bemessung der Schäden (Unfallfolgen) erfolgt nach dem Grad der Beeinträchtigung der Arbeitsfähigkeit: d. h. dem *Invaliditätsgrad.* Die Grundlage dieser Beurteilung ist die tabellarisch festgelegte Gliedertaxe (Beeinträchtigung der Gebrauchsfähigkeit der Gliedmaße).

Gutachtertätigkeit

(nach Bürkle de la Camp)

Die Gutachtenerstattung gehört zu den ärztlichen Aufgaben. Sie dient der Feststellung der *Entschädigungsberechtigung* und hat unparteiisch zu erfolgen. Gegenüber Sozialversicherungen und Gerichten ist der Arzt zur Auskunfterteilung verpflichtet. Gegenüber Privatversicherungen muß vom Begutachteten eine *spezielle Entbindungserklärung* von der Schweigepflicht ausgestellt werden.

Gutachten

Das Gutachten wird in sachlicher Form erstellt. Persönliche Meinungen und Ansichten des Gutachters, insbesondere Äußerungen, die als Beleidigung aufgefaßt werden können, sollten im Gutachten vermieden werden. Das Gutachten kann als Formular- oder als freies Gutachten erstellt werden.

Freies Gutachten. Das freie Gutachten wird besonders bei Problemstellungen wie Abgrenzung unfallabhängiger gegen unfallunabhängige krankhafte Befunde oder Kausalzusammenhangsfragen gewählt. Hierzu gehört ein umfassendes Aktenstudium, dessen Ergebnis im Gutachten mit aufgeführt wird.

Beim *Aufbau des freien Gutachtens* gehen wir wie folgt vor:

a) Datum der Erstattung,
b) Nennung des Auftraggebers,
c) Nennung des Datums des Gutachtenauftrages,
d) Erwähnung der Aktenmittel.

Dann wird der Unfallhergang aus der Sicht des Verunfallten geschildert und frühere Erkrankungen, die mit dem Unfall nichts zu tun haben, erwähnt. Der Untersuchungsbefund wird mit allen objektivierbaren Größen niedergelegt. Die Beurteilung erfolgt unter Berücksichtigung der Vorgeschichte des Verunfallten und der aus den Akten hervorgehenden Vorgeschichte, ferner unter Würdigung der durch die Untersuchung erhobenen Diagnose im Vergleich zu der primär vom erstuntersuchenden Arzt gestellten Diagnose. Dann folgt die Beantwortung der Problemstellung, insbesondere die Abgrenzung und Beurteilung von Kausalzusammenhängen. Schließlich folgen die Schätzung der Erwerbsminderung und die Schlußbeurteilung mit einem eventuellen Behandlungsvorschlag. Das Gutachten wird nur rechtskräftig durch die Unterschrift des Gutachters. Bei Assistenten ist die Unterschrift des Chefs der Abteilung oder seines Vertreters erforderlich.

Besondere Gutachtenformen sind:

Das *Aktengutachten*, das ohne Untersuchung des Verunfallten selbst aufgrund eines Aktenstudiums erstattet wird, und

das *Kommissionsgutachten*. Hierzu kommen drei Ärzte zu einer Kommission zusammen, die den Versicherten gemeinsam untersuchen und beurteilen.

Allgemein zu begutachtende Fragestellungen sind Verletzungen und deren Folgen sowie Berufserkrankungen.

Zum Begriff der körperlichen Schädigung gehört auch der *Schaden an Seele und Gemüt*. Einen Unfallzusammenhang können wir mit „Wahrscheinlichkeit oder überwiegender Wahrscheinlichkeit" definieren, also annehmen oder ablehnen. Der Unfall kann ein vorbestehendes Leiden verschlimmern, und zwar einmal vorübergehend oder richtungsgebend. Die Verschlimmerung kann auf anteilmäßiges Verschulden durch den Unfall zurückgeführt werden.

Rente. Die *vorläufige Rente* wird erteilt, wenn der Versicherte bis zu zwei Jahren erwerbsgemindert, arbeits-, aber nicht voll erwerbsfähig ist. Eine *Dauerrente* wird nach Ablauf von zwei Jahren nach dem Unfall zuerkannt.

Prinzipien der Anerkennung eines Unfallzusammenhangs sind:

1. Der Unfall muß adäquat für die Unfallfolgen gewesen sein,
2. der Unfall muß mit dem Trauma einen örtlichen Zusammenhang haben,
3. zwischen Unfall und Unfallfolgeschäden muß ein zeitlicher Zusammenhang nachweisbar sein.

Fragenkatalog

1. **Nennen Sie die Definitionen von:**

A) Geschlossene Wunde
B) Oberflächliche Wunde
C) Perforierende Wunde
D) Komplizierte Wunde

1. Zerstörung der Haut mit Beteiligung tiefer gelegener Strukturen
2. Zerstörung der Haut bei mehrschichtiger Verletzung sowohl von Weichteilen und Knochen als auch Eröffnung von Körperhöhlen
3. Zerstörung der oberen Hautschichten ohne Durchtrennung der Lederhaut
4. Zerstörung tiefer gelegener Strukturen ohne Eröffnung der Körperoberfläche

(s. S. 1 ff)

---

2. **Wann ist die Indikation gegeben zur:**

A) Exzision und primären Naht
B) Exzision und Verzicht auf Primärnaht
C) Exzision und plastischen Deckung

1. Bis 10 Stunden alte Wunden
2. Wunde mit entzündlichen Reaktionen, Biß-, Kriegs- und Verkehrsunfallwunden
3. Décollement, große Hautdefekte
4. 12 Stunden alte glattrandige Wunden mit Ölverschmutzung
5. 5 Stunden alte zerfetzte Wunden mit Straßen- und Holzstaubverschmutzung

(s. S. 5)

---

3. **Wählen Sie die richtige Tetanusprophylaxe aus bei:**

A) Grundimmunisierung (Präventivimpfung)
B) Simultanimpfung (im Verletzungsfall bei Nichtgrundimmunisierten)

1. 2 x 0,5 ml TAI (Tetanus-Adsorbat-Impfstoff) in 4 Wochen Abstand und 40 ml TIG (Tetanus-Immun-Globulin) nach 1 Jahr
2. 2 x 0,5 ml TAI (Tetanus-Adsorbat-Impfstoff) in 6–12 Wochen Abstand und 1 x 0,5 ml TAI nach 1 Jahr, Auffrischung mit 0,5 ml TAI alle 5 Jahre
3. 3 x 0,5 ml TAI in 2 Wochen Abstand bei gleichzeitig hoch dosierten Antibiotikagaben über 10 Tage
4. Gleichzeitig, jedoch an kontralateralen Körperstellen 0,5 ml TAI und 250 i.E. TIG (Tetagam), nach 14 Tagen nochmals 0,5 ml Tetanol; nach 1 Jahr und später alle 5 Jahre jeweils 0,5 ml TAI

(s. S. 8)

4. **Welche Aussagen über die Pathophysiologie der Verbrennungskrankheit gehören sinngemäß zusammen:**

A) Die initiale Kapillarpermeabilitätsstörung führt zur . . .	1. . . . Erscheinung des neurovaskulären Schocks
B) Die onkotisch bedingte Wasseranreicherung im Gewebe bei gleichzeitigem Flüssigkeits-, Mineral- und Eiweißdefizit im Serum (bis 50 %) führt zur	2. . . . Störung im Elektrolythaushalt
C) Schmerzen und Verbrennungsmetaboliten führen zur	3. . . . „Albuminurie" ins Gewebe, besonders in die Parenchyme
D) Die Natriumretention und die erhöhte Kaliumausscheidung führt zur	4. . . . Manifestation der realen Verluste an Eiweiß, Blut, Elektrolyten etc.
E) Der Rückstrom des Ödems in die Blutbahn nach 3—4 Tagen führt zur	5. . . . Erscheinung des Volumenmangelschocks

(s. S. 17)

---

5. **Ordnen Sie die therapeutischen Sofortmaßnahmen bei Verbrennungen nach ihrer Wichtigkeit:**

A) 1. Schritt	1. Ständige Kontrolle von RR, Puls, Temperatur, Ausfuhr, Blutwerten
B) 2. Schritt	2. Tetanusprophylaxe und lokale Therapie
C) 3. Schritt	3. Blutuntersuchungen und ZVD-Katheter
D) 4. Schritt	4. Infusionstherapie nach *Evans* und Antibiotika
E) 5. Schritt	5. Medikamentöse Schmerzbekämpfung mit Morphium hydrochloricum oder Dolantin

(s. S. 19)

---

6. **Wie definiert man:**

A) Primäre Infektion	1. Keimverschmutzung der Wunde mit einem Erregerstamm
B) Sekundäre Infektion	2. Keimverschmutzung der Wunde mit multiplen Erregerarten
C) Toxische Infektion	3. Keimverschmutzung der Wunde mit einem Erregerstamm bei gleichzeitiger Toxinausschüttung dieser Erreger
D) Monoinfektion	4. Direkte Keimverschmutzung (Kontaktinfektion) der Wunde
E) Mischinfektion	5. Spätere Keimverschmutzung der Wunde
	6. Wundverschmutzung mit Giftstoffe produzierenden Keimen

(s. S. 31)

7. **Ordnen Sie die Definitionen zu:**

A) Abszeß	1. Infektion in präformierter anatomischer Höhle
B) Phlegmone	2. Im Gesamtkörper generalisierte Infektion unter Mitbeteiligung von Lymph- und Blutbahnen
C) Empyem	3. Abgeriegelter, eingeschmolzener Infektionsherd
D) Sepsis (s. S. 31 ff)	4. Diffus in die Umgebung sich ausbreitender Infektionsherd

---

8. **Welche Kriterien charakterisieren das:**

A) Furunkel	1. Vorwiegend flächenhafte, durch Streptokokken induzierte Zellulitis, Lymphangitis und Lymphadenitis mit Hautrötung, Blasen- oder Nekrosebildung
B) Karbunkel	2. Staphylokokkenbedingte Haarwurzelnekrose
C) Erysipel	3. Multiple, epifasziale, konfluierende Nekrosen der Subkutis
(s. S. 32 ff)	4. Eitrige Einschmelzung der Subkutis auf dem Boden einer Stichverletzung (z. B. Injektion)

---

9. **Welche Merkmale charakterisieren die folgenden Infektionen:**

A) Pyozyaneusinfektion	1. Vom Mund ausgehende, sich in die Gewebsspalten ausbreitende, oft unaufhaltsame Pilzinfektion von Haut, Lunge, Darm oder Knochen
B) Erysipeloid	2. Vom Widerkäuer auf Menschen übertragene, hochakute Infektion von Haut, Lunge oder Darm, die unbehandelt in 20 % der Fälle tödlich verläuft
C) Anthrax (Milzbrand)	3. Wundinfektion mit typischer Blau-Grünverfärbung des Verbandes und süßlichem Wundgeruch
D) Aktinomykose (s. S. 34 ff)	4. Auf Infekt beruhende, erysipelähnliche, schmerzhafte bläulich-rote Schwellung der Finger, Hände und angrenzender Gelenke

---

10. **Welche Definition ist richtig bei:**

A) Schock	1. Temporäres isoliertes Kreislaufversagen, meist neural (Ganglienblocker, Antihypertonika, Sympathikolytika) oder orthostatisch bedingt

	2. Durch Vagusreflex *(Goltz)* oder durch toxische Stoffe der Histaminreihe entstandene Vasomotorenlähmung
B) Kollaps	3. Kreislaufreaktion auf eine den Organismus treffende Schädigung mit defizitärer Gewebsperfusion als Folge eines durch absoluten oder relativen Blut- und Flüssigkeitsverlust herabgesetzten Herz-Zeit-Volumens.
(s. S. 44 ff)	

11. Bringen Sie die Aussagen über die Pathophysiologie des Schocks in einen sinngemäßen Zusammenhang:

A) Volumenmangel bedingt ...	1. ... eine erneute oder erstmalige Sequestration in viszerale und andere Kapillargebiete durch postkapilläre Venolenkonstriktion, sowie anaerobe Glykolyse, Ammoniak- und Rest-N-Anstieg, Ketonkörper, Brenztraubensäure-Laktatstau, Gefäßparalyse etc.
B) Periphere Perfusionsstörung bedingt ...	2. ... eine Sequestration in viszerale und andere Kapillargebiete; respiratorische Azidose, Alveolarkollaps, Zellödem und Membranruptur, Gefäßparalyse etc.
C) Stoffwechsel- und Lungenfunktionsstörung bedingt ...	3. ... einen verminderten Rückstrom zum Herzen, ein vermindertes Herzminutenvolumen, eine periphere Vasokonstriktion und damit Anstieg des peripheren Widerstandes
(s. S. 45 ff)	

12. Welche hämodynamischen Störungen gehören zu folgenden Schockformen:

A) Neurogener Schock	1. Direkte Wirkung auf das mikrozirkulatorische System mit RR-Abfall
B) Endotoxinschock	2. Arteriolenvasodilatation durch überschießende vegetative Impulse sowie zentrale Dysregulation
C) Kardiogener Schock	3. Absolutes Volumendefizit führt zu RR-Abfall und O_2-Defizit
D) Anaphylaktischer Schock	4. Akuter Abfall des Herzminutenvolumens
E) Hämorrhagischer Schock	5. Durch Eiweiße bedingte plötzliche Kontraktion der glatten Gefäßmuskulatur
(s. S. 49 ff)	

13. Welche spezifische Schockbehandlung wenden Sie an bei:

A) Hämorrhagischem Schock	1. Allgemeine Schocktherapie und Novadral unter ständiger RR-Kontrolle
B) Endotoxinschock	2. O_2, 100—250 mg Hydrokortison i.v., 0,1–0,4 ml Suprarenin 1: 1000 i.v.,

	1 Amp. Calcium i.v., 10—20 ml Benadryl i.v.
C) Neurogenem Schock	3. Blutersatz, O_2, Autotransfusion, Schutz vor Unterkühlung und Schmerzbekämpfung, evtl. Tracheotomie
D) Anaphylaktischem Schock	4. Hochdosierte Breitbandantibiotika, hochdosierte Kortikosteroide (1 g Prednison), Prophylaxe des drohenden Leber- und Nierenversagens
(s. S. 49 ff)	

14. **Welche Symptomatik paßt am ehesten zu:**

A) Coma diabeticum	1. Weite Pupillen, verlangsamte oder fehlende Reflexe, motorische Unruhe, spezifischer Fötor, Gelbsucht
B) Coma hypoglycaemicum	2. Trockene Zunge, epileptiforme Krämpfe, fibrilläre Zuckungen, Diarrhöe, spezifischer Fötor (fischartig)
C) Coma hepaticum	3. Enge Pupillen, motorische Unruhe, normale bis oberflächliche Atmung, Schweißausbruch
D) Coma uraemicum	4. Weite Pupillen, weiche Bulbi, erniedrigter Muskeltonus, tiefe Atmung, trockene Zunge, Fötor nach Fruchtsäuren
(s. S. 52 ff)	

15. **Überprüfen Sie folgende Komplexe:**

A) Narkose	1. Reversibilität, Steuerbarkeit, geringstmögliche Nebenwirkungen, hoher therapeutischer Quotient, voraussagbare Wirkung
B) Grundanforderungen an Pharmaka, die zur Narkose verwendet werden	2. Verlauf von Blutdruck, Druckamplitude und Pulsfrequenz, Venendruck, Hautkolorit und Hautbeschaffenheit, Mikrozirkulation, evtl. EEG und EKG
C) Beurteilung einer Narkose	3. Bewußtlosigkeit, Analgesie, Muskelerschlaffung, Reflexdämpfung
(s. S. 61 ff)	

16. **Definieren Sie:**

A) Intravenöse Narkose	1. „Dissoziative" Anästhesie durch Depression des kortikothalamischen Systems mit Aktivierung von Teilen des limbischen Systems
B) Inhalationsnarkose	2. Intravenöse Narkoseeinleitung mit Barbiturat oder Propanidid, Steuerung von Bewußtlosigkeit, Analgesie und Reflexdämpfung durch spezielle Pharmaka

C) Neuroleptanalgesie
D) Ketanestnarkose
E) Kombinationsnarkose

(s. S. 62 ff)

3. Anästhesiemethode, wobei die Narkose durch eine bestimmte parenterale Zufuhr eines Hypnotikums herbeigeführt wird
4. Pulmonale Zufuhr von Gas bzw. dampfförmigen Narkotika
5. Kombination von Neuroleptikum und Analgetikum bewirkt psychische Indifferenz und komplette Analgesie

---

17. **Koordinieren Sie Pharmakologie und Pharmaka:**

A) Anästhesie
B) Analgesie
C) Schlaf
D) Dämpfung vegetativer Reflexe
E) Muskelrelaxation

(s. S. 62 ff)

1. Vagolytika, Sympathikolytika
2. Succinylcholin, Curare, Alloferin
3. Halothane, Penthrane, Äther
4. Lachgas, Opiate
5. Barbiturate, Propanidid

---

18. **Koordinieren Sie Funktionsstörungen und Ursache bei der Indikation zur künstlichen Beatmung:**

A) Alveoläre Hypoventilation
B) Störung des Verhältnisses Belüftung/Durchblutung
C) Diffusionsstörungen
D) Übernahme der Atemarbeit (kontrollierte Beatmung)

(s. S. 102 ff)

1. Intra- und postoperativ, vor allem bei kardiochirurgischen Eingriffen
2. Depression des Atemzentrums, periphere Atemlähmungen, Thoraxwandverletzungen, Restriktion und Obstruktion, Schmerzen
3. Massive Atelektasenbildung, Lungenembolie
4. Lungenstauung, Lungenödem, Pneumonie
5. Spannungspneumothorax oder Mediastinalemphysem

---

19. **Welche Symptome passen zusammen bei Narkosekomplikationen:**

A) Von seiten des ZNS
B) Von seiten des Kreislaufes
C) Von seiten des RES

(s. S. 65 ff)

1. Urtikarielles Exanthem, angioneurotisches Ödem, Broncho-Laryngospasmus, anaphylaktischer Schock
2. Stimulation — Unruhe, Krämpfe – Depression, Depression — Coma, Atemstillstand
3. Stimulation – Tachykardie, Hypertension, Hautrötung, Depression — Bradykardie bis Pulslosigkeit

20. **Was machen Sie bei Narkosezwischenfällen:**

A) Atemstillstand	1. Zentrale Dämpfung, (Barbiturate), O_2-Beatmung
B) Kreislaufstillstand	2. Künstliche Beatmung (Maske, Intubation, O_2-Beatmung)
C) Krämpfe	3. Infusion von Plasmaexpander, notfalls peripher angreifendes Kreislaufmittel, evtl. extrathorakale Herzmassage
(s. S. 66 ff)	

---

21. **Was verstehen Sie unter:**

A) Oberflächenanästhesie	1. Gezieltes Ausschalten einzelner Nerven oder Nervenplexus durch endo- oder perineurale Applikation des Anästhetikums
B) Infiltrationsanästhesie	2. Blockade der sensiblen Endfasern in Schleimhäuten durch Aufsprühen oder Aufstreichen des Anästhetikums
C) Leitungsanästhesie	3. Anästhesie der sensiblen Endorgane durch Injektion
(s. S. 64 ff)	

---

22. **Welche Infusionen werden vorzugsweise eingesetzt zur:**

A) Gerinnungsförderung	1. Blut- und Erythrozytenkonzentrat
B) Erhöhung des kolloidosmotischen Druckes	2. Cohn-Fraktion und Thrombozytenkonzentrat oder PPSB
C) Beseitigung von EW-Mangel	3. Blut und makromolekulare Lösungen ab 40 000 MG
D) Azidosepufferung	4. Plasma, Humanalbumin
E) Alkalosepufferung	5. THAM, $NaHCO_3$
F) Diureseanregung, „Nierenstartung“	6. NH_4Cl, Arginin-HCl
G) Steigerung der O_2-Kapazität	7. Tutofusion S (Mannit, Sorbit) Rheomacrodex
(s. S. 74 ff)	

---

23. **Welche typischen Veränderungen einiger Blutwerte finden Sie bei:**

A) Extrazellulärem Volumendefizit durch Natriummangel	1. Hb und Hämatokrit erniedrigt, Serum-Na und Serum-Eiweiß normal
B) Extrazellulärem Volumenüberschuß durch Natriumüberschuß	2. Hb und Hämatokrit erhöht, Serum-Na und Serum-Eiweiß normal
C) Wasserüberschuß	3. Hb und Hämatokrit erhöht, Serum-Na normal, Serum-Eiweiß erhöht
D) Wasserdefizit	4. Hb und Hämatokrit erniedrigt, Serum-Na normal, Serum-Eiweiß erniedrigt

E) Plasmaüberschuß	5. Hb erniedrigt, Hämatokrit normal, Serum-Na und Serum-Eiweiß erniedrigt
F) Plasmadefizit	6. Hb erhöht, Hämatokrit normal, Serum-Na und Serum-Eiweiß erhöht

(s. S. 23 ff)

---

24. **Welche Störungen im Säure-Basen-Haushalt sind typisch bei:**

A) Dekompensierter respiratorischer Azidose	1. PCO_2 normal, pH erhöht, Standardbikarbonat und Basenüberschuß erhöht, Kalium erniedrigt
B) Dekompensierter respiratorischer Alkalose	2. PCO_2 erhöht, pH erniedrigt, Standardbikarbonat und Basenüberschuß normal, Kalium erhöht
C) Dekompensierter metabolischer Azidose	3. PCO_2 erniedrigt, pH erhöht, Standardbikarbonat und Basenüberschuß normal, Kalium erniedrigt
D) Dekompensierter metabolischer Alkalose	4. PCO_2 normal, pH erniedrigt, Standardbikarbonat und Basenüberschuß erniedrigt, Kalium erhöht

(s. S. 79 ff)

---

25. **Koordinieren Sie die patho-physiologischen Faktoren der Ödementstehung:**

A) Herzinsuffizienz	1. Elektrolytstörungen
B) Alimentäre Dystrophie, Tumorkachexie, Nephrose, Leberschaden	2. Mechanische Abflußstauung
C) Akute und chronische Nephritis	3. Erhöhter hydrostatischer Druck
D) Allergie, neurogene Störung	4. Kolloidosmotische Druckerniedrigung
E) Thrombose, Bauchtumoren, portale Hypertension	5. Kapillarschäden

(s. S. 80 ff)

---

26. **Ordnen Sie die wichtigsten allgemeinen Sofortmaßnahmen bei Herzstillstand nach ihrer Dringlichkeit:**

A) 1. Schritt	1. EKG-Kontrolle
B) 2. Schritt	2. Intrakardiale Injektion (Alupent), elektrische Defibrillation
C) 3. Schritt	3. Bekämpfung der metabolischen Azidose
D) 4. Schritt	4. Mund-zu-Mund-Beatmung, Intubation und O_2-Zufuhr
E) 5. Schritt	5. Externe bzw. bei Versagen interne Herzmassage bei gleichzeitiger Beatmung

(s. S. 95 ff)

27. Setzen Sie die Blutungsübel in die richtige Beziehung:

A) Primäre Diathese	1. Aktivierte Fibrinolyse, Verbrauchskoagulopathie, Heparinblutung, Dikumarolblutung
B) Trauma- und blutungsbedingte Diathese (komplexe Gerinnungsstörung)	2. M. Osler, Skorbut, senile Purpura, M. Cushing, Purpura Schönlein-Henoch, Allergie
C) Hämorrhagische Diathese (vaskuläre Ursachen)	3. Hämophilie A, B und C, Fibrinogenmangel, Mangel einiger Gerinnungsfaktoren, Thrombopenien

(s. S. 103 ff)

---

28. Koordinieren Sie die folgenden Befunde:

A) Fulminante Embolie	1. Gefahr besonders bei Struma- und anderen Halsoperationen, bei Eröffnung größerer Venenstämme, schlürfendes Geräusch.
B) Protrahierte partielle Embolie	2. Embolus in arterieller Peripherie
C) Gekreuzte Embolie	3. Akute Atemnot, Tachykardie, Zyanose, Herzstillstand
D) Luftembolie	4. Manifestation erst einige Tage nach Knochentrauma, besonders zerebrale Symptomatik (Augenhintergrund)
E) Fettembolie	5. Vorwiegend Kreislaufkollaps, anämischer Lungeninfarkt, passager blutiges Sputum

(s. S. 107 ff)

---

29. Welche Pathogenese und Verlaufscharakteristik gehört zu:

A) Postoperativem Singultus	1. Sympatikotone Motilitätsstörung, die sich immer spontan reguliert
B) Akuter Magenatonie	2. Bewirkt durch postoperativen Sympathikotonus, Nachwirkung der Narkotika durch Parasympathikolytika oder mechanische Behinderung
C) Postoperativer Darmträgheit	3. Reflex, über 3. postoperativen Tag anhaltend, meist symptomatisch für Peritonitis oder mechanischen Verschluß
D) Subphrenischem oder subhepatischem Abszeß	4. Besonders bei Patienten in hohem Alter und schlechtem AZ nach starken Flüssigkeitsverlusten
E) Postoperativer Harnverhaltung	5. Dilatation oder Paralyse ab 2. postoperativen Tag, besonders nach Bauchoperationen
F) Akuter Parotitis	6. Infolge Hohlorganperforation oder nach Oberbauchoperation, typische Eiteransammlung

(s. S. 110 ff)

30. **Ordnen Sie die Typen der hämatogenen Metastasierung des Karzinoms:**

A) Pulmonalistyp	1. Magen- und Darmkarzinome
B) Lebertyp	2. Nieren- und Genitalkarzinom, Mammakarzinom, Struma maligna
C) Kavatyp	3. Leber-Gallen-Karzinom
D) Pfortadertyp	4. Prostata-, Bronchial-, Nierenkarzinom
E) Prävertebraltyp (retrograde Metastasierung)	5. Bronchialkarzinom

(s. S. 118 ff)

---

31. **Definieren Sie die Plastikarten:**

A) Freie Plastik	1. Beseitigung exogen verursachter Defekte oder Umbildungen
B) Gestielte Plastik	2. Beseitigung von Fehlbildungen
C) Konstruktive Plastik	3. Übertragung ohne Kontakt mit der Entnahmestelle
D) Rekonstruktive Plastik	4. Übertragung mit Kontakt an der Entnahmestelle
	5. z. B. Beseitigung von Nierenarterienstenosen

(s. S. 120 ff)

---

32. **Welche Befunde sind typisch bei:**

A) NNR-Überfunktion	1. Vorzeitige Epiphysenossifikation, Hodenatrophie, erhöhte Libido
B) NNR-Unterfunktion	2. Hypertonie, Osteoporose, Diabetes, Hypertrichose, Polyzythämie, Striae
C) Conn-Syndrom (primärer Hyperaldosteronismus)	3. Hypotonie, Adynamie, Hypovolämie, Hyponatriämie, Hyperkaliämie, Eosinophilie, Pigmentanomalien
D) AGS (adrenogenitales Syndrom)	4. Hypertonie, Muskelschwäche, Hypokaliämie

(s. S. 128 ff)

---

33. **Welche Laborergebnisse passen zu:**

A) NNR-Überfunktion	1. Hypernatriämie, Hypokaliämie, freies Aldosteron im Urin vermehrt, Plasmavolumen vermehrt
B) NNR-Unterfunktion	2. Hyponatriämie, Hyperkaliämie, Alkalireserve vermindert, Chlornachweis im Harn
C) Conn-Syndrom	3. 17-Ketosteroide im 24-Std.-Urin vermehrt, Blutzucker erhöht, Hypokaliämie, Lymphopenie, Eosinopenie, Leukozytose

D) Salzverlust-Syndrom bei kongenitalem AGS

4. Hypoglykämie, absolute Eosinophilenzahl erhöht, Thorn-Test: Keine Senkung der Eosinophilenzahl, Hyperkaliämie

(s. S. 128 ff)

---

34. **Koordinieren Sie:**

A) Euthyreote Struma

B) Hyperthyreote Struma

C) Kalter Knoten

D) Heißer Knoten

E) Struma maligna

F) Strumitis lymphomatosa

1. Radikale Thyreoidektomie und Neck dissection je nach Ausdehnung des Befundes
2. Primär mechanisches Problem, Fernwirkung: Lungenemphysem, Lungenkongestion, Herzdilatation
3. Absolute Indikation zur Enukleation bei Frauen vor 35. Lebensjahr, Gravidität, Laktation, sonst konservative Behandlung
4. Nur relative Indikation zur Enukleation, wenn Malignität wahrscheinlich
5. Autoimmunreaktion gegen Thyreoglobulin, Resektion kontraindiziert
6. Vorzugsweise bei Frauen ab 3. Dezennium auftretend, typischer T_3/T_4-Test, erhöhter PBI-Wert

(s. S. 133 ff)

---

35. **Ordnen Sie Ursache und Krankheitserscheinungen von Knochen- und Knorpel einander zu:**

A) Vegetative Fehlsteuerungen und lokale Durchblutungsstörungen

B) Endokrine Wachstumsstörungen

C) Erbbedingte Knochen- und Knorpelbildungsstörungen

D) Vitaminhaushaltsstörungen

E) Stoffwechselstörungen

1. Rachitis, Osteomalazie, Skorbut, Hungerosteopathie
2. Eosinophiles Granulom, Lipoidgranulomatose
3. Aseptische Knochennekrose, Sudeck-Dystrophie, schleichende- und Ermüdungsbrüche
4. Akromegalie, Osteodystrophia fibrosa generalisata cystica, senile und klimakterische Osteoporose und Osteomalazie, osteoporotische Fettsucht
5. Osteogenesis imperfecta, Osteodystrophie, Osteodysplasie, Chondromatose, Exostosen, solitäre Knochenzysten, Osteosklerose, Osteodystrophia fibrosa deformans juvenilis (Uehlinger)

(s. S. 145 ff)

---

36. **Welche Kriterien gehören zu:**

A) Aseptischer Knochennekrose

1. Spasmus der Arteriolen, Rö.: lokalisierte fleckige Osteoporose

B) M. Sudeck	2. Facies leontina, bes. ältere Männer, Rö.: streifenförmige Aufhellungszonen, strähnige Zeichnung, Impressiones digitae
C) Osteodystrophia fibrosa generalisata	3. Bes. männliche Jugendliche, Rö.: zerfranste Apophyse oder Epiphysengrenze
D) Akuter Osteomyelitis	4. Nebenschilddrüsenadenom, Rö.: Osteolyse der Endphalangen, Zysten in Röhrenknochen
E) Ostitis deformans Paget	5. Meist sympathischer Gelenkerguß, Fieber, Gliedmaßenschwellung, Rö.: Befund erst nach 2 bis 3 Wochen

(s. S. 146 ff)

---

37. Charakterisieren Sie einige gutartige Knochentumoren:

A) Chondrom	1. Meist 3. und 4. Dezennium, multiple Knochenproliferationen bes. an Tibia-, Femur- und Humerusmetaphysen mit Druck- und Verdrängungsschmerz, Entartungsgefahr, Rö.: bizarre Knochenauswüchse in die Weichteile
B) Osteochondrom	2. Meist 3. und 4. Dezennium, Tumor und Druckschmerz an Händen und Füßen sowie an proximalen Röhren- und Beckenknochen, je zentraler der Sitz, desto größer die Entartungsgefahr Rö.: zystische und multizystische, scharf begrenzte Herde mit Knochenauftreibung
C) Osteom	3. Meist 5. bis 20. Lebensjahr in Röhrenknochenmetaphysen, evtl. Spontanfraktur. Rö.: scharf begrenzte, homogene Aufhellung mit Rundbögenspangen
D) Juvenile Knochenzyste	4. Meist 3. bis 6. Dezennium, bes. an Schädel, Maxilla, Nebenhöhlen, Wirbel. Verdrängungserscheinungen: Hirndruck. Rö.: homogene, gegenüber Normalknochen abgegrenzte dichtere Zonen, ovaläre Verdichtungen

(s. S. 154 ff)

---

38. Wodurch sind folgende maligne Knochentumoren gekennzeichnet:

A) Primäres Fibro-, Osteo-, Chondro- oder osteolytisches Riesenzellsarkom	1. Meist 5. bis 7. Dezennium, Anamnese, atypische Stellen, epi- und metaphysär, plötzlicher Knochenschmerz, Spontanfraktur. Rö.: osteolytische oder osteoplastische Herde, solitär oder multipel, „Mäusefraß"
B) Myelom oder Plasmozytom	2. Meist bis zum 2. Dezennium, Auftreibung der Kortikalis, Schmerzen und

Fieber. Rö.: ovaläre Markaufhellung, kortikale Längsaufsplitterung, „Zwiebelschalen", „Blätterteig"

C) Ewing-Sarkom

3. Ab 4. Dezennium, polytope Tumoren, lokale Entkalkung, meist Männer, pathologische Wirbelkörper- und Rippenfrakturen, typische Elektrophorese Rö.: multiple runde Aufhellungen an Schädelkalotte, „Mottenfraß"

D) Karzinommetastasen

4. Meist 1. bis 3. Dezennium, bes. lange Röhrenknochenmetaphysen, Humerus, Femur oder Tibia mit Periostanspannungsschmerz, gelenknahe Schwellung, tastbarem spindeligem Tumor/ Rö.: Periostspan, „Sonnenstrahlen", „wolkige Auflösung"

(s. S. 162 ff)

---

39. **Definieren Sie die venösen Abflußbehinderungen:**

A) Postthrombotisches Syndrom

B) Paget-Schroetter-Syndrom

C) Beckenvenensperre

1. Abflußbehinderung durch entzündliche tumoröse Beckenprozesse mit Phlebitis und sekundärer Venenstenose
2. Abflußbehinderung mit Unterschenkelödem, Stauungsdermatosen, sekundären Varizen und Ulcera cruris
3. Abflußbehinderung der Armvenen, meist durch akute Thrombose der Vena axillaris oder Vena subclavia, bes. bei männlichen Rechtshändern im 2. und 3. Dezennium

(s. S. 182 ff)

---

40. **Welche therapeutischen Maßnahmen ergreifen Sie bei:**

A) Geschlossenem Pneumothorax

B) Spannungs- oder Ventilpneumothorax

C) Mediastinalemphysem

D) Mediastinalflattern

1. Entlastungspunktion durch dicke Kanüle mit eingeschnittenem Fingerling, erst danach Rö.-Kontrolle. Cave Intubationsbeatmung!
2. Punktionsentleerung mit Pneuapparat oder Bülau-Drain, falls kein Erfolg und Sputummenge bleibt: Äther oder Blauprüfung zur Klärung der Ursache
3. Sofortige äußere Thoraxabdichtung
4. Collare Mediastinotomie mit digitaler Spreizung

(s. S. 242 ff)

---

41. **Welche Tumoren finden sich meist im:**

A) Oberen vorderen Mediastinum

B) Unteren vorderen Mediastinum

1. Neurogene Tumoren, Fibrosarkome, Chondrome, Paragangliome
2. Struma, Thymom, Lymphom, Lipom, Sarkom

C) Hinteren Mediastinum	3. Lymphome, teratoide Zysten, Bronchus- und Ösophaguszysten
D) Zentralen Mediastinum	4. Bronchialtumoren
	5. Thymom, Perikardzyste, Hiatushernie

(s. S. 271 ff)

---

42. **Ordnen Sie die Charakteristika den folgenden Krankheitsbildern zu:**

A) Ductus Botalli	1. Rheumatische Endokarditis
B) Mitralstenose	2. Angeborene Mißbildung mit Blutdruckdifferenz an oberen und unteren Extremitäten
C) Isthmusstenose	3. Rechts- und Linksherzhypertrophie
D) VSD	4. Bei Angiogramm zweimalige Kontrastfüllung der Arteria pulmonalis

(s. S. 279 ff)

---

43. **Welche Fehler gehören zu den folgenden Befunden:**

A) Luft- und Speiseröhrenkompression	1. Aortenstenose
B) Valvuläre, infundibuläre oder supravalvuläre Stenose	2. Aortenbogenduplikatur
C) Druckstau im linken Ventrikel mit Mangelfüllung der Peripherie	3. Aortenklappeninsuffizienz
D) Pendelblut im linken Ventrikel mit großer Blutdruckamplitude	4. Isolierte Pulmonalstenose

(s. S. 279 ff)

---

44. **Welches Merkmal gehört zu den folgenden Befunden:**

A) Aorteninsuffizienz	1. CO_2 Blut in Koronararterien
B) Transposition der großen Gefäße	2. Luische Genese
C) Ventrikelaneurysma	3. Häufigste Mißbildung
D) VSD	4. Herzrand mit paradoxer Pulsation

(s. S. 279 ff)

---

45. **Welche Symptomatik gehört zu den Diagnosen:**

A) Hiatushernie	1. Wahrscheinlich neural bedingte Öffnungslähmung, nächtlicher Überlauf. Rö.: „Rotweinglas“
B) Kardiospasmus (Achalasie)	2. Je nach Größe spastische Dysphagie infolge Ösophaguskompression von außen, Regurgitieren achylischer Nahrung, gurgelndes Geräusch beim Schlucken

C) Ösophagusdivertikel	3. Ösophagitis, „Herzbrennen", Sternumdruck im Liegen, Erbrechen, chronische hypochrome Anämie oder völlig stumm
D) Kardiakarzinom	4. Oberbauchschmerzen, Erbrechen, Einflußstauung, Gewichtsabnahme, Kachexie, Leukozytose
E) Traumatische Hernie	5. Leistungsknick, Foetor ex ore, Dysphagie Rö.: „Sektglasösophagus"
(s. S. 298 ff)	6. Thoraxschmerz, Dyspnö, Dysphagie, Bauchsymptome

46. **Setzen Sie Diagnose und Befund in Beziehung:**

A) Gleitende oder axiale Hernie	1. Lücke im rechten Zwerchfell und Lebervorfall
B) Paraösophageale Hernie	2. Epi- und subdiaphragmales Wandern des Kardio-Ösophagus (70 % klinisch stumm)
C) Bochdalek-Hernie	3. Defekt im Centrum tendineum, Prolaps der Bauchorgane ohne parietales Peritoneum
D) Traumatische Hernie	4. Fixierter Kardioösophagus, heraufgewanderter Fundus
E) Pseudohernie (Relaxatio)	5. Angeborener oder erworbener Kardioösophagushochstand
(s. S. 298 ff)	6. Phrenikusparetischer Zwerchfellhochstand

47. **Welche Aussagen gehören zu:**

A) Mammakarzinom	1. Häufigster Befund der Mamma, Überproduktion an Östrogen, „Schrotkornbrust"
B) Mammasarkom	2. Meist oberer äußerer Quadrant, Frühsymptom: Indolente Resistenz, Spätsymptom: Achseldrüsenpakete
C) Mastopathia cystica	3. Entzündliche Schwellung und Rötung nach Geburt und Stillen auftretend, Temperaturerhöhung, Leukozytose
D) Fibroadenoma mammae	4. Selten, meist junge Frauen, keine Lymphknotenvergrößerungen, rasches Wachstum, frühe hämatogene Metastasen
(s. S. 232 ff)	5. Parakanalikulär oder intrakanalikulär harter, isolierter Knoten

48. **Ordnen Sie den nachstehenden Duodenalulkusformen die Symptome und Befunde zu:**

A) Akutes Ulkus	1. Dauerschmerz, Ikterus, gedeckte sukzessive Durchwanderung, Pylorusstenose

B) Chronisch-kallöses Ulkus
C) Kallöses, in Pankreas penetrierendes Ulkus
D) In Ligamentum hepatoduodenale penetrierendes Ulkus

2. Dauerrückenschmerz, Diastasurie, Schmerzbesserung nach Erbrechen, Bulbusulkus der kleinen Kurvatur, Pylorusstenose
3. Heftige, anfallsweise, saisonunabhängige Schmerzen, Blutungen möglich, Magenausgangsstenose, Begleitulkus möglich
Tiefes, bis zu Muskularis reichendes Ulkus oder Doppelulkus im Bulbus
4. Kurze Anamnese, Frühjahr, Herbst. Erosionen und Muscularis mucosa-Penetrationen

(s. S. 316 ff)

---

49. **Ordnen Sie beim Magenulkus die Trias: Ursache, Symptome und Befund einander zu:**

A) Exogenes Ulkus
B) Staseulkus
C) Kleinkurvaturulkus
D) Antrumulkus

1. In Begleitung von Ulcus duodeni mit stenosierendem Narbenbulbus, Normazide, Karzinomverdacht
2. Erbrechen, tastbare Resistenz, Temperaturen, Gewichtsabnahme, Malassimilation, retrosternaler Schmerz
3. Nach Medikamenten wie Aspirin, Kortikosteroiden Blutung (okkult), Gewichtsabnahme, Erosionen, bis in Muscularis mucosa reichende frische Ulzerationen
4. Leberzirrhose, Durchblutungsstörung, Schmerzen nach Mahlzeit, Erbrechen, Ringwalldefekt, gegen Karzinom schwer abgrenzbar
5. Auf Disposition beruhend, Schmerzen nach Mahlzeit, Erbrechen, Übelkeit, lokale Gastritis

(s. S. 317 ff)

---

50. **Welche Maßnahmen gehören zu:**

A) Freier Perforation
B) Gedeckter Perforation

1. Wenn Folge der Gastroenterostomie: Resektion; wenn Folge insuffizienter Resektion (Antrumrest): Duodenalstumpf und Magenrestnachresektion, bei Zollinger-Ellison-Syndrom: Entfernung des Pankreasadenoms oder totale Nachresektion des Magens
2. Absolute Indikation zur Operation, vorher Vitamine, Eiweiß- und Mineralsubstitution, Ausgleich der metabolischen Alkalose

C) Pylorusstenose	3. Sofortige Laparotomie unter Macrodexinfusion oder Bluttransfusion, Antibiotika. Zustand des Peritoneums entscheidet, ob Exzision und Übernähung oder Resektion
D) Rezidivulkus	4. Normazides Ulkus, bzw. obere 6 Wochen

(s. S. 322 ff)

---

51. **Welche Indikationen gehören zu folgenden Operationsmethoden:**

A) Schlauchförmige B-I-Resektion	1. Ulcus duodeni, Magensäure mehr als 32 mval/Std., Rezidivulkus, Zollinger-Ellison
B) Zweidrittel-Resektion	2. Normazides, benignes Kleinkurvaturulkus, karzinomverdächtig, präpylorisches Ulkus
C) Selektive Vagotomie mit Gastroenterostomie oder Pyloroplastik	3. Pylorusstenose, mehr als 25 mval/Std., aber weniger als 32 mval/Std.
D) Selektive Vagotomie, Antrumresektion und Wiederherstellung als B I	4. Normazides Ulkus, resp. obere 25 mval/Std. Pylorusstenose Grenze der Magensaftsekretion bis
	5. Hochsitzendes subkardiales Ulkus

(s. S. 323 ff)

---

52. **Setzen Sie Diagnose und Symptomatik der Spätstörungen bei Magenresektionen in Beziehung:**

A) Syndrom der zuführenden Schlinge	1. Nach dem Essen: Kollaps und Dyspepsie, meist einige Wochen nach der Resektion auftretend
B) Syndrom der blinden Schlinge	2. 1/2 bis 2 Std. nach dem Essen: Druck, Völlegefühl, galliges Erbrechen, Megaduodenum, Stenose an B-II-Anastomose
C) Dumping-Syndrom	3. Bakterielle Besiedlung, Steatorrhoe, Hypoproteinämie, B-12-Mangel
D) Postalimentäres Spätsyndrom	4. Schmerzen und Diarrhoe nach Milch und milchhaltigen Speisen
E) Laktasemangel-Syndrom	5. 2 bis 3 Stunden nach dem Essen: RR-Abfall, Blutzuckeranstieg mit nachfolgendem Blutzuckerabfall, Serumkaliumabfall

(s. S. 325 ff)

---

53. **Wie behandeln Sie nach einer Magenoperation:**

A) Das postalimentäre Spätsyndrom	1. Säure- und Fermentsubstitution, eiweißreiche und kohlenhydratarme Kost, postzibale Bettruhe, Spasmolytika

B) Das Postvagotomiesyndrom	2. Präzibale Gabe von Rastinon, falls kein Erfolg nach 1 Jahr Operation
C) Die agastrische Dystrophie	3. Änderung der Nahrungsgewohnheit, Reasec, Lomotil und Codein, meist spontane Rückbildung

(s. S. 327 ff)

---

54. **Allgemeine Charakteristika der nachstehenden Diagnosen sind:**

A) Pylorospasmus	1. Blutgruppe 0, hohe Säureproduktion, Berufsstreß, seelische Anspannung, Hyperparathyreoidismus, Entartungsneigung minimal
B) Gastrose oder Ménétrier-syndrom	2. Niedrige oder normale Säureproduktion, Stase, chronische Bronchitis, Gefäßprozesse, Entartungsneigung 3 bis 15 %
C) Magenulkus	3. Oberflächenepithelhyperplasie mit Atrophie der Drüsenschicht, Säureproduktion weniger als 2 mval/Std., vermehrte Schleimproduktion, Schilling-Test positiv
D) Duodenalulkus	4. 2. bis 5. Lebenswoche, hypertropher Muskel mit Mukosaschwellung

(s. S. 318 ff)

---

55. **Welche Ursachen der portalen Hypertension stehen zur Diskussion bei:**

A) Posthepatischem Block	1. Angeborenes Herzvitium, Pulmonalklerose, erworbener Herzfehler
B) Intrahepatischem Block	2. Pfortaderthrombose, Milzvenenthrombose oder -stenose, Tumoren, Mißbil- Leberfunktion dungen; charakteristisch: normale
C) Prähepatischem Block	3. Häufigste Form: Zirrhose, seltener Tumoren, Zysten, Lues oder Fettleber
	4. Abszesse, Lues, Rheuma, Lebervenenthrombose, Trikuspidalvitium, Pericarditis constrictiva

(s. S. 341 ff)

---

56. **Welche zur Leberzirrhose gehörende Symptomenkomplexe sind zurückzuführen auf:**

A) Leberschaden	1. Anämie, Leukopenie, Thrombozytopenie
B) Östrogenspiegelerhöhung	2. Ikterus, Koma, Aszites, hämorrhagische Diathese, Beinödeme
C) Hypersplenismus	3. Ösophagusvarizen, Caput medusae, Splenomegalie, Aszites
D) Portaler Hochdruck	4. Spider naevi, Gynäkomastie, Palmarerythem, Hodenatrophie, pektorale Alopezie

(s. S. 343 ff)

57. **Komplikationen bei Cholelithiasis und ihre Symptome sind:**

A) Hydrops	1. Intermittierendes, septisches Bild, Ikterus und Hepatomegalie
B) Empyem und Gangrän	2. Peritonealschock, Peritonitis, Ikterus
C) Gedeckte Perforation	3. Tastbare Resistenz, ohne Fieber
D) Freie Perforation	4. Lokale Peritonealzeichen, Darmparalyse und septisches Allgemeinbild
E) Steinwanderung in die Gänge	5. Lokalisierte Peritonitis des rechten Oberbauches
F) Cholangitis mit multiplen Leberabszessen	6. Sekundäre Cholangitis, Papillitis und Pankreatitis, Verschlußikterus

(s. S. 347 ff)

---

58. **Welche Laborwerte finden Sie im Rahmen der differentialdiagnostischen Maßnahmen bei:**

A) Posthepatischem, mechanischem, chirurgisch angehbarem Verschlußikterus	1. Leucinaminopeptidase leicht erhöht, Serum-Fe. stark erhöht, alkalische Phosphatase evtl. leicht erhöht, GOT und GPT stark erhöht, Thymol über 4, Quickwert bleibt pathologisch, Cholesterin normal
B) Parenchymatösem, intrahepatischem, hepatozellulärem Ikterus	2. Leucinaminopeptidase erniedrigt, Serum-Fe. stark erniedrigt, alkalische Phosphatase extrem hoch, GOT und GPT erniedrigt, Thymol unter 1, Quickwert bleibt pathologisch, Cholesterin erniedrigt
	3. Leucinaminopeptidase stark erhöht, Serum-Fe. normal bis leicht erhöht, alkalische Phosphatase stark erhöht, GOT und GPT normal bis mäßig erhöht, Thymol unter 4, Quickwert normalisiert sich, Cholesterin erhöht

(s. S. 359 ff)

---

59. **Folgende Pankreaserkrankungen sind charakterisiert durch:**

A) Zystische Pankreasfibrose (Mukoviszidose)	1. Hypoglykämische Anfälle
B) Akute Pankreatitis	2. Maldigestion und Malabsorption, Diabetes mellitus, anfallsweiser, 2 bis 3 Std. anhaltender Krescendoschmerz im Oberbauch
C) Chronische Pankreatitis	3. Epigastrischer Vernichtungsschmerz, Schock, meist Urindiastase über 512 WE

D) Inselzelladenom (Insulinproduzierend)	4. Mekoniumileus, Bronchiektasen, erhöhter NaCl-Gehalt im Schweiß
E) Zollinger-Ellison-Adenom	5. Zu 75 % im Pankreaskopf, Ikterus, Schmerz. Spätsymptome Aszites und Rückenschmerz
F) Pankreaskarzinom	6. Inkurable Ulkusdiathese, extreme Nüchternsekretion des Magens

(s. S. 360 ff)

---

60. **Was ist unter anderem charakteristisch für:**

A) Milzruptur	1. Splenomegalie mit verlängerter Blutungszeit bei normaler Gerinnungszeit und positivem Rumpel-Leede
B) Hämolytischen Ikterus	2. Splenomegalie mit sichtbaren Kollateralen, Varizenblutung, Thrombo- und Leukopenie
C) Essentielle Thrombopenie	3. Splenomegalie mit Anämie, Urobilinogen im Harn positiv, Turmschädel
D) Milzvenenthrombose	4. Flanken- und Phrenikusschmerz links, Bauchumfangzunahme, Prellmarken, Blutungsschock, Douglasvorwölbung

(s. S. 371 ff)

---

61. **Kriterien folgender Hernien sind:**

A) Indirekte Leistenhernie	1. Nur erworben, medial der Vasa epigastrica, 90 % Männer
B) Direkte Leistenhernie	2. Erworben, Lacuna vasorum, meist Frauen zwischen 40 und 70 Jahren
C) Schenkelhernie	3. Skrotalschwellung, positive Diaphanoskopie, perkutorisch Schenkelschall
	4. Angeboren oder erworben, anatomischer Weg

(s. S. 450 ff)

---

62. **Welche Charakteristika gehören zu:**

A) Duodenalatresie	1. Angeboren oder erworben durch Avitaminose, Eiweißmangel, Lupus erythematodes
B) Megaduodenum	2. Klinisch bemerkbar zwischen dem 1. bis 12. Lebensmonat, evtl. erst nach dem 20. Lebensjahr, typisch für Spätmanifestation: zunehmende Passagebehinderung
C) Pancreas anulare	3. Gelbsucht, Pankreatitis, Courvoisier, Hepatomegalie

4. Hoher Ileus mit galleartigem Erbrechen und Abgang von Hungerstühlen, Rö.: 2 typische Gas-Flüssigkeits-Spiegel

(s. S. 374 ff)

---

63. **Woran erkennen Sie eine:**

A) Frühkindliche Appendizitis

B) Altersappendizitis

C) Schwangerschaftsappendizitis

D) Wochenbettappendizitis

1. Larviertes Bild mit weichem Bauch, normalem Puls, fehlende Temperaturerhöhung, ungenaue Schmerzlokalisation
2. Gestörter AZ mit hohem Fieber, Tachykardie, Leukozytose, Erbrechen und nächtliche Unruhe
3. Bretthartes Abdomen, Tachykardie, Erbrechen, Indikan positiv, Oligurie, Leukozytose
4. Fehlender Rektalbefund bei konstanter, relativ begrenzter Schmerzangabe im rechten Oberbauch, Erbrechen, Puls- und Leukozytenanstieg
5. In weichen Bauchdecken gut tastbare und lokalisierbare Schmerzhaftigkeit

(s. S. 396 ff)

---

64. **Worin unterscheiden sich im wesentlichen die Appendizitisformen:**

A) Akute katarrhalische Appendizitis

B) Appendicitis phlegmonosa

C) Appendicitis perforativa

D) Perityphlitischer Abszeß

1. Ausgeprägte Peritonealsymptome im rechten Unterbauch, erheblicher Douglasbefund, Leukozytose 10 000
2. Plötzlich einsetzendes, anhaltendes Erbrechen mit Singultus und diffuser hohe Leukozytose, schwer gestörter Bauchdeckenspannung, Pulsanstieg, AZ
3. Nach akutem Geschehen freies Intervall von 4 bis 5 Tagen, allmählicher Temperaturanstieg mit charakteristischem septischen Verlauf, abgegrenzter schmerzhafter Tumor, Leukozytose
4. Initial Magenschmerz für ca. 6 Std., dann Schmerzwanderung in den rechten Unterbauch, Psoasstreckschmerz, nicht immer Leukozytose, nicht immer Douglasbefund

(s. S. 394 ff)

---

65. **Koordinieren Sie Diagnose und Symptomatik:**

A) Kolonkarzinom

1. Paralytischer Ileus, Ikterus, Erbrechen, weicher Leib, Stuhl und Windverhaltung, Blutdruckabfall, Leukozytose

B) Divertikulitis	2. Abszedierende Pankreatitis, Regeneratyhperplasien, Diarrhöen bis 100/die, septisch-toxische Zustände, Blutungen, Stenosen- und Perforationsgefahr
C) Colitis ulcerosa	3. Lokale Passagebehinderung, septische und toxische Reaktionen, tastbare schmerzhafte Walze, Prädefäkationsschmerz
D) Enterocolitis regionalis Crohn	4. Immer Leistungsknick, dazu Mittelbauchblähung, Dünndarmkrämpfe, chronische Anämie, okkultes Blut oder frühe Passagebehinderung, chronische Obstipation mit paradoxer Diarrhöe, Rahmenblähung
(s. S. 403 ff)	5. Malabsorptionssyndrom mit Fieberschüben, tastbarem Dünn- und Dickdarmbereich, Blut-Schleim-Diarrhöen, Tenesmen. Rö.: Pflastersteinrelief und konische Enge

66. **Welche DD-Überlegungen führen bei akutem mittleren Oberbauch zu den Diagnosen:**

A) Perforiertes Ulcus duodeni oder Ulcus ventriculi	1. Schmerzen im epigastrischen Winkel sowie im linken Arm, Fermentdiagnostik (CPK), RR-Abfall und EKG-Veränderung
B) Akute Cholezystitis	2. Vernichtungsschmerz, Kreislaufverfall, Leukozytose über 15 000, Linksschmerz mit positivem Boas-Druckpunkt, Diastasurie und Hypokalzämie
C) Akute Pankreatitis	3. Leichter Ikterus, Koliken, Schmerzausstrahlung in die Lebergegend und rechtes Schulterblatt, Gürtelschmerz
D) Herzinfarkt	4. Koliken in Lendenregion, Hämaturie, Hypotonie, Fieber
(s. S. 424 ff)	5. Brettharte Bauchdecken, in den rechten Unterbauch wandernder, heftiger Schmerz Rö.: In 60 % Luftsichel unter Zwerchfell und schleierartiger Schatten im Ober- und Mittelbauch

67. **Akuter rechter Unterbauch:**

A) Ureterstein	1. Meist typische Schmerzanamnese, umschriebener Druck- und Loslaßschmerz, oft Douglas-Druckschmerz (nicht immer Leukozytose). Temperaturerhöhung, Übelkeit und Erbrechen

B) Stielgedrehte Ovarialzyste	2. Kolik mit Ausstrahlung in die Leiste und Genitale, Hämaturie, weicher Bauch
C) Invagination	3. Tiefer, retropubischer Schmerz mit Ausstrahlung in Kreuzbeinregion, Vaginalbefund
D) Adnexitis	4. Bauchschock, reflektorische Abwehrspannung, paralytischer Ileus, abdomineller Tastbefund, Kreuzbeinschmerz
E) Appendizitis	5. Mechanischer Ileus beim Kind mit Erbrechen, Krampfschmerz, Walze nur am 1. Tag tastbar, Spätzeichen: Blutabgang

(s. S. 427 ff)

---

68. **Wie häufig sind die Peritonitisursachen (nach Wachsmuth):**

A) Appendizitis	1. 14,4 %
B) Postoperativ	2. 5 %
C) Erkrankungen von Jejunum und Ileum	3. 71,2 %

(s. S. 433 ff)

---

69. **Was ist bei einzelnen Peritonitisformen typisch:**

A) Diffuse eitrige Peritonitis	1. Mechanische Passagebehinderung, Rückenschmerzen, hämorrhagisches Exsudat, knotiger Douglas, knotige Leber
B) Pneumokokkenperitonitis	2. Lungenanamnese, torpide Peritonitis mit Exsudat, teigige Bauchdecken, subfebrile Temperaturen; Probepunktion, hohe BSG, Linksverschiebung, lange Anamnese
C) Tuberkulöse Peritonitis	3. Lungenanamnese, protrahierte Peritonitiszeichen, weiche, teigige Bauchdecken, Darmparese und Meteorismus, hohes Fieber, gelber Eiter
	4. Bauchdeckenspannung, Singultus, Erbrechen, Tachykardie, Darmparalyse, Meteorismus, mäßiges Fieber, Oligurie, Elektrolytentgleisung, Schmerzen

(s. S. 432 ff)

---

70. **Welche Maßnahmen bei gastrointestinaler Blutung sind nach allgemeiner Therapie und Diagnostik sowie Schockbehandlung zu ergreifen bei:**

A) Blutendem Ulkus	1. Sofort Sengstakensonde; nach konservativ erreichter Stase: Splenoportographie und Leberchemie; bei Rezidiv oder permanenter Blutung:

	sofortige Shunt- oder Sperroperation bei Operabilität. Falls inoperabler AZ: weiter konservativ
B) Blutender erosiver Gastritis	2. Laparotomie, Umstechung mit Vagotomie und Pyloroplastik oder Resektion
C) Ösophagus- und Fundusvarizenblutung	3. Laparotomie und 3/4 Resektion
D) Blutenden Blastomen	4. Resektion
E) Blutenden Dickdarmdivertikeln	5. Je nach Befund radikale Entfernung
F) Blutenden Dünndarmdivertikeln	6. Primär konservative Behandlung

(s. S. 436 ff)

---

71. **Welche Aussagen über die Pathophysiologie des Ileus gehören sinngemäß zusammen:**

A) Von der Verschlußstelle ausgehender Reflexschock mit aktiver Darmwandweitstellung (Sympathikotonus) bewirkt . . .	1. . . . Exitus
B) Der Flüssigkeits- und Gasstau oberhalb des Verschlusses bewirkt . . .	2. . . . eine vagotone Gegenregulation
C) Die Unterbrechung des intestinalen Flüssigkeits-Mineral-Kreislaufes bewirkt . . .	3. . . . einen Überdehnungsstreß und eine Durchwanderungsperitonitis
D) Periphere Vasokonstriktion macht Parenchymschäden und bewirkt . . .	4. . . . einen Volumenmangelschock (Flüssigkeitssequestration)
E) Intoxikation und Durchwanderungsperitonitis bewirken . . .	5. . . . eine gestörte Entgiftung

(s. S. 440 ff)

---

72. **Grenzen Sie die Ileusformen gegeneinander ab:**

A) Okklusionsileus	1. Anfänglich guter AZ mit nur mäßigem Dauerschmerz, lokale Resistenz der gestauten Schlingen, Temperatur und Leukozyten normal, Oligurie; Rö.: diffuse Spiegelbildung
B) Paralytischer Ileus	2. Frühzeitig schlechter AZ mit mäßigem Dauerschmerz und seltenen Krampfbar, Temperatur und Leuko erhöht, anfällen, Hyperperistaltik provozierhochgradige Oligurie; Rö.: diffuse Spiegelbildungen mit Exsudatschleier
C) Gemischter Ileus	3. Retrosternaler Schmerz beim Schlukken, bes. nach dem Essen, im Liegen

4. Initial rezidivierende Krämpfe, später anhaltend; Temperatur und Leuko normal, mäßige Oligurie, Rö.: lokalisierte Darmspiegel

(s. S. 443 ff)

---

73. **Welche Aussagen gehören zu einigen speziellen Ileusursachen:**

A) Bauchfelladhäsionen
B) Treitz-Hernie
C) Dickdarmtumor
D) Invagination
E) Aktinomykose und Tbc, M. Crohn

1. Typische, schmerzhafte Mittelbauchblähung mit tastbarer Resistenz
2. Folge vorangegangener Laparotomien
3. Meist Knaben ab 6. Lebensmonat, tastbare Walze nur in den ersten 24 Std., später Blutstuhl
4. Schmerzhafte Tumoren mit extremer BSG-Erhöhung und chronischem Verlauf mit Fieber und Gewichtsabnahme
5. Komplett oder inkomplett; Rechtsstop: Mittelbauchblähung, tastbare Resistenz, Dünndarmsteifungen; Linksstop: Rahmentympanie

(s. S. 446 ff)

---

74. **Koordinieren Sie Malassimilationsursachen:**

A) Eigenes Krankheitsbild
B) Endokrine Ursachen
C) Lokale Veränderungen
D) Iatrogene Ursachen

1. Karzinoid, Zollinger-Ellison-Symptom
2. M. Crohn, Amyloidose, Sklerodermie, Divertikel
3. Zöliakie, idiopathische Steatorrhoe, M. Whipple
4. Blind-Loop-Syndrom, Antibiotikalangzeitgaben, Zustand nach ausgedehnter Magenresektion
5. Kolonkarzinom

(s. S. 389 ff)

---

75. **Ordnen Sie Frage und Antwort zueinander:**

A) Wo entwickelt sich das Prostataadenom
B) Wo entwickelt sich das Prostatakarzinom
C Wohin metastasiert das Prostatakarzinom am häufigsten
D) Wohin metastasieren Hodentumoren zuerst

1. In der chirurgischen Prostatakapsel
2. In den paraaortalen und hilären Lymphknoten
3. In die periurethralen Drüsen
4. In das Skelett

(s. S. 496 ff)

76. **Ordnen Sie Krankheitsbild und Untersuchungsgang zueinander:**

A) Blasentumor	1. Ausscheidungsurographie, Zystographie in Ruhe und während der Miktion, Zystoskopie
B) Nierentumor	2. Ausscheidungsurographie mit Spätaufnahmen, Isotopennephrographie, Szintigraphie, Nierenarteriographie
C) Vesikoureteraler Reflux	3. Zystoskopie, Probeexzision, bimanuelle abdomino-rektale Palpation in Narkose
D) Stumme Niere	4. Bimanuelle Palpation, Ausscheidungsurographie mit Tomographie, Nierenarteriographie

(s. S. 493 ff)

---

77. **Wie behandeln Sie initial:**

A) Akute Pyelonephritis	1. Spasmolyse, Analgesie, diuresefördernd
B) Harnverhaltung	2. Medikamentös konservativ
C) Nierenkolik	3. Antibiotika, diuresefördernd, Sicherung des Urinabflusses, Bettruhe
D) Urogenital-Tbc	4. Blasenkatheterung

(s. S. 483 ff)

---

78. **Ordnen Sie Leitsymptom und die wichtigsten Differentialdiagnosen zueinander:**

A) Rezidivierende Harnwegsinfekte mit Bakteriurie	1. Akute aszendierende Pyelonephritis, Nephrolithiasis, Ureterstein
B) Makrohämaturie	2. Hyperparathyreoidismus, Gicht, osteolytische Prozesse
C) Nierenkoliken	3. Blasentumor, Nierentumor, Urogenital-Tbc, Urolithiasis, Nierenbecken-Harnleiter-Tumor
D) Rezidivierende Urolithiasis	4. Blasenentleerungsstörungen, vesikoureteraler Reflux, Megaureter, Hydronephrose, Urolithiasis

(s. S. 473 ff)

---

79. **Welche Symptome finden sich meist:**

A) Akute Pyelonephritis	1. Dysurie, Blasentenesmen, schmerzhafter Stuhldrang, Fieber, Leukozytose, BSG +, Mikrohämaturie, Leukozyturie. Rektale Untersuchung sehr schmerzhaft
B) Akute Prostatitis	2. Pollakisurie, Tenesmen, Hämaturie, Leukozyturie, kein Fieber

C) Akute Zystitis	3. Akuter Fieberschub, schmerzhafte Hodenschwellung, Leistenschmerz, Leukozytose, BSG +
D) Akute Orchidoepididymitis	4. Nierenschmerzen, hohes Fieber Subileus, Peritonismus, Mikrohämaturie, Leukozyturie, BSG ++ verzögerte und verminderte Kontrastmittelausscheidung

---

80. **Woran erkennen Sie die Ursache einer rezidivierenden Pyelonephritis:**

A) Hydronephrose	1. Gelegentlich Lumbalschmerz nach der Miktion, unklare Ureterektasie im Ausscheidungsurogramm, Füllung der oberen Harnwege im Miktionszystogramm
B) Vesiko-ureteraler Reflux	2. Lumbalschmerzen, Mikro- oder Makrohämaturie, Hyperkalziurie, Hyperurikämie, kalkdichte Verschattungen in der Abdomenübersichtsaufnahme (über 80 %), Kontrastmittelaussparungen im Ausscheidungsurogramm (15–20 %)
C) Nieren-Tbc	3. Gelegentliches Druckgefühl in der Lumbalregion, gelegentlich palpabler Oberbauchtumor, unklare gastrointestinale Symptome, verzögerte Kontrastmittelausscheidung, stark erweitertes Nierenbeckenkelchsystem
D) Nierenbeckenausgußstein	4. Sterile Pyurie, therapieresistente Harnwegsinfekte, Nebenhoden- oder Prostataindurationen, im Ausscheidungsurogramm Kelchhalsstenose, Ureterstenose, Hohlraumdarstellung im Bereich des Nierenparenchyms. Sicherung durch Bakteriennachweis in Kultur und Tierversuch

---

81. **Was ist:**

A) Stumme Niere	1. Heriditäre, meist bilaterale Nierenmißbildungen, bedingt durch Fehlentwicklung der Sammelrohre. Manifestation im 2. bis 4. Dezennium, progrediente Niereninsuffizienz
B) Zystenniere	2. Nierentiefstand im Stehen, abnorme Verschieblichkeit
C) Nierenzyste	3. Unvollständige Nierenaszension, meist Kombination mit Rotationsanomalie

D) Nierendystopie — 4. Keine sichere Kontrastmittelausscheidung in das Hohlraumsystem 24 Stunden post injektionem

E) Nephroptose — 5. Oft symptomloser Zufallsbefund, gelegentlich palpabler Tumor, Ätiologie nicht sicher geklärt. Wichtige Differentialdiagnose: Tumor!

---

82. **Ordnen Sie den nachfolgenden Erkrankungen ihre Charakteristika zu:**

A Peritenonitis crepitans	1. Nachtschmerz der Hand, motorische und sensible Ausfälle sowie Atrophie des Thenar durch Schädigung des Nervus medianus
B) Tendovaginitis stenosans	2. Schmerzhaftes „Schneeballknirschen" infolge Fibrinausschwitzung des Peritenoniums, meist an Unterarmbeugesehnen
C) Karpaltunnelsyndrom	3. Typische Schmerzlokalisation im Canalis carpi volaris, meist Sehnen vom Extensor pollicis brevis und Abductor pollicis longus
D) Dupuytren-Kontraktur	4. Umschriebene Sehnenscheidenverdickung mit Reiskörpern
	5. Hyperplasie und Proliferation der Palmarfaszie

(s. S. 508 ff)

---

83. **Frühkomplikationen und Spätfolgen bei Frakturen und ihre Charakteristika:**

A) Schock	1. Kann plötzlichen Tod zur Folge haben, vor allem nach Zeichen starker zerebraler Reizung
B) Fettembolie	2. Häufigste Komplikation, primär neurozirkulatorisches Phänomen, sekundär Folge von Blut- und Plasmaverlusten
C) Pneumonie	3. Verkürzung oder Achsenknickung, bei Kindern evtl. vermehrtes Längenwachstum durch Reizung der entsprechenden Epiphyse; Gefahr einer Arthrosis deformans durch Fehlbelastung
D) Schädigung peripherer Nerven	4. Komplikation, bes. alter Patienten in Rückenlage; daher: frühes Aufstehen, Hochstellen des Kopfendes, Krankengymnastik

E) Volkmanntsche Kontraktur	5. Gefahr bei Frakturen im Bereich der Epidiaphysenfuge
F) Stillstand des Knochenwachstums	6. Ursache: u. a. Kompression der Venen bei weiterbestehender arterieller Durchblutung, Druck von Frakturfragmenten, zu enger Verband, Schiene, akutes Ödem oder subfasziale Blutung (letztere Ursache am häufigsten)
G) Fehlheilung	7. Primär: traumatisch bedingt, aber auch bei Reposition oder Manipulation möglich; daher: stets sorgfältige Dokumentation des Primärbefundes; sekundär: Überproduktion von Kallus und Bindegewebe

(s. S. 42 ff)

---

84. **Auf welche Gelenkstellung beim Gipsen müssen Sie unbedingt achten:**

A) Hand	1. 90 ° Beugestellung
B) Ellbogen	2. 45 ° Abduktion und 10 ° Flexion
C) Schulter	3. Streckstellung
D) Hüfte	4. 10 ° Flexion
E) Knie	5. Beugestellung in Mittelrotation
F) Sprunggelenk	6. 45 ° Abduktion
	7. Leichte Dorsalflexion

(s. S. 544 ff)

---

85. **Welche wichtigsten allgemeinen Sofortmaßnahmen bei Schädel-Hirn-Trauma treffen Sie in der Bewußtseinslage:**

A) Wach	1. Intubation oder Tracheotomie, 500 bis 1000 ml kolloidale Lösung, 10—40 mg Psyquil i.v. sowie 100 mg Dolantin und 0,5 mg Atropin
B) Somnolent	2. Intubation oder Tracheotomie, 500 bis 1000 ml kolloidale Lösung, wenn weiter RR-Abfall: 1 Amp. Effortil i.m. oder Novadraltropf, keine medikamentöse Dämpfung
C) Bewußtlos mit Unruhe und Krämpfen	3. Evtl. Intubation, 500 ml kolloidale Lösung i.v., 10–40 mg Psyquil i.v.
D) Bewußtlos mit schlaffem Muskeltonus	4. Atmung freihalten, 500 ml kolloidale Lösung i.v., 10—40 mg Psyquil i.v. (WHO)

(s. S. 549 ff)

86. **Setzen Sie die Komplikationen bei Schädel-Hirn-Trauma in Beziehung zu den Aussagen:**

A) Frühhämatom	1. Immer subdural
B) Späthämatom	2. Auftreten innerhalb der ersten 48 Std., epi- oder subdural
C) Hirnödem	3. Bradykardie, Nackensteife, Temperaturerhöhung
D) Liquordruckerhöhung	4. Meist ab dem 3. posttraumatischen Tag

(s. S. 548 ff)

---

87. **Welche Komplikationen müssen Sie erwarten bei:**

A) Schulterluxation	1. Ischämische Kontraktur (Volkmann), bei radialem Abriß: Pseudarthrose, Nervus-ulnaris-Parese
B) Subkapitaler Humerusfraktur	2. Begleitschaden des Nervus radialis, Pseudarthrose, Kallus luxurians (Nervus radialis)
C) Humerusschaftfraktur	3. Abriß des unteren und vorderen Pfannenrandes, Abriß der Tubercula und des Proc. coracoideus, Parese des Nervus axillaris
D) Suprakondylärer Humerusfraktur	4. Ausgedehntes Hämatom, evtl. bis in den Unterarm, Parese des Nervus axillaris

(s. S. 565 ff)

---

88. **Die untenstehenden Frakturen behandelt man vorzugsweise:**

A) Proximale Ellenschaftfraktur (Monteggia-Fraktur)	1. Reposition und Oberarmgips in Streckstellung für 3 Wochen oder Stiftbolzung = gekreuzte Kirschner-Drähte, oder Resektion
B) Radiusköpfchenfraktur	2. Konischer Marknagel oder Platte, oder konservativ mit Oberarmgips in Beugestellung bis zur Hand für 8 Wochen
C) Doppelte Unterarmschaftbrüche	3. Reposition, Unterarmgips mit Spange zwischen Daumen und Zeigefinger für 3 bis 6 Wochen
D) Distaler Radiusbruch loco typico	4. Reposition und zirkulärer Oberarmgips in Mittelstellung für 8 Wochen, evtl. Osteosynthese

(s. S. 571 ff)

---

89. **Was ist typisch bei folgenden Radiusverletzungen:**

A) Radiusköpfchenfraktur	1. Vorzugsweise bei alten Frauen
B) Radiusfraktur loco typico	2. Vorzugsweise bei jungen Menschen

C) Mehrstückbruch des Radius loco typico

D) Monteggia-Fraktur

3. Kombinierte Verletzung des Unterarmes mit Luxation und Fraktur

4. Gefahr der Arthrosis deformans im Radiokarpalgelenk

(s. S. 574 ff)

---

90. **Was ergeben Inspektion und Palpation bei:**

A) Pfannengrundbruch (Hüfte)

B) Traumatische Luxatio iliaca

C) Traumatische Luxatio obturatoria

D) Pertrochantere Schenkelhalsfraktur

1. Trochantertiefstand mit Außenrotation, federnde Fixation und Abduktion bei gebeugtem Knie, leere Pfanne
2. Trochanterhochstand mit scheinbarer Beinverkürzung und Bewegungsbehinderung, meist Begleitverletzung bei Beckenringbruch
3. Trochanterhochstand mit Außenrotation, Abduktion, Functio laesa, Schmerzprojektion ins Knie
4. Trochanterhochstand mit Innenrotation und scheinbarer Beinverkürzung, federnde Fixation, leere Pfanne

(s. S. 581 ff)

---

91. **Welche Aussagen über die Schenkelhalsfraktur gehören sinngemäß zusammen:**

A) Reposition der Schenkelhalsfraktur

B) Eingekeilte Schenkelhalsfraktur

C) Pertrochantere und laterale Fraktur

D) Absolute Indikation für Nagelung

1. Pauwels II und III
2. Fixation, z. B. Trochanternagel n. Küntscher
3. Immer medial und intrakapsulär
4. Umwandlung einer Adduktions- in eine Abduktionsfraktur

(s. S. 583 ff)

---

92. **Welche Symptome finden Sie bei:**

A) Oberschenkelschaftbruch der Mitte

B) Suprakondylärer Oberschenkelfraktur

1. Distales Fragment durch Gastroknemiuszug nach dorsal gekippt, erhebliche Verkürzung und Schwellung, abnorme Beweglichkeit, oft Hautdurchspießung des proximalen Fragmentes
2. Ausgedehnte Hämatomschwellung, hämorrhagischer Schock, Deformierung, Abknickung, Verkürzung

C) Femurkondylenbrüchen	3. Typische Bajonettstellung der Fragmente; Steinmann I und II positiv
	4. Hochgradiger Kniegelenkerguß mit ausgeprägter Varus- oder Valgusstellung und abnormer Beweglichkeit der Knieregion
(s. S. 587 ff)	

---

93. **Welche Befunde erheben Sie bei den Knieverletzungen:**

A) Seitenbandabrisse	1. Immer Erguß, bei Dislokation Gelenksperre in mittlerer Beugestellung, Streckhemmung, Steinmann I und II positiv
B) Kreuzbandriß	2. Gelenkschwellung und -erguß, keine Streckhemmung, aber evtl. Unfähigkeit, im Liegen das Knie zu strecken
C) Meniskusläsion	3. Blutiger Erguß, Schwellung, Schubladenphänomen. Rö.: evtl: Ausriß der Eminentia intercondylaris
D) Patellafraktur	4. Functio laesa, anfangs isolierte Schwellung, später Kniegelenkerguß, abnorme Seitenbeweglichkeit; Rö.: Aufklappmechanismus
(s. S. 591 ff)	

---

94. **Welche charakteristischen Befunde und welche vorzugsweise Therapie gehören zu:**

A) Tibiakopffraktur	1. Erhebliches Hämatom und in 66 % sichtbare Deformierung, abnorme Beweglichkeit und Krepitation; absolute Operationsindikation bei abgleitenden Querbrüchen
B) Unterschenkelschaftfraktur	2. Einfache oder doppelseitige Inversions- oder Eversionsfraktur, Gelenkerguß, Hämatomschwellung, 4 Schweregrade, konservativ oder operativ in den ersten 3 Tagen mit Osteosynthese und Bändernaht
C) Knöchelfraktur	3. Abnorme Kniebeweglichkeit infolge obligater Begleitzerstörung des Bandapparates, periartikuläre Schwellung, Gelenkerguß, Belastungsunfähigkeit; Therapie: konservativ oder operativ mit Knochenkeil und Schraubenfixation
(s. S. 595 ff)	

Auflösung der Fragen

1. A — 4
B — 3
C — 1
D — 2

2. A — 1, 4
B — 2, 5
C — 3

3. A — 2
B — 4

4. A — 3
B — 5
C — 1
D — 2
E — 4

5. A — 5
B — 3
C — 4
D — 1
E — 2

6. A — 4
B — 5
C — 6
D — 1
E — 2

7. A — 3
B — 4
C — 1
D — 2

8. A — 2
B — 3
C — 1

9. A — 3
B — 4
C — 2
D — 1

10. A — 3
B — 1

11. A — 3
B — 1
C — 2

12. A — 2
B — 1
C — 4
D — 5
E — 3

13. A — 3
B — 4
C — 1
D — 2

14. A — 4
B — 3
C — 1
D — 2

15. A — 3
B — 1
C — 2

16. A — 3
B — 4
C — 5
D — 1
E — 2

17. A — 3
B — 4
C — 5
D — 1
E — 2

18. A — 2
B — 3
C — 4
D — 1

19. A — 2
B — 3
C — 1

20. A — 2
B — 3
C — 1

21. A — 2
B — 3
C — 1

22. A — 2
B — 3
C — 4
D — 5
E — 6
F — 7
G — 1

23. A — 3
B — 4
C — 5
D — 6
E — 1
F — 2

24. A — 2
B — 3
C — 4
D — 1

25. A — 3
B — 4
C — 1
D — 5
E — 2

26. A — 4
B — 5
C — 1
D — 2
E — 3

27. A — 3
B — 1
C — 2

28. A — 3
B — 5
C — 2
D — 1
E — 4

29. A — 3
B — 5
C — 1
D — 6
E — 2
F — 4

30. A — 5
B — 3
C — 2
D — 1
E — 4

31. A — 3
B — 4
C — 2
D — 1

32. A — 2
B — 3
C — 4
D — 1

33. A — 3
B — 4
C — 1
D — 2

34. A — 2
B — 6
C — 4
D — 3
E — 1
F — 5

35. A — 3
B — 4
C — 5
D — 1
E — 2

36. A — 3
B — 1
C — 4
D — 5
E — 2

37. A — 2
B — 1
C — 4
D — 3

38. A — 4
B — 3
C — 2
D — 1

39. A — 2
B — 3
C — 1

40. A — 2
B — 1
C — 4
D — 3

41. A — 2
B — 5
C — 1
D — 3

42. A — 4
B — 1
C — 2
D — 3

43. A — 2
B — 4
C — 1
D — 3

44. A — 2
B — 1
C — 3
D — 4

45. A — 3
B — 1
C — 2
D — 5
E — 6

46. A — 2
B — 4
C — 1
D — 3
E — 6

47. A — 2
B — 4
C — 1
D — 5

48. A — 4
B — 3
C — 2
D — 1

49. A — 3
B — 1
C — 4
D — 5

50. A — 3
B — 4
C — 2
D — 1

51. A — 2
B — 1
C — 4
D — 3

52. A — 2
B — 3
C — 1
D — 5
E — 4

53. A — 2
B — 3
C — 1

54. A — 4
B — 3
C — 2
D — 1

55. A — 4
B — 3
C — 2

56. A — 2
B — 4
C — 1
D — 3

57. A — 3
B — 4
C — 5
D — 2
E — 6
F — 1

58. A — 3
B — 1

59. A — 4
B — 3
C — 2
D — 1
E — 6
F — 5

60. A — 4
B — 3
C — 1
D — 2

61. A — 4
B — 1
C — 2

62. A — 4
B — 1
C — 2

63. A — 2
B — 1
C — 4
D — 5

64. A — 4
B — 1
C — 2
D — 3

65. A — 4
B — 3
C — 2
D — 5

66. A — 5
B — 3
C — 2
D — 1

67. A — 2
B — 4
C — 5
D — 3
E — 1

68. A — 3
B — 1
C — 2

69. A — 4
B — 3
C — 2

70. A — 2
B — 3
C — 1
D — 5
E — 6
F — 4

71. A — 2
B — 3
C — 4
D — 5
E — 1

72. A — 4
B — 1
C — 2

73. A — 2
B — 1
C — 5
D — 3
E — 4

74. A — 3
B — 1
C — 2
D — 4

75. A — 3
B — 1
C — 4
D — 2

76. A — 3
B — 4
C — 1
D — 2

77. A — 3
B — 4
C — 1
D — 2

78. A — 4
B — 3
C — 1
D — 2

79. A — 4
B — 1
C — 2
D — 3

80. A — 3
B — 1
C — 4
D — 2

81.	82.	83.	84.	85.
A — 4	A — 2	A — 2	A — 7	A — 4
B — 1	B — 3	B — 1	B — 5	B — 3
C — 5	C — 1	C — 4	C — 6	C — 1
D — 3	D — 5	D — 7	D — 2	D — 2
E — 2		E — 6	E — 4	
		F — 5	F — 1	
		G — 3		

86.	87.	88.	89.	90.
A — 2	A — 3	A — 2	A — 2	A — 2
B — 1	B — 4	B — 1	B — 1	B — 4
C — 4	C — 2	C — 4	C — 4	C — 1
D — 3	D — 1	D — 3	D — 3	D — 3

91.	92.	93.	94.
A — 4	A — 2	A — 4	A — 3
B — 3	B — 1	B — 3	B — 1
C — 2	C — 4	C — 1	C — 2
D — 1		D — 2	

Weiterführende Literatur

Bailey, H.: Physical Signs in Clinical Surgery. Wright, Bristol 1960

Bailey, H.: Emergency Surgery. Wright, Bristol 1967

Bauer, K. H.: Das Krebsproblem, 2. Aufl. Springer, Berlin 1963

Baumgartl, F., K. Kremer, H. W. Schreiber (Hrsg.): Spezielle Chirurgie für die Praxis, Bd. I–III. Thieme, Stuttgart 1972–1974

Böhler, L.: Die Technik der Knochenbruchbehandlung. Maudrich, Wien 1963

Brühl, W.: Leber- und Gallenwegserkrankungen, 3. Aufl. Thieme, Stuttgart 1969

Compere, E. L., S. W. Banks, C. L. Compere: Frakturenbehandlung. Thieme, Stuttgart 1966

Dennig, H.: Lehrbuch der Inneren Medizin, 8. Aufl. Thieme, Stuttgart 1969

Hamperl, H.: Lehrbuch der allgemeinen Pathologie und der pathologischen Anatomie, 27. Aufl. Springer, Berlin 1966

Hegglin, R.: Differentialdiagnose innerer Krankheiten, 12. Aufl. Thieme, Stuttgart 1972

Irmer, W., F. Baumgartl, H.-E. Grewe, M. Zindler: Dringliche Thoraxchirurgie. Springer, Berlin 1967

Jores, A., H. Nowakowski: Praktische Endokrinologie, 3. Aufl. Thieme, Stuttgart 1968

Kappert, A.: Leitfaden und Atlas der angiologischen Diagnostik, 5. Aufl. Huber, Bern 1970

Kuschinsky, G., H. Lüllmann: Kurzes Lehrbuch der Pharmakologie, 5. Aufl. Thieme, Stuttgart 1972

Labhart, A.: Klinik der inneren Sekretion. Springer, Berlin 1957

May, R. (Hrsg.): Chirurgie der Bein- und Beckenvenen. Thieme, Stuttgart 1974

Moeschlin, S.: Therapie-Fibel der inneren Medizin, 4. Aufl. Thieme, Stuttgart 1974

Mörl, F.: Lehrbuch der Unfallchirurgie. VEB Verlag Volk und Gesundheit, Berlin 1964

Müller, M. E., M. Allgöwer, H. Willenegger: Manual der Osteosynthese. Springer, Berlin 1969

Paschkis, K. E., A. E. Rakoff, A. Cantarow, J. J. Rupp: Clinical Endocrinology. Hoeber, Harper and Row, New York 1967

Roschke, W.: Die proktologische Sprechstunde, 2. Aufl. Urban & Schwarzenberg, München 1969

Schettler, G.: Innere Medizin, 3. Aufl. Thieme, Stuttgart 1972

Schwaiger, M., G. Rodeck, I. Staib: Kurzes Lehrbuch der Allgemeinen Chirurgie. Thieme, Stuttgart 1969

Stöcker, L.: Narkose, 3. Aufl. Thieme, Stuttgart 1972

Wanke, R., R. Maatz, H. Junge, W. Lentz: Knochenbrüche und Verrenkungen, 2. Aufl. Thieme, Stuttgart 1967

Sachverzeichnis

A

Abdomen, akutes 428 ff
— akutes, Synopsis 424 ff
Abflußstauung, mechanische 81
Abklatschmetastase 331
Abszeß, kalter 31, 169 f, 454, 507
— perityphlitischer 396
— subhepatischer **112**, 435
— subperiostaler 165
— subphrenischer **112**, 268, 269, 435
Achalasie **307 f**, 310
Achillessehnenriß 524
Achillodynie 527
Actinomyces-Phlegmone 212
Adamantinom 161, 215
Adams-Stokes-Anfall **94**, 283, 284, 296
Addison-Koma 56
Adenolymphom 222
Adenom, basophiles 127
— chromophobes 127
— Dickdarm 400 f
— eosinophiles 127
— kompensiertes 139
— maligne Entartung 401
— polypöses 401
— toxisches 137
Adenomatose, familiäre 401
Aderlaß 98
Adhäsionsileus 434
Adipositas 90
Adnextorsion 444
adrenogenitales Syndrom 129 f
Adson-Test 224
Agranulocytose 85
Akromegalie 145, **148**
Aktinomykose **38 f**, 234
— Behandlung 39
— Darm 384
Aldosteron 129
Algurie s. Miktionsstörungen
Alkalose 80
— metabolische 80
— respiratorische 80
Alkaloseausgleich 72
Alkoholvergiftung 54
Allergie 83
Altersappendizitis 397
Amine, aromatische 493, **494**
Amnesie, retrograde 549
Amputationsschema, Gliedmaßen 506
Amyloidose 258, 269
Analabszeß 420
Analatresie 414, **415**
Analfissur 417
Analfistel 420 f
Analgetika **62**
Analkarzinom 413
Analprolapse 421 f
Analsepsis 408, 416
Analstenose 399
Analstriktur 423
Anämie 89
Anästhesie 61 ff
— Diabetiker 88
— intravenöse 64
— Nachbehandlung 64
— Pharmaka 61
— Prämedikation 61
Anästhesiemethoden 62 f
Anastomosenkarzinom 330
Aneurysma 190 ff
— dissecans 191, **192**
— echtes 190
— falsches **191**, 230
— operative Behandlung 193
— peripheres 192
Aneurysmaformen 190
Angina Ludovici s. Mundbodenphlegmone
Angina Plaut-Vincent 213
Angiokardiographie 277, 280, 287
Angiolopathie, diabetische 199
Ankyloglosson 206
Anorektum, Malignome 413
— Mißbildungen 414
— Verletzungen 423
Anoskopie 399
Anthrax 37 f
Antibiogramm **461**, 483
Antibiotika, Nebenerscheinungen 36
— Wirkungsspektren 35
Antigen-Antikörper-Reaktion, Hemmung 124
Antirefluxplastik 469, **476**
Antrumresektion 323
Anus praeternaturalis 406, 421
— — iliacus 413
Aorta, dextroponierte 294
Aortenaneurysma 191
Aortenbogenduplikatur **287**, 304
Aortenisthmusstenose 286 f
Aortenklappeninsuffizienz 284
Aortenruptur 251
Aortenstenose 283
— Formen 288
— kongenitale 287
aortopulmonales Fenster 291
Apophysitis calcanei 522 f
Appendektomie 396
Appendixtumoren 399
Appendizitis 392, **393 ff**
— akute katarrhalische 396
— frühkindliche 394
— perforata 396
— phlegmonosa 396
— Sherrens-Dreieck 394
— typ. Druckpunkte 394
— Verlaufsformen 395
Armvenenstau 187 f
Arteria carotis 230
— communis, Verletzung 230
Arterienerkrankungen 195
— Untersuchungstechnik 195
Arterienligatur 189
Arterienverletzung 15 f, **188 ff**
— Blutstillung 16, 188 f
— operative Versorgung 189
Arteriographie 463
Arteriosclerosis obliterans 196
Arthritis, gonorrhoische 177
— tuberculosa 178

Arthritis tuberculosa, Behandlung 178
— urica 480, **528**
Arthrodese 603
Arthrosis deformans 173 f
— Behandlung 173
ASD 290
Asepsis 11
Askariden s. Spulwurm
Aspirationspneumonie 259
Asystolie 58, 94 ff
Aszites 55, 89
Atelektase 98 ff
Atemfunktionsstörung 56
Atemgrenzwert 254
Atemgymnastik 100
Atemkapazität, eingeschränkte 85
Atemminutenvolumen 254
Atemstillstand 57
Atemstörung 59
Atherom 218
Atlasluxation 558, 560
Atmung, paradoxe 249 f
Atomexplosion 27
atrioventrikulärer Block s. AV-Block
Atriumseptumdefekt 290
Aurikularanhänge 205
Ausscheidungsurographie 462
AV-Block 51, **296**
AV-Fistel, Koronargefäße 286
— Shuntvolumen 193
Azidose, metabolische 79, 80
— respiratorische 79, 80
Azidosepuffer 74
Azotämie, extrarenale 87
— hypochlorämische 111

B

Babcock-Operation 187
Ballonsella 148
Bandwürmer 124 f
Bardenheuer-Schnitt 234
Basaliom 219, 413
Basalsekretion s. Nüchternsekretion
Basedow-Koma 56
Bauchfelladhäsionen 446
Bauchtrauma 388, 390, **429 ff**
— perforierendes 429
— stumpfes 375, **429**
— — Symptome 430
Bauchwandprellung 430
Beatmung, Indikation 101
— kontrollierte 249
Beckenbruch 579 ff
Beckenschaufelabszeß 435
Beckenvenensperre 188
Behandlung, postoperative 91
Bennett-Fraktur 576, 577
Bernardi 499
Berufsunfall, Definition 606
— Heilverfahren 606
— Versicherungsleistungen 606
Bestrahlungskrankheit 27
Bestrahlungsproktitis 417
Beugekontraktur 167
Bilharziosis 491
Bißverletzungen 206 f
Bizepssehnenriß 506
Blalock-Anastomose 294
Blase s. Harnblase
Blastome, bösartige 155
— gutartige 154
Blindsacksyndrom **382**, 408
Blount-Verband 570
Blutergelenk s. Hämophilenarthrose
Blutgasanalyse 78 f
Blutgerinnung 102
Blutgerinnungsstörungen 102 ff
— Suchtests 103
Blutgruppenbestimmung 81 f
Blutkörperchensenkungsbeschleunigung, Synopsis 89
Blumberg-Loslaßschmerz 394
Blut-pH 77
Blutschwamm s. Hämangioma cavernosum
Blutung, arterielle 15 f
— äußere 56
— Behandlung 59
Blutung, intestinale 436 ff
— intrakraniale 553
— massive 85
— postoperative 93
Blutungsanämie 105
Blutungszeit 103
Boas-Druckschmerz 363
Bochdalek-Hernie 301
Brachialgia paraesthetica nocturna 504
Bradykardie 96
Brand, trockener 200
Brauner Tumor 160
B I-Resektion 323
Brodie-Abszeß 166, **169**, 522
Bromsulphthalein-Test 352, 354, 356
Bronchialbaum-Topographie 257
Bronchialfistel 245, 268, 269
Bronchialkarzinom 264 ff
— ätiologische Faktoren 264
— Behandlung 266
— regionäre Lymphbahnen 264
— Tumorausbreitung 265
Bronchialtumoren 263 ff
Bronchiektasen 80, **258 ff**, 361
— Behandlung 259
Bronchographie 273
Bronchoskopie 273
Bronchospirometrie 254
Bronchusadenom 263
Bruchterminologie 448
Bruchzufälle 449
Brückenkallus 574
Budd-Chiari-Syndrom 89, 342
Bülau-Drainage 245, **248**, 251, 252, 256
Bülau-Perthes-Dauersog 270
Bursahygrom 511
Bursitis, achillea 527
— calcarea 504
— iliopectinea 526
— praepatellaris 526
— purulenta 511
— trochanterica 526
Bypass, aortorenaler 202

C

Cancer en cuirasse 236, 237
Caput medusae 343
Carcinoma basocellulare s. Basaliom
Carcinoma in situ 401
— spinocellulare 220
Cardiomyotomia 308
Casoni-Test 124
Cavathrombose 492
Chagas-Krankheit 308, 398
Chassaignac-Subluxation 572
Cheilitis 213
Chemodektom 229
Cheyne-Stokes-Atmung 55
Chiasmadruck 148
Cholangiographie, transhepatische 356
Cholangiolitis 89
Cholangitis 89, 338, **348,** 351
Choledochoduodenostomie 355, 356
Cholezystektomie 353
— Komplikationen 353 f
Cholezystitis 89
— akute 348 f
— chronische 352 f
— Komplikationen 353
— Pathogenese 348
Cholezystogramm, negatives 351
Chondrodysplasie 151
Chondrom 154, **155,** 156, 216, 263
Chondropathia patellae 521
Chordom 535
Chorionkarzinom 499
Chylothorax 252
Claudicatio intermittens 196
Clearence 462
Coarctatio aortae s. Aortenisthmusstenose
Coccidioidomykose 276
Cohn-Fraktion 74
Cockettvenen 184
Colitis ulcerosa 398, 403, **407 f,** 437
— Differentialdiagnose 408
— ischämische 410
Colon elongatum 400
Commotio cerebri 553
— thoracis 242
Compressio cerebri 554
Concretio pericardii 278
Conn-Syndrom 129
Contusio cerebri 553
— cordis 242, 562
— thoracis 242
Cor biloculare 294
— triloculare biatriatum 293
Cornu cutaneum 218
Courvoisier-Zeichen 376
Coxa vara 152
— epiphysarea 172
Coxitis acuta purulenta 176
— tuberculosa 179
Crushniere 52

D

Dachziegelverband 561
Dammriß 424
Dance-Zeichen 447
Darm, Drehungsanomalien 378 f
Darm, Untersuchungsmethoden 373
Darmerkrankungen 373 ff
Darmfistel 391
Darmparalyse 434
— postoperative 325
Darmperforation, pränatale 380
Darmsender, verschluckbarer 373
Darmstenosierung 381
Darmträgheit, postoperative 112
Darmtuberkulose 385
Darmverschluß, arteriomesenterialer 375
— s. Ileus
Darmwandbruch 449
Darmwandhämatom 390
D-Arztverfahren 606
Daumenluxation 578
Debridement, enzymatisches 270
Defäkationsmodus, veränderter 412
Defibrillation 96
— externe 97
De Gaetano-Operation 181
Dekubitalulkus 114, 214
Dermatitis, gangraenosa 408
Dermoide 218
Dermoidzysten 215
Dermoidzyste, sakrale s. Steißbeinzyste
Desault-Verband **541,** 565, 566
Desinfektion 30
— Hände 30
Desinfektion, Operationsfeld 30
destroyed lung 261
Deszensus 478
Dexamethason-Hemmtest 128
Dextrokardie 286
Diabetes, insipidus 127
— mellitus 87
Dialyse 486
Diarrhöe 55
— paradoxe 404, 412
— Synopsis 377
Diathese hämorrhagische 103 ff
Dickdarmdivertikel, blutendes 439
Dickdarmileus 443
— dekompensierter 443
Digitus quintus, superductus 522
— varus 522
Dilatation, toxische des Kolons 409
Dissektionsligatur 344
Divertikel, epiphrenales 309
— Magen 334
Divertikulitis **406,** 421
— Sekundärkomplikationen 407
Divertikulitistumor 407
Divertikulose 406 f
Dolichokolon 400
Doppelbildungen, zystische des Dünndarms 378
Douglasabszeß 435
Drahtextension 545
Dreieckplastik 356
Dreischichtsputum 258
Druckpuls 548
Ductus arteriosus Botalli, persistierender 289
Duftdrüsenabszeß 505

Dukes-Stadien 405, **412**
Duktographie 232
Dumping-Syndrom 325 f
Dünndarm, Atresie **376**, 380
— Mißbildungen 376
— Stenose 376
— Tumoren 392 f
— Zwischenschaltung 326
Dünndarmdivertikel 382
Dünndarmentzündungen 382
Dünndarmileus 443
Dünndarmphlegmone 383
Dünndarmresektion, ausgedehnte 388
Dünndarmverletzung 388 f
Duodenaldivertikel 375
Duodenalverletzung 375
Duodenopankreatektomie 357, 371
Duodenoenteroskopie 373
Duodenum 378 ff
— Atresie 374
— Bänderkompression 374
— Mißbildungen 373
— Tumoren 376
Dupuytren-Kontraktur **509**, 513
Durchblutungsinsuffizienz, Schweregrade 196
Dyschezie 423
Dysostosen s. Chondrodysplasie
Dyspepsie 352
Dysphagie 266, 274, **303**, 304, 307, 309, 310
Dysphagia lusoria 303, **304**
Dyspnoe 99
Dystrophie, agastrische 329

E

Echinococcus alveolaris 340
Echinococcus cysticus 124, 268
— granulosus 124
Echinokokkus-Zyste 276, 338
ECV 76
Einflußstauung 136, 228, 246, 271, 273, 277
Eisenmenger-Syndrom 286, **295**
Eiweißersatz 74
Eiweißverlust 80
Ektropion 210
Elektrokonversion 95
Elektrolythaushalt 75
Elektrolytstoffwechsel 80
Elektrostimulation, Harnblase **478**, 479
Elephantiasis 181, 188
Elfenbeinhaut 197
Eliminationsdiät 409, 410
Ellbogenluxation 570
Embolektomie 108, 200
Embolie, abdominelle 108
— arterielle **200 f**, 381
— fulminante 107
— gekreuzte **108**, 200
— periphere **108**, 281
— — arterielle 280
— renale 108
— schubweise 107
— zerebrale 108
Emphysem 255
Empyem 31
— Wurmfortsatz 396
Empyema necessitatis 269
Empyemresthöhle 270
Endarteriektomie 202
Endokarditis, bakterielle 281
Endoprothese, Hüftkopf 172, 586
Endotheliom 271
Endotoxinschock 31, 50
Enteritis regionalis Crohn s. Morbus Crohn
Enterocolitis, pseudomembranöse 410
Enteropathie, exsudative 80, 387
Enuresis 472
Enzymperitonitis 390
Epicondylitis humeri 504, 508
Epidermoidzyste 218
Epididymitis **487**, 503
Epiduralanästhesie s. Sakralanästhesie
Epilepsie, posttraumatische 552
Epispadie 471, **472**, 503
Epithelzyste, Fingerkuppe 512
Epulis 215
Erbrechen, postoperatives 110
Erfrierung 21, 22
Erysipel 34
Erysipeloid **37**, 519
Eviszeration 93
Ewing-Sarkom 159, **163 f**
Exartikulation 14
Exostosen, kartilaginäre 151

F

Facies leontina 171
Fallot-Tetralogie 294 f
Fallot-Trilogie 293
Farber-Test 374
Faszienriß 525
Fazialisverletzung 207, 221
Femoralinkarzeration 454
Fettembolie 110, 553
Fettleber 89
Fettnekrose 235
Feuermal s. Hämangioma simplex
Fibrinolyse 102, 104
Fibrom 154, **155**, 156
Fieber **467**, 472, 483, 486, 487
— postoperatives 91
— Synopsis 92
Fingerendgliedbruch 579
Fingerfraktur 577
Fingerluxation 578
Fingersehnenbereiche 13
Fischwirbel 150
Fissurektomie 417
Fistel, anovestibulare 415
— arterio-venöse 193 f
— bronchopleurale 245
Fixationsschiene 542
Flankendämpfung 390
Fluoreszenz-Wollfaden-Test 373, 439
Flush 393
Fogarty-Katheter 200
Follikelzyste 214
Foramen primum-Defekt 290
Foramen secundum-Defekt 290
Fraktur 535 ff
— erste Hilfe 540

Fraktur, Gipsverband 544
— häufig übersehene 537
— komplizierte 539
— Mindestheildauer 542
— Nachbehandlung 547
— pathologische 537
— Reposition 542
— schleichende 146, **538**
— suprakondyläre 510, **569**
— traumatische 538
— typische Dislokationen 539
— Untersuchungsschema 537
Fremdkörper, Ösophagus 304
— verschluckte 391
Fremdkörperaspiration 231
Frühsyndrom, postalimentäres 325 f
Fundoplikatio 299
Fungus 178
Furunkel 32

G

Gallenblasen-Empyem 351
— Hydrops 351
— Perforation 351
Gallengangsatresie 346 f
Gallengangsmißbildungen 346
Gallengangstein 354 f
Gallengangstriktur 356
Gallenkolik 352
Gallensteine 347 ff
— röntgenologische Nachweisverfahren 350
— typischer Sitz 348
Gallensteinerkrankungen, Synopsis 349
Gallensteinileus 351
Gallenwegskarzinom 356 f
Ganglion 512
Ganglioneurom 276
Gangrän 196, **199**
Gardner-Adenomatose 403
Gasbrand 39 f
— Behandlung 40
— Schock 39
Gasödem 39
Gastritis, chronisch-atrophische 337
— erosive 439
— plegmonöse 337
Gastroenteropathie, exsudative 337
Gastroenterostomie 323, 332
Gastrointestinalblutung 436 ff
— Frequenzverteilung 437
— Quellendiagnostik 438
— Ursachen 437
Gastropexie 299, 335
Gastrose, s. Ménétrier-Syndrom 336
Gaumen-Karzinom 217
Gaumenspalte 204 f
Gefäßmißbildungen, angeborene 181
Gefäßoperationen, plastische 198
Gefäßverschlüsse, Behandlung 197
— chronische **196**, 199
Gelenk, Osteochondrosis dissecans 507
— Tuberkulose 507
Gelenkchondromatose **179**, 507
Gelenkdegeneration, neurogene 174
Gelenkempyem **176**, 507, 523
Gelenkerguß 174
— sympathischer 167
Gelenkerkrankungen, entzündliche 176
Gelenkkörper, freier 172
Gelenkkrankheiten 171 ff
— degenerative 171
Gelenklues 177
Gelenkmaus 521
Gelenkpunktion 175
Gelenktumoren 179 ff
Gerinnungszeit 103
Gesichtschirurgie, kosmetische 206
Gesichtsmißbildungen 204 ff
Gesichtskoliose 224
Gesichtsspalte, schräge 205
Gesichtsverletzungen 206 ff
— Spätfolgen 210
Ghedini-Weinberg-Reaktion 124
Gibbus 169
Gicht 480, **528**
Gingivitis 213
Gipsschienung 544
3-Gläser-Probe **461**, 486, 487
Gleithernie 298
Glisson-Schlingenzug 558, 560
Glomustumor 512
Glossitis 213
Glottisödem 227, 231
Gonadotropine 126
Gonokokkenperitonitis 436
Gonorrhoe 486, 488, **490**
Götze-Cerclage 598
Granulom, eosinophiles 153
Granuloma inguinale 403
Granulome 276
Grawitz-Tumor 492
Grenzstranganästhesie 72
Grünholzfraktur **539**, 597
Gutachtertätigkeit 607
Gynäkomastie 233

H

Hallux valgus 522
Halsfistel, laterale 223
— mediane 223
Halslymphknoten 226
Halslymphknotentuberkulose 227
Halsmalignome 229
Halsphlegmone, oberflächliche 226
— tiefe 226
Halsrippe **224**, 505
Halstumoren 228 ff
Halsvenenverletzungen 230
Halsverletzungen 230
Halswirbelsäulenbruch 558
Halszyste, laterale 223
— mediane 223
Hämangiom 157, 160, **181**, 535
Hämangioma cavernosum 181

Hämangioma racemosum 182
– simplex 181
Hamartom **263,** 392
Hämatemesis 437
Hämatom, epi- und subdurales 553
– infiziertes 527
– intrakranielles 554
– pulsierendes **190,** 230
Hämatomyelie 557
Hämatothorax 56, 244, **250 f**
Hämaturie **459,** 467, 474, 481, 486, 487, 489, 491, 492, 493, 494, 500, 501
Hammerzehe 521
Hämobilie 340
Hämophilenarthrose 174 f
Hämoptyse, Ursachen **254**
Hämorrhoiden 417 ff
– äußere 418
– Inkarzeration 419
– innere 418
– – Stadieneinteilung 418
– Sitz 419
Hämospermie 497
Hämostyptika 103 f
Handbeugesehnenverletzung, Versorgung 12
Handgelenk, Verrenkungen 576
Handrückenödem, traumatisches 511
Handverletzung 13 f
Häring-Tubus 333
Harn, s. auch Urin
Harnableitung 471, **479**
Harnblasendivertikel **472,** 495
Harnblasen-Endometriose 494
– Entleerungsstörungen 470, 471, **477,** 478, 482, 486, 495
– Entzündung 486
– Extrophie 471
– Funktion 476
– Funktionsstörung (neurogen) **478,** 484
– Karzinom 491, **494**
– Katheter 464, 482, 487, 496
– Katheterung 463, 487, 478, 479, **501 f**
– Palpation 460
– Papillom 494
Harnblasen-Plastik 471, 478
– Pseudodivertikel 477
– Ruptur 501
– Schmerz 459
– Stein s. Urolithiasis **479,** 482, 495
– Tumor 494
– Verletzung 499, 501
Harndrang 459, **477,** 478, 501
Harninkontinenz 459, 468, 472, **478**
Harnleiter, s. Ureter
Harnröhre, s. Urethra
Harnstauung 468, 469, 470, 471, **473 f,** 476, 477, 478, 480, 481, 482, 485, 486, 494, 495
Harntransport 473
Harnträufeln, s. Harninkontinenz 459, **471,** 496
Harnverhalten 463, **477,** 487, 494, 496, 501
– postoperatives 113
Harnwegsinfekt 466, 468, 470, 471, 474, **475,** 478, 480, **482,** 484, 486, 495
Harnwegskomplikationen, postoperative 113
Harnwegsverletzungen 581
Hasenohr 205
Hasenscharte 204
Hautemphysem 242, 244
Hautkarzinom 219 f
– Hand 513
Hauttransplantation 121
Hauttumoren 218 ff
Hemianopsie, bitemporale 127
Hemiatrophia faciei 205
Hemikolektomie 400, 405
Heminephrektomie **469,** 484, 491
Hemizystektomie 495
Heparinblutung 104
Hepatitis, akute 89
Hernia ischiadica 456
– lumbalis 456
– mesocolica 446
– obturatoria 456
– perinealis 456
Hernie 448 ff
– epigastrische 455
– inkarzerierte 446, 450
Hernie, innere 457
– Reposition 450
– symptomatische 448
Hernioplastik 453
Herz 277 ff
– diagnostische Maßnahmen 277
Herzbeutelpunktion 252
Herzbeuteltamponade 56, **251**
Herzfehler 279 ff
– erworbene 279 ff
– kongenitale 284 ff
– kongenitale, Synopsis 285
– zyanotische 292
Herzinfarkt, postoperativer 94
Herzkatheter 280, 283
Herzkatheterisierung, Meßwerte 297
Herzklappenersatz 279
Herzmassage 23
– externe 95
– extrakorporale 95
– offene 97
Herzstillstand 23, **94**
– Behandlung 95
Herztamponade 277
– extraperikardiale 246
Herztrauma 252 f
Herztumoren 296
Hexenschuß 533
Hiatoplastik 299
Hiatushernie 298 ff
– axiale 298
– paraösophageale 300
Hirndruck 553
– Symptome 554
Hirnschädigung 549
– gedeckte **549,** 553
– komplizierte 551
– offene 553
– perforierende 551
Hirnschaden, traumatischer, Schweregradeinteilung 552
Hirnverletzung, s. Hirnschädigung
Histamintest 132
Histoplasmose 85, 276
Hitzekrämpfe 28
Hitzschlag 28
Hodenbiopsie 503
Hodendystopie 473
Hodenentzündung 487

Hodeninsuffizienz,
primäre 150
— sekundäre 150
Hodenkarzinom 498
Hodenschmerz **459**, 502
Hodentorsion 502
Hodentumoren 233, **453**, 488, **498**
Hodenuntersuchung 460
Holzschuhherz 283
Horner-Syndrom 73, 136, 266, 271
Hufeisenniere 467
Hüfte, schnellende 524
Hüftgelenksbruch 581
Hüftgelenksluxation 582
Hüftkopfendoprothese 172, **586**
Hüftkopfnekrose 581
— posttraumatische 172
Humerusschaftfraktur 568
Hundebandwurm 124
Hungerosteopathie 153 f
Hungerstuhl 374
Hydronephrose, s. auch Harnstauung **469**, 470, 473, 474, 478, 480, 484
Hydrozele 452, 499
Hydrozephalus 530
Hyperabduktionssyndrom 505
Hyperaldosteronismus 129
Hyperinsulinismus, alimentärer 326
Hyperkeratosen 215
Hyperparathyreoidismus **142**, 365, 480
— Krise 142
— primärer 142, 149
— sekundärer 143, 149
— tertiärer 143
Hyperregenerationstheorie 116
Hypersplenismus 343
Hyperthyreose **137 ff**, 139
— Behandlungsindikation 139
— Nachbehandlung 140
Hypertonie 476, 484, 500, **503**
— Synopsis 201
Hypnotika 61
Hypoparathyreoidismus 144
Hypophyse 126 f
Hypophysenhinterlappen, Hormone 127
— Tumoren 127
Hypophysentumoren 233
Hypophyenversagen 56
Hypophysenvorderlappen, Hormone 126
— Tumoren 127
Hypospadie 472
Hypothyreose 368
Hypoventilation, alveoläre 101

I

Ikterus, Differentialdiagnostik 359
— hämolytischer 372
— Synopsis 358
Ileorektostomie 401
Ileozökaltumor 384
Ileumafter 409
Ileumatresie 447
Ileumconduit 471
Ileus 413, **440 ff**
— alimentärer 447
— frühkindlicher 447
— gemischter 445
— Häufigkeit 446
— Letalität 446
— mechanischer 440
— paralytischer 443, **444**, 580
— Pathophysiologie 442
— Röntgenbefund 443
— Verschlußursachen 445
— Krankheit 444
Impotenz 459, 472, **503**
Impressionsfraktur 548
Inaktivitätsatrophie 533
Induratio penis plastica 473
Infektarthritis, Hüfte 177
— Knie 177
Infektion, akute 85
— chirurgische 29, **31 ff**
— putride, nicht toxische 39
— unspezifische 32
Infiltrationsanästhesie 64
Infusionstherapie 74 f
Inhalationsnarkose 62
Inkarzeration 299
Inkontinenz s. Harninkontinenz
Insektenstiche 10
Inselzelladenom 367 f
Insuffizienz, respiratorische 98
Insulin-Adenom 367
Interdigitalphlegmone 517
Intervallappendektomie 396
Intubation-Technik 63
Invagination 380, 441, **447**
Irrigatorbehandlung 406
Ischiadikusparese 582
Ischuria paradoxa 459, 477, 479
Isotopennephrogramm 202, **462**

J

Jejunalhernie 446
Jejunitis 382
Jejunalulkus 383
Jochbeinbruch 209 f
Jodmangel 133
Jodstoffwechselstörungen 134
Jodumsatzbestimmung 135
Jugularisthrombose 227

K

Kahnbeinbruch 575 f
Kalium u. SB-Haushalt 79
Kalkaneodynie 522
Kalkaneusfraktur 602
Kallusbildung, schleichende 147
— verzögerte 546
Kalorienersatz 74
Kammerflattern 94
Kammerflimmern 23, 24, **94**, 96
Kamptodaktylie 513
Kapillarschaden 81
Kapselosteom 180
Karbunkel 33
— Nacken 225
Kardiainsuffizienz 306

Kardiakarzinom 311
Kardiastenose 80
Kardiospasmus s. Achalasie
Karotisinsuffizienz 202
Karotissinussyndrom 229
Karpaltunnel-Syndrom 504, **508**
Kartenherzbecken 152
Karzinoid 263, **392**, 437
Karzinome, branchiogene 229
Karzinommetastasen, Knochen 164
Katheter, s. Harnblasenkatheter
Katheterangiographie 294
Kavernom 215
Kehlkopfverletzungen 231
Keilwirbel 557
Keimvirulenz 5
Keloidbildung 210
Kerley-Linien 280
Ketamine 62
Kiefergelenk-Empyem 212
Kieferosteomyelitis 212
Kieferspalte 204 f
Kieferzysten 214
Klavikulafraktur 562 ff
Klavikulaluxation 564
Klimakterium 81
Klinefelter-Syndrom 233
Klippel-Feil-Syndrom 244, **531**
Kniegelenk, Bandverletzungen 592
— Luxation 594
— Empyem 176
— Erguß 591
— Ganglion 524
— Kontusion 591
— Punktion 591
— Tuberkulose 523
Knöchelfraktur 599 ff
— Einteilung 600
Knochenaktinomykose 171
Knochenbruchheilung 540
Knochenechinokokkus 171
Knochengeschwülste 154 ff
Knochengeschwülste, Lokalisation 155
Knochenlues 170
Knochenmetastasen 159
Knochennekrose 146
Knochennekrose, aseptische 146 f
Knochensynoviom 157, 161
Knochentumoren, Röntgenbefunde 161
Knochenzysten 160
— aneurysmatische 157
— jugendliche 151, 157
Knorpelgeschwülste 154 ff
Kochsalzüberschuß 77
Kochsalzverarmung 77
Kohlenwasserstoffe, polyzyklische 493, **494**
Kokzygodynie 560
Kolektomie 398
Kolik **458**, 459, 480, 481, 483, 503
Kolik, peristaltiksynchrone 428
Kollapstherapie 261
Koller-Test 359
Kolon 399 ff
— Adenom 400 f
— Entzündungen 406 ff
— irritables, s. Reizkolon
— spezielle Untersuchungsverfahren 399
Kolondurchzug 415
Kolonkarzinom 403 ff
— Lokalisationen 404
— typische Resektionen 405
— typische Röntgenbefunde 403
Koloskopie 399
Kolostomie 406
Koma 52 ff
Koma, allgemeine Behandlungsgrundsätze 52
— endokrines 52
— exogenes 52
— diabetisches 54
— hypoglykämisches 55
— Symptome 54
— urämisches 55
— zerebrales 53, 55
Kombinationsnarkose 63
Kommissurotomie 280
Komplikationen, kardiale 94 ff
Kompressionssyndrom, neurovaskuläres 504
Kondoleon-Operation 181
Kondylenbrüche-Femur 590
Kondylome 422
Konservierungsverfahren 123
Kontraktur, ischämische 570
Kontusionspneumonie 242, 562
Kopflymphknoten 226
Kopfschwartenphlegmone 211
Kopfverletzungen-Spätfolgen 210
Koronarangiographie 295
Koronararterienanomalien 286
Koronararterienstenose 295
Kortisontherapie, chirurgische Komplikationen 37
Kostoklavikularsyndrom 505
Kragenknopfpanaritium 515
Krampfadern, s. Varizen
Kreislauf, extrakorporaler 281, 282
Kreuzbandriß 592
Kreuzbandfraktur 559
Kreuzprobe 81 f
Krise, thyreotoxische 137
Kronenfortsatzbruch 571
Kryptitis 417, 420
Kryptorchismus 473
Kümmel-Erkrankung 533
KVEIM-Test 262, 276
Kyphose 531
Kyphoskoliose 149

L

Laktasemangelsyndrom 329
Lanz-Schmerzpunkt 394
Laparoskopie 358
Laparotomie, Indikation 332, 333, 439
LATS 137
Leber 337 ff
— Untersuchungsmethoden 339

Leber, Abszeß 39, 269, **338**, 351
Leberbefunde, Übersicht 338
Lebererkrankungen, präoperative 88 f
– präoperative Behandlung 89
Leberfleck, s. Naevus pigmentosus
Leberkoma 55, **346**
Leberszintigramm 339
Lebertumoren **341**
Leberverletzung 339
Leberzellembolie 340
Leberzirrhose 89, **343 ff**
Leberzysten 340
– parasitäre 340
Leichtmetallverletzung 520
Leistenhernie 450 ff
– angeborene 450
– direkte 451
– erworbene 450
– indirekte 451
Leitungsanästhesie 64
– Injektionsstellen 67
– nach Oberst 67 f
– Plexus brachialis 68
Le Mésurier-Operation 205
Leuchtstoffröhrenverletzung 520
Leukopenie, Synopsis 85
Leukoplakie 216
Leukozyturie, s. Harnwegsinfekt 461
Leukozytose, Synopsis 85
Levatorkontinenz 415
Linitis plastica 331
Linksbypass 251, **282**
Links-Rechts-Shunt 285
Lipoidgranulomatose, s. Morbus Hand-Schüller-Christian 153
Lipomatosis colli 218
Lipome 218
Lippenkerbe 204
Lippenkrebs 217
Lippenspalte 204
Lippenzysten 214
Litholyse 481
Lithotrypsie 481
Lochien-Stauung 397
Lokalanästhesie 64 ff
– Kontraindikation 66
Lokalanästhesie, Nebenwirkungen 65
– Prämedikation 65
Lokalanästhesie, Zwischenfälle 66
– Synopsis 65
Looser-Umbauzone 147, 154
Lues 490
Luftembolie 29, **109**, 230
Luftsichel 434
Luftwege, Infekte 84 f
Lumbalanästhesie 71
Lumbalisation 530
Lunge, Funktionsdiagnostik 253 f
– helle 293, 294
– Lappeneinteilung 254 f
– Metastasen 267
Segmenteinteilung 254 f
Lungenabszeß 256, **259 f**
Lungendiffusionsstörung 101
Lungenechinokokkus 268
Lungenempyem 259
Lungenfunktionseinschränkung 255
Lungengangrän 260 f
– abszedierende 261
Lungenmalignome, sekundäre 267
Lungenödem 98
Lungenresektion 267
Lungenruptur 29
Lungensarkom, primäres 267
Lungentuberkulose 261 f
Lungentumoren 263 ff
Luxation 535 ff
– perilunäre 576
Lymphadenektomie 499
Lymphadenitis **34**, 180
– abscedens 180
– acuta 525
– axillaris 505
– chronica 525
– colli 225
Lymphangiographie 181, 498
Lymphangiome **218 f**, 228
Lymphangitis 34, **180**
Lymphknoteneinschmelzung s. Lymphadenitis abscedens
Lymphogranuloma inguinale (venerum) **416**, 423, **490**
Lymphogranulomatose **227 f**, 505
Lymphosarkom 275
Lymphstauung 181
Lymphsystem, zentr. 118
Lysistest 132
Lyssa 42 f
– Präventivbehandlung 43

M

Madelungsdeformität 513
Madelung-Fetthals 218, **228**
Madenwürmer 125
Magen 312 ff
– spezielle Untersuchungsverfahren 312
– Atonie, postoperative 111, 324
Magenausgangsstenose, maligne 332
Magenblutung, akute **321, 436 f**
– postoperative 324
Mageneingangsstenose, maligne 333
Magenkarzinom 330 ff
– Ausbreitung 331
– Lymphsegmente 330
– Symptome 331
– Therapie 332
Magenperforation, s. Ulkus 319, 336
– Perforation 320
Magenphlegmone, s. Gastritis, phlegmonöse 337
Magenresektion, Dünndarmzwischenschaltung 326
Magenresektion, erweiterte 332
Magenruptur 336
Magensaftanalyse 314 f
– Normalwerte 315
Magensaftvolumen 314
Magensarkom 333
Magensäuresekretion, Stimulationsmechanismus 313
Magenschleimhaut, Physiologie 312

Magentumoren, gutartige 334
Mahorner-Ochsner-Versuch 184
Makroglossie 206
Makrohämaturie, s. Hämaturie
Malabsorption 381
Malassimilationssyndrom 388 f
Maldeszensus 473
Maldigestion 366
Malgaigne-Fraktur 580
Malignitätsnachweis 117
Mallory-Weiß-Syndrom **307**, 439
Malrotation **379**, 441, 447
Malum coxae senile 173
Mamma 232 ff
— aberrans 232
— blutende 236
— Fibroadenom 240
— hypertrophie 233
— sezernierende 241 f
— Untersuchungstechnik 232 f
Mammakarzinom 235 ff
— Lokalisationsfrequenz 235
— Lymphbahnen 237
— Lymphknoten 237
— männliches 240
— metastasierendes 239
— Prognose 239
— Synopsis 236
— Therapie 238 f
Mammasarkom 240
Mammographie **232**, 241
Markphlegmone 165
Marmorknochenkrankheit 151
Marschfraktur 538, **604**
Maschinengeräusch 291
— diastolisches 289
Massenblutung, arterielle 188
— gastrointestinale 439
Maßlyse 106
Mastdarmfistel 421
Mastitis 233 f
— akute 233
— carcinomatosa 236
— puerperalis 233
— purulenta 234
— spezifische 234
Mastodynie 240
Mastopathia cystica 240 f
McBurney-Schmerzpunkt 394
Meckel-Divertikel 360, **380**
— blutendes 439
— Divertikulitis 380
Mediastinalabszeß 306
Mediastinalemphysem 56, 244, 245, **246 f**, 306, 561
Mediastinal-Erkrankungen 271 ff
Mediastinalflattern 242, **247**
Mediastinallymphome 275
Mediastinaltumoren, Lokalisation 272
Mediastinalverdrängung 247, 249, 250
Mediastinitis 38, 227, 268, **276 f**, 303
Mediastinoskopie 273, 275, 277
Mediastinotomie, kollare 246 f
Mediastinum 271
— pulsierendes 251
— Topographie 272
Megaduodenum 373
Megakolon 400
— Synopsis 398 f
Megaureter **470**
Megaösophagus 308
Mekoniumileus 361, **378 ff**, 380
Mekoniumperitonitis 380, 447
Melanoblastom 219
Melanom 413, **529**
— malignes 219
— subunguales 513
Ménétrier-Syndrom 336 f
Meningismus 548
Meningitis 555
Meningomyelozele 530
Meningozele 530
Meniskusverletzung 592 f
Merseburger Trias 138
Mesenterialabriß 390
Mesenterialgefäßverschluß **381**
Mesenterialinfarkt 109, 447
Mesenterial-Lymphknotentuberkulose 385
Mesenterialthrombose **381**, 410
Metastasierungstypen 117 f
Metopiron-Test 128
Mikrogenie 205
Mikroglossie 206
Mikrohämaturie, s. Hämaturie
Miktion 475, **476**, 477, 478
Miktionsstörungen 459, **477**, 478, 482, 486, 494, 496, 497
Miktionszytographie 462, 470, 472, 475, 483, 484
Milchgangspapillom 241
Milz 371 ff
Milzabszeß 373
Milzbrand 37
Milzexstirpation 371
Milzruptur, zweizeitige 371
Milztrauma 371
Milztumor, s. Splenomegalie
Milzvenenthrombose 372
Milzzysten 373
Mitralinsuffizienz 282 f
Mitralstenose 280 f
Mittelfußfraktur **603 f**, 605
Mittelhandfraktur 576
Mittellappensyndrom 266
Modellage 471
Monoarthritis purulenta, Gelenkempyem
Monteggiafraktur 571
Morbus Addison **130**, 368
— Albers-Schönberg 151
— Bang 85, 89
— Basedow 137
— Bechterew 534
— Boeck **262**, 276
— Calvé-Legg-Perthes 146
— Crohn **385 ff**, 410, 437, 416
— — Differentialdiagnose 408
— — Fisteln 386
— Cushing **128**, 149, 154
— Hand-Schüller-Christian 153, 146
— Hirschsprung 399
— Hodgkin, s. Lymphogranulomatose
— Kahler, s. Myelom
— Kienböck 146, 147
— Köhler I 146, 521

Morbus Köhler II 146, 521
— Köhler I und II 147
— Osgood-Schlatter 146, 147
— Perthes 146, 520
— Recklinghausen, s. Neurofibromatose
— Scheuermann **146,** 147, 531
— Werlhof 371
— Whipple 388
— Winiwater-Buerger, s. Thrombangitis obliterans
Mottenfraßschädel 163
Muffplastik 122
Mukodermoidkarzinom 222
Mukoviszidose **361,** 378
Mumifikation 200
Mundbodenphlegmone 211
Mundinfekte, ulzerierende 213
Mund zu Mund-Beatmung 23
Muskelkontraktur, ischämische 510
Muskelrelaxantien 62
Muskelriß 525
Myastenia gravis 274
Myelom 89, 159, **163,** 535
Myelozele 530
Myelozystozele 530
Myokardschaden, traumatischer 244
Myositis ossificans 510, 525
Myxochondrosarkom 162
Myxödem 81, **140**
Myxödem-Koma 56
Myzetom 384

N

Nabel, sezernierender 380
Nabelfistel 380
Nabelhernie 454
Nabelschnurbruch, s. Omphalozele
Nabelvenenthrombose 343
Nackenkarbunkel 325
Naevus pigmentosus 219
— vasculosus s. Hämangioma simplex
Nagelbasisresektion 518
Nagelbetthämatom 520
Narbenhernie 456
Narbenkarzinom 529
Narkose, intravenöse 62
Narkosestadien 63
Nasenbeinbruch 209
Navikularfraktur s. Kahnbeinbruch
Nebenhodenentzündung 487
Nebennieren-Apoplexie 132
Nebennieren-Funktionsstörungen 131
— Synopsis 131
Nebennierenmark, Hyperfunktion 131
Nebennierenrinden-insuffizienz 130 f
Nebenschilddrüse 142 ff
— Adenom 142
Neck-Dissection 216, 217, 220, 222
Nekrose 85
— aseptische 145, 533
— Wirbelkörper 533
Nephrektomie 467, 474, 484, 485, 490, 491, 492, 493, 500, 504
Nephropexie 468
Nephroptose 460, **467**
Nephrostomie 474, 483, 490, 501
Nervenläsion 11, 231
Neurilemmon 276
Neurofibromatose 143, **219**
Neuroleptananalgesie (NLA) 62
Nicoladoni-Branham-Test 194
Niere, stumme **462,** 465, 481, 489, 493
Nierenagenesie 465
Nierenarterie 469
— Diagnostik, spezielle 86
Nierenarterienstenose **201 f,** 503
Nierenarteriographie **463,** 470, 491, 492, 500, 503
Nierenaszension 467
Nierenbecken 464, **473**
Nierenbeckenkarzinom 493
Nierenbeckenpapillom 493
Nierendegeneration, polyzystische 466
Nierendystopie **467,** 468
Nierenembryologie 464
Nierenerkrankungen 86 f
— Therapie 86
Nierenfunktion **461,** 473, 483, 484
— eingeschränkte 86
Nierenfunktionsproben 462
Nierengefäße 469
Nierenhypoplasie 465
Niereninsuffizienz **466,** 474, 475, 490, 496
Nierenkarbunkel 484
Nierenkarzinom **491,** 492
Nierenkelche 464, **473**
Nierenmalrotation 467
Nierenmißbildung 465
Nierenpalpation **460,** 491, 492
Nierenparenchym 465
Nierenruptur 491, **500**
Nierensarkom 492
Nierenschmerz **457,** 480, 483, 491, 493, **495**
Nierenstein **479,** 480, 481
Nieren-Tbc 485, **489 f**
Nierentransplantation 486
Nierentumor 466, **491,** 492
Nierenversagen 74
Nierenverletzung 499
Nierenzyste 466, **491**
Noma 212
Nonrotation 379
Nüchternsekretion 314
Nukleusprolaps 532
Nykturie s. Miktionsstörungen

O

Oat-Cell-Karzinom 267
Oberarmfraktur 566 ff
Oberflächenanästhesie 64
Oberkieferfraktur 208
Oberschenkelfraktur 583 ff
Obstipation, chirurgisch angehbare 402
– chronische 404
Ödem 80 f
– perianales 419
Odontom 214
Ohrverkrüppelung 205
Olekranonfraktur 571
Omphalozele 454 f
Operationsrisiko 84, 90
Operationsstreß 91
Operationsvorbereitung 84, 90
– Koloneingriffe 400
Operationswunde 11
– Heilungsstörungen 11
– Komplikationen 93 f
Orbitalphlegmone 211
Orchidoepididymitis 487
Orchidopexie 473
Orchitis 220, **488**
Organverletzungen, intraabdominelle Synopsis 429
Osgood-Schlatter-Nekrose 521
Osmolarität 76
Osmoregulation 78
Ösophagitis 309
Ösophagusatresie 302 f
– Varianten 303
Ösophagusdivertikel 308
Ösophaguskarzinom 310 f
Ösophagusperforation 305
Ösophagusstenose 80
Ösophagusstriktur 305
Ösophagustumoren 310 f
Ösophagusulkus 305
Ösophagusvarizenblutung 344 f, 439
Osteochondrodystrophie 149, 150
Osteochondrome 151, 156, **160**, 216
Osteochondrosis, coxae 520
– dissecans 172, 521
Osteochondrosis syphilitica 170
Osteodystrophia fibrosa deformans juvenilis Uehlinger 152
– – generalisata 149
Osteogenesis imperfecta 150
Osteom 154, 156, **160**, 216
Osteomalazie 152
Osteomyelitis 80, 114, **164 ff**, 225
– acutissima septica 166
– Behandlung 167
– chronische 168
– dentogene 212
– Diagnostik 167
– hämatogene 166
– Häufigkeitsverteilung bei Kindern 165
– Lokalisationen, besondere 168
– primäre 164
– Rippen 39
– sekundäre 164
– Symptome 166
– tuberculosa 169
– typhosa 533
– untere Extremität 522
Osteophyten 173
Osteopoikilie 151
Osteoporose 533
– postklimakterische 150
Osteopsathyrose s. Osteogenesis imperfecta
Osteosarkom, sekundäres 158
Osteosynthese 544
– Verfahren 546
Ostitis deformans Paget 171
– fibrosa cystica generalisata 143
– – localisata 160
Ostium, ektopes 468, **471**
Othämatom 207
Oxyuren s. Madenwürmer 125

P

Pacemakerimplantation 296
Paget-Schroetter-Syndrom s. Armvenenstau
Palliativoperation 119
Palomo 499
Palpationsbefunde, abdominelle, Synopsis 370
Panaritium 514 ff
– articulare 519
– cutaneum 514
– ossale 519
– subcutaneum 514
– subunguale 517
– tendinosum 517
– Zehen 527
Pancoast-Tumor 265, 267
Pankreas aberrans 360
– anulare 360, 374
Pankreas 360 ff
– Abszeß 363
– Mißbildungen 360
– Untersuchungstechnik 361
Pankreasfibrose, zystische 361
Pankreasfunktion 360
Pankreasgangstenose 366
Pankreasinsuffizienz 365
Pankreaskarzinom 369
Pankreaspseudozyste 363, 367
Pankreassequester 363
Pankreastumoren 367 ff
Pankreasverletzungen 367
Pankreaszysten, Synopsis 365
Pankreatitis 268, 354, **361**, 444
– akute 361 ff
– – Komplikationen 363
– chronische 365 f
– Entstehungsursachen 362
– Sekundärkomplikationen 364
Panzerherz 278
Papanicolaou, Untersuchung 241
Papillenkarzinom 357
Papillenstenose 356 f
Papillitis 354, **355**, 417
Papillitis, nekrotisierende 483

Papillomatose 495
paradoxe Atmung s. Atmung paradoxe
Paraphimose 472
Paraproteinämie 163
Parasiten 124 f
Parathormon 142
Paratyphus 85
Paravertebralanästhesie 69
Parierfraktur 571
Parodontose 213
Paronychie 514
Parotidektomie 222
Parotitis, akute 113
— epidemica 220
— infectiosa 220
Parulis 213
Patella, bipartita 594
Patellafraktur 594 f
Patellaluxation 594
PBI 134, 137
Peau d'orange 237
Pektenosis 417
Pendelluft **247**, 256
Peniskarzinom 498
Penis-Kondylom 498
Penrose-Drain 278
Perforationsperitonitis 389
Periarthrosis humeroscapularis 504
Periduralanästhesie 69 f
Perikardektomie 278
Perikarditis 277 f
— akute 277
— chronische 278
— konstriktive 253, **278**, 342
Perikardostomie 278
Perikardzysten 276
Perinephritis 460, **484**
Periodontitis 212
Peritenonitis 508
Peritonitis 111, 367, 407, **432 ff**, 445
— gallige 340, **353**
— postoperative 325
— tuberkulöse 436
— Ursachen 433
Peritonealabszeß 387, 434
Peritonsillarabszeß 226
Perityphlitis 395, **396**
Perthes-Versuch 185
Peutz-Jeghers-Adenom 392
Pfählungstrauma 423
Pflastersteinrelief 385, 410
Pflichtversicherung 605
Pfortaderblock 342
Phäochromocytom 131 f
Phenazetinabusus 483
Phimose 472
Phlebitis 89, **182 f**
Phlebitis, aseptische 182
— septische 182
— migrans 195
Phlebographie 186, 188
Phlegmasia caerulea dolens 107
Phlegmone 31
Phosphatasen 497
Phosphatmangelrachitis 154
Phrenikusirritation 111
Phrenikusparese 266, 271
Phrenikusquetschung 262
Pigmenttumor 219
Plantarphlegmone 527 f
Plasmozytom s. Myelom
Plastik 120
— freie 122
— gestielte 122
Platzbauch 80, **93**
Pleuraemp''em 268 ff
— spezifisches 270
Pleuraerguß 248
Pleuraschock 306
Pleuratumoren 271
Pleuritis carcinomatosa 239
Plexus brachialis-Anästhesie 68 f
Pneumatosis cystoides 384
Pneumonie, abszedierende 258
— chronische 262 f
Pneumonitis 262
Pneumokokkenperitonitis 436
Pneumothorax 56, 242, **244 f**, 561
— geschlossener 244
— offener 245
— spontaner 244
— Verlaufsformen 245
Poelchen-Extension 568
Pollakisurie s. Miktionsstörungen
Polydaktylie 513
Polyposis, familiäre 401
Portalhypertension 341 ff
— Kollateralkreislauf 344
portokavale Anastomose 345
Post-Cholezystektomie-Syndrom 354
Postkomissurotomie-Syndrom 281
postoperative Behandlung 83
postoperative Komplikationen 91
postoperative Überwachung 75
postprandiale Störungen — Synopsis 327 f
postthrombotisches Syndrom 183, **187**
Postvagotomie-Syndrom 329
präoperative Behandlung 83
Preßstrahlgeräusch 294
Preßstrahlsystolikum 291
Primärnaht, Grenzindikationen 7
— Kontraindikationen 7
Privatversicherung 606
Procto-colitis ulcerosa 416
Progenie 205
Proktitis 407, **416**, 417
Pronation doloreuse s. Chassaignac-Subluxation 572
Prostata, Adenom 495
— Karzinom 496
— Massage 460
— Sarkom 498
— Untersuchung **460**, 461
Prostatektomie 496
Prostatitis 487
Prostigmin-Hypophysinstoß 434
Pruritus ani 422
Pseudarthrose 546
Pseudoadenome 407
Pseudohernie, Zwerchfell 301
Pseudohirschsprung 398
Pseudoparalysis infantum 170
Pubertas praecox 130, 152
Pulmonalfibrose 281
Pulmonalsklerose 255
Pulmonalstenose 393
— isolierte 288

Pulmonalstenose mit Atriumseptumdefekt 293
Pulsiondivertikel 309
Punktion, transatriale 280
Pyelographie 463
Pyelolithotomie 474
Pyelon s. Nierenbecken
Pyelonephritis 467, 469, 471, 475, **482,** 485
— akute 483
— chronische 461, **484**
— rezidivierende 471
— septische 481
Pyeloskopie s. Pyelographie
Pyloromyotomie 335
Pyloroplastik 323
Pylorospasmus 336
Pylorusstenose 320 f
pyrogene Reaktion 83
Pyonephrose s. Pyelonephritis 467, 481, **484**
Pyozyaneusinfektion 36
Pyurie s. auch Harnwegsinfekt **461,** 480, 486, 487, 489, 495

Q

Querschnittslähmung 478, 557

R

Rachitis 149, **152**
Radikaloperation 119
— nach Rotter 239
Radiojod-Test 135
Radiusbruch, loco typico 574
Radiusköpfchenfraktur 572
Radspeichenhand 151
Rankenangiom s. Hämangioma racemosum
Ranula 221
Reanimation 55
Rechts-links-Shunt 286
Reclus-Phlegmone 226
Reflexblase 479
Refluxösophagitis 305, **307**
Reflux, vesikoureteraler 470, 472, **474,** 479, 483, 485, 496
Reiskörper 509
— Hygrom 524
Reithosenanästhesie 70
Reitknochen 525
Reizblase 478
Reizkolon 410
Rektalprolaps 421 f
Rektoanalinkontinenz 423
Rektosigmoidoskopie 399
Rektoskopiebefunde 411
Rektum, Entzündungen 406
Rektumatresie 414, **415**
Rektumfremdkörper 423
Rektumkarzinom 411 ff
— Komplikationen 413
— Tumorperforation 413
Rektumwandvorfall 422
Rektusdiastase 455
Rekurrensparese 140, 266, 271
Relaxatio diaphragmae 301
Ren mobilis s. Nephrostose
Renin-Angiotensin-System 129, 201
2/3 Resektion 323
Residualvolumen 253
Resistenzminderung 80
Restharn 459, 460, 463, 470, 471, **477,** 479, 483, 496,
Restkaverne 261
Retikulosarkom 158, **163,** 229
Rezidivulkus 324
Rhinophym 218
Richter-Hernie s. Darmwandbruch
Riesenwuchs 148
Riesenzelltumor 154, 157, **158 f,** 535
Rinderbandwurm 125
Ringstripper 198
Rippenfraktur 561 f
Rippenosteomyelitis 505
Rippenserienfraktur 249
Rippenserienstückbruch 250
Rippenusuren 287
Röntgenschäden 27
Rosenkranz, rachitischer 152
Rotlauf 37
Rovsing-Schmerzpunkt 394
Rucksackverband 562
Rundstiellappen 122

S

Säbelscheidentrachea 136
Sakralanästhesie 71 f
Sakralisation 530
Sanduhrgallenblase 346
Sanduhrstenose 321
Sarkom, primäres 158, 162
— osteogenes 155, 162
— osteolytisches 162
— osteoplastisches 162
— sekundäres 162
Säuglingsosteomyelitis 166
Säurebasenhaushalt 75, 77
Säureperfusionstest 307
Schädelbasisfraktur 548
— typischer Frakturlinienverlauf 596
Schädelbruch 548, 550
— komplizierter 551
Schädeldachosteomyelitis 212
Schädelknochenmalignome 216
Schädeltrauma 547 ff
— Untersuchungstechnik 548
Schemalyse 106
Schenkelhalsbruch 583 ff
Schenkelhals-Osteomyelitis 176
Schenkelhernie 453
Schiefhals 223
Schienbeinkopfbruch 596
Schilddrüse 133 ff
— Diagnostik 134
— Malignome 141
Schilling-Test 336
Schipperkrankheit 559
Schistosoma haematobium 491
Schleimhauttumoren, maligne 216

Schleimhauttumoren, Mundhöhle 215
Schlinge, Syndrom der zuführenden 325
Schlingenabszeß 434, 435
Schluckstörung s. Dysphagie
Schlüsselbeinfraktur s. Klavikulafraktur
Schmerz
— abdomineller 433
— somatischer 432
— viszeraler 431
Schmerzbekämpfung 60
Schmidt-Probekost 361
Schmutzpigment 210
Schmutztätowierung 207
Schnelldiagnose, intraoperative 264
Schock 18, 37, **42 ff**, 94, 98, 244, 441
— anaphylaktischer 51
— Behandlung 48
— Diagnostik 48
— Formen 45, 49
— Gerinnungssystem 47
— Geschichte 43
— hämorrhagischer 49
— Herz 47
— Index **50**, 75
— Interpretation 44
— kardiogener 50
— Leber 47
— Lunge 46
— neurogener 51
— Niere 47
— Organveränderungen 46
— Pathophysiologie 45
— Säure-Basen-Haushalt 48
— Sofortmaßnahmen 49
— traumatischer 85
— Volumenverschiebung 45
Schockbekämpfung 59, 189
Schockbeurteilung 58, 438
Schornsteinphänomen 251, 277
Schrotkornbrust 240
Schrumpfblase 489
Schrumpfniere 466, **484**, 503
Schuchardt-Schiene 209
Schulter-Arm-Syndrom **504**, 561
Schulterblattbruch 564
Schulterluxation 565 f
— habituelle 566
Schüttelfrost 466, 481, 483
Schwangerschaft 90
Schwangerschaftsappendizitis 397
Schwannom 276
Schweinebandwurm 125
Schweißdrüsenabszeß 505
Schwielenabszeß 516
Sehnennaht 12
Sehnenscheidenhygrom 509
Sehnenscheidenphlegmone, Fuß 524
Sehnenscheidenxanthom 509
Sehnenverletzung 7, 12
Sekundärheilung 31
Semikastration 498
Seminom 498
Senkstakensonde 344, **345**, 439
Senkungsabszeß s. Abszeß, kalter
Sepsis 31, **30**, 34, 166, 277, 337
Serumhepatitis 82
Serumnatrium 76
Sheehan-Syndrom 130
Short-Esophagus 298, 335
Shrinking esophagus 307
Shunt 279
Shuntoperationen, portokavale 346
Shuntumkehr 279, **286**, 290
Sialographie 221
Singultus **110 f**, 390, 428, 434
— postoperativer 110 f
— Synopsis 111
Sinus cavernosus Thrombose 210
Situs inversus 286
Skalenusbiopsie 273, 275
Skalenussyndrom 224, 505
Skalpierung 206
Skelett, Durchblutungsstörungen 146
Skelettbefunde 145 ff
— Übersicht 145 f
Skelettbefunde, Untersuchungstechnik 145
Sklerodermie, Dünndarm 383
Skoliose 531 f
Skorbut 153
Skrotalbefunde, Differentialdiagnose 452
Sodbrennen 307, 311
Spaltzunge 206
Spannungsblasen 603
Spannungspneumothorax 244, **247 f**
— Punktionsdrainage 249
Spätsyndrom, postalimentäres 326
Speicheldrüsenentzündung 220
Speicheldrüsenerkrankungen 220 ff
Speicheldrüsenfistel 210, 221
Speicheldrüsenkarzinom 222
Speicheldrüsenmischtumor 221
Speichelgangsdurchtrennung 207
Speiseröhrenerkrankungen 302 ff
Spenderauswahl 124
Spermatozele 499
Sphinkterdehnung 417
Sphinkterotomie, transduodenale 355
Spiegelbildung, intestinale 441
Spina bifida 529
— ventosa 507
Splenomegalie 343, **371**, 372
Splenoportographie 339
Spondylarthritis ankylopoetica 534
Spondylolisthesis 531
Spondylosis, deformans 532
Spondylitis, tuberculosa 169
Spontanfraktur 152, 163, 171, 236, **537**
Spontanruptur, Dünndarm 390
Spruesyndrom 387
Sprunggelenkstuberkulose 523

Spulwurm 125
Stark-Dilatator 308
Stauungsikterus 89, **357**
Steinanalyse 480, **482**
Steine s. Urolithiasis
Steinmann-Zeichen 593
Steinrezidivprophylaxe 481
Steinthal-Stadien 237
Steißbeinabszeß 424
Steißbeinfistel 424
Steißbeinfraktur 559
Steißbeinsinus s. Steißbeinzyste
Steißbeinzyste 424
Stellatumanästhesie 73
Stellatumblockade **73**, 508, 510, 532
Sterilisation 29
Sterilität 503
Sternalpunktion 535
Sternumfraktur 562
Stieda-Schatten 592
Stoffwechselerkrankungen 87 ff
Stoffwechselkoma 52
Strahlenschäden 26
— Dünndarm 383
— Hautschädigung 27
Strangulationsileus 440
Streptokinase 381
— Behandlung 106
Stromverletzung 22 ff
— Einteilung 25
— Entstehungsmechanismus 23
— Erste Hilfe 23
Struma **133 ff**, 273
— basedowificata 137
— intrathorakale 273
— mediastinale 273
— Rezidiv-Prophylaxe 140
— Synopsis 138
Strumitis 140 f
— akute 140
— chronische 141
— lymphomatosa Hashimoto 141
— Riedel 141
Stuhluntersuchung 399
Stumpfkarzinom 330
Styloiditis 504, 508
Subclavian-Steal-Syndrom 202 f
Subpektoralphlegmone 505
Sudeck-Dystrophie 145, **147 f**, 510, 512, 533, 547
— Behandlung 148
Sympathektomie 195
Sympathikoblastom 276
Sympathikogoniome 132
Syndaktylie 513
Synovialom 180
Synovitis, akute eitrige 176
Syphilis 490

T

Takayashu-Syndrom 203
Talma-Operation 345
Talusfraktur 601
Taucherkrankheit 28
Tauchkropf 136
Tendovaginitis, hyperplastica 509
— stenosans 508
Tenesmen **459**, 482, 486, 487, 489, 495
Teratome 275
Teratokarzinom 498
Tetanie 56, 144
— postoperative 142
Tetanuserkrankung 40 ff
— Behandlungsziele 41
— gefährdete Wunden 35
— Prognose 42
— Schweregrade 41
Tetanusprophylaxe 7, 207
Thiersch-Lappen 526
Thomson-Handgriff 508
Thorakokaustik 262
Thorakoplastik 262
Thorax, instabiler 250
— Diagnostik 255
— Gefäßverletzung 242
— Kompressionsverband 250
Thoraxmagen 335
Thoraxnotfall 242 ff
— Erstbehandlung 253
— Synopsis 253
— Untersuchungstechnik 242
Thoraxpunktion **248**, 269
Thoraxsaugdrainage 249
Thoraxverletzungen 244
— Ateminsuffizienz 244
— Hypoxie 244
195 f
159 f
Thrombektomie 107, 187
Thrombendarteriektomie 198
Thromboembolie 107
Thrombopenie 103
— essentielle s. Morbus Werlhof
Thrombophlebitis 525
— migrans 183
Thrombose 37, **105 f**
— akute arterielle 201
— Entstehung 105
— Therapie 106
Thromboseprophylaxe 109
Thrombosis 183
Thymome 274 f
Thyreocalcitonin 142
Tibiafraktur, infrakondyläre 597
Tibiakopffraktur 595 f
Tierbisse 10
T-Drainage 355
Temporalphlegmone 211
Tierfellnävus 219
Tietze-Syndrom 506
Tiffeneau-Test 254
Tintenstiftverletzungen 519
TNM-System 120, **238**
Tollwut s. Lyssa
Torticollis 224
Totalgastrektomie 332
Totenlade 165
Tracheographie 287
Tracheomalazie 304
Tracheotomie 42
— Indikation 101
— Technik 100
Traktionsdivertikel 309
Transfusion 74 f
— Komplikationen 82 f
Transfusionshepatitis s. Serumhepatitis
Transplantation 120 ff
— allogene 123
— autogene 122
— heterogene 123
— heterotope 122
— homoiogene 122
— isogene 122
— orthotope 122

Transportlagerung 59
Transposition, große Gefäße 292
transurethrale Operationen **464**, 469, 487, 495, 496, 497
Treitz-Hernie 446
Treitz-Lücke 457
Trendelenburg-Operation 108
– Phänomen 520
– Versuch I 184
– – II 184
– Zeichen 172, **176**
Trepanation 553, 554
Trichomoniasis 491
Trigonum vesicae **468**, 475
Trikuspidalatresie 293
Trikuspidalfehler 284
Trommelschlegelfinger 258, 294, 408
Truncus brachiocephalicus 230
– – Verletzung 230
Tryptophan 493, 494
Tuberkulom 261
Tuberkulose 43, 89, 488
Tuberkulostatika
– Rotationstherapie 385
Tumor albus 177, 178
– Chemotherapie 120
– Hormontherapie 120
Tumorart 115
Tumordiagnostik 119
Tumoren 114 ff
– benigne 114
– Dünndarm 392
– Entstehungstheorien 116 f
Tumoren, kindliche 115
– – Hauptlokalisationen 115
– maligne 85, 115
– neurogene 275 f
– Pathogenese 116
– prozentuale Verteilung 116
Tumorileus 446
Tumortherapie 119
Turkot-Adenomatose 403
Turmschädel 151
Typhus 85, 89
– Dünndarm 384

U

Übelkeit, postoperative 110
Überbein s. Ganglion
Überdruckbeatmung 101
Überlaufblase **477**, 495
Überlauferbrechen 320, 428, 444
Überwachung, postoperative 91
UKG 252
Ulcus callosum recti 416
– cruris 529
– cruris varicosum 526
– Dieulafoy 436
– duodeni 37, **316 ff**
– – Schmerzcharakteristika 317
– – Penetration 320
– – operative Behandlung 323
– – Therapie 321 f
– intestini 37
– molle 490
– rodens 220
– ventriculi 37, **316 ff**
– Perforation 319, 322
– – Therapie 321 f
– blutendes 439
Ulkusblutung 319, **321**, 380
Ulkuskomplikationen 319 ff
Unfall, Erstmaßnahmen 58
– Erstversorgung 56 ff
Unfallversicherung, private 606
Unguis incarnatus 527
Unterarmfraktur 571 ff
– Fixationsverfahren 574
Unterarmphlegmone 518
Unterkieferfraktur 208
Unterkieferluxation 209
Unterkühlung 21
Unterlappenkaverne 261
Unterschenkelfraktur 595 f
Upside-down-Magen 300
Urachus 471
Urämie 55, 86, 474
Ureter duplex 468
– Dynamik 473, 477
– Entwicklung 464
– fissus 468
– Karzinom 492
Ureter, Katheter 464, 483
– Knospe 464
– Mißbildung 468
Ureterolithotomie 474
Ureterolyse 474
Ureterosigmoidostomie 471
Ureterozele 469
Ureterozystoneostomie 469, 471, 474
Ureterpapillom 493
Ureterperistaltik 473, 482
Ureterpyelographie 463
Ureterresektion 471, 474
Ureterstein **479**, **480**
Ureterstenose, -striktur 469, 473, 475, 489
Uretertrauma 501
Uretertumor 474, 493
Urethraabriß 501
Urethrakarzinom 498
Urethraklappe 471
Urethrapapillom 498
Urethrastenose, -striktur 471, 487, 489
Urethraverletzung 501
Urethritis 488
Urethrographie 501
Urethroskopie 464
Urin s. Harn
– Phlegmone 502
– Sekretion 465
– Untersuchung 461
Urogenital-Tbc 488
Urogenitaltrakt 457 ff
Urolithiasis 469, 474, **479 ff**, 482, 484, 495
– Therapie 481
Urologie 457 ff
– Diagnostik 457
– Funktionsproben 461
– Röntgenuntersuchung 462
– Symptome 457
– Untersuchung 460

V

Vagotomie 300, 307
– selektive 322, 323
– trunkuläre 326
Vagusirritation 111
Varikophlebitis 183
Varikosis, Pathogenese 185

Varikozele 453, 492, **499**
Varizen 183 ff
– primäre 183
– sekundäre 183
– Stripping 187
– Therapie 186
– Verödungstechnik 186 f
Vasektomie 487
Venendruckmessung 44
Venenentzündung s. Phlebitis
Venenerkrankungen, Synopsis 183
– Untersuchungsgang 186
Ventilpneumothorax, s. Spannungspneumothorax
Ventrikelaneurysma 296
Ventrikelseptumdefekt **291**, 293, 294
Verätzungen 24
– Magen 336
– Ösophagus 304
Verbandstechnik 541
Verbrauchskoagulopathie 104
Verbrennung, Allgemeinschäden 19
– Behandlung 18
– Komplikationen 21
– Lokalbehandlung 20
– Lokalschäden 19
– Prognose 21
– Schweregrade 17
– Sofortmaßnahmen 19
– Volumenersatz 20
Verbrennungskrankheit 17
Verbrennungskrebs 116
Verbrennungsnarben 210
Verbrennungsschock 17
Vergiftungen 85
Vergiftungs-Koma 54
Vergiftungszentralen 53
Verletzung, intraabdominelle 429
Verner-Morrison-Adenom 369
Verschlußikterus 357, **358**
Verschlußkrankheiten, arterielle 195
Verschmelzungsniere 467
Versicherungswesen 605 ff
Vesikulographie 463
Virchow-Drüse 331
Virusinfekte 85, 89
Vitalkapazität 253
Vita sexualis 503
Volkmann-Dreieck 601
Volumenersatz 74
Volvulus 441, 447
– Magen 334
Vorderarmschaftbruch 573
Vorhofflimmern 51
Vorhofseptumdefekt s. Atriumseptumdefekt
V-Phlegmone 518

W

Wabenlunge 256
Wachstumshormon 148
Wangen-Karzinom 217
Wangenphlegmone 210
Wangenspalte 205
Warthin-Tumor, s. Adenolymphom
Warzen 218
Wasserbestand 76
Wasserersatz 74
Wasserhaushalt 75
Wasserkrebs s. Noma
Wasserüberschuß 76
Waterhouse-Friderichsen-Syndrom 130
Waterston-Anastomose 294
Wechselshunt 286
Wermer-Syndrom 368
Wilms-Tumor 492
Wirbelbruch 555 ff
– Durchgangsbehandlung 557
– pathologischer 560
Wirbelkaries, s. Spondylitis tuberculosa
Wirbelkörperfraktur 556
Wirbelosteochondrose 534
Wirbelosteom 534
Wirbelsäule 529 ff
Wirbelverrenkung 560
Witzel-Fistel 333
Wochenbettappendizitis 397
Wolffscher Gang 464, 465
Wolfsrachen 205
Wundantiseptika 30
Wundbehandlung 4 ff
– aufgeschobene Primärversorgung 6
– infizierte, genähte Wunde 7
– Sekundärnaht 6
Wunddehiszenz 80
Wunde, geschlossene 1
– Keimbesiedlung 4
– komplizierte 3
– mechanische 1 ff
– oberflächliche 2
– pathologische 11
– perforierende 2
– thermische 17 ff
Wundheilung 3 ff
– Störfaktoren 4
– Störung 80
– Verlaufsformen 2
Wundinfektion 31, 93
– spezifische 36
Wundverschluß, primärer 5 f

X

Xanthelasmen 218
Xanthomyxofibrom 524

Z

Zahngranulome 89
Zehenfraktur 604
Zellulitis 34
Zenker-Divertikel 309
Zirkumzision 472
Zirrhose, biliäre 354
Zirrhoseulkus 344
Zökumfistel 38
Zöliakographie 366
Zollinger-Ellison-Syndrom 315, 322, 329, **368 f**, 383
Z-Plastik 123
Zuggurtung 595
Zungenkrebs 216
Zungenlues 214
Zungenmißbildung 206
Zungenstruma 215
Zungentuberkulose 213
Zungenverletzungen 207

Zwerchfell 434
Zwerchfellhernie, angeborene 298
– erworbene 298
– Komplikationen 301
– traumatische 301, 446
Zwergwuchs 149, 151
Zylindrom, Trachea 263
Zyste, bronchogene 273 f
– gastrogene 335
– gastrointestinale 273 f
– radikuläre 214
Zystektomie 495
Zystenlunge 256
Zystennieren 466
Zystoskopie **464**, 466,
Zystitis, s. auch Harnwegsinfekte 486
Zystographie **463**, 495, 501
493, 495, 496, 501
Zytologie 255, 312, 493